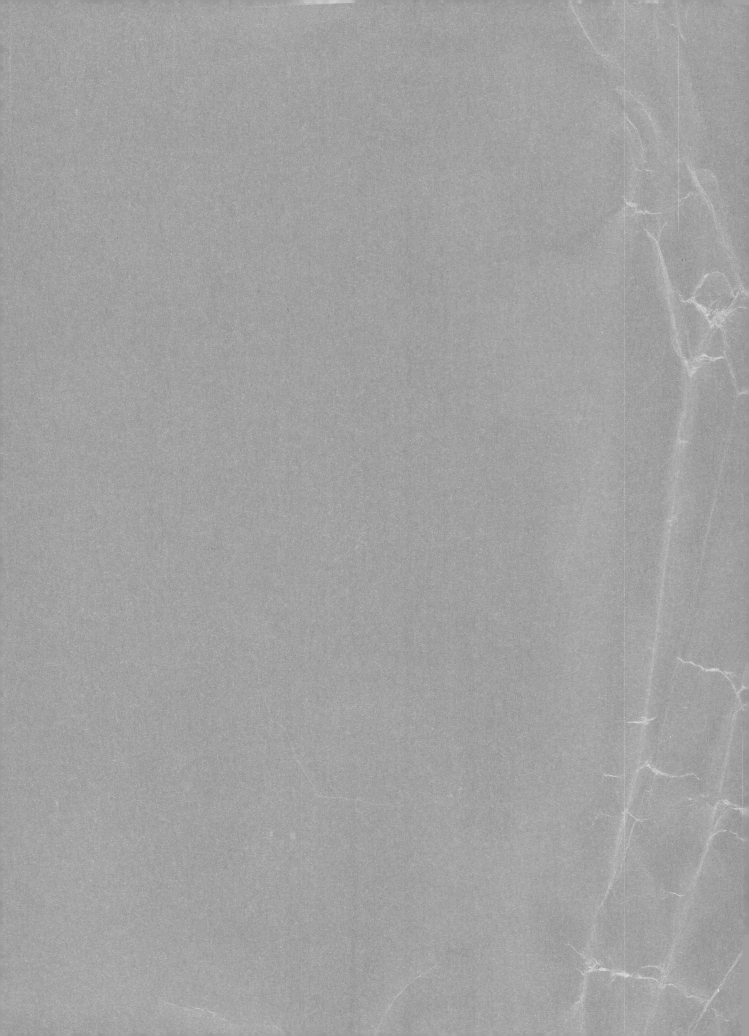

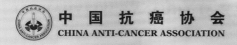
中国抗癌协会
CHINA ANTI-CANCER ASSOCIATION

砥砺奋进 40 载
——中国抗癌协会胃癌专业委员会发展历程回顾

中国抗癌协会胃癌专业委员会　编

北京大学医学出版社

DILIFENJIN 40ZAI——ZHONGGUO KANGAI XIEHUI WEIAI ZHUANYE WEIYUANHUI FAZHAN LICHENG HUIGU

图书在版编目（CIP）数据

砥砺奋进 40 载：中国抗癌协会胃癌专业委员会发展历程回顾 / 中国抗癌协会胃癌专业委员会编 . —北京：北京大学医学出版社，2022.10

　ISBN 978-7-5659-2723-2

　Ⅰ.①砥⋯　Ⅱ.①中⋯　Ⅲ.①胃癌－专业技术协会－概况－中国　Ⅳ.① R735.2-262

中国版本图书馆 CIP 数据核字（2022）第 164531 号

砥砺奋进 40 载——中国抗癌协会胃癌专业委员会发展历程回顾

　　　　编：中国抗癌协会胃癌专业委员会
出版发行：北京大学医学出版社
地　　址：（100191）北京市海淀区学院路 38 号　北京大学医学部院内
电　　话：发行部 010-82802230；图书邮购 010-82802495
网　　址：http://www.pumpress.com.cn
E-mail：booksale@bjmu.edu.cn
印　　刷：北京信彩瑞禾印刷厂
经　　销：新华书店
责任编辑：高　瑾　　**责任校对**：靳新强　　**责任印制**：李　啸
开　　本：889 mm×1194 mm　1/16　　**印张**：39　　**字数**：1200 千字
版　　次：2022 年 10 月第 1 版　2022 年 10 月第 1 次印刷
书　　号：ISBN 978-7-5659-2723-2
定　　价：320.00 元

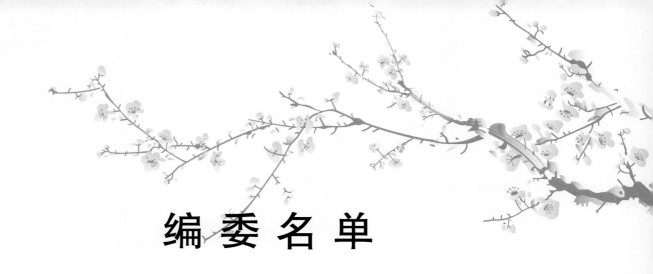

编 委 名 单

顾　　问： 郝希山　陈峻青　王舒宝　詹文华　张岂凡

名誉主编： 樊代明　朱正纲　季加孚　徐惠绵

主　　编： 梁　寒

副主编： 陈　凛　程向东　李子禹　孙益红　王振宁　张艳桥

编　　委（按姓名汉语拼音排序）：

巴　一	蔡世荣	曹　晖	陈路川	陈万青	杜义安	房学东	郜永顺	龚建平
韩方海	何裕隆	胡建昆	胡文庆	胡　祥	花亚伟	黄昌明	江志伟	揭志刚
金　晶	李　琛	李国立	李国新	李　进	李乐平	梁　军	刘炳亚	刘天舒
刘云鹏	聂勇战	潘凯枫	曲秀娟	沈　琳	沈　贤	所　剑	唐　磊	陶凯雄
田艳涛	王海江	王亚农	王振宁	吴开春	徐建明	徐瑞华	徐泽宽	薛英威
严　超	燕　敏	于健春	于颖彦	余佩武	袁　媛	张常华	张　俊	张小田
章　真	赵　群	郑志超	周平红	周岩冰	周志伟			

参编人员（按姓名汉语拼音排序）：

陈　彻	陈芳芳	陈红兵	陈永明	邓大君	邓靖宇	高云鹤	郭飞龙	黄　灵
黄晓俊	姬　瑞	季　鑫	贾淑芹	靖昌庆	柯　彬	李　凯	李全林	李双喜
李文庆	李元方	李浙民	李政焰	李忠武	梁文全	林光铰	林建贤	刘凤林
刘　翔	刘玉琴	卢林芝	苗儒林	聂　蓬	乔　治	宋洪江	宋永喜	孙丽萍
孙晓卫	孙　燕	汪学非	王风华	王贵齐	王　玮	王鑫鑫	王振强	魏文强
温　准	吴正奇	武爱文	郗洪庆	谢天宇	辛　彦	徐　皓	徐志远	薛　侃
燕　速	杨东杰	杨　昆	杨　力	姚学权	叶延程	于中麟	余　江	俞鹏飞
袁庶强	臧　潞	张珂诚	张澍田	张志镒	赵恩昊	赵　刚	郑朝辉	周永宁
朱甲明	朱正伦							

秘　　书： 於　卉　刘洪敏

肿瘤的治疗从来都不容易。我国是胃癌大国，40年前胃癌的诊断、治疗水平较为落后，为了提高胃癌的诊疗水平、保证广大人民的健康，全国胃癌协作组成立，随后又成立了中国抗癌协会胃癌专业委员会。回首峥嵘岁月，全国胃癌领域的同道们为了胃癌防治事业前赴后继的这40年，是中国胃癌诊疗水平大幅提高的40年，也是中国特色社会主义道路带领我们前行的40年。

胃癌的治疗极其复杂，肿瘤患者之间、肿瘤内部存在较大的差异，达到"精准治疗"这四个字更加不容易。幸运的是，我们赶上了科学技术水平高速发展的时代，细胞、分子生物学已经成为我们认识肿瘤的工具。广大的医生、科学家对于肿瘤的认识也越来越深入，我们有了更多的手段在基因组、表观遗传和蛋白质水平去为肿瘤进行精细的分型，更加精确地、与生物标志物相结合地去判断肿瘤的生物学行为，拥有更加丰富的手段和武器去杀灭肿瘤细胞。幸甚至哉！

提高我国胃癌患者整体诊疗水平依靠的不仅仅是"高精尖"技术，更是基层医院对胃癌的发现和治疗。中国抗癌协会的努力不仅是加深了对胃癌诊断和治疗的深度，更是拓宽了广大医院对胃癌认识的广度。现在的信息交流更为通畅，丰富的知识平台让每个人都有不断学习的机会。中国抗癌协会胃癌专业委员会应该扮演开拓者和引导者的角色，把胃癌的专业知识带给大家，分享给全国同道，让胃癌的诊疗不再那么难！这是责任与担当。

但是我们面对的仍然不是一片坦途，免疫、靶向治疗的问世虽然给肿瘤的治疗插上翅膀，但是胃癌患者尤其是晚期胃癌患者的生存时间仍然有待延长，有效的靶向治疗位点仍然只围绕在HER-2、抗血管生成之上，免疫治疗的分子标志物还需要更为精确的探索。我们期待更加新型、有效的治疗手段的出现。中国是常为新的，肿瘤的治疗也是。

砥砺前行的40年是一个时代赋予我们的力量，我们也来到了一个新的时代节点。科学技术的发展日新月异，生物制药产品层出不穷，如何坚守、如何创新是新时代的命题，也是中国抗癌协会胃癌专业委员会的重担。

临床肿瘤学家
中国工程院院士

年过九旬，已跟不上技术和时代的爆炸性发展，胃癌研究青出于蓝而胜于蓝。我和其他胃癌先行者在 20 世纪 60 年代，率先致力于胃癌的临床研究，从没有确切的临床路径可循到系统规范的诊断与治疗，从胃癌研究的零基础到获得国家科技进步二等奖，对付胃癌主要是三句话："预防与早诊早治并行""局部与整体兼顾""消灭与改造并举"。如今，一代又一代的胃癌专家针对这一临床问题迎难而上、逆水行舟，开展了一系列艰难的探索和研究，几十年如一日在这一领域深耕细作，经过 40 余年的努力，不断总结、凝练、拓新、发展，获得了一系列循证医学证据，形成了一整套中国特色的胃癌基础、转化和临床创新性研究体系，影响力在国际上不断扩大，于国际指南中和会议上发出了中国声音，对推动和引领我国肿瘤学发展发挥了积极作用。

《砥砺奋进 40 载——中国抗癌协会胃癌专业委员会发展历程回顾》一书付梓，我深感欣慰。回顾过去，中国几十年的胃癌研究征程，波澜起伏，硕果累累，成绩斐然。展望未来，前景广阔，同舟共济，任重道远。这部专著梳理了我国胃癌研究的历史和现状，囊括了胃癌的发生、发展的病理机制和防治策略，总结了我国胃癌防治领域的研究成果，特别是提出了肿瘤学人才培养和学科建设方向等内容，具有长远战略意义，非常有助于国内同道参考和思考。

陈峻青

中国医科大学附属第一医院肿瘤科第二任科主任

中国医科大学肿瘤研究所副所长

中华医学会常务理事

《中华医学杂志》等六刊编委

　　1978 年，我参加研究生考试幸得如愿，成为我国"文革"后招收的首批硕士研究生。那届招生人数少，全国理工农医各行不到 1000 名，第四军医大学共 20 名，我们消化专业 29 个报考，计划只收 1 名。那时研究条件差，入学时老师带我进实验室，整个房间共 12 平方米，有三大件：一台雪花牌冰箱，一台光学显微镜，还有一台老掉牙的石蜡切片机，加起来当时可能不值 1000 元。做什么研究呢？那时学术消息闭塞，学校图书馆无外文原版杂志，存放不多的是两年前的复印本。老师交给我的一本英文《消化病学》是 20 年前的版本。怎么办？老师叫我"就地取材""拣病例多的做"。那时国人中死亡人数最多的是胃癌，约 3 分钟就有一个中国人被其夺去生命。欧美人不搞胃癌，因为他们发病少。但中国胃癌患者不仅多，而且正在年轻化，我曾比喻为"有多少人壮志未酬身先去，有多少白发人送黑发人"。

　　自那时开始，我就加入了胃癌的研究行列，一直到今。从当年 24 岁初出茅庐到如今 70 岁行将退业。论结果还是有一些的。比如：在我发表的 700 多篇 SCI 论文中，大约 60% 以上是关于胃癌的；我们还获得了迄今为止全国唯有的两个国家科技进步一等奖，一个是在 2008 年，另一个是在 2016 年获得的国家科技进步创新团队奖（听说比一等奖还难得些）。2019 年我还获得了世界消化病大师奖，英文叫 Master of WGO，这个奖项有 100 多个国家的专家参选，每 2～4 年一届，每届仅 2～4 名专家获奖，是本领域世界最高荣誉奖，实属不易。另外，我曾于 2001 年、2013 年和 2021 年分别当选中国工程院院士、美国医学科学院外籍院士和法国医学科学院外籍院士。

　　我曾将 1978—2017 年约 40 年间，我们团队的研究历程按 13 个 3 年计划追述，写成了"胃癌研究之路"并在《医学争鸣》公开发表，还就此内容在全国各地做过数十场专题报告。3 年×13 约等于 40 年，权当我们团队的胃癌研究 40 年，可借其与全国同道们分享。

　　中国近 40 年的胃癌研究，可以说是波澜壮阔、激流勇进、硕果累累的 40 年。想写的写不尽，该说的说不完。我们团队只是这支激情大军的一卒，只是这方激烈阵地的一角，只是这条激流浪花中的一朵。看我们自己的确不足为奇，不堪一傲，甚至不值一提，还是接下来看大家的吧。

　　不过，胃癌的研究，如比冉升的初阳，我们还在黎明前探索；如比大海的航船，我们还需调整航向；如比将生的胎儿，我们还将承受阵痛……因为当你读完本序这三分钟，又有一个中国人被胃癌夺去了生命。

　　是为序。

中国工程院院士
美国和法国医学科学院外籍院士
中国抗癌协会理事长

胃癌是经济欠发达地区第一高发肿瘤。改革开放以来，伴随着我国人民生活水平的提高，饮食结构改善和其他因素变化，我国胃癌发病率在不断下降。但目前，胃癌仍排在国人癌症死亡率第 3 位，严重影响人民的生命健康。

我国老一代外科专家，如曾宪九教授、傅培彬教授、吴蔚然教授、林言箴教授等早年为胃癌的临床诊治做出了开创性的贡献。天津市肿瘤医院是我国肿瘤学科的发祥地，在金显宅教授的主持下，张天泽教授率先开展了胃肠外科治疗。在改革开放的大潮中，医院胃部肿瘤科不断发展壮大。2004 年在国内首先建立了胃部肿瘤科，专司胃癌诊疗和临床研究。在王殿昌主任带领下，年轻一代外科医生开始了胃癌临床与转化研究。这个时期，随着我国近端胃癌和贲门部胃癌占比不断升高，行全胃切除术的病例也随之大幅增加，同时全胃切除术后 RS 综合征（反流性食管炎、倾倒综合征、营养障碍等）发生率也居高不下。通过长期临床观察，我的研究团队一改半个世纪以来从关注改变术后替代胃肠段的解剖结构角度，另辟蹊径以改善术后代胃肠段的生理功能入手，经过实验室研究和动物实验，创建了"功能性间质空肠代胃"术后重建消化道的术式，大幅改善了患者术后营养不良和生活质量。该成果荣获 2001 年国家科学技术进步二等奖，并在多家三甲医院进行了推广应用，得到吴蔚然教授、林言箴教授及日本挂川晖夫教授等国内外专家的好评，称赞该术式是国际外科消化道重建领域里程碑式的突破。在此术式基础上，其后还衍生出一些改良式，造福了广大胃癌患者。

进入新世纪后，西京医院、北京肿瘤医院、中国医科大学附属第一医院及上海交通大学医学院附属瑞金医院等先后成立了专门的胃癌诊疗研究团队，对胃癌的病因学、流行病学等进行了深入研究。我院也参与了樊代明院士胃癌研究项目，梁寒教授团队出色完成了研究任务，获得多项研究成果。这期间，我们获得了美国癌症研究基金会（NFCR）专项资金支持，收集了 78 例组织学及解剖位置相异的胃癌的临床数据、病理分型、基因检测数据等进行综合研究，绘制出了中国人群胃癌的突变图谱，研究结果发布在《美国国家科学院院刊》（PNAS）杂志上。图谱数据收录在了 TCGA（癌症基因组图谱）数据库中，是该数据库收录的国内首个中国胃癌数据，供人类胃癌防治研究参考。

近年来，在中国抗癌协会胃癌专业委员会的推动下，胃癌的规范化诊疗不断推广完善，使我国胃癌的早诊率和治愈率不断提高，在某些方面我国胃癌诊疗已达到世界领先水平。

梁寒教授在朱正纲教授、季加孚教授、徐惠绵教授等的支持下，集百余位专家学者著就了《砥砺奋进 40 载——中国抗癌协会胃癌专业委员会发展历程回顾》一书。此书总结了改革开放以来我国胃癌诊治研究的发展历程，是不可多得的指导今后胃癌临床诊治和基础研究的优秀著作。

中国工程院院士

中国抗癌协会名誉理事长

国家恶性肿瘤临床医学研究中心（天津）主任

天津市肿瘤研究所所长

前言

胃癌是严重危害我国人民群众生命健康的疾病，1977 年 6 月，为了加强对我国最常见和危害最严重的十余种恶性肿瘤的防治研究工作，在卫生部肿瘤防治研究办公室的领导下，成立了 13 个全国防癌专题协作组，全国胃癌协作组为其中之一。1978 年 4 月，全国胃癌协作组在北京召开第一次全国会议，标志着我国有组织、有计划、有规范地推进胃癌防治研究工作的开始。此后，为延续全国胃癌协作组的工作，于 1985 年在中国抗癌协会下成立了胃癌研究委员会（胃癌专业委员会）。

如果以 1978 年为起始，至 2018 年我国胃癌防治事业已走过四十年风雨征程，在几代学者的共同努力下，胃癌防治事业取得了长足的进步。对于胃癌的治疗，从单一的外科治疗时代，从根治性手术到扩大根治术，到保留功能的根治术，逐步走向多学科合作、精准治疗、微创治疗的新时代；胃癌的规范化诊疗和早诊早治工作也逐渐得到了政府和全社会的高度重视，我国胃癌 5 年生存率在多措并举的情况下将有望获得进一步提升。回顾四十年创业、开拓、引领、发展之路，我们一直希望能以某种方式去记录历史，致敬前辈，激励后辈更好地传承和发展我国胃癌防治事业取得更大成就。2021 年 10 月 16 日，在上海举办的第十六届全国胃癌学术会议的闭幕式上，由中国抗癌协会胃癌专业委员会历任主任委员朱正纲、季加孚、徐惠绵和梁寒四位教授共同启动，决定着手编写这部记录胃癌防治四十年发展历程的书籍。我们深知这是一项艰巨而有意义的工作，也是我们必须承担的历史责任。

在本书编写过程中，特别是历史回顾篇章，我们查阅了大量历史文献资料，力争能够反映我国胃癌防治历史的全貌，但由于所搜集到的资料非常有限，难免有诸多疏漏之处，还望各位前辈和同道理解，也欢迎大家继续补充完善，为后辈修订和续写历史提供更加丰富和完整的素材。本书收录的内容其实也不仅仅限于全国胃癌协作组和中国抗癌协会胃癌专业委员会的历史工作，我国胃癌防治事业几十年来的进步得益于广泛的学术交流、开放包容的合作，有赖于广大各级医院和相关学术团体的共同推进，一代代学科带头人的引领，我们希望也觉得有责任在更大范围内去记录和呈现历史。

知所从来，思所将往，方明所去，是编写此书的初衷和意义；传承历史，不辱使命，不负韶华，是对中青年一代学者开创未来的期盼。肩负起每一代人的责任和使命，"胃癌大国"终将有一天成为历史，只希望不会太遥远。谨以此书致敬推进中国胃癌防治事业前行的每一份力量。衷心感谢每一位参与本书编写、审校和资料搜集整理的专家和同道。感谢江苏恒瑞医药股份有限公司对于本书出版给予的支持。

中国抗癌协会胃癌专业委员会

2022 年 10 月

本书编写筹备工作从启动到完成整部书稿定稿历时半年，编写人员以中国抗癌协会胃癌专业委员会常委单位为主，时间所限，错误、疏漏、不足之处在所难免，恳请各位前辈、同道指正或补充。相关工作请联系中国抗癌协会胃癌专业委员会秘书处。

　　邮箱：secretariat@cacagca.org

中国抗癌协会胃癌专业委员会微信订阅号

目　录

第二篇　进展——时代强音·百花齐放　209

第三篇　展望——砥砺前行·开拓创新　509

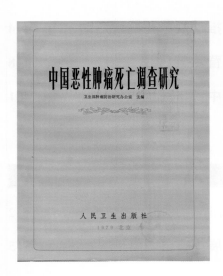

1978 年，由卫生部全国肿瘤防治研究办公室牵头，历时三年完成的我国首次全国人口三年全死因回顾性调查结果显示，胃癌年死亡率居我国各种癌症之首

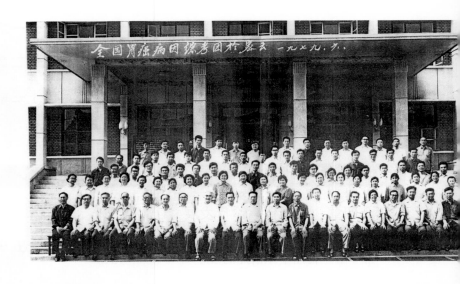

1978 年 8 月，全国胃癌流行病学、病因学综合考察启动。考察工作历时两年，足迹遍及全国八个省市 6 个胃癌高发点和 4 个低发点

1978 年

1978 年

1978 年

1979 年

1978 年 4 月，全国胃癌协作组第一次会议在北京召开，全国胃癌协作组正式成立，北京市肿瘤防治研究所徐光炜医师任组长，会上讨论拟定了 1978—1980 年全国胃癌防治研究规划

1979 年 10 月，全国胃癌放射治疗专业会议在辽宁省大连（旅大）市召开

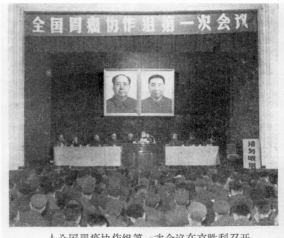

↑全国胃癌协作组第一次会议在京胜利召开

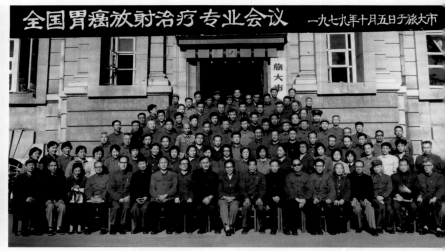

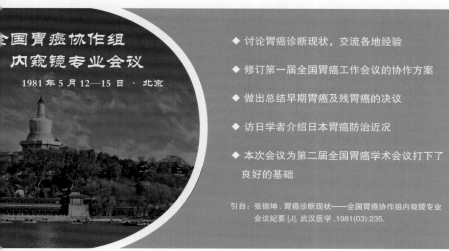

◆ 讨论胃癌诊断现状，交流各地经验

◆ 修订第一届全国胃癌工作会议的协作方案

◆ 做出总结早期胃癌及残胃癌的决议

◆ 访日学者介绍日本胃癌防治近况

◆ 本次会议为第二届全国胃癌学术会议打下了良好的基础

引自：张锦坤. 胃癌诊断现状——全国胃癌协作组内窥镜专业会议纪要 [J]. 武汉医学, 1981(03):235.

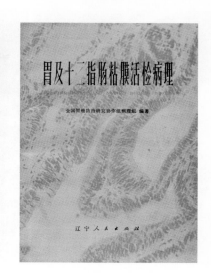

1981 年 5 月 12—15 日，全国胃癌协作组内窥镜专业会议在北京召开

1981 年 9 月，由全国胃癌防治研究协作组病理组编著的《胃及十二指肠粘膜活检病理》一书由辽宁人民出版社出版

1981 年

1981 年

1981 年

1981 年

1981 年 5 月 21 日，全国胃癌研究病理协作组"全国中、晚期胃癌病理协作科研总结会议"在重庆第三军医大学召开

1981 年 10 月 27 日—11 月 3 日，全国胃癌协作组第二次会议在山东省济南市召开，会上播放了胃癌扩大根治手术录像。这是全国胃癌学术会议首次进行胃癌标准手术示范演示

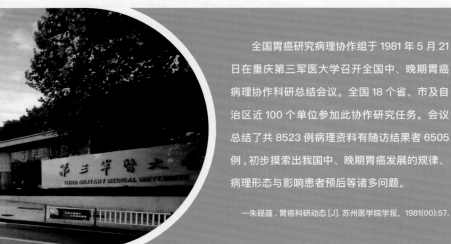

全国胃癌研究病理协作组于 1981 年 5 月 21 日在重庆第三军医大学召开全国中、晚期胃癌病理协作科研总结会议。全国 18 个省、市及自治区近 100 个单位参加此协作研究任务。会议总结了共 8523 例病理资料有随访结果者 6505 例，初步摸索出我国中、晚期胃癌发展的规律、病理形态与影响患者预后等诸多问题。

—朱砚蕴. 胃癌科研动态 [J]. 苏州医学院学报, 1981(00):57.

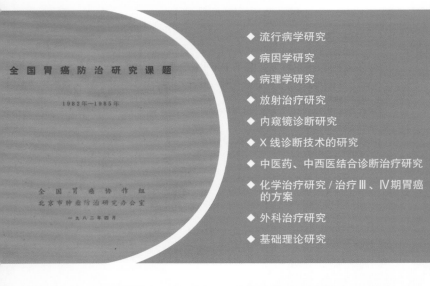

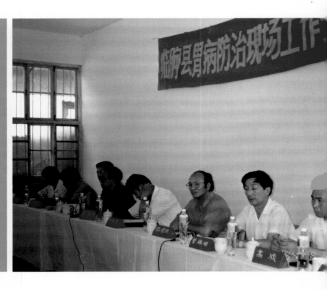

1982年4月，全国胃癌协作组和北京市肿瘤防治研究办公室共同编制了《全国胃癌防治研究课题（1982—1985）》，涉及胃癌防治基础、临床研究各领域十个专题共42个课题

1982年10月，北京市肿瘤防治研究所与山东省临朐县卫生局合作在山东临朐创建胃癌防治研究现场，这是我国建立的第一个胃癌高发研究现场

1982 年

1982 年

1982 年

1983 年

1982年5月26—27日，全国胃癌协作组中医药、中西医结合专业组协作会议在北京召开

1983年8月18—20日，全国胃癌化疗专业组阶段交流会议在上海召开

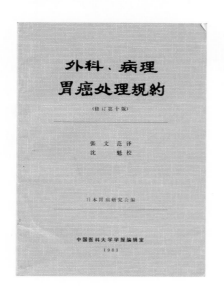

1983 年，受全国胃癌协作组委托，中国医科大学附属第一医院张文范教授翻译了日本胃癌研究会第10版《外科、病理胃癌处理规约》一书

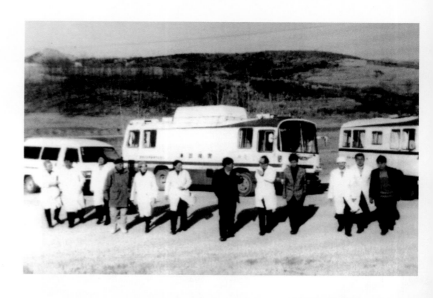

1984 年，中国医科大学肿瘤研究所联合庄河市中心医院在辽宁省庄河市成立"中国医科大学肿瘤研究所庄河胃癌防治研究中心"，辽宁庄河胃癌高发现场建立

1983 年

1984 年

1984 年

1984 年

1984 年，北京市肿瘤防治研究所董志伟课题组成功制备我国第一株胃癌单克隆抗体

1984 年 7 月 26—28 日，世界卫生组织胃癌合作中心（WHO-CC-GC）第三次会议在日本东京召开，徐光炜、张荫昌被推荐为中国代表，这是中国首次参加 WHO-CC-GC 工作会议

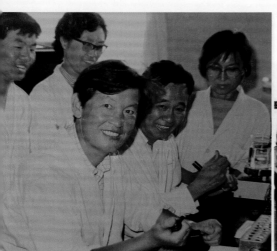

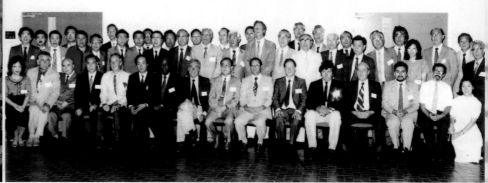

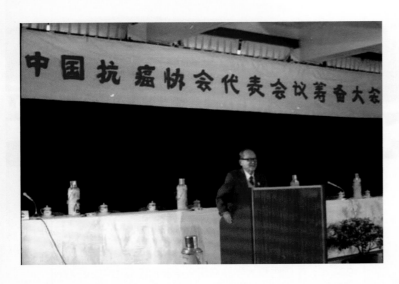

1985 年 5 月，中国抗癌协会经批准正式成立，全国胃癌协作组转为隶属于中国抗癌协会的二级专业学术组织

1986 年 1 月 3—7 日，第三届全国胃癌学术会议在北京召开，该届会议由中国抗癌协会及中华医学会肿瘤学分会联合举办

1985 年

1986 年

1985 年

1986 年

1985 年 7 月 15 日，中国医科大学在沈阳主持召开"WHO 国际胃癌学术研讨会"

1986 年 9 月 20 日，中国医科大学附属第一医院肿瘤科受中国抗癌协会胃癌专业委员会委托，在沈阳举办"全国胃癌生物学行为学习班"

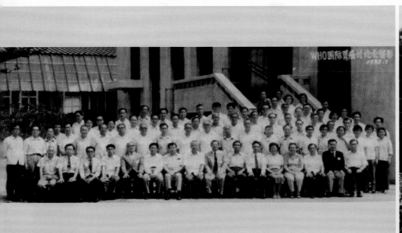

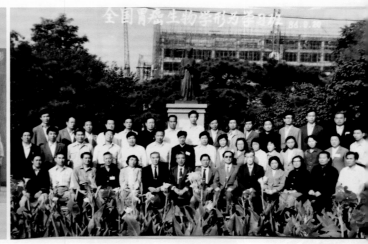

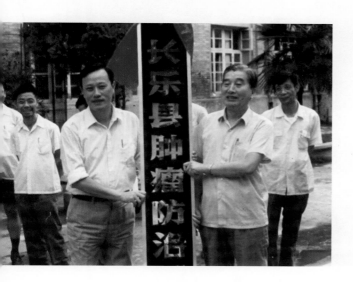

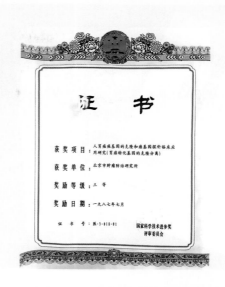

1986 年，福建省长乐县被确定为福建省胃癌高发研究现场（1989 年 6 月，长乐县肿瘤防治研究所成立）

1987 年 7 月，由北京市肿瘤防治研究所邓国仁等完成的"人胃癌癌基因的克隆和癌基因探针临床应用研究（胃癌转化基因的克隆分离）"荣获国家科学技术进步奖三等奖

1986 年

1987 年

1987 年

1989 年

1987 年 1 月，由徐光炜教授组织全国 24 家单位共 50 位专家共同编写的《胃癌》专著由人民卫生出版社出版，这是全国胃癌协作组成立后组织编写的第一部胃癌领域综合性专著

1989 年 10 月 19—21 日，第四届全国胃癌学术会议在辽宁省沈阳市召开

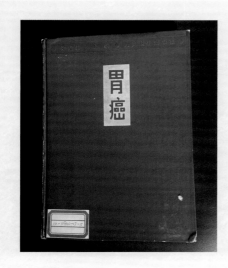

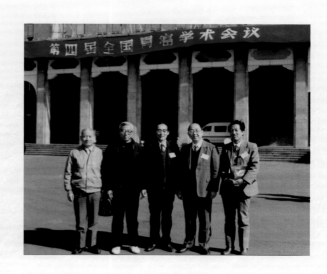

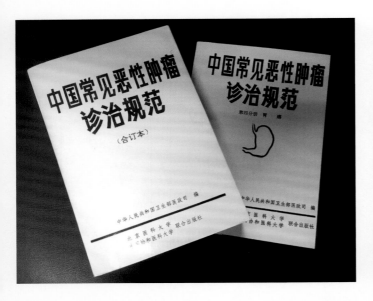

1991 年 6 月，全国肿瘤防治研究办公室、中国抗癌协会共同组织编写的《中国常见恶性肿瘤诊治规范》正式出版，包括《胃癌》共九个分册，这是我国第一部肿瘤诊治规范类著作

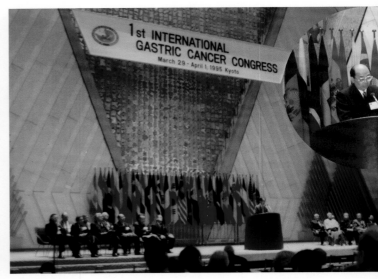

1995 年 3 月 29 日—4 月 1 日，第 1 届国际胃癌大会（IGCC）在日本京都召开，国际胃癌学会正式成立，徐光炜教授在该届会议上入选国际胃癌学会首届理事会成员

1991 年

1995 年

1993 年

1999 年

1993 年 11 月 8—10 日，第五届全国胃癌学术会议在上海召开

1999 年 3 月，上海长海医院郑成竹团队报告针对早期胃癌成功实施 2 例腹腔镜胃癌根治手术病例（随访4.6 年），这是文献可以追溯的我国首例腹腔镜胃癌手术

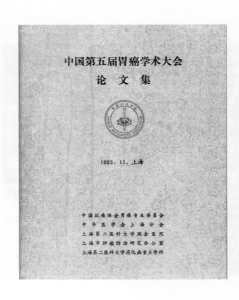

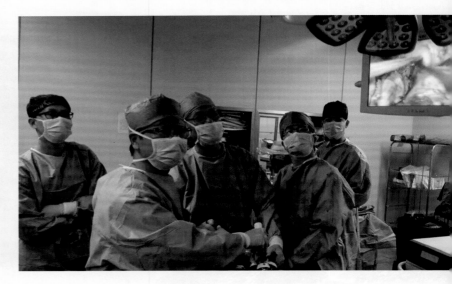

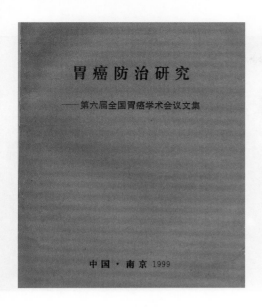

1999 年 9 月 20—22 日，第六届全国胃癌学术会议在江苏省南京市召开

1999 年 12 月，北京肿瘤医院完成的"胃癌高发现场研究和提高胃癌疗效研究"、上海第二医科大学附属瑞金医院完成的"胃癌外科综合治疗的基础与临床研究"双双荣获国家科技进步奖二等奖

1999 年

1999 年

1999 年

2000 年

1999 年 11 月，由中国抗癌协会牵头，所属各专业委员会共同编写的《新编常见恶性肿瘤诊治规范》正式出版，包括《胃癌》共 12 个分册

2000 年 5 月 5 日，北京肿瘤医院举办"北京胃癌及癌前病变国际研讨会"

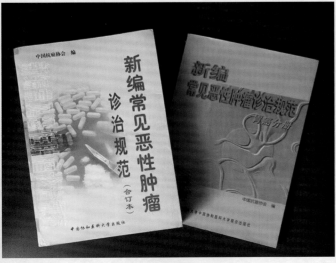

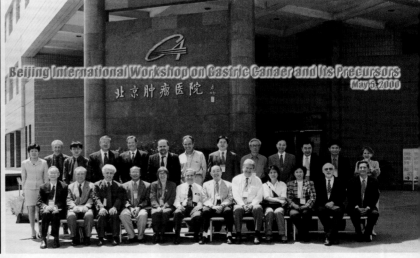

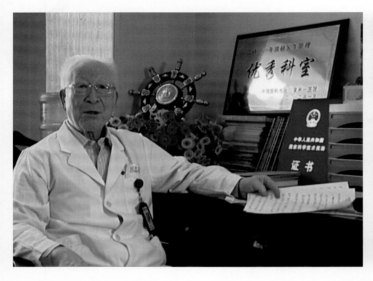

2001 年 1 月 3 日，中国医科大学第一临床学院陈峻青等完成的"胃癌'三早'与胃癌现代外科治疗的研究"荣获 2000 年度国家科学技术进步奖二等奖

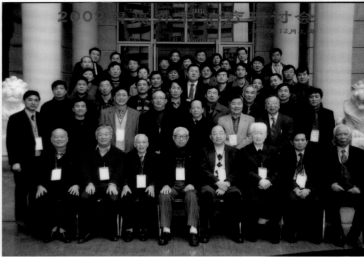

2002 年 12 月，2002 胃癌外科治疗研讨会在上海召开

2001 年

2002 年

2002 年

2004 年

2002 年 2 月 1 日，国家科学技术奖励大会在北京召开，天津医科大学肿瘤医院郝希山等完成的"功能性间置空肠代胃术的临床与基础研究"荣获 2001 年度国家科学技术进步奖二等奖

2004 年 11 月 9 日，第三届中国肿瘤学大会在广州召开，中国抗癌协会胃癌专业委员会在该届会议上完成首次换届，上海交通大学医学院附属瑞金医院朱正纲教授当选第二任主任委员

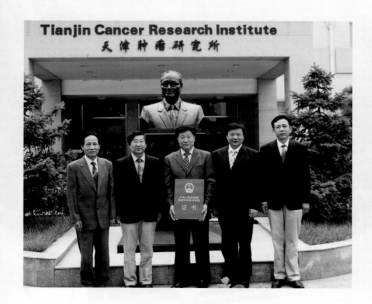

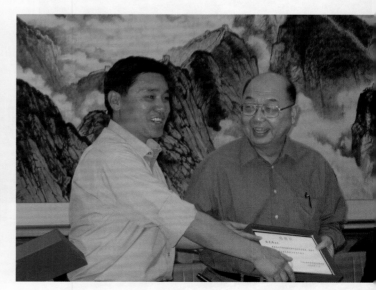

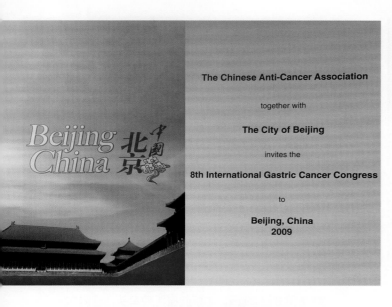

2005 年 5 月 4—7 日，第 6 届国际胃癌大会在日本横滨召开，中国作为竞标国家之一，首次向国际胃癌学会理事会提出承办 2009 年第 8 届国际胃癌大会的申请，最终输于波兰

2006 年 6 月，中国参与的首个胃癌临床研究国际合作（亚太多中心）项目 "CLASSIC" 中国亚组入组工作正式启动

2005 年

2006 年

2005 年

2006 年

2005 年，北京肿瘤医院金懋林教授针对晚期胃癌发起国内首项大规模多中心 III 期临床研究 SC101

2006 年 6 月、7 月，北京肿瘤医院流行病学团队先后在《美国国家癌症研究所杂志》和《美国胃肠病学杂志》发表论文，研究结果证实，根除幽门螺杆菌可使胃癌癌前病变及胃癌的发病风险降低 40%

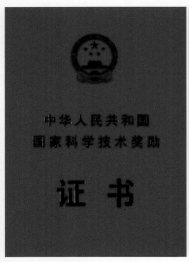
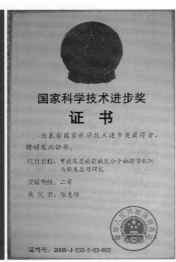
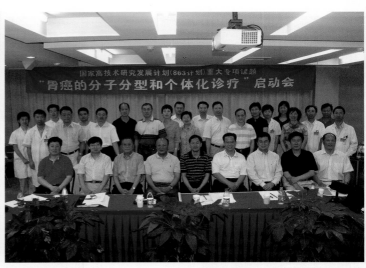

2007 年 2 月，中国医科大学附属第一医院辛彦等完成的"胃癌及其癌前病变分子病理学机制与临床应用研究"荣获 2006 年国家科学技术进步奖二等奖

2007 年 6 月 29 日，北京肿瘤医院牵头，国内六家医院参加的国家 863 计划重大专项课题"胃癌的分子分型和个体化诊疗"在北京召开课题学术研讨及课题启动会

2007 年

2007 年

2007 年

2007 年

2007 年 5 月 9—12 日，第 7 届国际胃癌大会在巴西圣保罗召开，上海交通大学医学院附属瑞金医院朱正纲教授在该届会议上入选国际胃癌学会理事会成员（图为 2015 年 IGCA 理事会合影）

2007 年，第四军医大学西京医院在甘肃省武威市建立胃癌高发研究现场（2014 年，国家消化系统疾病临床医学研究中心西京消化病医院武威肿瘤协作中心成立）

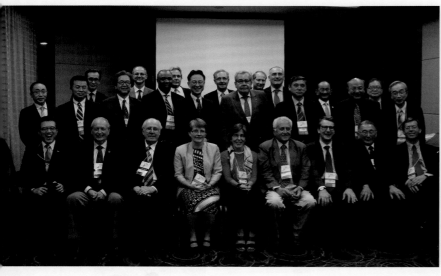
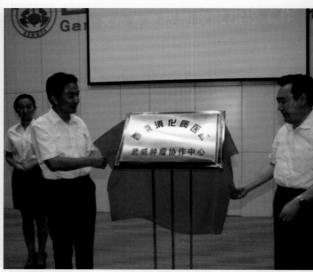

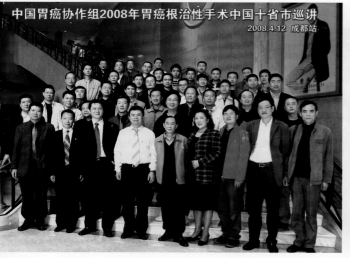

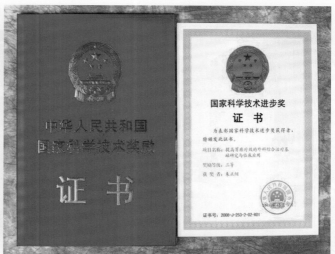

2008 年 4 月 12 日，"全国胃癌根治性手术巡讲"在四川成都启动，巡讲历时五年，覆盖二十余个省市

2008 年 12 月 3 日，上海交通大学医学院附属瑞金医院朱正纲等完成的"提高胃癌疗效的外科综合治疗基础研究与临床应用"荣获国家科学技术进步奖二等奖

2008 年

2008 年

2008 年

2009 年

2008 年 11 月 2 日，由北京肿瘤医院牵头的国家科技支撑计划项目"胃癌综合治疗的临床研究"正式启动，全国 19 个省市自治区、48 家三甲医院参与项目研究

2009 年 1 月 9 日，在国家科学技术奖励大会上，第四军医大学、香港大学等单位联合完成的"胃癌恶性表型相关分子群的发现及其序贯预防策略的建立和应用"荣获 2008 年国家科学技术进步奖一等奖

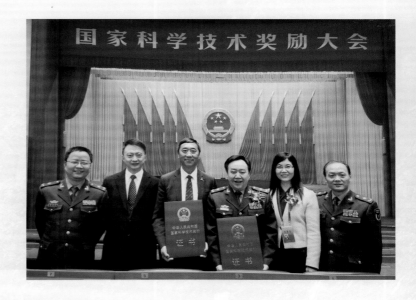

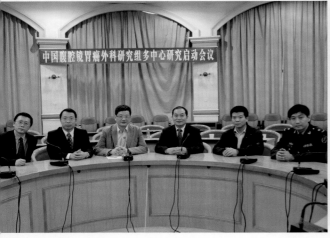

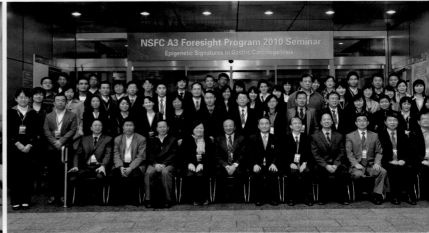

2009 年 11 月 27 日，由南方医科大学南方医院李国新教授倡议并发起，全国六家胃肠肿瘤中心在广州创立中国腹腔镜胃癌外科研究组（CLASS）

2010 年 10 月 18—19 日，国家自然科学基金"A3 前瞻计划"（Asia 3 Foresight Program）重大国际（中日韩）合作研究项目"胃癌变过程的表观遗传学特征"2010 学术研讨会在北京市肿瘤防治研究所召开

2009 年

2010 年

2010 年

2010 年

2010 年 5 月 23 日，第六届中国肿瘤学大会在上海召开，中国抗癌协会胃癌专业委员会换届，北京大学肿瘤医院季加孚教授当选第三任主任委员

2010 年 10 月，第三军医大学西南医院普通外科中心余佩武团队在国内首次报告 5 例应用机器人手术系统成功实施胃癌根治术病例

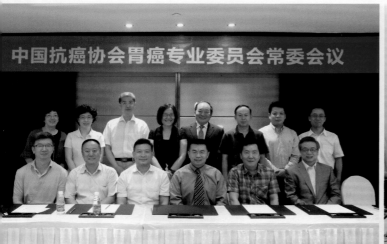

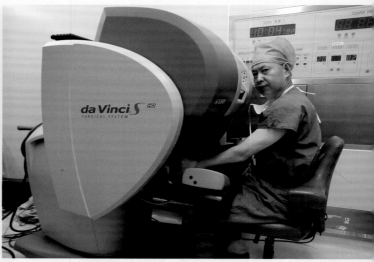

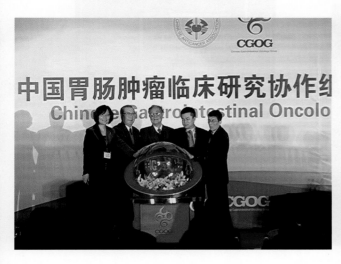

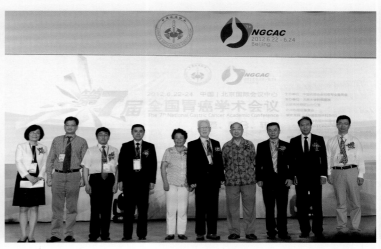

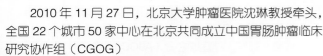

2010 年 11 月 27 日，北京大学肿瘤医院沈琳教授牵头，全国 22 个城市 50 家中心在北京共同成立中国胃肠肿瘤临床研究协作组（CGOG）

2012 年 6 月 22—24 日，第七届全国胃癌学术会议在北京召开，这是该会议时隔 12 年后重启。会议首次设立"终身成就奖"

2010 年

2012 年

2011 年

2012 年

2011 年 3 月 19 日，北京大学肿瘤医院与德国慕尼黑工业大学合作项目"胃癌高发区人群根除幽门螺杆菌感染预防胃癌的干预研究"正式启动，这是目前世界范围内规模最大的、基于人群的根除幽门螺杆菌感染预防胃癌干预研究

2012 年 8 月，全国 26 家中心共同参与的全球最大规模针对局部进展期胃癌围手术期治疗的多中心前瞻性临床研究（RESOLVE）启动

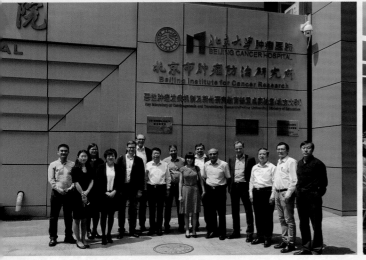

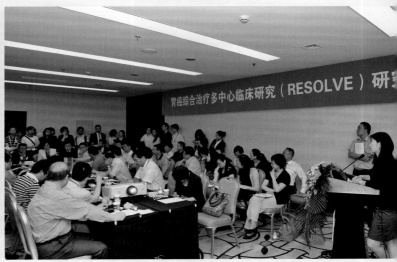

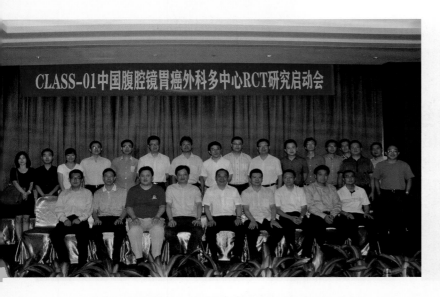

2012 年 9 月 10 日，CLASS-01 临床研究在广东佛山启动，这是我国首个针对腹腔镜与开放式远端胃癌切除术对局部进展期胃癌患者三年无病生存率影响的对比研究

2013 年 4 月，中国数据首次纳入国际胃癌学会胃癌分期项目（IGCA Gastric Cancer Staging Project）并被第 8 版美国癌症联合会（AJCC）《癌症分期手册》收录

2012 年

2013 年

2013 年

2013 年

2013 年 3 月 6—7 日，第 8 届中韩日腹腔镜胃癌手术联席会议首次在中国上海举办，中国正式加入中韩日腹腔镜胃癌手术三方联席会议

2013 年 6 月 14—16 日，第八届全国胃癌学术会议在北京召开，会议首次设立"中国中青年医师胃癌手术大赛"专场

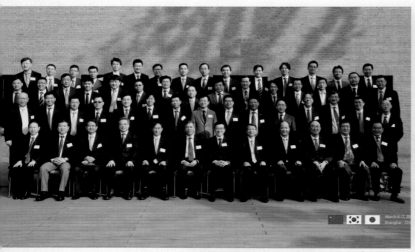

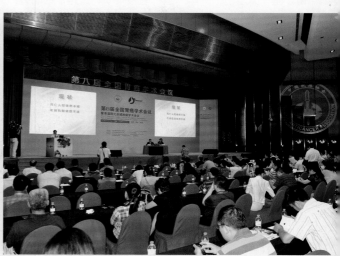

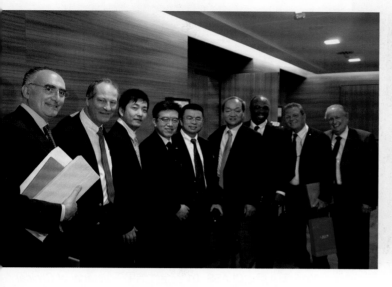

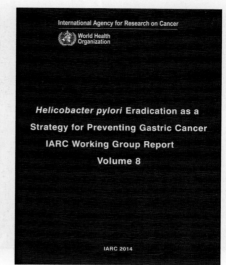

2013年6月19—22日，第10届国际胃癌大会在意大利维罗纳召开，中国在该届会议上获得第12届国际胃癌大会承办权；季加孚教授入选国际胃癌学会（IGCA）理事会成员

2014年8月22日，WHO国际癌症研究所（IARC）发布了关于《根除幽门螺杆菌感染预防癌症策略》报告，中国两项根除幽门螺杆菌的重要干预试验结果为该报告提供了关键性证据

2013 年

2014 年

2014 年

2014 年

2014年6月27—28日，第九届全国胃癌学术会议在北京召开

2014年12月19—20日，第一届CLASS临床研究国际研讨会在广州召开

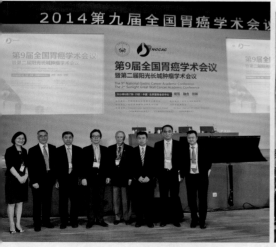

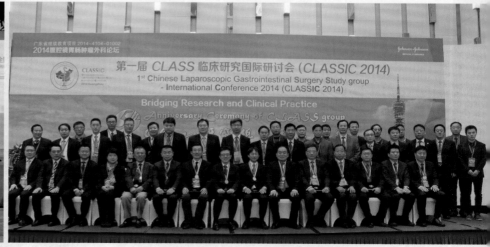

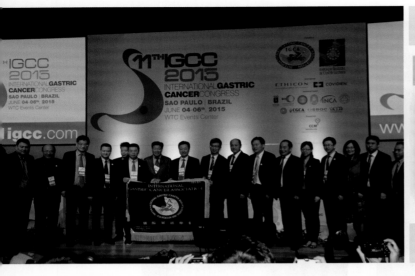

2015 年 6 月 4—6 日，第 11 届国际胃癌大会在巴西圣保罗召开，中国团队在闭幕式上接旗正式承办第 12 届国际胃癌大会

2016 年 4 月，CLASS-01 安全性结果于 *Journal of Clinical Oncology* 发表，通过多中心随机对照研究在国际上首次证实针对局部进展期胃癌，在近期疗效上，腹腔镜非劣于开腹远端胃癌根治术。该研究被公认为全球首个关于进展期胃癌微创治疗安全性的最高级别循证医学成果

2015 年

2016 年

2015 年

2016 年

2015 年 6 月 26—28 日，第十届全国胃癌学术会议在北京召开

2016 年 5 月 13—15 日，第十一届全国胃癌学术会议在北京召开

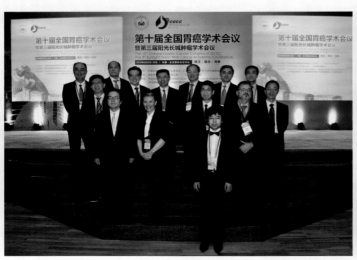

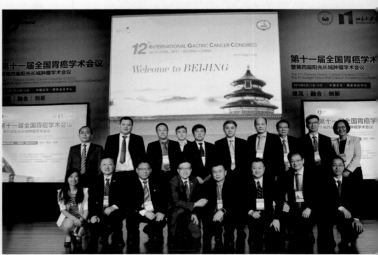

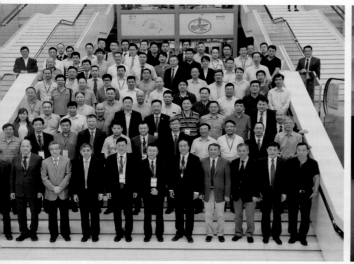

2016 年 9 月 23 日，中国胃肠肿瘤外科联盟在浙江杭州成立

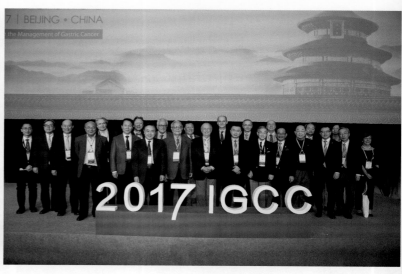

2017 年 4 月 20—23 日，第 12 届国际胃癌大会在北京召开，国际胃癌大会首次落户中国。北京大学肿瘤医院季加孚教授接任国际胃癌学会第 12 任主席

2016 年

2017 年

2016 年

2017 年

2016 年 11 月，国际抗癌联盟（UICC）第 8 版恶性肿瘤 TNM 分期发布，中国胃癌随访数据首次被纳入 UICC–TNM 分期项目

2017 年 8 月 25 日，《全腹腔镜胃癌根治术专家共识及手术操作指南（2017 版）》定稿会在福州召开

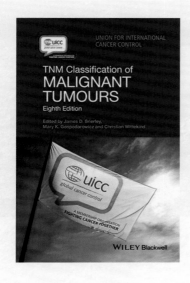

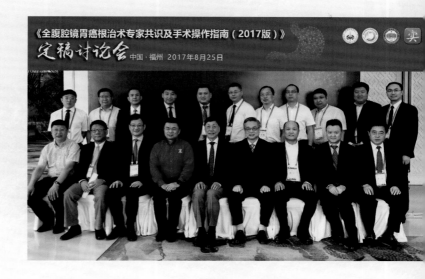

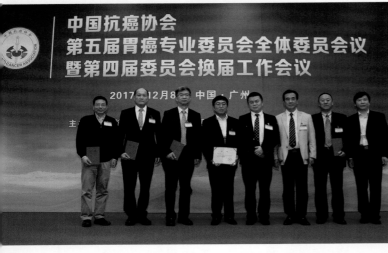

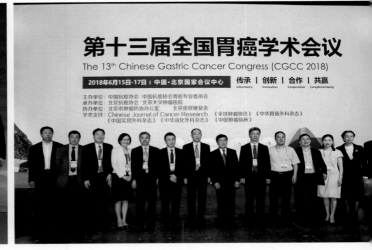

2017 年 12 月 8 日，中国抗癌协会胃癌专业委员会在广州召开换届会议，中国医科大学附属第一医院徐惠绵教授当选中国抗癌协会胃癌专业委员会第四任主任委员

2018 年 6 月 15—17 日，第十三届全国胃癌学术会议在北京召开

2017 年

2018 年

2018 年

2019 年

2018 年 1 月 8 日，北京大学肿瘤医院等单位联合完成的"胃癌综合防治体系关键技术的创建及其应用"荣获 2017 年度国家科学技术进步奖二等奖

2019 年 2 月 22 日，防治进展期胃癌腹膜转移学术研讨会暨 Dragon II 临床课题启动会在上海交通大学医学院附属瑞金医院召开

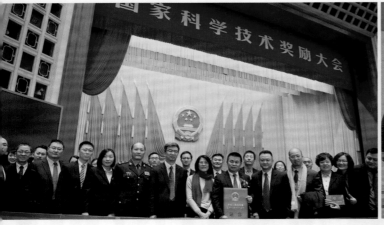

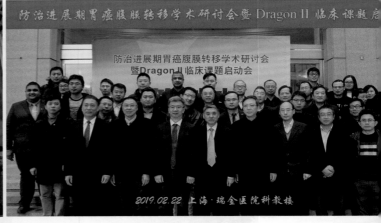

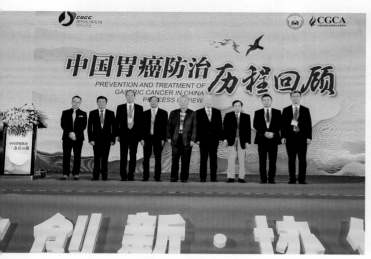

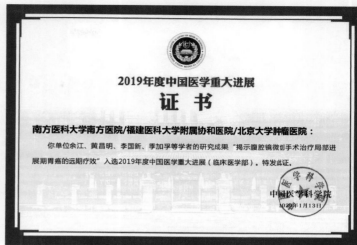

2019 年 6 月 14—16 日，第十四届全国胃癌学术会议在辽宁省沈阳市召开，会议首次设立"胃癌防治杰出贡献奖"

2019 年，CLASS-01 研究正式结果于 JAMA 发表，为世界首个腹腔镜治疗进展期胃癌的一级临床证据，并被列为当年中国医学重大进展（临床医学部）

2019 年

2019 年

2019 年

2020 年

2019 年 9 月 14 日，《胃癌围手术期营养治疗中国专家共识（2019 版）》定稿会在浙江杭州召开

2020 年 10 月 29—11 月 4 日，第十五届全国胃癌学术会议在辽宁省沈阳市召开

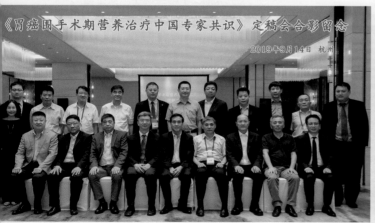

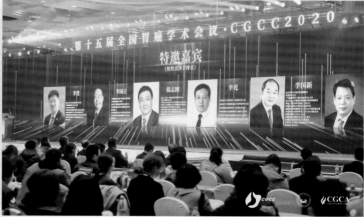

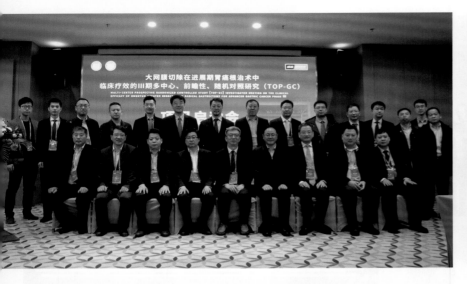

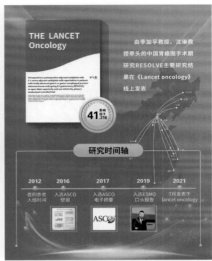

2021年4月4日 大网膜切除在进展期胃癌根治术中临床疗效的 III 期多中心、前瞻性、随机对照研究（TOP-GC）（NCT04843215）在山东威海启动，全国 20 个医学中心参与，研究计划入组 1100 例，截至 2022 年 9 月底结束入组，该研究结果将改写目前胃癌诊治指南中推荐的局部进展期胃癌手术切除范围

2021年7月9日，中国 RESOLVE 研究主要结果在 The Lancet Oncology 发表，为优化局部进展期胃癌治疗模式提供了更前沿、有力的证据

2021 年

2021 年

2021 年

2021 年

2021年6月9日，北京大学肿瘤医院沈琳教授牵头临床研究［C008］的国内第一个抗体偶联（ADC）药物获批胃癌适应证。该研究改写了 Her2 阳性胃癌的定义，并引领了国内外 ADC 药物的研发

2021年7月，中国七家中心联合在 Annals of Surgery 发表论文，通过多中心回顾性队列研究，在国内首次证实机器人手术相较于腹腔镜手术安全可行

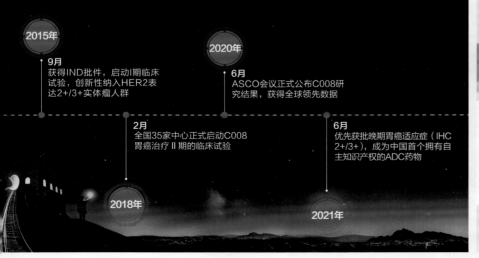

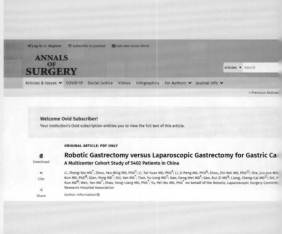

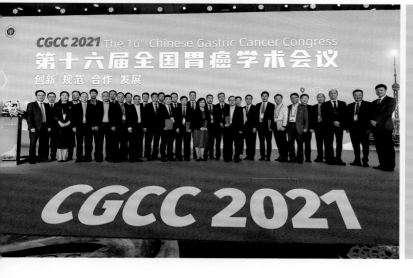

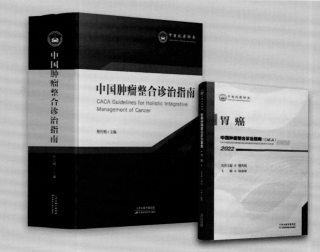

2021 年 10 月 15—16 日，第十六届全国胃癌学术会议在上海召开，天津医科大学肿瘤医院梁寒教授当选中国抗癌协会胃癌专业委员会第五任主任委员

2022 年 5 月，由中国抗癌协会组织编著的《中国肿瘤整合诊治指南（CACA）》正式出版，胃癌分册同步发行

2021 年

2022 年

2021 年

2021 年 10 月 20 日，CLASS-01 研究远期结果于 *JAMA Surgery* 在线发表，在国际首次证实针对局部进展期胃癌，腹腔镜非劣于开腹远端胃癌根治术

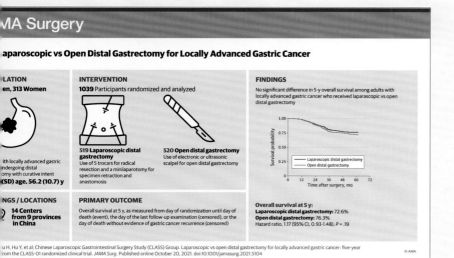

第一篇

回顾——医师风采·峥嵘岁月

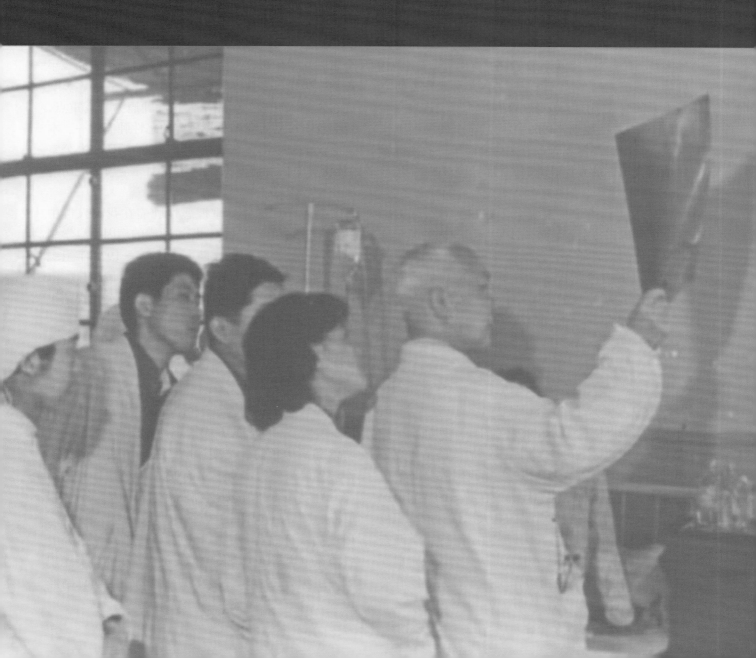

第一章　中国抗癌协会胃癌专业委员会发展历程简述

恶性肿瘤是严重危害人民生命和健康的常见病之一，一直以来受到党和政府的高度重视。1959年卫生部主持在天津召开第一届全国肿瘤工作会议，讨论制订了我国恶性肿瘤研究规划草案（1960—1962），明确了我国对恶性肿瘤的研究方向和关键性问题，决定以宫颈癌、食管癌、乳腺癌、鼻咽癌、肝癌、淋巴肉瘤（包括白血病）六个肿瘤作为研究重点；同时，制定了包括"胃癌防治研究规划"在内的19个单项规划（1960—1962）。全国肿瘤工作会议的首次召开标志着政府主导全面推进我国肿瘤防治研究工作的开始。此时，胃癌虽被列入"防治研究规划"之一，但尚未列入重点研究的肿瘤之中。

1965年，由中华医学会主办在上海召开第二届全国肿瘤工作会议，进一步明确了我国肿瘤防治研究工作的主要任务，包括积极开展肿瘤预防，改进和提高肿瘤诊断技术，寻找简易准确的诊断方法，提高各期肿瘤的治愈率，寻找新的抗肿瘤药物，加强肿瘤基础理论研究。会议再次明确了要重点开展协作研究的六大肿瘤，除此前被确定为重点研究肿瘤中的宫颈癌、鼻咽癌、食管癌、乳腺癌、肝癌外，新增加了肺癌。胃癌仍未列入重点研究肿瘤之列。

1969年11月，卫生部主办在天津召开第三届全国肿瘤工作会议，会上讨论了肿瘤防治研究三年规划，确定以发病率较高的宫颈癌、食管癌、鼻咽癌、胃癌、肝癌、肺癌六大恶性肿瘤为研究重点，胃癌首次被列入我国重点研究的恶性肿瘤之一。本次会议上卫生部宣布成立全国肿瘤防治研究办公室（简称"全国肿瘤防办"），统筹领导全国肿瘤防治工作。

此后，为进一步掌握恶性肿瘤在我国人群中的发病情况和分布规律，探讨肿瘤的病因，科学制订防治规划，全国肿瘤防办于1975—1978年组织了全国第一次以恶性肿瘤死亡为主的全国人口三年（1973—1975）全死因回顾性调查，本次调查结果显示胃癌的年死亡率居各种癌症之首。

全国胃癌协作组的建立

1977年6月17日至7月2日，卫生部主办、全国肿瘤防办协助筹办在北京召开了第四届全国肿瘤工作会议，会上讨论了加强全国肿瘤防治研究工作的问题，明确了1977—1985年我国肿瘤防治研究的主要任务：①摸清恶性肿瘤在我国的发病情况和分布特点，针对我国常见的九大恶性肿瘤，积极开展防治和研究工作；②开展肿瘤流行病学调查研究；③加强领导，成立相关机构。会议决定成立13个全国性的肿瘤专题协作组，开展大范围肿瘤流行病学调查，建立防治和研究试点，以现场、临床、实验室相结合的方式，开展我国常见恶性肿瘤防治和病因预防、早期诊断、根治方法等研究工作。胃癌被列为本次成立的13个专题协作组的肿瘤专题之一（其他包括：肿瘤流行病学、食管癌、肝癌、肺癌、鼻咽癌、宫颈癌、大肠癌、乳腺癌、白血病、抗癌药物、中医中药、基础理论研究）。各协作组均指定了组长单位，负责牵头制订专题规划、组织分工协作、落实执行计划，定期总结经验，及时推广各专题科研成果。北京市肿瘤防治研究所被指定为全国胃癌协作组组长单位，徐光炜时任研究所副所长，被指定为全国胃癌协作组组长。

1978年4月11—19日，在北京召开了全国胃癌协作组第一次会议，全国胃癌协作组正式成立，这是我国胃癌防治工作的一个里程碑，标志着中国胃癌防治研究工作开始走向有组织、有计划、有规范的新阶段。本次会议确定了全国胃癌协作组各副组长单位，包括辽宁（张文范，中国医科大学第一临床学院）、天津（张天泽，天津市肿瘤医院）、浙江（李挺宜，浙江省肿瘤医院）、山东、湖北、四川、甘肃等省市及中国人民解放军有关单位（周兰，北京军区总医院）；同时，成立了流行病、X线诊断、内窥镜、病理、外科、内科、放疗、中医等各专业协作组，确定了各组负责人。

全国胃癌协作组第一次会议上，对新中国成立后由曾宪九、汪忠镐、顾恺时、傅培彬、冯友贤、孟宪民、郑生麟、韩积义、钱礼等老一辈专家所开拓的我国胃癌防治事业进行了总结与回顾，并在此基础上对协作组未来的工作做出了重要的展望与规划，确定了以协作研究为基础开展我国胃癌防治研究工作，协作研究也成为全国胃癌协作组成立之初最主要的工作任务。本次会议上，与会专家讨论并通过了胃癌的病理、诊断、治疗等规范以及各协作方案，并于1978年6月正式印发《全国胃癌协作方案、规范及统一登记表格（试用）》，在全国各相关单位推广并参考执行。该"试用文件"规范了胃癌的病理、诊断、治疗等各个环节相关操作和标准，统一了各种登记表格，拟定了胃癌病理研究、化疗、放射治疗、中医药治疗、综合治疗共五个协作方案，分别由各专业组牵头，在全国各协作单位中试用。这一规范性文件的发布，团结了全国胃癌防治研究各单位和广大从事胃癌防治研究的专业工作者，是我国胃癌临床协作研究工作的起步，极大地推进了我国胃癌临床诊疗工作的规范化和快速进步。

全国胃癌协作组在卫生部和全国肿瘤防办的统一领导下，把全国主要从事胃癌防治研究工作的各单位、各专业同道团结起来，分工合作，以"全国大协作"的形式开启了我国胃癌防治研究工作的崭新局面。

一、胃癌流行病学和病因学综合考察

1978年由全国肿瘤防办历时三年完成的全国第一次全人口全死因回顾性调查结果已明确胃癌为我国死亡率第一位的恶性肿瘤，但对其流行特征、流行因素及可疑病因所知甚少，基本还是空白。根据全国肿瘤防办对1977—1985年我国肿瘤防治研究主要任务的工作部署，全国胃癌协作组成立了由流行病学、临床、病理等学科专家共同组成的全国胃癌病因学综合考察组，于1978年8月启动了我国胃癌流行病学和病因学综合性考察。考察任务主要由北京市肿瘤防治研究所和北京市肿瘤防办牵头负责。

考察组分流行病学、化学、真菌、临床四个专业组，于1978年8月至1980年8月，在全国8个省、市、自治区的6个胃癌高发点和4个低发点（表1-1-1）约2000平方千米和600万人口的地区进行了为期两年胃癌流行病学和病因学考察研究。通过现场调查、病例-对照研究、多因素统计分析、临床检查及实验室多项指标的分析检测，采取内外环境研究相结合，多学科配合协作及胃癌高低发区的对比，获得了大量数据。随后又进行了资料的整理、统计、分析，对部分工作做了复查，至1985年工作结束，发表论文15篇（不包含各省、市、自治区发表的局部工作论文及专辑）。该调查研究工作不仅填补了我国在这一领域的空白，而且对胃癌病因的进一步深入研究和预防提供了可靠的科学根据。在这样大面积、大量人群中进行的多学科综合考察不仅在国内是首次，在国际上也属罕见。

本次调查主要结果：在结合我国人群饮食习

表1-1-1　各考察点（按受检公社）胃癌调整死亡率（1/10万）

高发点		低发点	
长乐	113.20	密云	12.02
武威	111.76	蓬莱	11.35
莆田	61.19	英德	11.04
吴忠	54.32	花溪	7.45
佳县	45.63		
栖霞	30.90		

惯的基础上，提出了我国胃癌的可疑病因和发病机制，指出对胃癌的预防不仅要降低饮食中硝酸盐及亚硝酸盐含量，采取防霉去毒措施，并应积极防治慢性胃炎，改善胃内环境的异常，阻断致癌 N- 亚硝基化合物在胃内合成及真菌作用的条件。此外，根据本次研究结果结合病理、胃分泌功能和胃内环境的改变首次提出一个胃癌易感人群的综合指标，引起临床工作者的兴趣和重视。该项目于 1980 年获北京市科技成果二等奖。主要完成人为张汝鼤，周锦俊，胡荣华，孙鹤龄，金懋林，龚惠心，许海修。

《我国胃癌病因综合考察报告》在 1982 年《中华医学杂志》（英文版）发表后，受到国外学者的好评，先后有美、英、前苏联、法、日、加拿大、前东德、前西德、捷克、匈牙利等十个国家索要文章。基于这些工作，我国代表被选为世界卫生组织胃癌合作中心预防研究组组长。

"胃癌流行病学及病因学综合考察"是在国家卫生部和全国肿瘤防办统一领导下，由全国胃癌协作组具体组织实施、各省市相关部门和单位全面配合的全国大协作，是我国大规模开展胃癌防治研究工作的开始。此后，自 1982 年起，我国陆续在山东临朐、辽宁庄河、福建长乐、甘肃武威等多地建立了胃癌高发现场，开展了长期、艰苦的现场研究工作。其中山东临朐、辽宁庄河胃癌高发现场的研究工作延续至今，已坚持近 40 年，获得多项国家级成果，部分成果为世界瞩目。同期，我国先后在不同地区还进行了食管癌、肝癌、大肠癌、鼻咽癌等恶性肿瘤高发现场研究工作。癌症高发现场研究开创了具有中国特色的癌症防治研究之路，在聚焦解决中国高发癌症问题的同时，也为世界癌症防治工作贡献了中国经验。

二、制定标准，统一规范，开展协作

全国胃癌协作组成立后，首先确定了定期召开全国胃癌学术会议进行学科间交流，并对协作研究项目进行及时总结的学术交流制度，此举对推动我国不同地区胃癌诊治水平的共同提升起到了一定的促进作用。在随后的交流和工作实践中，逐渐认识到设立标准、统一治疗理念、规范操作以及提高胃癌综合防治水平的重要性，并逐步确立了以建立标准、协作研究、推广规范以及广泛开展国内外学术交流等为中心的工作任务。全国胃癌协作组建立初期取得的多项重要协作研究成果，为我国胃癌防治研究工作奠定了重要的基础。

统一分期标准：20 世纪 70 年代，中国关于胃癌的分期尚未有统一的标准和规范，北京市肿瘤防治研究所徐光炜医师对比了当时国内外五种分期法，提出了根据胃癌胃壁浸润深度及淋巴结转移程度进行分类的新的分期方法。该分期方法在 1978 年全国胃癌协作组第一次会议上获得通过，被指定为全国统一的胃癌分期标准，推进了胃癌规范化治疗和协作研究的开展。"胃癌临床病理分期标准"于 1979 年获得北京市科技成果二等奖。

明确诊治现状：根据全国胃癌协作组制订的胃癌分期标准、病理分类以及各种手术方法与疗效的统计标准，北京市肿瘤防治研究所外科牵头对全国胃癌协作组共 27 个成员单位 11 734 例胃癌住院病例进行了汇总分析，其中近半数是 1971—1975 年期间的病例。结果显示总手术率为 81.8%，总切除率为 49.7%，根治切除率为 23.0%，根治术后 5 年生存率为 31.2%。这是我国首个多中心大样本的胃癌回顾性调查研究，客观真实地反映了 20 世纪 70 年代我国胃癌诊治的综合水平，其研究结论的先进性也使得我国后续的胃癌相关研究始终与国外学术界保持了相对的同步性。

加强早诊研究：1982 年，为进一步提高早期胃癌的诊治水平，由张文范教授牵头，汇集全国胃癌协作组 44 个单位经过手术切除、病理证实的早期胃癌 400 例，对其诊断、治疗以及预后等方面进行总结分析，对早期胃癌的名称和概念问题、诊断问题、检查方法的评价以及治疗提出建议，推进了我国早期胃癌诊治水平的提升。

推进手术规范：哈尔滨医科大学附属第三医院张岂凡等总结了其医院 1981—1984 年间 369 例胃癌手术治疗效果，认为对进展期胃癌进行选择性根治术 Ⅲ（R_3）（即 $D2^+$）手术可提高 5 年生存率。对 Ⅳ 期病例根据其 TNM 分期积极进行根治性切除或较彻底的非根治性切除，亦可延长生存期。之后陈国林、张岂凡等通过对 46 具非消化道疾病死亡尸体解剖进行了胃近端淋巴流注动态规律研究，探索了近端胃癌手术范围。

病理学研究：病理协作组是各专业组中较为活跃的一支专业队伍，其编写的"胃及十二指肠黏膜活检诊断标准"曾广受欢迎；1978年及1979年先后在郑州、南京召开"胃黏膜活检病理讨论会"；1981年9月出版《胃及十二指肠黏膜活检病理》一书，为从事胃黏膜活检工作的病理医师、胃镜医师以及有关临床医师提供参考；1983年，张文范教授受全国胃癌协作组的委托，翻译了日本胃癌研究会第10版《外科、病理胃癌处理规约》一书，对我国胃癌临床、病理研究规范化起到推动作用。病理组对8800余例各期胃癌的病理形态进行了分析，研究了胃癌病理变化的规律、分型和分类问题。尽管当时辅助检查条件非常有限，但广大胃癌病理医生仍在大量临床数据的基础上结合我国胃癌患者的发病特点提出了更为实用的病理分型。1983年，病理组汇总全国102个单位共8523例中晚期胃癌手术标本进行了病理组织学观察，着重探讨了各种病理变化之间的相互关系，推动国内对胃癌病理学能有较统一的认识。1985年开始，病理组连续举办五届华东六省一市地区性胃癌病理组协作会议。开展的一系列全国性大协作课题对总结经验、统一国内标准起到了积极的作用。

1990年，病理协作组汇总了全国53个单位1477例胃癌病理进行了分析，提出了我国早期胃癌的病理特点，并对特殊类型早期胃癌的病理进行了深入研究。中国医科大学附属第一医院通过对胃切除标本的连续切片发现了浅表广泛型早期癌、微小癌及淋巴结微转移癌等多种病理生物学表现，并在国内首先提出了特殊型早期胃癌的分类、特点及诊断。中国医科大学附属第一医院张荫昌教授提出了5种胃黏膜异型增生为胃癌前阶段的病变，并对各种分型的癌变发生率及癌变后出现的各种组织改变进行了深入研究，是当时国内外关于胃癌前病变研究最系统、最完整的资料，获得了国际同行的高度关注与认可。

1992年，全国胃癌协作组胃溃疡癌变专题组汇总全国64个单位1985—1988年外科手术切除的良恶性胃溃疡标本共3441例，对慢性胃溃疡旁黏膜病变和溃疡癌变、溃疡型胃癌旁黏膜病变进行了比较观察，阐明我国溃疡癌变与相关病变的可能关系，为临床早期诊断溃疡癌变提供病理形态学依据。

胃镜早诊研究：胃镜检查对提高胃癌早期诊断具有重要意义，我国早在1973年引进纤维内镜开展胃癌诊断工作，使早期胃癌的发现率较前有一定提高，对内镜用于胃癌早诊的认识也逐步得到加强。全国胃癌内窥镜协作组曾汇总1973—1979年间全国19个省市、52个单位开展的188 044例胃镜资料进行分析研究，共发现胃癌14 124例，占7.51%；其中早期胃癌615例，占胃癌的4.35%；除3个单位早期胃癌发现率在10%以上，93.3%的单位均 < 10%；其中44.4%单位 < 5%，48.9%在5% ～ 10%；最高的为16%。发病人群以41 ～ 60岁为主，占73.7%。胃镜肉眼阳性诊断率80.7%，误诊率19.3%，镜下活检阳性率为88.6%。该研究指出胃镜对80%的早期胃癌可以通过肉眼观察初步检出，联合活检阳性率可达88.6%；我国早期胃癌检出率较低主要是由于普通人群胃镜检查率较低及当时基层医疗机构胃镜普及率较低。要提高我国胃癌的早诊，需要进一步普及胃镜并提高胃镜检查水平。当时提出的胃黏膜染色法，有些至今仍在我国临床实践中发挥着重要的作用。

综合治疗研究：放射治疗协作组率先开展了胃癌的术前放疗研究，总结16个单位161例资料，提出了当时胃癌术前放疗的适应证为浆膜受累，淋巴结转移在第2站之内的Ⅱ／Ⅲ期患者，照射野应包括肿瘤及引流的第2站淋巴结；哈尔滨医科大学附属肿瘤医院放疗团队指出未分化癌照射效果最佳，低分化腺癌和管状腺癌次之，乳头状腺癌和黏液腺癌无效。胃壁黏膜肌层的放疗后反应均为可复性的，不影响伤口与吻合口愈合，从而认为胃癌术前放疗作为综合治疗措施是可取的。这一观点，即便从今天来看，仍然具有重要的临床意义。

化疗协作组在胃癌的辅助化疗方面开展了协作研究工作，不断总结临床化疗方案的优劣，加强科学性评价及疗效评定，最终确定了5-Fu为基础的化疗方案在我国胃癌化学治疗中的主导地位。此外，中医药、中西医结合专业组也在此期间开展了协作研究，成立了7个专题组，针对不同专题指定了十余家牵头单位进行了相关研究。

全国胃癌协作组作为由政府主导的全国性协

作交流平台，创建初期开展了大量的全国性、基础性调查和协作研究工作，相关研究结果的发表，为此后30年我国胃癌的基础与临床工作奠定了至关重要的理论和研究基础。全国大协作这种合作研究模式，不仅促进了我国不同地区、不同专业胃癌防治研究工作者的交流和共同进步，也逐渐在全国多个省市培养了一支从事胃癌防治研究工作的专业队伍，为各单位胃癌学科的进一步发展奠定了一个较好的工作基础。

由于历史资料有限，或许我们不能把全国胃癌协作组时期老一辈在艰苦岁月中的创业足迹和取得的成就更加完整地呈现出来，但从前辈们的点滴文字记录和相关文献记载中，我们又多少可以一窥峥嵘岁月下在艰难中起步的我国胃癌防治事业于探索中不断前行的足迹，感受到老一辈专家团结协作的奉献精神，希望以此记录并致敬为我国胃癌防治事业发展和进步曾做出过历史性贡献的前辈们。

中国抗癌协会胃癌专业委员会的建立

正当全国同道上下一心、团结一致、攻坚克难，为推进我国胃癌防治事业努力奋斗，初步取得一点点成果之时，1982年2月29日传来消息，卫生部决定取消全国肿瘤防办（注：后于1986年1月重新恢复），指定由中国医学科学院肿瘤研究所负责全国肿瘤防治研究组织协调工作。这个决定在一定程度上削弱了政府对全国肿瘤防治工作的统筹领导，引起当时肿瘤界人士强烈反响，大家渴望能有一个组织，加强肿瘤科技工作者之间的交流与合作，并希望通过建立中国的权威肿瘤学术组织与国外学术机构建立联系，加强国际交流，以提高我国肿瘤防治水平。全国胃癌协作组自建立以后积极开展协作研究工作，取得初步成效，大家十分珍惜和留恋相聚交流和协作科研的经历，希望能将这种协作攻关的形式保持下来，以延续已开展的研究工作，并进一步为我国肿瘤防治事业做更大贡献。

对于全国肿瘤防办取消后各肿瘤专业协作组的归属和未来工作的延续问题，肿瘤界前辈们曾多次商讨，从我国肿瘤防治事业未来长远发展考虑，建立一个能代表广大肿瘤学专业工作者的国家一级学会的想法应运而生。经过两年酝酿和筹备，1984年2月23日，在我国肿瘤事业奠基人金显宅、吴桓兴教授的引领下，19位肿瘤学领域知名专家学者作为共同发起人，共同签署《申请

成立中国抗癌协会的报告》，全国胃癌协作组主要领导人徐光炜、李挺宜、张天泽、张文范均为中国抗癌协会发起人之一。1984年4月28日在天津召开了中国抗癌协会筹备大会（即成立大会，先组建后上报批准）。1985年3月5日经国家体改委批准，5月经中国科协批准"中国抗癌协会"正式成立。这是我国肿瘤学领域第一个国家一级学会，全国胃癌协作组自此转为由中国抗癌协会领导下的二级专业学术组织，命名为"中国抗癌协会胃癌研究委员会"。1985年10月更名为"中国抗癌协会胃癌专业委员会"。

作为"民间""草根"学会（指非政府"NGO"组织），中国抗癌协会胃癌专业委员会的影响力和号召力自不能与卫生部挂帅、全国肿瘤防办统筹领导下的全国胃癌协作组相比，但作为我国胃癌领域创建最早、颇具代表性的专业学术组织，中国抗癌协会胃癌专业委员会成立后进一步团结了全国广大从事胃癌防治研究各领域科技工作者，加强学术交流与协作研究；除延续每3～5年召开一次全国胃癌学术会议外，在推广胃癌诊治规范、编写科普书籍、推进国际交流、促进协作研究等方面均为我国胃癌防治事业做出了积极的贡献。

（於卉　李子禹　朱正纲　季加孚　徐惠绵　薛英威）

参考文献

［1］中国癌症基金会.中国肿瘤史料研究（第一卷）.北京：军事医学科学出版社，2000.

［2］李冰.中国恶性肿瘤死亡调查研究.北京：人民卫生出版社，1979.

［3］全国胃癌协作组.胃癌（1978）.北京市肿瘤防治研究所，1978，4-5.

［4］全国胃癌协作组.全国胃癌协作方案、规范及统一登记表格（试用）.北京市肿瘤防治研究所情报资料室，1978.

［5］张汝骇，孙鹤龄，金懋林，等.我国胃癌病因综合考察报告.中华医学杂志，1982，62（04）：203-208.

［6］徐光炜.关于胃癌分期的探讨.中华医学杂志，1978，3：139-142.

［7］全国胃癌协作组，徐光炜.胃癌的手术治疗（附11 734例分析）.中华外科杂志，1982，20（10）：577-580.

［8］全国胃癌协作组.早期胃癌的诊断与治疗.中华外科杂志，1982，20（10）：581-583.

［9］张岂凡，赵廷忠，丁立，等.胃癌选择性根治术Ⅲ式手术的临床意义.中华肿瘤杂志，1990，12（05）：374-377.

［10］陈国林，张岂凡，刘立人，等.胃近端淋巴流注动态规律与近端胃癌手术范围的探讨.中华肿瘤杂志，1995，17（05）：361-361.

［11］全国胃癌病理协作组，袁玫.8523例中晚期胃癌的病理组织学观察.中华病理学杂志，1983，12（01）：37-40.

［12］沈铭昌.我国胃癌病理研究十三年来的成就.肿瘤，1991，3：126-128.

［13］全国胃癌病理协作组，张佩范，张荫昌.1477例早期胃癌病理分析（二）——特殊大体类型的早期胃癌.中华消化杂志，1990，10（6）：341-343. DOI：10.3760/cma.j.issn.0254-1432.1990.06.116.

［14］王梅先，张荫昌，张佩范，等.1477例早期胃癌病理分析——中国早期胃癌病理学特点.中华肿瘤杂志，1993，15（05）：368-371.

［15］赵俊生，刘德琪.良恶性胃溃疡旁粘膜病变比较的病理学研究［J］.中华肿瘤杂志，1992，14（05）：357-359.

［16］陈敏章.全国胃癌内窥镜协作组内窥镜诊断早期胃癌615例.全国胃癌协作组第二次会议学术论文摘要汇编，1981，168.

［17］全国胃癌放疗协作组.胃癌术前放疗分析.肿瘤，1989，2（5）：19-20.

［18］浙江省肿瘤医院雷通海整理.全国肿瘤防治研究办公室历史背景概要.中国肿瘤，2009，18（4）.

［19］中国抗癌协会.抗癌记录——中国抗癌协会发展史.天津：天津科学技术出版社，2017.

第二章　老一辈专家人物传记

傅培彬教授传

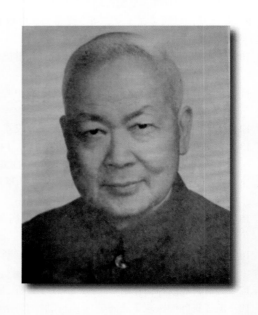

傅培彬（1912—1989年），1912年生于江西省萍乡市；上海第二医科大学外科学教授，附属瑞金医院院长、外科主任。全国人民代表大会第三、五、六届代表，中国民主同盟盟员。

1923年，其父去法国勤工俭学，年仅11岁的傅培彬随父赴法读书。完成三年小学学业后于1926年去比利时读中学，1932年考取比利时鲁汶大学医学院攻读医学。1939年毕业获医学博士学位。时值第二次世界大战时期，他便留在比利时市立医院任外科住院医生；跟随外科专家郭发兹（A.GOFFART）学习外科专业，由于傅培彬刻苦学习，积极工作，责任心强，服务态度好，技术超群，深得老师及病人们的赞赏。第二次世界大战结束后，1946年11月傅老满怀赤子之心，乘坐战后从欧洲首航中国的一艘货轮回归上海，先在沪东一家私人医院工作，后来在1947年进入上海震旦大学医学院附属广慈医院任外科主治医师，1951年任外科主任。1952年，上海震旦大学医学院、圣约翰大学医学院及同德医学院经院系调整后，成立上海第二医学院，聘请傅培彬为外科教研组主任，外科学教授。在成功地抢救大面积灼伤工人邱财康以后，傅培彬于1961年被任命为广慈医院副院长；医院于1978年更名为瑞金医院后，傅培彬升任正院长，1984年退居二线担任院长顾问。

傅培彬教授是我国著名的外科专家，他在消化道外科方面具有极深造诣，在胃十二指肠外科领域更为突出，在20世纪50年代末，我国外科技术还比较落后，胃手术后并发严重的十二指肠瘘，死亡率很高，经他治疗降低了死亡率，提高了治愈率。其经验总结有《胃十二指肠溃疡病的外科治疗（463例）》及《十二指肠瘘》，发表于1957年、1958年的中华外科杂志供外科同道借鉴。20世纪60年代开始，他创建外科实验室，从事外科基础知识研究，发表《手术后病人钠离子变化》及《血容量研究》等。

早在20世纪50年代，傅培彬教授在国内率先开展对胃癌的临床研究。鉴于当时绝大多数胃癌病人都为中晚期，且缺乏有效的药物治疗，手术成为唯一能延长病人生命的临床手段。为了争取手术能达到根治性切除的效果，合理扩大淋巴结清扫范围

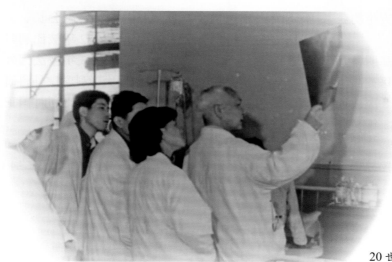

20 世纪 70 年代末，傅培彬教授指导青年医生查房

势在必行。鉴于当时国内外学者对此问题尚缺乏可被普遍接受的共识；为此，傅培彬教授开展了对胃癌淋巴结转移规律的研究。通过对 24 例进展期胃癌，共计收集各主要血管区域 673 枚淋巴结的解剖病理学观察，初步明确了胃癌淋巴结转移规律，提出对于非局限于黏膜层的胃癌，应积极开展扩大胃癌根治手术，其手术范围应包括：全胃（包括食管 3 cm 和十二指肠 5 cm）、脾、胰腺体尾部、大/小网膜、横结肠系膜上层、腹腔动脉旁淋巴结、胃左动脉区淋巴结（特别是贲门旁淋巴结）、脾动脉区淋巴结、肝动脉区淋巴结（尤其是肝蒂、胰十二指肠后淋巴结）。在当时的诊疗条件下，开展扩大根治手术，对延长中晚期胃癌患者的生存时间无疑起到了积极的作用。

历经二十余年实践，在傅培彬教授领导下，瑞金医院外科于 20 世纪 80 年代初，随访总结了收治 1881 例胃癌的临床经验，其中施行胃癌扩大根治手术 685 例，发现 Ⅰ、Ⅱ、Ⅲ与Ⅳ期胃癌的 5 年生存率分别为 71.3%、48.1%、29.4% 与 8.9%，整体疗效达到当时国内外先进水平；在总结经验的基础上，进一步完善了胃癌扩大根治术的手术指征，提出：对早期胃癌可作胃次全切除附加区域性淋巴结清扫，对Ⅱ、Ⅲ期患者作扩大根治术，对Ⅳ期患者酌情作较简单手术。

傅培彬教授还悉心研究损伤小、愈合好、操作简便的胃肠道吻合新技术，在反复动物实验的基础上，在国内率先提出胃肠道一层吻合术，并在临床广泛使用，他精湛的外科手术技术操作达到炉火纯青的地步，已在我国形成一独特流派。

傅培彬教授治学严谨、以身作则，对学生要求严格，循循善诱，诲人不倦，满心希望学生超过自己，能青出于蓝而胜于蓝。执教 40 多年来，经他亲手培养的学生已遍及全国各地，堪称桃李满天下，其中不少已成为外科与肿瘤界的中流砥柱。在胃癌团队中，他的历代学生，包括林言箴、尹浩然、朱寿柱、朱正纲、刘福坤、燕敏、刘炳亚、于颖彦、张俊、李琛、严超等都已成为我国胃癌领域中的领军人物或年富力强的中青年骨干人才。他虽年逾古稀，又身患慢性疾病，但仍倾注全部身心于医学教育事业，一如既往关心青年外科医生的成长，为他们讲课及做手术示范，尤其是对研究生的学习和研究工作，从开题至论文答辩，他都要亲自

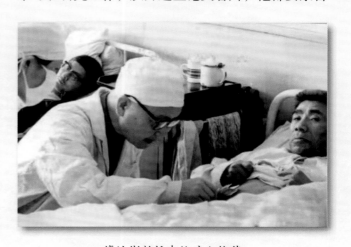

傅培彬教授在给病人换药

参加指导，毫不放松，多年来他培养的研究生均获优良成绩。

傅培彬教授从医50余年，不仅医术高明，且对待病人犹如父母疼爱子女一样深情，其医德高尚堪称医界楷模。自1956年以来，他先后8次被评为医院、学校、上海市的劳动模范，1983年又获全国卫生系统先进工作者的光荣称号。鉴于其在医学科学上的卓越成就及威望，傅培彬教授先后被选为中华医学会委员、上海医学会副会长、上海医学会外科学分会主任委员，1982年被比利时皇家医学会授予外籍荣誉院士，1983年被法国外科学会授予荣誉会员，并被法国医学科学院外科研究院聘为通讯院士，1988年7月获颁比利时国王荣誉勋章。

（张俊　朱正纲）

王吉甫教授传

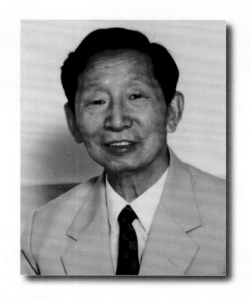

王吉甫（1928—2016年），浙江绍兴人，出生于苏州一个中医家庭，当时其父王慎轩已是当地的名医，生活比较富裕，先后创办了苏州中医学校和中医杂志。父亲对子女的教育是关心的，但思想比较保守，要求年幼的王吉甫读一些儒家的古文。王吉甫5岁开始进入当地教会办的英华中学附属幼稚园和小学。抗日战争爆发后随父母逃到上海租界避难，父亲仍以行医维持生活，年幼的王吉甫在民智小学读书。珍珠港事件后，日军占领了租界，全家又不得不回到苏州。抗日战争胜利后，王吉甫在苏州中学毕业，1946年9月至1949年9月于教会办的东吴大学生物系学习，从此开始了他半个多世纪悬壶济世的人生旅程。

1949年10月新中国成立后，东吴大学停办，他又以优异的成绩考入了浙江大学医学院医疗系。1955年2月于浙江大学医学院毕业后被分配到中山大学附属第一医院（中山一院）工作，历任华南医学院、中山医学院、中山医科大学助教、主治医生、副教授、教授等职。1981年1月，任中山一院外科副主任兼普外科副主任。1984年9月，任中山一院外科主任兼普外科主任、腹部外科研究室主任。1986年1月加入中国共产党。1986年8月获得原中山医科大学（全国）首批外科博士研究生指导教师资格。2016年2月12日上午10时02分，因病于广州中山大学附属第一医院逝世。从医从教整整61年。

一、医德

作为一名医生，王吉甫教授不仅医术高超，而且时时不忘用一颗真诚、善良、火热的心去抚慰病痛折磨中的病人，他总是设身处地地尽自己所能为病人着想，让病人感受到温暖和无微不至的关怀。在王教授的心目中，病人没有贫富之别和贵贱之分。记得在改革开放初期，不少来自农村的病人拿着几百元钱来求医，为使病人得到及时的诊治，他多次不辞劳苦为病人申请减免检查及治疗费用。

在王吉甫教授心目中，"医者当无宗派、无尔我，人命至重，有贵千金"。1992年7月的一个周末，一名病人接受直肠癌根治术，整个手术过程比较顺利；术后，主刀的教授恰巧有事到外地出差，凌晨1点，王吉甫教授家中响起急促的电话铃声，值班医生报告当天的直肠癌手术病人引流出血性液体，量多色红，病人血压和中心静脉压已经下降，出现休克。王教授立即赶回病房，组织抢救，并亲自为这个病人再次施行手术。手术开始时，病人血压已经测不到，情况十分危急，王教授沉着冷静，迅速找到出血部位，妥善止血，使病人最终得救了。事后，有人问起王教授，第一次手术又不是您做的，何必背个"二进宫"的名，一旦出现问题，您的名誉都会受到影响。"我没有考虑名誉问题，我只想尽力地抢救病人的生命。"这就是王教授的答复。他从不摆架子，不管是医生还是护士，是干部还是工人，是白天还是夜晚，只要有需要请他会诊和咨询，他必定是细心地解释和认真地解答。

从20世纪90年代开始，"红包"开始出现在医疗行业，加之当时社会上"脑体倒挂"现象严重——拿手术刀的不如拿剃头刀的；许多医生心里不平衡。而王吉甫教授却告诫学生："外科医生水平高低应以他治好病人的多少衡量，而决不是看他收入的多少"。

一个外科医生不收"红包"不难，难的是从医50年从来不拿病人一个"红包"、一件礼物。我们不想、也无法一一列举王吉甫教授退回和拒收的财物，但我们却能切实感受到王吉甫教授那种纯洁和淡薄。他的高尚医德，是大医精诚与高超医术两相结合的医德规范。他在学术界也树立了崇高的榜样，一直熏陶着一代代"中山医人"。

二、学术

王吉甫教授行医六十余年来，在普通外科、胃肠外科等领域都取得了创造性的成就与贡献：①在国内率先通过腹腔动脉造影成功诊断胰岛细胞瘤。众所周知，20世纪60年代，胰岛细胞瘤的诊断和术中定位十分困难，王吉甫教授经过大量查阅文献并结合自己临床实践，大胆尝试、勇于创新，提出通过腹腔动脉造影诊断胰岛细胞瘤。改进胰十二指肠切除术，在胰腺和胰岛移植的实验研究方面取得一定成果。②国内第一家报道连续16例无死亡胰十二指肠切除。③国内最早报道J-Pouch治疗家族性大肠息肉病，取得良好效果，得到国内同行的认可。④国内报道消化系溃疡临床治疗例数最多的医生，被同行称为"胃王"。⑤国内首先开展在泌尿系结石病例中筛选甲状旁腺功能亢进症（甲旁亢）患者及甲状旁腺术中染色定位，并在10 000例门诊和住院病例中筛选甲旁亢获得成功。

中华医学会外科学分会胃肠外科学组于1991年成立，王吉甫教授作为学组创始人连任三届组长，连续举办了六届全国胃肠外科学术会议。王吉甫教授是目光卓越的学科领导者与建设者。1964年他率先倡导了普通外科分科，建立了国内第一个胃肠外科，担任胃肠外科主任期间，学科取得了飞速的发展。

王吉甫教授曾任中山大学附属第一医院外科主任兼普外科主任、腹部外科教研室主任、医学院学术委员，广东省、市、军区保健专家，全国胰岛移植研究会副会长，广东省外科学会主任委员，中华医学会外科学分会常务委员兼胃肠外科学组组长，欧洲肠外和肠内营养学会会员，《中华胃肠外科杂志》主编，《中国临床营养杂志》《中华实验外科杂志》《中华普通外科杂志》《中国实用外科杂志》等20余种医学杂志编委。先后获得省卫生厅、省科委、国家教委、国家自然科学基金9项。

三、从教

王吉甫教授是我国杰出的医学教育家，他1986年成为全国第一批博士研究生导师，先后培养硕士生博士生53人，可谓桃李满天下，他的学生多已成为各大医疗机构的业务骨干与学科带头人，有很多成为了享誉国内外的著名学者。从胃肠外科学组发展，到中山大学附属第一医院胃肠胰外科的学科建设，直至专业人才梯队的培养，王吉甫教授都显示了卓越的导师风范。

在这漫长的人生岁月中，他始终身体力行地实践着"活到老、学到老"的治学态度。在临床

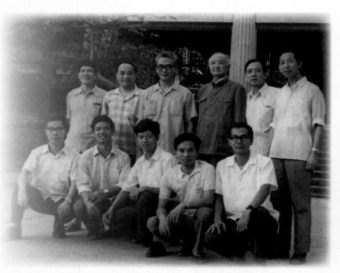

1978年获得全国首批硕士授予单位，王吉甫教授（后排右一）作为全国首批硕士生导师，于1979年招收中山一院第一位胃肠外科硕士研究生詹文华（前排右二）

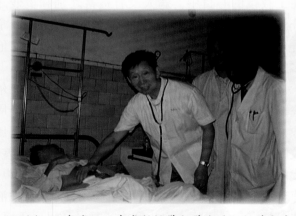

20世纪80年代，王吉甫教授带留学生进行教学查房

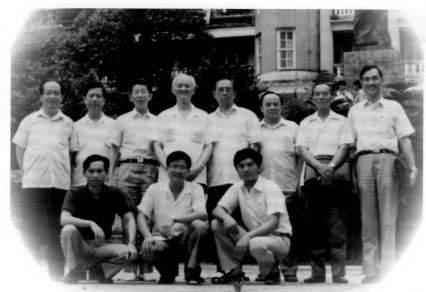

1986年，我科成为全国首批博士授予单位，王吉甫教授获得博士生导师资格，当年招收第一位博士研究生陈规划（前排右一，1981年读王吉甫教授硕士研究生）；前排右二为汪建平（1982年读王吉甫教授硕士研究生，1987年读王吉甫教授博士研究生）；前排左一为詹文华（1979年读王吉甫教授硕士研究生）

上，他一年365天，天天坚持下午下班前再查一次房，了解当天病人治疗后的情况，对于白天手术的病人，他一定会晚上回病房了解当天手术病人的情况；在学习中，因为近20年来，各种新的知识更新很快，包括研究生实验设计的PCR、Western blot、文献检索中Medline使用、SPSS软件应用等，凡是和临床、科研、教学相关的知识，王吉甫教授都要学懂。记得有一次新年刚过，大年初九，上班第2天，王教授就要科内一名年轻医生和他一起到图书馆教他使用Medline和中文联机检索，一到图书馆才发现图书馆因假期还没开馆，只好作罢。

正是这种身体力行、润物无声的治学作风影响了一代又一代胃肠外科弟子。王吉甫教授的众多弟子，包括詹文华教授、陈规划教授、汪建平教授、何裕隆教授、兰平教授等，都已担任大学和医院的主要领导，无论工作多么繁忙，他们依旧身体力行地延续着王吉甫教授"每天查房三次"的传统。"无论高居何位，首先是一名外科医生"！这种"外科医生"的作风、这种"外科医生"的情怀，不仅是一种医生的信念，更是一种令人敬仰的师恩！从王吉甫教授和他的学生们身上，人们感受到的是一种亲力亲为的精神，所有接触过他们的人都会被那种对信念和对事业的执着所折服。

四、专著

他主编了国内第一部胃肠外科专业权威著作《胃肠外科学》，主持筹办了《中华胃肠外科杂志》；参加编写《肿瘤学》《消化性溃疡病》《腹部急症学》《消化系统癌症手术与综合治疗》《手术创伤与意外处理》《普通外科手术图解》《腹部外科手术并发症》等专著；主编《胃肠外科学》专著，并先后发表外科学术论文200余篇。

五、获奖

王吉甫教授于1985年获省卫生系统先进工作者，于1992年获全国卫生系统文明建设先进工作者称号，于2001年获第二届柯麟医学奖，于1992年获广东省卫生厅、省科委和卫生部科技进步奖3项，于1999年又获教育部和卫生部科技进步奖2项。

（何裕隆　杨东杰）

徐光炜教授传

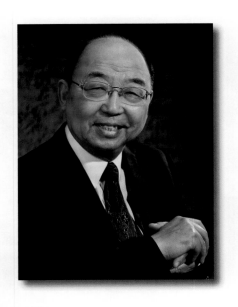

徐光炜（1934—2021年），浙江宁波人。1956年毕业于上海第二医学院医疗系，同年加入中国共产党。1969年起从事肿瘤专业工作，历任北京市肿瘤防治研究所所长、北京肿瘤医院院长。先后担任全国胃癌协作组组长；中国抗癌协会胃癌专业委员会主任委员、乳腺癌专业委员会副主任委员；中华医学会肿瘤学会主任委员；中国抗癌协会理事长；世界卫生组织胃癌合作中心（WHO-CC-GC）委员、国际胃癌学会（IGCA）理事、亚太癌症组织联盟（APFOCC）理事、ASCO国际事务委员会委员等职。先后获得国家科学技术进步奖2项，省部级科技奖9项。

悬壶济世，梦开始的地方

1951年，徐光炜以优异的成绩考入上海圣约翰大学医学院（后合并为"上海第二医学院"，现为"上海交通大学医学院"），"悬壶济世"成为他终生的事业和追求。大学三年级定专业，徐光炜毫不犹豫地选择了外科。大学五年级进入实习阶段，他有幸进入大名鼎鼎的广慈医院（现上海交通大学医学院附属瑞金医院），跟随学识渊博、手术技术精湛的外科权威傅培彬教授，学习到细腻的外科手法。傅培彬教授早年留学比利时，不善中文，且为人威严，不免令年轻人望而却步。徐光炜打交道最多的还是傅培彬教授的得意弟子林言箴。林言箴医师平易近人，治学严谨，风度翩翩，乐于提携后辈，于徐光炜亦师亦友，两人就此延续了近半个世纪的师生情谊，并在胃癌领域携手完成国家"九五"科技攻关课题。

大学五年的学习为徐光炜一生从医之路奠定了良好的基础，留在广慈医院当一名外科医生对他无疑是最好的选择。然而，就在1956年毕业前夕，父亲接到支援首都建设的调令，这是决定一家人未来命运的时刻，父亲犹豫不决，徐光炜和弟妹们却坚定地支持父亲响应国家号召——"举家北上"，这一抉择也成为徐光炜未来人生的重要转折。

初出茅庐，结缘肿瘤学事业

毕业后，徐光炜来到北京，在北京医学院附属第一医院（现北大医院）外科开始了从医生涯。毕业后最重要的10年，即青年医生打基础的阶段，他先后被"优先"安排下乡、修建十三陵水库，参加"全国西医学习中医研究班"等等，这些看似与外科毫无关系的事情，都被他当作是人生难得的经历，"做一名优秀的外科医生"是他内心始终坚持的理想和信念。

1958年，徐光炜接到医院通知，安排他脱产两年参加卫生部"第二届全国西医学习中医研究班"，离开外科临床去学中医，从内心讲他是抵触的，但最终他还是服从了组织安排。而令他自己都没有想到的是，这次学习成为他日后从事肿瘤学事业难能可贵并终身受益的经历和重要的人生转折。学成归来，适逢北京医学院要成立中医教研组，年仅26岁的徐光炜被任命为副主任，同时担任北京市中西医结合研究小组组长。此后，他又凭借这段"西学中"经历，受北大医院泌尿外科创始人吴阶平教授之邀，参与《中华外科杂志》中西医结合相关论文审稿工作，借此结识了外科领域诸位前辈和泰斗级人物——曾宪九、费立民、吴蔚然等，与医学大家共事、直接向前辈学习，是很多青年梦寐以求的机会，参与审稿工作也为徐光炜日后学术成长带来诸多获益。

1969 年，周恩来总理发出"攻克肿瘤"的号召，北京医学院决定在北大医院外科下成立肿瘤科，徐光炜作为全院唯一"中西结合"干部，参与了肿瘤科的筹建，后被任命为肿瘤科主任，时年35 岁。在尚无经验可循的创业年代，徐光炜逐渐认识到，癌症的治疗需要组建一支跨专业、跨学科的专业队伍，只有开展多学科综合治疗以及开展相应的科研工作，肿瘤学科才能得以良好发展。在此思想的指引下，北大医院肿瘤科在当时可谓一枝独秀地发展起来，得到北京市的关注和支持，决定在肿瘤科的基础上筹建北京市肿瘤防治研究所（简称肿瘤所）。1976 年，肿瘤所建成，徐光炜历任副所长、所长，时年 42 岁。肿瘤所以基础研究实力雄厚而闻名，曾经取得课题 100% 中标的骄人成绩，屡获北京市优秀科研院所奖励。这些成绩的取得离不开徐光炜所长对人才的重视，对学科建设大方向的把握。在他的引领下，肿瘤所先后确立胃癌、乳腺癌为重点学科，集中团队力量围绕重点搞研究，在诸强林立的首都求生存、谋发展，徐光炜带领肿瘤所走出一条有特色的快速发展之路。

担当重任，推动肿瘤学事业发展

1977 年 6 月，第四届全国肿瘤工作会议在北京召开，会议决定成立全国 13 个肿瘤协作组。全国肿瘤防办李冰主任考虑到胃癌本身应属普外科专业，徐光炜时任北京市肿瘤防办主任，又是外科出身，肿瘤所刚成立不久，亟待确立重点研究方向等，于是委托徐光炜率领肿瘤所牵头负责全国胃癌协作研究工作。这一决定对于尚处于创业初期的肿瘤所而言无疑是雪中送炭，坚定了肿瘤所以胃癌研究为重点的发展方向，一直以来困扰徐光炜所长的学科建设问题也由此迎刃而解。肿瘤所在难得的契机下有了立足之本、发展之根，徐光炜以胃癌研究为中心，把全所从四面八方引进的近百名基础研究和临床诊疗人才快速凝聚起来。

当时国内对于胃癌的系统性研究工作基本处于空白，也缺乏相应的研究队伍。肿瘤所白手起家，

在徐光炜所长的带领下，各学科带头人和科室骨干结合各自专业，查阅了大量近十年胃癌领域文献资料，找出各自的研究方向，并历时半年编写出版了《胃癌综述专辑》（以下简称《综述》）。在信息交流尚不发达的年代，这本《综述》曾在相当长一段时期内成为我国胃癌研究领域的指导性文献，这本凝聚了全所人员心血的《综述》也成为肿瘤所日后开展胃癌研究工作的重要基础。

1978 年对于徐光炜来说是学术上成长的重要一年。这一年，全国科学大会在北京召开，徐光炜荣获"全国先进工作者"称号；这一年，由全国肿瘤防办牵头的"中国恶性肿瘤死亡调查"刚刚完成，胃癌首次明确为我国死亡率第一位的恶性肿瘤；这一年，全国胃癌协作组正式成立，在北京召开第一次全国会议。肿瘤所此前编写出版的《胃癌综述专辑》得以在会上交流，这是当时全国第一份围绕胃癌的最全面的文献综述资料，受到与会同道的广泛认可。

在编写《综述》的过程中，徐光炜发现此前由黄家驷、曾宪九等外科前辈所著外科学文献中对于胃癌的分期相对过于简单，以致各人掌握不一，比较疗效颇有难度，也难以开展协作。他对比了当时国内外五种胃癌分期法的优劣，结合本单位 301 例手术切除病例随访结果，提出根据胃壁浸润深度及淋巴结转移程度分类的胃癌分期法，在全国胃癌协作组第一次会议上获得通过，被作为当时全国统一的胃癌分期标准。他带领各专业组制订了胃癌临床诊疗各种操作规范及标准，规范登记表格，确定协作方案，为在全国范围内开展协作研究奠定了基础。全国胃癌协作组第一次会议结束后不久，肿瘤所牵头启动了全国胃癌流行病学及病因学考察工作，并在此次考察工作的基础上，确定以山东临朐为胃癌高发现场开展研究工作。

1980 年，为了解我国各地区开展胃癌手术的情况和整体疗效，徐光炜牵头汇总全国胃癌协作组 27个单位万余例胃癌手术治疗病例，历时一年完成我国首个多中心大样本胃癌回顾性调查研究，客观真实地反映了 20 世纪 70 年代我国胃癌诊治的现状。通过这次调查研究，不仅统一了各地对胃癌根治术的认识，更为进一步提高我国胃癌诊治疗效明确了努力方向。此后，徐光炜在总结以往手术及学习日本经验的基础上，改进传统手术方式，提出"网膜

囊外剥离"胃癌标准化根治手术技术，使肿瘤所胃癌术后5年生存率从35%提高到51%，居国内领先；1985年，在中国科协的支持下，制作手术示范录像带在全国20余个省市推广。1987年，组织全国50位专家，总结全国胃癌协作组近十年工作成果，结合国外进展，主编50万字《胃癌》专著，对胃癌的基础研究和临床诊疗等进行了较全面的系统性介绍。20世纪90年代初，开展胃癌放射免疫导向手术研究，以探索更加合理的个体化胃癌根治术。

在担任全国胃癌协作组组长的同时，1978年，徐光炜首次入选中华医学会肿瘤学分会常委，与中国肿瘤学界的泰斗级人物金显宅、吴桓兴，以及李冰、张天泽等诸位肿瘤界前辈共事，作为晚辈，年轻有为的徐光炜颇受前辈的信任和赏识，受邀担任肿瘤学分会秘书，后于1985年升至主任委员，前后为中华医学会肿瘤学分会服务了26年，主持召开多届全国肿瘤学术会议。1997年，徐光炜教授接棒中国抗癌协会理事长；2000年，站在21世纪的起点，展望中国肿瘤学事业未来发展，他联合中华医学会肿瘤学分会、中国抗癌协会我国两大肿瘤学术组织共同主办，在北京召开2000年全国肿瘤学术会议，成为当时肿瘤学领域覆盖学科最广、参与人数最多的综合性学术会议，极大地促进了肿瘤学基础研究与临床诊疗各学科之间的融合与交流。

作为中国抗癌协会发起人之一，徐光炜教授在协会工作近20年，与前任理事长张天泽教授携手开创了中国抗癌协会事业的发展。1991年，二人联合编著我国第一部肿瘤诊治规范类著作《中国常见恶性肿瘤诊治规范》；1993年，已愈70岁高龄的张老酝酿编写一部能够反映我国肿瘤学最新进展的综合性著作，徐光炜教授承担了具体的组稿工作，全国肿瘤学各领域专家200余人共同参与，历时三年完成500万字《肿瘤学》鸿篇大作，涵盖基础研究和临床诊疗各专业，较全面地反映了肿瘤学各学科进展，填补了当时国内在这一领域高级参考书匮乏的空白；1999年，作为中国抗癌协会理事长，他主持编写《新编常见恶性肿瘤诊治规范》；2005年，完成《肿瘤学》再版，传承前辈心愿，赓续肿瘤学事业发展。

在参与学会工作的过程中，在肿瘤学界逐渐崭露头角的徐光炜也曾得到前辈金显宅教授的提携

与赏识。1981年，金老曾邀请徐光炜参加"首届全国肿瘤医师进修班学术交流年会"，请他介绍肿瘤所的成功经验，这让徐光炜感到受宠若惊，也就此认识到金老不仅仅是一位医学家，更是一位真正的医学大家；他用心良苦，不仅仅在做医生，而是去培养更多的医生，福泽更多生命，后人皆只望其项背。徐光炜教授一直铭记金老的"嘱托"："肿瘤界从国内到国外一直都是外科医生执牛耳，但肿瘤内科、放疗发展很快，希望未来肿瘤学界不要将外科、内科划地盘，封闭自我，要走综合治疗之路。肿瘤学会是全国肿瘤医生们最高级别的专业汇集地，各医院之间的合作大于竞争，尽量一碗水端平。"对于金老此番肺腑之言，徐光炜当时并未能理解其深意，几年之后，当他走上学会领导者的位置，不禁叹服金老当年的心思之深、眼光之远、格局之大，对金老更多了一份敬重和崇拜。金老的嘱托也成为徐光炜教授执掌多年学会工作一直谨记的教诲。

一生无悔，用大爱抒写医者春秋

2001年徐光炜教授卸任院长，在任25年，对创所建院做出重大贡献；2004年，先后卸任中华医学会肿瘤学分会和中国抗癌协会胃癌专业委员会主任委员。古稀之年，他重拾年轻时未竟之业，投身乳腺癌防治事业，致力于乳腺癌早诊筛查研究，他希望能探索适合中国女性的乳腺癌筛查最佳方案，这也成为他此生最后的执着和未了的心愿……

2021年8月10日，执着一生，奋斗不止，徐光炜教授完成了生命之旅。回顾他的一生，从立志要做一名优秀外科医生的医学生，成长为引领中国肿瘤防治事业发展的肿瘤学家，理想在对肿瘤学事业的热爱和不断追求中得到升华。2020年3月，他因病住院，在人生最后的岁月里，多与疾病和病房为伴，面对人生终极之旅，他写下"一生无悔"的人生预留言。"一生无悔"是对自己人生的总结，更是一名医者对选择"肿瘤医学事业"并为之奋斗终生而无悔的深情告白。他以人生预留言的方式为自己执着追求的一生画上句号，他用对肿瘤防治事业的大爱抒写了医者春秋。

（於卉 李子禹）

张文范教授传

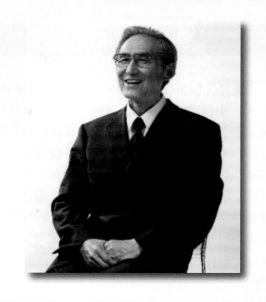

张文范（1925—2018 年），教授，博士生导师。曾任中国医科大学附属第一医院肿瘤科主任，辽宁省肿瘤医院院长。从事外科及肿瘤专业工作 60 余年，撰写论文百余篇，科研成果 10 余项。1998—2000 年获得美国世界传统医学科学院医学博士学位和哲学博士学位，2001 年被聘为美国世界传统医学科学院院士和世界传统医学肿瘤学专业副主任专家委员，此后荣获国际传统医学杰出学者、全国优秀抗癌专家、共和国杰出医学专家等荣誉称号，是世界华医名医证书、世界华人成就奖获得者。

1958 年，33 岁的张文范教授打破常规，和陈久荣一起向医院党委提出申请立志从事肿瘤专业，从此正式宣告了中国医科大学附属第一医院肿瘤科的成立。1963 年，张文范同陈峻青、张荫昌等总结了中国医科大学附属第一医院 1952—1962 年 756 例胃癌治疗经验，提出了不同类型、不同部位胃癌的切除术式及胃切除范围，报告胃癌根治术后整体 5 年生存率为 19.6%。这是当时国内报告胃癌外科治疗病例数最多、资料较完善的论文，以"胃癌的外科治疗"为题参加了中华外科第八届学术会议，用英、法、俄文摘要对外交流，并刊登于 1964 年《中华外科杂志》上。1964—1965 年，张文范教授去天津人民医院参加全国肿瘤医师进修班（第八期，任班长），系统学习了肿瘤的病理学、生物学等基础理论及外科、化疗、放疗等临床技能，掌握了各种诊疗技术，进而使肿瘤的外科治疗逐渐标准化。

1971 年，以肿瘤科为核心，成立了"沈阳医学院胃癌防治研究协作组"（简称胃癌协作组），张文范任组长，开展了"胃癌的早期发现、早期诊断、早期治疗"（简称胃癌"三早"）的研究，并于 1972 年 6 月，通过胃脱落细胞学检查，发现我国首例早期胃癌。1973 年，张文范任"辽宁省胃癌防治研究协作组"组长，组织大连、本溪、鞍山、营口、抚顺市及盖县、岫岩、新金县参加协作，每年轮流到各市县开会，交流经验，开展工作。1978 年，成立全国胃癌防治研究协作组，并召开了第一届全国胃癌学术会议，中国医科大学被推选为全国胃癌协作组的副组长单位及胃癌"三早"及病理的组长单位。

改革开放初期，在学习日本胃癌治疗经验的基础上，张文范教授在国内首次将胃癌标准根治术（D2）、扩大根治术（D3）引入肿瘤科，取得了一定经验后，向全国推广应用。1981 年，张文范、张荫昌、陈峻青等组织临床和基础研究人员编写《胃癌》专著。1982 年，张文范教授代表全国总结了 400 例早期胃癌的临床特点和内镜表现，提出了特殊类型早期胃癌及手术中应注意的问题，提高了我国早期胃癌的诊治水平。1983 年，张文范教授翻译出版日本原著的《胃癌外科，病理规约》（第 10 版），对我国胃癌研究的规范化起到较大的促进作用。1984 年，张文范教授同张荫昌等一同建立了中国医科大学庄河市胃癌防治研究中心，承担了国家攻关项目。1984—1987 年，张文范教授分别组织召开了全国胃癌外科学术会议、WHO 国际胃癌学术会议及第四届全国胃癌学术会议，邀请了国内外知名专家，在促进胃癌诊疗经验交流的同时，有效提升了中国医科大学附属第一医院肿瘤科在胃癌领域的影响力。1988 年，张文范教授卸任中国医科大学附属第一医院肿瘤科主任一职，任辽宁省肿瘤医院院长，继续为辽宁省肿瘤防治事业做出了卓越贡献。

（徐惠绵）

张天泽教授传

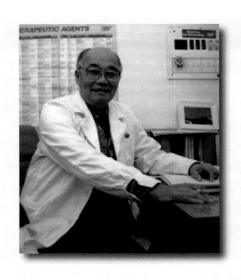

张天泽（1920—2004年），1920年4月2日生，辽宁人，中国共产党党员。1943年毕业于辽宁医学院。新中国成立后历任天津市人民医院腹部肿瘤科主任，主任医师，教授，享受国务院政府特殊津贴专家。曾任天津市肿瘤研究所研究员、所长、名誉所长；中国抗癌协会理事长、名誉理事长；中华医学会肿瘤学分会副主任委员；卫生部肿瘤防治领导小组副组长；亚太地区抗癌组织联盟理事，执行主席；中国科协委员会委员等职。

张天泽出生于辽宁省辽阳市，自幼丧父，兄弟两人全靠母亲在师范学校教书的微薄薪金度日，生活较为窘迫，也养成了他自幼萌生的自强自立信念。张天泽在沈阳第一小学完成小学阶段的学习，"九一八"事变后，他转入英国教会学校上初中和高中，1931年以优异成绩考入英国教会办的盛京医学院，虽几经易名，但终以小河沿医学院闻名于世，当时是东北三省知名的高等学府。他挥汗如雨、埋头苦学，赢得同窗信任，成为成绩名列前茅的学生班长。1943年末，他以遥遥领先的成绩，读完7年制大学，获得医学、化学学位，并被母校附属医院聘用，进行普通外科功底训练。

1948年的战火中，他经沈阳、经兰州辗转，1950年底进入天津市人民医院普通外科谋职。1951年遵照毛主席抗美援朝保家卫国的号令，张天泽参加抗美援朝医疗队。在后方医院，他与战友收治了大量前线伤员，为抢救更多年轻战士的生命，每天夜以继日地工作，经常连台手术十多个小时。1952年张天泽随医疗队回国。1952年天津市人民医院建立肿瘤科，张天泽师从金显宅教授，从事肿瘤临床医疗及研究。在金老的严格培养下，他更加勤奋、忘我地学习。白天随金老查房、手术，晚上看书、翻译外文资料。经过5年的严格训练，他完全继承了金老锐性切除的刀功，并与金老在乳腺癌的手术和研究方面做了大量工作。1951年在《中华外科杂志》发表了第一篇论文"根治性乳房切除和

伴内乳淋巴结链整块切除术25例初步报告"，同年又发表"舌癌根治性联合切除术，舌癌与根治性颈淋巴结清扫及下颌骨联合整块切除术"等4篇论文，对中国肿瘤领域有很高的指导价值。1963年他与金老一起创办了中国第一个肿瘤专业期刊《中国肿瘤临床》，曾任副主编、主编。

张天泽教授为人正直，学识渊博，知人善用，待人谦诚。1954年在金老的带领下，受卫生部委托，创办了全国第一个肿瘤临床医师进修班，并悉心授课，培养肿瘤专业技术人才。肿瘤医师进修班培养学员近500人，遍及全国各省市，早期学员中许多成为肿瘤领域的学科带头人和创始人。如湖北省肿瘤医院张明和、辽宁省肿瘤医院院长张文范、浙江省肿瘤医院院长张泰伦、广东省肿瘤医院院长李振荃，可谓桃李满天下。

张天泽教授医术精湛、知识渊博，善于在复杂的病情中为病人鉴别诊断，拨云见日，如1973年经过细致检查病情，从难从严制订手术细节方案，为时年91岁高龄的马寅初做直肠癌手术，马老术后活到100岁，也从侧面展现了张天泽精湛的手术技能。1978年4月全国胃癌协作组在北京召开的第一届全国胃癌大会上正式宣告成立，北京市肿瘤防治研究所所长徐光炜教授任组长，张天泽教授与其他5位专家任副组长。1980年在济南召开第二届全国胃癌学术会议筹备会决定收集全国残胃癌集中分析，结果符合条件的计35例，张天泽教授等

将其总结发表在《天津医药杂志肿瘤学附刊》上，这也是国内最早的有关残胃癌的多中心数据分析，为中国残胃癌的基本临床病理特征提供了重要数据。1981年张天泽教授在国内率先开展了局部进展期胃癌术后腹腔化疗的药物分布的临床研究，结果证实，85%的病例经术后4～11天腹腔注射抗癌药物后可以获得满意的药物分布，且腹腔注射抗癌药物没有发生不良反应，为局部进展期胃癌围手术期腹腔化疗的安全性提供了理论依据，该研究于1983年发表于《天津医药杂志肿瘤学附刊》上。

1988年张天泽教授被推选为中国抗癌协会理事长，连任两届。他担任中国抗癌协会理事长期间，发展会员2万人，成立省、市、自治区抗癌协会28个，地市级抗癌协会90余个，建立26个专业委员会，并使协会成为亚太地区抗癌联盟及UICC会员国。20世纪90年代末张天泽教授组织全国同道编写《肿瘤学》，张天泽教授与徐光炜教授共同担任主编。该巨著于1996年12月出版第一版，2005年出版第二版。1995年张天泽教授患病，仍然在病榻上坚持工作，九年如一日。他坚持阅读文献，批改论文，指导中青年骨干，思考肿瘤发展大计，就在弥留之际，他还关心着医院的建设发展，并嘱托其家属在他过世后不要给医院添麻烦。2004年张天泽教授逝世，他的一生为我国肿瘤防治事业做出了卓越贡献，留下了宝贵财富。

（梁寒）

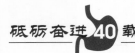

张荫昌教授传

张荫昌（1923—2019年），原中国医科大学肿瘤研究所常务副所长，肿瘤病理学专家。曾任辽宁省肿瘤学会名誉主席、中国癌症研究基金会常务理事、中国抗癌协会理事、国际胃癌研究组（ISG-GC）成员。

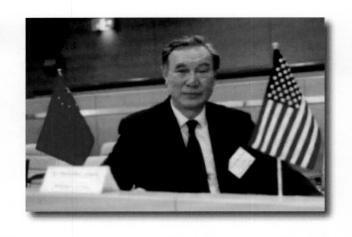

张荫昌教授先就读于盛京医科大学，1948年东北全境解放后，该校与中国医科大学合并。1949年毕业后留校，于病理教研室做教学、科研工作。1960年到附属医院肿瘤科，组建了肿瘤外科旗下的胃癌病理实验室，1985年中国医科大学建立了肿瘤研究所，包括病理、免疫与生化、流行病学、胃癌、肺癌、喉癌及胰腺癌等研究室。1964年张荫昌教授提出将胃癌的浸润生长方式分为3种，即团块状、巢状、弥漫状生长。浸润生长方式分型是胃癌诸多病理因素的重要基础，较传统的组织学分型更能反映胃癌的恶性程度。1984年起由他主持在胃癌高发区辽宁省庄河县建立了胃癌防治研究基地，开展了胃癌的一级及二级预防。他承担了"六五"及"七五"有关胃癌癌前病变的国家攻关课题，对胃癌癌前病变的研究取得了系统化且独创性的成果，提出了5种胃黏膜异型增生为胃癌癌前病变，即：腺瘤型、隐窝型、再生型、球样型及囊性增生，并对各种分型的癌变发生率及癌变后出现的各种组织改变进行了深入研究，是国内外关于胃癌癌前病变研究最系统、最完整的资料。该方面成果对日本学者多年故步自封的"典型上皮巢"概念提出挑战，并且就连2000年意大利的Padova最新分型分类也落后于他的研究。在早期胃癌的病理研究中，张荫昌教授于1976年提出了生物学行为分型，并提出多发早期癌、小胃癌、微小胃癌以及点状癌等特殊型早期胃癌的概念。1978年，全国胃癌协作组成立，张荫昌教授作为全国胃癌协作病理组组长牵头全国胃癌病理协作研究工作，同徐光炜、张文范、陈峻青等老一辈专家共同开创了我国胃癌协作研究工作。1984年，张荫昌教授和北京市肿瘤防治研究所徐光炜教授同时获提名，获WHO-CC-GC同意，二人受卫生部（科教司）委派代表中国首次参加WHO-CC-GC会议。从1981年以第一批CMB奖学金获得者赴美做访问学者，到2001年20余次赴美、日、德、意、前苏联、芬兰、韩国以及巴基斯坦参加学术活动，并多次担任执行主席，在国际上被誉为胃癌病理的国际性权威人物（日本出版的 *Active Life*）。

张荫昌教授在国内外发表论文200余篇，主编专著3部。由他主编，并由美、日、德、英7位知名专家参与编写的 *Precancerous Conditions and Lesions of the Stomach* 由德国斯普林格（Springer Verlag）出版社出版，这是在世界著名出版社由中国人主编出版书籍的优秀范例。此外他还主编专著《胃癌》与《胃病理及胃粘膜活检》。张荫昌因其在胃癌领域的卓越贡献，多次获国家、卫生部及辽宁省科技进步奖，也获得了省、市先进科技工作者（劳模）称号，国务院津贴，并被收入英国剑桥世界名人大词典。

（王振宁　徐惠绵）

林言箴教授传

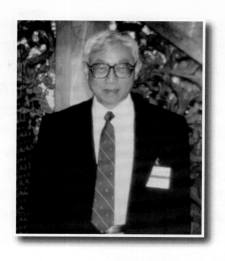

林言箴教授（1924—2013 年），1949 年毕业于上海震旦大学，获医学博士学位。同年进入上海广慈医院（现上海交通大学医学院附属瑞金医院）外科工作，历任外科副主任、主任，外科教研室副主任、主任，上海消化外科研究所所长，瑞金医院终身教授等。林言箴教授从医执教近 60 年，将毕生精力献给了外科事业与外科人才的培养；同时，也为我国胃癌临床诊疗与科研工作做出了杰出贡献。

林言箴教授在学生时代刻苦学习，成绩始终名列前茅，基础理论扎实，精通英法两门外语，毕业后立志从事外科工作，林言箴遵循导师傅培彬教授的教诲，无论在病房、手术室，还是实验室、图书馆，大量阅读文献、学习国际上先进外科理念与技术。林言箴可以胜任肝胆、胰脾、胃肠、血管等所有领域疑难复杂手术，抢救过无数危重病人，人到中年时已成为国内颇有名气的外科专家。20 世纪 70 年代，林言箴主持完成全国首例肝移植，引起极大震动，获国家卫生部重大科研成果甲级奖、上海市高教局重大科技成果奖、上海市科委重大科研成果奖等奖项。随着外科专业化方向凸现，林言箴敏锐地选择了中国人最常见的胃肠道肿瘤作为突破方向，有意识地培养了一批既具有过硬的手术技巧，又具有较高学历和科研能力的外科医师，专攻胃肠道肿瘤的外科综合治疗。在林言箴教授的直接领导下，瑞金医院外科先后开展了胃癌淋巴结转移规律、胃癌扩大根治术、不同分期胃癌脾脏免疫功能、胃癌术后早期腹腔内化疗、腹腔内温热化疗、胃癌围手术期营养支持加化疗、胃癌动物模型、胃癌浸润转移机制、胃癌生物学行为及生物治疗等领域一系列基础与临床研究；在外科实验室的基础上创办上海消化外科研究所，通过竞争使瑞金医院获批上海市胃肿瘤重点实验室，并推荐自己的学生朱正纲教授担任主任。他还创办了《外科理论与实践》杂志，并担任首届主编，创建临床营养科，倡导具有临床实践价值的科学研究。

林言箴教授曾任中华医学会外科学会委员、中国抗癌协会胃癌专业委员会副主任委员、中华医学会上海普外科学会主任委员、上海交通大学医学院附属瑞金医院终身教授；并荣获法国国家外科学院外籍院士，国际外科-胃肠病协会上海分部外科主席，美国哈佛大学、意大利米兰大学等 7 所医学院校的客座教授。他先后担任《中华普通外科杂志》《中华胃肠外科杂志》《中国实用外科杂志》《中国肿瘤临床》等十余部刊物的编委或顾问。

在林言箴教授的领导下，瑞金医院胃癌课题组始终倡导以外科手术为主的多学科诊疗模式。在手术方面，坚持按病例的分期、部位及生物学特性选用合理手术方案。20 世纪 80 年代中期，就进展期胃癌患者脾脏免疫状态及其与胃癌手术的关系，展开动物与临床研究；结果提示进展期胃癌能削弱病人的整体免疫功能，尤以脾脏所受的影响为甚。除肿瘤所产生的免疫抑制性物质能激活多量抑制性细胞外，还表现为脾脏内免疫杀伤和辅助性 T 淋巴细胞活性降低、数量减少。肿瘤细胞分泌的可溶性免疫抑制因子是导致进展期胃癌病人脾脏免疫功能低下的主要因素，这些抑制因子的活性还将随肿瘤的进展而增高。此研究结果促使我们从有关理论研究中汲取教益，总结自己的经验，采纳各家意见，为合理的胃癌根治范围及合并脾切除的适应证等问题提出改进看法。

林言箴教授亲自指导青年医生再次对扩大胃癌手术的标本，按最新分站分组逐一解剖淋巴结进行病理学观察，进一步提出鉴于早期胃癌淋巴结转移范围局限，提倡施行附加清扫胃周淋巴结的胃次全切除术；对于Ⅳ期胃癌，因多已存在远处转移，故应避免施行胃癌扩大性切除术；对于Ⅱ、Ⅲ期胃癌，应积极开展胃癌扩大根治术，以提高手术的治愈效果。至20世纪90年代始，肿瘤分子生物学与肿瘤免疫学逐步兴起，林言箴教授率先组织中青年医生学习，指出优秀的肿瘤外科医生除需拿得起外科手术刀外，还应懂得如何使用生物分子"刀"，并相继发表《进一步提高胃癌疗效的努力方向》《新世纪胃癌防治的瞻望》与《论胃癌外科综合治疗的发展前景》等述评，促进了我国胃癌临床综合治疗的进一步发展。

同期，林言箴教授还组织瑞金医院胃癌团队，全面随访了1958年1月至1993年12月瑞金医院外科收治的3517例胃癌病例，并进行了系统性的回顾性总结分析，在2145例资料完整的胃癌切除者中，术后生存5年或5年以上者共812例，总5年生存率为37.9%。以国际TNM分期法比较，各期胃癌的5年生存率分别为：Ⅰa期99.4%；Ⅰb期83.1%；Ⅱ期69.4%；Ⅲa期43.6%；Ⅲb期21.2%；Ⅳ期9.3%。其中，以往组（1958年1月至1983年12月）的5年生存率为32.6%（383/1175），近期组（1984年1月至1993年12月）为44.2%（429/970）。近期组中姑息性切除者的5年生存率为5.2%（17/326），根治性切除者则达64.0%（412/644）。总体水平与日本国立癌中心的数字十分接近，达到了国际先进水平。

林言箴教授一贯重视国内外学术交流，改革开放后，他数十次出访国外进行学术交流，介绍我国在胃癌领域的研究成果，进行胃癌手术示范，为青年学生授课，由于他渊博的学术与外语表达能力，结识了一批国际上著名的胃癌专家，包括PH Sugarbaker、K Maruyama、JR Siewert、M Nishi、JP Kim、E Tahara、M Sasako等；在国内，他积极参与全国胃癌专业委员会的各项重要活动，重视与各兄弟院校同行的交流，生前与张文范、陈峻青、郝希山、张荫昌、张天泽、徐光炜、王吉甫、姚育修、张祥福、王舒宝、詹文华、张岂凡等我国胃癌领域的大家结为知己，保持着密切的联系；林言箴教授十分关心研究团队建设与中青年人才培养，指导胃癌专业的博、硕士研究生30余人；在他的悉

心培养下，瑞金医院胃癌团队的朱正纲、郑民华、燕敏、刘炳亚、于颖彦、张俊、李琛、严超等已成为我国胃癌研究领域的领军人物或重要骨干。

林言箴教授一贯要求晚辈在掌握解剖知识和手术技巧的同时，必须把最新的科技成果转化到临床中。在确定研究方向时，最经常问的就是研究内容能否解决临床问题，能否为临床服务，强调学以致用，反对一味猎奇，反对空中楼阁式的研究。20世纪90年代，微创技术刚刚在瑞金医院开展，林言箴教授就看到了它巨大的临床应用价值，给予大力支持，还带头介绍病人接受微创手术。他对消化外科研究所、胃肿瘤重点实验室、微创外科中心、器官移植中心和生物医学研究院的建立寄予厚望，在不同场合表示，要大力提倡多学科、跨领域的研究，开拓思路，积极进取，创造瑞金医院外科的美好明天。

林言箴教授年逾七旬时，主持编纂130余万字的外科著作《现代外科基本问题》（上、下册）。亲自审定所有章节，保证行文统一流畅。该书出版后受到国内学界的高度重视和认可，被誉为理论联系实践的经典之作。林言箴教授创建《外科理论与实践》杂志，他亲自审阅大部分稿件，提笔修改所有入选文章的英文摘要，使杂志质量稳步提高，由季刊逐渐升级为双月刊，已被列入国家科技部中国科

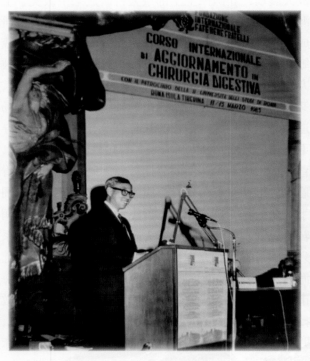

在国际肿瘤学术会议上，林言箴教授作学术报告

技论文统计源期刊和中国科技核心期刊。

林言箴教授从事外科医教研工作近60年，累 累硕果、仁术慈心，为我们留下了宝贵的学术和精神财富，永远是我们后辈学习的楷模。

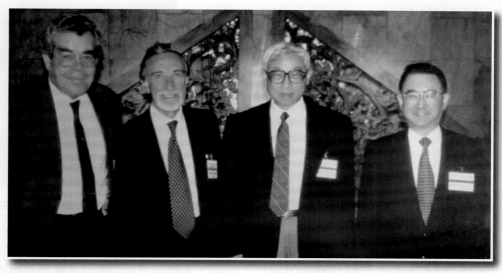

在国际肿瘤学术会议上，林言箴教授与日本 Maruyama 教授、意大利 Gennari 教授等合影

（张俊　朱正纲）

陈峻青教授传

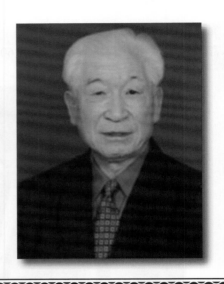

陈峻青（1928—2022年），1955年毕业于中国医科大学，曾任中国医科大学附属第一医院肿瘤科主任，教授，博士生导师。主要编写书籍：《胃肠癌根治手术学》《胃癌》《胃肠癌手术学》，均由我国国家级出版社出版，被誉为"中国胃癌研究泰斗""中国胃癌研究领路人"。

中国医科大学第一临床学院响应党中央的号召，于1958年10月18日创建了肿瘤科。当时，刚刚从中国医科大学毕业的陈峻青怀着对医学的热爱和救死扶伤的强烈责任感，主动要求到在当时仅有20张床位的新科室——肿瘤科，从事肿瘤诊治研究工作。

20世纪60年代初，我国胃癌5年生存率仅为15%左右。面对这种状况，陈峻青教授选择了迎难而上，开启了与胃癌的漫长斗争。1963年，陈峻青针对肿瘤科1952—1962年11年间的765例胃癌治疗结果进行了总结，撰写了论文《胃癌的外科治疗》，并用英、法、俄文摘要对外交流，刊登于1964年《中华外科杂志》上。陈峻青教授在论文中提出了不同部位、不同类型的胃癌应采取不同术式的观点；着重介绍了胃癌的切除范围，提出了胃癌外科治疗的一些基本原则。这在当时是我国胃癌外科治疗中最系统、最完整的资料，同时也奠定了中国医科大学在全国胃癌研究领域领头羊的地位。

在"文化大革命"期间，陈峻青被下放到了农村医院。尽管条件落后，他仍采用中西医结合的方法治疗皮肤癌等恶性肿瘤，取得了一定的经验和成果。1978年，陈峻青由农村回到中国医科大学第一临床学院肿瘤科，成为中青年技术骨干。在学习日本胃癌治疗经验的基础上，与张文范教授在国内首次将胃癌标准根治术（D2）、扩大根治术（D3）引入肿瘤科，并通过会议、学习班、杂志等多种形式向全国推广应用，反响很大。20世纪80年代，陈峻青教授经过长期外科、病理及影像学的研究，开创了应用胃癌生物学行为指导胃癌外科治疗的研究与应用工作，并先后提出了反映胃癌生物学特性的胃癌外科分型、生长方式分型、浆膜分型、转移淋巴结分型、分级、计量学一系列新观点和新理论，其成果为用生物学行为的观点指导临床治疗奠定了基础。此外，1982年，陈峻青等提出"43℃蒸馏水4000 ml，术中腹腔灌洗，杀灭腹腔内游离癌细胞"的方法，被卫生部列为"十年百项"推广项目。经过40余年的努力，陈峻青教授将中国医科大学附属第一医院肿瘤科的胃癌5年生存率由19.6%提高到63.8%，居国内领先，达国际水平。

1993年，中国医科大学附属第一医院肿瘤科被授予博士学位点，陈峻青教授成为首批博士研究生导师。同年通过发行胃癌、大肠癌手术音像光盘，为广大外科医生提供了宝贵的学习资料。2000年陈峻青教授作为第一完成人以"胃癌'三早'及胃癌现代外科治疗的研究"获国家科技进步二等奖，2012年获中国抗癌协会胃癌专业委员会终身成就奖，2015年获中华医学会100周年纪念奖。

陈峻青教授在胃癌研究中求真，务实，勇于开拓和严谨治学的精神，一直激励着中国医科大学附属第一医院肿瘤科一代又一代的后来者。

（王振宁　徐惠绵）

金懋林教授传

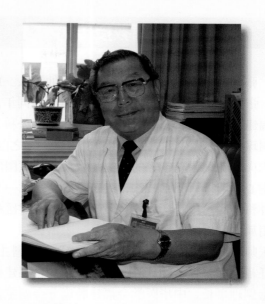

金懋林（1933—2021年），男，满族。1957年毕业于北京医学院医疗系本科。1963年北京医学院医学系内科副博士研究生毕业。历任北京大学临床肿瘤学院内科教授、北京肿瘤医院消化内科主任、胃病研究室主任、院专家委员会委员，CSCO指导委员会委员，任多种肿瘤专业杂志编委，国际胃癌协会（IGCA）及国际光动力学协会（IPA）会员，是国内著名的胃癌内科治疗领域带头人和专家，1992年起获政府特殊贡献津贴，2012年获中国抗癌协会胃癌专业委员会终身成就奖。

金懋林教授从1973年起从事胃癌防治研究；负责甘肃省恶性肿瘤死亡回顾调查，确定河西走廊是我国胃癌高发区。1978—1980年金懋林教授主持全国胃癌病因学综合考察；对八省（直辖市、自治区）高低发区现场调查，得出萎缩性胃炎及癌前病变与胃癌有相关关系。自1989年至2003年承担中美合作项目在胃癌高发现场开展胃癌监测、筛查与干预试验，主管胃镜检查与随访，此间还承担国家重点攻关课题7项，"863"项目1项，市科技专项1项；包括主持、参与首个国内第一个光敏剂的研发和上消化道肿瘤光动力治疗研究；主持全国多中心协作进展期胃癌全身化学治疗临床试验；主导国内胃癌第一个抗肿瘤药物替吉奥（TS-1）多中心临床研究，并获得胃癌适应证，开创了国内胃癌药物临床研究的先河；牵头主持并设计及验证8项新药注册临床试验，引领国内胃癌领域临床研究，搭建了国内胃癌多中心临床研究协作平台。金懋林教授建立了国内第一个兼顾药物治疗和内镜诊疗平台的胃肠道肿瘤内科，引领了国内胃癌治疗发展方向，主编或参编医学专著15部，国内外发表论文50余篇。金懋林教授培养了一大批消化道肿瘤领域的专科医生，指导硕士研究生5名，其中4人转博；培养山西省跨世纪学科带头人3名。

（沈琳）

张祥福教授传

张祥福，1935年生，福建莆田市仙游人。1959年，张祥福教授毕业于福建医学院医疗系，同年，前往福建省立医院的外科工作，师从我国著名外科名家童国琮教授。人生有志已属可贵，更贵于持之以恒，使志向开花结果。年轻的张祥福教授跟随童国琮教授虚心学习外科手术技法，刻苦钻研，练就一身扎实外科功底。1972年张祥福教授就职于福建医科大学附属协和医院，历任住院医师、主治医师、副主任医师、副教授、主任医师、教授，肿瘤外科主任，兼任福建医科大学临床肿瘤研究室主任，福建抗癌学会副理事长，中华医学会福建肿瘤分会副主任委员等学术职务，并为享受国务院政府特殊津贴专家。

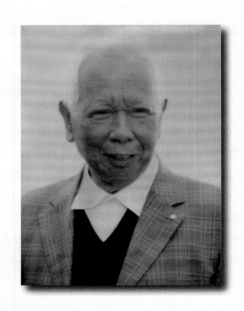

消化道疾病特别是胃癌，我国高发，严重威胁我国人民的生命和健康。因此，胃癌的防治工作一直是我国医学界面临的重大难题。由于我国的胃肠外科起步较晚，新中国成立初期胃癌手术尚属探索阶段，那时胃癌的防治研究还处于空白状态。张祥福教授作为福建省胃癌规范化淋巴结清扫手术奠基人，不断普及胃癌规范化和标准化手术，将胃癌D2根治术推广至全省乃至全国范围，在防止术后转移复发和提高术后存活率方面显示出明显优势，胃癌手术的疗效也因此获得了显著提升，以上述工作为基础，张祥福教授建立了独具特色的福建省胃癌外科理论和技术体系，创立了福建省胃癌外科学科体系的雏形，并使之逐步发展、成熟、壮大。

桃李不言，下自成蹊。从医以来，张祥福教授一直从事肿瘤的临床医学、科研和教学工作，对消化道肿瘤，特别是对胃癌有深入的研究。从医52载，兢兢业业，初心不改，张祥福教授为我国医药卫生事业做出重要贡献，带领团队开展了胃癌相关一系列研究。1991年，张祥福教授就通过总结1108例胃癌临床经验，针对胃癌发现时晚期多、巨大且难以切除者居多的特点，讨论了手术治疗效果及影响生存率的因素，提出了提高胃癌疗效的改良术式等一系列重要举措，为晚期胃癌病人的治疗开辟了一条新的治疗途径；又针对胃癌手术后复发多，但又缺乏有效治疗的特点，提出了"术后辅助治疗"的观点，延长了胃癌病人的生存时间。该研究获得福建省医药卫生科技进步一等奖。1993年至2003年间，张祥福教授团队收治了千余例胃癌病人，对不同手术切除术式和消化道重建术式进行了全面的疗效探讨和临床价值评估，以探究胃癌病人的最佳手术方案，研究同样获得福建省医药卫生科技进步一等奖等多项奖项。上述研究使胃癌术后5年生存率由20世纪60—70年代的15%，上升到80年代的30%和90年代以来的50%。张祥福教授不断丰富和发展了我国胃癌外科的理论与临床实践。

张祥福教授作为胃癌外科的先驱，治愈了一位又一位的胃癌病人，培养了一批又一批医学人才。作为一名医学教育家，张祥福教授自20世纪80年代起带头招收肿瘤外科研究生，构建人才梯队，至今，共培养硕士研究生10多名，绝大多数已成为目前福建省外科队伍中的中坚力量，如黄昌明教授任胃外科主任，王川教授任乳腺外科主任，官国先教授任结直肠外科主任等。并且，福建医科大学附属协和医院胃外科已成为了福建省胃癌外科人才培养的摇篮，推动着我国胃癌外科整体水平的提高。

张祥福教授从事胃癌外科研究逾 40 年，曾担任和参与省、部级科研课题 10 余项，先后 10 多次出国参加国际肿瘤学术会议交流，在国内外医学杂志发表学术论文 200 多篇，获得 12 项省医疗卫生科技进步一、二和三等奖，3 项福建省科技进步奖三等奖，1 项二等奖。由张祥福教授领导的学科规模从一个"肿瘤外科"精细分科发展到目前的三级甲等医院各大专科，其中胃外科成为国内外享誉盛名的胃癌诊疗中心和科研基地，通过他和学生们的共同努力，推动了国内外胃癌外科的发展，使我国在该领域的研究和诊治水平居国际领先地位。

视病人为亲人，想病人所想，急病人所急。张祥福教授在医疗战线上几十年如一日，爱岗敬业，勤奋拼搏，始终履行着一名外科医生的职责。在张祥福教授看来，"好医生眼里是病，心里装人。"他一生为无数病人服务，用自己的责任心在死亡线上挽救了许多病人，帮助一个个病人渡过难关，创造出一个又一个奇迹。2012 年，张祥福教授获中国抗癌协会胃癌专业委员会颁发的"终身成就奖"，这充分证明了全国胃癌抗癌专家对他的肯定和认可。张祥福教授一生恪守"大医精诚、医者仁心"美德，向世人展示了一幅斑斓壮美的人生画卷。

（黄昌明）

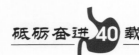
韩积义教授传

韩积义（1920—2010年），山东胶州（现青岛胶州市）人，1945年毕业于西北医学院，1946年任南京陆军医院外科医师，1947年任山东大学医学院附属医院（后青岛医学院附属医院、青岛大学附属医院）外科医师、教授，是我国腹部外科学及胃外科学的开拓者和奠基人之一。在腹部外科疾病诊断、鉴别诊断、治疗方面积累了丰富的临床经验，通过著书立说推荐给国内同道。

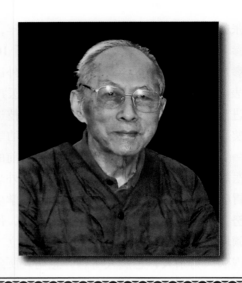

在轰轰烈烈的抗美援朝保家卫国运动中，韩积义教授于1951年9月25日任医院第三批赴朝医疗队大队长，带领队员奔赴抗美援朝野战医院，为志愿军伤病员服务，在战火纷飞的艰苦环境中，吃大苦，耐大劳，忘我工作，贡献突出。1956年荣获青岛市卫生先进工作者。于20世纪50—60年代在《中华外科杂志》《中华结核病杂志》发表论著，系统总结、详细介绍胃结核的临床病理学特征、诊断要点、外科手术及综合处理原则。1957年在《中华外科杂志》发表论著，强调胃癌早诊、早治的重要性，外科手术存在的局限性，提出全胃切除后利用"结肠袋"代替胃的手术方法。1958年在《中华外科杂志》发表论著系统回顾医院1950—1957年间接受外科治疗的胃癌患者269例，经剖腹探查证实181例，其中11例发生急性穿孔（4.1%），同期治疗胃、十二指肠溃疡穿孔137例，提出常规活检病理学检查的重要性。他详细介绍胃癌急性穿孔的临床诊断要点，其中"胃癌患者全身情况较差，常有不同程度的贫血、消瘦及体重减轻，当然这些症状也并非绝对可靠。胃溃疡评价病程较长，而胃癌病程较短，尤其是老年患者，如穿孔前不久首次出现消化不良症状，应想到有胃癌可能。"等观点被国内学术界所接受。此外"在慢性胃溃疡患者，如果穿孔前不久症状加重，或其以往之疼痛周期变为顽固性上腹部不适，进食及服碱性药物不能减轻者，也应考虑到溃疡恶变可能。对于无既往胃病史的胃穿孔患者，很难确定胃病变的性质，手术时应

获得组织病理学诊断。由于胃癌及胃溃疡癌变急性穿孔并非罕见，主张在胃穿孔确诊后，不论其为良性或恶性，只要患者情况许可，一律施行外科手术。如果术中确诊胃癌或溃疡病癌变，在病情许可的条件下，必须立即施行根治性手术，对可疑的病例也以胃切除为宜。如果患者全身情况不能耐受根治性手术，则一律应做活体组织检查，因一般经验认为胃溃疡的癌变率在5%左右或更高，病理检查意义重大。"等观点，被引用编写入统编教材《外科学》等。

1953年他在John A. Hardy编著的 *A Synopsis of the Diagnosis of the Surgical Diseases of the Abdomen*（1945）基础上结合我国腹部外科疾病发病规律、诊疗特点编译出版《腹部外科疾病诊断纲要》（人民卫生出版社，再版10次），首次向国内腹部外科医生、医学生、妇科医生及临床教师系统介绍常见腹部外科疾病诊断、鉴别诊断及治疗原则，成为一部经典教科书，在提升我国腹部外科疾病诊治水平方面产生重大影响。该书也拿出重要篇幅详细介绍了胃十二指肠溃疡、胃癌的诊断与鉴别诊断等方面的内容。到目前为止，该书重要观点仍然被《黄家驷外科学》等教科书所引用，对指导临床工作发挥重要作用。韩积义教授作为主编于1984年8月在人民卫生出版社出版专著《腹部外科诊断和鉴别诊断学》（第1版），在普外科临床实践和教学方面产生良好效果。鉴于外科学发展迅猛，虽然腹部外科疾病诊断和鉴别诊断中症状与体征很少变化，但

在个别病症的病因、发病机制、发病率等方面的认识不断深入，韩积义教授与时俱进组织学科专家重新编写，于2001年出版《腹部外科诊断和鉴别诊断学》（第2版），根据疾病实验室检查和影像学检查等方面诸多进展，完善、补充有关腹部外科疾病的实验室检查、内镜检查、腹部X线检查、B超检查、CT检查、磁共振检查、正电子断层扫描、血管造影和放射性核素检查等内容，另设单章概要阐述。

韩积义教授是建国后我国腹部外科学领域颇有建树的外科学家之一，他的贡献得到了业内广泛认可。在1978年召开的全国胃癌协作组第一次会议上，也特别对新中国成立后由曾宪九、汪忠镐、顾恺时、傅培彬、冯友贤、孟宪民、郑生麟、韩积义、钱礼等老一辈专家所开拓的我国胃癌防治事业进行了总结与回顾，老一辈专家学者在腹部外科领域的探索和实践，集毕生之经验著书总结，为我国胃癌外科事业的发展奠定了重要的基础。

（周岩冰）

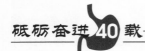
王舒宝教授传

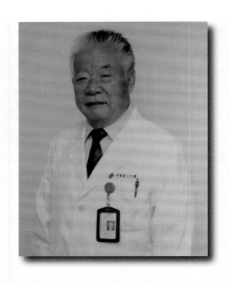

王舒宝，男，主任医师，教授，1938年7月出生，博士生导师。1964年毕业于中国医科大学，从事普通外科工作15年，肿瘤外科工作25年。中国医科大学附属第一医院肿瘤科主任。曾担任中华医学会肿瘤学分会常委、中国抗癌协会胃癌专业委员会副主委、辽宁医学会肿瘤学分会主委、辽宁抗癌协会胃癌专业委员会主委等社会兼职，曾获得多项省、市级科技成果奖，被中国抗癌协会胃癌专业委员会授予杰出贡献奖。

中国医科大学附属第一医院肿瘤科成立于1958年，第一任科主任张文范教授像一座里程碑，开创了我国胃癌"三早"研究的先河；第二任科主任陈峻青教授像一架云梯把肿瘤科从平原送上了胃癌研究的高原。王舒宝教授是第三任科主任，肩负着承上启下的使命，他像一支登山杖，带领后来者向科学的顶峰攀登。在他的主持下，总结肿瘤科40年来的胃癌研究成果，因此获得了2000年国家科技进步二等奖，这是几代人初心不改、持之以恒奋斗的心血，代表着国内胃癌研究的领先水平，填补了中国医科大学历史上该奖项的空白。

受中国抗癌协会委托，第四届全国胃癌学术大会由中国医科大学举办，他带领全科人员积极筹备，使该届大会成为当时参加人数最多、论文质量最高、学术效果最好的盛会，代表们纷纷要求来中国医科大学参观学习，因此受卫生部委托举办全国肿瘤医生进修班，连续12年，培养了一批包括新疆、西藏在内的全国各地学员，成为我国肿瘤防治事业的有生力量。为了纪念肿瘤科成立40周年，他亲自编写科志，时任院长马晓伟为科志题词："光辉的历史、科学的记录"，并在大会上发表重要讲话，大会向肿瘤科创始人张文范、张荫昌、陈峻青三位教授颁发了功勋奖牌，来自中华医学会等学术团体的国内著名专家出席大会并发表贺词，进一步提高了中国医科大学附属第一医院肿瘤科在全国的地位和影响力。

作为学科带头人，王舒宝教授在14年科主任的岗位上，任劳任怨，勤勤恳恳，使肿瘤科逐步走向兴盛时期，他用青春的年华、流淌的汗水制成登山杖，为后来者攀登高峰助力。

作为学术带头人的他认真学习国内外先进经验，在20世纪90年代初，编写了《胃癌的诊断与治疗》一书，对胃癌的临床研究有一定的参考作用。在长期的临床实践中，他不断改进和完善胃癌的治疗理念和技术：创建了胃癌围手术期的新方法；开展了胃癌术前动脉导管化疗，提高了手术切除率和生存期；将传统的胃癌逆行切除术改为自上而下的顺行切除术，首先切断胃左动脉和胃，完整切除病胃，解剖层次清晰，出血少，符合无瘤操作原则，为胃癌浸润胰腺和十二指肠后壁的病人提供了新的手术方法；他和广州白云制药厂田霞总工程师合作发明了癌浆膜面封闭胶（FTH），喷洒在癌浆膜面上可形成完整坚固的保护膜，防止手术刺激引起的癌细胞脱落，已在全国推广应用；他引进和研制微粒子活性炭（CH_{40}），提高了淋巴结清除率；他发明了胰腺残端套式引流法和FTH胶注射法，减少了胰漏和腹腔感染等等。

他的这些新技术都已成为研究生课题，培养了26名硕士、博士研究生。他根据自己长期的临床经验编写的第二本著作《胃癌手术与手技》配有作者的手术光盘，由资深医学编辑夏志平绘制精美逼真彩图，深受读者欢迎。

王舒宝教授为我国的肿瘤防治事业做出了卓越贡献，被中国抗癌协会胃癌专业委员会授予杰出贡献奖。

（郑志超）

詹文华教授传

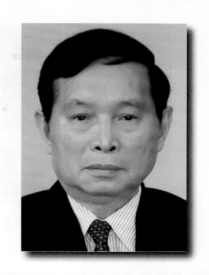

詹文华，男，1943年11月出生，中山大学附属第一医院前院长、普通外科兼胃肠胰腺外科主任，中山大学中山医学院前副院长。学术上曾任中华医学会外科学分会胃肠外科学组组长、中华医学会肠外肠内营养学分会副主任委员、广东省医学会副会长、广东省医学会外科学分会主任委员、中山大学胃癌诊治研究中心首任主委。2005年成为我国首批10位美国外科学院外籍院士（FACS）之一。

詹文华于1966年毕业于汕头医学专科学校，被分配到广东省惠阳地区和平县林寨中心卫生院工作13年。詹文华年轻时刻苦学习，努力钻研专业，1979年9月被录取为中山医科大学第一届硕士研究生，师从王成恩教授和王吉甫教授。研究生毕业后留校工作。1986年初到香港大学外科学系进修，1993年到日本长崎大学以客席研究员成员身份进修学习，用短短的3个月时间完成课题"PCR法检测耐MRSA的mecA基因"的研究，论文在《中山医科大学学报》发表。由于留校后工作表现优异，1995年詹文华被破格晋升为中山医科大学教授。1997年获得博士生导师资格。2014年获中山大学资深名医资格。

詹文华教授从事胃肠外科临床和研究55年，早年研究方向是消化性溃疡外科治疗，20世纪末起带领科室成员主要从事胃肠肿瘤，尤其是胃癌、胃肠间质瘤和临床肠外肠内营养的临床和基础研究工作，造诣精深、颇有建树。20世纪90年代初，詹教授申请获批多项胃癌外科治疗的国家自然科学基金及省部级基金，开展胃癌淋巴结廓清的动物实验，建立标准化胃癌淋巴结清扫的动物模型。与此同时，他在国内率先建立胃肠肿瘤电子病历及其手术记录；1994年最早在国内建立大型胃癌和肠癌病人数据库；首创胃肠肿瘤病人的专业随访制度

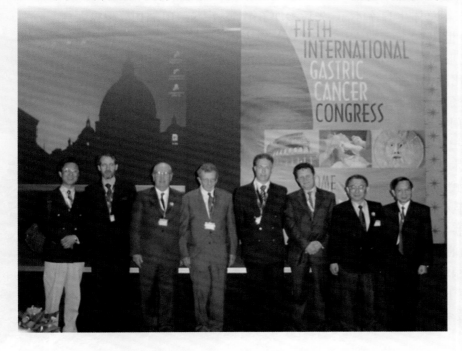

2003年5月5日第五届国际胃癌大会（罗马）全球主要胃癌专家作主题学术演讲后合影，自左至右是：Sasako（日本），Sendler（德国），Gama（巴西），Wanebo（美国），Hollissey（英国），Garofolo（意大利），Maruyama（日本），右一为詹文华教授。詹教授被安排为"胃癌淋巴结廓清的国家标准"单元中的第一位主题演讲嘉宾，大会主办方还把詹教授的论文全文收入大会论文集内

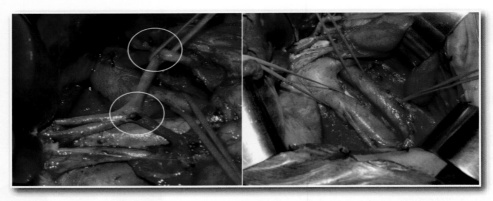

詹文华胃癌扩大淋巴结廓清经典手术图片

坚持至今，使胃肠肿瘤的随访率稳定在95%以上。1998年起，胃癌诊治研究中心（以下简称中心）每年举办一次全国性胃癌高级培训班，业界称之为"胃癌治疗的黄埔军校"。

詹文华教授手术演示足迹遍及国内大江南北，是我国推广胃癌规范化手术治疗的主要专家，是国内业界认可的胃癌标准淋巴结清扫和胃癌扩大切除手术的领军人物。詹文华教授成功施行过许多高难度的胃肠和腹腔肿瘤手术，救治了许多包括来自东北、新疆、四川、海南等地的难治性病人。2004年与本院器官移植科合作成功完成了亚洲第一例（胰腺癌并肝多发转移）病人的腹部多器官移植。同年进行了胃肠肿瘤肝转移的肝移植手术。2020年世界癌症生存趋势报告，日本、韩国胃癌（早期胃癌比例高达50%以上）的5年总体生存率高达50%～70%，我国及西方国家5年总体生存率不足36.0%，差距明显。中心从20世纪90年代建立并发展胃癌规范化手术治疗，已形成包括标准D2清扫或扩大D2清扫，立体脉络化清扫及血管鞘内清扫，进展期远端胃癌肝十二指肠韧带淋巴结脉络化清扫，近端胃癌保留脾脏的脾门淋巴结清扫，综合治疗下扩大腹主动脉淋巴结清扫，进展期胃癌网膜囊切除等特色技术，结合精准术前分期、多学科诊疗（MDT）讨论、综合治疗模式、规范化及扩大手术治疗等，形成了胃癌规范化手术治疗技术体系。中心2000—2010年10年间的胃癌生存数据分析显示，胃癌病人早期比例仅10%的前期下，5年总体生存率已达48.1%，进展期胃癌根治术后5年生存率达62.0%，高于国内报道，不亚于日韩水平。

世纪交接阶段，詹文华教授牵头完成三项多中心临床研究：① 1994年率先在国内提倡和开展结肠癌全直肠系膜切除手术，并在国内率先报告应用结肠贮袋重建直肠术的随机对照临床研究结果。② 2004—2008年期间，牵头全国16家大型教学医院进行多中心高风险复发转移胃肠间质瘤病人的术后辅助治疗的研究，研究结果由詹文华教授于2007年5月在巴西圣保罗第七届全球胃癌大会上宣读，并于2007年美国临床肿瘤学会（ASCO）年会以壁报形式公布，反响热烈。③詹文华教授牵头的全国三大医院（中国人民解放军总医院、同济医科大学附属同济医院和中山大学附属第一医院）对胃肠癌手术后病人给予低氮低热卡营养支持的多中心临床随机对照研究结果于2007年7月《中华医学杂志》上作为首篇论文发表。

詹文华教授作为学术委员会成员和特邀嘉宾先后参加了第5、7、9、10届国际胃癌大会，分别在罗马、苏黎世、圣保罗、雅典、伊斯坦布尔、首尔、维罗纳和马尼拉等地举行的学术会议上作主题学术演讲并主持会议，是本世纪初我国活跃在国际胃癌外科舞台上的主要专家。

2004年9月10日，詹文华教授受邀在第14届国际肿瘤大会（瑞士苏黎世）作有关胃癌扩大淋巴结清扫和腹部多器官移植两个专题演讲。

2006年在马尼拉亚太肠内肠外营养会议上作"中国肠内肠外营养发展"演讲。

新旧世纪交接10多年间，詹文华教授受邀在香港大学主办的国际外科论坛上多次作主题演讲，并成功主办一届、协办多届香港国际外科论坛。

詹教授曾担任第十三届及第十五届国际肠内肠外营养大会会长兼主席。其主持的研究课题"提高

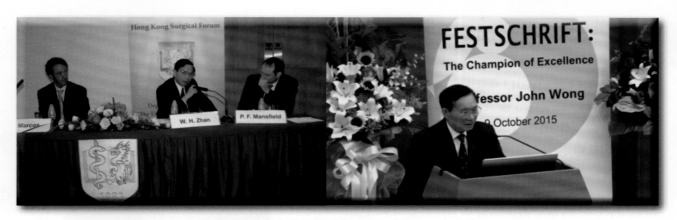

詹教授受邀在香港大学主办的国际外科论坛上演讲

胃癌外科疗效的临床与基础研究"分别获得 2005 年度中华医学会医学科技进步奖和广东省科技进步奖。在国内外学术刊物发表专业论文 200 多篇，创办《中华胃肠外科杂志》，担任《消化肿瘤杂志（电子版）》名誉主编，曾任《中华普通外科杂志》副主编及国内其他 10 余种专业杂志编委、欧洲 *Hepato-Gastroenterology* 和亚洲 *Asian Surgery* 杂志编委。主编的专著有《胃癌外科学》《胃肠外科手术学》《消化道吻合器及其应用》《外科临床手册》。合作主编《围手术期病理生理与临床》《直肠癌保肛手术》《肠梗阻诊断治疗学》等多部学术专著。主审《胃癌根治术图谱》《腹腔镜下胃癌根治术》《胃癌淋巴结转移》。参编全国高等学校医学规划教材《外科学》。

詹文华教授学风正派，刻苦钻研，在我国胃癌诊治领域成绩斐然，享有盛誉，尤其是他学术严谨，孜孜不倦。所谓"老骥伏枥，志在千里"，詹教授是年轻一辈学习的楷模。

（蔡世荣）

姚育修教授传

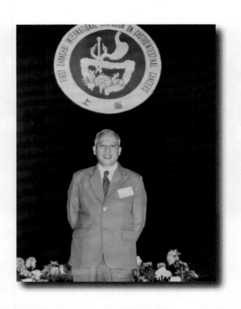

姚育修（1925—2013 年），广东梅州人，1950 年毕业于江西医学院（前身为国立中正医学院）。毕业后一直工作在江西医学院第一附属医院普外科。历任主治医师、副主任医师、副教授、教授、主任医师、普外科副主任、主任，曾任江西省医学会外科专委会副主任委员，华东六省一市普外协作组副组长，江西省中西医结合学会急腹症外科专委会副主任委员。

在近六十年的行医生涯中，从普外科常见病、多发病入手，以临床为平台，姚育修教授以细心观察和勤于思考为助力，很快成为普外科的骨干医师。20 世纪 70 年代，他重点关注胃、十二指肠溃疡病的外科治疗，对各种手术方式的优缺点及近远期并发症的处理措施均有独到的见解。随着胃癌发病率的不断增高，为更规范地治疗胃癌，提高生存率，在姚育修教授的带领下，于 1980 年成立了江西医学院第一附属医院外科胃癌研究室，配有专职技术人员，在全国较早开展由外科医生针对胃癌术后标本挑拣淋巴结，分组单独浸泡，平板固定胃标本操作。每个胃癌病人均分别有住院病历及胃癌病历，有专人随访。同时，普外科成立胃癌专业组，所有研究生的课题均围绕胃癌展开。临床和病理基础研究同时进行，取得了诸多研究成果。代表性的论文有:《胃癌淋巴结转移的临床研究》《胃癌根治术联合脏器切除》《胸骨劈开在近端胃癌手术中的应用》《胃远端部癌的合理根治》《全胃切除治疗胃癌的体会》《残胃癌》《胃癌生物特性变迁的初步观察》等数十篇;主编专著《胃癌临床》，为国内尤其是江西的胃癌事业做出了卓越贡献。

姚育修教授一生致力于普外科事业，除了上述提到的胃外科方面成就，在普外其他领域也颇有建树。涉及甲状腺、乳腺、腹壁疾病、小肠、结直肠、胆、胰、门脉高压等方面的论文 100 余篇。姚育修教授也十分注意人才培养，其大师风范影响了一代又一代的学生们。姚育修教授不愧为我国外科领域的一代宗师，值得我们永远怀念!

（揭志刚）

郝希山院士传

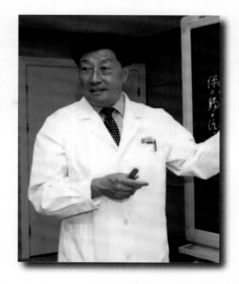

郝希山，肿瘤学家，中国工程院院士，教授、主任医师、博士生导师。国家恶性肿瘤临床研究中心主任，天津市肿瘤研究所所长，曾任天津医科大学校长。中国抗癌协会第六届、第七届理事长。

1945年9月15日出生于河北省阜城。1970年毕业于天津医学院医疗系，后被分配到天津市人民医院（后更名为天津市肿瘤医院），遇到了他成长中的重要人物——我国著名的肿瘤学之父金显宅。在金显宅教授的教导下，他出色继承了金老创立的"锐性剥离、刀功细腻"为特色的外科技术流派，并将其发扬光大。站在肿瘤学之父的肩膀上，郝希山向往着医学高峰的更远方，从学术创新、医院发展、医学教育等领域不断推进我国抗癌事业取得卓越成就。

郝希山院士致力于肿瘤临床和科研50年，在肿瘤外科、肿瘤免疫治疗以及肿瘤流行病学等方面取得了多项创新性科研成果，累计发表论文500余篇，出版专著5部，荣获2项国家科技进步奖、1项省部级特等奖、3项省部级一等奖以及1项天津市重大成就奖。

胃癌是我国最常见的恶性肿瘤之一，全胃切除术后消化道重建是临床医师长期困惑的难点，临床报道的消化道重建术式60余种，临床以Roux-en-Y空肠-食管吻合为最主要的重建方式。但是该术式存在种种缺陷，术后容易导致患者出现严重的并发症，影响患者的生活质量。郝希山院士总结了多年胃肠外科领域消化道重建方式的各类实践，经过15年，对459例全胃切除病例进行临床研究结合动物实验，设计出一种具有完整神经运动功能的"代胃"，在国内首创"功能性间置空肠代胃术"，被认为是胃肠外科消化道重建领域的突破性成果。代胃术改善了患者术后生活质量，提高了胃癌患者的术后辅助治疗耐受性从而提高了患者的生存率，该项目荣获2001年国家科技进步二等奖。

20世纪80年代，国际上出现生物反应调节理论和肿瘤生物治疗这一新兴治疗手段。1986年底郝希山自美国学习肿瘤免疫理论和治疗技术归国后，即全身心投入到医院的生物治疗技术的临床实践中。1994年成立天津市肿瘤生物治疗中心，2006年建立中国医药生物技术协会天津肿瘤生物技术临床研究基地，目前已成为国内最大的体细胞繁育和临床治疗中心，在自体造血干细胞移植、过继免疫细胞治疗、肿瘤疫苗等方面的转化和临床研究方面居国内领先水平。

郝希山院士推动三级预防为一体的综合肿瘤防治体系建设，主持建立的历时30年、覆盖400万居民的全人群恶性肿瘤发病死亡监测体系，是覆盖范围最大、时间跨度最长的国内肿瘤登记中心，提供了全部59种恶性肿瘤连续20年发病死亡率数据及流行趋势参数，为国家在不同经济阶段制定肿瘤防治策略提供科学依据，该成果荣获2006年国家科技进步二等奖。

作为曾经的天津医科大学校长，郝院士在国内率先开展国际化留学生英语教学，成立国际医学院，并任首任院长。2011年学校全日制学历留学生达到1120人，生源来自56个国家，办学规模连续6年居全国医学院校之首，留学生回国医师资格一次考试通过率达到77%，郝院士因此荣获国家教育成果一等奖。

作为中国抗癌协会第六届、第七届理事长，郝院士积极推动协会健全人事、考核、财务、会议等管理制度，办事机构专业化。推动学术交流，打造中国肿瘤学大会（CCO）和全国专业性肿瘤学术会议。推动国际交流，带领协会跻身世界一流学会，并在天津设立国际抗癌联盟中国联络处。2010—2020年十年间，在郝院士的带领下，中国抗癌协会先后与世界卫生组织癌症研究机构（WHO IARC）、国际乳腺疾病学会（SIS）、欧洲肿瘤学院（ESO）、美国临床肿瘤学会（ACSO）、美国癌症研究会（AACR）、韩国癌症学会、日本临床肿瘤学会等23家国际癌症组织建立了紧密、友好的合作关系。在中国成功召开了第22届亚太区域肿瘤学大会和第21届世界抗癌大会。

郝院士发起成立了第一个"一带一路"国际肿瘤专业人员联合培训中心，共计有23个国际癌症组织和医疗机构先后加入培训中心。2016—2020年共举办各类培训班120余场，培训人员逾千。

（梁寒）

张岂凡教授传

张岂凡，男，1948年7月出生，主任医师，教授，原哈尔滨医科大学附属第四医院肿瘤中心主任，博士生导师。我国胃癌扩大根治治疗的开拓者。1991年被国务院授予"做出突出贡献的中国硕士学位获得者"；1993年荣获首届全国中青年医学科技之星称号；1999年荣获黑龙江省优秀中青年专家称号；2002年任黑龙江省省级腹部肿瘤外科带头人；2002年荣获国务院特殊津贴；2002年荣获卫生部有突出贡献中青年专家荣誉称号；2003年荣获黑龙江省优秀科技工作者荣誉称号；2004年荣获全国归侨侨眷先进个人荣誉称号；2009年荣获哈尔滨市首届自然科学学术界新时期领军人才称号。先后承担国家科委"九五"攻关重点课题1项；中日国际合作项目1项；黑龙江省科技厅"八五""九五"攻关课题5项。获卫生部科技进步三等奖1项，中华医学科技奖三等奖1项，国家教育部科技进步一等奖1项，省政府科

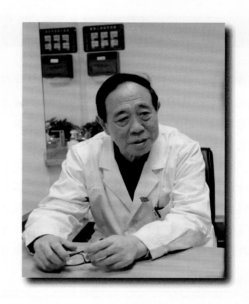

技进步二等奖5项，省政府科技进步三等奖4项，省卫生科技进步一等奖2项。主编全国高等医学院校研究生教材《肿瘤学》，著作《胃癌根治术》被列为卫生部医学视听教材。在国内外核心期刊发表论文百余篇，发表具有重要影响力的SCI收录论文十余篇。

胃肠外科是普外科中较为复杂、最具变数的学科。在这个领域，张岂凡教授可谓功勋卓著，自20世纪80年代初对胃癌临床病理学进行了深入的研究，张岂凡教授在国内系统全面报告了胃癌淋巴转移的规律，据此提出并大力倡导扩大根治手术，完成胃癌根治术上万例，将术后5年生存率大幅度提升，走在国内胃癌外科治疗的前列。而后受卫生部委托，主持完成了《胃癌根治Ⅳ式手术》《远端胃癌根治术》等教学录像带，由人民卫生出版社出版，作为医学继续教育教材于全国发行，并在国内多次演讲推广规范的胃癌根治手术，为推动胃癌根治手术在国内的广泛开展、提高我国胃癌术后5年生存率做出了巨大贡献。

荣誉背后是几十年如一日的无私奉献，张岂凡教授救死扶伤的脚步从未停歇，多年来坚持在临床一线为病人服务，倡导恶性肿瘤要早期发现、早期诊断、早期治疗，提出以规范化治疗为指导的个体化治疗和综合治疗，提出恶性肿瘤的首次治疗是至关重要的观点。他常常自谦地说："曾经给我配台的下级医生如今好多都已经成为科室的顶梁柱，成

为专家、教授，只能说在胃癌手术上我比他们做得早，但不一定比他们做得好，手术不分年龄，需要的是勤奋和悟性，我的优势只是临床经验比他们丰富，我相信随着他们在临床实践中慢慢的积累一定会赶超我的。"胃癌手术难点在于做干净、做得到位，他告诫正处于学习成长阶段的年轻医生："胃癌的淋巴结清扫是个良心活，术前影像检查无法准确预知，术后肚皮缝上谁也看不见，但要对患者负责，要对医生这一职业负责。"他不仅要求带组医生提高业务水平，手术要做到位，对细节严要求，更要求他们缩短手术时间，减少术中出血，减轻患者痛苦和减少手术费用。

张岂凡教授从未停歇对知识探索的脚步，学习先进技术、研究国外文献是他最大的乐趣，并且乐于与学生一起交流学习。自1999年至今共培养博士研究生30余名、博士后5名，在张岂凡教授的带领下，这些学生现都成为肿瘤学界各条战线的业务骨干，为肿瘤防治事业做出巨大贡献。

（薛英崴）

游伟程教授传

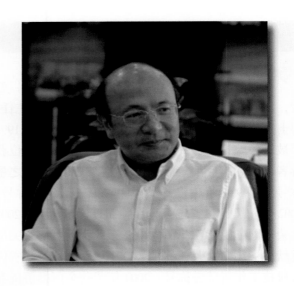

游伟程，男，1952年2月出生，1977年毕业于北京医学院公共卫生系。2001—2011年，任北京大学肿瘤学院、北京肿瘤医院及研究所院所长，并担任国家重点学科和教育部重点实验室主任；在多个国际、国内团体和学术组织任重要职务，受到国内外同行认可和尊重，多次获得国家科技进步奖，卫生部科技奖，中华医学会、北京市科技奖及美国国家癌症研究所（NCI）成就奖等荣誉。2015年，游伟程教授获得山东省临朐县首位荣誉市民称号。

从1983年至2022年，游伟程教授已在山东省临朐县胃癌高发现场工作了39年，光阴似箭，从一个意气风发的青年成长为一名知名学者。

1979年中美建交，在邓小平"科学救国"思想的倡导下，开始派遣留学生、进修生前往美国。1980年，游伟程同前任卫生部副部长王陇德院士飞越大洋来到纽约美国癌症协会和西奈医学院，成为年逾古稀的Dr.Hammond教授的关门弟子。

20世纪80年代，胃癌发病率和死亡率在中国均占第一位，严重危害人类健康。1983年，游伟程教授与昌云生教授等共同创建了山东省临朐县胃癌高发现场，从此开始了持之以恒，具有开拓性的系统研究。

一、胃癌病因学研究

自1984年，为了阐明胃癌发病的危险因素，游伟程与昌云生教授在临朐现场开展了对564例胃癌病人和1132例对照的研究。发现当地居民食用的发酵酸煎饼、咸鱼及腌菜是胃癌发生的危险因素，高盐饮食、食用霉变食品、有慢性胃病史和家族胃癌病史者胃癌危险度均明显提高。新鲜蔬菜摄入量与胃癌发生的危险度呈负剂量反应关系。食用大蒜等葱蒜类蔬菜，具有明显预防胃癌的保护性作用。此研究结果被评为1989年美国十大医学科学研究新闻。

二、胃癌及癌前病变的队列研究

1989—1994年，游伟程教授设计了胃癌及其癌前病变在胃内好发部位及影响因素的队列研究，与金懋林、李吉友、杨伯琴、昌云生、张联教授等共同在临朐县的5个乡镇中随机选取14个村庄，对全部3400名成人进行了家族胃癌病史、生活因素等流行病学调查、血清营养素水平分析和胃镜检查，包括对胃内7个标准部位的活检检查的前瞻性综合研究。研究提示：胃癌高危人群中慢性萎缩性胃炎（CAG）、胃黏膜肠化生（IM）和胃黏膜上皮异型性增生（DYS）等癌前病变由轻至重有时间序列关系。进一步经过5年的随访，在2628例经过胃镜复查的人群中，证明胃癌发生与癌前病变严重程度呈明显正相关，验证了胃癌是由一系列癌前病变发生发展而最终形成的这一理论假说。随后的实验研究证明血清中的维生素C、维生素E水平低是胃癌癌前病变的危险因素，幽门螺杆菌（*H. pylori*）感染则是促进病变进展的危险因素。

游伟程教授还积极开展胃癌发病机制的相关研究。他和潘凯枫、张联教授领导的实验室对亚硝基化合物、胃蛋白酶原（PG）Ⅰ/Ⅱ、基因多态与胃癌易感性，如CYP、GST、IL-8、IL-10、COX-2、DNA修复基因、RUNX3基因等与环境交互作用进行了研究，为揭示环境与遗传交互作用在胃癌发生过程中的机制提供了更多证据。

三、胃癌的化学预防研究

自 1995 年，游伟程与昌云生、李吉友、金懋林、杨伯琴、潘凯枫、张联等教授以 3411 名居民为对象开展了阻断胃癌癌前病变进展的随机化多因素双盲化学干预研究。通过服用大蒜素、提高体内维生素 C、维生素 E 和硒的水平提高体内抗氧化及细胞抗损伤能力；针对胃癌发生的生物学因素进行抗 *H. pylori* 感染的药物治疗。

2003 年，为期 7 年的现场服药工作顺利结束，病理学诊断结果证明：根除 *H. pylori* 感染能使重度癌前病变或胃癌的发病风险降低 40%，对干预人群继续随访至 15 年，胃癌发病和死亡风险进一步下降。

自 2011 年，游伟程教授团队开展了目前世界上规模最大的随机双盲根除 *H. pylori* 感染的干预试验，共有 18.5 万人群参加干预试验。目前，干预试验随访已 10 年，处于研究揭盲和分析阶段。

现场工作是一项长期、艰苦的系统工程，游伟程教授带领的团队克服了无数困难，始终如一地努力工作着。在 20 世纪 80 年代开展病例对照调查时，由于缺少交通工具，游伟程和昌云生教授等带领调查员骑自行车在全县调查，有时一天要跑 100 多里路。在当时条件很差的山区做胃镜检查，天下大雪，汽车不能开，他就带领大家顶风冒雪步行 10 余里进村为老百姓做检查。

游伟程教授以一个流行病学专家的战略眼光和严谨的科学态度对待每一项工作，山东临朐现场的工作多次获得国内外同行的高度赞扬，产生了巨大影响。

游伟程教授先后获得国家"六五"至"十一五"攻关课题，"973""863"及多项国际合作课题；发表了 270 余篇科学论文，刊登在 *Lancet*、*JNCI*、*Gastroenterology*、*Cancer Research*、*GUT* 等国际权威杂志，连续 6 年被爱思唯尔评为引用最高中国学者之一。游伟程教授参与了世界卫生组织（WHO）胃癌防控策略的制定，并将山东临朐现场研究结果作为主要依据。他在多个国际、国内团体和学术组织任重要职务，受到国内外同行的认可和尊重，多次获得国家科技进步奖、卫生部科技奖、中华医学会、北京市科技奖及美国 NCI 成就奖等荣誉。2015 年，游伟程教授获得山东省临朐县首位荣誉市民称号。

2001—2011 年，游伟程教授担任北京大学肿瘤学院、北京肿瘤医院及研究所院所长，并担任国家重点学科和教育部重点实验室主任。尽管职务工作繁重，他仍然站在科学研究的前沿，培养学生并持续高产。

多年来，游伟程教授严格恪守一名科学家的严谨和敬业，兢兢业业从事着胃癌流行病学研究。阐明胃癌发生发展的机制和探讨有效的预防手段始终是他追求的目标，用他自己的话说"一生做好一件事"，他持之以恒，与团队不倦地耕耘实践着。

（潘凯枫）

李吉友教授传

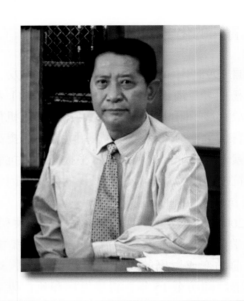

李吉友（1941—2022 年），病理学家，主任医师、教授、博士生导师。1941 年出生，1961 年 9 月加入中国共产党，1965 年毕业于北京医学院医疗系，1965 年 9 月参加工作。1973—1976 年参与筹建北京市肿瘤防治研究所，组建病理组，并担任病理科首任主任；曾任北京市肿瘤防治研究所科研副所长、党委书记，北京肿瘤医院党委书记；中国抗癌协会胃癌专业委员会副主任委员，中国抗癌协会病理专业委员会副主任委员。

1983—1985 年，李吉友教授前往美国 Memorial Sloan-Kettering 癌症中心病理科访问学习。回国后，他积极推进免疫组化技术在病理诊断中的应用，极大地改善了当时国内病理诊断仅依靠形态学，疑难病例误诊率较高的现状。

自 1989 年开始，作为病理专业首席专家，李吉友教授带领病理科团队，深度参与了山东临朐胃癌高发现场开展的一系列人群流行病学研究。在胃癌及癌前病变的队列研究和化学预防干预研究中，承担了大量胃镜活检组织样本的制备及病理诊断工作，主要包括对 3400 例病例 7 个胃内标准部位病变的前瞻随访（1989—1994 年），对接受了 7.3 年随机双盲化学干预的 3411 例病例的胃黏膜病变转归评估（1995—2003 年）等。山东临朐当年属于贫困地区，生活条件极为艰苦，医疗卫生设备简陋，为保证及时、高质量地完成如此大量胃镜活检组织样本的制备，李吉友带领医生和技术员团队，携带脱水机等沉重的设备，克服种种困难，长期、深入临朐高发区现场工作，最终出色地完成了 10 万余例活检组织样本的包埋、切片、染色、阅片等

繁重的工作，为胃癌长期、多阶段自然演变规律，化学干预效果研究提供了坚实、可信的组织学证据，相关工作得到中美合作课题美方专家、国际病理学知名学者 Pelayo Correa 的高度肯定。

胃癌现场工作要求高，时间紧，任务重，经常是在春节举国欢庆的时刻，李吉友教授把显微镜带回家，加班加点连续工作，双腿因长期端坐而水肿。他所领导的病理科团队，数十年默默坚守和幕后支持，为山东临朐胃癌高发现场研究工作做出了重要贡献。

"宝剑锋从磨砺出，梅花香自苦寒来"。李吉友教授在病理学领域的研究和辛勤耕耘，赢得了众多的奖项和荣誉。他先后参与了国家"八五""九五""973"课题、中美合作课题，作为共同完成人获得国家科技进步奖二等奖 1 项，省部级科技进步奖 7 项；2015 年荣获中华医学会病理学分会"中国病理事业突出贡献专家"称号；2019 年，荣获中国抗癌协会胃癌专业委员会"中国胃癌防治杰出贡献奖"。

（李忠武　於卉　李子禹　潘凯枫）

詹友庆教授传

詹友庆，男，汉族，1946年12月出生，广东饶平人。1970年8月毕业于原中山医学院，曾任中山大学附属肿瘤医院教授、主任医师、硕士生导师。中山大学肿瘤防治中心胃癌单病种首席专家、广东省抗癌协会胃癌专业委员会主任委员。

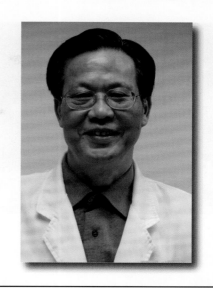

詹友庆教授擅长腹部肿瘤的诊断与治疗，尤其在胃癌的综合治疗方面有高深造诣。先后在国家级、省级医学杂志上发表论文80多篇，其中2005年发表于《中华外科杂志》的"胃癌外科治疗的远期疗效研究"一文，被前辈陈峻青教授誉为"南方胃癌水平的代表"。承担广东省科技计划项目"PMCG-CG纳米包裹奥沙利铂-McAb3H11-188Re辅助胃癌外科治疗研究"、国家"863计划"重大专项"胃癌分子分型和个体化诊疗"的子课题"胃癌规范化标本库的建立和腹腔转移及预后判断分子标志谱的鉴定"的研究，作为单中心负责人参与国际多中心的CLASSIC研究。曾获中山医科大学第三届中青年学术论坛优秀论文三等奖及中山医科大学科技成果三等奖、第二届"羊城好医生"光荣称号。负责了《临床肿瘤学》（科学出版社）"胃癌"部分的编著。同时，詹友庆教授指导研究生相继完成了"胃癌壁内浸润与手术切除长度的大切片研究""胃癌患者术前血清胃蛋白酶原（SPG）水平的检测"以及"未成熟树突状细胞联合无水酒精治疗小鼠前胃癌细胞MFC肿瘤模型的实验研究"。

20世纪90年代末，胃癌的新辅助治疗研究方兴未艾。詹友庆教授在国内较早提出并开展了旨在探讨胃癌新辅助化疗机制的系列研究，如新辅助化疗对人体胃癌细胞凋亡、P53、增殖细胞抗原（PCNA）、微卫星不稳定性、端粒酶活性与微

血管密度的影响等等，其研究成果相继发表论文："5-FU＋CF术前化疗对人体胃癌细胞凋亡的影响"（《中华胃肠外科杂志》，2003）"胃癌组织端粒酶逆转录酶的表达及意义"（《江苏医药》，2004）"新辅助化疗对胃癌微卫星不稳定性的影响"（《癌症》，2006）。

从2003年起，中山大学肿瘤防治中心将胃癌列为九大单病种规范诊治的肿瘤之一，成立以詹友庆教授为首席专家，周志伟、李威主任领导下多学科合作的医、教、研团队，人员组成有实验研究部、腹科、化疗科、放疗科、内窥镜科、病理科及影像介入科等技术骨干；建立并完善了中心胃癌数据库、组织库和血清库；制定《中山大学肿瘤医院胃癌单病种诊治指引》。积极推广进展期胃癌的新辅助化疗、规范胃癌淋巴结清扫术（D2）、规范进展期胃癌术后辅助化疗。

2008年11月，詹友庆教授主导召开了"第一届广东省进展期胃癌规范化治疗学习班"，旨在推动广东省胃癌规范化治疗，提高广东省胃癌的诊治水平。重点是标准的胃癌根治术（D2术式）及强调以手术为主的综合治疗。

2009年1月，为推动胃癌单病种学科的进一步发展，中山大学肿瘤防治中心在华南地区率先成立胃胰专科。其后，詹友庆教授牵头成立广东省抗癌协会胃癌专业委员会筹备委员会。同年9月，广东省抗癌协会胃癌专业委员会成立，詹友庆教授当

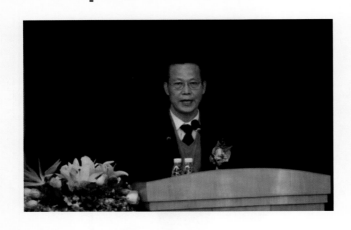

选首任广东省抗癌协会胃癌专业委员会主任委员。其任内大力推广标准胃癌根治术（D2 术式）包括微创外科在胃癌外科治疗中的应用、规范胃癌的综合治疗、普及胃癌防治知识，并积极开展义诊活动。

2019 年 6 月，基于詹友庆教授的勤勉务实，励精笃行，中国抗癌协会胃癌专业委员会授予詹友庆教授"中国胃癌防治杰出贡献奖"。

（孙晓卫　周志伟）

刘福坤教授传

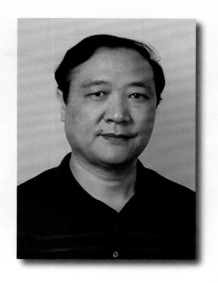

刘福坤，男，1949年5月出生，从医近50载，历任南京军区总医院全军普通外科研究所副所长、普通外科副主任、江苏省中医院消化系肿瘤外科主任，现任江苏省中西医结合肿瘤临床研究中心副主任、江苏省中医临床研究院消化系肿瘤外科临床研究所所长。曾被聘第二军医大学外科学教授、南京大学医学院临床学院外科学教授，硕士生、博士生导师和博士后指导老师，南京中医药大学教授、博士生导师。享受国务院特殊津贴，江苏省医学重点学科学术带头人。

胃癌是一直严重威胁我国人民健康的常见疾病之一，上世纪后半叶改革开放成果尚未完全显现，医学人才断档，经济状况较差，医疗环境与医学研究条件等都与当今不可同日而语。但就是在那种艰苦的条件下，仍涌现出很多优秀的医生，不负时代的使命，为我国的胃癌防治事业殚精竭虑，倾注一生心血，刘福坤教授就是这样一位典型的代表。他从部队卫生员干起，依靠自己的刻苦、勤奋和努力，不断向上，成长为一名优秀的外科医生，并站在胃癌治疗与研究的前沿，为提高胃癌的治疗效果做出了很多贡献。

一、求学道路

刘福坤1949年5月出生于江苏靖江的一个普通农民家庭，中学毕业后不久应征入伍，被选拔为团卫生员，提升为助理军医，随后被选送到南京军区总医院军医训练队学习3年。刘福坤在这所前民国中央医院里，接受了很多当时国内著名的医学大家的指点，从此步入了医学殿堂，医学水平有

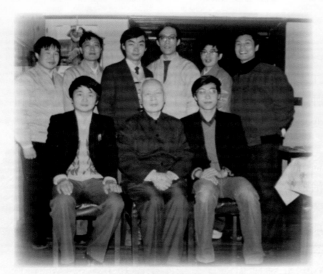

1986年同导师傅培彬教授在一起，傅培彬教授是我国第一代著名外科学专家。前排正中为傅培彬教授，后排左二为刘福坤

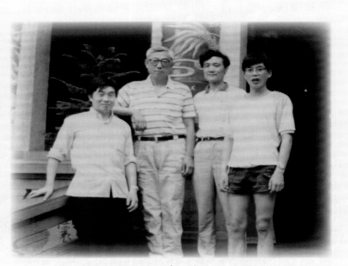

1988年同导师林言箴教授在一起，林言箴教授当时任上海第二医科大学瑞金医院外科主任、教授，消化外科研究所所长。左二为林言箴教授，左三为刘福坤

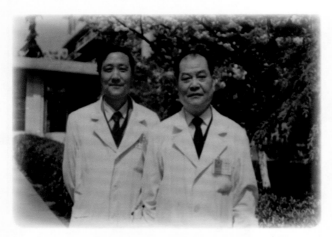

在南京军区总医院学习、工作期间，得到了黎介寿院士的培养

了质的飞跃。1974年5月毕业后刘福坤留在南京军区总医院普通外科工作，从住院医师做到了主任医师，勤勤恳恳工作了30年。因成绩优秀，于1985—1988年赴当时上海第二医科大学附属瑞金医院攻读外科学硕士，师从著名的外科学专家傅培彬和林言箴教授。1988年硕士毕业后就在南京军区总医院普外科一直从事胃肠肿瘤专业的临床工作。

二、从医生涯

刘福坤教授在南京军区总医院工作期间，曾得到了我国外科巨匠蒋孝忠主任和黎介寿院士的培养和熏陶，加上自己的努力，医学技术水平提高很快，曾多次立功受奖，被誉为"金陵神刀""军中神刀"等美誉。

刘福坤教授非常重视临床与基础研究，1992年就以免疫组化的方法对胃癌病人进行了骨髓微转移的观察，发现约2/3的病人在治疗前骨髓中就已经存在着游离癌细胞。肿瘤分期越晚，阳性率越高。这项有关肿瘤微转移的研究在当时方法先进，为后续很多相关的研究奠定了基础，获得了1997年军队科技进步二等奖。

在那个胃癌根治术尚未在国内普及的年代，刘福坤教授就站在了胃癌临床研究的前沿，在20世纪90年代初即在临床上针对胃肠癌病人开展手术前的动脉灌注化疗和全身静脉化疗，提出对进展期胃癌围绕着规范化根治性手术进行术前、术中与

术后化疗的整体治疗模式。对1991年到2001年10年间375例术前综合治疗加根治性手术的进展期胃癌的疗效进行分析，5年生存率52.3%，其中Ⅱ期83.5%、Ⅲa期58.7%、Ⅲb期39.2%、Ⅳ期15.9%，术前介入化疗和术后化疗、免疫治疗的5年生存率较单纯手术提高了15%。

通过手术前、后病理对比，首次观察到对胃癌进行介入化疗的主要作用机制：①诱导癌细胞的凋亡；②抑制癌细胞的增殖；③促进肿瘤坏死。观察到介入化疗引起的肿瘤坏死多沿着血管轴发生，在肿瘤实质部分出现大片多灶性凝固性坏死，对血管的影响为管壁炎症水肿，管腔狭窄，形成血栓，产生病理性坏死。还通过研究表明，介入化疗后2周肿瘤细胞的增殖活性开始恢复，介入化疗后7～10天是比较好的手术时机，这些研究为术前介入化疗提供了理论依据和指导。

基于前期长久、大量的临床研究，刘福坤教授团队确立了以外科手术为主，结合新辅助治疗、转化治疗、靶向治疗、生物免疫治疗及中医药治疗等治疗方案在内的胃癌的综合整体治疗方案。这一治疗模式在当时称为个体化综合治疗，使得大量消化系统肿瘤患者获益，长期生存率明显提升。2003年"胃肠道肿瘤的整体治疗的研究"获得了江苏省科技进步二等奖。

三、光荣与梦想

2005年初，刘福坤教授提前退休，离开了学习、工作和生活了30年的南京军区总医院，来到江苏省中医院，组建了一个全新的科室——消化系肿瘤外科，参与和见证了江苏省中医的快速发展和变化，堪称中西医结合的楷模。

刘福坤教授在国内、外期刊上发表论文160余篇，其中SCI收录26篇。2003年主编《循证肿瘤治疗学》，参与编写《胃肿瘤治疗学》等专著4部。荣立三等功一次，获得省部级科技进步二等奖1项，获军队科技进步二等奖2项，军队科技进步三等奖3项。刘福坤教授教书育人，悉心培养学生。1995年被聘为南京大学医学院和上海第二军医大学教授和博士生导师，培养了20多名硕士和博士研究生，很多都成为科主任或技术骨干。

2019年6月召开的第十四届全国胃癌学术会议上，中国抗癌协会回顾了中国胃癌防治60年历程，评选出11位中国胃癌防治杰出贡献奖获得者，刘福坤教授是年龄最小的获奖者。这是对像刘福坤教授一样平凡的医生们，几十年如一日，从事着不平凡的救治肿瘤病人工作的最大鼓励。

有人曾问刘福坤教授：刘主任，你一生的愿望是什么？最挂念的是什么？最遗憾的是什么？刘福坤教授说他的愿望是他的病人都健康地生活着；最挂念的是他的病人，无论出差在外，还是度假休息，心中惦念的是手术后的哪个病人还没有恢复好；遗憾的是医学精深莫测，还有许多难题没有解决，看着我的病人痛苦着，有时候却爱莫能助……

刘福坤教授还说："回想自己走过的路，虽然有曲折，总算无坎坷。夕阳无限好，余辉洒人间。一个人的时间和精力总是有限的，但我还要把我的理念和技术传承给更多的学生，希望能为更多病人解除病痛。"

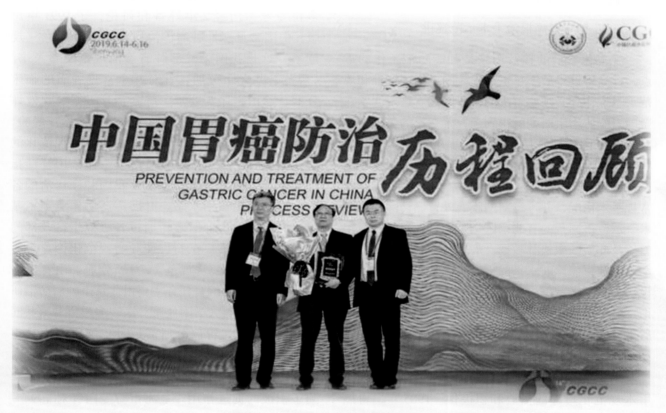

刘福坤教授领取中国胃癌防治杰出贡献奖

（姚学权　陈彻　李国立）

第三章 历史工作简要回顾

一、规范指南推广

1985 年：胃癌根治手术示范巡讲

规范化诊治的普及历来是肿瘤防治工作的重点，提高胃癌术后 5 年生存率，制订相关标准和规范手术操作是必须要解决的首要问题。这一问题在全国胃癌协作组时期就得到老一辈专家的关注。针对当时全国各地基层医院胃癌手术极不规范的现状，全国胃癌协作组组长徐光炜教授曾深入胃癌高发区胶东半岛的多个县级医院了解当地开展胃癌常规手术情况，并进行"网膜囊外胃癌切除根治手术"示范；同行的有北京医学院病理教研室雷道年教授及此后的廖松林教授，病理医师的加盟协助推动了当地胃癌诊断水平的提升和病理专业学科的建设。首次手术示范之胶东行作为深入基层的试点可谓意义深远。在该地区进行手术示范的效果在 6 年后得以体现，通过山东青州地区中心医院外科的总结资料，了解到该地区胃癌术后 5 年生存率从 5% 提升到 30%。这一成效无疑增加了老一辈专家们对手术规范化培训的信心和积极性。1985 年，胃癌专业委员会成立后，曾组织专业委员会几位主要外科专家徐光炜、林言箴、张天泽、张文范、沈明等在全国多地进行手术示范和讲学；此后又在中国科协的支持下，录制胃癌手术示范录像带，以进一步扩大手术规范化培训的覆盖面。这是胃癌专业委员会在全国层面推进胃癌诊治规范化迈出的第一步。

1991 年：《中国常见恶性肿瘤诊治规范》出版

1989 年，为落实《全国肿瘤防治规划纲要（1986—2000 年）》中"关于降低恶性肿瘤的发病率和死亡率""提高肿瘤患者的生存率，改善生存质量"的战略目标，卫生部委托全国肿瘤防办会同中国抗癌协会共同组织国内近五十个单位，一百多位专家，历经 2 年筹备和讨论，于 1991 年出版《中国常见恶性肿瘤诊治规范》（以下简称《规范》），这是我国第一部肿瘤诊治规范类参考书。《规范》共九个分册，针对八个常见肿瘤的临床分期、诊治程序与要求、综合治疗方案、疗效评价及各种统计指标等，总结了较成熟的诊疗经验，并结合各医院实际情况，做出科学的和规范化的阐述；同时，编写了《肿瘤诊治工作常用统计指标和统计方法》分册，为统一我国肿瘤诊治的各项标准、提高诊治水平、开展广泛协作奠定了基础。该书由卫生部医政司通过各级卫生行政部门在各医疗机构推广试行，使肿瘤规范化诊疗工作得到进一步落实。《规范》（胃癌分册）由胃癌专业委员会负责，编写任务主要由北京市肿瘤防治研究所和中国医科大学附属第一医院多学科专家共同完成。《规范》（胃癌分册）是对我国胃癌诊疗工作近 20 年经验的总结，同时吸纳了国外一些有参考意义的内容，对推进我国胃癌规范化诊治工作起到了积极的促进作用。上海市曾专门针对 1994—1999 年间推行《规范》（胃癌分册）的效果进行了评估，较《规范》推广前，上海市胃癌规范治疗率提升了 25.7%。

1999 年：《新编常见恶性肿瘤诊治规范》出版

1998 年，距 1991 版《规范》出版已近十年，中国抗癌协会组织所属专业委员会百余名专家再次执笔，共同编写《新编常见恶性肿瘤诊治规范》系列丛书。该丛书于 1999 年由中国协和医科大学出版社出版发行，全书共十一分册，收录了胃癌等十个瘤种，增加了《癌症疼痛控制与姑息治疗分册》。其胃癌分册由徐光炜教授担任主编。

2005 年:《临床诊疗指南·肿瘤分册》出版

2002 年,在卫生部和财政部的支持下,由中华医学会、中华口腔医学会、中华护理学会组织 50 多个专科分会近千名医学专家共同编写涵盖各种疾病的临床诊疗指南,以进一步提高我国临床诊疗工作整体水平。《临床诊疗指南·肿瘤分册》(以下简称《指南》)由中华医学会肿瘤学分会及中国抗癌协会各专业委员会的专家携手共同完成。全书共分 12 篇,涵盖了我国常见恶性肿瘤。其中胃癌篇章由胃癌专业委员会徐光炜、王舒宝两位教授牵头编写,在前述 1991 版和 1999 版《规范》的基础上,邀请相关专家再次执笔。该版《指南》于 2005 年由人民卫生出版社出版发行。

2019 年:第 5 版日本《胃癌治疗指南》临床问题解读发表

2018 年,日本胃癌学会第 5 版《胃癌治疗指南》发布,针对该指南中的 26 个难点问题,在第五届胃癌专业委员会主任委员徐惠绵教授的指导下,由青委会张小田主委组织青委会 20 位委员共同执笔撰写了"第 5 版日本《胃癌治疗指南》临床问题解读"一文,于 2019 年 1 月发表于《中国实用外科杂志》上。该解读文件对于指导我国胃癌临床诊疗工作具有重要参考意义,也促使我们此后借鉴日本《胃癌治疗指南》制订工作,推出了更符合中国临床实践工作的共识性文件。

2020 年:《胃癌诊治难点中国专家共识(2020 版)》发表

2019 年,为进一步针对我国胃癌临床诊疗工作中的具体难点问题,制订更加符合中国胃癌临床实践的指导性文件,由青委会主任委员张小田引领,率全国 40 余位中青年专家共同执笔,邀请领域内 40 余位资深专家参与审校及投票,经广泛征求意见,基于临床证据并结合我国临床实际,针对 38 个胃癌临床诊疗难点问题制订并形成《胃癌诊治难点中国专家共识(2020 版)》(以下简称《共识》),发表于 2020 年第 8 期《中国实用外科杂志》上。《共识》以胃癌诊治的临床难点问题为导向,针对胃癌预防筛查、诊断、综合治疗以及随访等相关诊疗难题,制

订了更适合中国胃癌病人的管理和治疗意见。

配合该版《共识》的发表,中国抗癌协会胃癌专业委员会于 2020 年 8—11 月举办系列线上解读会议(共 11 期),针对《共识》涉及的 38 个诊治难点问题由执笔者逐一进行解读。以胃癌专业委员会常委、委员为主共 86 位领域内知名专家共同参与线上解读和讨论。学员以胃癌专业委员会会员为主,覆盖全国 31 个省、市、自治区。通过对《共识》的宣讲和推广,进一步推动了我国胃癌临床规范化诊疗工作的开展。

2022 年:《中国肿瘤整合诊治指南(2022 版)》发布

2021 年,中国抗癌协会组织所属专业委员会共同编写《中国肿瘤整合诊治指南》(以下简称《CACA 指南》),胃癌专业委员会时任主任委员徐惠绵教授负责胃癌分册。《CACA 指南》以"整合"为编写理念和指导思想,内容涵盖防筛诊治康全程管理,兼顾科学性与实用性,强调证据-经验-患者需求的整合。《CACA 指南》于 2022 年 5 月发布,并在中国抗癌协会 2022 年创刊的英文期刊 *Holistic Integrative Oncology* 以全英文陆续发布。

二、国际交流

1978 年改革开放以后,医学领域的国际交流逐渐活跃起来,中国代表先后加入多个胃癌领域相关国际组织,部分单位也曾举办过胃癌领域的专题国际会议。得益于逐步广泛的国际交流,中国胃癌研究工作得到快速的进步和发展。早在 20 世纪 80 年代初期我国胃癌病理学研究工作即得到了国际上的关注,此后,中国先后加入世界卫生组织胃癌合作中心、国际胃癌学会等国际学术组织,中国在国际胃癌学术界的影响力逐渐增强。

国际交流增进了各国间相互了解,促进了学术友谊与开放合作、学术上的共同进步和发展,从一个侧面反映了我国胃癌防治研究工作的进程,在国际胃癌领域中的学术地位不断提升。以下仅对有历史记载和文献记录的部分国际交流活动做一简单介绍,更多国际交流与合作在其他章节也将有所涉及。通过对点滴历史的真实记录,以点窥面,希望

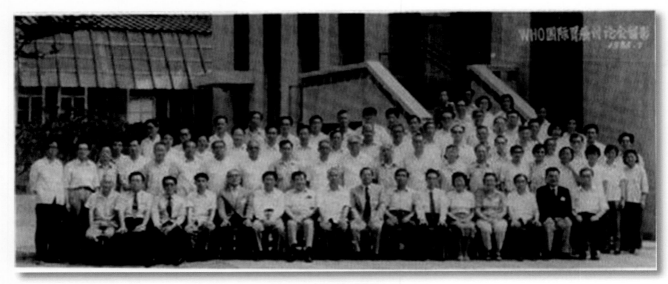

1985 年 WHO 国际胃癌讨论会合影

未来中国在国际胃癌学术领域能发挥更积极和重要的作用。

（一）加入国际组织

国际胃癌研究组：国际胃癌研究组（International Study Group of Gastric Cancer，ISGGC）于 1974 年成立，由二十余名国际知名的胃癌专家共同创立，第一届会议在匈牙利召开，每 3～4 年召开一次专题讨论会，探讨胃癌研究的重点课题、研究方向，并交流相关工作情况等。1982 年 6 月 9—12 日，ISGGC 在意大利佛罗伦萨召开胃癌癌前病变讨论会，会议主席为美国的 S. C. Ming（闵锡钧），副主席为意大利的 M. Crespi，中国医科大学张荫昌

教授被邀请为 ISGGC 成员出席了该次讨论会。会议主要讨论了胃黏膜上皮不典型增生的分组及其与胃癌的关系，以及慢性胃炎和胃黏膜肠化生问题。张荫昌教授以"胃黏膜上皮不典型增生的分级、随诊和组织化学研究"为题作了介绍和讨论。ISGGC 专题讨论会，通过聚焦各国在胃癌研究方面的主要问题，加以深入讨论，为下一步研究指明方向。早期的国际交流对中国胃癌防治研究工作的影响和启发意义深远，确保了中国在胃癌领域的研究始终保持与国际同步，加速了我国胃癌防治研究工作的进程。

国际病理学会：国际病理学会（International Academy of Pathology，IAP）于 1982 年 2 月 27 日

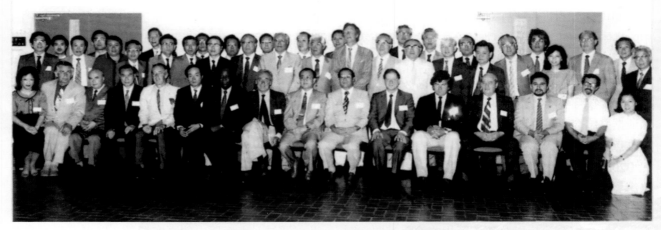

徐光炜教授和张荫昌教授 1984 年首次参加世界卫生组织胃癌合作中心工作会议

授介绍了关于早期胃癌的病理研究，相关介绍引起与会国外同道的关注和兴趣。全国胃癌协作组时期的病理学协作组在各学科的交流中就非常活跃，在早期的国际交流中亦积极发声，代表了我国20世纪80年代在胃癌病理学研究领域的相当水平。

世界卫生组织胃癌合作中心：世界卫生组织胃癌合作中心（WHO Collaborating Center for Evaluation of Methods of Diagnosis and Treatment of Stomach Cancer，WHO-CC-GC）是世界卫生组织下设机构，于1970年成立，常设办公处在日本东京国立癌中心（National Cancer Center）。WHO-CC-GC的工作会议每2年召开一次，各国代表需在会议上介绍本国在胃癌防治及科研工作上的进展。

WHO-CC-GC创建初期，参与的国家有10个，日本作为合作中心委员会常设机构，有近20人作为合作中心成员；其余国家作为国家合作中心原则上可推荐一名代表参与WHO-CC-GC的活动。1984年7月，中国受邀首次参加在日本东京国立癌中心病院（National Cancer Center Hospital）举办的第三次WHO-CC-GC工作会议，本届会议合作中心国家数已增至15个，各国均在本次会议上介绍了本国胃

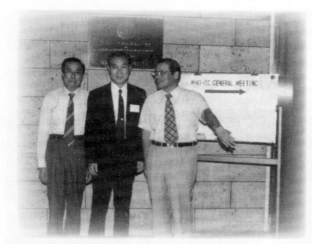

WHO-CC-GC主任，国立癌中心病院院长（右）在癌中心门口迎接张荫昌教授（中间者）及健康报记者（1984年，东京）

至3月5日在美国波士顿召开美国−加拿大联合年会。当时在美国的十几名中国病理学者参加了该会议。会议期间举办了"胃肠道病理同行会（GI Pathology Club）"，在"地理病理学组会"上有6位中国病理学者被邀请做了报告，张荫昌教授介绍了胃癌防治基地监视胃癌危险人群（包括不典型增生及慢性胃炎等人群）过程中发现早期胃癌的工作；雷道年教

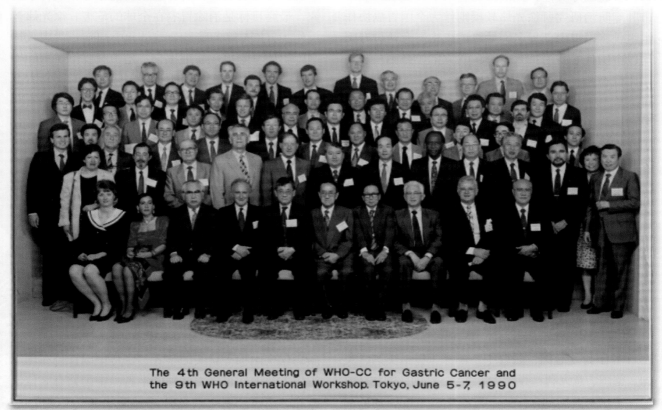

The 4th General Meeting of WHO-CC for Gastric Cancer and the 9th WHO International Workshop. Tokyo, June 5-7, 1990

徐光炜教授参加1990年WHO-CC-GC工作会议

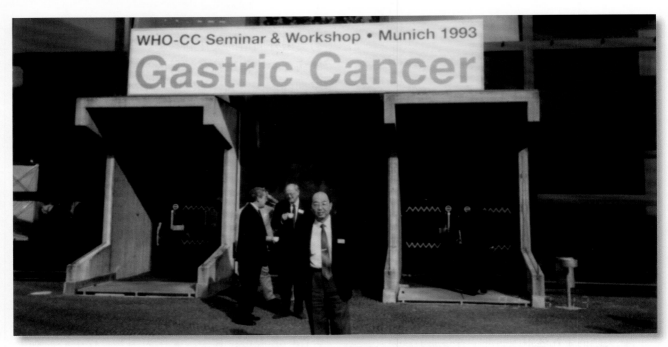

徐光炜教授参加 1993 年 WHO-CC-GC 会议

癌研究进展情况。中国医科大学附属第一医院张荫昌教授此前在胃癌病理学研究领域与国际相关组织已建立了较好的学术联系，多次在国际会议上做报告，引起国际关注，此次被提名为中国代表；北京市肿瘤防治研究所徐光炜教授则作为全国胃癌协作组组长，由卫生部提名，最终该机构同意两位专家均以中国代表身份进入 WHO-CC-GC。张荫昌教授同时受邀担任 WHO-CC-GC *News Letter* 编委会委员。*News Letter* 是 WHO-CC-GC 官方学术报刊，主要传递有关国际胃癌领域的最新信息，为各国提供工作指导及胃癌方面的学术资料。此后，中国代表参与了 WHO-CC-GC 历次会议，WHO-CC-GC 是中国专家以国家代表身份跻身国际胃癌学术组织的开始，是中国参与国际胃癌领域交流的一个重要窗口。

国际胃癌学会的创建：上述 WHO-CC-GC 是隶属于世界卫生组织的机构，WHO 作为引领全球卫生与健康事业发展的公共卫生组织，关注重点偏于预防，临床诊疗专家希望能建立一个覆盖专业更广泛的胃癌国际学术组织和交流平台。1995 年 3 月 29 日，在日本京都举办的第一届国际胃癌大会上，由日本作为发起国，联合十个国家（包括美国、英国、德国、意大利、芬兰、新西兰、韩国、智利、荷兰、中国）共同创建了国际胃癌学会（International Gastric Cancer Association，IGCA），日本癌研究会

附属医院外科专家西满正教授（Mitsumasa Nishi）担任 IGCA 首任主席。

IGCA 的宗旨和任务是搭建国际化的学术交流平台，推动胃癌的预防、诊断和治疗等相关科学研究，最终目标是消除胃癌在全球的危害。徐光炜教授作为 IGCA 筹备委员会委员和中国唯一代表入选国际胃癌学会第一届理事会，是中国首位在国际胃癌学会任职的专家；同时担任国际胃癌学会官方报刊 IGCA NEWS 的编委。IGCA NEWS 于 1995 年 7 月创办，主要刊登各成员国在胃癌领域的研究动态、国际胃癌大会的信息等，是 IGCA 早期会员获取学会学术信息的主要途径。2001 年，徐光炜教授卸任，推荐游伟程教授进入 IGCA 担任理事，此后朱正纲教授、季加孚教授先后被推荐为 IGCA 理事。

在国际胃癌学会第一届国际胃癌大会上，徐光炜教授代表亚洲各国理事做致辞，祝贺 IGCA 的成立。中国共有 60 余位专家参加了第一届国际胃癌大会，邓大君研究员提交的摘要（*Recent Advances on N-nitrosamide and Cause of Stomach Cancer in China*）获得大会优秀论文奖（Poster Prize），是该届会议中国唯一获奖的学者，也是中国首位在国际胃癌大会上获得学术奖项的学者。中国共有 8 位学者作为 IGCA 创始会员共同见证了 IGCA 的成立，他们是最早一批加入 IGCA 的中国会员，包括来自

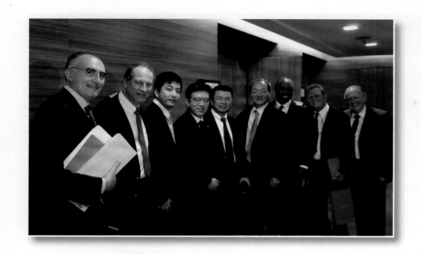

2013 年在意大利维罗纳第 10 届国际胃癌大会上中国成功申办第 12 届国际胃癌大会

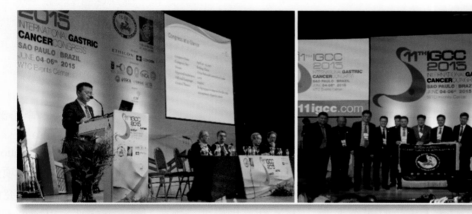

季加孚教授在 2015 年巴西第 11 届国际胃癌大会上介绍 2017 年第 12 届国际胃癌大会筹备情况，并带领团队接旗

北京市肿瘤防治研究所的徐光炜、金懋林、邓大君；来自上海瑞金医院的林言箴、尹浩然、朱正纲；以及来自大连医科大学附属第二医院的田晓峰、南京军区南京总医院的李国立。

自 1995 年 3 月 IGCA 成立后，中国先后有 400 余位专家成为该组织会员，会员总数次于日本，排在所有会员国家第二位。相较于日韩学者，中国学者对学会会员身份的认同感较弱，整体在国际上的学术影响力尚不足。今后，还应团结广大同道，加强中国自主创新研究能力和成果产出，积极为国际胃癌防治工作贡献中国经验。

国际胃癌大会（International Gastric Cancer Congress，IGCC）是 IGCA 官方主办的全球性国际学术会议，每 2 年举办一届，采取竞标承办的形式，在各大洲、各国家城市轮流举办。会议主要内容涉及胃癌的基础和转化研究、预防、诊断（含早诊和筛查）、治疗、康复等胃癌防治各领域，是胃癌领域全球最高级别的多学科专业学术交流平台。

自 1995 年在日本举办第一届会议以来，参会人数、与会国家不断增加，2015 年巴西圣保罗会议曾创造与会国家 70 ＋纪录。该会议对促进国际间胃癌领域的广泛交流与合作具有重要意义。

中国曾三次申办国际胃癌大会，分别在 2005 年、2007 年和 2013 年，最终，由胃癌专业委员会第四届主任委季加孚率领中国团队在 2013 年意大利维罗纳第 10 届国际胃癌大会上获得 2017 年第 12 届国际胃癌大会承办权。季加孚教授也因此于 2017 年在北京举办的第 12 届国际胃癌大会上接任国际胃癌学会第 12 任主席，是中国首位担任国际胃癌学会主席的专家。与中国同场竞标的是日本，中国最终能以多票数通过获得 2017 年国际胃癌大会承办权，一方面是作为胃癌大国中国尚未承办过该会议，另一方面是中国专家近十余年来积极参与和主动融入国际交流，工作成果逐渐为国际学术界普遍认可的结果，是一个积淀、进步和成长的过程，凝聚了几代学者的努力。

历届国际胃癌大会一览

Year	IGCC	President	Host city	Host country	Continent
1995	1st	Nishi，M	Kyoto	Japan	Asia
1997	2nd	Siewert，J.R.	Munich	Germany	Europe
1999	3rd	Kim，J.P.	Seoul	Korea	Asia
2001	4th	Brennan，M.F.	New York	USA	America
2003	5th	Santoro，E.	Rome	Italy	Europe
2005	6th	Kitajima，M.	Yokohama	Japan	Asia
2007	7th	Gama-Rodrigues，J.	Sao Paulo	Brazil	America
2009	8th	Popiela，T.	Krakow	Poland	Europe
2011	9th	Noh，S.H.	Seoul	Korea	Asia
2013	10th	De Manzone，G.	Verona	Italy	Europe
2015	11th	Zilberstein，B.	Sao Paulo*	Brazil	America
2017	12th	Jiafu J.	Beijing	China	Asia
2019	13th	Lordick，F.*	Pragu	Czech Republic	Europe
2021⇒2022	14th	Paul Mansfield	Houston	USA	America

（於卉　李子禹）

三、国际合作

中国数据首次纳入国际胃癌分期体系：2012年，由国际胃癌学会发起，日本专家佐野武牵头进行了"国际胃癌学会胃癌分期项目"（IGCA Gastric Cancer Staging Project）。该项目起止于2012年4月至2013年4月，采集23个国家55个中心胃癌患者的基本临床病理信息，根据统计分析结果为新版胃癌分期提供重要依据。胃癌专业委员会时任主任委员季加孚牵头了这一项目在中国的信息采集工作。这也是中国胃癌数据首次纳入国际分期项目。

中韩临床研究（CKLASS01）启动：2018年8月25日，韩国高丽大学安岩医院Sungsoo Park和复旦大学附属肿瘤医院黄华共同发起中韩联合研究项目"胃癌腹腔镜辅助和全腹腔镜根治性远端胃切除术后生活质量的国际多中心临床研究"KLASS07（CKLASS01）。该研究的目的是比较胃癌患者接受腹腔镜辅助和全腹腔镜根治性远端胃切除术后的生活质量，评价全腹腔镜根治性远端胃切除术相比于腹腔镜辅助远端胃切除术的优越性。该项目是中韩中青年胃癌外科专家开展的首项国际合作腹腔镜胃癌临床研究。

GASTROS调查研究项目：GASTROS（GAstric Cancer Surgery Trials Reported Outcomes Standardization，胃癌外科研究标准化结局指标）调查研究是一项全球多中心Delphi调研，旨在针对胃癌外科研究的核心结局指标进行规范、统一及筛选，以减少不同研究结果之间的差异性，促进学术交流。该研究由英国曼彻斯特大学Bilal Alkhaffaf医生于2018年发起，中国抗癌协会胃癌专业委员会受邀协助该调查研究在中国的推广。中国共23家胃肠肿瘤中心报名参加，为该国际合作调查研究项目做出了积极贡献。研究最终收集55个国家和地区952名受访者的调查数据，参与调研人员包括445名医生，239名护士，268名患者。最终筛选出的核心结局指标包括：无病生存率、疾病特异生存率、外科相关死亡、肿瘤切除率、总体生活质量、营养效用以及严重并发症。该研究的开展探索了胃癌外科领域核心结局指标的确立、定义及质量控制标准。不同于传统的临床研究/转化研究的理科思维，该研究让我们窥探到了指南/共识类研究的设计、实施及结果确定，融入了不少人文色彩，如患者访谈、护士及患者的充分参与等，值得中国学者学习和借鉴。长期以来，胃癌外科研究多以总生存作为金标准进行评价，该研究确立的一系列核心指标是对上述标准的有效补充，全面反映了医疗参与者的关切及诉

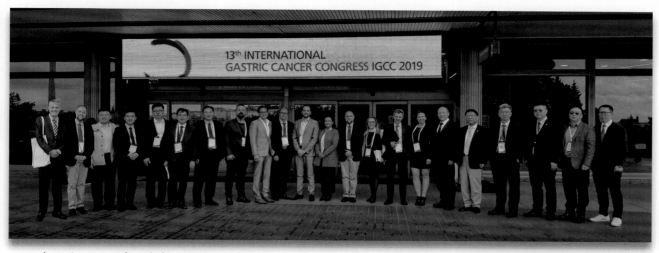

2019年5月10日，在捷克布拉格召开的第13届国际胃癌大会上，部分参与GASTROS调查研究项目的单位合影留念

求，基于此标准开展的研究也将更加符合全体参与者的利益。该研究结果于2021年5月4日在英国外科学杂志（BJS）发表。

CONVO-GC-1：Ⅳ期胃癌转化治疗的国际多中心回顾性队列研究（International Retrospective Cohort Study of Conversion Therapy for Stage IV Gastric Cancer 1）是一项国际多中心回顾性队列研究，由亚洲肿瘤学会（Federation of Asian Clinical Oncology，FACO）牵头组织，入组人群来自日本（43个医学中心）、中国（7个医学中心）和韩国（5个医学中心）。主要研究终点为转化治疗的术后并发症发生率，次要研究终点是患者的总生存期（overall survival，OS）。患者入组要求主要包括：①确诊为Ⅳ期胃癌（UICC/AJCC第7版）；②患者初始药物治疗后接受以根治为目的的手术治疗（2001年1月1日至2014年12月31日）；③腹腔转移或者腹腔冲洗细胞学阳性患者，初始治疗为手术治疗的患者，也纳入本研究。从2016年4月1日至2018年3月31日，研究者进行了回顾性数据分析，并将研究结果于2021年发表在 Annals of Gastroenterological Surgery 杂志上。

研究共纳入1206例患者（日本776例，韩国323例，中国107例），研究发现术后并发症发生率为24.0%，主要的并发症为胰漏和手术部位感染。行手术治疗患者中位生存期（median survival time，MST）为36.7个月，接受R0、R1、R2切除患者的MST分别为56.6个月、25.8个月和21.7个月。而且，对于接受R0手术的P1（有腹膜转移）患者，

其MST与P0CY1（腹腔游离癌细胞阳性，无肉眼可见的转移病灶）患者相似。发生肝转移的患者，无论肝转移灶数目多少，接受转化治疗后MST都较好。发生腹主动脉旁淋巴结No 16a1/b2转移的患者，接受转化治疗后，MST并不劣于发生No 16a2/b1转移的患者。

通过此项东亚地区多中心回顾性研究结果显示：转化治疗可以提高Ⅳ期胃癌患者的生存期；转化治疗是安全可行的，尤其是对于可获得R0切除的患者，转化治疗效果更加明显。

中国参与单位：北京大学肿瘤医院、山西省肿瘤医院、烟台毓璜顶医院、浙江大学第一附属医院、南方医科大学南方医院、中国人民解放军总医院第一医学中心、河北医科大学附属第四医院。

（季鑫 於卉 李子禹 李双喜）

四、科普宣传

科普工作一直是中国抗癌协会的重点工作之一，1990年7月，中国抗癌协会癌症康复工作委员会在北京成立，建立了针对癌症患者的康复组织，普及科学抗癌、规范诊治科普知识；1995年4月，中国抗癌协会启动首个"全国肿瘤防治宣传周"，在全国层面推动群众性癌症防治科普宣传活动。此后，为进一步普及癌症防治科普知识，宣传推广癌症预防、早诊、规范诊疗等理念，中国抗癌协会在历届理事会的领导下，多次组织所属专业委

员会编写系列科普书籍。胃癌专业委员会历届委员会在总会的统一领导下，积极参与其中，主要完成了以下工作。

2002年，徐光炜教授时任中国抗癌协会理事长、胃癌专业委员会主任委员，组织编写中国抗癌协会第一部癌症防治系列科普丛书（共13个分册），并牵头负责《癌症概说》《胃肠肿瘤》两个分册的编写。

2008年，胃癌专业委员会参与了卫生部、中国抗癌协会联合发起的中国抗癌协会科普宣传系列丛书编写工作，负责《解析胃癌》分册。

2010年，胃癌专业委员会参与了卫生部疾病预防控制局与中国抗癌协会联合主办的"中国癌症防治科普宣传促进计划"——"传递希望·抗击胃癌"（陕西西安）。

2015年，胃癌专业委员会参与中国抗癌协会科普系列丛书《癌症知多少》的编写（共12个分册），负责《胃癌分册》。

（於卉）

参考文献

［1］中华人民共和国卫生部医政司.中国常见恶性肿瘤诊治规范［M］.北京：北京医科大学／中国协和医科大学联合出版社，1991.

［2］李德录，郑莹，李敏，等.上海市推行《中国常见恶性肿瘤诊治规范》（乳腺癌）的效果评估［J］.中国癌症杂志，2004，5：58-61.

［3］中国抗癌协会.新编常见恶性肿瘤诊治规范［M］.北京：中国协和医科大学出版社，1999.

［4］中华医学会.临床诊疗指南——肿瘤分册［M］.北京：人民卫生出版社，2005.

［5］张荫昌.关于胃癌癌前病变的研究——介绍在国际胃癌研究组（ISGGC）及国际病理学会（IAP）上的讨论［J］.中国医科大学学报，1983，2：1-5＋12.

［6］中国癌症基金会.中国肿瘤史料研究（第一卷）.北京：军事医学科学出版社，2000.

［7］萧树东.世界卫生组织合作中心评价胃癌诊断和治疗会议概况［J］.肿瘤，1984，6：276-278.

第四章　重要学术会议及国际交流

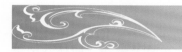 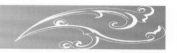

第一节　重要学术会议

一、全国胃癌学术会议的兴起及发展历程

全国胃癌学术会议起始于1978年召开的全国胃癌协作组第一次会议。1977年6月，为了加强对我国常见恶性肿瘤的防治研究工作，卫生部成立了全国肿瘤防办，并成立了13个肿瘤专题协作组，全国胃癌协作组为其中之一。

1978年3月18—31日，在北京召开了我国科技史上具有重要里程碑意义的科技盛会——全国科学大会，经过"十年动乱"，我国科技事业迎来了"科学的春天"。全国科学大会的召开，鼓舞了全国科技战线上各领域科技工作者以极大的热情投身我国科学事业的发展。全国肿瘤防治工作者也正是在这样的时代大背景下，"树雄心，立壮志"，以"团结起来攻克肿瘤"作为奋斗目标。

1978年4月11—19日在北京召开了全国胃癌协作组第一次会议。胃癌当时是我国死亡率最高的恶性肿瘤，与其他几个高发肿瘤相比，胃癌研究工作起步晚、基础差，与国外相比差距更大。在这次会议上，明确了全国胃癌协作组各组长、副组长单位以及各专业组组成；制订了相关规范、标准和协作方案；与会代表认真讨论撰写了1978—1980年全国胃癌防治研究规划，明确了三年奋斗目标和十二个重点研究课题，落实了各自承担的研究任务和具体进度。卫生部部长钱信忠在闭幕式上做重要讲话，高屋建瓴指出未来工作几大方向：第一，对于肿瘤防治工作仍要贯彻预防为主的方针；第二，加强科学研究和协作研究，要制订统一的规范和标准；第三，学习西方优秀经验的同时，注意结合自身特点发挥制度优势协力攻关，积极发掘和利用好祖国医学宝库中的经验总结。全国胃癌协作组第一次会议是对我国胃癌防治工作未来具有深远影响的一次重要会议，是我国胃癌防治历史上的里程碑。全国胃癌协作组第一次会议借"全国科学大会的强劲东风"，开启了我国胃癌防治协作研究工作的全新局面。

此后，于1981年在山东济南召开了全国胃癌协作组第二次会议，卫生部全国肿瘤防办李冰主任做题为"三年来胃癌防治工作回顾"的报告。会议肯定了三年来各协作研究工作取得的重要成果，指出基础研究队伍薄弱、科研条件不够完善等有待进一步解决的问题，并明确了下一阶段重点工作。

全国胃癌协作组初期的会议以推进协作研究、交流研究成果等为主要内容，得到了各协作单位的广泛支持和积极响应，通过协作研究的形式不断扩大了全国胃癌防治专业队伍。各专业组除积极参与全国胃癌协作组会议的交流，各自在会议间歇期均组织专业组的交流会议。全国胃癌协作组时期的会议得到政府部门的高度重视，在卫生部和全国肿瘤防办的统一领导和协调下各项协作工作得到了有效推进。

1985年中国抗癌协会胃癌专业委员会成立，于1986年1月3—7日在北京召开了第三次会议，本次会议由中国抗癌协会和中华医学会肿瘤学分会共同举办。本次会议开始正式启用"全国胃癌学术会议"的名称，此后历届延续。第3届全国胃癌学术会议总结了1981—1985年的工作，此阶段我国在胃癌领域的研究成果主要包括国产内镜的问世；胃癌细胞株及动物模型的建立；胃癌早期检出率和术后5年生存率的提高；胃癌单克隆抗体及胃癌癌基因的研究取得重大进展。卫生部副部长陈敏章，以及国家科委、中国科协、中华医学会等相关负责同志出席了本次会议。

1989年，第4届全国胃癌学术会议在沈阳召开，这是对1978年以来我国胃癌防治工作的一次十年检阅，本届会议与会代表数和投稿数均创历届最高。徐光炜教授以《我国胃癌防治研究的十年回顾》为题总结了十年来胃癌防治各领域取得的成就，指出仍存在的问题，提出降低胃癌发病率、加强早诊早治、进一步提高进展期胃癌疗效和改善患者生命质量的奋斗目标。1993年在上海举办了第5届会议。

1999年，第6届全国胃癌学术会议在南京召开。全国胃癌学术会议走过二十年历程，我国胃癌防治各方面工作取得长足进步。城市胃癌的发病率已呈下降趋势，疗效也有较大幅度提高，部分单位胃癌5年生存率已达50%，少数单位接近60%。会议总结了胃癌防治工作中仍存在的问题：早期胃癌诊断率虽有所提高，但仍不理想；广大农村应是我国胃癌防治工作关注的重点地区；胃癌基础研究有降温趋势；多中心协作攻关机制尚不健全，高水平前瞻性随机研究不多，学科间合作、基础与临床交流有待加强。随着交叉学科及相关学会和学术会议的兴起，第六届会议投稿和参会人数均有所下降，仍应更广泛地团结基础和临床研究各领域同道，共同推进我国胃癌防治工作。

早期的全国胃癌学术会议每3～5年一届，会议发言以大会投稿遴选口头报告的形式为主，投稿涉及胃癌防治各领域，且各专业投稿占比相对均衡。每一届会议均是对我国胃癌防治工作的一次全面检阅，并为下一步工作指明方向。通过每一届会议的交流，有力地推进了我国胃癌防治工作的不断进步和发展，以及各地区胃癌防治水平的同步提升。全国胃癌学术会议也因此成为引领我国胃癌防治工作的重要学术平台，获得领域内广大同道的认可。

进入21世纪，为进一步推进肿瘤学领域的综合性学术交流，中国抗癌协会联合中华医学会肿瘤学分会于2000年在北京举办了全国肿瘤学术大会

（注：后更名为"中国肿瘤学术大会"），这是我国肿瘤学领域覆盖学科最广的全国性肿瘤学术会议，初期每2年举办一届（注：自2018年起改为每年一届），中国抗癌协会所属各专业委员会均作为专题分会场参与其中。因此，2000—2011年，胃癌专业委员会未再单独举办全国胃癌学术会议，以全国肿瘤学术大会胃癌分会场为平台完成2年一次的全国胃癌领域的学术交流。

进入21世纪第二个十年，医学科学技术的飞速发展，新知识、新技术、新理念信息更新不断加速，学科发展需要更加广泛和深入的交流等，促使肿瘤学各领域的学术交流日益繁荣，回顾全国胃癌学术会议曾经对我国胃癌防治工作的引领，"重启会议"提上日程。2012年，在时任主任委员季加孚教授的倡导下，第7届全国胃癌学术会议时隔12年在北京召开。会上，首次向为我国胃癌防治事业做出过突出贡献的老一辈专家（共9位）颁发了"终身成就奖"，以感谢他们在我国胃癌防治事业起步阶段所做的重要的基础性工作和历史性贡献。自本届会议开始，全国胃癌学术会议改为"年会制"，并连续在北京举办了2013—2018年共六届会议（第8至13届），其中2017年第12届全国胃癌学术会议与第12届国际胃癌大会合并举办。这是国际胃癌大会首次落户中国，迎来全球48个国家3800余名参会代表，其中中国参会代表数和投稿数均创历届全国胃癌学术会议纪录。全国胃癌学术会议历经这几届会议的积累，影响力不断提升。

2019年，全国胃癌学术会议走过四十年历程，第14届全国胃癌学术会议在沈阳召开，大会以"传承中创新，协作中发展"为主题，特别设立了历史回顾专场。徐惠绵主任委员代表专业委员会回顾了我国胃癌防治六十年征程，会议首次颁发"中国胃癌防治杰出贡献奖"（共11位），向为推进我国胃癌防治事业发展曾做出过重要贡献的老一辈专家致敬，旨在激励中青年一代学者担当有为，奋发进取，接力重任，继续前行。此后，2020年、2021年两届会议分别在沈阳和上海举办，均采用了现场会议和网络同步直播的新形式，进一步扩大了会议的影响力。在2021年第16届全国胃癌学术会议闭幕式上，胃癌专业委员会历届主要领导共同启动了《砥砺奋进40载——中国抗癌协会胃癌专

业委员会发展历程回顾》编写工作，决定对胃癌专业委员会的历史及全国胃癌协作组成立后我国胃癌防治四十年历程进行系统梳理，这将是胃癌专业委员会首次以文字为载体记录历史，以更好地传承历史，开创未来。

至此，1978—2021，全国胃癌学术会议走过43年历程，历经胃癌专业委员会徐光炜、朱正纲、季加孚、徐惠绵四任主任委员接力引领，共举办了十六届会议，走过北京、济南、沈阳、上海、南京五座城市，得到全国同道和各承办单位的大力支持。

全国胃癌学术会议作为我国胃癌领域最具历史的学术会议，曾经在我国胃癌防治事业发展历程中发挥重要作用，未来也将继续团结广大胃癌防治各领域同道，以搭建高水平学术交流平台、促进协作研究、推进规范化诊治为宗旨，进一步提升会议学术水平，加强国际交流，促进转化研究和学科融合，为提升我国胃癌防治水平、为全球胃癌防治工作的进步贡献更多力量。

（於卉　李子禹　徐惠绵）

附：历届全国胃癌学术会议一览表

届次	年份	日期	举办地	投稿总数（篇）	参会人数（人）
第1届	1978	4.11 至 4.19	北京	241	250
第2届	1981	10.27 至 11.3	济南	412	450
第3届	1986	1.3 至 1.7	北京	401	400
第4届	1989	10.19 至 10.21	沈阳	620	500
第5届	1993	11.8 至 11.10	上海	560	500
第6届	1999	9.20 至 9.22	南京	380	250
第7届	2012	6.22 至 6.24	北京	110	800
第8届	2013	6.14 至 6.16	北京	140	1000
第9届	2014	6.27 至 6.28	北京	198	1200
第10届	2015	6.26 至 6.28	北京	129	1300
第11届	2016	5.13 至 5.15	北京	108	1580
第12届	2017	4.20 至 4.23	北京	1245*	3800
第13届	2018	6.15 至 6.17	北京	400	1866
第14届	2019	6.14 至 6.16	沈阳	355	1580
第15届	2020	10.29 至 11.4	沈阳[†]	332	503*
第16届	2021	10.15 至 10.16	上海[†]	564	807*

* 2017年第12届全国胃癌学术会议与第12届国际胃癌大会合并举办，其中中国投稿695篇

[†] 第15、16届会议期间正值全国新冠肺炎疫情常态化管控阶段，人员流动受限，现场参会以本地代表为主，数据仅统计大会特邀专家和现场正式注册参会代表数

参考文献

[1] 全国胃癌协作组.全国胃癌协作组第一次会议纪要.胃癌（内部资料）.北京市肿瘤防治研究所，1978.

[2] 张齐联，高纪（整理）.全国胃癌协作组第一次会议在北京举行[J].中华内科杂志，1978，17（04）：F03-F03.

[3] 全国胃癌协作组.全国胃癌协作组第一次会议学术论文摘要汇编，1978.

[4] 全国胃癌协作组.全国胃癌协作组第二次会议学术论文摘要汇编，1981.

[5] 全国胃癌协作组.全国胃癌协作组第二次会议简讯，1981.

［6］姜鉴澈.第三届全国胃癌学术大会在北京召开［期刊消息］，1986.

［7］全国胃癌研究专题委员会.第四届全国胃癌学术会议纪要（内部文件），1989.

［8］吴功侃.我国胃癌防治研究的进展——记第四届全国胃癌学术会议［J］.医师进修杂志，1990，2：26-27.

［9］吴裕忻.史奎雄.吴云林，等.中国第五届胃癌学术大会纪要（内部文件），1993.

［10］王兴鹏，吴云林，吴裕炘.五届全国胃癌学术会议纪要［J］.新消化病学杂志，1994，1：58-61.

［11］朱正纲.第六届全国胃癌学术会议纪要［J］.外科理论与实践，2000，1：62-63.

［12］胃癌防治研究——第六届全国胃癌学术会议文集，1999.

二、中日消化外科和中日胃肠外科学术会议的足迹

中日消化外科学术会议始创于1988年迄今已逾33个年头。是由中日两国老一代消化外科泰斗创建的事业，旨在通过学术交流提升医学水准和诊疗水平，促进和加深两国人民之间的友谊。第1届中日消化外科学术会议于1988年3月16—17日于中国上海的上海大会堂召开。中方主席是上海第二军医大学吴孟超教授，日方主席为杏林大学锅谷欣市教授。为期2天的会议，来自两个国家的肝胆胰、胃肠外科的学者们，在亲切友好的氛围中进行了学术交流，并且确立了长期交流合作的规划。林言箴、吴肇汉教授领导下的上海普外学会和上海医学会（对外联络部主任周欣宽先生、学术部主任朱梅芳女士）为此付出了巨大努力和贡献，首届会议取得巨大成功，主旨演讲、手术电影等形式将大会在科学的最前沿层面交流推向高潮，并且奠基了后续的交流规则。这是自1972年中日建交以来，第1届两国间消化外科领域的学者们面对面的学术交流和友好往来。自此，中日消化外科揭开了普外医学领域的新篇章，为各个普外领域的友好合作、交流开辟了广阔道路。

中日消化外科学术会议自开办以来，每年举办一届，第2届在日本东京，第3届在中国杭州……，其后分别在日本和中国各地（西安、成都、桂林、呼和浩特、无锡、大连、上海、南京、郑州、长春）举办。历任日方主席有杏林大学锅谷欣市教授，东京医科大学小柳泰久教授，东京医科大学田渊崇文教授，千叶大学松原久裕教授；中方主席有上海第二军医大学吴孟超教授，复旦大学吴肇汉教授、秦新裕教授，大连医科大学胡祥教授，中国人民解放军总医院陈凛教授，南京医科大学徐泽宽教授，吉林大学所剑教授，上海交通大学郑民华教授。

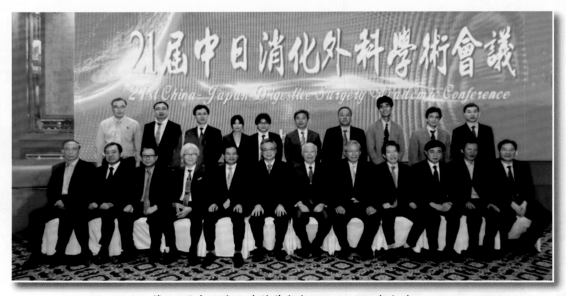

第21届中日消化外科学术会议——2016年大连

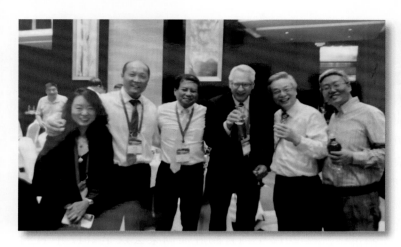

第 22 届中日消化外科学术会议——2017 年郑州

由于特殊的历史原因有一段短时间的中断，2000 年后半期始每年大连医科大学以中日胃肠外科学术会议的方式，续接、保持与日本医学领域交流的延续，大连医科大学与日本大学普外科，具有数十年的友好交流的基础和特殊的得天独厚资源，能以此方式延续中日间胃肠外科的学术交流事项。其后在中华医学会外科学分会副主任委员秦新裕教授、张忠涛教授和中国抗癌协会胃癌专业委员会主任委员季加孚教授的鼎力支持和帮助下，重启中日消化外科学术会议的交流，由复旦大学秦新裕教授，大连医科大学胡祥教授担任中方主席，每年在上海、大连分别举行。第 20 届是重要纪念时间点，在上海举办了隆重的纪念会议，会议期间再次确认了会议的宗旨和实施方法，并且得到了《中国实用外科杂志》编审田利国主任的支持，同时确定了后续的会议时间和地点。此后会议分别在大连、郑州、南京、长春、上海等地，举办了第 21、22、23、24、25 届会议。

回眸伴随改革开放政策的大潮，33 年间的学术交流史，中日消化外科、胃肠外科学术会议承接了老一代的凤愿，在推动本领域技术、知识进步，向前发展中发挥了巨大作用。同时也见证了中国消化、胃肠外科的进步。

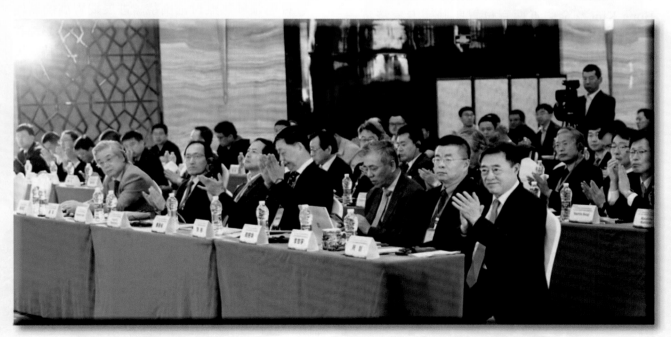

第 24 届中日消化外科学术会议——2019 年长春

（胡祥）

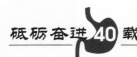

三、中国胃肠肿瘤圆桌会议

中国胃肠肿瘤圆桌会议是由上海交通大学医学院附属瑞金医院、上海市抗癌协会胃肠肿瘤专业委员会、上海疾病预防控制中心胃癌专业委员会、上海消化外科研究所、《外科理论与实践》杂志共同主办的品牌会议。自 2011 年来，共计举办 6 届。会议以开放式圆桌讨论为特色、淡化授课说教，鼓励百家争鸣；强调学术产出，鼓励多学科交流。每一届会议确定一个学术主题，会议版块包括大师讲坛、挑战性病例的现场投票、分会场引导发言及圆桌讨论、会后学术总结与成果发表等。各届会议简介如下。

2011 中国胃肠肿瘤圆桌会议

2011 中国胃肠肿瘤圆桌会议于 2011 年 11 月 19 日在上海召开，本次会议主题是"原创、协作、辨析、思考"；上海交通大学医学院附属瑞金医院朱正纲教授担任大会主席，法国 Paul Brousse 医院的 Rene Adam、日本岐阜大学医学院吉田和弘（Kazuhiro Yoshida）、韩国高丽大学医学院 Yeul Hong Kim 及全国近两百位胃肠肿瘤专家济济一堂，在胃癌内科、胃癌外科、结直肠肿瘤等分会场，针对相关领域的热点问题展开讨论，上海市医学会肛肠外科学组会议同期举行。本次讨论中，"多学科协作""转化性研究""倡导开展国内多中心临床研究"等，是被提及最多的关键词。中国医学论坛报对本次会议进行了两个整版的会议实时报道。

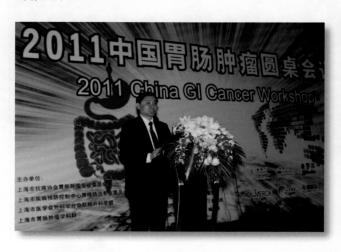

胃癌外科分会场议题包括：胃癌微创手术、胃癌术中化疗、胃癌术前分期与新辅助化疗的外科视角。胃癌内科分会场议题包括：分子靶向治疗、ToGA 研究对胃癌分子靶向治疗临床实践的推动力、胃癌围手术期化疗的内科视角等。胃癌转化研究分会场，分别就胃癌内科、病理科、基础研究的落差究竟在哪里？胃癌的药物治疗与转化型研究等议题展开讨论。

2012 中国胃肠肿瘤圆桌会议

2012 中国胃肠肿瘤圆桌会议于 2012 年 11 月 24 日在上海召开，本次会议主题是"局部进展期胃肠肿瘤的新辅助治疗"；朱正纲教授担任大会主席，来自日本、韩国、巴西及我国两百余名胃肠肿瘤专家与会。上午主题发言由日本 Mitsuru Sasako、韩国 Noh Sung Hoon、巴西 Laercio Lourence Gomes 和瑞金医院朱正纲教授分别介绍所在国家胃癌治疗现状。在其后的大会讨论中，分别讨论了胃癌和肠癌领域的两个热点问题。下午的胃癌外科、胃癌内科、结直肠肿瘤分会场，分别针对相关热点问题展开圆桌讨论。中国医学论坛报对本次会议进行了三个整版的会议实时报道。

胃癌领域热点讨论围绕"进展期胃癌的新辅助治疗"这一议题展开，由中国医科大学徐惠绵教授、刘云鹏教授和上海瑞金医院燕敏教授主持。天津肿瘤医院巴一教授及瑞金医院李琛教授分别从内科和外科视角做引导发言。与会专家认为，胃癌新辅助化疗可用于部分局部进展期胃癌；不推荐单药应用；具体方案与策略值得进一步研究。

胃癌外科手术分会场讨论议题包括：胃癌术前分期的应用和临床价值、胃癌扩大根治术（联合脏器切除）与消化道重建、腹腔镜手术在胃癌外科的价值等。胃癌药物治疗与转化性研究分会场的议题包括：临床实践中的生物标本库建设与胃癌转化性研究瓶颈、胃癌分子靶向治疗与分子分型、胃癌术后辅助化疗是推迟复发还是治愈疾病等问题。会议倡导依据基因分型，对不同患者采取个体化治疗的临床实践，改变疾病治疗中的"均码"模式，开发新型分子标志物。与会专家呼吁，建立有基础或转化性研究科学家参与的，真正意义上的多学科胃癌诊治团队已迫在眉睫。

2013 中国胃肠肿瘤圆桌会议

2013 中国胃肠肿瘤圆桌会议于 2013 年 12 月 7 日在上海举行，本次会议主题是"胃肠肿瘤复发转移诊治的若干问题"；朱正纲教授担任会议主席。中国胃肠肿瘤领域权威专家周总光、徐惠绵、胡祥、燕敏、薛英威、毕建威、王雅杰等出席会议。本次会议围绕胃肠肿瘤复发转移的诊断与治疗这一主题进行深入探讨。

上午主题演讲主要盘点 2013 年胃肠道肿瘤复发转移治疗现状。华西医院周总光教授、瑞金医院朱正纲教授分别作了"提高我国普外科学科竞争力的思考""胃肠肿瘤复发转移诊治的若干问题"的主题发言。紧密围绕转移复发的专题发言中，徐惠绵教授、刘颖斌教授、许剑民教授、赵任教授分别就胃癌腹膜转移及肝转移、结直肠癌肝转移的治疗现状作了精彩发言。

下午圆桌讨论分为三个分会场，分别围绕胃癌转移与复发、转移性结直肠癌诊治和胃肠肿瘤转化研究进行。在胃癌分会场，与会专家对胃癌转移的诊断与治疗策略进行了更深入讨论，特别是对腹膜转移诊断的新技术——光动力诊断产生了浓厚兴趣。在结直肠癌分会场，与会专家对结肠癌肝转移的手术策略及维持治疗进行了深入探讨，并达成相关共识。在转化研究分会场，与会专家对肿瘤转移的生物学特性、胃肠肿瘤分子诊断与靶向治疗、基因多态性与胃肠肿瘤复发转移的关系等问题进行了探讨，并达成了"肿瘤侵袭转移和复发是肿瘤治疗的基本问题"的共识。

2015 中国胃肠肿瘤圆桌会议

2015 中国胃肠肿瘤圆桌会议于 2015 年 10 月 31 日在上海召开，本次会议主题是"胃肠肿瘤的精准医疗与转化研究"；朱正纲教授担任大会主席，来自全国 18 个省市的两百余名专家与会。肿瘤内科、肿瘤外科、放射科、放疗科、病理科、基础研究等领域的专家齐聚一堂，围绕大会主题展开多学科讨论，议题涵盖了胃肠肿瘤临床实践中的"转化性治疗"以及基础研究与临床实践间构筑桥梁的"转化性研究"等诸多热点。

上午的会议邀请朱正纲、沈琳和周总光教授作

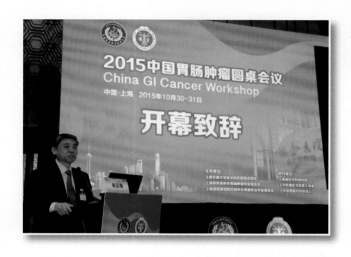

专题演讲，分别从外科和内科的角度盘点了胃肠肿瘤转化治疗的现状与展望。随后，借助胃癌和肠癌两个病例分享，引出转化治疗中一系列热点议题。主要涵盖如下几个方面：①如何选择接受转化治疗的患者；②转化治疗方案的选择；③分子标志物检测在转化治疗决策中的权重；④靶向药物在转化治疗中应用的价值；⑤转化成功后的后续治疗策略。每一项议题均征求现场观众投票意见，邀请内科、外科、病理科、影像科等多学科专家登台点评，台上多学科专家畅所欲言，与台下观众热烈互动，把整个大会的气氛推向高潮。

下午的胃癌分会场承接上午的主题，围绕"精准医疗"和"转化"展开，通过五位教授的引导发言，盘点现状，提出问题，引导与会专家讨论。上海瑞金医院于颖彦教授以胃肝样腺癌的病理特点为切入点，展开介绍了胃癌分子分型的研究进展。北京肿瘤防治研究所吕有勇教授指出，胃癌分子分型应结合我国胃癌流行病学特征，开展多中心合作，力争形成专家共识，更能为精准医疗服务。精准医疗应基于基础研究进展，将基础研究与临床问题紧密结合，才能更有效地推动基础研究成果向临床转化。与会专家认为，各学科应正视肿瘤异质性的问题，而个体化治疗是解决肿瘤异质性的最佳策略，其发展依赖基础研究的突破与进展，通过临床研究验证，使群体规律应用于个体治疗之中。

分会场还讨论了术前腹腔镜探查与腹腔冲洗在胃癌术前分期中的价值以及胃癌腹膜转移的精确评估与治疗；针对腹膜转移的治疗，采取局部腹腔化疗联合全身化疗的模式已显示出较好的疗效，腹腔

化疗药物也从早期的顺铂、丝裂霉素、氟尿嘧啶，到目前推荐的紫杉类药物。未来，分子靶向药物在腹腔化疗中的应用价值也值得探索。

2017 中国胃肠肿瘤圆桌会议

2017 中国胃肠肿瘤圆桌会议于 2017 年 11 月 25 日在上海召开，本次会议主题是"胃肠肿瘤的转化治疗"，与会代表 200 余人。与会专家涵盖胃肠外科、肿瘤内科、放射诊断与放射治疗、病理科及基础研究等多个领域。上午全体大会通过两个挑战性病例的现场投票，分别就转移性结直肠癌和转移性胃癌的转化治疗策略与技术等展开研讨；下午分胃癌和肠癌两个分会场，讨论了本领域的若干热点问题。

胃癌领域的若干热点问题包括：①"转化治疗用于局部进展期不可切除胃癌的策略与方式"，涉及转化治疗中术前治疗策略如何选择、如何判断转化治疗是否成功、转化治疗中的手术选择、局部进展期不可切除胃癌（ILAGC）转化失败但无远处转移者的后续治疗选择等。②在"Ⅳ期胃癌的转化治疗"讨论时，与会专家均赞同，应将Ⅳ期胃癌患者进一步细化，根据转移情况进行分类，给予针对性治疗，并通过开展合理设计、严谨实施的临床研究，探讨转化治疗的可行性。在积累更多临床研究数据前，在基层医疗机构的临床实践中，不建议常规开展Ⅳ期胃癌转化治疗。③在"胃癌分子分型及免疫治疗标志物"议题讨论时，从国际肿瘤免疫治疗热点入手，探讨胃癌分子分型在免疫治疗中的应用前景，并介绍了瑞金医院在胃癌免疫标志物检测中的相关工作，通过聚焦免疫检查点相关标志物的检测，将胃癌细分为淋巴结细胞富集型及非富集型。专家倡导通过临床易行的方法筛选无效或超进展病例，仍需临床与基础研究的通力合作。

2019 中国胃肠肿瘤圆桌会议

2019 中国胃肠肿瘤圆桌会议于 2019 年 12 月 28 日在上海召开，本次会议主题是"局部进展期胃癌围手术期综合治疗的若干关键问题"。朱正纲担任会议主席，季加孚、徐惠绵、梁寒、郑民华等担任会议共同主席。徐惠绵代表中国抗癌协会胃癌专业委员会致辞，对会议的召开表示热烈祝贺与高度肯定。会议同时邀请日本、韩国和中国胃癌综合治疗领域的专家、代表约 200 位。专业涵盖胃肠外科、肿瘤内科、放射诊断、放射治疗、病理科及基础研究等领域。会议围绕局部进展期胃癌新辅助化疗以及晚期胃癌转化治疗若干热点问题进行学术交流与讨论。并在 12 月 27 日进行 4 场会前会，分别为：中国抗癌协会胃癌专业委员会基础医学与病理学组研讨会；Her-2 阳性胃癌诊疗策略研讨会；胃癌腹腔内化疗专题研讨会；胃癌多学科会诊研讨会。

北京大学肿瘤医院李子禹教授回顾局部进展期胃癌新辅助化疗领域的现有临床研究证据以及各国权威指南对新辅助化疗的推荐意见，同时结合临床实践解读 RESOLVE 临床研究的结果，提出围手术期 SOX 方案化疗可作为 cT4aN ＋ M0 或 cT4bNxM0 期胃癌的标准治疗方案，且术后 SOX 方案为胃癌 D2 根治术后辅助化疗提供新的选择。

日本 Yoshida 教授分享了日本胃癌围手术期治疗的经验，包括胃癌术后辅助化疗的发展历程、S-1（替吉奥）用于胃癌辅助化疗的优势、亚期胃癌辅助化疗的临床研究以及Ⅳ期胃癌围手术期诊疗策略等专题。日本 Terashima 教授结合日本临床肿瘤研究学组（Japan Clinical Oncology Group，JCOG）开展的临床试验研究结果，介绍了日本学界对胃癌新辅助化疗的看法与经验。韩国 Yang 教授分享了韩国首尔国立大学医院胃癌新辅助化疗的经验，建议开展全球多中心临床试验，以进一步证实新辅助化疗对局部进展期胃癌的生存获益。韩国 Noh 教授则进一步总结东西方国家胃癌新辅助化疗的现状，并详细解读 PRODIGY 临床研究。

天津医科大学肿瘤医院梁寒教授全面回顾了国内、外Ⅳ期胃癌转化治疗领域的研究进展，包括姑息性手术联合化疗 D2 根治联合腹主动脉旁淋巴结清扫、腹腔联合全身新辅助化疗（neoadjuvant intraperitoneal and systemic chemotherapy，NIPS）、减瘤手术（cyto-reduetive surgery，CRS）联合腹腔温热灌注化疗（hyperthermic intraperitoneal chemotherapy，HIPEC）等。复旦大学附属中山医院汪学非介绍了中山医院胃癌新辅助化疗的经验。瑞金医院严超总结并回顾 NIPS 治疗的发展历程，同时公布 DRAGON-01 研究Ⅱ期试验结果。与会专家对胃癌新辅助化疗及转化治疗的若干热点问题进行讨论，比较公认的是尽管 PRODIGY 研究和 RESOLVE 研究显示新辅助

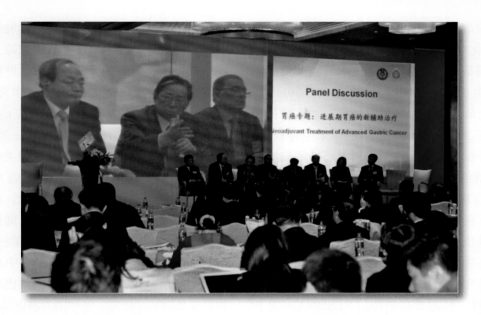

化疗的生存获益方面优于术后辅助化疗，但仍缺乏有说服力的生存数据，期待更多的随机对照研究结果，以期进一步阐明对进展期胃癌患者实施新辅助化疗的合理指征与生存获益等。胃癌的转化治疗与新辅助化疗在治疗策略上有异曲同工之处，如经过治疗能达到R0切除，往往能获得较好疗效，但目前国内在胃癌术前治疗方面的临床研究数据仍很有限，亟待积累更多的数据以进一步总结与评估。

中国胃肠肿瘤圆桌会议主席朱正纲教授坦言，圆桌会议象征畅所欲言、各抒己见的平等与自由，中国胃肠肿瘤圆桌会议希望能成为"名家汇聚，百家争鸣"的平台，努力开创中国肿瘤事业"百花齐放"的平台。

（上海瑞金医院）

四、中日韩胃癌天津高峰论坛

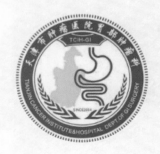 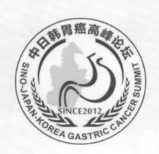

自2012年起，天津医科大学肿瘤医院每2年召开一次中日韩胃癌天津高峰论坛。邀请日韩及国内胃癌领域著名专家参会，至2020年共举办4届中日韩胃癌天津高峰论坛，4届天津胃癌峰会/胃癌手术演示研讨会。每届高峰论坛均邀请到中日韩胃癌领域著名的专家教授来津授课，先后邀请到日本 M. Sasako、T. Sano、N. Hiki、T. Fukagawa、M. Terashima、I. Ninomiya、H. Katai、H. Yamashita 教授以及韩国的 SH. Noh、HK. Yang、YJ. Bang、HH. Kim、YW. Kim 教授。国内专家包括来自香港中文大学于君教授、吴国伟教授，中国抗癌协会胃癌专业委员会历届主任委员、副主任委员、常委等来津授课和手术演示。每次高峰论坛来自全国的参会人员300余人。天津高峰论坛已经成为国内胃癌品牌会议之一。每次高峰论坛均给参会同道带来国内外最新的胃癌诊治新进展、新理念。

近10年以来，中日韩胃癌天津高峰论坛暨天津胃癌峰会/胃癌手术演示研讨会伴随着我国胃癌诊治领域技术进步。日本和韩国在胃癌的标准手术，合理淋巴结清扫方面居国际领先水平，Sasako教授主持的JCOG9501研究奠定了局部进展期胃癌合理淋巴结清扫的范围，无限扩大淋巴结清扫范围不能给患者带来生存获益。来自日本的JCOG9502研究探讨了食管胃结合部腺癌合理手术入路，其5年、10年的随访结果显示食管胃结合部腺癌，侵犯食管 ≤ 3 cm 的病例，采取经腹手术入路，不但可以减少手术相关并发症，最关键的是可以提高患者的远期生存率。由韩国 Noh 和 Bang 教授作为主研究者（PI）的 CLASS 研究第一次证明，局部进展期胃癌采取标准 D2 根治性淋巴结清扫后辅助 XELOX 双药化疗可以进一步提高患者的远期生存。从而奠定了局部进展期胃癌 D2 ＋术后辅助化疗的亚洲模式。由 Sano 教授作为主 PI 的 JCOG0110 研究探讨了中上部局部进展期胃癌切脾以彻底清扫脾门淋巴结的必要性，结果显示不能带来生存获益。我国学者积极探讨保留脾脏的脾门淋巴结清扫的可行性。进入微创外科时代，韩国 Yang 教授和 Kim 教授等主持的 KLASS 系列研究为规范胃癌腹腔镜手术提供循证医学证据。我国同道在与日韩同道的交流学习中进步。基于我国胃癌临床诊治特点和我们需要急于解决的临床问题，国内多中心前瞻性随机对照临床研究从无到有。由季加孚、沈琳教授主持的 RESOLVE，陈凛教授主持的 RESONANCE 和李国新教授等主持的 CLASS 系列研究初步实现了与日韩跟跑到并跑的跨越，为具有中国特色的胃癌规范化围手术期治疗和微创手术提供了高级别循证医学证据。

连续举办的中日韩胃癌天津高峰论坛及天津胃癌峰会也促进了主办单位天津医科大学肿瘤医院胃癌诊治水平的不断进步、提高。在 2012 年第一届峰会上同时举行了由梁寒教授主编的《胃癌》（北京大学医学出版社出版）新书发布会。2013 年天津胃癌峰会同时举办了由梁寒教授主编的《胃癌根治手术写真》（天津科技翻译出版公司出版）新书发布会。2019 年的峰会同时举办了由梁寒教授主编的《胃切除术后消化道重建》（人民卫生出版社出版）新书发布会。自 2016 年起，每年的峰会增加了达芬奇机器人手术辅助的胃癌根治手术演示，重

点介绍天津医科大学肿瘤医院胃部肿瘤科独有的改良垂直褥式缝合技术在机器人胃切除术后消化道重建中的应用。此外，天津医科大学肿瘤医院还积极参加国内外的多中心临床研究：作为国内 10 家参与单位之一，参加了 CLASS 研究；在 RESOLVE 研究中贡献了近 20% 的入组病例；也根据临床实际工作中遇到的临床问题设计了相关临床研究，主持开展了诸如局部进展期远端胃癌 No14v 组淋巴结清扫的全国多中心随机对照研究，局部进展期胃癌保留大网膜的全国多中心前瞻、随机对照研究以及局部进展期胃癌 SOX ＋信迪利单抗对比 SOX 作为新辅助化疗的随机对照、前瞻多中心临床研究。

邓靖宇教授专注于胃癌根治淋巴结检出数目与预后关系的临床研究，证明随着淋巴结检出数目的增加，阳性淋巴结数目会随之增加，阴性淋巴结数目与预后呈正相关。局部进展期胃癌检出淋巴结在 30 枚及以上才能避免因淋巴结数目偏少造成的分期偏移。自 2017 年起每年的峰会增加了由邓靖宇教授借鉴日本同道的胃癌根治淋巴结清扫术后，体外淋巴结分拣操作步骤演示。基于我们的临床研究工作，由邓靖宇教授主笔撰写了《局部进展期胃癌根治性淋巴结清扫术后体外淋巴结精细分拣中国专家共识（2019 年版）》于 2020 年《中华胃肠外科杂志》发表。

局部进展期胃癌合理淋巴结清扫范围也是天津医科大学肿瘤医院胃部肿瘤科临床研究的重点，据一组 1774 例局部进展期胃癌倾向性评分匹配分析显示，就远端局部进展期胃癌而言，D2 ＋淋巴结清扫包括 No12b、No13、No12p、No14v、No.8p、No12b/p、No16a2/b1 等。采取 D2 与 D2 ＋淋巴结

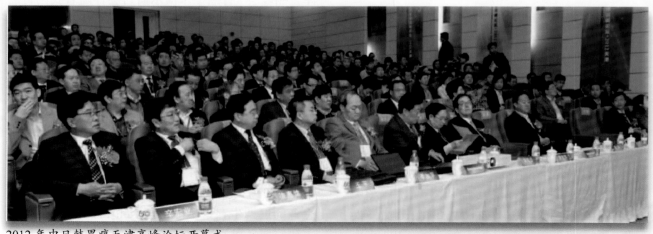

2012 年中日韩胃癌天津高峰论坛开幕式

清扫患者的中位生存时间分别是（53.6±6）个月和（34±3）个月，$P = 0.03$。No.8p、No.12p、No13和No16a2/b1的治疗价值指数（TVI）分别是7.1、5.7、5.1和7.1，其临床意义不亚于D2清扫范围以内的某些组淋巴结，如No7（3.4）、No8a（5.0）、No9（3.4）。虽然如此，D2＋淋巴结清扫的临床价值仍有待高级别循证医学证据。结合国内同道发表的相关临床研究，结合日本胃癌治疗指南。由柯彬主任主笔起草了《局部进展期胃癌合理淋巴结清扫中国专家共识（2022年版）》，将于《中华胃肠外科杂志》出版。

局部进展期胃癌腹腔热灌注技术也是天津医科大学肿瘤医院胃癌团队的特色之一，每年的胃癌峰会期间手术演示环节同时演示腹腔热灌注技术的适应证、操作要领以及灌注过程中容易发生的输入/输出管路堵管、循环不畅等技术问题的处置方法等。天津医科大学肿瘤医院也参与了由广州医科大学崔书中教授发起的"局部进展期胃癌D2＋HIPEC的全国多中心、前瞻、对照、随机临床研究"。该研究将于2022年底公布近3年随访结果。此外，天津医科大学肿瘤医院主持了HIPEC-02临床研究，该研究聚焦于临床诊断为胃癌伴腹膜转移病例，借鉴日本凤凰研究方案作为对照组，治疗组增加了具有中国特色的腹腔热灌注化疗，该研究有全国35家医院参加，目前正在患者招募中。上述有关HIPEC的预防和治疗胃癌腹膜转移的研究，将为这类胃癌患者的精准治疗提供高级别循证医学证据，为提高我国局部进展期胃癌的治疗效果提供理论支持。

2021年10月在上海召开的第五届胃癌专业委员会换届大会上天津医科大学肿瘤医院成为第六届胃癌专业委员会主任委员单位，这届专业委员会的理念是"传承、规范、合作、创新"。中国抗癌协会胃癌专业委员会走过了近40年光辉历程，总结过去，开创未来。在全国胃癌领域同道的共同努力下，我国胃癌诊治水平一定会得到长足的提高，我们一定会为"健康中国2030"美好愿景做出贡献。

（梁寒）

五、解放军总医院胃肠外科高峰论坛

自2008年至2021年，解放军总医院胃肠外科高峰论坛历经12届风雨洗礼，已成为国内具有标志性意义的重要学术会议之一。

历年来，在中华医学会、中国医师协会、中国抗癌协会、中国研究型医院学会等各大专业学会的支持下，在赵玉沛院士、黄志强院士、黎介寿院士、付小兵院士、张学敏院士、郑静晨院士、窦科峰院士、秦新裕教授、朱正纲教授、季加孚教授、徐惠绵教授、梁寒教授、Vivian Strong教授、Eubanks教授、松原久裕教授等国内外著名专家学者的指导帮助下，解放军总医院胃肠外科高峰论坛不断发展进步，会议规模和影响力日益扩大，并包含了3D腹腔镜胃癌手术演示会、一带一路胃癌大师班、解放军总医院胃肠外科周、解放军总医院腔镜训练营等子品牌，历届会议均受到国内外学者同道的密切关

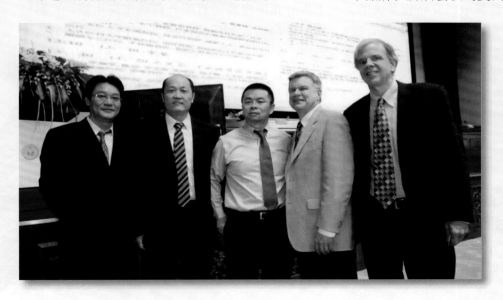

2011年，在解放军总医院国际学术中心第一会议室，由解放军总医院普通外科承办的第三届解放军总医院胃肠外科高峰论坛上，中外专家合影（季加孚教授，陈凛教授，徐文通教授，来自美国威斯康星大学医学院外科主席Kent等两位教授）

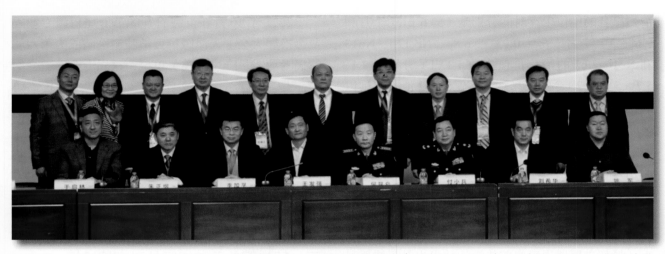

2015年，在解放军总医院国际学术中心第一会议室，由解放军总医院普通外科承办的第六届解放军总医院胃肠外科高峰论坛开幕式上领导和专家合影（付小兵院士，何昆仑副院长、季加孚、朱正纲、张忠涛、沈琳、叶颖江、徐泽宽、苏向前、余佩武、陈亚进、戴广海、田利国、乔治、陈凛教授，及医院、学会部分领导）

注，累计受众达50万余人次。近两年，虽受疫情的影响，线下会议规模有所缩小，但胃肠外科高峰论坛通过线上和线下相结合的方式，扩大了学术交流规模和专业受众范围，展现了勃勃生机。

解放军总医院胃肠外科高峰论坛以规范、精准、创新、研究为宗旨，通过手术演示、学术探讨、前沿追踪、高峰论道、技术培训、共识规范讨论制定、多中心临床研究设计及研究者会、疑难病例多学科诊疗（MDT）讨论、青年研究者支持计划等形式，对胃癌领域的最新进展进行梳理，涵盖胃癌早诊、外科手术、全身综合治疗、基础病理、影像、新药研究等内容，展示我国及国际上胃部外科领域研究和治疗的最新进展，推动胃癌学科领域的深度交流和合作，分享学科领域研究经验及成果，积累中国临床证据，吸纳国内外同行经验，整合胃癌外科相关学科优势，加速年轻专家培养，促进胃癌多中心研究合作发展，为广大致力于胃癌领域研究的同道搭建了一个百家争鸣的学术与技术交流平台，促进了中国胃癌诊疗和研究水平的发展。

（乔治）

六、中国腹腔镜胃肠外科研究组临床研究国际研讨会（CLASSIC）

十多年前，一系列腹腔镜手术术式的探索与推广，开创了我国胃癌外科新纪元，部分专家的手术技术甚至达到国际顶尖水平，但同时专家们也清醒地认识到我国腔镜胃癌外科发展所面临的不足：技术水平参差不齐，学术水平整体偏低；实际临床病例多，有效临床数据少；回顾性报道多，前瞻性研究少；单打独斗多，联合攻关少。上述种种不利因素严重制约着我国腹腔镜胃癌外科的发展，整体研究水平及国际学术影响力明显落后于日本、韩国等胃癌诊疗水平先进国家，有感于此，笔者尝试和国内腹腔镜胃癌外科专家沟通探讨联合发展之策，幸得众多同行应允，并且得到中华医学会外科学分会腹腔镜与内镜外科学组以及中国抗癌协会胃癌专业委员会的首肯和支持，联合了当时我国腹腔镜胃癌外科临床应用较好、科研素养较高、彼此感情较深、合作精神较强的六家单位，怀着"研究、规范、推广腹腔镜胃癌外科新技术，合作、共赢、携手走向国际学术前沿"这样一个共同愿景，于2009年11月27日在广州召开了多中心临床研究协作组启动会议，标志着中国腹腔镜胃肠外科研究组（Chinese Laparoscopic Gastrointestinal Surgery Study Group，CLASS）正式成立，首批核心成员包括：南方医科大学南方医院李国新教授、解放军总医院杜晓辉教授、四川大学华西医院胡建昆教授、上海交通大学医学院附属瑞金医院胡伟国教授、福建医科大学附属协和医院黄昌明教授、复旦大学附属中山医院孙益红教

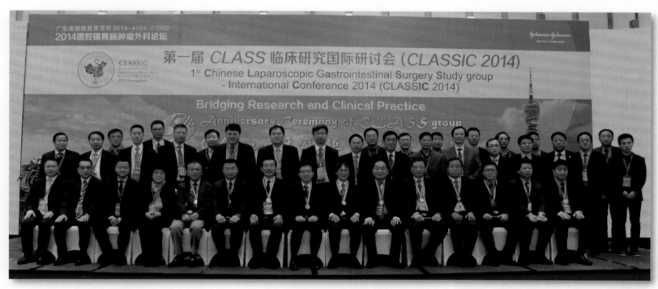

第一届 CLASSIC（2014 年 12 月）

授。CLASS 以整合优势科研资源、打造良好的临床研究平台为己任，总结我国腹腔镜胃癌外科临床数据，快速积累大宗病例并开展多中心临床研究，致力于对国际国内存有争议的临床问题做出客观评价，为国内外胃癌外科官方指南提供高级别循证医学证据。

不忘初心，砥砺前行，CLASS 研究组成立以后马上开展了腹腔镜胃癌外科系列临床研究。2010年 2 月 6 日，CLASS 第一次全体成员大会在广州召开，共 30 家单位成为首批 CLASS 成员，他们锐意进取、敢为人先，围绕腹腔镜胃癌外科新技术坚定走特色鲜明的学术合作发展之路，深深影响并带动了国内更多同行，为中国胃癌外科临床研究的证据产出做出了重大贡献。历史将铭记 2012 年，中国首个关于进展期胃癌腹腔镜微创手术的多中心

前瞻性随机对照研究 CLASS-01 研究正式启动，14家著名单位、15 个一流外科团队，仅仅用了 2 年时间就顺利完成了 1056 例受试者招募，开创了我国腹腔镜胃癌外科临床研究新局面。继 CLASS-01研究之后，CLASS-02 至 CLASS-11 研究均已顺利实施，其中 CLASS-01 研究最终结果于 2019 年发表在 *JAMA* 主刊，为解决腹腔镜微创手术与传统开腹手术治疗局部进展期胃癌的疗效争议提供了世界上首个强有力的证据支撑；此后的 CLASS-02研究结果于 2020 年发表在 *JAMA ONCOL*，同年CLASS-04 也发表在 *Surgical endoscopy*，CLASS 系列成果在世界胃癌学术舞台上发出中国最强音，为全球胃癌外科诊疗提供中国证据，引领中国腹腔镜胃癌外科走向国际舞台。

日韩、欧美等国际胃癌外科专家逐渐通过

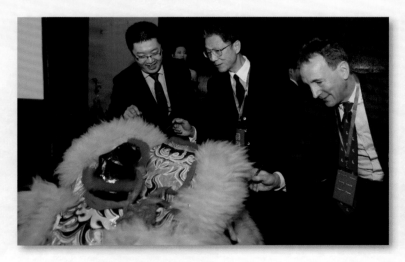

第二届 CLASSIC（2015 年 12 月）

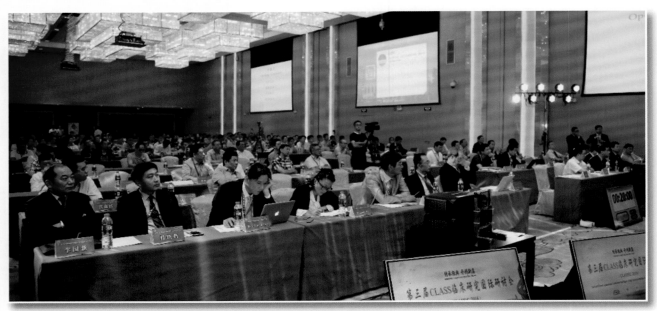

第三届CLASSIC
（2016年9月）

CLASS系列研究接触、了解到我国腹腔镜胃癌外科发展状况，愿意更进一步与中国同道开展交流合作。基于上述基础，2014年创立了CLASS临床研究国际研讨会（Chinese Laparoscopic Gastrointestinal Surgery Study Group International Conference，CLASSIC）年度学术交流机制，围绕腹腔镜胃癌外科的临床研究及相关学术前沿热点每年举办一次，迄今为止已成功举办了八届，来自欧美、日韩等10个国家的42位国际知名胃癌专家先后来到CLASSIC讲学交流，CLASSIC也成为我国腹腔镜胃癌外科专家和国际胃癌领域专家交流切磋学术观点的平台。

2014年12月19—20日在广州举办的首届CLASSIC会议适逢CLASS研究组成立5周年，会议邀请到了世界首位开展腹腔镜胃癌手术的Kitano教授以及时任韩国胃癌协会主席的Hankuang Yan教授，两位国际顶级专家接受了CLASS的聘书并为CLASS创始成员颁发了奖章。

2017年第四届CLASSIC会议以"传承经典，开创新篇"为主旨。会议有幸邀请到了韩国的Hyung-Ho kim教授、美国的Jiping Wang教授、新加坡的Jimmy So教授、马来西亚的Ramesh Gurunathan教授，日本的Takeshi Sano教授和Takahiro Kinoshita

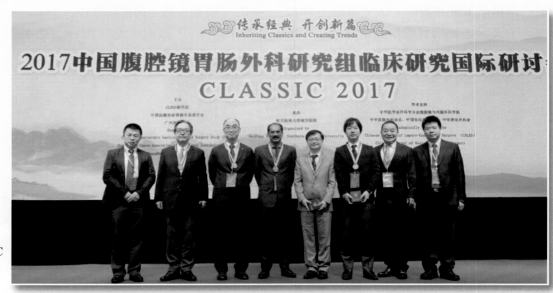

第四届CLASSIC
（2017年9月）

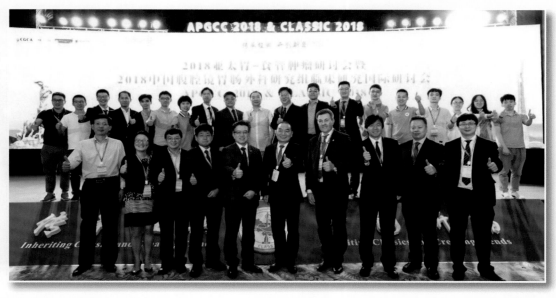

第五届 CLASSIC
暨第七届 APGCC
（2018 年 9 月）

教授等国际知名专家，以及季加孚教授、郑民华教授、梁寒教授、陈凛教授和徐瑞华教授等国内领军人物带来主题演讲，大会设置了"临床研究""外科新技术""青年专家和校友论坛"三个分会场，实时报道了中国腹腔镜胃肠外科研究组各项主要研究的进展情况，探讨了经自然腔道标本取出手术（NOSES）、单孔手术、机器人手术等热点技术和保功能手术、膜解剖、加速康复外科等热门理念。在最精彩的手术直播环节，智能裸眼 3D、自主研发的单孔多通道装置、TaTME 等"黑科技"悉数登场。

第五届 CLASSIC 和第七届亚太胃-食管癌研讨会（APGCC）共同举办。本次大会参会专家来自全球 10 个国家、全国 27 个省市自治区及香港地区共 800 余位代表。会议为期两天半，包括 1 个国际主会场，2 个专题分会场，10 场卫星会及会前会，18 场国际特邀报告，42 场国内专题报告，来自日、韩、欧美等国的 19 位国际专家与国内 300 位特邀专家共同讨论学术前沿，盛况空前。9 月 2 日全天 6 台智能精准微创腹腔镜胃肠手术结合术中导航、裸眼 3D 演绎智能精准微创外科，更是将互联网直播推向高潮，本次会议网上观摩量达到了 4 万人次的新高度！

2019 年举办的第六届 CLASSIC 大会主题是："合作，致远（Together, Go further）"。适逢伟大祖国成立 70 周年，中国腹腔镜胃肠外科研究组 CLASS 成立十周年，参会代表共计 951 人，会议为期两天半，1 个国际主会场，6 个专题分会场，10 场会前会及卫星会，5 台手术网络直播，并全面

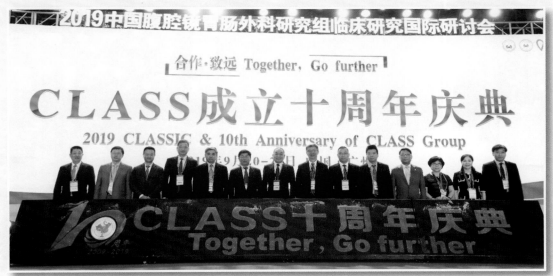

第六届 CLASSIC 暨 CLASS 成立十周年庆典（2019 年 9 月）

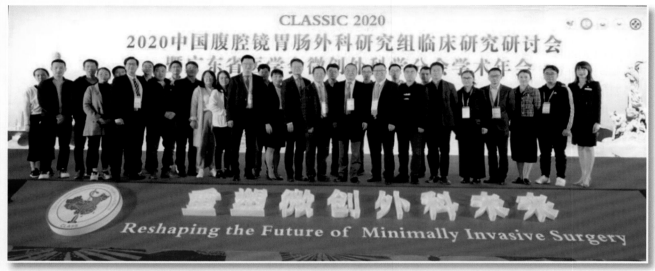

第七届 CLASSIC（2020 年 12 月）

展示了裸眼 3D、术中导航、减孔及经肛手术。网络观摩人数超越 50 000 人次，CLASSIC 已然成为腹腔镜胃肠外科学届的盛大节日和口碑品牌！

2020 年第七届 CLASSIC 大会主题是"重塑微创外科未来（Reshaping the Future of Minimally Invasive Surgery）"，旨在为快速发展 30 年、现正处于平台期的微创外科未来发展寻找新方向。会议历时两天半，除了主会场以外还有 5 个会前会，3 个卫星会，周日一天 6 台手术线上直播。会议开场由 CLASS 研究组发起人、南方医院李国新教授，国际胃癌学会前主席、北京大学肿瘤医院院长季加孚教授，中国抗癌协会胃癌专业委员会主任委员徐惠绵教授致辞，韩国的 Woo-Jin Hyung 教授、Sang-Uk Han 教授，中国香港的罗伟伦教授，以及中华医学会外科学分会常委、结直肠外科学组组长、北京友谊医院副院长张忠涛教授等国际国内知名专家通过线上线下的方式为大会授课。内容包括胃癌及微创手术等领域科技前沿进展的展望、学科建设、综合治疗、外科手术等方面。300 多位同道现场参会，会议在严格遵守疫情防控要求的前提下为参会代表提供了一场既简朴又不失内涵的学术盛宴。

2021 年 12 月召开了第八届 CLASSIC 会议，

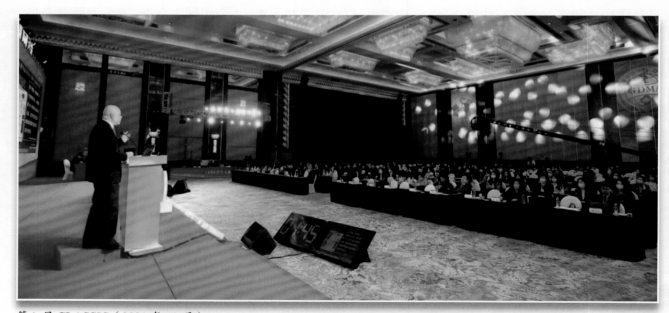

第八届 CLASSIC（2021 年 12 月）

大会以"奋进精准新时代，启航外科新征程（Best Surgery，Better Life）"为主题，聚焦精准外科发展的未来趋势，分享胃肠外科的最新发展。由于疫情防控需要，大会采用线上线下联合的方式，与会代表和CLASS研究者及日、韩、欧美以及全国各地的专家共同交流、传递、分享CLASS系列最新的研究成果和国际前沿动态。会议历时两天半，除主会场外，还有6个会前会主题会场、4个卫星会、周日8台手术线上直播，线下参会代表350余人，线上手术直播单日点击量破4.8万人次创历史新高。

八年来，CLASSIC一直秉承着"交流、分享、合作、共赢"的宗旨，怀着"研究、规范、推广腹腔镜胃癌外科新技术，合作、共赢、携手走向国际学术前沿"这样一个共同愿景，致力于搭建高质量的国际学术交流平台，切切实实提升了中国腹腔镜胃癌外科的学术影响力，赢得了国际同行的认可和赞誉。今后，CLASSIC还会继续团结中国腹腔镜胃癌外科同道，始终走在世界胃癌外科最前沿！

（李国新）

七、胃癌外科规范化治疗高峰论坛

从2009年至今胃癌外科规范化治疗高峰论坛（以下简称高峰论坛）已走过13个年头。十余年来，每一届的高峰论坛在坚守中有突破，传承中有创新，集中展示了国内外胃癌外科治疗领域的最新进展和重大成果，对我国胃癌外科规范化治疗的

蓬勃发展起到了大力的推动作用。高峰论坛是在中国抗癌协会胃癌专业委员会和中国医师协会外科医师分会肿瘤外科医师委员会强大的学术支持下，依托福建省海峡医药卫生交流协会、福建省海峡肿瘤防治科技交流协会的平台，由福建医科大学附属协和医院胃外科举办的大型学术会议，每年吸引国内外逾千名专家教授和与会代表参加。从第八届会议开始增设东亚青年"power forum"，并邀请国际级专家莅临大会进行现场手术演示和国际前沿授课，标志着高峰论坛走向国际、成为国际化的学术交流平台，进一步扩大了我国在国际胃癌治疗领域的影响力。

每届高峰论坛本着"搭建学术与技术交流平台、促进学科发展与进步"的初心，遵循"传承与创新，技术与人文"的学术理念，秉承"胃癌外科规范化治疗"的主线，先后邀请包括美国梅奥诊所Mark J. Truty教授，纪念斯隆·凯特琳癌症中心Daniel G. Coit教授，意大利罗马大学圣玛丽医院Amilcare Parisi教授，日本胃癌协会主席Takeshi Sano教授，韩国胃癌协会主席Han-Kwang Yang等20余位国际顶级胃癌治疗领域的专家分享国际胃癌外科治疗理念和经验，以及胃癌的综合诊治和个体化治疗、淋巴结清扫和消化道重建、全腹腔镜胃癌手术、保存功能手术、淋巴结清扫膜解剖理念和脾门淋巴结清扫等治疗进展和经验，为与会学者传道授业解惑。同时，每届盛会均设置手术现场演示环节，由多位国内胃癌外科名家同时现场呈现多种形式的胃癌手术，如开腹手术，2D、3D、4K腹腔镜和机器人手

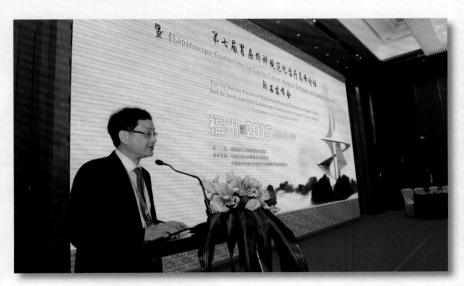

黄昌明教授主持高峰论坛期间会议

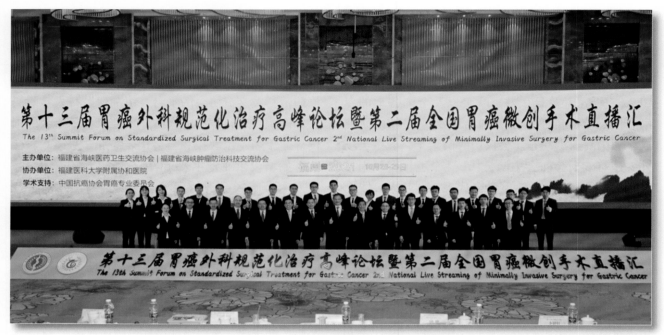

高峰论坛会议期间与会专家合影

术等，专家现场解说和交流讨论，会议现场与手术室无缝链接，让与会者切身感受到了标准胃癌D2根治术、"黄氏三步法"脾门淋巴结清扫的魅力和大师们的手术风采。

高峰论坛还增设了别具匠心、精彩纷呈、内容各异的会前会，如青年医师优秀手术视频展播、普通外科青年研究者论坛、"协和杯"高清腹腔镜胃癌手术视频大赛、中日韩青年精英对话、全国多中心临床研究的研究者会议、胃癌治疗专家共识的研讨会、协和胃外科新书发布会等。各分会场，国内知名的中青年专家就胃癌外科手术、围手术期化疗、靶向和免疫治疗等领域的前沿和热点议题，开展形式多样、内容丰富的学术交流和思维碰撞，充分提供了青年医生展示自我的空间。

值得一提的是，在我国抗击新冠疫情取得阶段性胜利的大背景下，2021年10月我科成功举办了"第十三届胃癌外科规范化治疗高峰论坛暨第二届全国胃癌微创手术直播汇"，此次会议首次采取线上线下相结合的形式，通过"互联网＋外科手术"的方式，与全国数万名胃癌外科同道汇聚线上，在

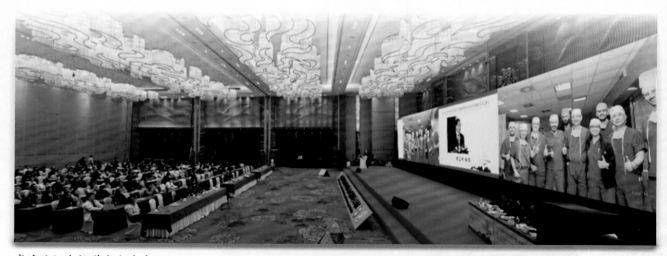

高峰论坛会场学术分享中

"云端"碰撞思想，升华知识，共同探讨胃癌学术前沿问题及学科发展方向。

岁月更替，初心不改，踔厉奋发，笃行不息，十三届的高峰论坛，是外科精神的传承，也是学术精神的开拓与创新，搭建了胃癌外科学者彼此交流与促进发展的平台，为进一步推动我国胃癌医学又好又快地发展奠定了坚实基础。

（黄昌明　林光锬　林建贤）

八、广东省胃癌学术研讨会

广东省胃癌学术研讨会（以下简称研讨会）由广东省抗癌协会胃癌专业委员会主办，作为东亚地区享有盛誉的胃癌领域的高水平学术盛会，自2009年召开以来，已成功举办了十届。

研讨会始终秉承"规范·协作·创新·引领"的主题，倡导学术争鸣，立足华南，辐射全国，面向国际，先后邀请了近百位国际知名学者及国内顶尖专家发表主旨演讲。10年前，我国很多医院特别是基层医院，对胃癌根治术的标准化的认识度不高，因此研讨会初期的目标是胃癌诊疗标准化的推广。通过10余年的共同努力，借鉴日韩胃癌防治经验，研讨会大范围推广标准D2淋巴结清扫的胃癌根治术、标准化淋巴结送检流程以及常规化的HER2检测，对于基层医院标准化、流程化胃癌手术规范起到了极大的推动作用。

随着胃癌根治术的规范化逐步提高，研讨会中期的工作重心放在胃癌诊疗的规范化上，重点推广"多学科诊疗（MDT）"理念进行胃癌诊治，极大地推广了胃癌的规范全程管理理念。根据我国进展期胃癌比例高的现状，研讨会围绕"局部晚期胃癌的围手术期治疗"等研究热点，通过多方协商、讨论，积极组织开展多项全国多中心临床研究，例如"S-1联合奥沙利铂辅助化疗对比S-1单药针对胃癌术后患者的随机对照多中心开放临床研究""术前放化疗联合手术及辅助化疗与术前化疗联合手术及辅助化疗治疗进展期胃癌的随机对照研究"以及"围手术期化疗联合PD-1抑制剂对比围手术期化疗治疗局部进展期胃癌的Ⅱ期随机对照临床试验"等等，大多数临床研究已结束或即将结束入组，进入随访阶段。这几项临床研究将会极大填补我国胃癌围手术期治疗领域的空白。

聚焦胃癌研究前沿，每年研讨会对胃癌诊疗领域新理念、新技术、新方法、新成果进行深刻的讨论和解析，内容涵盖胃癌腹腔镜、机器人微创手术及快速康复外科等。同时，大会同期开办进展期胃癌规范化治疗学习班，并设立"无影灯下"专场，充分展示了"保留幽门胃切除术""近端胃切除后双通道重建""脾门淋巴结清扫""全胃切除后Roux-en-Y重建（Overlap法）"不同手术术式在腹腔镜或机器人下的标准化流程，并搭建在线观看平台，通过线上线下联动，与全国同道就胃癌外科

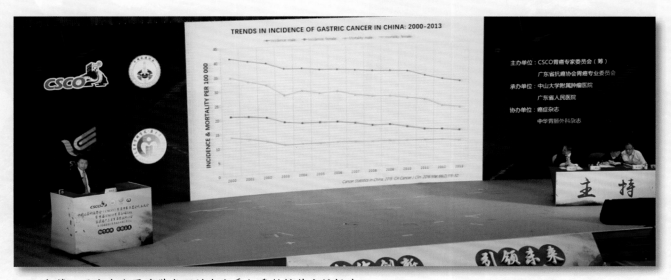

2017年第八届广东省胃癌学术研讨会上季加孚教授作主旨报告

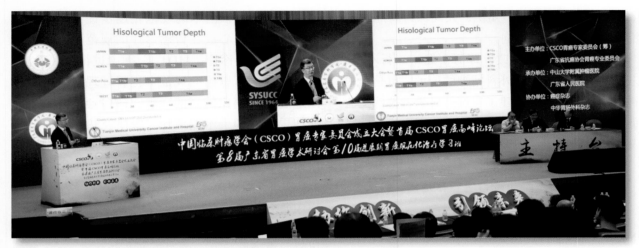

2017年第八届广东省胃癌学术研讨会上梁寒教授作主旨报告

诊疗热点问题进行分享和探讨。针对基础和转化研究，研讨会每年会邀请国际胃癌领域知名学者及国内胃癌顶尖专家作专题演讲，从肿瘤的发生发展机制、"冷、热"肿瘤转化机制，到胃癌免疫治疗优势人群的筛选，让每位同道获得更权威、更实用、更全面的前沿信息。

昔日可辨青枝绿叶，今夕却已桃杏许香。十余年间，研讨会始终坚持推广胃癌诊疗的规范化，并通过协作共赢等模式孕育并促进多中心合作，秉持创新理念，志在推动我国胃癌研究引领世界。这十年间，研讨会也逐渐发展成为专家传道授业的荣誉讲堂和同仁学术交流的至高平台，在历届的打磨中逐渐形成了独具特色的品牌效应和广泛的学术影响力，吸引了全国各地众多的专家学者前来参会学习交流，为进一步推广胃癌规范化诊疗以及促进科研成果向临床应用的深度转化做出积极的贡献！

回顾过往，峥嵘历史。我们与大会一起见证了全球胃癌防治工作发展壮大的历程，也目睹了中国在胃癌专业领域取得的辉煌成就。展望未来，岁月不居。我们将继续积极开拓，努力探索，为胃癌规范化诊治体系的建设提供新方向、新思路！为中国胃癌诊疗事业倾注新智慧、新力量！

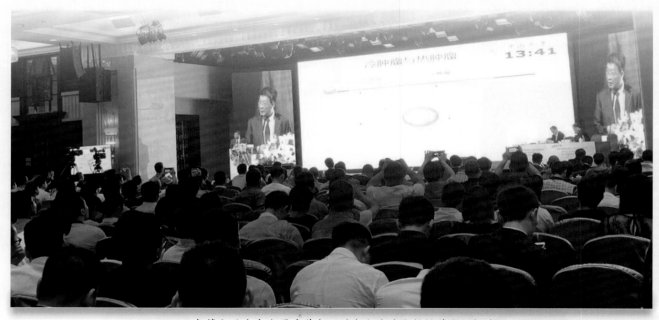

2018年第九届广东省胃癌学术研讨会上徐瑞华教授作主旨报告

（袁庶强）

九、国际胃癌西湖论坛

国际胃癌西湖论坛自 2008 年 10 月 19 日开始，每年一届，至今已经举办了 14 届会议，在众多协会、专家、领导的关心下，从浙江省走向全国、国际，逐渐建立起"国际胃癌西湖论坛"品牌，为国内、外胃癌领域的专家建立起一年一度的学术交流平台。论坛致力于持续提高我国胃癌防治水平，满足胃癌患者规范化、综合化、个体化的诊治需求。

领导关怀

胃癌西湖论坛从一开始就得到抗癌协会以及国内众多专家的关心与支持，尤其是时任中国抗癌协会胃癌专业委员会主任委员季加孚教授，每年都亲临会场，为与会代表进行学术讲座、手术演示，竭力倡导胃癌的规范化治疗。中国抗癌协会胃癌专业委员会历任主任委员季加孚教授、徐惠绵教授、朱正纲教授等，日本胃癌学会 Mitsuru Sasako 教授、Takeshi Sano 教授，韩国胃癌协会 Han-Kwang Yang 教授、Young Woo Kim 教授等均曾到访杭州、莅临会议。

品牌平台

通过十余年的办会历程，我们逐渐把会议主题聚焦在胃癌这单一癌种，并逐步发展成一个综合性的论坛，从胃癌外科单一领域发展成目前包括外科、内科、放疗、早诊早治、消化内镜、护理、基础、临床研究等全方位、高精尖的多学科论坛，致力于为胃癌研究的各方面专家打造一个综合、交叉的学术交流平台，通过每年固定在 10 月份举办的会议形式，形成了"国际胃癌西湖论坛"这一品牌。

内容迭代

会议初期，我们基于科室的专业方向，内容涉及肝胆胰胃肿瘤等多个瘤种，由于经验有限，仅安排了学术讲座。随着办会经验以及专注方向的转变，会议内容逐渐从多瘤种聚焦到胃癌这一肿瘤，从单一的外科专业会议扩展到预防、临床、护理、基础等多学科的综合论坛。外科方面，学术讲座从大而全的综合议题转变为聚焦外科热点话题的专题讨论，增加了手术现场演示直播，随着腔镜技术的发展，增加了手术视频交流环节，推动手术技术的进步。内科方面，除了通过学术讲座传播最新的临床研究进展以外，还增设了 MDT 团队交流、比赛环节以及临床研究环节，通过 MDT 交流提高年轻临床医生的理论水平以及实际决策能力，通过本中心自行发起的临床研究以及参与的国际国内多中心临床研究的协调会，推动本中心以及国内的胃癌临床研究水平。此外，在近几年的西湖论坛中，我们还增设了放疗、护理、早诊早治、基础研究等分论坛，以全方位提高对胃癌的诊治能力。

展望寄语

未来，我们将继续秉持"国际一流、国内标杆"的美好远景，扎根胃癌专业，把国际胃癌西湖论坛做精、做深，为胃癌诊治从业人士提供互相学习、交流的平台，为我国胃癌防治事业的发展添砖加瓦。

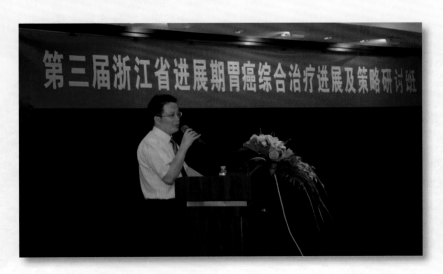

浙江省进展期胃癌综合治疗进展及策略研讨班是国际胃癌西湖论坛的早期雏形

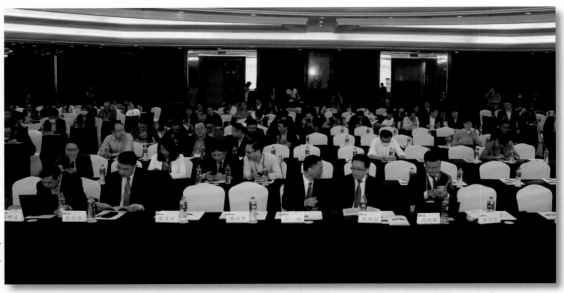

国际胃癌西湖论坛会议间隙与会专家交谈

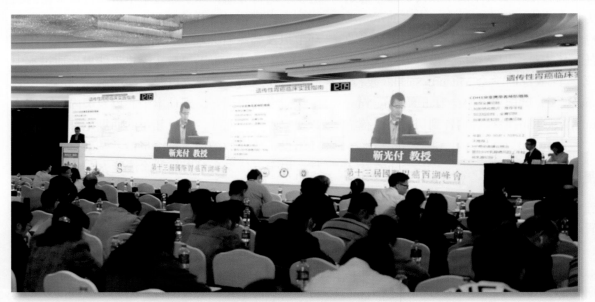

靳光付教授在第十三届国际胃癌西湖论坛上作主题演讲

（黄灵　徐志远　程向东）

十、金陵胃癌诊治进展高峰论坛

金陵胃癌诊治进展高峰论坛是由江苏省医学会外科学分会、江苏省抗癌协会胃癌专业委员会主办，南京医科大学第一附属医院承办的学术会议。会议自初创以来，一直以"立足江苏、师从全国、拥抱世界"为办会理念，逐渐从地区会议发展为全国范围内胃癌诊治的品牌会议，并拥有坚实的国际学术背景。2013年至今已成功举办了9届，得到了国内各顶尖专家的大力支持及认可。受中国医师协会外科医师分会委托，于2018年在第六届会议期间举办中日消化外科学术会议，会议云集了日本、韩国胃癌治疗领域的顶级专家，受到了当年胃癌外科领域的广泛关注。2020年响应国家战略，举办"一带一路"胃癌国际手术培训班，向"一带一路"周边战略国家同步直播，获得广大兄弟国家同道的一致好评。会议对胃癌领域包括学科前沿、临床研究、专家共识、未来展望等方面进行深度探讨，介绍临床研究最新数据、解读最前沿的共识、分享手术技术经验，全方位展现了学科领域的最新成果和发展趋

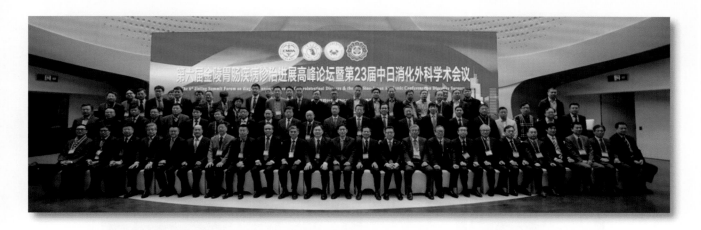

势。历届金陵胃癌诊治进展高峰论坛的成功举办，不仅为江苏胃肠外科的同道们提供一个学习平台，推进技术领域的国际交流，更为推动我国胃癌规范化诊疗研究的进步贡献了江苏的一份力量。

（徐泽宽）

十一、青岛大学附属医院胃肠外科学术会议

青岛-延世大学外科论坛

2005年6月青岛大学附属医院与韩国延世大学签署了战略合作协议，成功举办首届"青岛-延世大学外科论坛（Qingdao-Yonsei Surgery Forum）"，定期在青岛和首尔举办至今，成为中韩学术交流的成功典范。首届会议上，周岩冰教授做了"胃癌手术并发症多因素 Logistic 分析（multiplevariate Logistic analysis of postoperative complications in gastric cancer）"的专题发言，分享了我院胃癌手术、围手术期管理及并发症处理的经验，提出胃癌手术并发症高风险因素识别、干预及早期处理的"青岛模式"，得到与会中韩专家的一致好评。SH. Noh 教授做了"延世大学 Severance 医院胃癌临床实践（clinical practice of gastric cancer in Severance Hospital of Yonsei University）"主旨演讲，展示了胃癌综合治疗、标准化手术、围手术期管理所取得的成果。

环渤海地区消化外科论坛

2006年7月，我院与中国医科大学盛京医院、大连医科大学附属医院、天津医科大学肿瘤医院、天津医科大学总医院、韩国延世大学 Severance 医院、中国实用外科杂志社共同发起成立"环渤海地区消化外科联盟"，本着"合作、开放、共赢"的理念共谋发展，主办首届"环渤海地区消化外科论坛（Bohai Regional Digestive Surgery Forum）"，邀

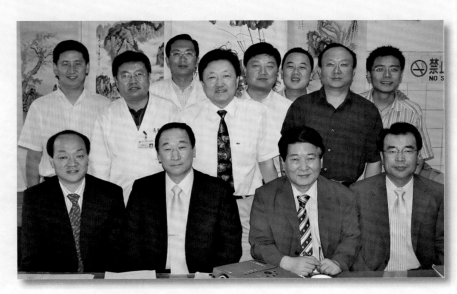

首届青岛-延世大学外科论坛胃肠外科专家合影（前排左1 SH. Noh 教授，中排中周岩冰教授）（2005年6月，中国青岛）

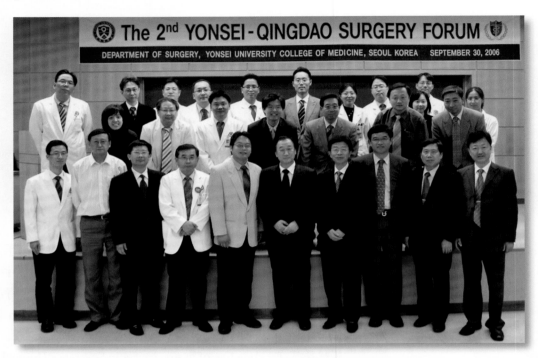

第二届青岛-延世大学外科论坛（后排左 1 WJ. Hyung 教授，前排右 1 周岩冰教授）（2006 年 9 月，韩国首尔）

请詹文华、余佩武、胡祥、李强、田利国和韩国延世大学 Severance 医院 SH. Noh 教授等中外嘉宾 200 余人参加会议，周岩冰教授为主席，共进行 4 台胃癌腹腔镜、开腹手术直播，同时进行了 12 个专题演讲。该论坛已经在大连、首尔、天津、烟台、威海和青岛定期举办，对推动胃癌开腹、腹腔镜手术发展产生积极影响。

青岛国际胃肠微创机器人外科高峰论坛

为了推动胃肠腹腔镜和机器人外科的普及，加强国际交流合作，2016 年 9 月，青岛大学附属医院和《中国实用外科杂志》《中华胃肠外科杂志》

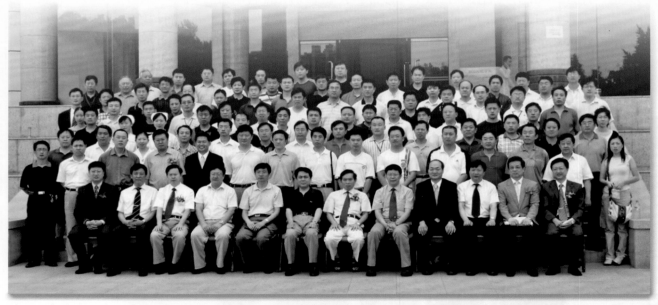

首届环渤海地区消化外科论坛（2006 年 7 月，中国青岛）（前排左 1 田利国教授，左 2 刘金刚教授，左 3 余佩武教授，右 6 詹文华教授，右 5 董蒨教授，右 4 SH. Noh 教授，右 2 胡祥教授，右 1 周岩冰教授）

《中华消化外科杂志》共同主办首届青岛国际胃肠微创机器人外科高峰论坛（Qingdao International Gastrointestinal Minimally Invasive and Robotic Surgery Symposium，GIMIRISS），主题是"微创、整合、规范、精准（Minimal invasion，Integration，Standardization，Precision）"，至今已成功举办6届，邀请到秦新裕、朱正纲、徐惠绵、季加孚、梁寒、陈凛、胡祥、郑民华、刘炳亚、所剑、房学东、周总光、张忠涛、李非、余佩武、李国新、于健春、任建安、崔书中、苏向前、孙益红、徐泽宽、李国立、黄昌明、于吉人、李太原、许剑民、田艳涛、李乐平，以及丹麦哥本哈根大学 Henrik Kehlet 教授，美国伊利诺伊大学 Pier C.Giulianotti 教授，意大利佩鲁贾大学 Amilcare Parisi 教授，韩国延世

大学 SH. Noh、WJ. Hyung 教授，韩国首尔大学 HK. Yang 教授，日本藤田卫生保健大学 Ichiro Uyama 教授，日本国立癌中心东院胃外科 Takahiro Kinoshita、Masanori Tokunaga 教授，英国帝国理工学院外科学系 George B Hanna 教授，英国邓迪大学 Benjie Tang 教授，美国哈佛医学院 JP. Wang 教授，新加坡樟宜综合医院 James Ngu 教授，中国医药大学附设医院黄致琁教授，香港东区尤德夫人那大素医院 CN.Tang 教授，台北医学大学附设医院郭立人教授等一大批国内外顶级专家学者到会演讲，论坛聚焦胃肠微创机器人手术的热点与难点，着眼胃肠肿瘤诊疗现状及发展趋势，全方位展示微创领域取得的成果。自 2020 年起，每年 11 月第二周以"青岛国际胃肠微创机器人外科高峰论坛暨青岛大学附属医

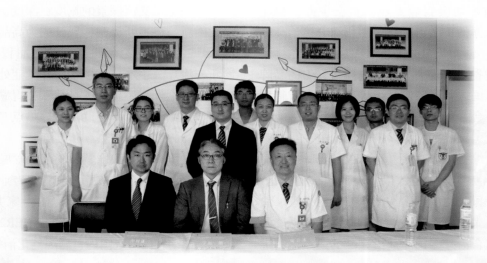

首届青岛国际胃肠微创机器人外科高峰论坛上 I. Uyama 教授（前中）和学科团队合影（2016 年 9 月，中国青岛）

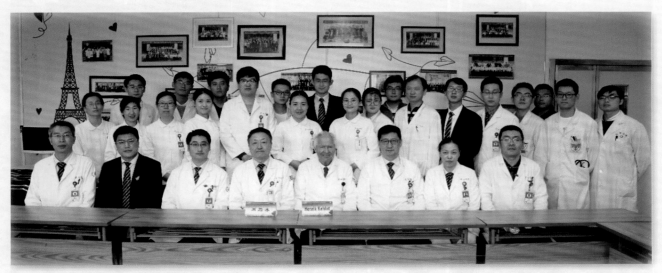

2018 青岛国际胃肠微创机器人外科高峰论坛上 Kehlet 教授（前排右 4）和学科团队合影（2018 年 11 月，中国青岛）

院胃肠外科周"形式举办，线上、线下相结合，邀请日本、韩国、美国、英国、丹麦、意大利等国外及国内胃肠外科领域著名专家教授及中青年学者进行讲座。2021年，共设8个分会场、2个主会场，共有90个主旨演讲，完成11台高质量高清腹腔镜、3D腹腔镜及机器人手术直播，在线观摩手术、参会点击量超过10万人次。该论坛的成功举办对推动我国胃癌临床及基础研究，围手术期综合管理，腹腔镜、机器人手术的发展起到了重要作用。

（周岩冰）

十二、胃肠道肿瘤多学科综合诊治高峰论坛

由中国抗癌协会胃癌专业委员会主办，福建省肿瘤医院承办的胃肠道肿瘤多学科综合诊治高峰论坛自2015年创立至今，已连续成功举办了七届，现已成为福建省规模较大、具有全国号召力的品牌论坛，是国际国内胃肠肿瘤学术界搭建的具有辐射效应的学术平台，促进了福建省胃癌诊疗水平的提升，推动了全国胃肠肿瘤医学的发展，进一步提高国内胃肠肿瘤综合治疗水平。论坛以"胃肠道肿瘤多学科综合治疗"为主题，以"规范化、精准化"为宗旨，围绕胃肠癌的手术实践、并发症处理、快速康复理念、胃肠间质瘤、新辅助治疗、免疫治疗、多学科综合治疗等国际前沿领域的热点话题进行深度的学术交流，为致力于胃肠癌领域的同道搭建了国内外交流与经验分享的学术交流平台。该论坛具有以下特色：

一是论坛在参会人数、规模方面逐年攀升，从2015年的600人增加至峰值1300余人，汇集了全国几乎所有省份的胃肠肿瘤专家学者代表，同时也邀请国际胃癌MDT研究领域享有盛誉的著名医院学者代表，包括来自日本癌研有明医院、韩国首尔国立大学医院、日本大学医学部、日本兵库医科大学、日本东京女子医科大学、日本静冈癌症中心等国际知名中心学者，共同推动国内与全球高水平医学研究的协同与创新发展。2020年以来，在疫情防控常态下，论坛采用线上＋线下相结合模式，人气不降、效果不减。

二是论坛交流探索的宽度、深度、高度随着医学发展新趋势不断提升，现已成为高品质综合学术论坛。2018年，论坛除了延续往届胃肠癌的精准诊断与治疗、手术技巧、术后并发症处理等议题的演讲和讨论外，还新增了日韩欧美胃癌年会新进展专题、转化治疗及新辅助治疗等热点专题，覆盖了当今胃肠肿瘤诊治的热点和难点。

三是助力胃肠肿瘤领域规范化发展。2018年论坛期间，召开福建省抗癌协会胃癌专业委员会成立会议，并举行了《抗HER2胃癌专家共识》《胃癌NCCN指南（中文版）》及《胃癌HER2检测》发布仪式，推动省内乃至国内胃癌规范化治疗进展。

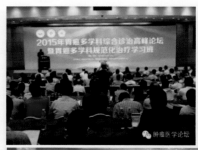
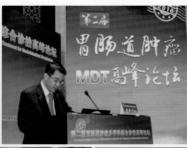
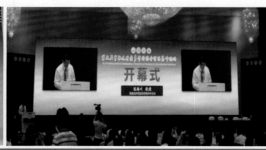
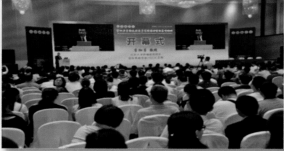
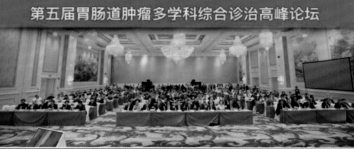

四是论坛形式丰富多彩，精彩纷呈。2017年起，论坛从单纯的讲课形式，增加了全国重量级胃肠外科领域顶级专家的手术直播演示，手术展示台数从最初的4台增至如今最多的26台，涉及各类型胃肠肿瘤手术方式，可谓别开生面。

论坛立足华南、面向全国，旨在聚焦医院临床、科研、管理等多领域热点，七年多来，在胃肠道肿瘤多学科综合诊治高峰论坛这个平台上，累计参会人员计五千余人，共同探索医学发展新趋势、医疗发展新理念、医院管理新思路，现已打造成高品质综合学术论坛，与国内外同道携手前行，聚合医界磅礴之力，共创健康中国美好未来。

（陈路川）

第二节　国际交流

一、概述

改革开放初期，我国医学界的国际交流仅限于较大的医疗机构，民间交流甚少。"走出去"出国留学的机会很少，主要以公派留学为主。出国留学是当时很多年轻人的梦想，能够获此机会的人足可荣耀半生；能"请进来"也不易，每次大型会议能有国外学者的讲座肯定会产生"轰动性"的效应。我们这种"胃癌大国"，1997年到德国慕尼黑参加第二届IGCC（国际胃癌大会）的代表仅有14人，当时的国际交流状态对于我国胃癌防治事业的促进作用是有限的。进入新世纪以后，中国抗癌协会胃癌专业委员会多次举办胃癌根治术规范化的全国巡回演讲，使国内胃癌外科治疗水平得到普遍提高，基本上能够与国外同行进行对等的交流。随着改革开放的深入，国家总体实力迅速提升，也带动着胃癌防治领域的国际交流蓬勃开展。国内各级医疗机构开展的各种形式的国际交流非常频繁，出国留学再也不只是梦想，邀请国外学者来国内进行学术、技术等交流也已属平常之事。而且，在国内的一些重要学术会议上，能够邀请到的都是在国际相关领域有一定成就或影响力的专家、学者。2017年在北京举办的第12届IGCC（国际胃癌大会）更使我国胃癌领域的国际交流达到了一个高峰，标志着

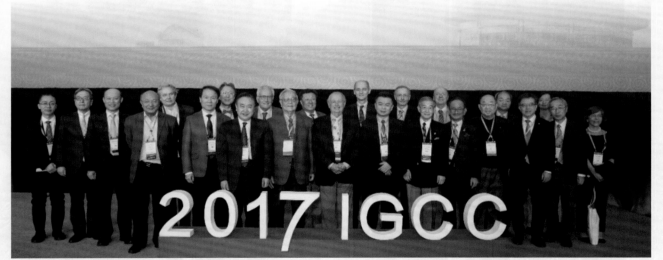

2017年在北京举办的第12届国际胃癌大会留影：孙燕、樊代明、郝希山、詹启敏院士；大会主席、北京大学肿瘤医院季加孚院长，前院长徐光炜、游伟程教授；日本著名胃癌专家佐野武（Takeshi Sano）、山口俊晴（Toshiharu Yamaguchi）、笹子三津留（Mitsuru Sasako）、北岛正树（Masaki Kitajima）教授，韩国著名胃癌外科专家Sung Hoon Noh、Han-Kwang Yang教授；巴西著名胃癌专家Bruno Zilberstein、Paulo Kassab教授；新加坡胃癌外科专家Jimmy B.Y. So，以及欧美部分著名胃癌专家

我国胃癌的防治水平得到了国际同行们的认可，就如当时大会主席季加孚教授所说，申办IGCC就像"申办奥运会"，不仅考量申办国的会议承办能力，还要看"运动员的素质"——即该国的胃癌防治水平。在此同时，也使世界各国的医学界更加了解、认识了中国，有力地促进了医学界的国际交流，也极大地促进了我国胃癌防治事业的发展与进步。

近些年，我国胃癌领域的专家们经常在一些国际、国内重要的学术会议上，与国际著名的胃癌领域专家、学者进行各种形式的交流，对于促进我国胃癌防治事业的进步起到了非常重要的作用，在此我们仅选取部分胃癌专业委员会骨干成员进行国际交流的照片作一展示。

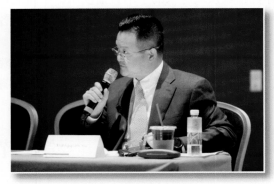

精彩瞬间：北京大学肿瘤医院副院长苏向前教授

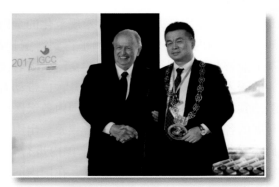

北京大学肿瘤医院季加孚院长当选为新一届国际胃癌学会（IGCA）主席

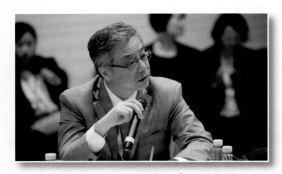

精彩瞬间：大连医科大学胡祥教授

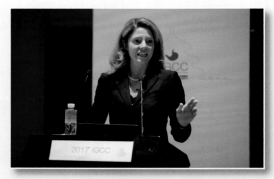

精彩瞬间：美国纽约纪念斯隆·凯特林癌症中心的Vivian Strong教授在大会上演讲

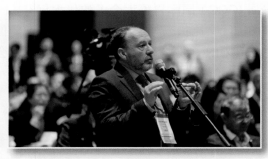

精彩瞬间：第12届IGCC会议一角

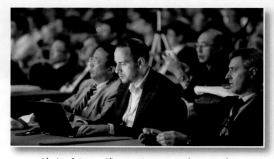

精彩瞬间：第12届IGCC会议一角

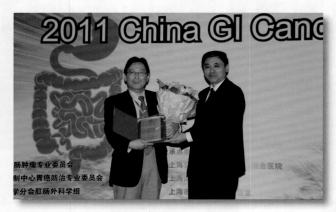

2011年上海胃肠肿瘤圆桌会议上，朱正纲教授为日本著名胃癌专家吉田教授颁发荣誉状

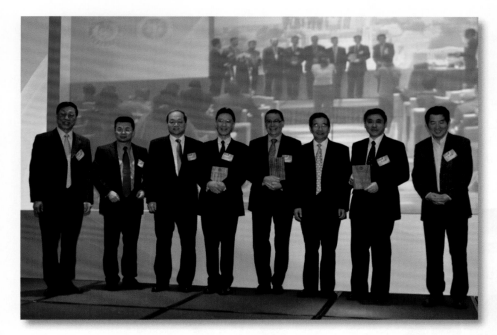

2012年上海胃肠肿瘤圆桌会议上，我国著名胃肠肿瘤外科专家：朱正纲教授、秦新裕教授、季加孚教授、汪建平教授、张苏展教授等与韩国SH Noh教授、日本Sasako教授，以及南美教授一起合影

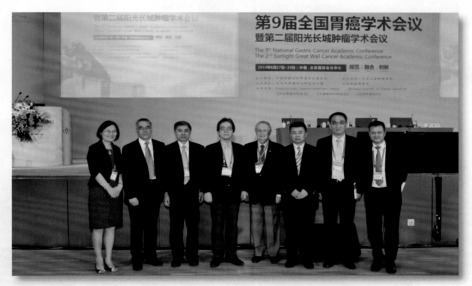

2014年全国胃癌大会，季加孚教授、朱正纲教授、李宁教授、沈琳教授、苏向前教授等与国外著名专家、学者合影

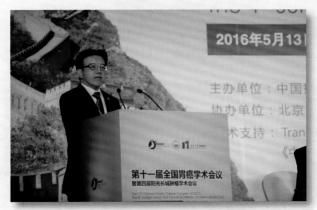

2016年全国胃癌大会上，韩国胃癌外科界著名的梁汉光（Han-Kwang Yang）教授发言

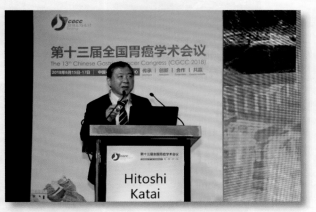

2018年全国胃癌大会上，日本胃癌外科界著名的Katai教授发言

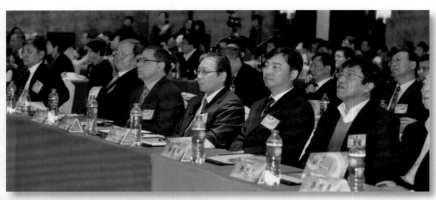

2012年上海胃肠肿瘤圆桌会议上，我国著名胃癌外科专家朱正纲教授、徐惠绵教授等，与韩国、日本、法国专家一起参会

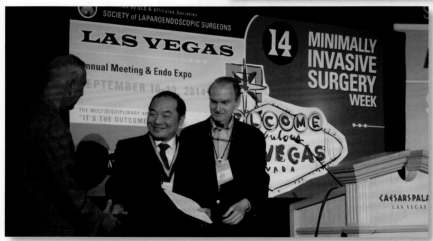

2014年南方医科大学李国新教授与美国 Redan 教授合影，并被授予 SLS 荣誉勋章

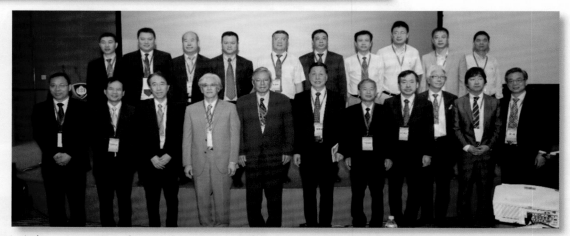

2015年上海中山医院主办的第20届中日消化外科学术会议上，大会主席秦新裕教授，胡祥教授，孙益红教授等中国胃肠外科专家与日本消化外科专家们合影

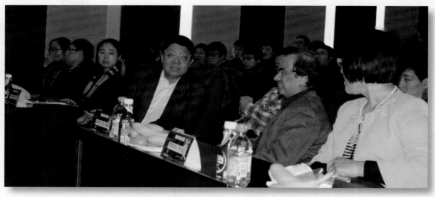

2015年11月在沈阳召开的胃癌诊疗国际高峰论坛上，美国国立综合癌症网络（NCCN）胃癌指南及食管癌指南编委会主席 Ajani 教授，M.D. 安德森癌症中心的 Shumei Song 教授，与中国医科大学附属第一医院王振宁教授等进行学术讨论

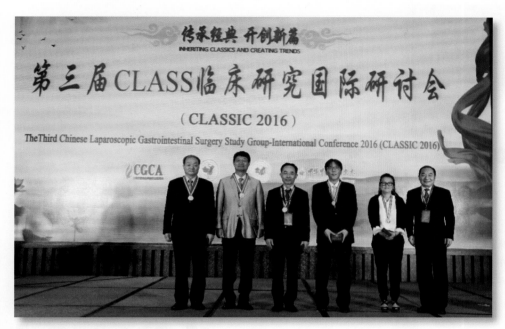

2016 年第三届 CLASSIC 国际会议，大会主席李国新教授代表 CLASS 研究组授予韩国 Song Hoon Noh 教授、Woojin Hyung 教授、Sang-uk Han 教授、Young Kyu Park 教授、美国 Yanhee Woo 教授等荣誉勋章

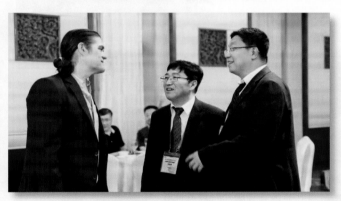

2019 年 6 月，第十四届全国胃癌学术会议在辽宁沈阳举办，会议期间美国贝勒医学院（Baylor College of Medicine）副院长兼胃肠病学与肝病学系主任 Jason 教授与中国医科大学附属第一医院胃肠肿瘤外科的徐惠绵教授、王振宁教授进行了亲切友好的会谈

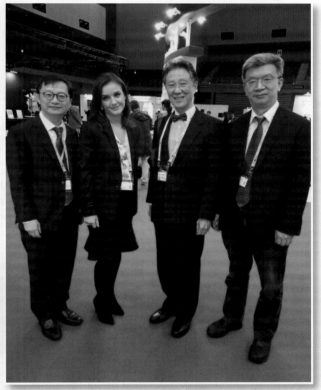

天津医科大学肿瘤医院梁寒教授在参加国际会议期间与国外学者合影

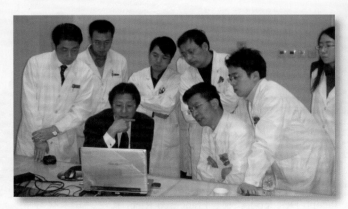

天津医科大学肿瘤医院梁寒教授邀请日本著名胃癌外科专家 Sasako 教授来访，共同进行深入的学术、技术交流

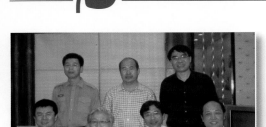

2008年4月，在北京召开的首届解放军胃肠肿瘤外科高峰论坛上中日专家的合影，前排：季加孚教授，日本癌研病院中岛聰總教授（第一版日本《胃癌治疗指南》编委会委员长），日本新泻癌研中心梨本笃教授（日本第82届胃癌学会会长），陈凛教授。后排：卫勃、李国立、唐云教授

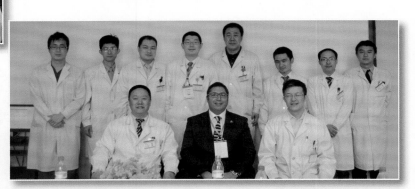

2017年4月，智利大学临床医学院胃肠外科 Maher Musleh 教授与哈尔滨医科大学附属肿瘤医院胃肠外科薛英威教授（前排左一）团队进行学术交流

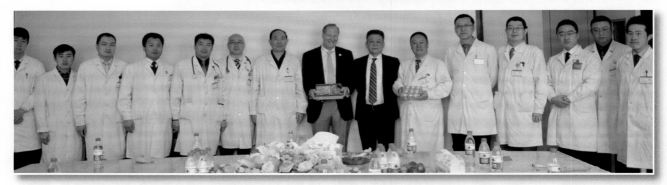

2017年，美国 M.D. 安德森癌症中心（哈尔滨医科大学附属肿瘤医院姊妹医院）副院长、得克萨斯大学医学部肿瘤外科学教授、IGCC 2022 主席 Paul Mansfield 教授与哈尔滨医科大学附属肿瘤医院胃肠外科薛英威教授团队进行学术交流

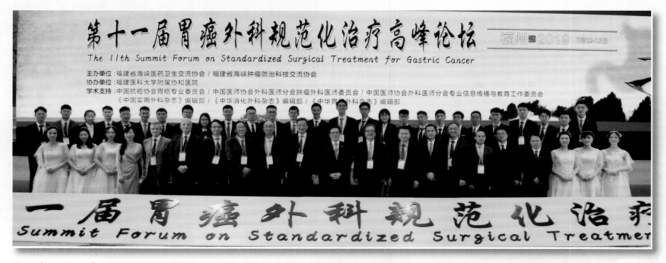

2019年7月，在福州市召开的第十一届胃癌外科规范化治疗高峰论坛上，大会主席黄昌明教授邀请美国的 Mark J. Truty 教授、Sam S. Yoon 教授，意大利的 Amilcare Parisi 教授、Jacopo Desiderio 教授、Francesco Ricci 教授，日本佐野武教授、Masanori Terashima 教授、Kazuyuki Kojima 教授，韩国梁汉光教授、Hyung-Ho Kim 教授、Woo Jin Hyung 教授，香港中文大学 Enders Kwok-Wai Ng 教授等十余位国际与国内的著名胃癌外科专家齐聚榕城，聚焦胃癌外科规范化治疗

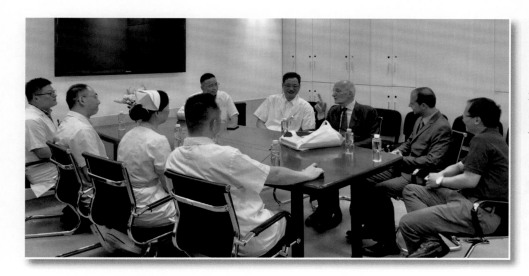

2018年7月，意大利圣玛丽医院Amilcare Parisi教授一行到访福建医科大学附属协和医院胃外科，与黄昌明教授团队进行面对面交流

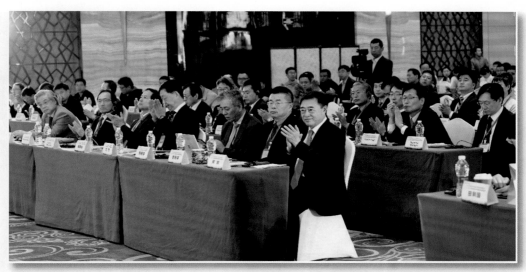

2019年5月，在长春举办的第24届中日消化外科学术会议上，大会主席所剑教授、秦新裕教授、季加孚教授、郑民华教授、胡祥教授等与日本消化外科著名的坂井教授（京都大学）、松原教授（千叶大学）、二宫基树教授（广岛市民医院，曾任第87届日本胃癌学会会长）等相聚会场

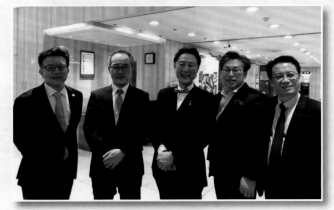

2019年10月第12届国际胃癌西湖论坛上，大会主席、中国科学院大学附属肿瘤医院程向东教授（右一）与日本、韩国著名胃癌外科专家Sasako教授、梁汉光教授等留影

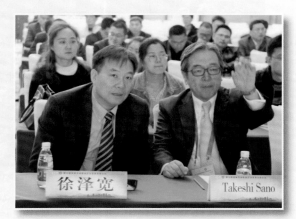

在2019年3月南京召开的第七届金陵胃癌诊治进展高峰论坛上，大会主席南京医科大学第一附属医院徐泽宽教授与日本著名胃癌外科专家佐野武教授进行学术讨论

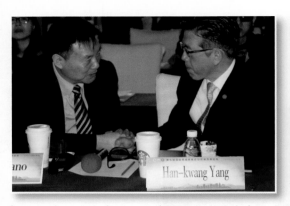

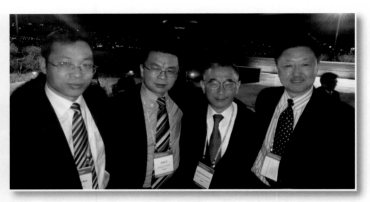

在 2019 年 3 月南京召开的第七届金陵胃癌诊治进展高峰论坛上，大会主席南京医科大学第一附属医院徐泽宽教授与韩国著名胃癌外科专家梁汉光教授进行亲切交流

2011 年 4 月，在韩国首尔的第九届 IGCC 上，左起：孙益红教授、季加孚教授、日本胃癌外科专家丸山圭一教授、周岩冰教授等合影

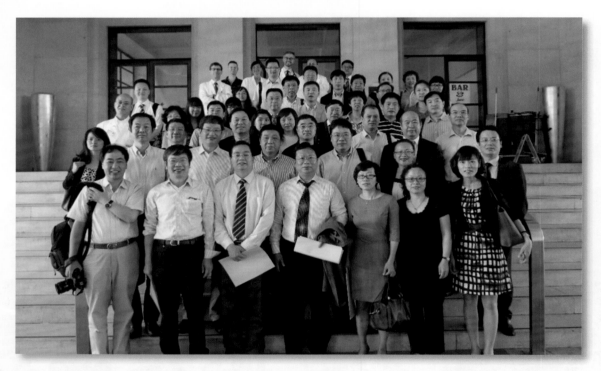

2013 年 6 月，在意大利维罗纳参加第 10 届 IGCC 的部分中国代表。当时我国有多个代表团参加本届大会，这只是一个代表团的部分代表，与 1997 年我国仅 14 人参加第 2 届 IGCC 形成鲜明对比。在本次大会上，我国获得第 12 届 IGCC 的承办权，第一次站在了国际胃癌防治舞台的中央

（照片提供者：李子禹、张俊、李国新、王振宁、梁寒、陈凛、李国立、孙益红、薛英威、黄昌明、徐泽宽、所剑、周岩冰。）

（李国立　李子禹）

二、国际胃癌学会与国际胃癌大会

（一）国际胃癌学会

国际胃癌学会（International Gastric Cancer Association，IGCA）于1995年3月25日在日本京都成立，创会宗旨是"为推进胃癌的预防、诊断和治疗研究提供一个国际论坛"和"促进全球范围内的胃癌根治"。因由日本胃癌研究会发起并组织，时任日本胃癌研究会会长、日本癌研究会附属医院名誉院长的西满正（Nishi Mitsumasa）先生当选为首届国际胃癌学会主席。目前IGCA理事会成员有30位，我国季加孚教授、朱正纲教授、游伟程教授为现任理事会成员。我国内地有8位专家作为创始会员于1995年4月1日注册加入，分别是北京大学肿瘤医院徐光炜、金懋林、邓大君教授，上海交通大学医学院附属瑞金医院尹浩然、朱正纲、林言箴教授，大连医科大学田晓峰教授，东部战区总医院（时为南京军区总医院）李国立教授。2017年第12届大会在中国举办以后，极大地推动了中国胃癌领域的进步，也让更多的中国专家们认识、熟悉并加入了IGCA，根据2018年的数据统计，我国在IGCA注册会员共计360余名，在全部会员国中排名第2位，仅次于日本。*Gastric Cancer*杂志是IGCA的官方期刊，与日本胃癌学会联合创办与发行，自1998年发行至今已出版24卷。

（二）国际胃癌大会

国际胃癌大会（International Gastric Cancer Congress，IGCC）是由IGCA官方主办的全球性国际专科学术会议，第1届国际胃癌大会于1995年3月29日至4月1日在日本京都国际会馆举行，由日本胃癌研究会主办，国际抗癌联盟（UICC）及世界卫生组织协作中心（WHO-CC）协办，西满正（Mitsumasa Nishi）教授担任大会主席。内容涉及胃癌的基础研究、诊断技术、早期胃癌的内镜切除、各种手术术式、以手术为主的辅助治疗、化疗及免疫治疗等。来自46个国家的1200多名代表参会，成为全球从事胃癌防治与研究医务工作者的第一次盛会。当时我国胃癌领域的一些著名专家都参加了大会，包括北京大学肿瘤医院的徐光炜、金懋林、邓大君教授，上海交通大学医学院附属瑞金医院的林言箴、尹浩然、朱正纲教授，中国医科大学的陈峻青、王舒宝教授等，南京、广州、台北等地的数十位代表参加大会并进行了广泛而深入的学术交流。

IGCC每两年举办一次，采取竞标承办的形式，在各大洲、各国家和城市之间轮流举办，迄今已成功举办了13届，具体情况见下页表。实际上，在下页表的情况汇总中我们也可以看到国际上胃癌治疗与研究的发展趋势。

我国曾先后于2005年、2007年、2013年三次申办IGCC，在全国肿瘤专家、学者的共同努力下，我国在胃癌的筛查、早期治疗，进展期胃癌的规范化治疗，以及晚期胃癌的合理姑息治疗等方面都取得了长足的进步，赢得了全球胃癌防治领域学者的肯定。终于在意大利维罗纳举办的第10届国际胃

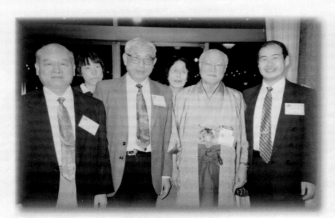

左起：尹浩然教授，林言箴教授，西满正教授，李国立教授

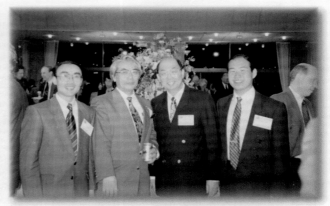

左起：四川省肿瘤医院燕锦教授，日本癌研病院丸山雅一教授，北京大学肿瘤医院徐光炜院长，东部战区总医院李国立教授

历届 IGCC（国际胃癌大会）的举办情况汇总

IGCC	地点	时间	主席	会议的大致情况
第1届	日本京都	1995年3月29日至4月1日	西满正教授	46个国家1200多人参会，内容含胃癌的基础研究、诊断技术、早期胃癌内镜下黏膜切除术（EMR）、外科术式、辅助化疗及免疫治疗等
第2届	德国慕尼黑	1997年4月27—30日	Jörg Rüdiger Siewert教授	38个国家929人参会，中国14人。在食管胃结合部肿瘤等方面达成了多项国际共识，发表在相关杂志上
第3届	韩国首尔	1999年4月27—30日	Jin-Pok Kim教授	会议内容有胃癌流行病学、病理学、生物学、诊断、治疗和预防术后复发等
第4届	美国纽约	2001年4月30日至5月2日	Murray Brennan教授	会议内容有胃癌分子生物学、分子病理和免疫学、分子标志物、预后等
第5届	意大利罗马	2003年5月4—7日	Eugenio Santoro教授	会议内容含胃癌的流行病学、间质瘤、外科手术、微创手术、综合治疗等，重点关注了胃癌预后因素、早期胃癌、癌前病变等，并汇报了TNM分期新提案
第6届	日本横滨	2005年5月4—7日	北岛正树教授	大会主题为"21世纪胃癌治疗策略：微创技术与个体化治疗-基础与临床整合"，首次有日本外科医生的腹腔镜辅助胃癌根治术现场直播
第7届	巴西圣保罗	2007年5月9—12日	Gama-Rodrigues, Joaquim教授	会议内容含胃腺癌、淋巴瘤、间质瘤等研究进展，肯定D2手术为胃癌标准术式，报道了SOX（S-1联合奥沙利铂）化疗方案治疗胃癌的有效性
第8届	波兰克拉科夫	2009年6月10—13日	Tadeusz Popiela教授	本次会议共收录摘要649篇
第9届	韩国首尔	2011年4月20—23日	Sung Hoon Noh教授	主题为通往胃癌的未来治疗，共接受论文摘要1193篇，吸引参会人员2000余人
第10届	意大利维罗纳	2013年6月19—22日	Giovanni de Manzoni教授	主题是"个体化和多学科参与的胃癌治疗"，号召外科、病理科、消化科、肿瘤科、流行病学医生以及营养团队、放射治疗师、分子生物学家、统计专业人员共同参与胃癌治疗
第11届	巴西圣保罗	2015年6月4—6日	Bruno Zilberstein教授	延续上届大会多学科共同参与的理念，有70个国家相关领域的2200余名代表参会，聚焦胃癌诊治的各个领域
第12届	中国北京	2017年4月20—23日	季加孚教授	主题是"弥合差距，共克胃癌"，强调胃癌诊治规范化和多学科协作，48个国家3816人参会。标志着我国已从"胃癌患病大国"正走向"胃癌治疗、研究大国"
第13届	捷克布拉格	2019年5月8—11日	Florian Lordick教授	主题为"Building Bridges（搭建桥梁）"，强调国际合作，期望把东、西方联系起来，将创新和传统联系起来，将科学和患者护理联系起来，56个国家的1387人参会
第14届	美国休斯敦	2022年3月6—9日	Paul F. Mansfield教授	受疫情影响推迟召开，主题为胃癌科学的演变；胃癌治疗的未来，采取线上线下结合方式召开
第15届	日本横滨	2023年	Yuko Kitagawa教授	计划于2023年6月14—17日在横滨举办，官方网站现已开放

癌大会上获得成功。2017年4月20—23日第12届国际胃癌大会在北京国家会议中心如期召开，由中国抗癌协会、中国抗癌协会胃癌专业委员会、北京大学肿瘤医院共同承办，季加孚教授担任大会主席。会议邀请了28个国家近300位在全球相关领域颇有建树和影响力的知名专家学者，举办了3场大会主旨报告，近30场专题交流，20场名家面对面交流会，内容涵盖患者数据的采集登记，危险因

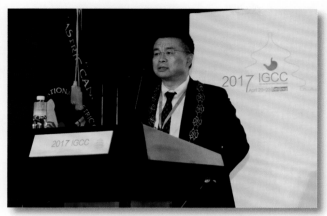

第12届IGCC主席、北京大学肿瘤医院院长季加孚教授

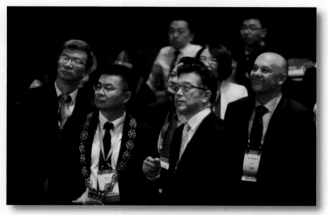

精彩一刻：北京大学肿瘤医院季加孚院长、苏向前副院长、沈琳副院长，天津医科大学肿瘤医院梁寒教授，韩国胃癌外科专家梁汉光教授等

素的发现及干预，胃癌相关的转化医学及精准医学研究，胃癌的早期诊断、疗效判定、手术方式选择及围手术期辅助治疗，Ⅳ期胃癌的转化治疗等诸多方面。共收录摘要1245篇，其中口头汇报99篇，壁报540篇。这次大会的成功举办，加强了我国学者与国际的交流和对话，有力地促进了我国抗癌事业进步，成为我国抗癌事业的一大盛事。这与我国经济、贸易等行业逐渐在国际上占有一席之地一样，极大地提升了我国在全球胃癌防治领域的学术地位和影响力，也是我国强大国力在医学领域的具体体现。

IGCA是全人类胃癌防治事业的学术组织，IGCC是全球从事胃癌防治与研究人员的盛会，对于胃癌的基础研究、临床诊断、治疗等都起着积极的促进作用。（国际胃癌学会网站：http://www.igca.info/news/index.html）

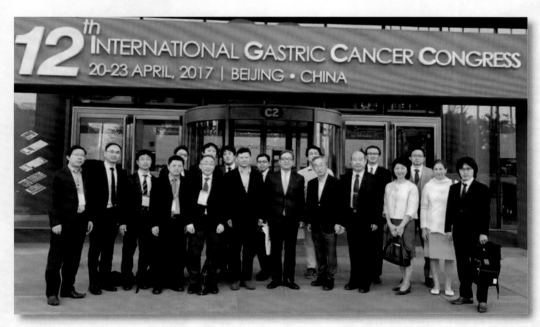

参会的日本癌研究会附属医院的代表与曾在该院学习的部分中国代表合影

（照片提供者：东部战区总医院李国立、北京大学肿瘤医院李子禹、苏州大学附属第二医院吴永友）

（郭飞龙　李国立）

三、日本胃癌研究会与胃癌学会

日本胃癌研究会（Japanese Research Society for Gastric Cancer）成立于 1962 年，首任会长是梶谷镮（Kajitani Tamaki）先生，次任会长是西满正（Nishi Mitsumasa）先生，两人都曾依次担任日本癌研究会附属医院院长、名誉院长。研究会的初衷是共同探索胃癌淋巴结转移规律以及胃癌淋巴结清扫的合理范围与方法。采取的办法是建立《胃癌处理规约》（以下简称《规约》），以约束、规范胃癌治疗过程中的相关人员按照统一规则记录相应的重要数据。即统一标记与胃癌转移相关的各组淋巴结，外科医生按规则记录临床上能够掌握的胃癌各种特征，并在术后摘取各组淋巴结分别标记送检；病理科医生也按该规则准确报告所送淋巴结的转移结果。两相对照，获得每一例胃癌转移淋巴结与各种临床特征之间的关系。总结大量病例的结果，就能通过胃癌的各种临床特征推断出淋巴结转移的情况，即淋巴结转移规律，在此基础上进行淋巴结清扫。自 1962 年开始，《规约》一经面世即得到全国相应，1963 年就覆盖了全国 250 家主要医院，日本胃癌研究会对其反复修订就是在不断地修改、调整胃癌研究的方法与内容，直到胃癌淋巴结清扫的"三站 16 组"模式逐渐形成，早期胃癌的各种保留功能手术逐渐成熟。因此《规约》作为胃癌根治术的基础，成为胃癌诊疗历史上第一部重要文献，影响广泛而深远。在跨入新世纪之际，在癌研究会附属医院第三代学术传承人中岛聪總（Nakajima Toshifusa）教授的推动下，日本学者们把以《规约》为基础探索出来的大量成熟经验与治疗模式等归纳总结，推出了胃癌治疗历史上的第二部经典文献——2001 年日本《胃癌治疗指南》（以下简称《指南》）。《指南》详细地阐述了胃癌各种治疗模式的适应证、切除范围等，也随着临床研究的深入而不断进行着更新。

始于西欧的胃切除术开启了人类以外科手术治疗胃癌的大门，以淋巴结清扫为主要内容的胃癌根治术则是日本外科学者对人类治疗胃癌做出的贡献。

日本外科学者自 1961 年起以工作会议的形式讨论如何建立《规约》，此后延续为每年一次的日本胃癌年会，其内容也由讨论《规约》的修订拓

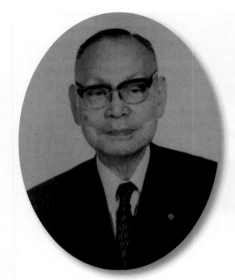

梶谷镮（Kajitani Tamaki 1909—1991）先生
日本胃癌研究会首任会长

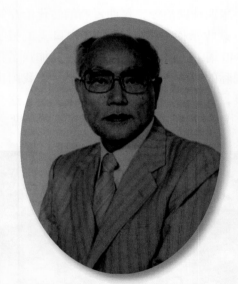

西满正（Nishi Mitsumasa 1925—1998）先生
日本胃癌研究会次任会长

展到胃癌诊治的所有领域。自 1998 年的第 70 届开始，日本胃癌研究会改为日本胃癌学会（Japanese Gastric Cancer Association，JGCA），开始施行轮值会长制度，丸山圭一教授担任了第 70 届学会会长，中岛聪總教授担任第 71 届学会会长，延续至 2021 年已举办到第 93 届。2014 年后，为了顺应国际学术交流的新形势，日韩胃癌学会先后推进了年会的国际化，积极邀请中国同道投稿参会。日本胃癌学会年会此后逐步设立英文专场，并每年不断增加英文专场数量，中国同道对这一会议的关注度和参与

度逐年增加。2016 年，中国首次在日本胃癌学会年会（第 88 届）设立中国专场；2020 年，经当届大会主席 Takahiro Kinoshita 建议，日本胃癌学会年会（第 92 届）首次以大会名义设立中日胃癌学会联合专场，此后延续。中日胃癌学会联合专场主要聚焦双方关注的热点话题，以中日双方联合主持，各自委派发言人的形式举办。增进学术交流的同时，亦增进了中日两国胃癌学会和两国同道的友谊。

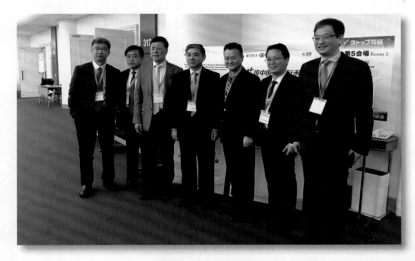

2018 年 3 月第 90 届日本胃癌学会（JGCA）年会部分与会中国专家

2018 年 3 月第 90 届 JGCA 年会部分与会中国专家（周岩冰教授提供）

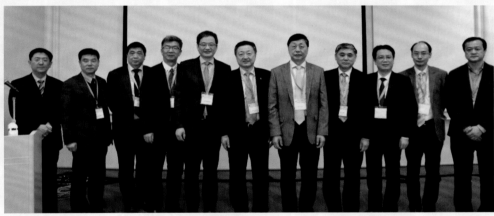

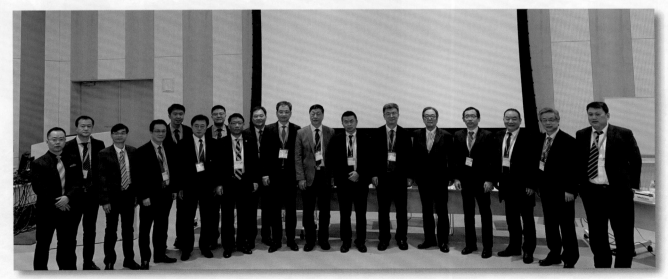

2019 日本胃癌学会（JGCA）年会中国专场与会专家

四、韩国胃癌学会

韩国胃癌学会成立于1996年，首任会长金镇福（Jin-Pok King），其前身是1993年成立的大韩胃癌研究会。1996年该学会召开了第一届学术座谈会，此后历年延续举办，至2013年已召开34届（含同年举办两次）。至21世纪，中日韩胃癌领域的学术交流日益繁荣。韩国胃癌学会成立时间虽较日本胃癌学会晚，但在会议国际化程度上走在了日本和其他各国之前。2014年，韩国胃癌学会发起并首次以英语为会议官方语言举办"韩国国际胃癌周"（Korea International Gastric Cancer Week，KINGCA），获得国际同道的关注。中国同道对这一会议的参与热情逐年增长。2015年韩国首尔国立大学医院梁汉光（Han-Kwang Yang）接任韩国胃癌学会主席后，积极推进国际交流，中韩在胃癌领域的学术交流在这一时期得到了进一步加强，我国多位学者陆续受邀在该会议作学术报告。中国曾在2016年、2018年KINGCA会议上设立中国专场，但一直未与韩国胃癌学会从双方学会层面建立机制性的交流与合作。

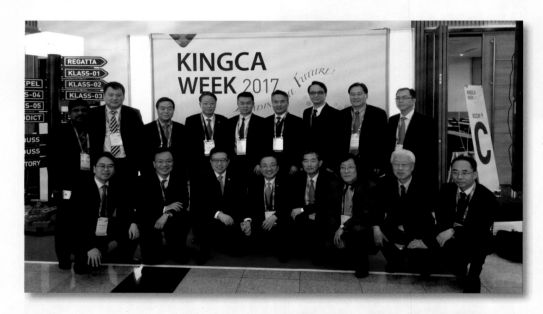

2017韩国国际胃癌周（KINGCA Week）部分与会中国代表与国际同道合影

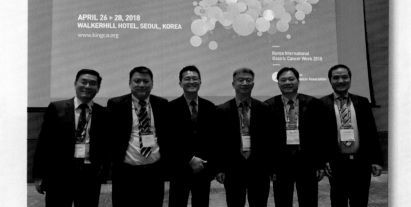

2018韩国国际胃癌周（KINGCA Week）部分与会中国代表合影

（於卉 李子禹）

五、中韩日腹腔镜胃癌手术联席会议（China-Kroea-Japan Laparoscopic Gastrectomy Joint Seminar）

中韩日腹腔镜胃癌手术联席会议由中韩日三国腹腔镜胃癌领域的引领者郑民华教授（中国）、梁汉光教授（韩国）、北野正刚教授（日本）发起，由中韩日三方轮值主办的联席会议。会议集中了代表目前世界腹腔镜胃癌手术最高水平的中韩日三国顶尖专家学者，为推动腹腔镜胃癌手术技能的提高和临床研究的开展提供了重要交流平台。

2006年，在日本北野正刚教授和韩国梁汉光教授的倡导下，由日韩首次联合举办了首届腹腔镜胃癌手术联席会议，此后每年由日韩两国轮流主办。2010年，上海交通大学医学院附属瑞金医院臧潞教授受邀，在日本长崎举办的第5届日韩腹腔镜胃癌手术联席会议上作受邀发言，让日韩了解

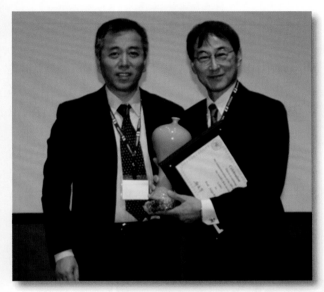

2010年第5次日韩腹腔镜胃癌手术联席会议臧潞教授受邀发言介绍中国腹腔镜胃癌现状后，与日方主席 Pr. Seigo Kitano 和韩方主席 Pr. Han-Kwang Yang 合影

2011年2月，郑民华与日方主席 Pr. Seigo Kitano 在会议上合影，并祝贺 Pr. Kitano 完成世界首例腹腔镜胃癌手术20周年，赠送礼物是花瓶和贺信

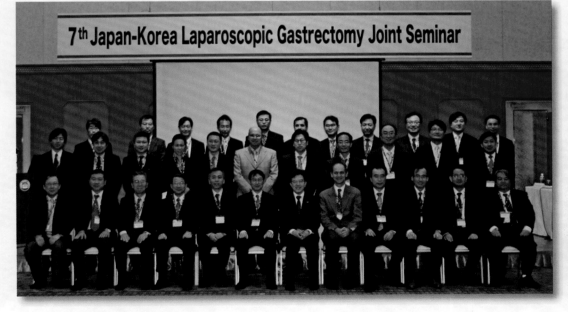

第7届日韩腹腔镜胃癌手术联席会议专家合影

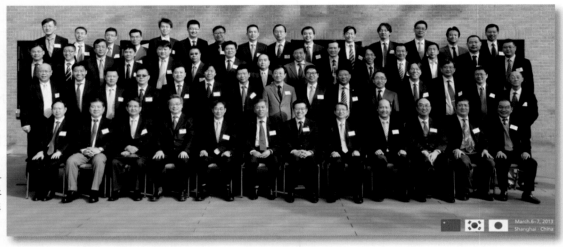

第 8 届中韩日腹腔镜胃癌手术联席会议专家合影

到当时中国的腹腔镜胃癌开展情况，得到日韩的关注。2012 年，上海交通大学医学院附属瑞金医院郑民华教授代表中华医学会外科学分会腹腔镜与内镜外科学组，受邀参加了在日本别府举办的第 7 届日韩腹腔镜胃癌手术联席会议，并提议中国加入联席会议，获得日韩专家的一致赞成，决定自 2013 年起由中韩日三方按顺序轮值主办联席会议。由此，第 8 届中韩日腹腔镜胃癌手术联席会议于 2013 年 3 月 6—7 日在中国上海举办。该次会议由中韩日腹腔镜胃癌研究学会主办，上海交通大学医学院附属瑞金医院、上海市微创外科临床医学中心承办，中华医学会外科学分会腹腔镜与内镜外科学组、中国抗癌协会胃癌专业委员会提供学术支持。会议汇集了

中韩日腹腔镜胃癌领域的著名专家学者，中方参会人员有：郑民华、秦新裕、朱正纲、季加孚、陈凛、胡祥、余佩武、所剑、仇明、李国新、曹晖、孙益红、胡伟国、黄昌明、胡建昆、李子禹、臧潞、余江、郑朝晖、刘凤林、王宽、赵刚、朱甲明等；韩方参会人员有 Han-Kwang Yang、Wook Kim、Seung Ho Choi、Hyung-Ho Kim、Tae Sung Sohn、Young-Woo Kim、Min Chan Kim、Woo Jin Hyung、Seung-Wan Ryu、Hyuk-Joon Lee、Sung Soo Kim、Jong Won Kim 等；日方参会人员有：Seigo Kitano、Michio Kaminishi、Hitoshi Katai、Chikara Kunisaki、Yoshito Yamashita、Naoki Hiki、Keisuke Koeda、Tsuyoshi Etoh、Masahiko Nishizaki、Lee Sang-woong、

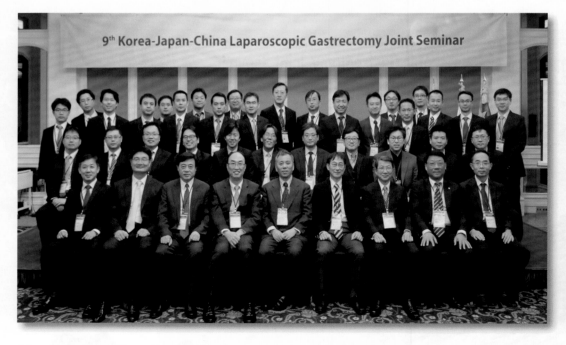

第 9 届韩日中腹腔镜胃癌手术联席会议专家合影

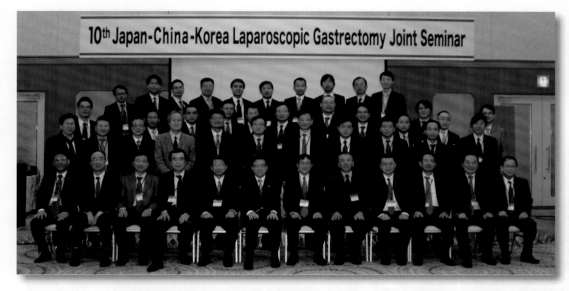

第 10 届日中韩腹腔镜胃癌手术联席会议专家合影

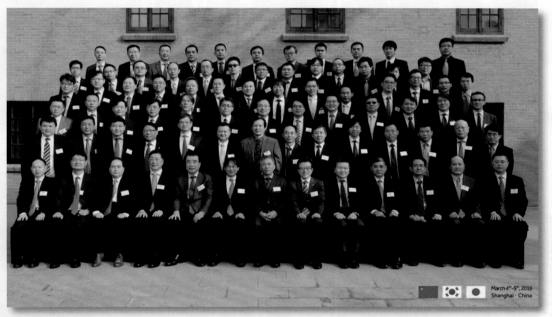

第 11 届中韩日腹腔镜胃癌手术联席会议专家合影

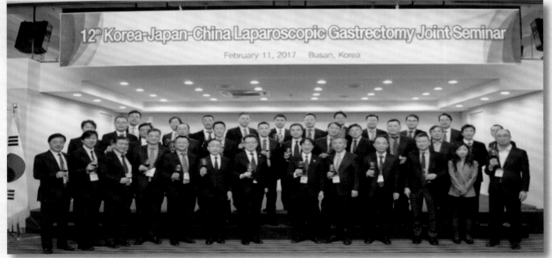

第 12 届韩日中腹腔镜胃癌手术联席会议专家合影

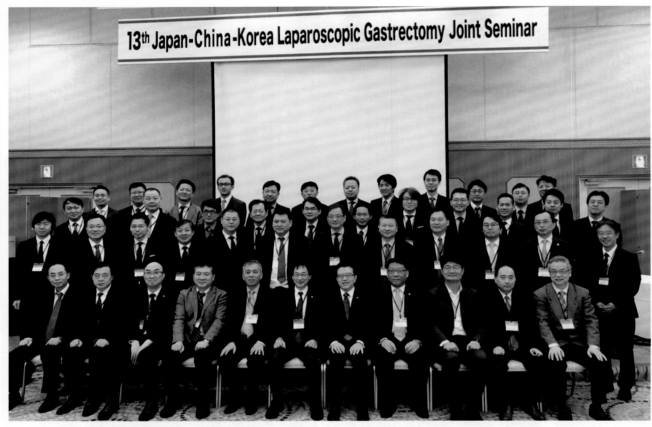

第 13 届日中韩腹腔镜胃癌手术联席会议专家合影

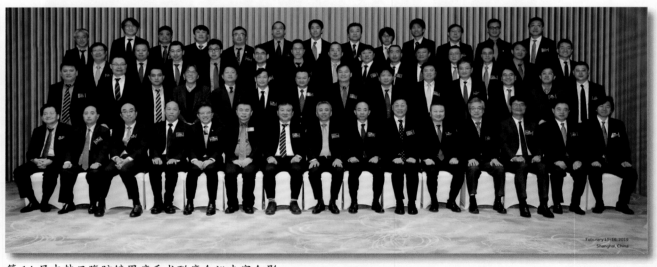

第 14 届中韩日腹腔镜胃癌手术联席会议专家合影

Noriyuki Inaki、Shiro Iwagami、Takahiro Hiratsuka 等。在此次会议上，三国专家深入交流新观点、新技术、新成果，百家争鸣，百花齐放，求同存异，引领未来。至此，"中韩日腹腔镜胃癌手术联席会议"由三国轮值主办的形式固定下来。2021 年由韩国主办第 15 届韩日中腹腔镜胃癌手术联席会议。

（臧潞）

第五章 胃癌诊治 40 年心路历程

胃癌诊治 40 余年心路历程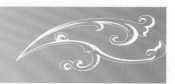

——朱正纲（上海交通大学医学院附属瑞金医院）

我自医学院毕业，在上海交通大学医学院附属瑞金医院从事外科工作已逾 45 年了，最初加盟瑞金医院担任外科住院医生工作的同时，即开始了为期两年的试点班研究生学习，也即开始了胃癌的研究，将提高胃癌疗效作为自己一生的主攻方向，在随后的硕士与博士研究生以及到日本进行的博士后学习阶段，都始终以胃癌为课题，无论在实验或临床研究中坚持至今，如果说我在 40 多年来胃癌的临床与研究工作中取得了一些成绩，主要的体会有几点：

一、受益于德高望重老师的引领与教诲

我从事胃癌的研究，主要受益于两位老师高瞻远瞩的引领、崇尚科学精神的教诲与实事求是的言传身教。第一位老师是傅培彬教授，他是我国最杰出的外科前辈之一，是我国胃癌外科治疗主要开拓者。20 世纪 50 年代起，傅培彬教授率先开展了胃癌淋巴结转移规律的研究，旨在为合理地施行胃癌扩大根治术奠定解剖学基础，通过对 24 例进展期胃癌，共收集胃各主要血管区域计 673 枚淋巴结的病理学观察，初步探讨了胃癌淋巴结转移规律，在国内率先提出了对中晚期胃癌施行联合胃周脏器联合切除之胃癌扩大手术的必要性。至 20 世纪 80 年代初期，由于细胞生物学与肿瘤免疫学的兴起，为了更合理地把握胃癌扩大根治术的指征，傅培彬教授指导我们对瑞金医院既往 30 年来收治的 1881

例胃癌进行了全面的随访，其中作扩大根治术患者 685 例，分析其生存获益情况后，提出对早期胃癌仅需施行附加有关区域淋巴结清扫的胃次全切除术，对 II、III 期胃癌仍应施行扩大根治术，以确保廓清转移之淋巴结；而就 IV 期胃癌，可酌情作较简单的手术。傅培彬教授作为我的研究生导师，指导我开启了一生从事胃癌的研究生涯，傅老师教诲我如何为人、为学与为医，使我终身受益。在傅老师的直接指导下，1981 年 6 月，我的第一篇论文"胃十二指肠溃疡手术后残胃癌九例报告"发表在《中华外科杂志》上，这源自我住院医生工作期间，随访了 676 例胃癌术后患者，了解到胃十二指肠良性溃疡手术后的患者也会发生胃残端的癌肿，并对此产生了较大的兴趣，通过查阅文献，进一步明确了残胃癌的定义，残胃癌发生与首次手术胃肠道吻合术式的关系，残胃癌的发生机制以及治疗的原则等，我将收集到的病例进行了归纳分析，撰写、发表了第一篇论文，初次体会到了进行临床科研的乐趣。我的第二位老师是林言箴教授，林老师也是我最敬佩的外科大家，他基础理论功底扎实，外科手术精湛全面，主刀完成了我国第一台原位肝移植；林老师精通英语与法语，擅长国际交流，曾无数次代表我国学者与国外同行进行学术交流，并在国外多次示范胃癌手术，扩大了我国胃癌研究在国际上的影响力。我工作所在的上海交通大学医学院附属瑞金医院一直是我国胃癌诊疗与研究的中心之一，自 20 世纪 80 年代初起，林言箴教授审时度势，提

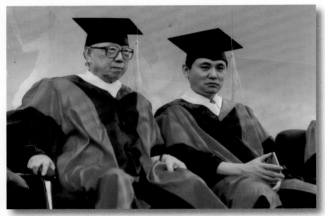

2009年9月，朱正纲与林言箴老师在瑞金临床医学院学生毕业典礼大会上

出胃癌是危害我国国民最主要的恶性肿瘤之一，应始终作为瑞金医院外科主攻的重点疾病；当时，林老师指导我与几位青年医生再次对55例扩大胃癌手术后的标本，按最新分站分组逐一解剖淋巴结进行病理学观察，进一步提出鉴于早期胃癌淋巴结转移范围局限，提倡施行附加清扫胃周淋巴结的胃次全切除术；对于IV期胃癌，因多已存在远处转移，应避免施行姑息性胃癌扩大性切除术；对于II、III期胃癌，则应作为胃癌扩大根治术的主要对象，以提高手术的治愈效果。至20世纪90年代始，肿瘤分子生物学与肿瘤免疫学逐步兴起，林老师率先组织我们学习，指出优秀的肿瘤外科医生除需拿得起外科手术刀外，还应懂得如何使用生物分子"刀"，并相继发表《进一步提高胃癌疗效的努力方向》《新世纪胃癌防治的瞻望》与《论胃癌外科综合治疗的发展前景》等述评，促进了我国胃癌临床综合治疗的进一步发展。四十余年来，我本人正是在傅培彬与林言箴两位老师的精心教诲下从事胃癌综合治疗的基础与临床研究，我始终秉承傅培彬与林言箴两位老师的遗志，坚持学习与实践，带领瑞金医院胃癌团队不断探索综合治疗新理念与新技术，并取得了一系列成就。

二、在与国内外同行的交流中不断提高自己的能力

重视与国内外同行的学习交流是提高自身能力的重要途径。我取得博士学位后不久，于1993年2月至1995年12月间赴日本广岛大学、昭和大学进行为期2年余的博士后学习，在此期间我比较深入地学习了日本学者在胃癌诊疗方面的先进经验，先后多次访问了日本国立癌中心，与当时国际上著名胃癌专家K. Maruyama教授与M. Sasako博士等人多次见面交流，并结为朋友，曾受邀与Sasako博士同台施行胃癌手术，确切地感受到日本学者在胃癌研究领域的先进性。迄今，我先后到访日本20余次，访问过日本众多胃癌研究中心，还结实了T. Sano、K. Yoshida、Y. Yonemura、M. Ninomiya、Y. Seto、H. Katai、M. Terashima、J. Kitayama、H. Yamaguchi与H. Ishigami等日本胃癌研究领域的著名学者，通过与他们的交流与学习，较早地在国内开展了腹腔内温热化疗（HIPEC）、腹主动脉旁淋巴结清扫术（PAND）、全身与腹腔内联合新辅助化疗（NIPS）等技术；我与韩国的S.H. Noh、H.K. Yang、J.H. Kim等教授结识也较早，多次互访交流；我也常邀请日本与韩国学者来国内示范手术、参加双方或多方学术交流，并选派多名中青年骨干到日本与韩国进修学习，既增进了双方的友谊，又促进了我们的发展。与此同时，我们在与欧美学者的交流中也有不少获益，20世纪90年代中，我随林言箴、尹浩然两位教授访美，专程去国际HIPEC疗法的创始人P.H. Sugarbaker教授处学习，他详细地向我们介绍了由他设计研发的HIPEC设备与实施要点，并授权我们翻译了他主编的有关HIPEC治疗手册，以便在国内推广；为了学习

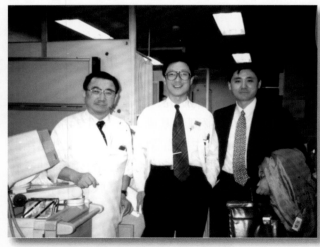

1995年5月访问日本国立癌中心时，朱正纲与K. Maruyama教授和M. Sasako博士合影

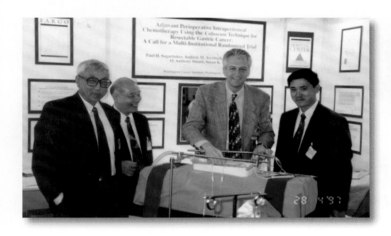

1997年4月，朱正纲与林言箴、尹浩然教授访问美国，与P.H. Sugarbaker教授讨论胃癌HIPEC治疗问题

胃癌腹腔内化疗的新技术，我带领团队成员还先后到意大利Turin Medical Center、德国Wiesbaden Askplepios Paulinen临床中心进修学习，多次与著名的Thomas Aigner教授等同台手术，扩大了我们的视野，又促进了我们在这一领域的发展。

我自1999年9月接替林言箴教授担任中国抗癌协会胃癌专业委员会副主任委员，在2004年11月又接棒于徐光炜教授，担任主任委员，并于2010年5月交棒给季加孚教授后担任名誉主任委员至2021年10月；此外，在1995年3月，我参加了在日本京都市召开的第一届国际胃癌大会，参与讨论筹建国际胃癌协会（International Gastric Cancer Association, IGCA）事宜，于2006年2月收到IGCA首届主席M. Nishi教授与T. Nakajima教授的信函，以及聘任我为IGCA创始会员的证书；并自2007年5月起邀请我代表中国同道担任IGCA理事至今，多次参与

IGCA重大事件的讨论；在这期间，我先后参加了9届国际胃癌大会，担任会议主持人或进行交流发言等。这二十余年间，我还参加了全国胃癌专业委员会的各项重要活动与会议，亲身经历了我国胃癌诊疗事业发展的关键时期，全国胃癌研究中心从原来北京、上海、沈阳、天津、广州、哈尔滨等少数几个城市，已逐渐扩展到各个省市；历届胃癌专业委员会能始终结合我国的具体情况，引进、消化、吸收并发展国外先进的治疗理念与技术，通过组织各专题的全国多中心临床研究，召开各类学术会议、手术演示与示范，发表学术论文等向各基层医院推广，使得我国胃癌整体诊疗效果已接近国际先进水平，部分成果已处在领先地位。我先后参加了16届国内胃癌大会，并参加了数百次国内外各类学术活动，深切地体会到，只要坚持参加国内外的学术交流，学习国内外同行的先进理念与经验，并

2000年5月朱正纲与林言箴、尹浩然、燕敏、刘炳亚、李琛教授等接待日本M. Sasako与Y. Yonemura教授到访上海瑞金医院

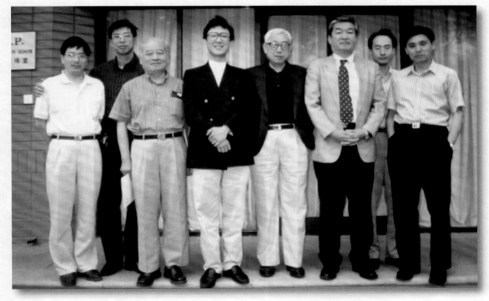

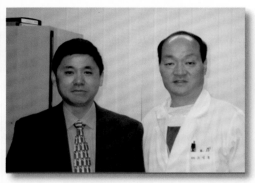

2002 年 3 月访问韩国 Yonsei 大学医学院附属医院时，朱正纲与 S.H. Noh 教授合影

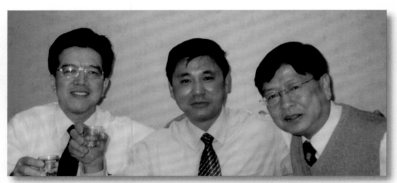

2003 年 11 月访问韩国，与 H.K. Yang、J.H. Kim 等教授一起交流

借此持续改善所在团队的工作，就能得到事半功倍的效果，不断提高诊疗成绩。

三、深化转化医学与临床多中心前瞻性研究，加强多学科协同攻关

我们既往的研究多局限于回顾性病例分析、单中心临床研究，针对胃癌发生或发展机制，也仅做了一些探索性研究，多以发表论文为首要目的；因此，这些研究成果对提高临床诊疗水平仍是有限的。本世纪初始，我们团队认识到肿瘤临床诊疗的发展有三大新趋势：①转化医学更注重解决临床问题，我作为上海市胃肿瘤重点实验室主任，与实验室的同道一起，将解决胃癌临床诊疗难点作为工作重点，先后聚焦在敏感肿瘤标志物、肿瘤分子病理分型与干预肿瘤微环境药物调控等方面，取得了一批贴近临床的科研成果；②临床多学科诊疗（MDT）模式，随着新型诊断技术与药物的不断问世，胃癌的治疗再也不是以外科手术为单一手段，特别是针对进展期胃癌或晚期胃癌，必须强调多学科联合诊疗模式，发挥各学科与专业的协同优势；为此，在 2004 年，我们组成了包括胃肠外科、肿瘤科、消化内科、影像诊断科、放疗科、病理科、中医科等胃癌 MDT 团队，对疑难复杂的病例进行集体会诊；迄今，已为来自全国各地万余例胃癌患者提供了合理有效的治疗方案，同时也树立了我院胃癌治疗的品牌；③开展前瞻性多中心临床研究促进学科发展，既往我们未能充分利用胃癌病例众多的优势开展前瞻性多中心临床研究，由于缺乏我们自己高循证医学证据，故只能沿用国外的经验。近二十年来，北京、上海、天津、广州与沈阳等地的同行相继启动多中心临床研究，涉及早期与进展期胃癌的腹腔镜手术、术后辅助治疗、围手术期综合治疗、晚期胃癌转化治疗等；在我的倡议与组织下，瑞金医院胃癌团队相继开展了以中国龙"Dragon"命名的系列性前瞻性临床研究，其中包括由我作为主 PI 的数项多中心课题，包括 Dragon Ⅰ "腹腔与全身联合新辅助化疗治疗胃癌腹膜转移患者的多中心随机对照研究（Ⅲ期）"、Dragon Ⅱ "新辅助化疗（NAC）与经腔镜腹腔内温热化疗（L-HIPEC）联合 R0 胃癌根治术治疗浆膜浸润局部进展期胃癌（cT4-LAGC）的多中心随机对照研究（Ⅲ期）"、Dragon Ⅳ "SOX 联合甲磺酸阿帕替尼和（或）卡瑞利珠单抗用于可切除局部进展期胃、胃食管结合部腺癌围手术期治疗的多中心、随机、开放、平行对照 Ⅱ～Ⅲ 期临床研究"等，根据这些研究取得的初步成果，已显示出对改善进展期胃癌或晚期胃癌整体疗效具有明显的获益，这也坚定我们继续开展临床研究的信心。

回顾我从事胃癌研究 40 余年的经历，取得了一些成就，我们胃癌团队先后获得国家科技进步三等、二等奖各 1 次，获得上海市科技进步一等奖 2 次，获得教育部、卫生部、科技部、中华医学会二、三等奖项十余项；同时，我也清晰地认识到我们面临的问题仍然不少，距离真正攻克胃癌还有很长的路要走，我与我们的团队将倍加努力，为继续提高胃癌的整体疗效做出我们应有的贡献。

不忘初心，重新出发

——季加孚（北京大学肿瘤医院）

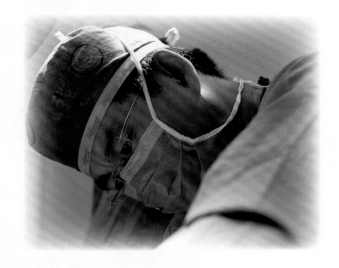

携来百侣曾游，忆往昔峥嵘岁月稠。在几代胃癌专家的不懈努力下，得益于国家的飞速发展，中国在胃癌治疗上取得了一些进展和成就。今天回顾过去，我最大的感慨是患者的生存得到了切实的提高。在20世纪80年代，病人能长期存活的很少，"都说肿瘤是绝症"。而今天的情况已经截然不同了。2018年柳叶刀杂志的全球癌症生存报告显示，中国胃癌患者的平均5年生存率从15%提高到了35%，改善幅度显著领先于其他国家，这就改变了这个疾病整体的治疗状况。当那些老患者发信息给你拜年——成为我们做医生的最幸福、最有成就感的时刻。

其中技术的普及是关键。中国幅员辽阔，诊疗水平和资源配置等方面存在地区间、医院间的不平衡。如何改变这种不平衡？2002年我们参加CLASSIC研究的时候，需要上传录像作为手术质量的证据，提醒我们可以用录像作为提高手术质量和推广手术规范的重要载体。这录像不看不知道，一看吓一跳：一个胃癌根治术，手术"门派"五花八门。所以从2008年开始，我们在全国20余个城市组织了胃癌标准手术的巡回演讲，并牵头制定了手术标准模块。多年的推广不仅使得D2手术深入人心，也打造了一个共享、交流、提高的平台，涌现出了一批高水平诊疗单位，现在已经享有国际声

誉。后续的腹腔镜手术的推广和普及明显加快了步伐。2014年胃肠联盟成立的时候，进展期胃癌的腹腔镜手术比例不足三成，2019年的时候这个比例已经超过半数，绝大部分中国患者已经可以在家门口接受国际先进水平的手术了。技术的加速普及缩小了不同地区和医院之间治疗水平差异，提高了医疗的公平性和可及性，改善了居民的整体健康水平。

保基本还要强龙头，医疗领域的龙头就是高水平的临床研究。本世纪初的时候，大家都感慨属于中国原创的研究和治疗方法很少，指南中基本没有我们原创的高质量证据。所以针对中国进展期胃癌为主的实际国情，国内同道团结一心，几家优势中心一起商量着能不能有全国范围内的多中心、大样本、前瞻性的随机研究，尤其是研究者发起的研究。时至今日，纯外科的研究以进展期胃癌腹腔镜手术的CLASS-01为代表，综合治疗我们有RESOLVE、RESONANCE研究，这些研究的最终结果都得到了美国临床肿瘤学会（ASCO）和欧洲临床肿瘤学会（ESMO）学术会议的高度认可，也有很好的文章发表。研究成果增强了中国研究的国

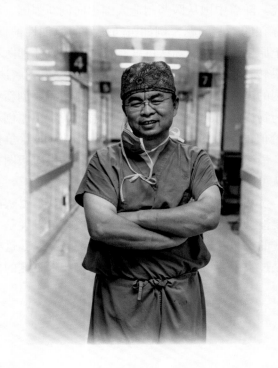

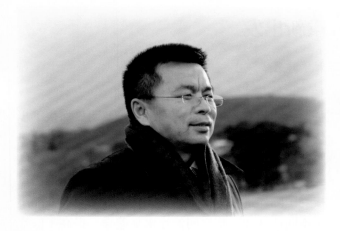

际影响力，更重要的是在这个过程中，年轻一代专家得到了教育，多学科合作文化也培养起来了。我们也得以在中国首次举办国际胃癌大会，这是全球对中国胃癌治疗水平提高的一种肯定。国外专家说过去十一届的国际胃癌大会没有一届能超过我们承办的这次会议，这也跟中国经济的发展，人们精神面貌、科技水平的提高，以及临床实际过程中踏踏实实的做事风格密切相关。

伴随着医疗水平的进步，我们本土医药产业也蓬勃发展。就拿胃癌来说，从阿帕替尼开始，到现在我们国家自己的免疫药物呈现出多点开花的局势，中国的胃癌患者能用较低的价格得到与国际接轨的药物治疗，显著降低了医疗支出，提高了治疗效果，这其中还有已经完成和在研的Ⅲ期研究。随着中国从医药制造大国迈向创新强国，目前存在的一些问题，例如医药研发的原创性偏低，本土原创产品的国际认可度有待提高，人才梯队和成果转化机制有待健全，将有希望陆续得到解决。中国的庞大的进展期胃癌患者基数迫切需要创新型的药物提供新的治疗契机，我相信随着本土原创新药价值的深度挖掘，将构建差异化创新的竞争优势，最终提升我国医药产业在全球药品供应版图中的认可度。

过去的经验告诉了我们高水平的创新团队的重要性。现在新的诊疗理念和研究成果可以说是井喷式的，包括影像组学、肿瘤特异荧光导航，这些都是过去十年中出现的新技术，随着技术更迭的加快，很可能会改变下一个时代的肿瘤诊疗。对于大型的医学中心来说，要重视"医、教、研"三个方面的平衡、全面发展。三方面兼顾虽然很辛苦，但这也是优秀医学工作者的职责所在。我们的专家教授们，要在这个过程中去引领年轻一代，给他们提供必要的帮助，去主动适应和迎接下一个时代的挑战，充分开展跨学科的合作，深入探索并发掘未满足的临床需求，更好促进政产学研一体化合作，提高科技成果转化的渗透速度和成功率，建设高质量、高创新度的团队，最终目标是提供让每个患者从经济上、从各方面都能够承受得了的优质医疗。我觉得作为医生、作为治疗团队、作为医院，我们的责任和义务就是这些内容。

雄关漫道真如铁，而今迈步从头越。十年前，我在胃癌手术巡讲手册上提到中国在胃癌领域尚处于学习者的身份；弹指一挥间，我们已经有了多个领域内的国际首项、领域开创性质的研究，中国的胃癌防治水平已悄然跻身国际一流的行列。作为一名医生，我感受到最重要的是要保持终身学习的态度，通过学习消除恐惧、提升认知。胃癌中尚待解决的问题还有很多：不同亚型胃癌的最佳药物治疗方案，个体化的导航手术，精确的术前诊断，等等；期待下一个十年，年轻医生们能够在国际舞台上更精彩地展现自己，进一步提高胃癌的治疗效果、提高我们学术界的国际影响力。

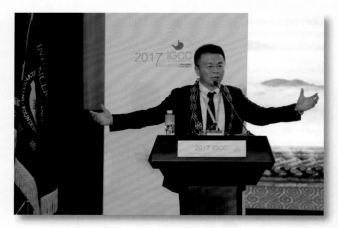

第12届国际胃癌大会上季加孚教授正式升任国际胃癌学会主席

道阻且长，行而不辍

——徐惠绵（中国医科大学第一附属医院）

光阴似箭，日月如梭，转眼我已年近七旬。一路经历了困惑与彷徨、充实与攀升、投入与拼搏、收获与慰藉四个阶段。我出生于农村的一个小知家庭，1968年初中结业，年仅16岁便响应党的号召，回归农村广阔天地、接受贫下中农再教育，作为当代乡村的有知青年，经过粗浅的医学知识和技能培训，成为一名乡村赤脚医生，感同身受到中国农村医疗资源匮乏及缺医少药的窘状，奠定了日后立志深造的初心和动力。1973年我十分幸运地实现了自己的梦想，成为中国医科大学的一名临床医学生。当时仅有一种朴素的情结，就是要珍惜这一千载难逢的机遇，发奋学习，以丰富的医学知识回报家乡父老。令我意想不到的是毕业时，竟被留校并分配在附属第一医院成为一名外科医生。由于命运的眷顾，使我成为那个时代同龄人中的幸运者和佼佼者。但是，随着科学春天的到来，身居在学术与医术并重的高级知识学府里，我倍感我们这一代特殊群体的学识浅、底子薄的压力与困惑。彷徨之中，在党的"科学有险阻，苦战能过关"口号的激励下，我决心将逝去的时光、失去的知识再夺回来。

1983年在激烈的角逐中，我奋力考取了肿瘤外科（肿瘤科）创始人张文范教授的硕士研究生。他早在20世纪60年代，便确立了将当时乃至上个世纪发病率、死亡率均居首位的胃癌作为主攻方向，并成为我国胃癌防治事业的奠基者之一。从此，将我引入了胃癌防诊治的临床与科研之路上。作为他的学生和助手，我经常往返于北京、天津、上海等地参加学术交流活动，见证了中国抗癌协会胃癌专业委员会的诞生，前辈们引领我国胃癌防治事业步入正轨并发展壮大的全过程。在完成学业的同时，我负责收集资料、制作录像教材，连续举办了24期覆盖二十几个省市的全国胃癌规范化外科治疗学习班，推广由张文范教授率先从日本引进的胃癌根治（D2）术与扩大根治术（D3）。1990年，通过国家教委公派出国考试，我赴美国马里兰大学临床病理系研修，在导师Shamsuddin教授的指导

下，研制了一种利用胃液和直肠微量黏液筛查早癌的新方法，受到国际同行的关注。两年中，我在国际科学前沿领域进一步开拓了视野。1992年回国后，已经40岁的我再次挑战自己，毅然考取了我国著名胃癌专家陈峻青教授的博士研究生，在他的悉心指导下，进一步完善了进展期胃癌的生长方式分型、大体分型、转移淋巴结分型和浆膜分型，即应用胃癌生物学分型指导现代外科治疗的理论与实

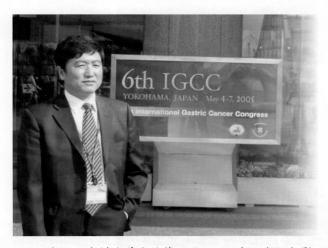

2005年于日本横滨举办的第6届IGCC会议期间留影

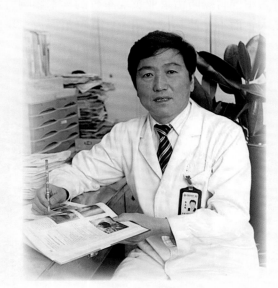

查阅工作资料

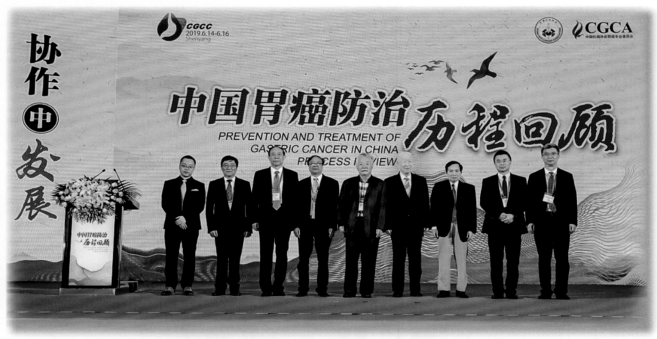

第 14 届全国胃癌大会中"中国胃癌防治历程回顾"环节的合影

践。潜心开展了胃癌腹膜转移高危因素的确立、亚临床转移（CY1）分子指标筛选和腹腔热灌注化疗等系列实验与临床研究，并在国内广为推广应用，为自己在临床与科研之路的后续发展奠定了扎实的基础。尤其是两位师长对胃癌研究的专心、专注、专研及百折不回的精神成为我一生巨大的精神财富。

2000 年，从前辈们手中接过科室主任的重担，作为第四任学科带头人颇感压力的是，如何传承前辈们的优秀学术思想，持之以恒的专研精神，将曾被誉为中国胃癌防治事业黄埔军校的学术影响力发扬光大，而不是使其付之东流。在群策群力、集思广议之下，重新确立了以科研为先导、医疗新技术为基础、临床问题为导向、临床与基础相结合多学科协作的科室发展理念，旨在建设医教研为一体的研究型临床科室。明确了目标我们便付诸行动，首先建立了近万例胃癌临床与病理资料完整的数据库，随访率达 96%。随后充分发掘中青年骨干的潜力，查阅了大量国内外文献，论证了 50 多个选题，相继发表了近百篇学术论文，其中在 *Annals of Surgery*、*Annals of Oncology*、*Cancer* 等国际著名杂志发表 60 多篇 SCI 论文。由于论文数量集中爆发，在校院内外反响较大。在此基础上，联合天津

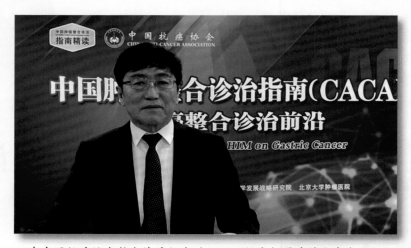

在中国抗癌协会整合诊疗指南（CACA 指南）胃癌篇发布会现场

医科大学肿瘤医院、中山大学肿瘤防治中心建立了8000余例根治性胃癌的高质量数据库，已在国内外发表论文10余篇。其中1篇被《中华胃肠外科杂志》评选为2017年度原创性优秀论文，实现了学术水平及影响力，从单中心起步到多中心升华。

我们注重发挥中青年骨干作用，加强梯队建设，助力研究型科室的发展。随之根据中青年医生的潜质与特点大体分为三个临床科研方向：①继续补充完善单中心和多中心临床数据库，专注真实世界研究；②与校内外前沿学科建立科研协作关系，由导师引领研究生以临床问题为导向，开展系列基础与临床转化研究；③选派部分青年医生去广州、福建等地学习腹腔镜、机器人微创手术技术，同时参与前瞻性多中心临床研究。达到人人有目标，个个有方向。众人拾柴火焰高，团队之力是不可估量的。进入新世纪以来，科室在学术氛围、科研成果、临床新技术引进与开展、人才梯队建设等方面实现了在传承中创新、协作中跨越式发展的局面。先后获得"863""973"及国家重大科技专项四项，国家自然科学基金45项，其中2013年斩获6项。发表学术论文400余篇，其中SCI收录论文近300篇。2006年再次获得国家科技进步二等奖1项，至2020年获中国抗癌协会和省科技进步一等奖3项。主要创新性的学术成果包括：胃癌T2亚分期、N3a·N3b淋巴结转移亚分期分别被国际抗癌联盟（UICC）/美国癌症联合会（AJCC）第七、八版胃癌TNM分期引证，针对癌结节（Tumor Dipposite，TD）的大宗病例报告亦首次纳入第八版分期中；设计了LODDS淋巴结分期方法，可弥补现行TNM分期的不足；进一步丰富了胃癌腹膜转移微环境理论，首次发现了腹膜转移的间皮途径、乳斑巨噬细胞途径、癌细胞干性转化途径及分子机制和潜在的治疗靶点，并证明了乳斑缺氧微环境诱导癌细胞干性转化，降低腹腔热灌注与化疗的疗效；以及腹腔微量脱落癌细胞光电动力学分选、腹腔冲洗液中CTC、ctDNA液体活检及腹腔免疫微环境等研究。获得了13项国家自然基金，

在 *Oncogene*、*Nature Communication*、*Stem Cells*、*Molecular Cancer* 等期刊发表31篇SCI论文，在国内外学术界产生重要影响。临床与科研的快速发展，亦加速了临床人才梯队建设的步伐。中青年医生已经博士化，其中7名因业绩突出，破格晋升高级职称，获得教育部长江学者特聘教授、新世纪优秀人才、青年长江学者特聘教授等国家级高层次人才3人。在承上启下的历程中，发展了团队也历练了自我。在群雄逐鹿、人才济济的学术界，有幸当选中华医学会肿瘤学分会第十一届主任委员，中国抗癌协会常务理事和胃癌专业委员会第五届主任委员，获得国务院政府特贴专家、中央保健委会诊专家、辽宁省政府优秀专家、国家临床重点专科负责人等殊荣和学术地位，荣获第十届中国医师奖，培养了硕博士研究生171人次，为全校培养最多的研究生导师之一。2017年，时年65岁接任胃癌专业委员会主任委员，在迟来的荣誉面前，深感责任重大，使命感促使我紧密依靠专业委员会领导集体和专家与秘书团队，借助朱正纲、季加孚两位前任主任委员奠定的良好基础，在学术引领、规范化诊疗推进、大数据与临床研究开展、整合肿瘤学与胃癌整合诊疗指南的编写与制定、亚专科建设及国际交流等方面取得了一定的成绩。被中国抗癌协会评为优秀专业委员会，在我国胃癌防治40年的历史长河中起到了巨大推动作用。但亦反思到，我国仍然是中晚期胃癌大国，早诊早治不足，治愈率较低，规范化诊疗均质性较差，在国际各大指南中融入中国元素较少，寄希望后来者们在传承中奋发进取，砥砺前行，加速推进几代人为之奋斗却未竟的事业。

40多年来，我把青春年华、流淌的汗水献给了这个学科和我国胃癌防诊治事业，使之呈现持续发展的良好态势，由衷感悟到学科建设和事业发展互为因果，理念是灵魂，传承是底蕴，协作是途径，带头人是关键，人才是根本，团结和谐是保障。我国的胃癌防治事业仍长路漫漫，我愿永葆青春，继续为之而倾情奉献。

努力成长为一名优秀的肿瘤外科医生

——梁寒（天津医科大学肿瘤医院）

1985 年我从天津医学院医疗系毕业后被分配到肿瘤医院老四号病房。中国抗癌协会前任理事长张天泽教授当时 60 岁出头、高挑身材、学者风范十足。每周查一次房：查房时要求主管医生完全背诵病历。因此在张主任查房前，我们小大夫很紧张，要准备病历、熟背病历。当时的办公条件非常简陋，所有的医生都挤在一间大约只有 20 m² 的办公室。科主任王殿昌教授只有一个办公桌，其他高年资医生每人只有一个抽屉。但是大家的学习气氛非常浓厚，每天中午午饭后，由王殿昌主任带领大家学英语，读英文文献，练习口语。去图书馆时经常看到头颈科刘经祖主任在那里看书，春节去王殿昌主任家拜年时看到主任仍手不释卷。老前辈们的治学态度给我以无穷的身教感染力。刚改革开放，医院非常注意医生英语能力的培养，所有新分配的大学生及部分有意愿学习的老医生，均参加脱产半年的英语学习班，天津外国语学院（现天津外国语大学）教师担任授课老师。1987 年医院整体由大沽路旧址搬迁到天津体育学院北（体院北），医院图书室扩大了面积。医院定期在图书室举办"英语角"口语会话活动，青年医师均踊跃参加。金显宅教授是汉城人，1930 年毕业于北京协和医科大学，毕业后用 2 年时间遍游欧美大的肿瘤中心，英文比汉语更流利。改革开放以后，金老利用在欧美的老关系，选送了很多中青年医生出国学习，新医院的落成也完成了金老晚年最大的夙愿，当时金老已经 83 岁高龄，且重病在身，但是从画面上可以看出金老心情很好。情趣使然，金老经常来"英语角"，给青年医生用英语讲述他当年游历欧美的趣闻。记得那天"英语角"活动结束后，有人提议与金老合影，金老欣然应允，于是在大家的簇拥下，在行政楼前留下了这张弥足珍贵的照片。3 年后的 1999 年金老因胸腺肿瘤不治驾鹤西行。

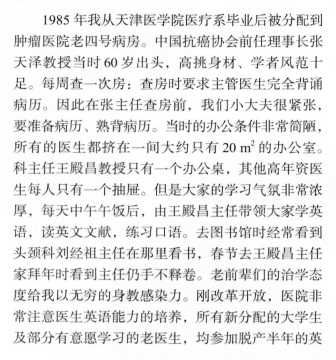

1989 年梁寒（左一）及天津医科大学肿瘤医院"英语角"部分成员与"我国肿瘤学之父"——金显宅教授合影

1990 年瑞士政府与天津市政府签署了选派青年医师赴瑞士进修计划，我有幸成为第二批赴瑞士进修的成员。在瑞士进修期间还翻译完成了德语经典著作《临床基础外科学》，还要感谢瑞士圣加伦州立医院普外科 John Lange 教授，是他帮我联系原出版社，并从自己的科研经费中拿出 1500 德国马克帮我交了版权费。该书的中译本 1998 年由天津科学技术出版社出版。2013 年在前往意大利参加第 9 届国际胃癌大会期间，顺路赴瑞士圣加伦拜访了 Lange 教授。20 年过去了，Lange 教授仍然

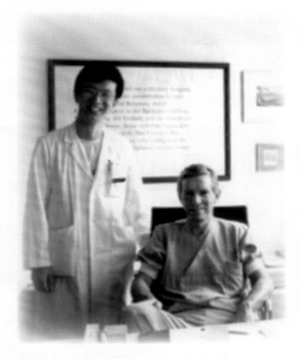 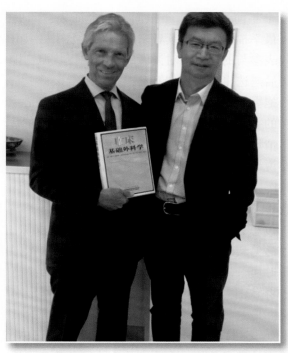

左：1992 年在 Lange 教授办公室；右：2013 年参加在意大利举办的第 9 届国际胃癌大会期间顺路拜访 Lange 教授

保留着当年我寄给他的《临床基础外科学》中译本样书。

1999 年，天津医科大学肿瘤医院将原来的腹部肿瘤外科分成肝胆肿瘤科和胃肠肿瘤科。当时本人正在德国柏林洪堡大学 MDZ 分子中心做访问学者，2000 年回国后被任命为胃肠肿瘤科副主任。当时的科主任是王家仓教授。2004 年，在郝希山院长的倡导下，将胃肠肿瘤科又分成胃部肿瘤科和结直肠肿瘤科。本人被任命为胃部肿瘤科主任，时年 43 岁，已经从事腹部肿瘤外科 19 年，可谓年富力强。当时国内胃癌外科比较突出的中心林立，我院在胃癌外科方面由郝院长主持的全胃切除消化道重建在我国胃癌外科领域占一席之地，并获得国家科技进步二等奖。但是天津医科大学肿瘤医院在胃癌外科方面缺乏整体优势。胃癌专科化独立建科为我们提供了发展的平台和空间。

37 年的岁月弹指一挥间，也将一个懵懂的医学生历练成为经验丰富的胃肠肿瘤外科医生。经年的学习、思考、探索、积累，使我深谙 Fortner 教授的名言：外科成功的路途中充满着"Blood, Sweat and Tears"，即外科医生的勇气和汗水，患者和家属的鲜血和眼泪。领悟出成为优秀外科医生应该具备的基本素质，除了具有医者仁心的基本素养以外，最重要的是勇气和汗水，同时要有超人的心理素质，缺一不可。所谓勇气就是敢为人先、精益求精、追求完美。外科手术堪比活体雕塑，优秀的外科医生应该同时具备科学家的严谨和艺术家的修养，对待每一台手术都像进行艺术创作。外科医生手术时就是在搏动的血管、神经、组织及血肉间用手术刀进行"雕刻"，犹如在刀尖上跳舞。艺术家出现失误可能意味着毁掉一件作品，外科医生的手术刀如果偏离了哪怕 1 毫米，就有可能损伤大血管，导致致命性大出血。我科王家仓主任有一句名言："露脸与现眼就隔着一层窗户纸"。但是这层窗户纸就是手术匠和优秀外科医生的距离。如何能做到既碰到"窗户纸"，又不捅破它是关键。如果没有勇气碰触到"窗户纸"，可能一辈子都成不了优秀的外科医师。反之，经常捅破"窗户纸"，不但使患者付出血和生命的代价，也使医生的心中蒙上了阴影。一名好的外科医生，应该有鹰的眼睛，少女的手，狮子的心和钢铁一样的意志。因此，优秀的外科医生是伴随着患者的鲜血甚至生命和家属的眼泪成长起来的，从某种意义上，我们应该感谢患者，是他们将健康乃至生命托付给我们，最终也成就了我们。

几十年前，中国青年报向全社会征集："谁是世界上最幸福的人？"读者来稿踊跃，报社组织由各界代表参与的评审团对读者的答案进行归类、排序，最后遴选出四个最佳答案：①刚刚给孩子洗完澡，怀抱婴儿面带微笑的母亲；②刚给患者做完一台成功的手术，目送患者出院的外科医生；③在海滩上尽情玩沙子，欣赏自己杰作的幼儿；④写完了一部小说最后一个字符，画上句号的作家。作为一名外科医师，执业生涯中所获得的幸福感是其他从事任何职业所无法体验的。我曾经收到来自美国硅谷一位患者女儿的微信："因为深爱我的老父亲，因此才感觉到您的伟大，是您的努力为我父亲赢得了几年时间，使我们儿女有机会尽孝，请您为了患者保重身体。"几句朴实的言语是对我的工作最高的褒奖。另一名已经成为朋友的患者家属发来的微信令我感受到真挚的情谊："在我心中，您不仅是一个优秀的专家教授，更是我的兄弟，我崇拜您的医术，景仰您的人品，喜欢您优雅宽厚的个人风格和气质……"。一位31岁的胃癌女患者，6年前做的胃癌根治手术，康复后最大的心愿是能有自己的宝宝。后来在她的孩子满6个月时，特意来门诊给我送来喜糖，她脸上的幸福感溢于言表。

2015年4月23日世界读书日，丁香园网站网友评选的"2015年你不可错过的10本好书"（括弧内是编辑加的评语）中，本人出版的《胃癌根治手术写真》（瞳孔里真实的手术视野）名列第8，推荐书目中不乏经典名著，如《实用内科学》（畅销60年不衰的专著）、《坎贝尔骨科手术学》（国际权威骨科经典）、《热病》（对抗当今抗生素耐药的宝典）、《协和内科住院医师手册》（年轻住院医师不备后悔）等。美国纽约西奈山医院 Steven Brower 教授的评语："*I just received your monumental work on Gastric Cancer and am so humbled to read such a definitive treatise on the subject. I refer to your extraordinary 'Visual Lectures for Gastric Cancer' all of the time to teach my House staff.*"巴西胃癌协会主席 Bruno Zilberstein 教授的评语："*It is a marvelous book on Gastric Cancer Surgery.*"国际同行的肯定及溢美之词使我倍感收获的喜悦。选择医生作为职业就意味着要终生学习，只有付出汗水，才能收获成功。本人多年来养成了早晨较早来

院的习惯。一位曾经的进修医生发来微信："当年在您那学习时看到您每天6点半就到医院让我觉得很震惊，也很惭愧，回来后我也每天尽量7点前到医院开始工作，也许这是我学得最像您的地方了。"看来是身教胜于言教。

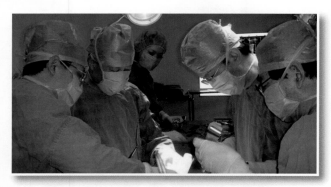

2006年2月与郝希山院士、王殿昌主任共同为一位院士进行胃癌根治手术。该患者迄今已无复发生存16年

中国抗癌协会前任理事长张天泽教授，也是我院腹部肿瘤科第一任科主任，1983年率团访问日本，特别参观了名古屋社区胃癌普查车的工作流程，回国后撰文赞叹不已。腹部肿瘤科第二任科主任王殿昌教授1981年获得"世川奖学金"，在日本进修一年，带回了日本胃癌治疗理念。王家仓主任作为胃肠肿瘤科的科主任，主持了5年胃肠肿瘤科的工作。到2004年胃部肿瘤独立建科时本人有幸成为首任科主任，这时腹部肿瘤科已经细分成肝胆、胃和大肠癌专业。本人主持胃部肿瘤科工作的17年，取得了一点成绩，都是在前面几代人的工作基础上以及全科医护人员的共同努力下完成的。中日韩虽同处东亚胃癌高发地区，但是临床治疗的胃癌病例构成完全不同：日本临床诊断的胃癌病例中80%都是早期癌，韩国早期病例的比例也高达50%以上。因此日韩医生关注的重点是微创手术，如内镜下黏膜切除术（ERM）及内镜下黏膜下剥离术（ESD），腹腔镜、机器人辅助手术等。中国临床诊断的胃癌病例中70%均为局部进展期病例。因此如何提高进展期特别是Ⅲ期病例的疗效是我们的主要工作。我们积极参加由季加孚、沈琳教授发起的 RESOLVE 研究，贡献了近20%的病例，该研究结果的发表，奠定了我国局部进展期胃癌围手术期化疗的中国模式。进入免疫治疗时代，我们紧跟国际医学前沿，采取4药模式（紫杉醇＋替吉

奥＋阿帕替尼＋信迪利单抗）针对Ⅳ期胃癌病例进行转化治疗。初步结果作为摘要被2021年欧洲肿瘤学会（ESMO）接受，转化成功并接受R0手术的29例中5例达到病理学完全缓解（ypCR）。我们牵头的SOX＋信迪利单抗局部进展期胃癌新辅助治疗的Ⅱ期单臂研究初步结果被2022年美国临床肿瘤学会胃肠道癌症研讨会（ASCO GI）接受，21例接受手术治疗的病例中7例获得了ypCR。患者的毒副作用可控，没有增加手术风险。后续的前瞻随机对照、多中心临床研究（PERSIST）已经开始入组，截至2022年1月已经入组50例，该研究的摘要也被2022年ASCO接受。此外，我们还牵头了TOP-CG研究，该研究旨在比较局部进展期胃癌保留大网膜的临床疗效。该研究2021年4月初启动，全国20个医疗中心参加，计划入组960例。截至2022年2月已经入组700例。该研究结果有望改写现有胃癌治疗指南。

天津医科大学肿瘤医院早在1999年就开始推动专科化工作，并在2004年将胃癌专科独立分科，本人有幸被任命为胃部肿瘤科第一任科主任及学科带头人。使我有机会在人生精力最充沛、经验最丰富的10年（2004—2014年；43～53岁）间，专注于胃癌的临床研究，从而取得了一定成绩。2004年成立胃部肿瘤科以后我们集中精力关注于一种疾病，首先在胃癌的规范化手术方面下大力气，同时着手建立胃癌病例临床数据库。在全体医生的共同努力下，我们的工作很快获得了国内同行的认可。2006年作为国内10家顶尖胃癌中心之一，应邀参加著名的CLASSIC研究，当时韩国延世大学Noh教授作为研究的外科PI出席了在北京大学肿瘤医院召开的中国参加研究单位的启动会，每个中心用PPT介绍胃癌D2手术录像。茶歇期间，Noh教授对我科的手术演示大加赞赏，认为已经达到了日本同行的水平，并邀请本人访问延世大学。我科的胃癌临床数据库虽然建立时间短，但是经过近十年的建设，已经成为国内最大的胃癌临床数据库之一。2013年受国际胃癌学会"第8版UICC胃癌TNM分期项目"PI，日本东京癌研会有明医院Sano教授邀请，本院的240例有完整随访数据的胃癌病例加入该项目中，国内另2个中心是北京大学肿瘤医院及上海交通大学医学院附属瑞金医院，2016年出版的第8版UICC胃癌TNM分期中，第一次包含了中国的数据，我作为主译翻译《第8版UICC恶性肿瘤TNM分期》于2019年由天津科技翻译出版公司出版发行。

2022年本人已从医37年。值得欣慰的是自己生逢其时，从事肿瘤外科专业的37年，也是我国肿瘤医学飞速发展的37年，自2004年胃部肿瘤科成立，在全科医护人员的共同努力下，打造了一支强大的团队。本人有幸在天津医科大学肿瘤医院提供的平台下从事自己喜欢的专业从而能快乐的工作。2021年是天津医科大学肿瘤医院建院160周年，我的人生刚好过了一个甲子，不知不觉中已近花甲，多年辛勤的耕耘获得业内同行的认可：2021年入选"中国高被引学者"榜单，跻身学科最具全球影响力中国学者行列。国家"2030健康中国"美好蓝图值得期待，我也愿意继续发挥余热与全体同仁共同努力，为继续提高我国胃癌诊治水平而努力。

不忘初心　任重道远

——陈凛（中国人民解放军总医院）

　　我于 1983 年 8 月从广州第一军医大学毕业分配到沈阳军区空军医院普通外科，在那里作为年轻医生跟着外科前辈参加了第一台胃癌手术，也是那时在临床实践中更深刻理解了胃癌对中国百姓健康的严重危害，感受到普通外科中胃癌根治手术的复杂和难度，那个年代都是开腹手术，外科医生都用刀剪钳镊冷兵器，没有现在的各种电刀、超声刀能量设备，没有吻合器，胃肠外科医生都是手艺活，我也特别偏爱外科技术和技巧训练，尤其是手工缝合技术，练就了左右手开弓的技能，所以左右手操作训练的习惯也延续运用到现在的腹腔镜技术。1986 年到解放军总医院学习，在总医院普通外科老前辈的指导下，更深入学习了规范的胃癌临床诊疗和胃癌手术，以及相关研究。回想当初 20 世纪

80 年代，没有现在的磁共振成像（MRI）、正单子发射计算机断层成像（PET-CT）等先进诊疗设备，也没有腹腔镜、机器人等外科微创技术，但是，大量的外科临床实践和训练，跟随外科前辈的查房、问诊、查体、疑难病例会诊、讨论，锻炼并培养了我正确的临床诊疗思维习惯和扎实的外科基本功，为后来的胃癌外科，包括微创外科技术的进步，打下坚实的基础。

　　进入 20 世纪 90 年代，外科技术飞快发展，有了各种能量平台、吻合器、腹腔镜，已成长为副主任、副教授的我，陆续开始了我们中心的胃癌、肠癌腹腔镜手术的临床探索实践，也有了自己的团队和学生，开始独立专注于胃癌的临床和相关基础研究。随后多次的国际交流和学习使自己对胃癌外科

2011 年，在解放军总医院外科大楼黄志强院士办公室，黄志强院士在《黄志强院士论文集——大家》一书的扉页上亲笔写上"创新是外科的灵魂　与陈凛教授共勉"题词，并亲手赠书陈凛教授，体现了外科老前辈对中青年外科医生的关爱、期许和勉励。不忘初心，传承发扬！

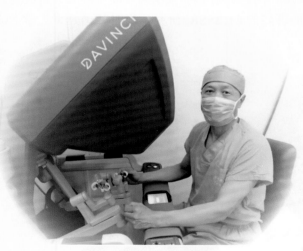

2019 年，在解放军总医院外科大楼手术室，陈凛教授用机器人Ⅺ进行胃癌根治术

技术和相关研究的认识更加系统和成熟，尤其在进入了中国抗癌协会胃癌专业委员会这个团结、温暖的大家庭后，与国内胃癌的前辈们接触得更多了，和国内优秀胃癌中心的交流更加密切，使自己看到了临床实践和科学研究的探索方向。

2000年之后，中国的胃癌临床实践、科学研究、学术交流进入一个快速发展的新时期，我有幸作为先行者，参与了中国胃癌外科的全国规范化巡讲，参与了中国胃癌新辅助治疗的探索性研究，参与了中国胃癌MDT的实践与推广，中国胃癌外科微创技术从临床实践到科学研究的发展，从单中心单打独斗到多中心合作共赢，使我们团队，与国内胃癌防治的专家们走得更近，友谊更深厚，合作更密切而深入。在这个过程中，我自己也与国内许多中心的专家同道们成为好友，感受着共同合作、互相学习、互相促进、共同提高与进步的快乐，更为中国胃癌诊疗水平的进步、发展感到高兴和欣慰。

2010年之后，随着我国的许多临床研究结果在国际上发表，中国胃癌在国际学术舞台上有了更多的声音，也得到了国际胃癌同道的认可。我有幸参加2013年意大利维罗纳第10届IGCC时，亲眼见证了中国获得2017年第12届IGCC主办权的历史时刻，亲身感受到了这种经过不懈努力而获得成功时的激动、喜悦、兴奋，中国代表团沸腾了！我们欢呼雀跃！同道们在维罗纳共同庆贺的情景，至今历历在目。从巴西圣保罗、中国北京，到捷克布拉格的IGCC，我作为参会的中国专家代表，在大会上做了学术发言。近十年来，也是中国胃癌诊疗技术、科学研究、国际交流发展最迅速的十年，尤

其是国际交流模式从过去单纯到国外去学习，到现在的许多欧美日韩等国际胃癌顶级专家和同道来中国进行学术交流、互相学习借鉴以及国际多中心合作科学研究等多样交流模式，展示了中国胃癌技术、科学研究和学术水平的不断提高及国际影响力的不断提升。

随着中国胃癌诊疗技术、科学研究的发展，我和我们的团队也在不断成长与进步，所取得的每一点成绩都得到了国内许多兄弟中心的支持和帮助。我们团队2000年关于胃癌PET影像诊断对病期评估研究在国际期刊发表的论文，被美国NCCN指南连续十年所引用。牵头的全国多中心胃癌新辅助化疗RESONANCE研究在美国临床肿瘤学会胃肠道肿瘤研讨会（ASCO-GI）做了口头报道。我们也积极参与了全国多中心的RESOLVE研究、CLASS系列的多个研究，以及胃癌专业委员会大家庭中的许多兄弟中心牵头的研究，这些多中心的研究取得了国际一流的成果，使我深深感受到了团结协作、合作共赢的团队精神和伟大力量。我们的RESONANCE研究系列，从单中心的II期研究，到全国多中心研究的完成，到现在的RESONANCE-2研究，以及RECORD研究等，都是在胃癌专业委员会大家庭的各兄弟中心团队的支持、帮助和全力协助下开展的，我们一直怀着一颗感恩的心，既有努力、付出、辛苦、汗水，也有喜悦、欢乐和收获，同时也为兄弟中心同道们的成长、进步和取得的成绩而高兴！这些成绩应该归功于我们这个团结、温暖的大家庭——中国抗癌协会胃癌专业委员会，归功于我们祖国的发展、进步和

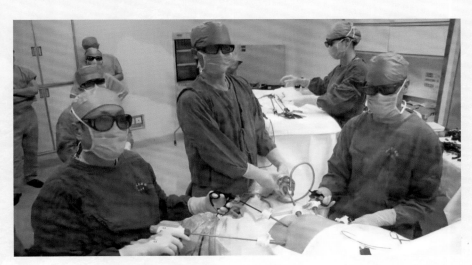

2017年，在解放军总医院外科大楼手术室，陈凛教授用3D高清光学腹腔镜为一例新辅助化疗后的局部进展期胃癌病人进行胃癌根治术

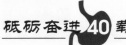

逐步强大。

四十年一路走来，我为中国胃癌诊疗技术和科学研究水平的发展和进步感到高兴，也为能从事中国胃癌诊疗和研究事业感到自豪！感受到中国的胃癌事业这些年的快速发展与进步，靠的是全国多中心的团结协作，靠的是高水平的科学研究，靠的是多学科的技术创新，靠的是不断加强的国际交流和合作，更重要的是我们传承了老一辈认真、执着、

锲而不舍的探索精神，同时又涌现出一批朝气蓬勃、奋发向上、敢于追求、勇于创新的中青年骨干队伍。感谢感恩胃癌专业委员会各兄弟中心的支持和帮助！祝贺我们大家庭每一个人所取得的成绩与进步！祝福胃癌大家庭的每一个中心、每一个人！心中有梦、定能实现。感慨今生能为中国百姓攻克胃癌这一恶疾而奉献毕生并感到骄傲！中国胃癌专委会人任重道远！

锐意进取，一路前行

——曹晖（上海交通大学医学院附属仁济医院）

　　1988 年我毕业于上海第二医科大学即上海交通大学医学院前身，进入仁济医院普外科工作，尽管当时并没有亚专业的区分，但当时的科内对于胃肠肿瘤的规范化治疗就已开始予以重视，尤其对于胃癌手术质量和围手术期处理的规范都非常严格，像陈治平、施维锦、王平治、姜广杰、吴志勇教授等老一辈的外科专家都对胃癌的规范手术有其独到的见解和实践，甚至有些还会亲自撰写手术记录并配上自己画的手术示意图，这种对消化道肿瘤手术的严谨、标准、细致的学风给我留下了深刻印象。

　　仁济医院消化内科与日本东北大学附属医院长期保持着良好的合作关系，江绍基院士、萧树东教授等消化界前辈也一直鼓励和推荐青年医师出国学习，因此在我科陈治平教授的推荐下，2000 年我被派往日本东北大学附属涝灾病院进行了为期半年的临床研修学习。也正是这半年的时光，让我对于日本外科学界对青年医师的培养有了较为深入的了解，也很大程度上影响了我一生的外科生涯理念、观点和视野、格局的改变，也塑造孕育了我成为研究生导师后对于学生指导和培养风格的确立。在日本，青年医师都需要经过标准化、规范化、严格化的住院医师培训，如果希望继续成为一名胃外科医师，则必须在亚专科完成相关严格培训，要求能掌握本专科疑难复杂病例的诊治，并能承担临床研究课题，同时还要被派往日本乡村基层或边远地区医院工作和学习，历经十多年不同岗位、地域的轮转和磨炼，才能成为一名被各家医院正式聘用的临床外科医师，从而开启自己稳定的职业生涯。但凡经过严格、规范、标准培训的外科住院医师无论身处何地，其基本外科素养和手术技能并无太大院校或地域差异，以传统开放胃癌手术为例，无论在大学附属医院或是东京国立癌症中心，抑或是在日本东北地区的基层医院，在围手术期处理、手术流程和步骤、淋巴结清扫范围、消化道重建方式等方面基本一致，而这正是日本胃癌外科手术得以实现国家范围内的标准化和同质化的根本原因。在日本

学习的岁月里，我师从日本腹腔镜胆道外科专家德村弘富（Tokumura）先生，他精湛的腹腔镜技术和微创技能对我今后建立微创理念和回国后推动这项技术和理念大有益处，同时他还带我参加各种学术活动，包括在 2000 年由我国胃癌外科都熟识的庆应义塾大学北岛正树（Kitajima）教授主办的日本第 100 回外科年会，这届盛会将外科未来的理念和创意深刻地予以诠释，开创性地展示了机器人手术、远程手术（telesurgery）的实践，对我日后注重学术交流开启了启蒙教育。此外，我也得到了多位日本胃癌外科专家的指导和帮助，其中槙哲夫（Maki）教授和丸山圭一（Maruyama）教授两位对我日后从事胃癌领域的工作给予了帮助极大。Maki 教授早在 1965 年就在全球率先开展了保留幽门胃切除手术（PPG），可谓是保功能胃切除手术的先驱，尽管当时 Maki 教授已经超过 90 岁高龄备受日本外科界尊敬，但他还坚持每年参加日本外科年会，其不断追求的学术精神和严谨的治学态度给我留下了深刻的印象，也让我对于胃癌保功能理念有了最初的认识和理解。而 Maruyama 教授更是一位值得尊敬的日本老师，他不仅是一位优秀的胃癌

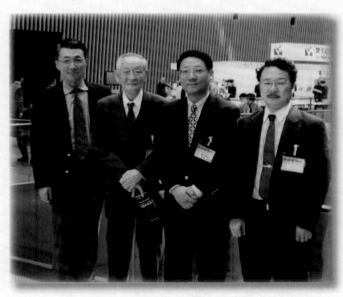

与日本东北大学槙哲夫教授和德村弘富教授一同交流学习

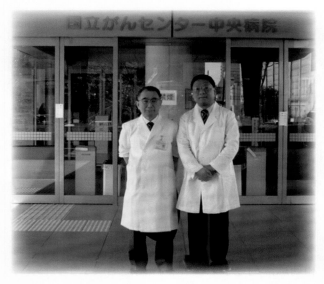

与日本国立癌症中心丸山圭一教授在一起

外科医师，对于胃癌腹主动脉旁淋巴结清扫有着极为精湛的手术技术，同时也是一位集临床技艺与临床研究、国际教育为一身的医学大家，他在 20 世纪 80 年代就对胃癌淋巴结转移的特点设计了计算机预测软件模型，在国际胃癌研究领域得以应用和推广。他对 20 世纪 80—90 年代来自欧美、韩国、中国的外科医师都非常热情，无私地予以指导和帮助，如意大利的 de Mazoni、韩国的梁汉光、中国的朱正纲等都得到过他的指导和帮助，是一位在国际胃癌界受到普遍赞誉和尊敬的长者。2006 年，我邀请 Maruyama 教授访问我院并由时任上海交通大学医学院院长的朱正纲教授向其颁发了医学院外籍客座教授的荣誉称号，以表彰他对促进中日外科友好交流的尊重和认可。时至今日，我仍然和年逾古稀的 Maruyama 教授保持着友好联系，并两次到他东京的府上畅叙友情，成就了一段令人难忘的深厚情谊。在 2006 年，我又前往美国约翰·霍普金斯医院访学，师从全球著名的胰腺癌权威 John L. Cameron 教授，每次观摩胰腺癌权威 John L. Cameron 教授实施开腹胰十二指肠切除手术时，必定会有一位美国规培的住院医师作为助手参与手术，当做最后的空肠-空肠吻合步骤时，他都会要求该住院医师来完成，并摒弃器械吻合而采用全手工缝合，Cameron 教授则作为助手站在住院医师对面手把手协助他完成直至手术结束，使我感触良多、印象深刻并始终将其贯穿于自己教书育人的过程中。

2006 年起我担任科内胃癌专业组的组长，积极推动了胃癌的微创治疗，并于 2007 年较早开始尝试开展腹腔镜辅助根治性胃癌手术，取得了令人满意的效果。2008 年我受邀再次回访日本东北大学并作主题演讲，并获得"日本东北大学东北医学会特别贡献奖"以表彰我对促进中日医学友好交流所做出的努力。2010 年后，我审时察觉一定要走专业化道路来推动胃癌的诊治，选派年轻有为、积极进取的赵刚医师转型专攻胃癌外科，以赵刚为代表的胃癌团队在腹腔镜微创临床实践中锐意进取，不断进步，迅速崛起，成为了在国内有影响的优秀中青年专家。此外，我也积极鼓励青年医师开展微创治疗的探索和尝试，并带领出了一支以邱江锋、赵恩昊、徐佳、汪明、张子臻、朱纯超等为代表的青年胃癌外科医师队伍，在上海和国内具有一定学术影响力和知名度。自 2013 年完成医院普外科的亚专科改革，正式成立胃肠外科后，在原有的胃癌专业组的基础上进一步组建和完善胃癌外科诊疗的专业化队伍就成为一项迫在眉睫的重要工作，其中就包括胃癌 MDT 的启动、青年医师的海外访学、机器人等微创技术的学习和临床研究的开展等。仁济医院胃癌 MDT 门诊从 2014 年正式启动，由我担任首席专家，团队成员也包括了肿瘤内科、放疗科、医学影像科、消化内科、病理科等核心科室的学术骨干，经历了近 8 年的磨合成长、发展壮大，如今已经成为上海乃至全国知名的胃癌 MDT 团队之一，在 2017 年北京举行的第 12 届国际胃癌大会中也成为海外学者争相表示有访问意愿的中心之

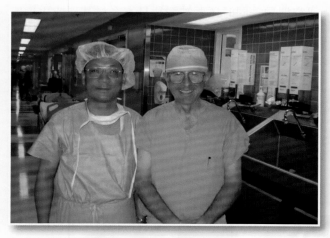

与美国约翰·霍普金斯大学的 John L.Cameron 教授在一起

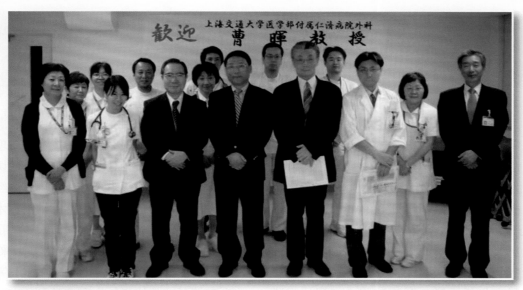

在日本东北大学附属劳灾病院故地重访

一，接纳了来自意大利、印度、马来西亚等国家的青年访问学者。同时，我们团队中的青年医师也纷纷获得了医院公派出国留学的资助，前往日本、德国、韩国、意大利等国家的胃癌诊疗中心进行超过一年的访问学习，并得到了梁汉光（Han-kwang Yang）、Giovanni de Manzoni、Peter Hohenberger 教授等国外专家的指导和帮助，尤其是梁汉光教授在早期胃癌保功能手术上对于我和我们团队的影响是巨大的，从最早单纯保功能手术技术的学习，到逐步对于保功能理念的理解，再到国内的推广和发展，以及近年来关于保功能手术中国专家共识的推出，团队中青年医师的培养，都得到梁教授无私的帮助，梁教授的学识、专业、技能、热心、能力以及对国际交流的倾情投入和巨大热情使他成为中韩外科友好交流的民间大使，发挥了难以替代的作用。近十余年的国际交流和海外学习，为构建仁济外科这支年龄梯度合理、专业特色鲜明、具备国际化视野的胃癌外科团队奠定了扎实的基础。

回顾这三十多年的从医经历，我有幸得到了国内胃癌外科界前辈和学长们的关怀和鼓励，如詹文华、徐惠绵、秦新裕、朱正纲、季加孚、梁寒、陈凛、沈琳教授等，更得到了一群同龄从事胃癌诊疗事业的兄弟们的支持；我也一路见证了我国胃癌外科治疗的飞速发展，伴随着微创技术的推陈出新、胃癌综合治疗水平的不断提高和国内多中心临床研究的开展，相信我们国家在胃癌诊疗领域的成就也将进一步追赶日韩欧美国家，而我也希望能给更多青年胃癌外科医师"扶上马，送一程"，更好地为"健康中国2030"做出自己的一份贡献。

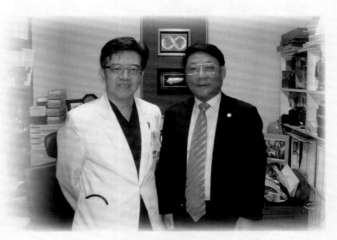

与韩国首尔国立大学的梁汉光教授合影

规范　融合　发展

——陈路川（福建省肿瘤医院胃肠肿瘤外科）

胃癌一直以来都是福建的高发癌肿，福州是我国胃癌发病率最高的地区之一，1980年前后，福州长乐男性的胃癌死亡率竟然高达120.5人/10万人，放之世界都是令人震惊的数据！这样一份触目惊心的数据引起了从医药界到政府部门的高度重视，也揭开了福建肿瘤科医生向胃癌吹起冲锋号角的序幕。

1985年我从福建医科大学毕业，被分配到腹部肿瘤外科，包括胃肠、肝胆胰腺、泌尿、腹膜后、四肢软组织的肿瘤手术都做，当时学术会议也比较少，省内对于胃癌手术规范知之甚少，能够获取先进前沿的学术机会也很难得。1991年，我被医院老院长苏壁泓教授派到天津医科大学肿瘤医院进修学习，通过在天津参加卫生部举办的全国腹部外科学习班，从而对胃癌D1＋、D2＋根治手术有了非常深刻的了解，领会了如何良好而又安全地暴露胃周围大血管，从而能在血管平面上做手术。天津医科大学肿瘤医院老一辈专家都身怀绝技，电刀用得非常熟练，对解剖非常熟悉，术后的手术记录都是手绘图片，栩栩如生，至今印象仍然非常深刻。天津当时消化道重建已经采用吻合器吻合，而福建那时只有手工缝合的办法，在那个年代做一台胃癌手术用时5、6个小时已经算是非常优秀了。

1992年我进修结束回医院后率先在全院使用吻合器进行消化道重建，同时开展规范化胃癌根治手术。而在那个信息闭塞年代，胃癌根治理念在省内还未普及，那时只有肿瘤科医生做规范化清扫，而普外科医生对规范化清扫的理念还未完全重视，所以全省各地外科医生慕名而来至我们医院学习，也因此和这些进修医生们结下了深厚友谊。如今他们中大部分都是各个地区医院的院领导或学科带头人，成为福建省胃癌防治中的中流砥柱。也因为我们规范化清扫以及吻合技术处于全省领先，经常被邀请到外地会诊手术，在外地手术量一年400台左右，而在院内手术量一年600台左右，最多时候同一天连续开展胃癌、肠癌、肝癌、胰头癌、腹膜后软组织肿瘤等腹部肿瘤10台根治手术，这样持续十几年未曾停歇。我不断将新技术、新理念带向基层，在省内率先开展对晚期初始可手术切除胃癌腹膜后淋巴结转移进行系统性综合治疗，经过转化治疗后施行"胃癌腹主动脉旁淋巴结清扫术（16a2b1淋巴结清扫）"，为部分晚期胃癌患者带来了生的希望，取得了广泛的社会影响力。后来我们统计2003—2013年我亲自主刀手术的1801例胃癌患者的生存情况，整体5年生存率达到58.5%，迈进全国先进行列。

21世纪以后，腹腔镜开始进入胃肠肿瘤手术领域，在知天命之年对于这样一个新生技术，是否转型从头开始学习微创技术还是继续从事原先自己熟悉的开腹领域，在十字路口何去何从成为了摆在我面前的一大问题。所幸的是2013年我果断转型，向国内较早开展腹腔镜胃癌手术的大咖、同道学习，不断翻看学习手术视频，得益于长年累月娴熟的开腹技巧以及对手术平面的深刻理解，经过20余例腹腔镜手术后我很快就掌握了此项技术，开始稳步开展腹腔镜胃癌根治术。在日本参加JGCA年会，我第一次接触到3D腹腔镜手术系统，与2D腹腔镜比较，3D腹腔镜可提供手术视野的三维立体感和手术操作的空间纵深感，增加手术视野分辨率及细腻程度，于是我在省内较早开展3D腹腔镜

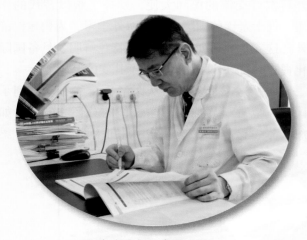

陈路川教授查阅文献

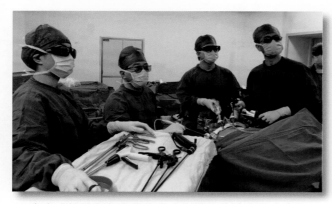

陈路川教授向全国同道演示全腹腔镜胃癌根治手术

胃癌根治术。有了清晰的解剖认识以后，我将长久以来的胃肠根治术应用膜解剖理念重新审视，同时紧跟时代脉搏，对绝大多数胃癌病例广泛开展全腔镜胃癌手术，同时结合快速康复理念，达到"微创中微创"的效果，并选择合适病例开展经自然腔道取标本手术、保功能胃癌根治术等微创术式，举办 51 期"全腹腔镜手术观摩学习班"，吸引省内外1300 余名高年资带组医生前来观摩、交流和学习，使科室影响力不断扩大。

在胃癌规范化诊疗的道路上，我还在省内率先开展"胃肠肿瘤多学科诊疗（MDT）"，作为福建省肿瘤医院胃肠肿瘤 MDT 组长，将多个学科的专家汇聚一堂，共同解决复杂疑难的胃肠肿瘤病例，个性化地制订治疗目标，迄今为止举办了 301 期胃肠肿瘤 MDT 小组活动，为 6000 余例复杂疑难胃肠肿瘤患者提供新的治疗思路，提高患者生存率，同时作为中国抗癌协会胃癌专业委员会授予的"全国首批八家消化道肿瘤 MDT 培训示范中心、胃癌科普教育基地"，举办 16 期 MDT 培训班，吸引省外66 家三甲医院 680 余名专家前来观摩交流，因工作突出被中国医师协会外科分会 MDT 专业委员会授权牵头成立中国肿瘤 MDT 联盟福建肿瘤 MDT联盟，连续成功举办七届全国胃肠道肿瘤多学科综合诊治高峰论坛，每届参会人数近千人，目前已成为福建省内规模最大、具有全国广泛影响力的品牌论坛，学术反响强烈。

而今白驹过隙，岁月爬上了战士们的面庞，但值得我欣慰的是，福建胃癌的诊疗水平在这 40 年内得到飞速发展。在近 5 年的《福建肿瘤登记年报》中，胃癌的发病率和死亡率虽然仍居三甲，但早已摆脱"癌王"称号。借此中国抗癌协会胃癌专业委员会（CGCA）40 年发展历程回顾之际，作为一名抗击胃癌的老战士，我由衷地为福建地区胃癌诊疗事业的进步感到自豪。我们用 40 年的时间，改变了福建胃癌诊疗的落后和被动；用 40 年的时间，践行了福建胃癌学科最初一代的信念和承诺；用 40 年的时间，守护了福建百姓的生命和健康！

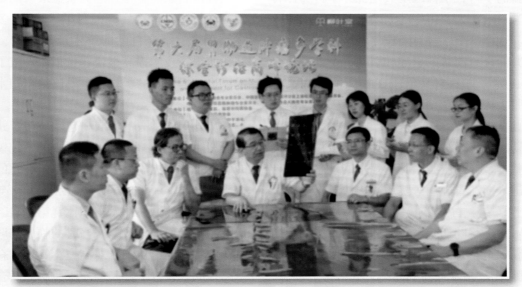

陈路川教授带领科室医生进行胃癌疑难病例讨论

胃癌外科二十年

——程向东［中国科学院大学附属肿瘤医院（浙江省肿瘤医院）］

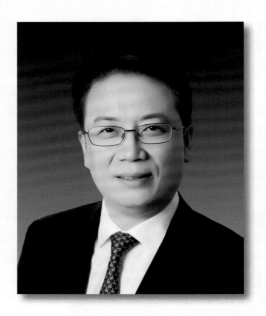

从事胃癌外科工作已经20多年了，抚今追昔，记忆由模糊到清晰，各种酸甜苦辣仍然历历在目，颇有感慨。

2001年7月研究生毕业后我进入浙江省肿瘤医院工作，同年11月医院成立肝胆胰胃外科。这是一个全新的学科，不像医院其他优势学科那样有全国知名学科带头人，很好的人才梯队，很高的社会知名度。这样一个学科对一位年轻医生来说利弊并存，一方面没有前辈的指导和引领，个人成长会比较困难，另一方面它又给予了很大的空间，让你可以大胆去探索、总结和展示，少了一些规矩和约束，如果发展得好可能进步更快。由于我在硕士研究生期间深得彭淑牖教授和江献川教授的传授和教导，基本掌握了肝胆胰肿瘤手术的理念、解剖和技巧，进入浙江省肿瘤医院后我很快开展了医院首例规则性（左、右）半肝切除术，（左、右）三叶肝切除术，尾状叶切除术，肝门部胆管癌切除加肝十二指肠韧带"骨骼化"淋巴结清扫术，胰头癌根治性切除率从40%提高到80%，开展了肝动脉、门静脉切除重建手术。因为有比较高的手术技巧和开展疑难手术的能力，我很快在医院获得了良好口碑，也引起了领导的关注，2002年3月被任命兼

任医院科教科科长助理。2002年底被遴选去德国留学，后因SARS疫情延后一年，2004年8月进德国洪堡大学Charite医科大学攻读博士学位，师从世界肝移植领军人物之一Peter Neuhaus。2006年11月回国后，面临一个重大挑战是专业方向的选择。当时医院领导多次跟我谈希望我能聚焦在肝胆胰肿瘤临床和基础工作上。但我的观点和他们不一样，我希望以后能聚焦胃癌。这是基于几方面考虑，一是当时在浙江肝胆胰外科领域高手如林，有彭淑牖、郑树森、蔡秀军等全国顶尖专家，竞争异常激烈。二是发病率原因，浙江是胃癌高发区，每年发病例数超过10 000例，充足的病源是开展临床和基础研究的前提，而且当时浙江在胃癌领域也没有特别强的高手。

明确亚专科方向后，我主要聚焦在四个方面开展工作：第一强技术，第二搭平台，第三重研究，第四带队伍。

作为一名外科医生，外科手术技术是立身之本，我深知这个道理，关键是我特别喜欢"开刀"，博览各位名家的著作，感觉获益最大的是沈魁、何三光教授主编的《实用外科手术学》。多观摩名家高手手术，结合自己的手术反复比较、分析、总结，使得我技术提高很快，也很快形成了自己的手术风格，提出了"板块化"淋巴结清扫术：分幽门下区、大弯侧区、小弯侧区三个板块，逆时针清扫；从外周向中央的"农村包围城市"式淋巴结清扫策略。提出严格遵循无瘤原则的"钝锐性"结合的解剖手法，力争做"白"手术。高超的手术技术得到了全国同行的认可，2012年起我连续三年获得了全国胃癌开放手术视频比赛第一名。除了标准规范手术操作外，我基于当时的临床问题也进行许多探索和研究。比如针对高位食管胃结合部肿瘤手术路径问题设计了经腹经左膈肌胸腹联合食管胃结合部肿瘤根治术，这个术式兼有单纯经腹和经胸手术的优点，并最大程度克服了他们的缺点：第一，保持肋骨和肋弓的完整，有利于最大程度减小

创伤，保持正常呼吸功能，减轻术后疼痛，有利于咳痰，防止呼吸道感染等。我们开展了临床研究结果提示：经腹经左膈肌组肺部感染率明显低于经左胸组。第二，良好的胸腹部术野的暴露，既能规范地进行腹部区域淋巴结清扫，又能直视下行食管下段和下纵隔淋巴结清扫，还能轻松游离食管下段15 cm 左右，故能保证食管切缘的安全。研究组自2008 年 5 月至 2011 年 12 月共收治符合研究标准的贲门癌患者 77 例，研究结果显示：总淋巴结清扫数经腹经左膈肌组多于经左胸组，纵隔淋巴结清扫数两组间有显著差异。同时我对于食管胃结合部肿瘤行近端胃切除后消化道重建的问题也进行了一些探索。2018 年首创了食管和残胃的 GIRAFFE 重建法，有效地防治术后反流的问题，手术操作简单，易于推广，目前在全国多个中心应用，并进行了临床研究。针对幽门管、十二指肠球部受累的胃窦癌的淋巴结清扫范围我也进行了一些探索，开展了 D2 与 D2 ＋根治术治疗进展期远端胃癌的随机对照 Ⅱ期临床研究，自 2013 年 1 月至 2014 年 12 月共纳入 72 例患者，研究结果显示：No. 13 淋巴结的阳性率与十二指肠是否受累相关，而 No. 14v 的阳性率与 No.6 是否转移相关。生存分析发现，十二指肠受累的患者，D2 ＋组 3 年无进展生存时间（PFS）明显长于 D2 手术组。因此，D2 ＋根治性手术安全可行，可改善此类患者的预后。该项技术也在很多地市级医院推广，获得了省内外同道的高度认可。

21 世纪初对肿瘤外科医生最大的挑战和机遇就是微创手术。传承和创新既是一对延续的共同体，同时也是一对发展中的矛盾体。传统理念和成熟技术往往会成为开展新技术最大的障碍。肿瘤外科医生对微创手术一开始基本是抵制的，普遍认为微创手术肿瘤根治度不高，容易导致肿瘤播散。我一开始也是非常谨慎地接触腹腔镜手术的。2006年开始尝试早期胃癌腹腔镜手术，开始基本是腹腔镜辅助小切口重建。基于临床证据不足，传统理念及能量设备、腹腔镜等设备器械原因，每年开展的腹腔镜手术非常少，基本在 20 ～ 50 例。真正热情拥抱腹腔镜胃癌根治术是从 2014 年开始的——因为有了 3D 腹腔镜的问世，能力设备的进步，临床证据不断涌现，使目前的微创手术率已达到 40%以上。作为一门新技术有许多需要去探索和研究的

问题，包括手术适应证、安全性、操作规范等。我们提出了十二指肠非离断胰腺上区淋巴结清扫术；大"三步法"大弯侧淋巴结清扫术；肝动脉三角概念和基于"肝动脉三角"的肝动脉旁淋巴结清扫术。这些方法和概念的凝练创新大大提高了手术的安全性和手术速度，更好地体现了无瘤原则。

平台对于个人和团队的发展均尤其重要，没有一流的平台，绝对成就不了一流的人才和团队。首先是学术交流平台。像浙江省肿瘤医院这样的非大学附属医院最大的短板是科研教学能力弱，学术氛围不强。2008 年前医院开展学术会议的科室只有结直肠外科和妇瘤科。我当时就有比较强烈的冲动想办学术活动，但没有任何资源，所以找了时任医院党委书记的胸外科专家毛伟敏教授，和他合作举办了第一届胸腹肿瘤论坛，后来每年举办一届，从 2010 年开始和胸部肿瘤分开独立举办胃癌论坛，2019 年开始确定会议名称为国际胃癌西湖论坛，到 2021 年已经举办 14 届。一路走来特别感谢历届中国抗癌协会胃癌专业委员会主任委员、副主任委员和全体委员的支持和帮助，朱正纲教授、季加孚教授、徐惠绵教授、梁寒教授等历任主任委员基本都出席会议并作大会演讲。同时我也借助省抗癌协会、医学会、医师协会等专委会进行广泛的基于胃癌规范化淋巴结清扫、消化道重建和 MDT 等的巡讲、培训和比赛等，很好地提升了全省的胃癌手术水平和治疗规范性。除了学术交流外，我越来越感受到需要广泛深入合作开展基础和临床攻关研究，解决一些胃癌预防、诊治领域的"卡脖子"问题，所以从 2019 年开始，我牵头联合全省许多三甲医院成立"浙江省胃癌诊治研究中心""浙江省上消化道肿瘤临床医学中心""浙江省上消化道肿瘤防控与诊治重点实验室"等。

一个优秀的复合型人才或者团队必须具有一流的临床技能，同时又具备很强的科研意识和能力，所以我一直比较注重医教研协同发展。2006 年开始我们团队聚焦晚期胃癌的转化性外科治疗研究。2008 年开始开展晚期胃癌的转化治疗前瞻性 Ⅱ期临床研究共 4 项，积累了一定的经验。2011 年完成了第一项研究，共纳入 72 例初始不可切除的晚期胃癌患者，采用 PCF 方案（紫杉类、氟尿嘧啶以及顺铂）化疗 4 ～ 6 周期，其中 50 例（69.4%）

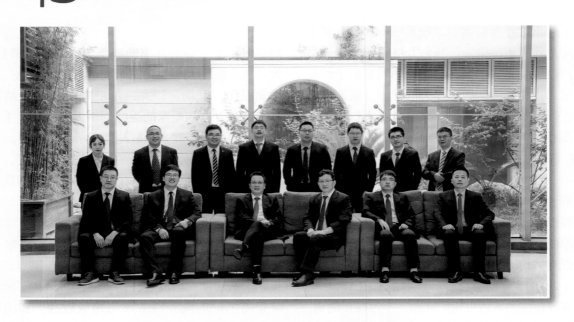

患者接受了手术治疗，42例（84%）患者获得R0切除，转化治疗组和姑息化疗组患者的中位生存时间分别为30.2个月和8.9个月（$P < 0.01$），研究提示有效的化疗联合手术可以改善部分晚期胃癌患者的生存。紧接着我们又开展了用紫衫醇加S1（SP方案）和紫衫醇加S1联合阿帕替尼进行转化治疗的两个II期研究，均取得了可喜的结果。针对胃癌合并卵巢转移的治疗2016年开始开展了一项胃癌卵巢转移的大样本回顾性研究，共纳入150余例胃癌卵巢转移患者，研究发现，无论是同时性或异时性胃癌卵巢转移，卵巢转移瘤切除联合化疗都能带来明显的生存获益，获得R0切除的患者预后要明显好于非R0切除的患者。该回顾性研究结果已被CSCO胃癌指南引用。在前期研究的基础上，依托中国抗癌协会胃癌专业委员会，由我牵头制定了《胃癌卵巢转移诊断和治疗中国专家共识》，提高了胃癌卵巢转移的诊治水平，进而指导临床实践，改善患者生存。

最后是人才培养方面，我深知人才梯队建设的重要性，如何打造一支永葆战斗力的队伍是我很早就开始思考的问题。我们团队开始时存在多方面的人才短板，首当其冲的是团队的学历水平普遍比较低，大部分医师以本科为主，硕士以上学位占比很小，只有2个博士研究生，甚至"博士无用论"还一度很有市场。我直观地感受到因为学历水平低导致了大家的格局不够大、站位不够高，十分不利于

团队的长远发展。于是我一方面言传身教，以自己为例剖析学历教育的重要性，鼓励大家把眼光放得长远，激发在岗医生学习的积极性，不断地督促他们通过脱产学习、委托培养、在职培养等多种形式就读博士学位，从2010年开始先后有5名医生通过这些形式获得了博士学位；另一方面我有意识地提高新入院医生的学历门槛，招聘公正公开，让真正有本事、学历高的优秀博士进入科室，先后有多位北京大学、浙江大学、中南大学（湘雅医学院）等名校毕业的博士入职我科。到目前为止，我们已经形成了一支高学历、高素质的人才队伍，拥有博士学位者占50%以上。同时，借助于近两年来中国科学院基础医学与肿瘤研究所合作的时机，我们更是招聘了一批海归博士、博士后，其中不乏青年千人、优青等高层次的人次，组建了高水准的科研团队。其次，我努力打造团队的综合素质，不拘一格、因材施教地培养每个成员。首先搞明白团队成员都有什么样的特长、体察他们的工作状态、聆听他们对未来的规划，进而合理地安排任务和岗位。比如有人心细又比较热心于科室工作，那就让他多做学术会议的组织工作；有人思维缜密、对学术前沿比较敏感，那就安排他多参与临床研究的设计；有人任劳任怨、醉心技术，那就让他在患者管理等方面多花些精力；也有人学有余力、好静不好动，那就给他创造空间搞科研。通过这些举措，医生互相攀比的心态少了，共识凝聚多了，

同时科室各方面的工作也得以有条不紊地开展。最后，力争做到公正严明、唯才是举。手术上，明确各级医生的职责，该是拉钩的医师就不能越权去做一助，到了副主任医师的年资，就有意识地培养他的手术技能；在学术资源上做到不偏不倚，尽量保证每个人都有机会参加感兴趣的学术会议，根据年资和学术水平让其尽量承担专业委员会的兼职；大胆破格使用年轻人，尤其是这两年，科室中层干部快速实现了年轻化，让真正有想法、有能力、想作为的人获得机会。总之，十年树木百年树人，我认为人才建设事关当前，影响长远，作为一名外科团队的学术带头人，我用"识人之能，用人之长，容人之短"永葆团队战斗力。

最后想用超级演说家里的一段话结束"我的胃癌外科二十年"的回顾。"命运给了你一个比别人低的起点，是想告诉你，让你去奋斗出一个绝地反击的故事，这个故事关于独立，关于梦想，关于勇气，关于坚韧。它不是一个水到渠成的童话，没有一点点人间疾苦。这个故事是有志者事竟成，破釜沉舟，百二秦关终属楚；这个故事是苦心人，天不负，卧薪尝胆，三千越甲可吞吴。潮来潮往世界多变迁，让我们迎接光辉岁月，为它奉献一生"。

胃癌诊治规范化，我们依然在路上

——何裕隆（中山大学附属第一医院　中山大学附属第七医院）

我国是胃癌大国，根据 Global Can 2020 数据，全球每年新发胃癌病例 108.9 万，我国 47.8 万，占全球 44%；全球每年胃癌死亡患者 76.8 万，中国 37.4 万，占全球 49%；就国内来讲，胃癌每年发病人数（仅次于肺癌和结直肠癌）和死亡人数（仅次于肺癌和肝癌）均排名第三。我国胃癌患者仍以进展期为主，随着科技的进步以及全国医护人员的共同努力，我国进展期胃癌患者总体术后 5 年生存率已由 20 世纪 50—60 年代的不足 20% 提升到目前的超过 60%。但胃癌诊治规范化和同质化在全国的推广仍有许多工作要做。

中山大学附属第一医院（中山一院）胃肠外科在王吉甫教授的带领下，从 20 世纪 60 年代就开始了胃癌防治工作，王吉甫教授更被大家尊称为"胃王"。我们从 1993 年开始进行胃癌立体化、脉络化清扫及 D4 根治术，在基础和临床科研方面都做了一些有意义的探索。1994 年开始建立胃癌患者数据库并进行系统性随访，现有胃癌患者近 5000 例，随访率超过 95%。1998 年，我们于广州举办第 1 期全国"胃肠外科新技术高级学习班"，每年一次，2008 年更名为"胃癌高级培训班"至今，向全国推广胃肠道肿瘤的规范化诊治，特别是胃癌的立体化脉络化淋巴结清扫。2003 年，我中心牵头并联合中山大学各附属医院成立"中山大学胃癌诊治研究中心"，詹文华教授出任首届主任，2008 年我接任中心主任至今。我和詹文华教授先后应邀参加世界胃癌大会（2003 年意大利；2007 年巴西；2011 年韩国；2015 年巴西）、亚洲胃癌会议（2003 年韩国）以及欧洲胃癌学会（2004 年瑞士）、日本外科学会（2005 年日本）学术会议，特别介绍我国胃癌外科淋巴结清扫的进展。为进一步推广和规范我国胃癌根治手术标准的淋巴结清扫，我和詹文华教授先后受邀到北京、上海、大连、四川、哈尔滨、广西、昆明、贵阳等全国多家大型医学中心进行手术巡回表演和学术报告。从 1998 年开始至今，为全国各地培训超过 1000 名胃肠外科骨干专家，其中大多数学员已成为所在地区胃肠肿瘤外科的学术带头人，为整体提升我国胃肠肿瘤的诊治水平发挥了一定的作用。

回顾我们过去三四十年的胃癌诊治经验，我认为规范化、立体化、脉络化的淋巴结清扫术的推广仍是我们提升胃癌术后长期疗效的重要保障。虽然 2010 年的日本《胃癌处理规约》已经将 D2 淋巴结清扫里关于第 8 组和第 12 组的清扫限定为 8a 和

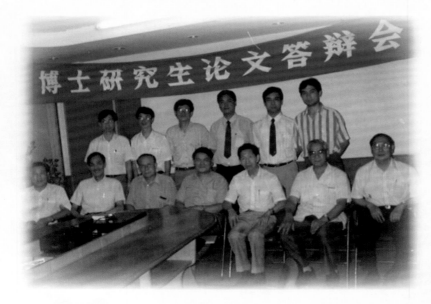

1994 年，何裕隆（后排右二，1989 年开始攻读王吉甫教授硕士研究生，硕博连读）、谭敏（后排右三）攻读王吉甫教授博士研究生毕业

12a，但学术界关于这一做法的争论却一直存在。2017 年 NCCN 指南第三版则并未对 8/12 组淋巴结清扫进行细分，而是增加了淋巴结清扫总数 15 枚的限制。

我们知道，动脉周围的淋巴管是包绕血管三维立体分布的，而 12 组的 a、b、p 三组之间的淋巴管也是交错分布互相沟通的，因此不管是第 8 组血管周围淋巴结的清扫还是 12 组淋巴结的清扫都应该是围绕肝总动脉或是肝门三管道结构进行全面的立体化清扫，而不应该人为地认为只需进行 8a、12a 平面化清扫。2007 年我中心对动脉周围血管鞘（即包绕在血管膜外侧、隔着少量稀疏组织、含有大量毛细血管和淋巴管的强韧致密结缔组织，其内可见少许神经纤维）进行了专题研究，结果发现：胃癌的进展过程中，尤其是 Ⅱ 期以上的晚期阶段，其周围的血管鞘结构将会发生明显的变化，而在 Ⅲ 期及以上的更晚期肿瘤中，胃周围血管鞘上不仅能够看到小淋巴管和小血管的变化，同时可以见到有癌细胞或癌组织出现在鞘内。因此，我们是建议对临床 Ⅱ 期以上的进展期胃癌，应该在血管鞘内平面进行立体化淋巴结清扫。多个研究表明，进展期胃癌 12 组淋巴结的总体转移率为 10% 左右，且随着临床分期的升高而增高，其中 12p 组淋巴结转移率为 6% ～ 10%。我们中心患者数据表明：12 组淋巴结总体转移率在立体化清扫组可高达 18.2%，其中 12b、12p 组淋巴结转移的发生率分别为 8.2% 和 10.9%；而在非立体化清扫组 12 组淋巴结总体阳性率仅有 6.5%；生存分析表明，立体化清扫组患者能够得到长期获益。

前文已经提到，我们国家仍以进展期胃癌为主，全国范围内早期胃癌的比例仅约 10%，而同为胃癌高发区的我们东亚邻居韩国和日本，他们早期胃癌的比例却高达 60% ～ 70%，差距还是很明显的。根据国家"十四五"国民健康规划，消化道肿瘤的早诊早治是我们下一步工作的重点，其中也包括早期胃癌治疗方式的规范化问题。比如，什么情况下只需要内镜治疗；什么情况下需要内镜联合腹腔镜手术，内镜切除原发灶，腹腔镜进行淋巴结清扫，也就是双镜联合手术，这样既能在最大化保留胃功能的情况下切除原发灶，又能精准化清扫淋巴结从而预防肿瘤复发。

以上这些都需要我们全国不同专科同道的共同努力、持续探索并不断交流才能实现。我相信我国胃癌防治的未来是光明的。

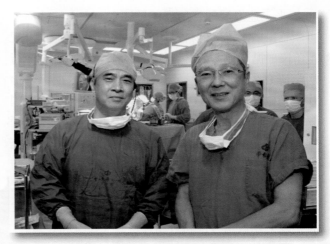

2016 年，何裕隆教授与来访的日本胃癌协会主席 Sasako 教授同台竞技演示胃癌扩大根治术

笃行不怠 追逐梦想

——胡建昆（四川大学华西医院）

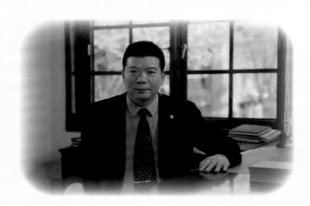

时光匆匆，一晃从事胃肠外科专业已近 30 年。回望经历的岁月，作为中国胃肠外科和华西胃肠外科 40 年来飞速发展的亲历者、见证者，心中油然而生自豪感！中国胃癌外科经历了如何做的探索阶段 / 规范阶段、循证证据产出阶段、创新发展阶段，在流行病学研究、早诊早筛、外科治疗、围手术期综合治疗、基础研究等领域，不断取得丰硕的成绩，在国际胃癌领域的话语权日益增加。从 40 年发展的历程中，能够深刻感受到从事中国胃癌临床和基础研究领域几代人的不懈追求和努力，笃行不怠，砥砺前行，在努力实现健康中国的道路上，奉献了一代代人的智慧和年华！感悟前辈的精神，展望未来的发展，以下几点思考供同行和青年一代参考和共勉。

坚守初心。我们每一位从事胃癌临床和基础研究工作的人员，需要不断回望从事胃癌领域工作的初心，所开展的工作以"是否患者需要，是否真正有益于患者"作为衡量的标尺。我们都曾怀揣着"解除病患之疾苦"的初心，踏入医学殿堂，经历了学习和工作的疲惫与困扰，也许会对选择的工作产生困惑。不时寻问青年时选择从医的初心和梦想，坚守选择的初心，会给我们的工作带来信心和动力。以初心来评判和衡量我们的工作，会让我们少走弯路。

持之以恒的坚韧精神和奉献精神。一项工作的成功，离不开长期的坚持。比如，每个胃癌外科医师手术技术的提高，贯穿于整个职业生涯，随着循证证据的不断产出，指南和手术规范也在不断更新，新药物、新技术和新设备的研发和使用，都要求外科医师紧跟时代步伐，更新治疗理念、治疗模式和治疗方法。基础科学研究也需要我们确定研究方向和目标后，紧盯这一方向，开展长期的研究工作，这些工作是枯燥的，也面临失败的可能。临床技术的发展和科学研究的要求，决定了我们需要持之以恒的坚韧精神和奉献精神。荷兰的 Dutch 研究，从研究设计，到 15 年生存随访跟踪，20 余年的坚持，证明胃癌 D2 根治术优于 D1 手术这一临床问题。我国庄河胃癌高发现场的临床流行病学调查，也是坚持 21 年，取得降低胃癌发病率，证实幽门螺杆菌（HP）与胃癌发病率相关等丰硕的研究成果。

严谨的科学态度和精神。临床工作的开展，需要循证医学证据和基础科研的转化成果，才能促进临床工作不断进步。在开展临床研究和基础科研方面，需要秉持严谨、科学的态度和求实创新的探索精神。以开展临床研究为例，在临床研究开展前：从临床工作实际问题出发，提出科学问题，设计、制定相应的研究方案，修订和完善研究方案；临床研究开展中：严格按照研究的纳入、排除标准进行入组，严谨细致地实施研究，建立患者信息数据库，建立完善的入组患者随访机制并及时收集随访信息，真实、准确、有效地记录研究结果。同时，

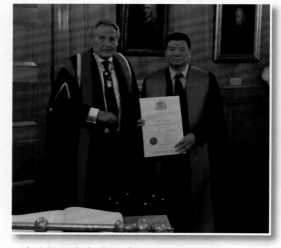

获英格兰皇家外科学院（RCS）Fellow 称号

将各项临床研究纳入常态化的术前讨论中，评估、分析每个外科手术患者入组临床研究的指征，切实提升外科临床研究的入组率。华西医院胃癌单中心数据库建设坚持20余年，现纳入胃癌病例1万余例患者信息，随访率达92.1%，为临床研究的开展和临床问题的验证提供了强大数据支撑。严谨科学的态度是开展临床科研和基础研究的关键，是一名优秀外科医师始终如一的坚守。

立足"四个面向"，开展科学研究。习近平总书记在2020年9月11日提出科学家应当面向世界科技前沿，面向经济主战场，面向国家的重大需求，面向人民生命健康，立足"四个面向"，开展科学研究。对于外科医生来说，科学研究要始终坚持以临床问题为导向，力争解决领域内的重大、前沿问题，研究需要紧密贴合健康中国的战略需求，以守护百姓健康为根本宗旨。

团结协作与交叉合作。要提出能够改变临床治疗指南的新技术、新产品、新理论，最终均需要临床医生与研发人员的配合，进一步拓宽基础-临床转化前景，最根本的是与基础科研人员、药物研发人员的交叉合作。CLASS-01临床研究比较了腹腔镜和开腹远端胃癌根治手术的安全性和有效性，此研究联合国内15家开展胃癌腹腔镜手术的医疗中心，团结协作并兼顾地域优势，为有序地推进研究实施，保障研究结果真实性、科学性奠定基础，是团结协作开展临床研究的典范。

传承和培养。胃肠外科技术的提升，科研工作的进步，学科发展的壮大均离不开优秀的传承，离不开老一辈胃肠外科专家的培养。我们工作取得的各项成果离不开一代代人的继往开来、不断进取，在传承的基础上不断创新，探索符合时代需要的临床诊疗技术、临床研究和基础科研项目。前人栽树，后人乘凉，在胃肠外科学科发展的各个重要阶段，都倾注着老一辈胃肠外科专家们的辛勤汗水和艰辛探索。作为学科带头人，一路走来我深切体会到前辈们对胃癌外科发展的无私奉献和功成不必在我的高尚品质。胃癌外科的未来无疑属于我们的年轻一代，我们需要继承优良传统，重视人才培养，重视提升年轻医生的临床思维、操作技能和科研能力水平，重视医学人文和品格的培养，打造充满活力、严谨高效的年轻胃癌外科团队。

服务患者的共情文化。作为外科医生，改善患者就医体验，提升胃癌患者服务质量是我们永远都要思考的问题、始终如一的追求，更是不断前进的根本动力。我们力争建成完善的胃癌患者术后随访体系，梳理患者的需求和亟待解决的问题，制定相应改进措施，切实为患者做实事。医者仁心，以人为本，应始终待患者如亲人，换位思考，寻求共情，关心手术患者的身心健康。改善患者就医体验，优化入院流程，设立绿色就医通道，加强出院随访工作；着力持续提高医疗服务质量；关注患者的就医便捷性，尊重、关怀、服务患者；加强科普健康教育的多样化、有效性等等，需要我们在这些方面作更多的思考和实践。

在攻克胃癌预防、诊断和治疗的道路上，需要我们围绕胃癌诊断治疗和基础-临床转化领域，继续开展高质量的临床和基础研究，以临床科学问题为导向，以服务患者为根本宗旨，坚守医者初心，不断追求梦想，笃行不怠，继续致力于促进我国胃癌外科的规范化、标准化，改善胃癌患者生存率和生活质量，提升胃癌学科发展水平，更好地服务于临床，服务于患者。

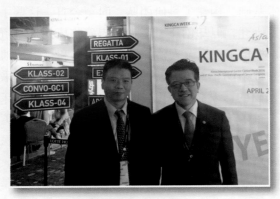

参加 KINGCA 会议

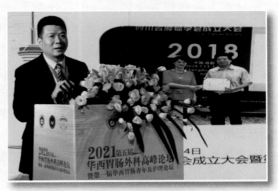

学术会议主题分享

学习始于模仿，提升源自创新

——胡祥（大连医科大学附属第一医院）

时光疾驰，转瞬间 CGCA 已逾 40 载，正可谓"弹指一挥间"。恰巧，这一年也是我们在恢复高考制度后第一批进入大学的同事们，执业、执教 40 年。往事不堪回首，昔日之事犹如昨日，历历在目，人生的时光之快、之短，不胜感慨。与改革开放、与 CGCA 共度的时光，深感荣幸。这 40 年职业生涯，经过几代人的辛勤、汗水，迎来了国家的繁荣富强。

1982 年，于中国医科大学医疗系毕业（本科，学士学位）的我被分配到大连医学院（大连医科大学的前身）附属医院外科工作。大学在读期间正值胃癌领域著名教授张文范、张荫昌、陈峻青精力充沛，知识技术鼎盛的中年，承担着医疗、教学、科研的重任。他们的授课在传授教科书内容的同时，也将自己的科学研究成果展示给学生。在医学启蒙阶段，教授们的严谨和对追求科学、真理的执着深深地印刻在我的心底。来到大连医学院基本外科后，院长吴功侃教授（基本外科教授）研究方向也是胃癌的外科治疗，如胃癌的胃镜普查、腹膜转移的温热化疗、胃癌的淋巴结免疫抗体导向廓清等。我们青年医生有机会作为助手参与工作，与此同时也接受了临床科学研究的熏陶和启蒙。此间也经常听到吴院长提起国内著名的徐光炜、林言箴教授和他们的研究成果……，还有日本在胃癌领域的贡献和他的日本教授朋友相马哲夫、田口铁男、岩永刚、丸山圭一……。受其影响，20 世纪 80 年代初期作为国家外派公费留学生，我选择了赴日学习。在日本大阪医科大学冈岛邦雄教授麾下读书、研究。先生的风范、严谨、科学、执着、精湛技艺……，令我刻骨铭心，深深地影响着本人数十年的医疗、教学、科研实践。

冈岛教授是现代胃癌外科的创始人阵内传之助教授的得意门生。是阵内教授、梶谷教授创建系统淋巴结廓清和扩大根治手术的理论与实践的参与者之一。冈岛教授将外科胃癌的研究作为学科主攻方向之一，学科还承担食管外科、胃肠外科、肝胆胰外科、血管外科、脏器移植外科和甲状腺、乳腺、

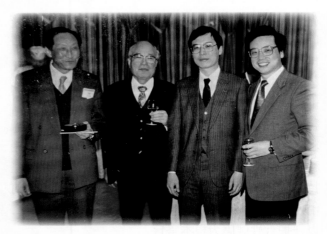

1993 年 7 月大阪第 42 届消化外科学会上，吴功侃教授（左一）、冈岛邦雄教授（左二）、千福祯一讲师（右二）、胡祥教授（右一）合影

腹壁外科的临床医、教、研工作。学科成员多数留学美国、英国、德国、法国、澳大利亚，各自承担不同领域的基础与临床研究。作为外科学家和病理学家，冈岛邦雄教授与癌研究会附属医院西满正教授、国立癌中心丸山圭一教授一并同为胃癌外科的核心人物，基于胃的淋巴流向基础研究和淋巴结转移的实际状态解析，积极推行扩大手术。20 世纪 70—80 年代是最盛行时期，此时，我有幸正在日本学习，真正见识到左上腹联合脏器切除、腹主动脉周围淋巴结廓清、胸腹联合斜切口全胃切除、Appleby 手术等扩大手术，这些扩大手术也为后来的循证医学，JCOG9501、JCOG9502 试验铺垫了技术基础、构建了科研团队。时至今日，这些手术近乎废弃，但却创建了宝贵的胃癌临床病理学资料库，根植了胃癌合理治疗的重要数据和科学基础。

日本明治维新以后，医学体系改革借鉴采纳了德国的医学体系。欧洲荷兰曾经是近代临床医学（布尔哈夫医学）的发源地，其后渡海到英国发展为爱丁堡医学，为世界的医学中心。德国医学以后来者居上的姿态，将基础研究作为切入点，一跃而出成为欧洲的医学中心。德国医学的特征是以科学研究为主体的医学体系。日本医学保留了德国

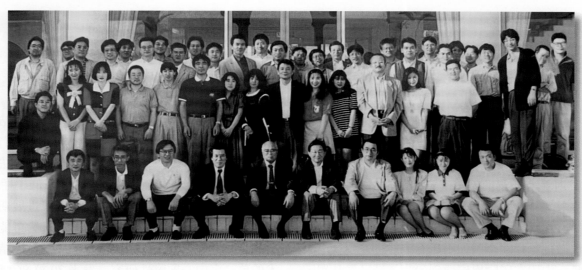

1995年7月，参加大阪医科大学普通外科科室每年例行集体旅学，在日本旅游胜地牛窗集体合影留念。前排左起第五位是冈岛邦雄教授，末排左起第四位是胡祥教授

医学体系的基本特征。在日本进行博士学位研究期间，看到他们对科学研究高度重视，精心地保护、保存数据和资料。冈岛教授手术的2000多例胃癌切除标本、病理标本，完好无损地被科学的保存着，为基础研究提供了重要平台。文献资料可以在图书馆里找到100年前德文期刊，100年前，德国的基础研究资料为我的研究提供了颇有力度的理论支持。科室的每月研究汇报会，全科人员都要参加，质疑、建议、评头品足，各抒己见。对研究者颇有压力，当然对所有人无疑是培训新知识、新理论、科研思维的教育。临床研究也是如此，其时正在与国立癌中心丸山、Sasako教授等一同进行JCOG9501\9502的临床试验，为了得到真实的结果，大家认真、紧张、有序、科学地进行工作，获得了D2为胃癌标准手术的循证医学证据。也自此终结了外科决策以经验、外科解剖为依据的时代，开创了以循证医学证据决策，规定医疗行为准则的时代。总之，每一项研究、每一篇科学论文都是集集体审查，集集体智慧而产生，讨论、辩论是决策的最有力武器。在这里我感受到了科学氛围，受到了教育和训练，体验到这种体系对于科学发展的重要性，由此也就容易理解为什么日本每年都有诺贝尔奖的获得者，这与20世纪30年代以前，德国科学家包揽诺贝尔奖的情境颇为相像。

我非常有幸在这日新月异的40年里亲身经历、实践了开放手术冷兵器时代、微创腹腔镜时代、人

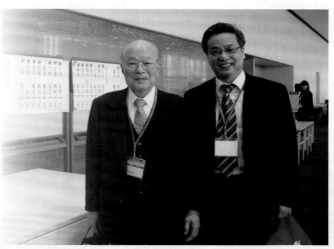

2012年日本大阪，胡祥教授与导师冈岛教授在第84届日本胃癌总会上合影

工智能机器人手术时代的更迭进步。不同时代技术基础、模式各异，但技术核心、理念始终如一。经典开放手术奠基了外科临床解剖基础，精炼了手术技术，培育了追求卓绝技艺的匠人匠心。微创、人工智能外科开辟了崭新的未来，改观了外科世界的价值观、科学观。透见其间奥秘，以人为本的理念和源动力始终贯穿其中，坚持科学和人文精神，是外科医生职业水准、行为准则和职业素养提升的基础，也是外科学进步的根基。尽管时代各异，使用的道具、武器各异，但基本技术、基本理念、基本原则未变。尊重患者生命权和尊严，传承、创新、精进手术技艺治病救人是外科永恒的为医之道。

踵事增华，踔厉奋发

——黄昌明（福建医科大学附属协和医院）

1994 年，日本的 Kitano 教授等首次将腹腔镜技术应用于胃癌手术，开启了胃癌微创外科的新纪元。随着腹腔镜手术技巧的精进与推广，腹腔镜胃癌微创手术已在世界范围全面普及，尤其在中、日、韩等东亚胃癌高发国家。我国自 1999 年郑成竹团队首次报道 2 例腹腔镜早期胃癌手术后，腹腔镜胃癌微创治疗在全国如雨后春笋般迅速发展。时至今日，中国在国际胃癌微创治疗领域已经从跟随者逐步蜕变成引领者。

时光荏苒，自 2007 年开展第一例腹腔镜胃癌手术以来，福建医科大学附属协和医院胃外科已在腹腔镜胃癌微创外科领域走过了 15 个春秋。回首过往，我们经历了创业初期的紧张、彷徨与慌乱，经过不懈的努力与不屈的坚持，逐步成长到如今的自信、泰然与从容，出色地完成了对腹腔镜胃癌微创技术的传承、创新与推广。时至今日，我们团队已经累计完成超过 10 000 余例的腹腔镜胃癌手术，在这漫长的学习过程中我们不断总结、实践、创新，将整个腹腔镜胃癌根治术技巧了然于胸，让手术变得更加有条不紊，逐步迈向规范化、程序化。当手术变成日复一日的重复操作后，我们更加迫切地寻求创新与突破，怀着精益求精的理念，自信而欣喜地处理各种无法预料的解剖变异，在抽丝剥茧般的操作中陶醉于一片片未曾遇见的"新大陆"，取得了一次又一次的突破。

腹腔镜下胃周淋巴结清扫一直都是腹腔镜胃癌根治术的核心问题。在初期，我们也曾面临着淋巴结清扫过程中出血多、淋巴结残留等技术困难，导致淋巴结清扫的安全性和完整性备受挑战。但在整个团队的密切合作和孜孜不倦的追求中，我们结合前人与自身经验，总结出了一套"自下而上、由右及左、先大弯后小弯"的腹腔镜下胃癌淋巴结清扫顺序，避免了手术体位频繁变动，减少了病变胃壁组织的频繁钳夹和翻动，并最大限度地遵循了"En-block"切除原则，极大地提高了腹腔镜下胃周淋巴结清扫的安全性和有效性。此外，对于累及胃大弯的进展期胃上部癌，如何实现保脾脾门淋巴结清扫是腹腔镜胃癌微创手术的一个技术瓶颈。我们总结多年经验，在国际上首次报道了"黄氏三步法"腹腔镜保脾脾门淋巴结清扫术，显著降低了手术难度，该技术易于推广与教学，使腹腔镜进展期近端胃癌保脾脾门淋巴结清扫的常规开展成为可能。目前我科共开展 3 项关于腹腔镜保脾脾门淋巴结清扫术的单、多中心前瞻性研究，发表 20 篇 SCI 论文，得到了国内外学者的高度认同与支持，团队连续 4 年作为唯一一受邀的中国胃癌手术演示团队在"意大利消化外科年会"进行胃癌手术演示及科研汇报，在国际学术平台展示了中国特色的腹腔镜胃癌微创技术及理念。

腹腔镜下的吻合技术是腹腔镜胃癌根治术的另一核心问题。在初期，国内大多数中心都是行腹部正中辅助切口进行吻合操作，即腹腔镜辅助的胃癌根治手术。随着腹腔镜器械以及操作技术的发展，逐渐在腹腔镜胃癌根治术中实现了完全腹腔镜下的吻合技术。2002 年日本学者 Kanaya 等首次报道了全腹腔镜远端胃的"三角吻合（Delta 吻合）"技术，开创了全腹腔镜胃癌根治手术的先河。我们团队于 2010 年在国内开展了第 1 例全腹腔镜下的 Delta 吻合手术，并于 2014 年首次提出了"改良三角吻合"技术，将原先残胃十二指肠吻合口的 2 个交角减少为 1 个交角，减少了吻合口处的薄弱点，避免十二指肠盲端血运不良，在国内外多个权威期刊报道了该技术的临床疗效。在全腹腔镜全胃根治术中，为了降低食管空肠吻合的难度，我们在 2014 年提出并开展延迟离断空肠食管空肠吻合术（Later-cut Overlap），并开展了 1 项关于该术式有效性及安全性的单中心前瞻性研究。在这些创新性的技术突破之后，我们将这些技术经验加以总结升华，并执笔了《完全腹腔镜胃癌手术消化道重建专家共识及手术操作指南（2018 版）》，为完全腹腔镜胃癌根治术的推广提供了很好的参考与指引，进一步推动了胃癌微创外科的发展。

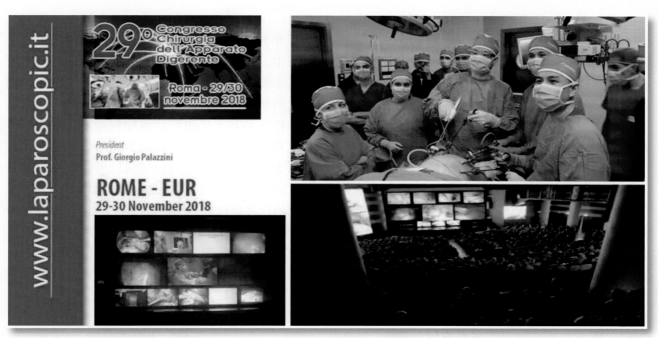

黄昌明教授在意大利举办的学术研讨会议中进行手术演示

除了操作技术的进步，新的微创设备及其配套手术技术的日新月异也让腹腔镜胃癌手术在操作的流畅度以及术者的体验感方面都得到了提高，也在很大程度上加速了胃癌微创外科的发展。我们中心于2016年在福建省率先开展机器人胃癌微创治疗技术，引领了机器人微创外科在福建省的蓬勃发展，时至今日已累计完成600余例机器人胃癌根治术，并开展了4项关于机器人胃癌手术的单、多中心前瞻性临床研究，连续在 *Annual of Surgery* 顶级期刊以前瞻性随机对照临床试验（RCT）的循证医学证据发表了其中2项研究成果，证实了机器人较腹腔镜胃癌手术具有更好的术中体验及近

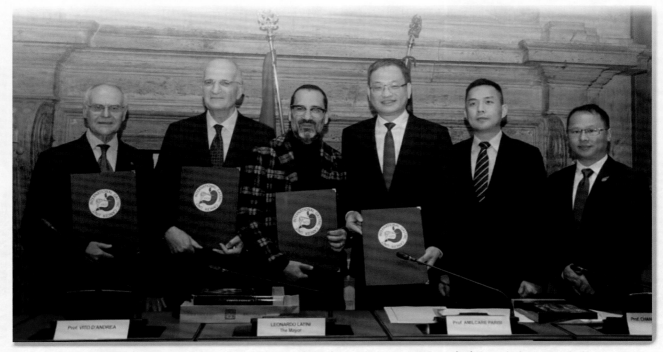

2018年第29届意大利消化外科年会会议期间黄昌明教授和几位教授在特尔尼市市政大厅合影

期疗效。另外，随着精准医疗概念的推广，腹腔镜胃癌手术也逐渐从微创迈向"微创 plus"精准时代，应运而生的前哨淋巴结术中导航和相关荧光分子成像技术也广泛应用于腹腔镜胃癌手术，其中吲哚菁绿（ICG）这一新型示踪剂可以无创探测淋巴脉管系统，更精准地显示胃周淋巴结，为腹腔镜胃癌淋巴结清扫提供了全新的视角。我们中心在国际上率先以单中心 RCT 的结果证实了 ICG 成像引导腹腔镜胃癌根治术在不增加并发症的前提下可明显提高 D2 淋巴结切除术患者的淋巴结清扫数，减少淋巴结不符合率。为进一步探索 ICG 示踪技术在腹腔镜胃癌中的应用价值，我们联合全国 16 家胃癌中心开展了一项关于 ICG 示踪在局部进展期胃癌腹腔镜淋巴结清扫术中临床疗效的前瞻性、多中心、随机、对照研究（CLASS-11），而另一项 ICG 示踪技术在胃癌新辅助化疗后腹腔镜手术中的临床疗效的 RCT 研究也在进行中。我们期待这些高质量的 RCT 研究结果能够进一步为实现胃癌"微创 plus"的精准化治疗提供循证医学证据。

医者，悬壶济世救苍生；师者，所以传道受业解惑也。历经十年如一日的不懈坚持，我们终于从腹腔镜胃癌微创领域的"学徒"成长为"匠师"，从"追逐者"破茧为"引领者"。当我们日复一日重复着抽丝剥茧的精细操作时，我们意识到应该将创新技术广泛推广，将成熟的经验无私分享，让伟大的思想深入交流。为此，我们团队自 2009 年以来，累计举办了 117 期的"福建协和胃外科胃癌微创外科高级培训班"，并先后完成了 36 期"进修医生"培养工作，将我们团队的理念与经验毫无保留地倾囊相授，培养了超过 1600 余位来自北京、上海、广州等地的中青年骨干。与此同时，我们从 2011 年开始先后出版 5 部关于腹腔镜胃癌微创手术的中、英文专著及图谱，以示意图、手术图片和文字叙述于一体的方式彰显了腹腔镜胃癌微创技术的协和经验，向国内外学者集中展现了具有协和特色的高水平腹腔镜胃癌根治术，为腹腔镜胃癌外科医师提供了全面而实用的学术专著。此外，为促进全国胃癌微创领域新思维的碰撞和新技术的交流，我们成功举办了 13 届"胃癌外科规范化治疗高峰论坛"，搭建了国内及国际胃癌外科学者彼此交流与促进发展的平台，为我国腹腔镜胃癌微创外科的发展贡献了自己应尽的一份力量，也为进一步扩大我国在国际胃癌治疗领域的影响力贡献了绵薄之力。

结语

纵观中国腹腔镜胃癌根治术发展历程，我们起步于技术与理论匮乏的挣扎期，一路披荆斩棘，克服万难，一步一步地从蹒跚学步到如今的胸有成竹与开拓创新。近年来，中国腹腔镜胃癌微创外科无论是从技术层面，还是从临床研究层面，都已经从过去的跟随者，成为了如今的参与者、引领者，这些都离不开每一位中国胃癌微创外科医师的坚持与努力。然所有过往，皆为序章，在这样一个百家争鸣的新纪元，有更多新的目标等着我们去完成，新的挑战等着我们去面对，新的机遇等着我们去把握，新的辉煌等着我们去创造！踔厉奋发，笃行不怠，希望通过我国医师的不懈努力，我国胃癌微创外科在国际舞台上发出更响亮的声音、获得更多的话语权。

医路心语

——李国立（东部战区总医院）

年轻时去日本学习对我三十余年的临床工作影响甚大，一是决定了我临床工作的主要方向，到日本学习胃癌的临床工作后就以此为专业，心无旁骛地工作至今；二是对日本医生敬业的工作作风深有体会，结合黎介寿院士日常工作中耳提面命的教诲，使我受益匪浅；三是系统地学习了日本胃癌临床研究的理论知识，在回国后大量的临床实践中不断感悟、体会其中的道理，渐有心得，对肿瘤本质的认识以及胃癌治疗的理解也逐渐深刻。当初在日本学习到的很多知识，至今仍在我的临床工作中起着重要的作用。

当今，很多年轻医生都有出国学习、交流的机会，我就把自己到日本学习过程中的一些经历、思考，以及回国后与临床实际相结合的体会写出来，希望对年轻医生们有所帮助。

一、出国选拔考试与出国前准备

1988 年我毕业于白求恩医科大学日语医学专业，慕黎介寿院士的大名到南京军区南京总医院普通外科工作。1994 年在黎院士的支持、帮助下获得参加出国人员选拔考试的机会，因语言优势考取武田奖学金，获得公派留学的机会。该项目每年仅两个名额，竞争激烈。直到 2008 年参加国内的一次学术会议时，我才听朋友说，当年在最后确定人选时，时任中华医学会对外联络部主任的顾德章译审曾指着我的姓名说："我支持这个小伙子，在他的身上，我看到了我当年奋斗的影子！"我参加选拔考试时面试、口试的主考官就是顾德章译审。

接到准备赴日学习的通知后，很重要的一件事情就摆在了面前：去日本学习什么专业。那个年代，我国医学与日本尚有很大的差别，任何一个专业都值得我们学习，而当时我们全军普通外科研究所在国内享有盛誉的专业也有很多，如肠瘘、腹腔感染的治疗，营养支持，消化性溃疡、门脉高压的外科治疗等。请教黎院士时，他老人家给我分析：

"你到日本应该学习胃癌的治疗，他们确实搞得好。中国的胃癌病人很多，将来生活条件好了，百姓们都能看得起病了，你回来肯定会学有所用。"如今看来，消化性溃疡病早已不是外科治疗的主要内容，而生活条件改善以后，需要外科治疗的门脉高压症患者也大幅度减少。黎院士的高瞻远瞩与顾德章译审的无私帮助使我受惠终生。在我们的工作生涯中，只要保持着旺盛的斗志，积极向上，不断努力，就能够抓住随时可能到来的机遇。

20 世纪 90 年代，我们与国外交流甚少，我就通过数量有限的影印版日文杂志选定了胃癌诊治水平较高的日本癌研究会附属医院（癌研病院）。黎介寿院士也刻意安排我多在胃肠肿瘤组工作，以熟悉该领域临床工作的相关知识与技术。就这样，虽然当时条件较差，但在赴日之前我还是尽可能地做好各种"功课"。

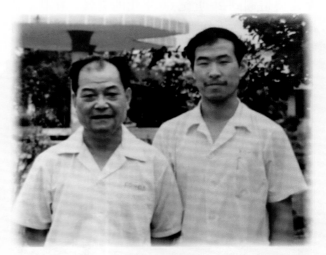

1988 年刚到南京军区南京总医院工作时与黎介寿院士合影

二、初到日本

1994 年秋，我如期来到日本癌研病院，受当时社会经济、体制等的影响，那个年代能够出国非常不易，而越是不容易，就越使我倍加珍惜难得的学习机会。当时我国对胃癌的治疗水平仍很落后，规范化 D2 手术远未得到普及。此时的日本却早已实现高度的个体化治疗，根据患者术前诊断可以进行标准 D2 手术，早期胃癌的内镜下切除、胃节段切除、保留幽门等手术，以及局部晚期胃癌的联合脏器切除、腹主动脉周围淋巴结清扫手术等。除每天的日常工作外，每周两次病例汇报，一次是由经治医生汇报拟手术患者的术前诊断、术前准备、拟定手术方式等，另一次则是汇报已完成手术患者的结果，全科参加讨论的医生随时可以提出质疑，由汇报者回答。这些工作对年轻医生术前诊断以及对各种术式的理解、掌握程度等都是一种强化训练。每个月都有由外科、病理、内科等医生参与的多学科疑难病例讨论，相当于我们今天的 MDT。在带教医生的带领下，我们还经常在晚上参加东京地区各种形式、规模的学术活动。所以初到日本癌研病院时，各种新的治疗方法及其蕴含的相关理论知识令我目不暇接，眼花缭乱。于是就不得不赶紧"恶补"各种相关的理论知识。在临床工作之余，我就成为图书馆的常客，按照在国内时黎介寿院士教给我们检索、追踪文献的方法，阅读有关的文献，有些问题甚至需要追溯到 20 世纪 60 年代的资料。在基本摸清他们的临床工作模式后，我制定的下一个目标就是寻找回国后可以开展的项目。

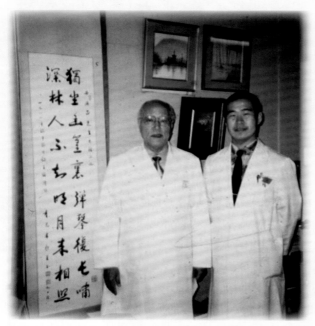

与日本胃癌研究会第二任会长、时任癌研病院名誉院长的西满正先生

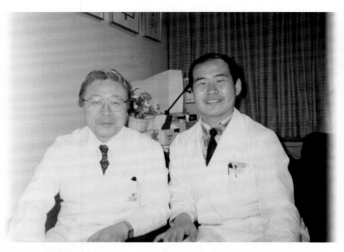

与时任癌研病院副院长、外科部长的中岛聰總先生

三、深入学习，选择回国后能够开展的项目

虽然当时日本对胃癌的很多治疗模式在国内都是空白，但并非所有项目在国内都能开展。就如当时日本开展早期胃癌的各种保功能手术已很成熟，但直到近些年我们才随着早期胃癌检出率的上升在国内逐渐开展。这既取决于我国的经济发展，人民健康保健意识的提升，也与我国的整体医疗水平有关。所以选择回国后能够顺利开展，又处于领先地位的项目也并非易事。

最早引起我关注的是胃癌的腹膜播种。在初期阅读文献时我注意到腹膜播种是影响胃癌治疗效果的最大难题，倘若能够有效地治疗腹膜播种，将对攻克胃癌这一顽疾起到决定性的作用。我在继续查找文献进行探讨后，将腹腔化疗与淋巴结清扫进行比较才发现腹膜播种的治疗很难获得实质性的进步。在胃癌领域，淋巴结清扫的开展略早于腹腔化疗，数年后就发现其疗效显著，逐步建立起一系列的规范。而临床上对胃癌腹膜播种机制的研究至深，腹腔化疗的临床应用也是由来已久，却一直没能够取得本质性的进步。若腹腔化疗治疗腹膜播种有效，早就应该像淋巴结清扫那样引人关注，有所进步了。以我当时的资历与能力，回国后开展腹膜播种的治疗并不现实。

第二个引起我关注的问题是胃癌的术前诊断。初到癌研病院时就发现他们对胃癌诊断水平之高，令人震惊。几乎所有年轻医生都能够根据内镜、钡餐、CT 等资料准确地做出术前诊断。在那个医疗器械尚不发达的年代，纤维内镜不够清晰，日本专家们就在钡餐检查方面下足了功夫，通过各种方法把胃癌表面的微小特征显露无遗，依此总结规律，推断其生物学特性，指导临床治疗。这种精益求精的工作作风，高度的敬业精神值得我们学习。

提高胃癌的诊断准确率是提高胃癌治疗水平的必经之路，既不可回避，也无法绕开。因此当时我收集了很多有关胃癌诊断的资料，以备回国以后开展工作。包括胃癌的血管造影、CT 诊断、内镜等相关资料。实际上，我国著名胃癌专家朱正纲教授回国之初也是把胃癌术前诊断作为重要研究课题的。

第三个引起我关注的项目是进展期胃癌的术前化疗。日本癌研病院是胃癌根治术的主要发源地，他们开展胃癌淋巴结清扫的历史可以追溯到 20 世纪 40 年代，日本胃癌研究会的首任会长梶谷镮先生，次任会长西满正先生都曾在该院担任院长，主导着胃癌外科治疗的发展方向。继胃癌根治术之后，他们较早地把腹主动脉周围淋巴结清扫、左上腹脏器全切除等极限性手术推向顶峰，也就很早意识到手术治疗胃癌已近极限，对胃癌的治疗效果并非与手术范围的无限扩大成正比。在与医生们闲聊的时候，就听一位医生说到，第 11 版《胃癌处理规约》已好多年没更新了，这是历史上最详细的一版《规约》，把外科想要研究的事情全都囊括其内，这么多年过去了还没能更新，说明需要观察的项目得不出结果，外科治疗胃癌还能向何处走？这些话给我印象至深，对于我理解《规约》与胃癌外科发展之间的关系，认识胃癌外科治疗的本质起着重要的作用。后来我结合自己工作中对胃癌治疗的认识，多次撰写《日本胃癌处理规约》与胃癌治疗之间关系的文章都与此有关。

在认识到外科手术治疗胃癌的效果已近极限以后，一些学者就开始关注以手术为主的综合治疗。术前化疗刚刚兴起，其前景尚属空白，值得重视。这些思路促使我回国后，继术前诊断的研究之后，开始进行动静脉结合术前化疗的系列研究。

四、回国后的努力

一年学习期满，回国后我就在黎介寿院士的指导下从事胃肠肿瘤的临床工作。尽管在日本用心学习很多知识与思想，开拓了视野，但其时我尚年轻，资历浅，临床实践经验不足。在日本所学需要根据自身的工作情况逐渐消化，才能最后发挥作用。所以，我回国后最早开展的项目是胃癌的术前诊断研究，既不干扰上级医生对患者的治疗策略，又比较容易收集资料，也没有浪费时间和在日本学习期间的思考，还能够为以后走向胃癌的个体化治疗奠定基础。

我国的胃癌患者较多，很快我就能够把在日本学习的知识与临床实践结合在一起，在工作中发挥作用。当时我们对进展期胃癌患者采取术前动脉灌注化疗，需要作血管造影以选择胃癌的供血动脉，收集血管造影的资料，我完成了《血管造影对胃癌浸润深度的诊断》项目，为很多进展期胃癌患者完成了准确的术前诊断。《胃癌淋巴结转移的 CT 分组定位诊断法》则是通过在 CT 上识别各种解剖标志确定各组淋巴结所在的位置，判断其是否有转移。这对于胃癌术前淋巴结转移程度的诊断起到非常重要的作用，得到国内同道们的好评。现在这种胃癌淋巴结转移的分组定位法仍有重要的意义，如明确手术中淋巴结清扫的范围与侧重点，力求手术的范围超过转移的范围；判断手术可能达到的结果，合理地选择术前化疗方法等。

在癌研病院学习时中岛聰總先生就对我说，中国进展期胃癌患者多，你们可以尝试动脉灌注化疗。2003 年我就开始在临床上借鉴动脉灌注化疗，结合我们原有的动脉介入化疗，逐渐形成了动静脉结合的术前化疗方法。其理论基础是根据化疗药物的作用特点，静脉缓慢滴注时间依赖性药物以维持其作用时间，经动脉局部注射浓度依赖性药物以提高其局部浓度，通过不同的给药途径充分发挥两类药物的药理作用。实质上是在联合化疗的基础上，把给药途径进一步优化组合以提高疗效。临床实践中为很多没有切除机会的晚期胃癌患者争取到手术机会，创造出很多"奇迹"。自 2005 年开始我多次进行临床总结，疗效均在 75% ~ 80%，相关结果曾在第 6 届、第 10 届国际胃癌大会上两次获奖。于是，从 2014 年 9 月开始，我们开展一个多中心随机对照临床试验，将局部晚期胃癌患者随机分为全身给药组与动静脉结合给药组分别进行术前化疗

＋手术等序贯治疗，主要研究术前化疗是以口服S1联合静脉给药（SV）还是（Or）结合动脉局部给药（SA）更好？所以命名为SVOSA研究。目前该研究已经结束，结果显示SV（全身给药）组有效率为51.8%，而用同一判断标准，同步进行评价的SA（动静脉结合给药）组的有效率则为78.8%，说明动静脉结合的给药方法确实使术前化疗有效率得到了大幅度提高。随着研究的深入，待随访完成，SVOSA研究将对动静脉结合给药的术前化疗模式得出一个较为完整的结论。

今天，我们的祖国繁荣昌盛，经济发达，在国际上的影响力与地位都远超往昔。年轻医生们参与国际交流的机会多，在国际交流中所处的地位、环境，交流的方式等也都远胜当年。在这里我介绍了自己28年前去日本学习的过程，在这个过程中的一些思考，以及回国后怎样将自己的思考结果与国内临床实际相结合，并发挥作用。希望自己的这些经历、心得、体会等能够对年轻的医生们有所帮助，为更多的患者解除痛苦，把我们的国家建设得更好。

30 年心路历程

——李国新（南方医科大学南方医院）

"减少损伤，提高疗效"始终是胃癌外科永恒不变的追求。我从事胃癌外科诊疗工作 30 余年，见证了我国胃癌外科由弱到强的发展进程，大致心路历程可以用近代学者王国维《人间词话》的三句话来概括，那就是："独上高楼，望尽天涯路""衣带渐宽终不悔，为伊消得人憔悴""蓦然回首，那人却在灯火阑珊处"。

"独上高楼，望尽天涯路"

经过 30 余年的发展，我国胃癌外科经历了从传统开腹到腹腔镜微创的范式变革，可以说腹腔镜改变了中国胃癌外科的面貌。回想起来，变革来之不易，从我个人的经历来说，我是一个迟到者，但所幸我没有缺席。我是一名胃肠外科医生，但也从众多率先尝试腹腔镜微创胆囊切除的前辈们身上学到了很多，腹腔镜也是彻底改变我个人和团队职业命运的一次变革，所以我对腹腔镜微创外科的感情至深。2002 年时，我已是年轻的副教授和副主任医师，但对于彼时胃肠外科的发展走向仍是深感迷茫，不知路在何方，也不知未来会是什么样。那时我经常在想，应该如何改变普通外科这一古老学科的面貌？作为外科大夫的我们在手起刀落病除的时候，也看到了病人所受到的损伤。我和团队曾深深地思考，传统胃肠外科的出路在哪里？移植和微创是 21 世纪外科的重大变革。于是，我在 2002 年做出了一个重要的决定：学习并开展腹腔镜微创胃肠外科技术。2002 年，我去了当时的第二军医大学长海医院郑成竹教授团队处进修学习 2 个月，掌握了很多胃肠微创外科的基本功。在上海期间，我参加了一场由郑民华教授担任主席的腹腔镜乙状结肠癌手术研讨会，当时郑教授还不认识我，我跟他探讨请教了有关腹腔镜下实施全直肠系膜切除（TME）的技术问题，以及开展腔镜手术需要配备的设备和条件。对于以上问题他都娓娓道来，让我印象非常深刻，我当天很

激动并下定决心，回去要做这件事（开展腔镜手术）。回到广州之后，我就马不停蹄地开展腹腔镜胃肠手术，此后我们基本上每五年就有一个里程碑式学科进展，这也奠定了我在胃癌外科诊治领域的成绩。

"衣带渐宽终不悔，为伊消得人憔悴"

2004 年，我和团队刚开展腹腔镜直肠癌手术不久，但当时技术熟练度不够，对解剖学的认知也还不够深入，开展手术时遇到了很多困难。上述因素促使了我决定回到原点，开始潜心解剖学研究。我们当时经常请教中国现代临床解剖学家钟世镇院士，钟老师说"你们总是来问我，不如成立一个研究机构吧"。在钟世镇院士的指导下，我们成立了第一军医大学微创外科解剖学研究所，这是中国第一个专门从事腹腔镜微创外科形态学研究的机构。看似轻描淡写的一句话，再次改变了我和团队的命运，这件事让我至今难以忘怀。我曾经感慨如此重大的决定，居然就来自于朋友的聊天和师生的交谈，从中收获到很多灵感和感动。

经过数年的摸索，在腹腔镜结直肠手术技术比较熟练的时候，我们开始开展腹腔镜胃癌手术，2004 年的第一台胃癌手术我们做了六七个小时，相当辛苦和不顺利，手术结束之后我们深刻思考，并暂停了半年时间的腹腔镜胃癌手术，在此期间研究琢磨，从微创外科解剖学理论中汲取营养，当我们再度出发的时候就一举在 3 小时内顺利完成了腹腔镜胃癌根治手术。

当我们重回解剖学研究之后，有了很多腔镜视野下独特解剖标志的发现，的的确确帮了我们很大的忙，所以说从事微创外科解剖学研究这件事，是我们发展中的一个很重要的里程碑。这件事的意义在于为腹腔镜胃癌手术淋巴结清扫的质量控制找到了标准，知其然且知其所以然，所以我们很快找到了腹腔镜下胃癌淋巴结清扫的最优化路径和办法，

相关的腹腔镜胃癌根治术技术方案和质控标准一直沿用至今，并在国内得到了迅速的应用推广，所以说这是我们的第一个里程碑。

"蓦然回首，那人却在灯火阑珊处"

2009年11月27日，得到中华医学会外科分会腔镜与内镜外科学组和中国抗癌协会胃癌专业委员会的首肯和支持，我和中国当时开展腹腔镜胃癌手术数量较多的单位自发成立了中国腹腔镜胃肠外科研究组（CLASS研究组），也正式宣告中国腹腔镜胃癌外科走上了科学研究的道路，不光数量取胜，我们还有质量、有数据，甚至还有证据。从此，我们从单打独斗走向了多团队的全国多中心合作，我们从只重视技术走向了重视学术，并逐步携手走向了国际舞台。在当时成立CLASS研究组的倡议信中，我提到了三个有利于，第一个是有利于腹腔镜外科在中国的科学发展，第二个是有利于患者从中更好地获益，但我相信最终打动各位专家的是第三个有利于——当时中国胃癌外科的专家们手术都已经做得非常好了，但是我们在国际交流之后发现仍缺少很大一个维度，我们没有科学数据，这样就不可能有学术话语权，不可能拿出研究数据，不可能成为未来发展各个指南的依据，这一点严重限制了胃癌外科专家个人的发展、胃癌患者的获益，以及整个中国胃癌外科的进步。因此，成立CLASS研究组将有利于提高我国和各单位临床研究水平和国际影响力，努力实现"合作、共赢、携手走向国际学术舞台"的美好愿景。经过十多年的发展，CLASS研究组已经深刻影响了中国腹腔镜胃癌外科学术界，让我们如愿走向了国际舞台的中央。

2014年12月4日CLASS-01研究完成入组，2019年5月28日CLASS-01研究三年生存结果正式发表，首次在国际上揭示了腹腔镜治疗局部进展期胃癌的远期疗效，成为美国NCCN指南中局部进展期胃癌腹腔镜治疗所采纳的第一个Ⅰ级证据，并获评2019年度中国医学十大进展称号。中国的腹腔镜胃癌外科，尤其是局部进展期胃癌腹腔镜微创治疗方面，我们已经蓬勃发展并达到了国际领先的地位。CLASS研究如火如荼，如今已经全面展开了11项全国多中心研究和1项国际多中心合作，我们的未来会更好。在这个过程中特别感谢郑民华教授、季加孚教授等专家前辈们给予了我们很多的支持和帮助，从他们身上我和我的团队学习到了什么叫创新，什么叫坚持，如何去合作，如何去互相赞美和欣赏对方，如何去互相鼓励一起努力。中国胃癌外科发展到今天，我们每个人只是一个小小的缩影，这个时代每一位外科医生都从中获益，我也有幸和大家一起经历了这样一个伟大的历程。

我们积极参与到中国腔镜外科的发展，特别是

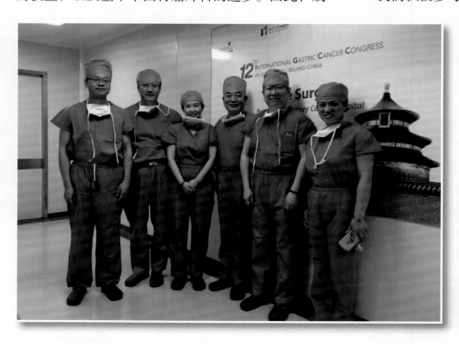

南方医院团队在第12届世界胃癌大会上作手术演示

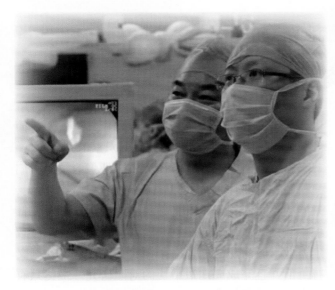

李国新教授指导余江医生做腹腔镜胃癌手术

致青年医生们

虽然是点点滴滴的事情，但我的内心时刻都被感动着，我要致敬这个伟大的时代，致敬这个时代和我们一起同行的同事们、领导们、老师们、前辈们。中国的外科青年医生赶上了中国快速发展的好时代，我个人希望你们能努力做到以下三点：

一要看清大势，我们现在的微创外科极有可能被颠覆，各种黑科技都在深刻影响各个应用领域，前沿技术包括人工智能、大数据、5G 等，政府也大力支持这方面在医学应用场景的研究，这是国家需求，也是人民更高水平的健康需求。二要充分理解学科变化的规律，每个人的学科不同，从胃肠外科来讲，我个人认为必将从大体解剖手术走向细胞水平的手术，从经验依赖手术走向人工智能支持的手术，必将走向更加微创、更加精准个体化的手术，这个学科规律就是百年老树发新芽，其所发出的微创外科新芽绝对还会开枝散叶。三要扎扎实实做好自己的工作，个人的知识积累、见识提升、不懈努力都很重要。青年医生要心中有梦想，脑中有想法，肩上有责任，脚踏实地朝着正确的方向，做一个长期主义者。

在胃癌外科领域的发展中，同时我们也创造了自身的学术价值。胃癌外科的范式变革改变了很多人和事，但是在我的心中，与那些前辈们，这个时代最优秀的同事们，特别是 CLASS 研究组里的各位研究者们，南方医院胃肠外科一代代的优秀青年才俊们，我们一起走过了中国腹腔镜胃癌外科从萌芽到发展、并走向辉煌的三十年。

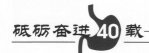

种瓜得瓜、种豆得豆

——刘云鹏（中国医科大学第一医院肿瘤内科）

2002 年，我离开工作 15 年的血液科，创建了肿瘤内科，至今正好 20 年。

开诊初期，经验浅薄，但学科发展时不我待。人微心大，我的目标是成为研究型科室，走向全国是必需的，能否更高？敢想不敢说。临床诊疗与科研并驾齐驱的发展思路早已明确，但如何选择主攻癌种，没有自信，犹豫不决。最后，将选择细化为三个条件：1. 有足够的病例资源。2. 有较强的中国特色。3. 实体瘤患者多数是术后辅助化疗或术后复发才来肿瘤内科，因此，先期治疗要规范，否则后续治疗的远期效果很难评价，科研更难。在医院内能同时满足这些条件的只有胃癌。我们医院的胃癌诊疗因为陈峻青、张文范、张荫昌、王舒宝等老一代专家的努力，D2 手术和病理学研究的学科整体水平之高，在全国堪称霸主，又在徐惠绵、辛彦、袁媛等第二代专家的手中发扬光大。他们是我的榜样，也坚定了我选择胃癌的信心。想法明晰之后，我拜见了陈峻青、王舒宝和徐惠绵老师，他们对我的选择大加赞赏。记得当时陈老师说，D2 手术的疗效已达平台，要想进一步提高疗效必须与化疗相结合，希望通过你们内科的治疗，在 5 年内把我们医院胃癌的无复发存率提高 5%～10%。直到今天，我仍然敬佩他的判断和目标既前瞻而又理性。

站在前辈的肩膀上，我虽才疏学浅，但雄心勃勃，同步做了三件事。第一，建立随访表。第二，每周学习指南，规范治疗。第三，以胃癌和肠癌为中心开展实验研究。在当时，欧美指南中对胃癌化疗的推荐是 FP 和 ECF 及其改良的 EOX 方案，日本是带有本国特色的 SP 方案。蒽环类是我当初治疗白血病和淋巴瘤最常用的药物，根据经验和文献，我略显武断地认为蒽环类在胃癌治疗中迟早会被替代。因此，在指南的指导原则下，结合国情，我选择了物美价廉的 FP 作为基础方案，去除 EOX 中的 E，改为含奥沙利铂的 XELOX 作为高级方案。那个年代卡培他滨和奥沙利铂都是价格昂贵的进口药，考虑到患者的支付能力，FOLFOX 自然成为备选替代方案。

这样一来，我们对肠癌和胃癌的化疗方案就变得简洁明了，易于操作，单中心的数据积累也更容易。

在临床研究中，RCT 研究属于偶像级，但我们建科晚、床位十几张、能力和经验少、影响力无，只能望而兴叹。于是，脚踏实地，一边按既定方针积累数据，一边因地制宜开展了胃肠肿瘤化疗所致延迟性呕吐的防治这样一个针对临床最常见问题又有价值并且完成周期短平快的对照研究。虽然只有几十例，但很快发表在《中华医学杂志》上，趁着兴奋，我们提高设计等级，进行交叉对照研究，终于实现了 SCI 论文的零的突破，也为多年以后，我们带领省内同道开展延迟性呕吐治疗多中心 RCT 研究，并成功发表在 JCO 杂志奠定了基础，正所谓根深才叶茂。

2000 年前后，正是国际指南和国际多中心试验快速进入中国的时期。我当时有幸成为 NCCN 指南中国版胃癌和肠癌指南的专家组委员。在与外国专家讨论中国版指南时，国内许多专家要求把中国专家的意见反映出来，才符合中国版的特色，但外国专家以指南制定的原则为理由，不采纳我们的建议。在茶歇的个人交流时间，美国教授坦率地说，中国医生对指南的原则和临床研究的证据级别，缺乏深刻的认识，中国医生还不会做临床研究。他的话对我触动很大。不得不承认，我们中国医生自己设计和组织高水平的研究确实还需要更多的训练和时间。其实那时，中国的肿瘤医生已经认识到了这个问题的严重性与重要意义，都在积极参加国际多中心研究。后来当北京大学肿瘤医院季加孚教授牵头发起胃癌术后辅助治疗的 CLASSIC 研究时，我们已经先后参加了几十项国内外多中心研究，研究队伍和经验已经成熟，高质量地完成了研究任务。CLASSIC 研究的结果能发表在高水平的杂志，并写进胃癌治疗指南，即是我们通过不断努力进步的最好证明。

在实验研究方面，建科时只有研究生做实验，因为一切要从零开始进行培训，进展非常缓慢，付出的心血与期待相差甚远。为了解决人才短缺的问题，一方面我把优秀博士留下来，另一方面积极引进人才。我通过"画大饼，绘蓝图"的手段，把身在日本的曲秀娟和车晓芳两位优秀人才引入科室。他们的加入快速提升了科室研究水平和速度。免疫治疗初起时，国内还没有药物，无法获得疗效数据，我们再次因地制宜，利用科室积累的胃癌数据，建立了 PD-L1 和 CD8 细胞与 TNM 分期结合的免疫预测模型，并在较高水平 SCI 杂志发表了论文。至今，科室已发表论文近 250 篇，先后获得中国抗癌协会科技进步二等奖 1 项、省科技进步一等

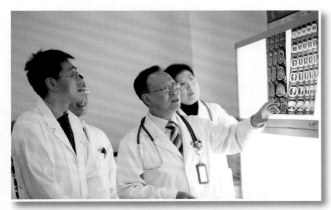

刘云鹏教授会诊

奖 3 项，主持国家科技重大专项 2 项，国家自然基金近 30 项。原来简陋的实验室成长为辽宁省药物与生物治疗重点实验室。她们和我也都获得了许多荣誉。除了感激之外，我也为得到她们的信任，没觉得被我"欺骗"而释然。

科室成立十周年时，我们总结了自己科室术后辅助治疗 5 年的生存数据，其中胃癌、肠癌、肺癌和乳腺癌都达到了国际先进水平。我把这个结果向陈峻青老师作了汇报，老人家很兴奋，在我们十年科庆纪念册题词："仅十年，跨而立，达不惑；创新凝聚，成绩斐然"。

目前，科室床位已经达到 160 张，除常规诊疗和临床研究外，正围绕胃癌腹膜转移、外泌体、胃癌免疫治疗标志物，以产学研联合方式开展多项转化医学研究，成为了真正的研究型科室。主任的接力棒已传到曲秀娟手上，由她带领一群潜质远超于我的中青年，继往开来，阔步向前。我已卸任，但照常参加查房和 MDT 讨论，还指导研究生和年轻医生的科研。忙碌皆源自喜欢和期待。

创业需信心，目标要创新，过程靠韧性，凝聚源自包容，是我自诩为研究型医生的感悟。

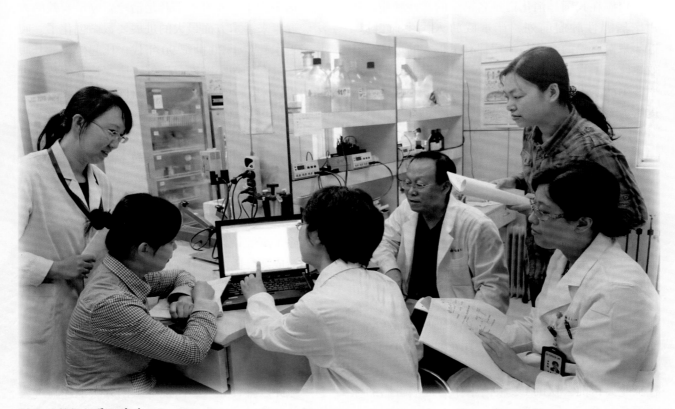

刘云鹏教授指导研究生

我国胃癌诊疗的回顾与进展

——秦新裕（复旦大学附属中山医院，复旦大学普通外科研究所）

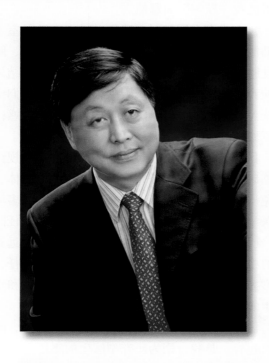

胃癌在我国是消化道排名第一的恶性肿瘤，死亡率居恶性肿瘤前列，严重威胁人民生命健康。近年来对胃癌的诊断与治疗都有了很大的进展，有效地改变了胃癌患者的治疗效果，提升了长期生存率和生活质量。我归纳一下大致有以下一些方面的进展。

一、治疗规范化

回顾临床历史，胃癌手术的组织切除范围及淋巴结廓清，经历了一个范围由小变大，再由大变小的，更趋理性、科学和规范的过程。早年，外科医生做胃癌根治手术时，追求肿瘤切除干净、彻底的同时，淋巴结廓清范围也要求足够深广，以期获得最好的治疗效果和长期生存。后来，大量的临床实践证明，盲目扩大切除范围，未必能取得期望的预期效果。这引发了胃肠外科医生们的深思与考量，从而使手术方法得以改进，变得更理性、更规范，直至业界目前公认的 D2 根治术作为远端胃癌的标准手术方式。

我国是一个幅员辽阔的大国。大城市的教学医院和基层县医院手术质量差异较大。为此，很多年前，季加孚教授领导的中国抗癌协会胃癌专业委员会和中华医学会外科学分会胃肠学组一起，通过学术会议、远程手术转播，或面对面手术切磋指导，共同在全国推广远端胃癌的标准 D2 根治手术。如今，标准的 D2 根治手术已经得到了普及和推广，规范化手术的理念深入人心，扎根基础医院。

除了手术操作的规范化以外，肿瘤化疗、靶向治疗等也都相应制定了规范条例、专家共识和指南。这一切，对于开展肿瘤的规范化治疗，具有指导意义。外科医生们及其他医疗工作者的业务水平日臻提升，患者也得到了最适宜的治疗。

二、手术微创化

迄今为止，外科手术乃是治疗胃癌最有效的方法。近年来手术方面最大的进展要数微创化了。腹腔镜手术起步于 20 世纪 90 年代，比起传统的开腹手术，具有创伤小、安全性好、康复快等优势。近二十年以来，全国各地胃肠外科同道不断尝试，不懈努力，腹腔镜胃癌手术在我国已经相当普及。许多基层医院也能开展腹腔镜胃癌手术，令人可喜。目前，虽然胃癌的腹腔镜手术尚未达到结直肠癌腹腔镜手术率 90% 以上这样的程度，但是在很多城市的大医院，腹腔镜胃癌根治术已经成为主流的手术方式。

除了腹腔镜以外，其他多种微创手术方式也正在逐渐成熟。随着我国经济水平的提高，不少大城市引进了机器人设备，机器人辅助的胃癌手术正在逐渐普及和推广。与腹腔镜手术相比，机器人辅助手术则具有操作更灵活、视野更清晰等优势。新生代的外科医生们，精通数字技术、人工智能，一旦掌握了这些新式武器，用起来也得心应手。

除此以外，介入、内镜等微创方法也逐渐进入胃肠外科领域。这些新微创方法的引入，不仅降低了手术创伤，减少了接受者的痛苦，同时也使患者获得了更高的生活质量。我们希望更多的同行能够不断开拓进取，总结经验，提供更多、更有说服力的循证医学证据。

三、诊断和治疗精准化

近年来随着分子生物学和免疫学的进展，基因、靶向、免疫等新的理念和实践不断深入到肿瘤，包括胃癌的诊断和治疗领域中来，使得胃癌的早期诊断得以实现，个体治疗更趋精准，对预后的研判更加准确。也使得一些原本岌岌可危、治疗无望的患者，延长了生存期，获得了较好的治疗效果。

ToGA 研究的结果显示以曲妥珠单抗为代表的靶向药物，给胃癌治疗带来了突破性的进展，为患者带来了新的希望。

PD-1 抗体和 PD-L1 抗体等免疫抑制剂也被证实可延长化疗耐药的晚期胃癌患者生存时间。最新研究显示，免疫治疗联合靶向药物可能为晚期胃癌治疗带来新的希望。在 Her2 阳性的食管、胃和食管胃结合部肿瘤中，帕博利珠单抗＋曲妥珠单抗＋化疗方案治疗患者中位 OS 为 27.3 个月，12 个月总体生存率为 80%，疾病控制率为 100%。该结果较之 ToGA 研究又有了很多的进步。可以设想，在不远的将来，基因、分子靶向、免疫等治疗模式会更多地融入胃癌的综合治疗中来，胃癌患者的长期生存率有望得到进一步的提升。

四、多学科团队诊疗新模式

肿瘤的异质性和复杂性决定了单一的治疗方法并不能获得最佳的治疗效果。同时近年来的分子靶向、基因、免疫治疗不断地融入胃癌患者的综合治疗中来，因此在综合性医院中，发挥众多学科的优势，为患者制定一个适合个体的、优化的治疗方案成为首选，多学科综合治疗模式应运而生。中山医院普外科联合其他学科，从 2005 年起施行多学科团队的综合治疗模式，使得胃癌患者的 5 年生存率和生存质量都有了明显的提升。

五、展望

近年来我国胃癌诊疗效果虽然已经取得了显著进步，以胃癌肿瘤外科联盟和 CLASS 研究组为代表的胃癌相关临床研究结果接踵而至，给世界胃癌诊疗理念和实践增添了中国元素。然而，与日韩相比，我们显然还存在早期胃癌诊断比例低、5 年生存率差等劣势。希望我国从事胃癌基础研究和临床实践的同道们，共同携手，为提升我国胃癌患者早期诊断率及长期生存率而努力。

承上启下，团结协作攻克难关

——沈琳（北京大学肿瘤医院）

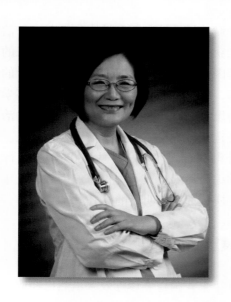

我在做了8年的消化内科医生后，于1992年来到了北医，师从金懋林教授学习胃癌的内科综合治疗，那个时代信息交流很少，胃癌的治疗手段很匮乏，再加上我在消化科的临床工作中见过很多的胃癌患者，或是手术切除后或是晚期胃癌患者，无药可治，预后极差，我时常会质疑自己所选的专业方向，是选对还是选错了？带着疑虑和犹豫开始了我的研究生阶段的学习，书本上的知识还是老旧的，甚至十几年也没有多少进步，我在想如何治疗胃癌患者呢，手里能有的药物就只有氟尿嘧啶、顺铂。在跟随金老师出门诊期间，我见到了一位又一位治愈的或是控制较好的胃癌患者，慢慢有了点信心，印象很深刻的是一位60多岁的老婆婆，因为进食量减少诊断是胃癌，已经转移没有手术治疗的机会，她家在农村，有三个儿子一个女儿，平时在家主要是带3个孙子孙女，体力状况很好，孩子都很孝顺，愿意给老人治疗，但因为在外地，没有条件在北京治疗，金老师就根据她的身体状况和生活状态以及经济条件，给予了口服抗肿瘤治疗，同时嘱咐回家可以继续带孙子，但要保证吃睡质量，定期查血，我当时觉得肯定没有多少希望，没有想到半年多以后，一家人又来了，一是来感谢金老师，二是询问后续治疗，

我看到老人红光满面身体很好，特别高兴，后来他们一家又来了几次，老人一直边治疗边在家带孙子，使我特别有感触，是金老师对晚期胃癌患者的生活质量和社会家庭角色的重视触动了我，更是使我对胃癌的治疗增强了信心，也开始热爱这个专业。

2002—2004年我参与山东胃癌高发现场的胃镜筛查工作，亲历和感受了胃癌病因学研究和流行病学研究的不易，以及这项工作的重大意义：持续几十年中美、中德联合研究，承载了两代甚至三代人的一生追求，不单纯是为中国的胃癌分子流行病学做出了巨大贡献，也成为了世界病因学研究成果和干预研究的基础与循证医学证据。这些都给予我极大的鼓舞和震撼，也为终生致力于胃癌临床与转化研究下定了决心。

本世纪初，在金老师的帮助与搭桥联系下，我去美国国立研究院做访问学者一年，学习神经内分

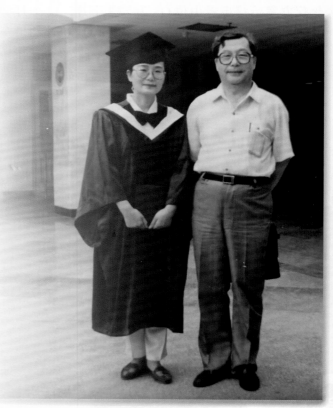

与金懋林教授合影

泌肿瘤转化研究，感受到了中美临床研究与转化研究的差距，以及样本库和数据库建设的重要性，回国以后一直致力于临床研究与转化研究平台的建设。将这一目标树立为自己未来几十年的追求。

胃癌临床研究起步比其他实体瘤要晚，因为胃癌是中国和东亚地区的高发病，但西方国家发病率低，全球化的临床研究在本世纪初还是非常少的，我们国内的临床实践基本是跟随日本的模式，包括内镜、病理、分期、手术与药物治疗。胃癌药物治疗第一个跨国企业新药临床试验就是替吉奥胃癌适应证的临床研究，那个时候我们已经积累了一些国际标准的临床试验经历，如奥沙利铂、伊立替康、吉西他滨、氟铁龙、卡培他滨等在消化系统肿瘤中的临床研究，而在胃癌方面的临床研究还比较少，我们做了一些在胃癌领域参照国外方案的小规模小样本的研究者发起的临床研究，如"DCF、XP、FOLFOX、ELFP"等方案的探索。当时替吉奥已经在日本普遍应用了，但大鹏公司那时还没有在中国成立子公司，是日本著名的肿瘤学家田口铁男教授推荐这个药物来到中国，他与孙燕教授和金懋林老师一起商量如何在中国开展这个药物胃癌适应证的临床研究，王金万教授、石远凯教授和我有幸参与了这个研究方案的讨论会，几易其稿，终于在2005年9月，由金懋林老师牵头在国内开展了第一个多中心临床注册研究，最后在2009年顺利批准上市，在这个试验起始以及临床研究过程中，我和很多参与的研究者一样学习到了很多临床研究的方法与过程管理等。替吉奥的临床研究以及获批上市开启了我国胃癌临床研究的新时代，2007年我作为中国组长联合国内十多家中心参与到国际多中心的ToGA研究中，让世界了解了中国临床研究的水平和质量，并使曲妥珠单抗在全球获批胃癌适应证，同时开启了胃癌靶向治疗的新纪元。自此，我国胃癌临床研究紧追国外，蓬勃发展。

基于临床问题开展临床研究，一直是我们追求的目标，新药新方案因为有制药企业的需求，在全球开展得还是比较顺利的，但研究者发起的临床研究同样是非常重要而又不可或缺的，但这个领域我们一直滞后于国外，很难有基于中国临床实践状况开展的临床研究，更缺乏能改变我们临床实践的高质量、高水平的临床研究，2011年，基于我国胃癌Ⅲ期患者手术治疗后高复发、高转移率的现状，我就开始寻找资源准备进行临床研究，在获得跨国企业大鹏、赛诺菲的支持以及国内药企恒瑞的支持下，我和季加孚教授组织了国内针对胃癌Ⅲ期患者围手术期治疗的多中心随机对照临床Resolve研究，历经10年、国内三十多家顶级医院和内外科专家参与的研究，改写了国内乃至国际胃癌临床治疗指南，同时也极大鼓励了国内专家临床研究的信心，积累了开展多中心临床试验的经验。这不单纯是一个基于临床问题的研究，更是我们在国内开展MDT推广过程中发现共性临床问题，通过多学科协作来解决这一复杂临床问题，从而提高胃癌患者无病生存时间的实践。

从美国学习回来后，我认识到临床队列和数据库、样本库的重要性，以及转化研究的必需性，在近二十年，我们在胃癌药物临床研究方面的探索一直不断，但遭遇了太多的失败，有的是因为胃癌的异质性太高，原来的设计没有考虑到精准的重要性，或者是我们还没有认识到胃癌分子特征的根本等等，除了做临床试验，我们还需要很好的临床研究平台，所以从2006年开始，我们就积累临床数据、队列和样本，2008年建立了我们自己的消化科实验室，2010年开始建立基于晚期胃癌活检组织的PDX模型库，近期又搭建了类器官模型以及液态活检平台，将有前景的胃癌可能敏感的药物进行临床前探索，对临床上发现的耐药进行机制分析和攻克耐药方面的研究，将实验室与临床无缝连接，进行转化研究，对实现精准治疗、缩短药物上市时间产生了巨大影响。

在北医的这三十年，是全球肿瘤领域飞速发展的时代，我的老师们无私奉献的精神、敬业执着的态度感染了我，我们遇上了好时代，所担负的承上启下责任，也无时无刻地不在提醒着自己，胃癌治疗飞速发展的大时代中，每个人的力量很弱小，需要团队、需要合作、需要站得高看得远，培养年轻人是我们责无旁贷的担待。我近40岁时才有机会参加国际会议，而我们的学生，很多在研究生阶段就走向了国际舞台，他们机会更多、起点更高，我们没有理由不支持他们，我也相信未来的中国胃癌研究会发展得更快，胃癌治愈率也会越来越高，我将为此奉献一切。

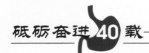

立足临床，依托团队，合作共赢，成就未来：我和胃癌诊疗这些年

——孙益红（复旦大学附属中山医院）

1989年秋天，我从扬州医学院毕业后，到上海医科大学攻读普外科临床技能研究生。从那时算起到今年，从医快33年了，一直和胃癌诊疗打交道。

选择这个方向，和我自己的少年经历有关。

我的老家在苏北建湖县的乡村。40多年前，胃癌、贲门癌在我家乡是一种常见病，普遍表现为消化道梗阻、吞咽困难等晚期症状。我父亲的堂哥，56岁得了贲门癌，跑到上海看病，没能手术，回去之后没几天就去世了，那是1976年的事。1979年秋，我在县中读初二，出现严重的高热、嗜睡，在县医院查了多日未能确诊，后来是在我做赤脚医生的表哥的提示下，做了肥达氏反应检查，才明确诊断为伤寒，继而转到公社医院治疗，一住就是40多天。无独有偶，就在我住院期间，病室里又住进了一位从县医院转来的30多岁的"胃溃疡"大出血病人，便血不止，奄奄一息，县医院已宣告不治。公社医院外科薛主任冒险给他做了急诊胃切除手术，术后很快康复出院。此事极大地震撼了我和同病室的病友们。

那时，我就暗暗立下心愿，想要做一名外科医生。

1994年底我博士研究生毕业后如愿进入复旦大学附属中山医院普外科，很幸运地在我的研究生导师王承培教授的悉心指导下学习工作，花了9年时间走完了从普外科医生到胃肠外科医生再到胃癌外科专家的成长之路。2003年秋，我晋升为外科主任医师，同年被当时的外科主任秦新裕老师指定为新成立的胃肠外科亚专科的负责人，主攻胃癌外科规范化诊疗。

彼时中国虽为全球第一"胃癌大国"，每年胃癌的新发病例和因胃癌死亡的人数都很惊人。相较日本、韩国等胃癌高发国家，由于他们推广了筛查工作，很多患者能在早期被发现和治疗；而中国很大一部分胃癌患者到医院就诊时，已经进展到了中晚期。这对我国的胃癌诊疗提出了更大的挑战。

好在近10多年来，我国的胃癌诊疗能力有了很大提高，诊断治疗的整体水平逐渐步入世界前列。诊疗理念和技术的跃升，给患者带来了福音。这一点，从我院胃癌规范化诊疗的发展历程中即可窥见一斑。

复旦大学附属中山医院是国内较早开展规范化胃癌根治术的大型综合性医院之一。20世纪90年代初期，中山医院胃肠外科奠基人、原中山医院院长王承培教授，带领包括秦新裕老师和我在内的青年外科医生开展标准胃癌根治术、根治性全胃切除术，并选择性施行D3根治术和联合脏器切除术，取得了较好的临床疗效。王承培老师德艺双馨，他的手术细致规范、一丝不苟，尤其是一流的血管裸化技术令人印象深刻。他严谨的治学风格、重视基础的培训理念和不畏艰难开展科学研究的精神影响了一大批中山外科的青年人，并为后来中山胃肠外科团队的建设奠定了基础。

1998年，我晋升为外科副教授后，在王承培老师和新任科主任秦新裕教授的指导下，开始尝试独立施行胃癌根治手术，先后开展了根治性远端胃切除术、近端胃切除间置空肠双通道手术、全胃切除术、联合主动脉旁淋巴结清扫的扩大根治术、胃癌根治联合肝脏切除术等各类根治性手术，逐步积累了外科治疗经验，同时积极开展了一些有益的探索，希望助力形成这一领域的"中山标准"。得益于我在这一领域的工作成绩，2002年我被任命为中山医院普外科副主任，向此后担任胃肠外科学科带头人迈出了关键一步。

2003年底，中山医院普外科设立胃肠外科亚专科，我被指定为学科专业组长，主攻胃癌的外科治疗。当时专业组除了我以外，高年资医生还有5人，分别是学科带头人秦新裕教授、秦净、沈坤堂副教授，陈伟东、沈振斌主治医师。专业组共有床位15张，年胃癌手术量不足150台。

在"学科专业化"的道路上，我们用了5年时间，首先形成中山医院胃癌诊疗规范，并通过外出会诊手术、招收大型三甲医院的进修医师、开办胃癌规范化手术学习班和举办一年一度的国际、国内胃癌高峰论坛等方式，向国内外同行介绍中山胃癌外科治疗的经验，不断扩大学科影响力。2007年，专科床位数扩大到30张；2011年，胃癌根治手术量突破1000例；2015年，成立胃肠外科亚专科病房，床位数扩大到46张。近5年来，年胃癌根治手术量持续稳定在2000例以上；在手术量急剧攀升的同时，开放和腹腔镜胃癌手术的质量和安全性稳步提高，近5年来，胃癌根治术围手术期死亡率一直稳定在0.5‰左右。胃癌根治术后5年生存率达66.3%。

在实践中我们发现，原先主要归属胸外科的贲门癌手术，术后患者常为反流性食管炎所困扰。针对这一问题，2005年起，我提出对于Ⅱ、Ⅲ型食管胃结合部腺癌（AEG）应按胃癌诊疗规范进行治疗，首选经腹行全胃切除术，同期开展AEG经腹食管裂孔（TH）径路手术。这一技术的应用，将围手术期死亡率由原来的4.2%降至0.5%，不仅解决了术后反流问题，而且显著改善了患者预后，5年总生存率由原来的38.1%提高至51.6%。2010年4月，在中山医院召开的中日韩胃癌论坛上，我在国内率先成功现场演示了经腹食管裂孔径路食管胃结合部腺癌根治术，获得季加孚教授等著名专家的好评，团队上下备受鼓舞。

2008年，在秦新裕教授的大力倡导下，依托国家和卫生部重点学科——中山医院普外科和复旦大学普通外科研究所，在肿瘤内科、放疗科、病理科、放射科及内镜中心等相关科室的协同下，中山医院胃癌多学科诊疗团队（GC-MDT）成立，在较短的时间内进入常态化运行模式，为国内胃癌综合诊疗规范化工作起到了一定的示范和引领作用。

2008—2011年间，我有幸参加了季加孚教授牵头组织的中国胃癌规范化诊疗全国巡讲，主要推广标准的开放胃癌根治手术，覆盖25个省市，学员逾万人。在普及胃癌外科治疗规范化理念和技术的同时，也与国内一大批志同道合的胃癌外科专家结下了深厚的友谊，并为其后蓬勃开展的胃癌外科临床研究奠定了基础。也正是在这一时期，中山胃肠外科团队胃癌外科规范化诊疗的技术水准逐步获得国内和日韩专家的认可，跻身国内一流胃癌中心之列。

与开放手术形成鲜明对比的是，中山医院胃癌腹腔镜手术起步相对较晚。2008年底，我和季加孚教授、胡祥教授、梁寒教授、薛英威教授等一起到日本癌研有明医院参观学习，现场观摩了Hiki教授主刀的腹腔镜胃癌手术，为他娴熟的手术技巧和完美的切除重建技术所折服。深信胃癌腔镜手术时代已经到来的我暗下决心，不再观望，迎头赶上。

2009年初，我开始学习腹腔镜手术，在主刀完成5例腹腔镜胆囊切除手术后，掌握了腹腔镜器械的基本操作。5月底刘凤林医生结束在南方医院为期一个月的观摩学习，6月初我们开始尝试进行腹腔镜胃癌根治术。用了大约半年时间、30例手术，完成了学习曲线过程。年底开始举办中山腹腔镜胃癌手术学习班，介绍胃癌手术从开放到腔镜的理念和方法，受到广大胃癌外科同行和腹腔镜胃肠外科专家的关注与好评。

在秦新裕教授要求"趁热打铁"的一再激励

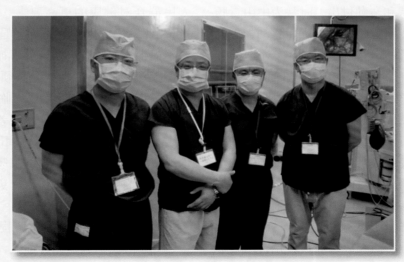

2008年底孙益红教授与季加孚、胡祥、梁寒教授等在日本癌研有明医院观摩手术

之下，2010年3月26日，我们在国内率先开展达芬奇机器人辅助胃癌根治术，并于4月24日在中日韩胃癌论坛上成功进行了现场演示，那是我们完成的第8例机器人胃癌手术。当日，中山外科团队还成功演示了AEG经TH径路的开放手术和腹腔镜辅助胃癌根治术，再一次向国内外同行传递了一个信息、强化了一个认识：开放胃癌手术扎实的功底，可以显著缩短腹腔镜和机器人胃癌手术学习曲线。就这样，在胃癌微创外科领域的持续拓展，以及后来对CLASS研究的贡献，迅速确立了中山胃肠团队在微创外科界的学术地位。

2009年12月17日，CLASS研究组在广州成立，开辟了中国腹腔镜胃肠外科研究的新纪元。感恩李国新教授的认可，中山胃肠外科团队有幸成为CLASS研究组的6家创始单位之一，我也荣幸地见证并参与了其后CLASS的系列研究。十几年弹指一挥间，CLASS研究组带领国内同仁在腹腔镜胃癌领域与国际专家同台竞技，先后在国际权威期刊JCO、JAMA、JAMA Oncology发表全球首个腹腔镜远端胃切除术治疗进展期胃癌的安全性和疗效研究，以及腹腔镜全胃切除术治疗早期胃上部癌的安全性研究，改写了国际临床实践指南，在世界舞台上发出了响亮的中国声音，并为未来的CLASS系列研究奠定了坚实的基础。

CLASS系列研究工作的巨大价值还在于锻炼了中国胃肠外科研究队伍，提高了我国青年胃肠外科医生的临床研究意识、能力和水平。回顾艰辛的发展历程，我始终感恩于国内胃肠外科同道对CLASS系列研究的鼎力支持和辛勤付出，时常为中山胃肠外科同仁对外科临床研究的无私奉献而感动，更为团队内一批对外科临床研究充满激情、对CLASS系列研究倾情投入的青年才俊的茁壮成长而高兴。

当前，生物医学领域正在发生重大变革，肿瘤学开始进入全新的精准医学时代，科研创新是学科发展的生命，中山胃肠外科团队也面临着全新的挑战。本着"科学研究当源自临床、服务临床"的基本原则，我们也对团队中青年骨干提出了未来发展的新期望，希望青年人能不断追求疾病临床表象背后的科学本质，从临床现象出发，凝炼科学问题，开展相关研究，力争将研究成果通过转化、回归临床、服务临床，实现可持续发展。

这些年，我有幸和中山胃肠外科团队一起成长，也在中国抗癌协会胃癌专业委员会的领导下，为我国胃癌外科规范化诊疗做了一些力所能及的事情。如果说取得了一些成绩，那也是得益于中山医院外科平台的支撑，得益于国内诸多外科前辈和同道的提携，得益于过去20年来中山胃肠外科团队全体成员齐心协力、坚持不懈的辛勤耕耘。

回望来时路，值得回忆、不能忘怀的人和事有很多。其中对我影响最深、帮助最大的是我的两位老师：王承培教授和秦新裕教授。

我很幸运，本科一毕业就投身王承培教授门下攻读外科临床技能研究生，王老师手把手教我读书、教我手术、教我管理病人、教我分析研究问题。他严谨求实的工作作风、注重"三基"的培训思路、以人为本的执业理念无不深深地影响着我，推动着我从一个低年资普通外科医生成长为胃癌外科专家，并为我此后的职业发展打下了坚实的基础。

秦新裕教授作为我院普外科的学科带头人，审时度势，勇于担当，适时启动、大力推行普通外科亚专科建设，坚持走学科专业化、队伍年轻化之路，把握外科手术微创化和肿瘤多学科诊疗（MDT）趋势，以胃癌规范化诊疗为抓手，大力推进胃肠外科亚专科建设和人才培养，提出并践行"大普外，小专科"的普通外科的学科建设理念和人才培养机制，为中山医院普通外科各亚专科的建设做出了巨大贡献。

中山胃肠外科与我国医疗卫生事业一同成长，见证了我国医疗卫生水平的逐渐提高，也感受到了人民群众对健康的更高要求。习近平总书记曾说过，"现代化最重要的指标还是人民健康，这是人民幸福生活的基础。把这件事抓牢，人民至上、生命至上应该是全党全社会必须牢牢树立的一个理念。"目前我国胃癌诊疗仍面临着早期筛查、早期诊断严重不足、地区诊疗水平差异较大、新药研发能力不足等问题。中山胃癌团队将继续立足临床，依托团队，合作共赢，直面临床难题，回应群众所需，与国内同道共创胃癌诊疗更好的未来，为"健康中国"付出应尽的努力。

值此CGCA 40年发展历程回顾之际，驻足回望，分享心路历程，缅怀前人，寄望来者，并与诸位同道共勉。

笃定前行，履践致远

——徐泽宽（南京医科大学第一附属医院）

自 1982 年踏足学医之路，1987 年我于南京医学院（现南京医科大学）毕业参加工作，至今我已经奋楫笃行在医途 35 年。从最初南京医科大学第一附属医院担任外科住院医生，开启研究生阶段的学习，研究领域几经更迭，从硕士期间的专注于门脉高压胃病诊治，到博士期间专于胰肾联合移植，再到 2009 年之后专业领域聚焦于胃肿瘤的诊治。多年来，在钻研手术技术创新的同时，我坚持胃癌和胃间质瘤的临床与基础研究，在胃肿瘤领域小有成绩。回想一路走来，体会颇深。

一、前辈引领，是我前行路上不竭动力

千里之行，不忘吾师。我之所以能够在普外科履践致远、不断进取，主要得益于当年导师的言传身教。

我的硕士研究生导师张保康教授是我国杰出的普外科前辈，是南京医学院外科学总论教研室历届主任之一，因具有高超胃肠肿瘤手术技术被尊称为普外科"手术图谱"。在张老师的指导下，我对普外科手术技术产生了浓厚的兴趣。我的博士研究生老师是普外科武正炎及刘训良教授，两位老师对江苏普外科的发展做出了杰出贡献。在两位老师的悉心教导下，我开始涉足胰肾联合移植领域，并因此获江苏省科学技术进步奖和博士学位。

2009 年，由于普外科学科发展需要，我从胰腺外科转至胃肠外科开展工作，翻开了人生的新篇章。从国外学习归来后，我深刻认识到胃肠道肿瘤患者采用腹腔镜的手术方式具有无可比拟的优势：生理干扰少、创伤小、术后恢复快。随着世界范围内微创外科技术的发展，医院的腹腔镜技术也在不断进步。我开始在胃肠外科领域开展微创手术，励志将腹腔镜技术在全省乃至全国推广。经过多年的不懈努力，我科胃癌手术量从 2010 年的 640 例（且不足 5% 的腹腔镜比例）增长到 2021 年的 1300 余例，腹腔镜完成率近 70%，进入了一个

崭新的微创时代。2014 年，我在全国范围内率先开展全腹腔镜下远端胃切除＋ Uncut-Roux-en-Y 吻合术，并开展了相关临床研究。2016 年，我在国内率先开展了全腹腔镜下全胃切除食管空肠 π 吻合术；此基础上，将食管空肠 π 吻合进行了改良，切断小肠系膜，有效解决了食管空肠吻合口张力的问题。2017 年，我在国内首次报道并开展了全腹腔镜下近端胃切除食管胃 kamikawa 与 side-overlap 吻合。

至今依然清晰记得数十年前前辈们对我说的一句话："我辈医疗之窘境迫使我辈从业者自强不息"。这也是我坚持推进微创外科技术创新的动力源泉。

二、学无止境，是从医之路确切的方向

与时间博弈、与生命赛跑、与最新技术一争高低，这一直是临床医生的职业状态。腹腔镜外科技术日新月异，为了紧跟新时代步伐，我不断与国内外学者交流取经。

2002 年 1 月到 2004 年 12 月期间，我先后前往意大利 Bosco 医院，美国 Iowa 大学、Pittsburgh 大学，日本名古屋大学第二红十字医院等多家单位研修，亲身体会到发达国家先进的外科手术理念。此后于 2006 年 10 月赴美国 St. Louis 大学和 Washington University in St. Louis 大学进行消化道肿瘤分子生物学机制的相关研究，2009 年到美国 Cleveland 大学进行微创研修 3 个月。

多次国外研修的经历，为我此后扎根胃肠肿瘤基础研究领域奠定了基础。在多年的访学中我意识到，不断向国际领先的中心、世界前沿的学者学习，是时代变革的洪流下提升自身实力和团队发展的重要途径。过去的十年间，我多次参加世界胃癌大会、日本胃癌大会、韩国胃癌大会、国际外科学年会、欧洲外科学会年会等多场全球顶级的学术活动，大会发言、手术视频展示 30 余次，并每年举

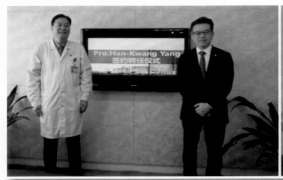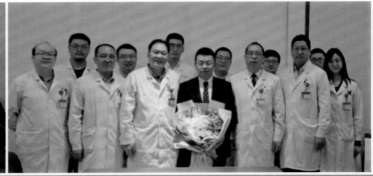

签约季加孚教授、Han-Kwang Yang 教授作为中心的特聘教授

办金陵胃癌诊治进展高峰论坛学术会议，邀请各国"大咖"前来授课，力求促进国内外技术交流。

在多次国内外学术交流中，我有幸结识了日本癌研有明医院的 Sano Takeshi 教授、韩国首尔大学的 Han-Kwang Yang 教授、日本静冈癌症研究所的 Terashima Masanori 教授等世界一流的胃肠外科专家。为进一步密切学术联系，我们陆续签约了北京大学肿瘤医院的季加孚教授、韩国首尔大学的 Han-Kwang Yang 教授作为我们中心的特聘教授；为进一步加深学术交流，近年来我本人及科室多名中青年骨干分别出国进修学习，与国外先进研究中心增进友谊，谋求协同发展。同时，为了保证临床与基础科研协同发展，2014 年来我多次赴美与迈阿密大学消化道肿瘤顶尖基础研究实验室 Wael EI-Rifai 教授深入交流，并通过一项国自然国际合作项目与其展开了长期合作，目前已派 2 名医师、多名研究生赴美学习，其中 1 名研究生已正式加入Wael 教授团队。

为了能够将我所学所获倾囊相授，将新技术与理念深入人心，我于过去数年间在全国三甲综合性医院手术演示 60 余场，开展各类胃癌高级手术技术培训班 42 场，技术辐射包括北京、上海在内的全国 30 余个省市。我们主办的腹腔镜胃癌根治术高级课程先后获得英格兰皇家外科学院培训基地（RCS）、英国爱丁堡皇家外科学院住院医师培训基地及中国医师协会腹腔镜外科医师培训基地资质。2014 年 12 月，我们设立了胃肿瘤 MDT 门诊，针对疑难病例制订严密周全的个体化、全程化治疗计划。迄今为止，胃肿瘤 MDT 门诊共接诊患者逾2850 例，主导举办了二十期 MDT 研讨会，覆盖全国 25 个省、市、自治区 500 余名医师参加。我也因此被邀请参与编写《中国消化道肿瘤多学科综合治疗协作组（MDT）诊疗模式专家共识》。2021年，江苏胃癌联盟（Jiangsu Gastric Cancer Union，JSGCU）成立大会暨第一次学术讨论会在宁顺利召开。我作为大会主席邀请到省内 48 家单位及线上120 家单位共同成立胃癌联盟，带领江苏省胃癌专病诊疗进入了专业化、体系化、协同化的新时代。

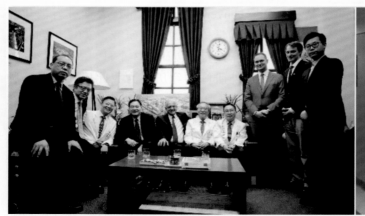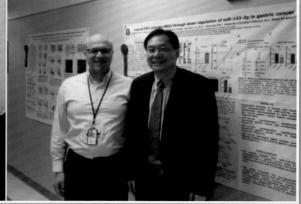

赴韩、赴美学术交流

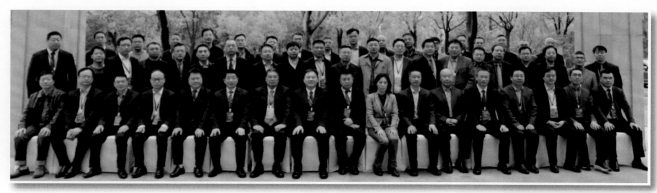

2021年江苏胃癌联盟成立大会

三、成果转化，是持续带动基础与临床研究的导向目标

腹腔镜的普及除了技术创新以外，还需要高级别临床证据的支持。以此为出发点，我牵头并参与了国内及国际十多项多中心临床研究，包括目前正在开展的胃癌全腹腔镜与腹腔镜辅助根治性全胃切除术安全性的多中心、随机、对照临床研究（CLASS-08），以及已经入组完成的胃肠道间质伊马替尼血药浓度检测的临床多中心研究、胃肠uncut-Roux-en-Y吻合术提高早期胃癌腹腔镜下远端胃切除术后患者生活质量的临床单中心随机对照研究等。这些研究结果为腹腔镜的普及和技术革新提供了切实的依据。

在此基础上，我与季加孚教授、梁寒教授及陈凛教授牵头制定了《消化道重建中国专家共识》，并执笔和参与了18项临床指南的制定。随着临床研究的不断开展，我们的基础与转化医学研究也在不断深入。依托国家及江苏省重点专科的支持，我们设立了南京医科大学第一附属医院消化疾病研究所，通过聘请高水平人才、设立学术委员会、定期学术交流，构建了一套利于科技创新的新型科研组织形式和管理模式。以此为基础，我们整合长期临床实践中积累的胃癌和癌前病变的临床资料，建立了胃癌专病队列、生物样本库和信息库，进行队列人群随访。本着从临床出发并回归于临床的科研理念，我以通讯作者发表胃肿瘤相关SCI论文93篇，其中＞5分51篇，＞20分1篇，＞10分9篇，累积影响因子近400分。此外，个人获得国家自然科学基金国际（地区间）合作项目1项、国家自然科学基金面上项目6项及省部级课题17项，省部级以上奖项7项，国家发明专利3项。据中国临床肿瘤学年度统计，2018年，我们团队胃癌领域文章发表数量位列全国第五。2021年，南京医科大学胃癌研究所正式成立，标志着我们团队的基础研究来到了一个新的起点。

回顾从事胃癌研究十余年的经历，既觉收获颇丰，也感任重道远。我们团队先后获得省部级奖项7项。尽管我扎根胃癌外科领域时间不长，但东隅已逝，桑榆未晚，十年利剑，一朝试锋。来路多崎岖，未来的日子里还有更多的难题要我们逐一攻坚，距离真正攻克胃癌还有很长的路要走，在与疾病博弈、与患者为伴的职业生涯中，我与我的团队将继续在胃癌微创外科的发展道路上展现医者担当，贡献医者力量。

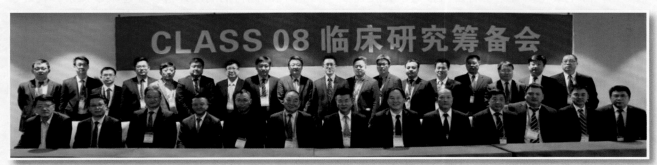

2020年CLASS 08临床研究启动（筹备）会

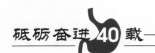

独辟蹊径，开拓胃癌微创外科之路

——余佩武（陆军医科大学西南医院）

1979年，当我秉承自己从事医学事业的炽热愿望，在高考志愿表中郑重填上"第三军医大学"的校名时，便坚定地告诉自己：医为仁者之术，日后要努力做一名有抱负、敢作为的医生。幸运的是，在高手如林、人才济济的湖北省，我被第三军医大学提前批次录取，从此开始了我的医学生涯。来之不易的学习机会让我格外珍惜，母校第三军医大学先后成长出19位院士、100余位将军，他们的精神始终激励和鞭策着我。1984年，我毕业后被分配到西南医院普通外科专业，在前身为国民政府中央医院的这所医学殿堂里，先后走出了黎鳌院士、黄志强院士等诸多蜚声中外的医学名家，在他们的言传身教下，使我懂得敢于创新、勇于突破才能带来医学的真正进步，这种精神给我的医学职业生涯带来了深远的影响。

2004年，我接过了科室主任的接力棒，如何带领团队在前辈的基础上开拓创新从而实现跨越式发展、如何选择突破口，是我每天反复思考的问题。在我国，胃癌发病率高、致死率高，而胃癌治疗是以外科手术为主的综合性治疗，彼时的常规胃癌开腹手术，患者术后常因疼痛而夜不能寐，他们身心遭受的巨大痛苦深深地触动了我。如何打破传统手术的理念，以最小的切口、最轻的创伤、最优的疗效完成原来大切口才能完成的胃癌手术，成为了我立志攻克的难题，于是我把目标瞄准了代表外科发展方向的微创外科，瞄准了腹腔镜手术。然而，当时国内外腹腔镜胃癌手术缺乏成熟的经验供借鉴，国际上最早由日本学者首次报道了腹腔镜早期胃癌手术，而截至2004年，国内仅有零星手术报道，且均以早期胃癌为主。由于胃的解剖结构复杂、手术技术难度大、涉及手术平面多、对术者要求高等诸多原因，加之我国胃癌以进展期为主，这些因素给外科医生带来了巨大的挑战，导致大家不敢轻易涉足，以致胃癌腹腔镜手术在相当长一段时间都是外科手术的相对禁区。

2004年1月，我组建了国内首个腹腔镜胃癌手术攻关团队，矢志在这一领域有所突破。在缺乏可供借鉴经验的情况下，所有的环节从零开始、靠自己摸索，让我们吃了不少苦头，走了不少弯路，甚至一度动摇了团队的信心。起步阶段，我们的腹腔镜胃癌手术比传统开腹手术时间长，有时甚至长达6～7个小时，不仅手术团队疲惫不堪，工作时间过长也使我们遇到手术室同事的不理解，甚至遭到抱怨。作为科室主任，我坚定地把攻坚腹腔镜胃癌手术作为科室的主攻方向，然而在医院科室工作思路汇报时，却没有得到与会专家和领导们的充分肯定，甚至还提出了质疑：就凭在腹壁打几个孔，你能把胃癌清扫干净吗？当我第一次以"腹腔镜胃癌手术"为主题在国内学术会议上作报告时，有同行还质疑我的手术录像的真实性。

然而我坚信：善行医者，智欲方而行欲圆，心欲小而胆欲大，医学的进步必然会在曲折反复和创新突破中实现。为了更科学有效地总结经验和摸索规律，我带领团队先在模拟器上进行反复试验，再做动物实验，而后进入临床实践，2004年当年，我们就在国内率先报告了17例腹腔镜胃癌根治术的经验，这也是国内首次报道将腹腔镜技术用于进展期胃癌D2根治术，引起了国内同行的广泛关注。

2005年，作为中国唯一代表，我有幸受邀参加了在日本举行的国际腹腔镜胃癌手术论坛，并在大会上做了"中国腹腔镜胃癌手术现状"的专题报告，我们腹腔镜技术在进展期胃癌手术中的应用得到了国际同行的高度评价。经过艰辛探索，我终于带领团队打开了腹腔镜胃癌外科手术的新领域，逐渐建立了腹腔镜胃癌手术的手术入路、淋巴结清扫路径、消化道重建方法等系列关键技术，总结出了成熟的"西南经验"，我也先后受邀赴诸多国一流医院进行现场手术演示和技术指导。2006年，我们的腹腔镜胃癌根治术105例报道在《中华外科杂志》上发表，这是国内第一篇关于腹腔镜胃癌手术过百例的大宗病例报告，也获得了当年中国百篇最具影响力的科技论文的荣誉。同年，我在国际权威期刊上发表了国内第一篇腹腔镜胃癌手术 SCI 论著，于国际上首次在该领域正式发出了中国声音。2006 年在第九届全国胃肠外科学术年会上，我现场演示直播的腹腔镜胃癌根治手术获得了全国同行的肯定，从此，腹腔镜技术在胃癌领域的应用逐渐开始走向全国。

2007 年，我牵头制定了国内首部《中国腹腔镜胃癌手术操作指南》，并于 2016 年又进行了修订再版，此外还牵头制定了《胃癌胃切除手术加速康复外科专家共识（2016 版）》《胃癌 4K 腹腔镜手术操作标准专家共识（2020 版）》，主编了国内首部《腹腔镜胃癌手术学》等专著，积极推动了我国腹腔镜胃癌手术的广泛规范化开展。

如果说腹腔镜技术的应用开创了胃癌外科的微创化时代，那么机器人手术系统的诞生则使微创外科进入到一个更精准、更微创、更智能的新时代。在腹腔镜胃癌手术的经验基础上，我锚定了机器人手术这个代表微创外科发展方向的全新领域，带领团队进行了"二次创业"。当时达芬奇机器人在中国的临床应用以泌尿外科手术居多，胃肠手术几乎无任何经验可供借鉴，这又成为了摆在我们面前的一道难题。为了尽快探索机器人胃癌手术行之有效的实践经验，我带领团队夜以继日地泡在手术室中。为了最大化地利用医院分配给我们的机器人手术日，通宵手术成为了我们的家常便饭，正是由于这股"咬定青山不放松"的韧劲，使我们率先在机器人胃癌手术领域取得了开创性的成果。2010 年我在国内率先报告了达芬奇机器人胃癌根治术的经验，2014 年，我们在国际上发表了中国第一篇达芬奇机器人胃癌手术的 SCI 论著，在机器人胃癌手术探索之路上迈出了坚实的一步。

我带领团队在机器人胃癌手术的关键技术和操作规范等方面进行不断探索，创建了"W 型五孔法"戳孔布局、淋巴结清扫新路径及消化道重建新方法等一系列关键技术，并向国内同行积极分享我们的"西南经验"。2015 年，我牵头制定了国内首部《机器人胃癌手术专家共识》，并于 2021 年又进行了修订再版，主编了国内首部《机器人胃肠手术学》专著，牵头开展了国内首个机器人与腹腔镜胃癌手术多中心临床队列研究，相关成果已于 2021 年发表在 *Annals of Surgery* 上。同时在重庆每年举办"全国机器人与腹腔镜外科学术会议"，以及全国腹腔镜与机器人胃癌手术学习班，为国内胃癌微创外科领域培训了大批专业人才。在不懈的努力下，我们的研究最终开花结果，先后获得军队医疗成果一等奖、重庆市科技进步一等奖和中华医学科技一等奖。

道阻且长，然行则将至。在过去的 20 年里，我有幸亲自见证并参与了中国胃癌微创外科事业的起步、发展和兴旺，也深知未来还有更多的挑战在等待着我们，我愿继续努力前行、创新发展，为我国胃癌微创外科事业再创辉煌继续发挥自己的光和热！

砥砺前行，不断进取

——周岩冰（青岛大学附属医院）

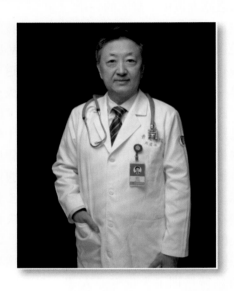

周岩冰，主任医师，教授，博士生、博士后导师，青岛大学医学部外科学系主任，附属医院外科主任，外科教研室主任，胃肠外科主任，山东省胃肠肿瘤基础与转化医学重点实验室主任，美国麻省总医院高级访问学者，中国医师协会住院医生心中好老师，山东省卫生系统高层次人才，山东省十佳医师，青岛市拔尖人才。兼任国家卫生健康委手术机器人临床应用管理专家委员会委员、国家卫生健康委能力建设和继续教育外科专家委员会委员、国家卫生健康委医院管理研究所临床营养项目专家组专家、中国研究型医院学会机器人与腹腔镜外科专业委员会副主任委员、中华医学会肠外肠内营养学分会常委、中国抗癌协会胃癌专业委员会常委、中华医学会外科学分会营养支持学组委员等职。从医近40年，在胃肠肿瘤开腹、腹腔镜、机器人手术、综合治疗及围手术期管理方面积累了丰富的临床经验，带领团队砥砺前行、不断进取，显著改善胃癌患者临床结局及生存，使胃癌综合治疗水平跻身国内先进行列。

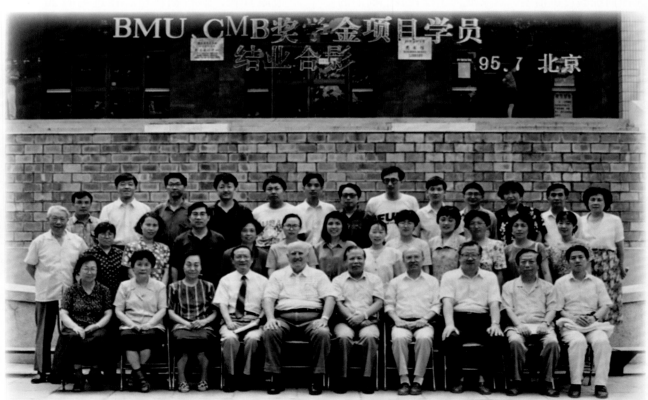

北京医科大学 CMB 结业合影（1995 年 7 月，中国北京），后排左四周岩冰，前排右五北京医科大学校长王德炳教授

一、教育、培训经历

1986年我于青岛医学院医学系毕业，留附属医院工作至今，师从张默道、崔自介、杨金镛、于冠君、张敬智教授等名师。1994年7月至1995年8月考取美国中华医学基金会（China Medical Board，CMB）奖学金师资培训项目，师从北京医科大学人民医院杜如昱、冷希圣教授，进行"门静脉高压症胃黏膜病变"的临床及实验研究，在冷希圣教授、杨金镛教授的指导下完成研究生学业。1996年师从南京军区南京总医院黎介寿院士，系统学习临床营养支持治疗、肠外瘘、外科感染综合治疗，有力保障了胃肠道手术的安全性及相关并发症的处理。2006年5月应日本东京国立癌中心副院长、肿瘤外科主任Mitsuru Sasako教授的邀请进行访学，观摩手术、查房及患者围手术期管理等，参加第二届亚洲内镜外科医师胃癌腹腔镜手术进展研讨会及腹腔镜技术培训（AETF 2nd Workshop，Asia Endosurgery Task Force，AETF），由腹腔镜胃癌手术开拓者 Seigo Kitano、Mitsuru Sasako、Ichiro Uyama、WJ Hyung、郑民华教授担任指导教师，系统接受胃癌微创手术理论及动物实验培训，并获得腹腔镜胃癌手术操作资质认证。2006年9月我到延世大学 Severance 医院进行访学，考察了胃癌围手术期管理，开腹、腹腔镜、机器人手术，围手术期化疗等。2009年初以肿瘤外科研究员（surgical oncology researcher）身份在美国哈佛大学麻省总医院（MGH）做高级访问学者，师从国际著名胃肠外科及腹腔镜外科专家 David W. Rattner教授、肿瘤外科主任 Kevin Hughes教授，接受临床研究、医学伦理等系统培训，全程参与胃肠肿瘤多学科诊疗（MDT），考察了哈佛医学院住院医师培训体系、患者围手术期安全质量管理、胃肠外科腹腔镜机器人手术等，撰写了40万字"哈佛大学麻省总医院手术安全、质量手册"加以推广。2010年回国后，我在山东省率先开展、推广胃肠道肿瘤MDT经验，按照国际规范，开展临床研究，引入医学人文思想，结合学科实际情况，在患者围手术期管理、安全质量提升方面产生积极影响。2012年11月应 SH Noh 教授的邀请到 Severance 医院进行工作访问，观摩了 SH Noh、WJ Hyung 的开

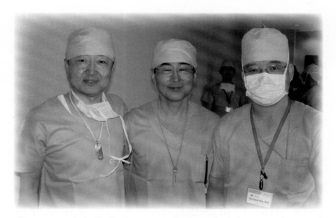

第二届亚洲内镜外科医师胃癌腹腔镜手术培训（AETF）（2006年5月，日本 Fujinomiya），中 Seigo Kitano 教授，左周岩冰

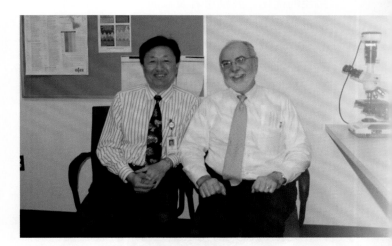

周岩冰和导师麻省总医院肿瘤外科主任 Kevin Hughes 教授合影（2009年11月，美国波士顿）

腹、腹腔镜及机器人胃癌根治术，参与了临床查房及多学科病例讨论，进一步提升了腹腔镜胃癌手术技巧、围手术期管理及团队配合的水平。2014年9月我于香港中文大学技能培训中心获得达芬奇机器人手术资质后，再次到 Severance 医院，跟随 S.H. Noh 和 W.J. Hyung 教授进行为期半个月的胃癌腹腔镜、机器人手术专项培训。

二、临床实践

1990年开始，在日本胃癌学会会长、东京国立癌中心肿瘤外科主任丸山圭一（Maruyama Keiichi）教授的指导下，我借鉴日韩胃癌手术经验，成功开展"胃癌D2、D3淋巴结清扫及主动脉旁淋巴结清扫术""经腹食管胃结合部癌根治性全胃切除""空

肠 Roux-en-Y 代胃术"等，手术安全性、患者结局得到明显改善，每年手术超过 200 例，5 年总生存率提升到 60% 以上；使用吻合器、切割缝合器、荷包钳进行消化道重建，提高了吻合效率和质量；建立胃癌数据库，开展胃癌淋巴结转移规律的研究；加强胃癌围手术期安全、质量管理，拓展营养筛查及临床营养支持治疗，有效地管控消化道漏、出血、感染等手术并发症。2000 年后我带领团队进一步规范胃癌淋巴结清扫，进行体外脾门淋巴结 360° 清扫（11p、11d、10 组淋巴结）。引进"加速康复外科（enhanced recovery after surgery，ERAS）"及"损伤控制（damage control）"理念和实践，进行临床路径的优化，鼓励患者及家属参加医疗活动，全面推进胃癌围手术期 ERAS 路径管理。针对"精神心理、饥饿、药物、低温及手术"等应激因素，有效管控围手术期应激反应。提出"抗血栓袜、压力泵、早期活动、使用肝素"策略有效预防血栓栓塞，20 年来 2 万多例胃肠道手术无一例肺栓塞死亡病例发生。2005 年我带领团队开展山东省首例腹腔镜胃癌根治术，2014 年开展山东省首例机器人胃癌根治术，现已完成 1500 例胃肠道手术，其中胃癌 1000 例。在国内率先进行达芬奇机器人辅助 Siewert Ⅱ 型食管胃结合部癌下纵隔淋巴结清扫、完全机器人消化道重建等。将腹腔镜、机器人胃癌微创手术与 ERAS 围手术期管理完美结合，提出高质量手术是 ERAS 围手术期管理的基础理念。2016 年我牵头成立腹膜癌亚专科，建立胃癌腹膜癌临床诊疗流程，开展 HIPEC（腹腔热灌注化疗），积极预防、治疗胃癌腹膜转移，使 2500 余例患者受益。

近 40 年，我个人共完成各类胃癌根治术 8 千余例，其中开腹 4 千余例，腹腔镜近 3 千余例，机器人 1 千余例。进展期、晚期胃癌新辅助及转化治疗率超过 30%，手术后平均住院 7 天，并发症发生率 15%，出院 30 天再入院率 3%，死亡率 0.3%，5 年生存率超过 60%。

三、临床及基础研究

在国家自然科学基金、山东省自然科学基金（重大项目）、青岛市民生项目的支持下，我们在基础及临床研究方面取得了骄人的成绩。与青岛港陈璞院士团队共同建立重点实验室，开展胃癌肿瘤类器官基础、临床多中心研究；创建"山东省胃肠肿瘤基础与临床转化实验室"，建设组织样本库，收集 6000 多例胃肠道肿瘤患者组织样本，并用于转化研究；2010 年发表国际首篇胃癌围手术期 ERAS 路径管理的 RCT 研究论著，被 CA 等学术期刊引用 400 余次；首次发现并证明 ERAS 围手术期管理改善胃癌患者预后，并对相关机制进行探讨；2012 年牵头成立山东省胃肠外科研究协作组（Shandong Gastrointestinal Surgical Study Group，GISSG），进行 GISSG 系列研究；基于山东省多中心 5285 例间质瘤队列的 GISSG1202 研究，建立了中国人间质瘤复发风险标准及网络计算器；2019 年和 Kehlet 教授共同发起一项多中心 RCT 研究（GISSG1901 研究），证明胃癌腹腔镜 ERAS 管理使患者功能能力恢复更快，住院时间缩短，及早接受术后辅助化疗，使患者的应激反应指标明显改善；牵头开展了多中心随机对照研究，通过多模式预康复改善虚弱老年胃癌患者临床结局（GISSG＋2101 研究）。采取根治性切除联合 HIPEC 治疗的方法预防胃癌腹膜种植转移，作为分中心 PI 参加 HIPEC01 研究；牵头发起的腹腔镜、机器人手术 HIPEC 预防腹膜种植的 HIPEC09 研究，期待能够降低进展期胃癌腹膜转移率 10%；作为分中心 PI 参加 RESOLVE、RESONANCE、HIPEC、CLASS 系列研究。

近年来，在 *Ann Surg*、*Lancet Oncol*、*ASO*、《中华医学杂志》《中华外科杂志》等发表论文二百余篇，其中 SCI 收录 60 余篇；培养硕士、博士及博士后研究生 80 余名。荣获山东省科技进步奖 3 项、山东省高等学校科学技术奖（一等奖）1 项、山东省医学科技创新成果二等奖 2 项、青岛市科技进步一等奖 1 项。

四、参加国际会议

2005 年 5 月我首次参加在日本横滨举办的第 6 届国际胃癌大会（IGCC），做口头发言；2011 年 7 月在韩国首尔举办的第 9 届 IGCC 会议上担任会议共同主席并作口头报告，3 个壁报展示；2013 年 6 月在意大

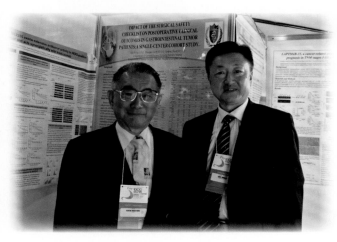

第 11 届 IGCC 上周岩冰与 Maruyama 教授参加优秀壁报评审（2015 年 6 月，巴西圣保罗）

利维罗纳举办的第 10 届 IGCC 上作 "The evaluation of metastatic lymph node ratio staging system in gastric cancer" 演讲，被评为 "Best Oral Presentation"，曹守根博士作了 "Intensive vs conventional insulin therapy in nondiabetic patients receiving parenteral nutrition after D2 gastrectomy for gastric cancer" 口头发言，4 个壁报汇报；2015 年 6 月在巴西举办的第 11 届 IGCC 上，应世界胃癌学会主席 Bruno

教授的邀请，我在 WTC Events Center 主会场作了题为 "What has changed after ERAS protocol study in gastric cancer management" 主题演讲，曹守根、王东升博士进行了 5 个口头汇报，期间我应邀与 Maruyama 教授作为评审专家共同参加优秀壁报评审；2017 年 4 月在中国北京举办的第 12 届 IGCC 上，应国际胃癌学会主席季加孚教授邀请，担任会议主席，与曹守根、李毅博士完成一台 3D 高清腹腔镜全胃切除手术演示，作 "Perioperative standardized management under the guidance of fast track surgery in gastric cancer patients" 等三个主旨演讲，另外团队有 4 个口头汇报及 11 个壁报汇报，焦学龙博士获 "Best Poster Award"；2019 年 5 月在捷克布拉格举办的第 13 届 IGCC 上，我进行了 "Gastric cancer perioperative ERAS pathway" 的专题报告，团队有 8 个壁报展示，大会闭幕式上，瑞典 Karolinska Institute 的 Magnus Nilsson 教授大会总结时特别强调了 "胃癌 ERAS 路径管理" 所取得的巨大进展，引用了我们的研究结果；2022 年 3 月 6 日在美国休斯敦举办了第 14 届 IGCC，由于疫情原因，我未能现场参会，团队共有 6 个电子壁报汇报。

本人多次参加日本胃癌学会（JGCA）年会，并

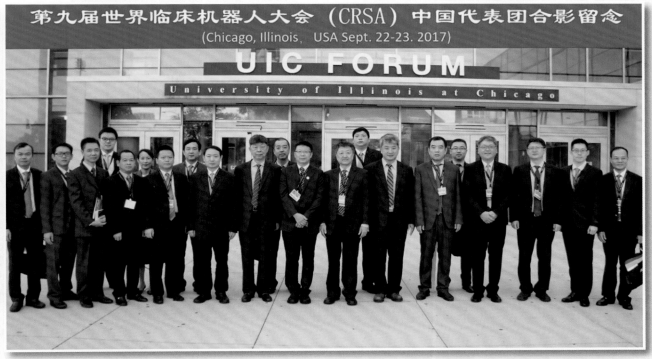

第九届世界临床机器人大会（CRSA）会议中国代表团合影（前排右七周岩冰教授）（2017 年 9 月，美国芝加哥）

做专题发言。2018年3月在横滨举办的第90届JGCA年会上，应大会主席、日本国立癌中心Hitoshi Katai教授的邀请做了"Experience of robotic gastric cancer surgery in China"的专题报告，展示了我国在机器人胃癌领域所取得的成就，并就机器人胃癌临床研究、目前存在的问题进行了广泛讨论。2022年3月第94届JGCA年会，我带领团队线上参会，作了2个主旨发言，另外有6个壁报汇报。

自2015年起，我连续参加了在美国芝加哥、韩国大邱、中国香港、上海举办的7届世界临床机器人大会（Clinical Robotic Surgery Association, CRSA），担任会议主席、作主题演讲。2017年9月作为中国代表团团长参加在美国芝加哥举办的第九届CRSA，应世界临床机器人大会创始主席、美国伊利诺伊大学芝加哥分校Pier Cristoforo Giulianotti教授邀请在主会场周宁新教授纪念报告会（Ningxin Zhou Memorial Lecture）上作了题为"中国机器人外科进展（Growth of robotic surgery in China）"主旨演讲，详细介绍了我国临床机器人十年发展历程和取得的成果。

四十载旧忆若清弦，杏林路繁华似锦年

——周志伟（中山大学肿瘤防治中心）

光阴丰盈荏苒，岁月无情催人，几十年的从医生涯，历历在目。从青春少年到渐进花甲，回顾这段如丰盛画卷的绚烂时光，每一帧都印满了热爱。

求真：心之所向，身之所往的"学医路"

1979 年，我考入了中山医学院医疗系。毕业后，我师从著名大肠癌专家万德森教授，进入中山大学肿瘤防治中心从事胃肠肿瘤诊治工作。2009 年，时值医院专科化发展的需要，我进入胃胰科工作，并探索以病种导向的诊疗模式。

求进：筚路蓝缕，笃定前行的"团队魂"

担任科室负责人后，我便确立以多学科诊疗（MDT）为特色的发展方向，以期形成品牌效应。然而科室成立之初，面临的是一个人员青黄不接、科研基础薄弱、开展的新技术很难短期赢得患者信任的艰难局面。面对困难，团队逆水行舟，一点一滴积累，逐步完善了数据库、组织库、血清库和细胞库组建，其中数据库收录了 1964 年建院至今的近 10 000 例内容详尽的胃癌病例资料，2013 年开始建设的影像资料库目前也已颇具规模。

天道酬勤，春华秋实。我们胃癌 MDT 团队经过十余年的耕耘，也迎来了高速发展的蓬勃里程，目前已建立了独具特色的个体化医疗模式及综合诊疗模式双轨并行的诊疗机制，并通过"泛中南肿瘤专科联盟"协助其他单位开展 MDT 活动，会诊辐射广东、湖南、河南、湖北、海南等 12 个省份的51 余家医院，以点带面，逐步在全国推广 MDT 模式，使规范的 MDT 惠及更多患者。

求技：知也无涯，固守本心的"手术匠"

医学是一个广博、变迁、常新的学科，知与行

永无止境。21 世纪初，胃肠外科经历几十年的发展后，在技术层面已进入高位平台期，而作为新兴技术的腹腔镜手术逐渐在我国开展起来。刚接触腹腔镜时，我已经快 50 岁了，要打破几十年的手术习惯去学习一门全新的技术，并把这门技术常规开展确实有一定的挑战和难度。但是莫道桑榆晚，为霞尚满天，面对滚滚向前的时代巨轮，我知难而行，逼着自己走出"舒适区"。在不懈努力和持续探索下，终于成功开展了腹腔镜和机器人技术，并成为广东省内首个完成百例机器人胃癌手术的团队，还先后开展了腹腔镜联合内镜、近端胃癌根治术后消化道重建（功能性空肠间置重建）等新技术，建立了胃癌诊疗 ERAS 体系，提高了患者的 5 年生存率和生活质量。

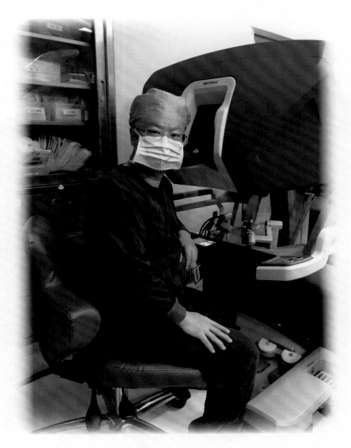

周志伟教授在实施机器人手术

求索：奋楫笃行，敢为人先的"科研梦"

行医多年，我目睹了无数生命因信心、勇敢、坚韧、宽厚而得以延续。然而，最让我念念不忘的还是未能挽救的生命与遗憾……这些遗憾，时刻都在提醒我，面对胃癌，我们做得还远远不够！我开始带领团队瞄准学科发展前沿方向，探索更多的科学研究项目，逐步建立了一个稳定的区域合作长效机制，先后牵头开展了包括可切除胃癌的围手术期化疗、新辅助放化疗及放化疗敏感性等多个高质量的多中心前瞻性临床研究，其中 Neo-CRAG 项目更是成为全球最早探讨进展期胃癌新辅助放化疗治疗模式的研究之一。这一系列研究打破了传统观念认为的"不可能"，甚至走进了基础外科最忌惮的放疗后"手术禁区"，为更多的胃癌患者带去了生的希望，近十年来医院胃癌患者 5 年生存率提高了 10% 以上。在基础研究方面，我们白手起家，从成立课题组、实验室，到走出去、请进来，团队在胃癌分子分型、转化研究等领域开疆拓土，成绩斐然。

面对荏苒时光，催人岁月，我将继承优良传统，开拓创新，带领团队为"更微创、更精准、更优效"的宏伟愿景，继续砥砺前行！

第六章　手术图片展

第一节　胃癌根治性淋巴结清扫开放手术野照片

在过去的30年胃肠肿瘤手术治疗方法发生了巨大变化，可谓沧海桑田。记得1992年在瑞士圣加伦州立医院普外科进修时，几乎每天参加直肠癌手术，采取的切口是"通天口"——剑突-耻骨联合：助手需先将结肠脾曲充分游离，常规切除肠系膜下血管，低位吻合。由于患者体重指数（BMI）普遍都超过30 kg/m²，因此，术后最常见的远期并发症是切口疝，每周都有切口疝修补手术。自瑞士进修学习18个月回国后，笔者也习惯大切口，上腹切口常规绕脐。当时业内的共识是："大医生，大切口"。其优点是术野暴露满意，术者术中操作从容。记得2000年左右国内一知名胃肠外科专家演示手术，采用手术刀锐性解剖，刀法娴熟，只是

术野渗血较多。而高质量电刀的临床应用，在正确的组织间隙操作，可以很大程度避免因手术操作造成的患者失血。胃癌根治性手术胃周淋巴结清扫所涉及的上腹部解剖包括了肝十二指肠韧带、腹腔动脉干、脾门、胰腺、肠系膜上血管、横结肠系膜等重要脏器和解剖。熟悉上述部位局部解剖、正常血管走行、血管变异，是安全完成手术操作的基础。传统的开放手术，由于术野所限，助手，特别是参观手术者很难跟随术者视野全过程了解手术操作。下列开放手术照片是笔者2004—2014年间精选的胃癌根治性淋巴结清扫开放手术照片。

图1显示了肠系膜上静脉（SMV）、肠系膜下静脉（IMV）和脾静脉（SV）在胰腺下后方不同

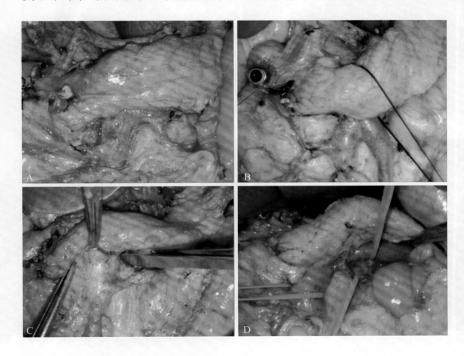

图1　肠系膜下静脉（IMV）与肠系膜上静脉（SMV）不同汇合方式：IMV汇入脾静脉（SV）；IMV汇入SMV；IMV与SMV共干；IMV-SMV-SV共干（图片提供：梁寒）

的汇合方式。Ⅰ型最常见，IMV 先与 SV 汇合，再与 SMV 汇合，该型占所有病例的 52%（A）；Ⅱ型为 IMV 先与 SMV 汇合，然后再与 SV 汇合，占 34.7%（C）；Ⅲ型比较特殊：IMV、SMV 与 SV 共同汇合，占 13.3%（D）。SMV 的平均直径为 10.18 mm，IMV 为 3.97 mm。但是临床中也可以观察到特殊病例，B 图显示 SMV 与 IMV 直径相仿，共同汇合成门静脉，呈倒"Y"型。

图 2 显示清扫肠系膜上静脉旁（No.14v）淋巴结时以及完成清扫后术野：No.14v 组淋巴结沿 SMV 分布，清扫时注意勿损伤有名重要血管，例如结肠中静脉（MCV）、SMV 和胃网膜右静脉（RGEV）。

图 3 显示有多支横结肠中血管无规律地走行于 SMV 前方，因此在清扫 No.14v 时千万勿损伤这些血管，以免造成相关的副损伤。右图为完成结肠中血管旁（No.15）淋巴结清扫的术野，进行该操作时，注意勿损伤横结肠系膜，尽量保证其完整性，横结肠系膜破损（又为之予以修补）可能导致术后发生内疝。

图 4 至图 6 为一组清扫完肠系膜上静脉旁（No.14v）组淋巴结术野，在 2021 年 3 月出版的第六版日本《胃癌治疗指南》中仍未将 No.14v 组淋巴结清扫纳入标准 D2 范围，仅推荐用于远端进展期胃癌，临床可疑幽门下组（No.6）淋巴结转移时推荐同时清扫 No.14v 组淋巴结。该组淋巴结清扫属于扩大范围，且 SMV 解剖位置深在，需要术中掌握相当娴熟的手术技巧和丰富的临床经验。曾有文献报道，达到标准胃癌根治手术需要的学习曲线是在规定的时间内连续完成 23 ～ 35 例胃癌根治手术，因此中青年医师开展胃癌根治手术一定要循序渐进。在微创外科时代，这种学习曲线会随着技术进步大大缩短：助手和（或）参观者可以通过显示器与术者同步观察全部手术操作步骤的每一个细节，手术完成后还可以回放手术。加之以超声刀为代表的电外科手术器械的进步，使手术真正实现了精准、无血、微创。

图 7A 为远端胃切除＋ D2 ＋淋巴结清扫后术野，图 7B 为全胃切除＋ D2 ＋脾门（No.10）淋巴结清扫后术野。为达到示教效果腹腔干血管附近的

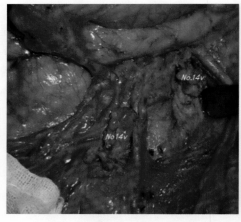
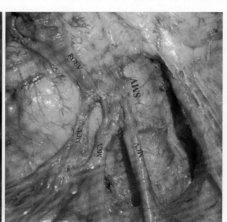

图 2　肠系膜上静脉旁淋巴结及清扫后术野，注意勿损伤结肠血管（图片提供：梁寒）

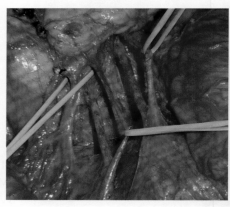
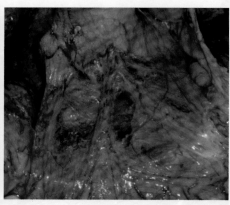

图 3　清扫完肠系膜上静脉旁（No.14v）组、结肠中血管周围（No.15）旁淋巴结术野（图片提供：梁寒）

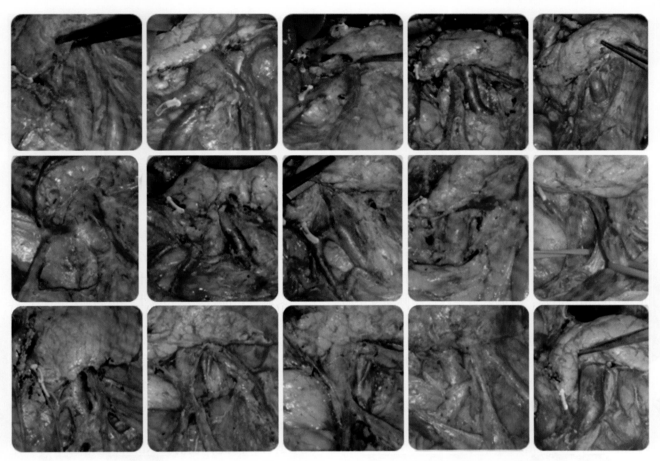

图 4　清扫完肠系膜上静脉旁（No.4v）组淋巴结术野（图片提供：梁寒）

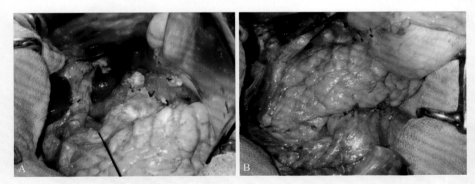

图 5　胃窦癌（腺癌），根治性远端胃次全切除术（D2，BⅡ）。A. 清扫完 7、8a、12a、11p、9 组淋巴结后术野；B. 清扫完 14v 组淋巴结后术野（图片提供：周岩冰）

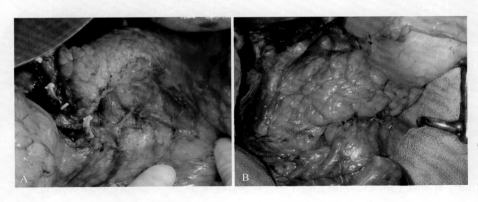

图 6　清扫完肠系膜上静脉旁（No.14v）组淋巴结后术野（图片 A 提供：郑志超；图片 B 提供：周岩冰）

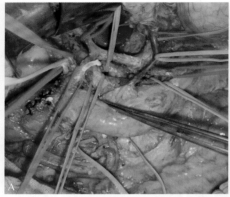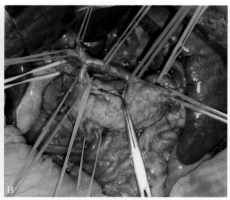

图7 远端胃切除＋D2＋No.4v淋巴结清扫以及胃体癌全胃切除＋D2＋淋巴结清扫术野（图片提供：梁寒）

胃网膜左静脉（冠状静脉）、胃左动脉均保留未离断，蓝色胶带显示相关静脉，红色胶带显示动脉，黄色胶带显示胆总管。胃周围淋巴结清扫一般不主张做动脉鞘内清扫，可能会引起假性动脉瘤等术后严重并发症。原则上胃周淋巴结清扫是沿相关血管进行的。有经验的外科医师会进行3D清扫，只有这样才能完整清扫该区域淋巴结。但是在微创外科时代，由于手术器械的局限性，会造成淋巴结清扫的盲区，如在腹腔镜和（或）机器人辅助的肝总动脉后方（No.8p）、门静脉旁（No.12p）、胰头后（No.13）等组进行清扫并非易事。

胰头后（No.13）组淋巴结不属于远端胃癌标准淋巴结清扫（D2）范围，日本《胃癌治疗指南》建议对远端进展期胃癌在D2淋巴结清扫基础上＋No.13组淋巴结清扫，本院数据No.13组淋巴结转移率为9%。图8显示完成Koch切口后，No.13组淋巴结沿胰头后血管分布，外观半透明，颜色较胰

腺组织深，淋巴结表面有一层半透明的纤维膜。清扫该组淋巴结时应该避免损伤胰头后方胰腺表面的血管。胰头后方实际构成了十二指肠系膜。损伤任何一支血管，都会造成相应十二指肠血运障碍，提高了十二指肠残端（B-Ⅱ重建）或十二指肠-残胃吻合口（B-Ⅰ式重建）瘘的发生率。图9显示第No.13组淋巴结整块切除，寻找淋巴结与胰腺表面的组织间隙，是完成No.13组淋巴结清扫的关键。

图10显示一例非常罕见的脾动脉变异，脾动脉由胰腺下缘腹主动脉发出，并沿胰腺下缘迂曲向胰尾走行。因此，在清扫No.14v组淋巴结时一定要注意沿解剖间隙进行，避免造成重要血管损伤，发生灾难性手术并发症。

脾动脉远侧（No.11d）和脾门淋巴结（No.10）清扫是胃癌根治性淋巴结清扫具有争议的话题，也是淋巴结清扫的难点之一。开放手术No.10组淋巴结清扫一般采取原位清扫和将胰体尾充分游离后，

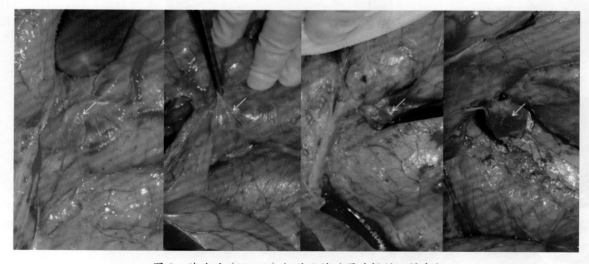

图8 胰头后（No.13）组淋巴结（图片提供：梁寒）

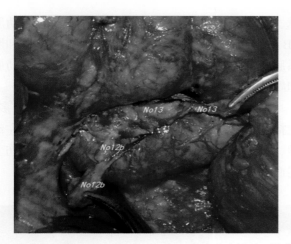

图9　清扫 No.13 组（胰头后）淋巴结（图片提供：梁寒）

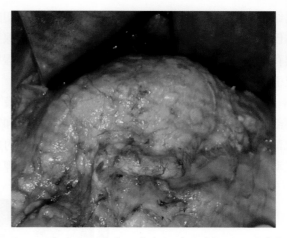

图10　脾动脉于胰腺下缘走行（图片提供：梁寒）

托出腹腔清扫。图 11 显示了最常见的 4 种血管类型：分别为 1 支型（A），2 支型（B），3 支型（C）和 4 支型（D）。

根据指南，胃癌根治性淋巴结清扫操作过程

中，应该完成切除胰腺背膜，但是实际操作中存在诸多困难，完成剥除胰腺背膜几乎是不可能完成的任务。胰腺背膜发生淋巴结转移的情况非常罕见，图 12 显示一例胰腺背膜孤立淋巴结转移，肉眼淋

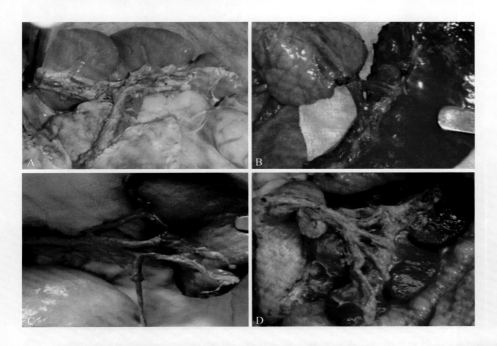

图11　清扫完脾门（No.10）淋巴结术野：脾动脉 1 支、2 支、3 支和 4 支型（图片提供：梁寒）

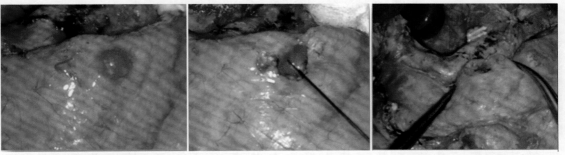

图12　胰腺背膜转移淋巴结，清扫后术野（图片提供：梁寒）

巴结呈深红色，与背景胰腺组织有明显区别。切除淋巴结后，胰腺组织呈现火山口样。另外，胰腺背膜存在很多变异的腺叶和滋养血管，在清扫过程中应引起特别注意（图13）。

腹腔动脉干是胃癌根治性淋巴结清扫的最重要部位，腹腔动脉干一般由肝总动脉、脾动脉和冠状静脉构成（图14）。图15显示了4种不同的腹腔动脉干类型，即典型的3支型：肝总动脉、脾动脉、胃左动脉（A）；2支型：脾动脉和胃左动脉（B）；4支型：肝总动脉、胃左动脉、脾动脉和肠系膜上动脉（C），肝总动脉、胃左动脉、脾动脉和副肝左动脉。4支型非常罕见。

腹腔动脉干周围淋巴结清扫涉及的血管众多：包括肝总动脉、胃十二指肠动脉、脾动脉、胃左动脉、门静脉等，一定要沿血管间隙进行，勿损伤上述血管（图16，图17）。

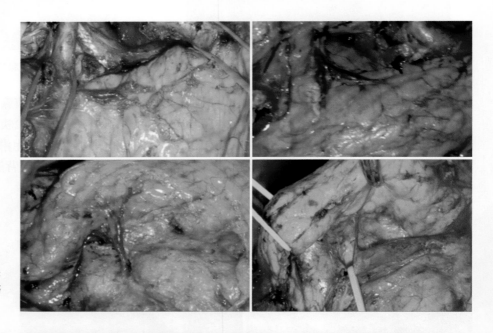

图13 清扫完胰腺背膜术野：胰腺背膜小静脉，注意勿损伤（图片提供：梁寒）

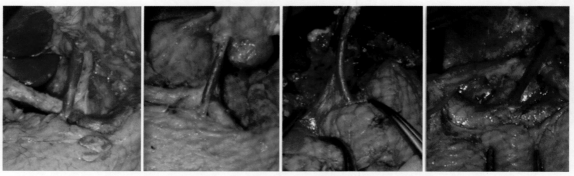

图14 清扫完腹腔动脉干后术野（图片提供：梁寒）

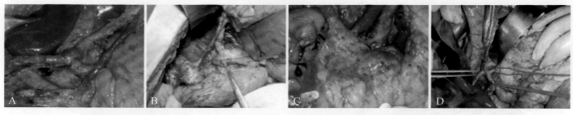

图15 清扫完腹腔动脉干 A.肝-胃-脾型，B.胃-脾型，C.肝-胃-脾-肠系膜型，D.肝-胃-脾-副肝左型（图片提供：梁寒）

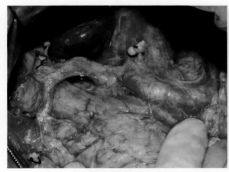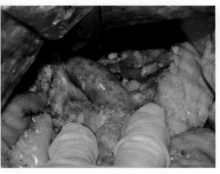

图16　远端胃切除清扫完腹腔动脉干术野，右图：门静脉位于肝总动脉前方走行，并与脾静脉汇合（图片提供：程向东）

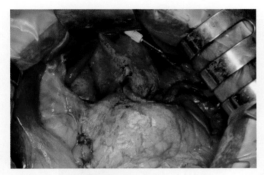

图17　全胃切除清扫完腹腔动脉干淋巴结后术野（图片提供：程向东）

标准远端胃癌根治性淋巴结清扫包括清扫脾动脉近端（No.11p）淋巴结，一般不涉及脾静脉。但是脾动静脉是伴行的，有3种常见的伴行关系：动脉在前（A），动静脉缠绕（B），静脉在前（C）（图18）。清扫No.11组淋巴结时勿损伤动脉鞘，以免形成假性动脉瘤，造成迟发大出血。脾静脉一般呈直线走行，而脾动脉是迂曲走行的，个别病例脾动脉呈多重迂曲，甚至呈不规则弹簧圈样迂曲（图19）。因此在清扫脾动脉以前，先明确动脉走行，切忌将迂曲的动脉误认为淋巴结，造成动脉损伤。

清扫幽门下（No.6）组淋巴结时注意辨别淋巴结与胰腺组织，切勿将突出胰腺表面的腺叶作为淋巴结切除，造成胰腺损伤，术后发生胰漏等并发症。环形胰腺是一种比较少见的生理变异，胰腺组织环绕十二指肠降端生长，其形状各异，但是清除其表面的纤维结缔组织、脂肪组织后，其形态、颜色与胰腺组织一致。只要留心观察，很容易分辨（图20）。

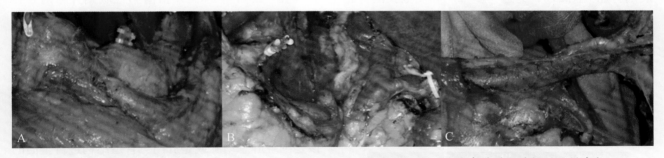

图18　脾动脉与脾静脉走行关系。A.动脉在前，B.动静脉缠绕，C.静脉在前（图片提供：梁寒）

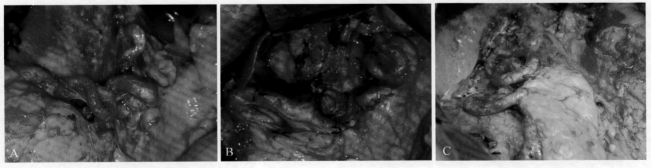

图19　清扫完脾动脉旁（No.11p/d）淋巴结后术野：脾动脉呈弹簧圈样迂曲（图片A、B提供：梁寒；图片C提供：杜义安）

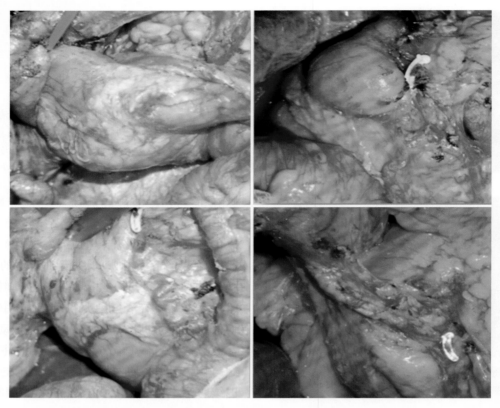

图20　清扫完幽门下（No.6）组淋巴结：环形胰腺（图片提供：梁寒）

1993年，詹文华教授于国内最早开展立体化、脉络化淋巴结清扫及腹主动脉旁淋巴结清扫治疗进展期胃癌（图21），为进一步推广和规范我国胃癌根治手术标准的淋巴结清扫，从1999年开始至今，中山大学附属第一医院胃肠外科每年举办国家级继续教育项目"胃肠胰腺新技术高级研修班"（后更名为：胃癌高级培训班），为整体提升我国胃癌诊治水平发挥积极的作用。

虽然2010年的日本《胃癌处理规约》已经将

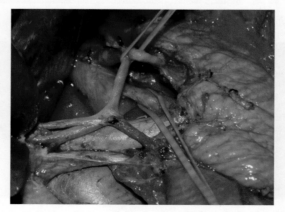

图21　早期立体化、脉络化淋巴结清扫（图片提供：詹文华）

D2淋巴结清扫里面关于第8组和第12组的清扫限定为8a和12a，但学术界关于这一做法的争论却一直存在。2017年NCCN指南第三版则并未对8/12组淋巴结清扫进行细分，而是增加了淋巴结清扫总数15枚的限制。

我们知道，动脉周围的淋巴管是包绕血管三维立体分布的，而12组的a、b、p三组之间的淋巴管也是交错分布互相沟通的，因此不管是第8组血管周围淋巴结的清扫还是12组淋巴结的清扫都应该是围绕肝总动脉或是肝门三管道结构进行全面的立体化清扫（图22，图23），而不应该人为地认为只需进行8a、12a平面化清扫。

No.12b和No.13组淋巴结清扫也超出D2的范围，但是如果No.12a组淋巴结转移，或肿瘤侵犯十二指肠，建议同时清扫No.12b和No.13组淋巴结（图24）。

开放手术脾门淋巴结清扫是技术难点之一，采取托出式保脾脾门淋巴结清扫，可以在完全直视下完成手术操作，安全可靠（图25，图26）。

2008年新英格兰杂志报道了日本JCOG9501临床研究结果否定了腹主动脉旁淋巴结预防性清扫

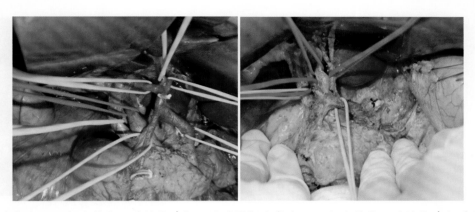

图 22　全胃切除术＋8/12 组立体化、脉络化清扫；远端胃切除术＋8/12 组立体化、脉络化清扫（图片提供：何裕隆、吴晖）

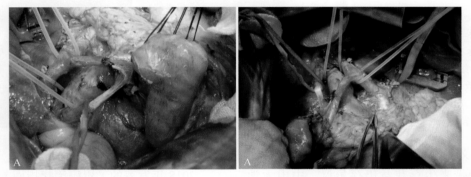

图 23　根治性全胃切除术，淋巴结扩大清扫（D2＋）空肠 Roux-en-Y 代胃术。肝门脉络化清扫 12a、12p 及 12b 淋巴结及脂肪组织，显露肝固有动脉、门静脉及胆总管，胰头后方 13 组淋巴结清扫，16a1、16a2 及 16b1 淋巴结清扫后术野（图 A）。胰腺上缘淋巴结清扫后术野（8a、8p、11p、7、9 组淋巴结），肝总动脉、肝固有动脉、胃十二指肠动脉脉络化（图 B）（图片提供：周岩冰）

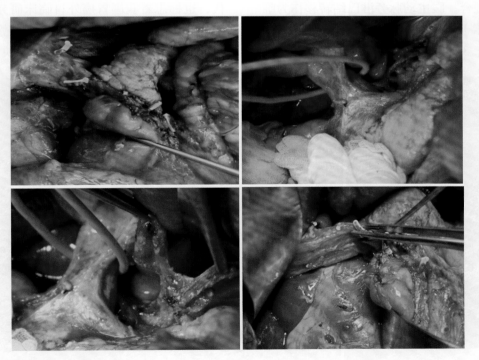

图 24　清扫完 No.12a、No.12b、No.13 组淋巴结后术野（图片提供：郑志超）

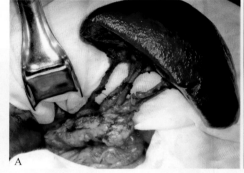
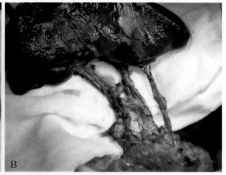

图25 托出式保脾脾门淋巴结清扫（图片A提供：何裕隆、吴晖；图片B提供：杜义安）

图26 根治性全胃切除术，脾门淋巴结清扫术，游离胰腺和脾，体外脾门淋巴结360°清扫（11p、11d、10组淋巴结），清扫后术野，显示脾门结构，三支脾血管：A.正面，B.背面（图片提供：周岩冰）

的远期临床意义，但腹主动脉旁淋巴结的治疗性清扫能否为患者带来生存获益仍存争议。中山大学附属第一医院胃肠外科中心回顾性分析数据表明，D2＋PAND 在进展期胃癌怀疑腹主动脉旁淋巴结转移的患者（术前评估腹主动脉旁淋巴结转移不超过3个且无融合、腹主动脉旁淋巴结转移作为唯一不可切除因素）较单纯 D2 可获得 5 年总体生存获益（43.7% vs. 31.8%，$P = 0.044$），图27、28 为

No.16a2/b1 组淋巴结清扫完术野。

2018 年发表的《胃癌治疗指南》第 5 版关于第 16 组淋巴结清扫的推荐为：16a2/b1 淋巴结转移作为单一不可切除因素，可在新辅助化疗后进行清扫。

CLASS 系列研究开创了我国微创治疗的新时代，也标志着我国胃癌外科临床研究的蓬勃发展。CLASS 系列研究制定了高标准的胃癌手术质量质控标准，手术野 5 张照片可以客观反映 D2 手术质量，

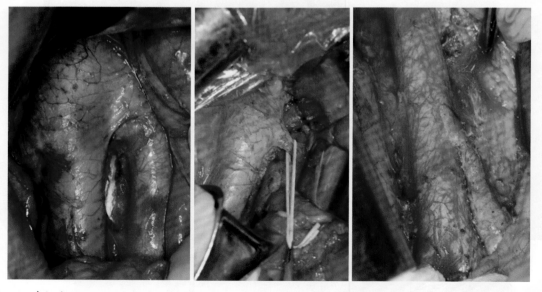

图27 清扫完 No.16a2 右侧 a2、左侧 a2 组、双侧 b1/b2 组淋巴结术野（图片提供：余建法，徐志远）

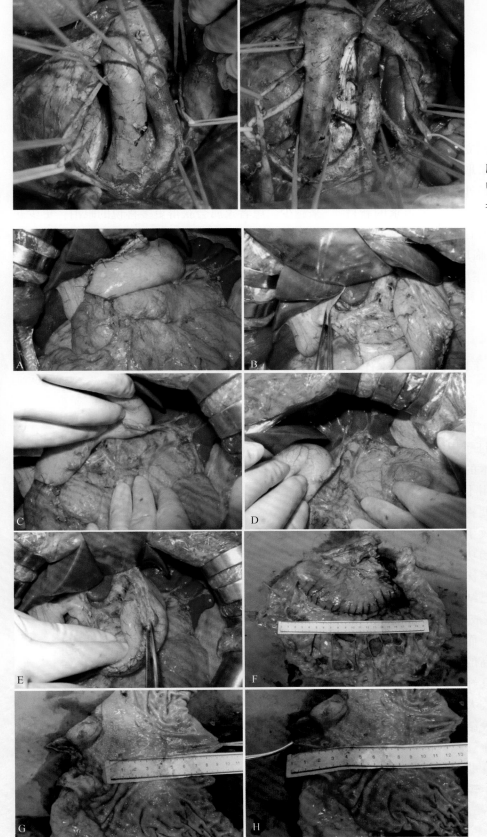

图 28　清扫完 No.16a2/b1 组淋巴结术野（图片提供：何裕隆、吴晖）

图 29　A.幽门下区域；B.胰腺上缘右侧区域；C.胰腺上缘左侧区域；D.网膜左血管离断处；E.贲门右侧及残胃小弯侧；F.解剖标本前；G.近切缘；H.远切缘；I.病灶大小及外观；J.切口外观（图片提供：孙益红）

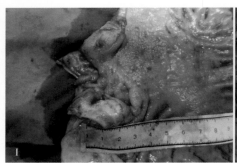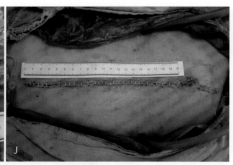

图29（续）

也为我国胃癌外科临床研究树立了标杆（图29）。

　　进入微创外科时代，采取腹腔镜和（或）机器人辅助手术，改变了胃肠外科的理念：在达到同样效果的前提下，"微创"成为医生追求的新目标。目前而言腹腔镜虽然仍有很多需要改进的短板，但是随着技术进步及临床证据的积累，"微创"将成为未来胃肠外科的主旋律。国际著名外科学家Fortner教授的名言：外科成功的道路上充满"Blood，Sweat and Tears"。进入新时代，随着微创外科的日臻成熟，外科医生仍需要付出更多辛勤的汗水，但是患者无谓付出的（手术创伤）鲜血会越来越少，患者家属会获得更多喜悦的眼泪，更少悲伤的眼泪。

（梁寒　何裕隆　程向东　孙益红　周岩冰　郑志超　杜义安　徐志远　吴晖　余建法）

第二节　胃癌根治性淋巴结清扫腹腔镜手术野照片

　　外科手术仍然是目前治疗胃癌最重要的手段。在过去的20年里，我们见证了胃癌手术从传统的开放式胃切除术向微创手术的转变。腹腔镜技术在胃癌根治性手术中的应用不断发展，并逐步由治疗早期胃癌扩展到进展期胃癌，取得了令人鼓舞的疗效。相对于传统开放手术，腹腔镜胃癌手术具有创伤性小、术后胃肠功能恢复快、术后疼痛较轻、平均住院时间短等优点。由于胃周血供丰富、解剖层次复杂和淋巴结转移广泛存在，对术者的要求颇高，要顺利完成腹腔镜胃癌根治术，不但要有娴熟的手术技巧，而且还对规范化、程序化的手术流程提出了更高的要求。熟练的腹腔镜手术技术及腔镜视野下良好的层次感是淋巴结清扫的关键，腔镜有效的放大作用能够显示更为精细的脉管、神经及筋膜等结构，有利于术者寻找特定的筋膜间隙和进行血管鞘内的淋巴结的清扫。此外腹腔镜手术视频有助于年轻学者复盘学习（图1至图127），缩短年轻医师学习过程。

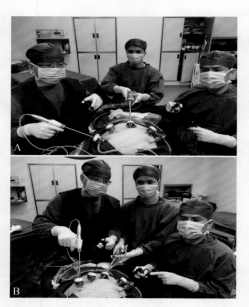

图1　腹腔镜胃癌根治性手术常规术者和助手站位（图片提供：黄昌明）

▷ 术者站位：主刀位于患者左侧，助手位于患者右侧，扶镜手站于患者两腿之间（图A）。行脾门淋巴结清扫时主刀位于患者两腿之间，助手和扶镜手均位于患者右侧（图B）

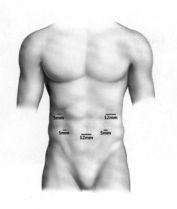
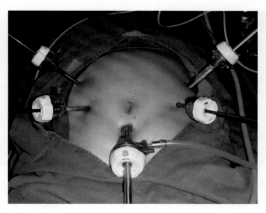

图2　腹腔镜胃癌根治术戳卡孔常规位置（图片提供：黄昌明）

▶ 戳卡孔位置：通常采用5孔法，脐孔下方约1 cm处留置直径12 mm套管，作为观察孔；左腋侧线肋缘下2 cm处留置套管作为主操作孔；左锁骨中线平脐上2 cm置管作为牵引孔；右侧锁骨中线平脐上2 cm和右腋前线肋缘下2 cm分别置入套管作为助手操作孔

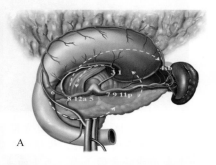
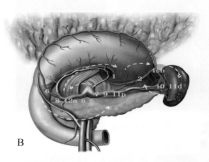

图3　黄昌明团队腹腔镜胃癌切除根治术常规淋巴结清扫顺序（图片提供：黄昌明）

▶ 淋巴结清扫顺序：原则上是自下而上、由右及左、先大弯后小弯进行操作，最后切断十二指肠和食管。具体步骤如下：1. 远端胃大部切除术：No.6 → No.7、9、11p → No.3、1 → No.8a、12a、5 → No.4sb（图A）。2. 全胃切除术：No.6 → No.7、9、11p → No.8a、12a、5 → No.1 → No.4sb → No.10、11d → No.2（图B）

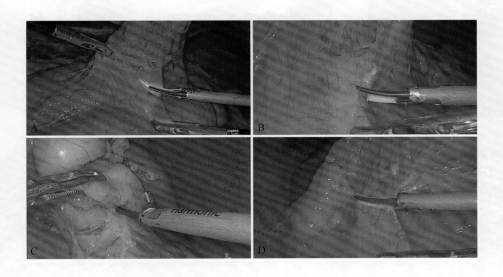

图4　大网膜切除：在开始幽门下区域淋巴结清扫前，需先切除大网膜，剥离横结肠系膜前叶从横结肠上缘无血管区离断大网膜（图A、B），然后分别向左、右扩展切开范围，先向左分离至结肠脾曲（图C），再向右分离至结肠肝曲（图D），完全游离大网膜横结肠附着缘（图片提供：黄昌明）

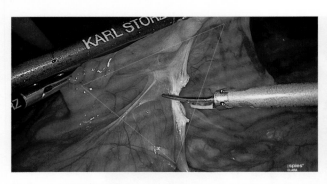

图5　大网膜牵拉方式：助手使用两把无创抓钳将大网膜向上提起并向两侧展开，术者左手持无创抓钳向下反向牵引横结肠，形成三角牵拉使大网膜处于紧张状态（图片提供：黄昌明）

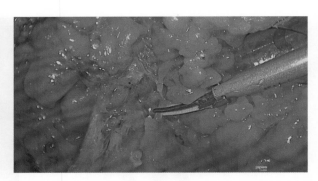

图6　肥胖患者大网膜多而厚，且易出现粘连，横结肠常被包裹其内，不易暴露，分离时可用钝、锐性分离交替进行，小心谨慎，以免损伤结肠（图片提供：黄昌明）

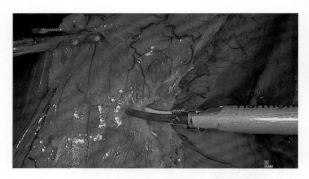

图7　十二指肠显露：因结肠相对游离，沿横结肠分离可较易找到结肠肝曲，分离后向外牵引结肠肝曲，可较好显露位于内侧的十二指肠（图片提供：黄昌明）

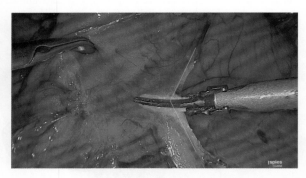

图8　网膜牵拉：助手向上前方提拉胃窦部，术者向下牵引横结肠系膜，此时，横结肠系膜前、后叶间可形成一个夹角为钝角的平面，两平面夹角之间是疏松组织，在此层面术者能够快速分离网膜（图片提供：黄昌明）

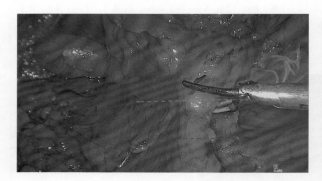

图9　分离横结肠系膜前叶时可能因走行平面过深而导致系膜破损，表现为系膜出现破洞，故当横结肠系膜被上提时，应靠近胃侧分离，正确分辨解剖层面（绿色虚线表示正确平面），以免损伤横结肠系膜及其血管（图片提供：黄昌明）

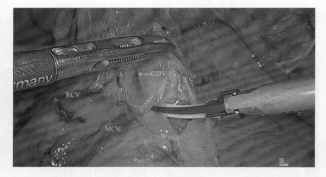

图10　中结肠静脉入路：中结肠静脉和胰颈下缘是术中寻找肠系膜上静脉的解剖定位标志。RVC，右结肠静脉；GDV，胃十二指肠静脉；MCV：中结肠静脉（图片提供：黄昌明）

▶ 在横结肠系膜前后叶间胃结肠系膜间隙中循中结肠静脉向近心端追溯至胰颈下缘，就可找到肠系膜上静脉

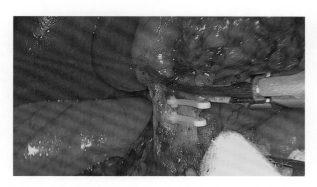

图 11　离断胃网膜右动脉：助手抓持胃网膜右动脉表面的脂肪淋巴组织，用超声刀沿着动脉表面的解剖间隙向幽门方向分离，完全裸化胃网膜右动脉根部后上血管夹后予以离断（图片提供：黄昌明）

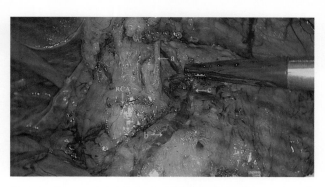

图 12　对于肥胖或肠系膜上静脉较深而暴露困难的患者，可在胰腺下缘找寻胃网膜右静脉，沿着胃网膜右静脉和结肠中静脉的走行，暴露两支静脉在肠系膜上静脉上的汇入点，从而进入此处的胰后间隙，显露肠系膜上静脉。RCA，右结肠动脉；a 指胃网膜右静脉；b 指中结肠静脉；c 指肠系膜上静脉（图片提供：黄昌明）

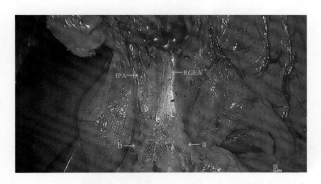

图 13　少数患者胰十二指肠上动脉发出的分支较浅表，显露于胰腺表面，故在分离胰腺被膜和清扫 No.14v 淋巴结时须注意勿损伤此血管。RGEA：胃网膜右动脉；IPA：幽门下动脉；a 指胰十二指肠上动脉发出的上前支，b 指上后支（图片提供：黄昌明）

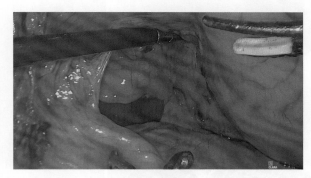

图 14　当胃窦部肿瘤较大，助手无法钳夹胃窦壁时，可以利用无创抓钳从胃窦后壁挑起胃壁或钳夹较多的网膜组织，以显露解剖间隙（图片提供：黄昌明）

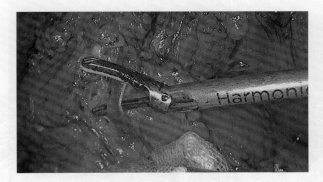

图 15　裸化胃网膜右静脉：利用超声刀分离功能，沿着血管横轴和纵轴交替分离裸化胃网膜右静脉周围脂肪组织，完全游离静脉后方（图片提供：黄昌明）

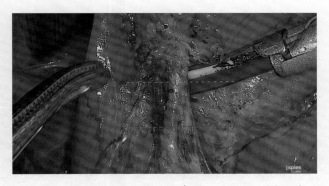

图 16　结扎胃网膜右动脉：应在胃十二指肠动脉发出胰十二指肠上动脉后将其离断，若平面过低（红色虚线）将导致胰十二指肠上前动脉被误扎而影响局部血供（图片提供：黄昌明）

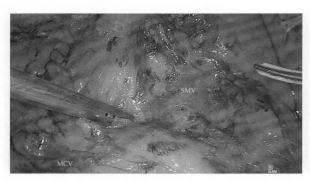

图17 No.14v淋巴结清扫：经过完整分离肠系膜上静脉和胃结肠静脉干周围的脂肪淋巴组织，最终完成No.14v淋巴结的清扫。SMV：肠系膜上静脉；MCV：中结肠静脉（图片提供：黄昌明）

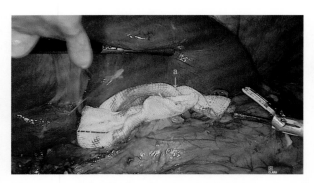

图18 幽门下区域暴露：当幽门下区的脂肪淋巴组织较多而影响暴露时，可用一块小纱布（a）将下垂的脂肪组织固定于肝与十二指肠之间，以便更好地暴露幽门下区域（图片提供：黄昌明）

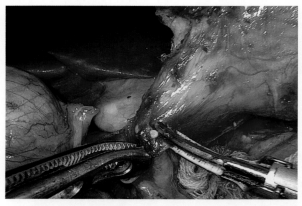

图19 No.6淋巴结的清扫：超声刀非功能面紧贴十二指肠壁从胃网膜右动脉根部断端开始，继续向幽门方向裸化十二指肠壁达幽门部。整块切除幽门下区脂肪淋巴组织，完成No.6淋巴结的清扫（图片提供：黄昌明）

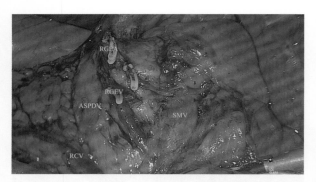

图20 幽门下区域淋巴结清扫：此图展示的是幽门下区域淋巴结的清扫已完成后的示意图，宣告着第一站淋巴结区域清扫的结束。RGEV：胃网膜右静脉；RGEA：胃网膜右动脉；ASPDV：胰十二指肠上前静脉；SMV：肠系膜上静脉；RCV：右结肠静脉（图片提供：黄昌明）

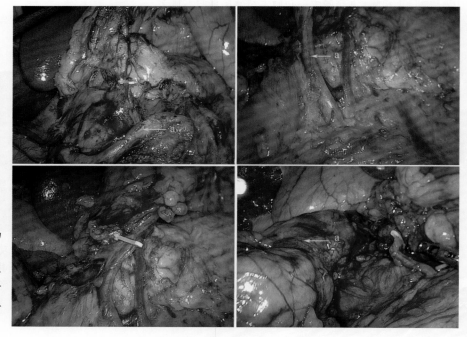

图21 变异的右结肠动脉：在幽门下区域出现的异常动脉须小心，警惕变异的右结肠动脉（a），应将该动脉游离并追踪其来源和去向，以免盲目结扎造成结肠缺血（图片提供：黄昌明）

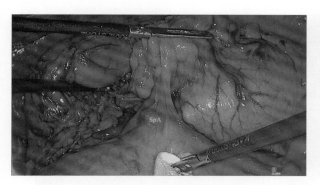

图22　胰腺上缘区域淋巴结清扫显露：胰腺上缘区域需要清扫的淋巴结包括 No.5、7、8a、9、11p、12a组，我们并不先离断十二指肠，而是借助肝胃韧带挡住左肝外叶，从胃后方裸化血管和清扫脂肪淋巴组织，实现淋巴结的彻底清扫。SpA：脾动脉（图片提供：黄昌明）

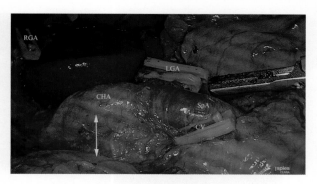

图23　左侧入路胰腺上缘区域淋巴结清扫：采取左侧入路是由于脾动脉起始段位置相对恒定，解剖变异少，且其与胰腺上缘的距离最近，剥离胰腺被膜后很容易显露脾动脉的起始段。RGA：胃右动脉；CHA：肝总动脉；LGA：胃左动脉；CV：冠状静脉；SpA：脾动脉（图片提供：黄昌明）

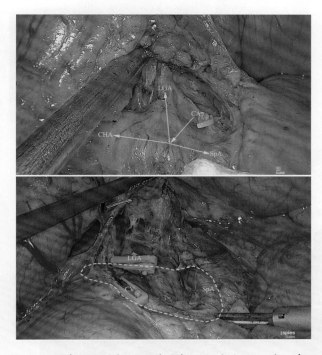

图24　以脾动脉的起始段作为解剖标志向右可进一步显露腹腔动脉、胃左动脉及肝总动脉，且该入路手术操作空间大，血管分支少，出血风险小。CHA：肝总动脉；LGA：胃左动脉；SpA：脾动脉；CV：冠状静脉；CA：腹腔动脉（图片提供：黄昌明）

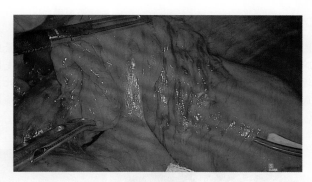

图25　对于胰腺上缘区域淋巴结清扫，手术视野的暴露清晰会给手术进程"添砖加瓦"（图片提供：黄昌明）
▷ 胰腺上缘区域淋巴结清扫的显露：助手将离断的大网膜置于左上腹和胃体前壁及左肝下缘之间，并向头侧翻转胃体大弯侧。然后左手抓钳钳夹胃胰襞约中上1/3交界处并保持向上提拉

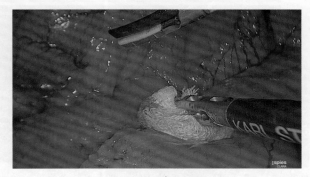

图26　胰腺上缘区域淋巴结清扫显露技巧：主刀左手胃钳可抓持一块带有不透X线标识的小纱布作铺垫，借助纱布的摩擦力下压胰腺体部，不仅可以避免打滑，而且可以减少胰腺损伤（图片提供：黄昌明）

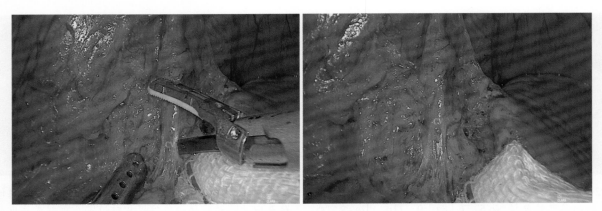

图27　冠状静脉裸化：超声刀从肝总动脉起始部沿着腹腔动脉右侧缘表面的解剖间隙，解剖并分离冠状静脉，完全裸化冠状静脉（图片提供：黄昌明）

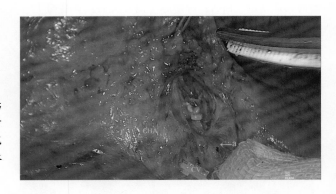

图28　No.11p 淋巴结清扫。超声刀沿脾动脉走行方向紧贴脾动脉细致地解剖分离脾动脉（a），直至胃后动脉分支附近，整块清除脾动脉干近端周围的脂肪淋巴组织，至此完成 No.11p 淋巴结清扫。CHA：肝总动脉；CV：冠状静脉（图片提供：黄昌明）

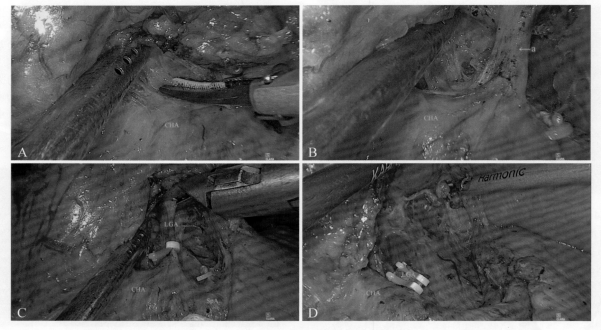

图29　No.7 和 No.9 淋巴结清扫。超声刀紧贴腹腔动脉右侧缘清扫其表面的脂肪结缔组织及淋巴结（图A），于胃左动脉（a）右侧缘表面将其根部裸化（图B）后上血管夹并予以离断（图C），完成 No.7 和 No.9 淋巴结的清扫。接着，助手的右手将十二指肠后壁向外侧推开，主刀左手继续用小纱布向下方轻轻按压胰腺，显露肝总动脉在胰腺上缘的大致走行（图D）。CHA：肝总动脉；LGA：胃左动脉；SpA：脾动脉（图片提供：黄昌明）

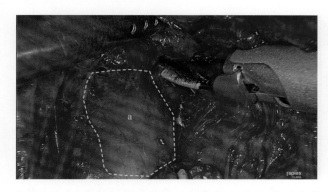

图30 肝总动脉缺如：直接于门静脉（a）或脾静脉表面清扫淋巴结。此时，主刀的动作要轻柔，应用超声刀直接切割，尽量减少钝性分离，防止门静脉损伤出血（图片提供：黄昌明）

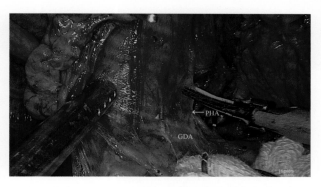

图31 肝固有动脉起始点入路：即肝总动脉发出胃十二指肠动脉和肝固有动脉分支处，此处容易分离显露并进一步确认肝固有动脉。GDA：胃十二指肠动脉；PHA：肝固有动脉（图片提供：黄昌明）

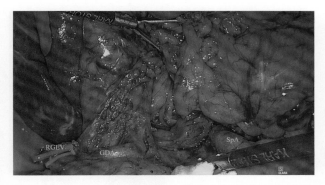

图32 显露幽门上区。助手左手向上掀起胃窦部后壁，同时右手向外侧推开十二指肠球部，主刀左手无创抓钳用小纱布于肝总动脉分叉附近向下轻轻按压胰腺，使肝十二指肠韧带呈紧张状态，从胃后面充分显露幽门上区。RGEV：胃网膜右血管；SpA：脾动脉；GDA：胃十二指肠动脉（图片提供：黄昌明）

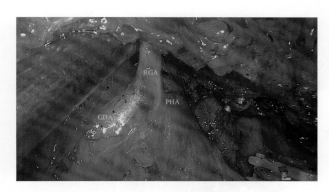

图33 胃右动脉根部裸化：从肝固有动脉起始处内侧缘开始清扫 No.12a 淋巴结，沿肝固有动脉，将肝十二指肠韧带内侧缘打开并显露胃右动脉根部，最后裸化胃右动脉根部。PHA：肝固有动脉；GDA：胃十二指肠动脉；RGA：胃右动脉（图片提供：黄昌明）

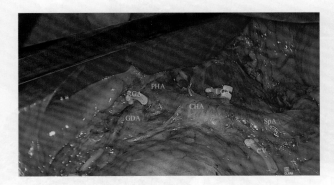

图34 胰腺上缘区域淋巴结清扫：图示胰腺上缘区域淋巴结清扫后，血管周围脂肪淋巴组织剥离完整，血管结扎牢靠，术区无出血。SpA：脾动脉；LGA：胃左动脉；PHA：肝固有动脉；GDA：胃十二指肠动脉；RGA：胃右动脉；CV：冠状静脉；CHA：肝总动脉（图片提供：黄昌明）

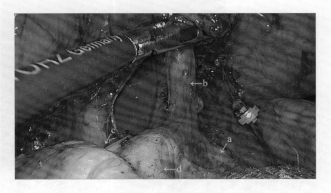

图35 腹腔动脉分支：腹腔动脉（a）也称腹腔干，是腹主动脉发出的第一条不成对脏支。胃的动脉起源于腹腔动脉，由此分出胃左动脉（b）、肝总动脉（c）及脾动脉（d）（图片提供：黄昌明）

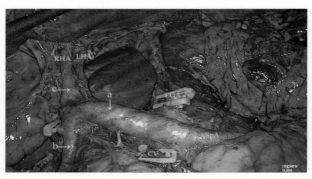

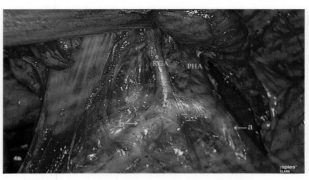

图36 肝总动脉分支：肝总动脉（a）自腹腔动脉发出后，沿胰头上缘行向右前方，进入肝十二指肠韧带，在十二指肠上方分为胃十二指肠动脉（b）和肝固有动脉（c）。RHA：肝右动脉；LHA：肝左动脉；LGA：胃左动脉；SpA：脾动脉；CV：冠状静脉（图片提供：黄昌明）

图37 胃十二指肠动脉：胃十二指肠动脉（b）由肝总动脉（a）发出，经十二指肠上部后壁，至幽门下缘分为胃网膜右动脉和胰十二指肠上动脉。RGA：胃右动脉；PHA：肝固有动脉（图片提供：黄昌明）

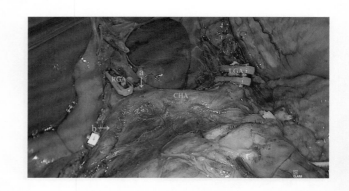

图38 肝固有动脉：为肝总动脉的直接延续，在肝十二指肠内向右上方走行。RGA：胃右动脉；CHA：肝总动脉；LGA：胃左动脉（图片提供：黄昌明）

▶ 肝固有动脉（a）与肝总动脉的分界点一般认为是胃十二指肠动脉（b）分支点，即所谓T形交角处近心端为肝总动脉，远心端为肝固有动脉

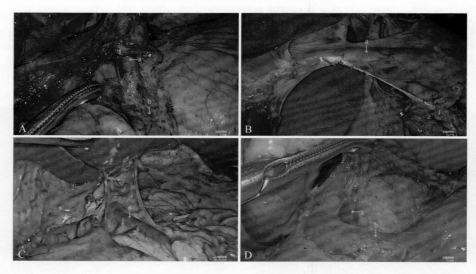

图39 冠状静脉变异。冠状静脉（a）汇入脾静脉（b）（图A）。约1.6%的胃左静脉不与同名动脉伴行于胃胰襞中，而是独立走行于肝胃韧带，于肝门部汇入门静脉，又称肝内型胃左静脉（a）（图B）。约0.5%的患者胃左静脉缺如，胃右静脉（a）代偿性增粗（图C）。约0.3%的患者冠状静脉（a）走行于脾动脉（b）的后方（图D）（图片提供：黄昌明）

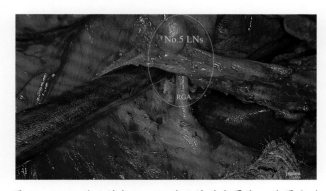

图40 No.5 淋巴结与 No.12 淋巴结的分界点：为胃右动脉根部，根部以下淋巴结属 No.12 淋巴结，根部以上淋巴结属 No.5 淋巴结。RGA：胃右动脉（图片提供：黄昌明）

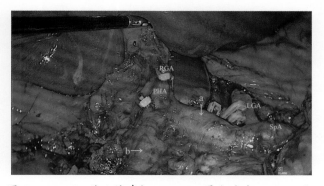

图41 No.12a 淋巴结清扫。RGA：胃右动脉；PHA：肝固有动脉；SpA：脾动脉；LGA：胃左动脉（图片提供：黄昌明）

▶ 肝固有动脉是清扫 No.12a 淋巴结的主要解剖标志，术者在显露肝总动脉（a）发出的胃十二指肠动脉（b）起点后，向右即可显露肝固有动脉的起始点，从该起始点出发，裸化肝固有动脉直至肝门部，完整清扫 No.12a 淋巴结

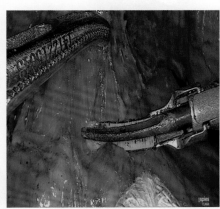
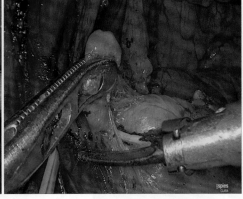

图42 图示"顶"和"拎"（图片提供：黄昌明）

▶ 助手右手抓钳动作：轻巧、灵活多样，通过"拎""含""顶""推""拨"等方法协助主刀在局部形成更好的张力

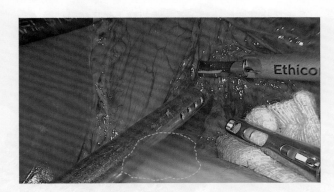

图43 镜头污染：若镜头污染导致视野不清，影响操作时，应该迅速取出镜头用碘伏纱布擦拭后再用干纱布擦净，可以有效去除镜头上的油污（图片提供：黄昌明）

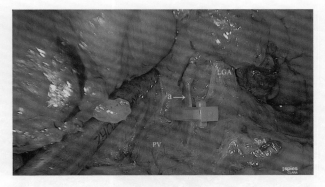

图44 离断冠状静脉：冠状静脉（a）暴露后，术者应该先离断冠状静脉，再清扫胃左动脉周围淋巴结，以防止清扫过程中损伤冠状静脉，导致出血。SpA：脾动脉；PV：门静脉；LGA：胃左动脉（图片提供：黄昌明）

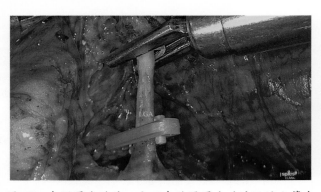

图45 夹闭胃左动脉:主刀在放置胃左动脉远端血管夹时,应该适当远离根部,避免超声刀离断胃左动脉时损伤到近端的血管夹,引起不必要的术中出血。LGA:胃左动脉(图片提供:黄昌明)

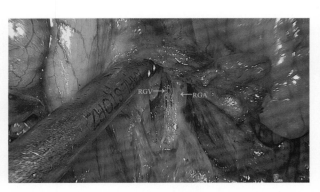

图46 夹闭胃右动静脉:大多数胃右静脉与胃右动脉伴行,可用血管夹一同夹闭,但是有时胃右静脉与胃右动脉之间的距离较远,无法一并结扎,应分开单独结扎。RGA:胃右动脉;RGV:胃右静脉(图片提供:黄昌明)

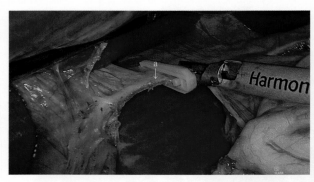

图47 分离肝胃韧带:应注意其内是否有副胃左动脉或是副肝左动脉(a)。副胃左动脉可在起始部将其切断,对于较细的副肝左动脉于肝下缘将其结扎切断(图片提供:黄昌明)

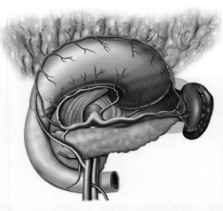

图48 "黄氏三步法"脾门区域淋巴结清扫(图片提供:黄昌明)

▶ 脾门区域的淋巴结包括No.4sb、10和11d淋巴结。在实际操作过程中,我们总结出一整套行之有效的针对腹腔镜原位脾门淋巴结清扫术的手术操作流程,称之为"黄氏三步法"。第一步为脾下极区域淋巴结清扫,第二步为脾动脉干区域淋巴结清扫,第三步为脾上极区域淋巴结清扫

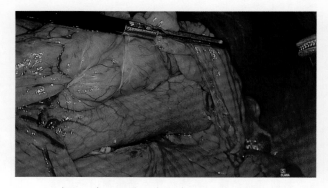

图49 "黄氏三步法"第一步。清扫脾下极区域淋巴结,助手将已游离的网膜组织置于右上腹及胃前壁,左手向上提起胃脾韧带起始部,显露脾下极区域(图片提供:黄昌明)

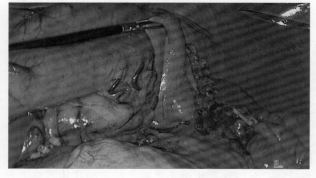

图50 "黄氏三步法"第二步。清扫脾动脉干区域淋巴结,助手将游离的大网膜及部分胃脾韧带置于胃前壁与肝下缘之间,左手牵拉胃底大弯侧后壁向右上方翻转并张紧余下的胃脾韧带,显露胰后间隙的脾动脉区域(图片提供:黄昌明)

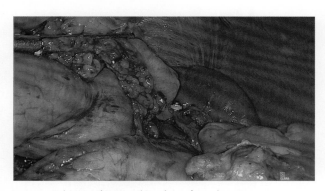

图51 "黄氏三步法"第三步：清扫脾上极区域淋巴结，助手左手钳夹胃底大弯侧并向右下方牵引，充分显露脾上极区域（图片提供：黄昌明）

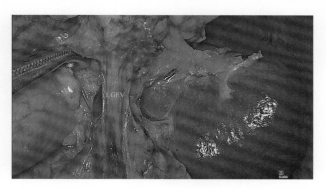

图52 No.4sb淋巴结清扫：助手提起胃网膜左血管根部周围的脂肪结缔组织，超声刀沿着该血管表面的解剖间隙将其裸化，并于该血管根部放置血管夹后离断，完成No.4sb淋巴结清扫。LGEV：胃网膜左血管（图片提供：黄昌明）

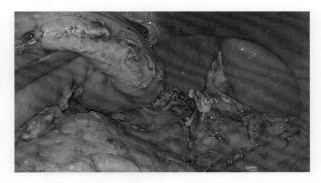

图53 裸化胃大弯：图示胃大弯裸化完成后的成果，术者紧贴胃大弯分离大弯侧网膜及其血管分支，"战场"干脆整洁。LGEV：胃网膜左血管（图片提供：黄昌明）

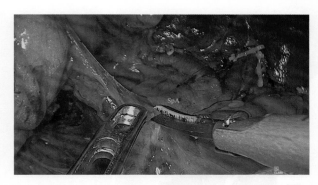

图54 脾动脉干区域淋巴结清扫。助手右手将脾动脉表面已经分离的淋巴脂肪组织向上方提拉，超声刀从脾动脉主干往脾门方向，沿脾动脉表面的解剖间隙裸化脾动脉干至脾叶动脉的分支处，清扫脾动脉远侧端周围的脂肪淋巴组织。SpA：脾动脉（图片提供：黄昌明）

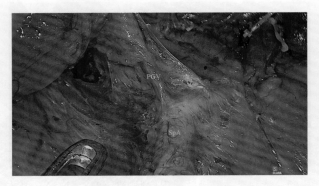

图55 No.11d淋巴结清扫：助手夹住胃后血管向上方牵引，超声刀紧贴脾动脉主干分离胃后血管周围的脂肪淋巴结组织，于其根部放置血管夹离断，完成No.11d淋巴结清扫。PGV：胃后血管；SpA：脾动脉（图片提供：黄昌明）

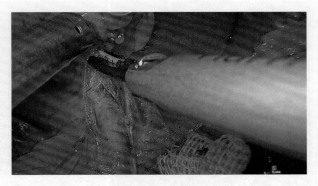

图56 脾上极区域淋巴结清扫。助手轻轻提起胃脾韧带内脾血管分支表面的脂肪淋巴组织，超声刀非功能面紧贴脾叶动脉及脾叶静脉表面的解剖间隙，小心、细致地钝、锐性交替推、剥及切割分离脂肪淋巴组织（图片提供：黄昌明）

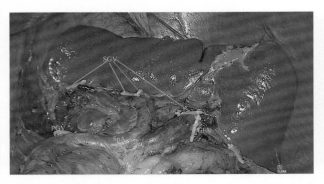

图57　脾门区域淋巴结清扫：经过"黄氏三步法"清扫，此图展示了脾门区域淋巴结清扫后的效果。SGV：胃短血管；LGEV：胃网膜左血管；PGV：胃后血管；SpA：脾动脉（图片提供：黄昌明）

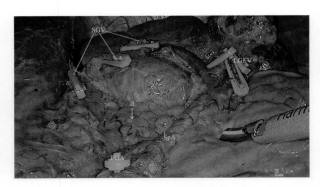

图58　Toldt间隙（a）：为位于胰腺后筋膜与肾前筋膜之间一个边界完整、分布广泛的无血管平面，其后方为覆盖左肾上腺、左肾和肾血管的肾前筋膜，前方为胰体和胰尾的后面，前下方与横结肠系膜间隙相通。LGEV：胃网膜左血管；SpA：脾动脉；PGA：胃后动脉；SGV：胃短血管（图片提供：黄昌明）

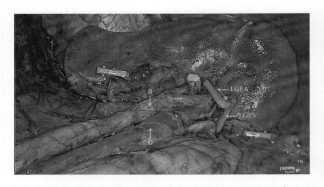

图59　脾静脉：由脾门处各脾叶静脉汇合而成，在行程中还接收脾极静脉、胰静脉支、胃短静脉和胃网膜左静脉以及肠系膜下静脉等血液。其常与脾动脉伴行，但不如动脉迂曲。LGEV：胃网膜左静脉；LGEA：胃网膜左动脉；脾静脉（a）与脾动脉（b）伴行（图片提供：黄昌明）

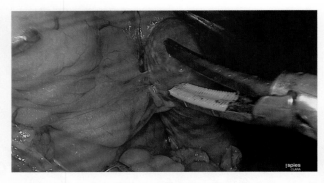

图60　脾胃韧带粘连松解（图片提供：黄昌明）

▷ 部分患者存在网膜组织与脾粘连的情况，此时助手应注意牵拉组织的力度和角度，避免用力不当造成脾脏撕裂引起出血。因此，在进行淋巴结清扫之前应先将脾胃韧带的粘连松解

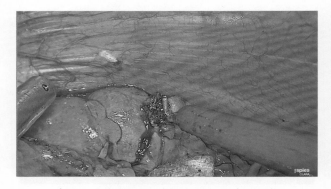

图61　脾脏损伤出血处理（图片提供：黄昌明）

▷ 脾脏损伤出血的处理较为棘手，表面浅小的撕裂伤可导致较多的渗血，导致手术视野不清。损伤较大纱布压迫难以止血者，应果断更换为双极电凝钩，采用喷凝模式，沿出血面平行喷凝，使出血脾实质焦化结痂黏附而止血

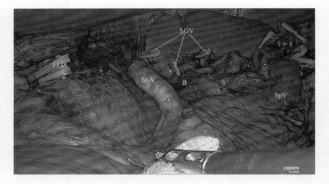

图62　清扫变异脾动脉周围脂肪淋巴组织。LGA：胃左动脉；SpA：脾动脉；SpV：脾静脉；SGV：胃短血管（图片提供：黄昌明）

▷ 脾动脉的起始位置较固定，但仍有部分脾动脉走行于胰腺组织内，清扫这些走行的脾动脉周围脂肪淋巴组织时，应注意其与胰腺实质的分界，切勿将胰腺组织当作淋巴结切除，导致术中出血及术后胰瘘等并发症的发生

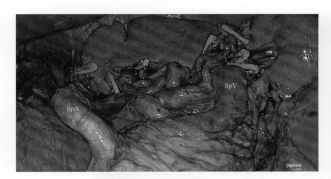

图63 清扫脾动脉周围脂肪淋巴组织。SpA：脾动脉；SpV：脾静脉（图片提供：黄昌明）

▶ 操作过程中需特别注意辨别迂曲的血管与淋巴结间的间隙，注意勿将迂曲的脾动脉主干当作肿大的淋巴结予以切除，导致出血或脾脏缺血

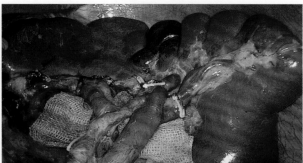

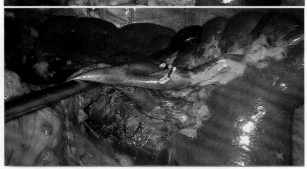

图64 360°保脾脾门淋巴结清扫：图示完成腹腔镜下脾门前后方淋巴结清扫后的图像（图片提供：黄昌明）

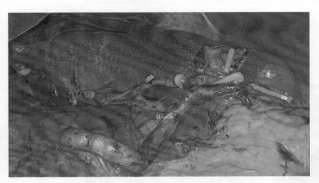

图65 脾动脉走行（Ⅰ型）：脾动脉（a）的走行与胰腺关系密切，常见的有四种类型：Ⅰ型：脾动脉自腹腔动脉发出后，沿胰腺上缘走行至脾门，约占27.2%（图片提供：黄昌明）

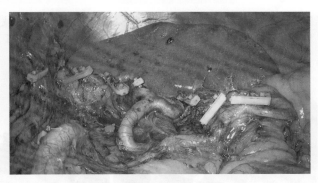

图66 脾动脉走行（Ⅱ型）：脾动脉（a）的中间1/2段位于胰腺后面或胰腺内，约占66.8%（图片提供：黄昌明）

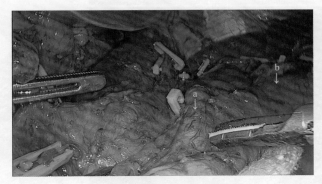

图67 脾动脉走行（Ⅲ型）：脾动脉（a）走行的远端1/2段位于胰腺后面或是胰腺内，约占4.1%。图中b指胰尾（图片提供：黄昌明）

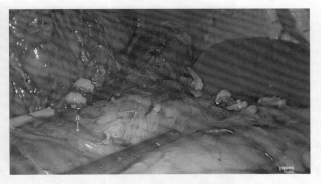

图68 脾动脉走行（Ⅳ型）：脾动脉（a）远端3/4全部位于胰腺后面或是胰腺内，约占1.9%（图片提供：黄昌明）

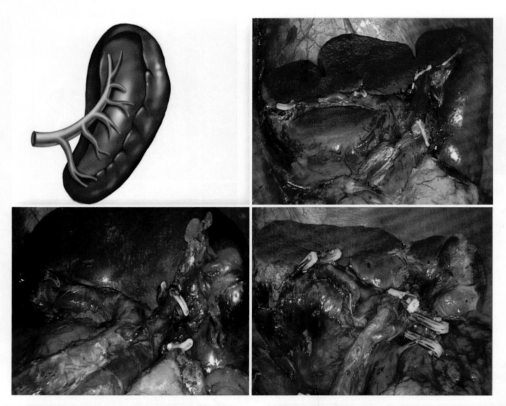

图 69　脾叶动脉（SpLA）：脾动脉在脾门附近发出终末支，分四型，分别为一支型、两支型、三支型和多支型（罕见类型），图为一支型（6.9%，22/319）（图片提供：黄昌明）

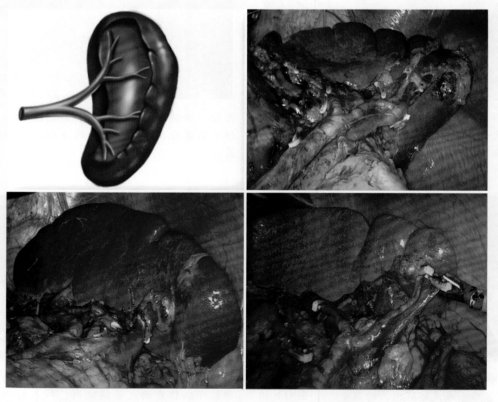

图 70　脾叶动脉（SpLA）：脾动脉在脾门附近发出终末支，图为两支型（79.0%，252/319）（图片提供：黄昌明）

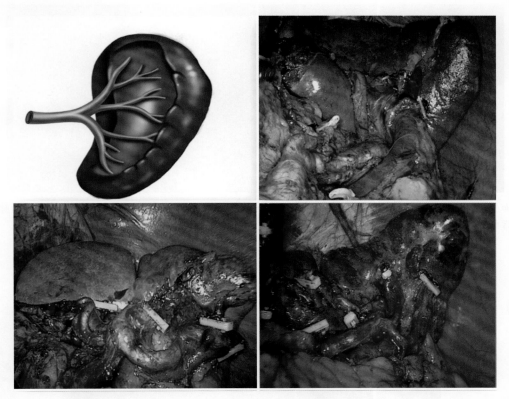

图71 脾叶动脉（SpLA）：脾动脉在脾门附近发出终末支，图为三支型（13.5%，43/319）（图片提供：黄昌明）

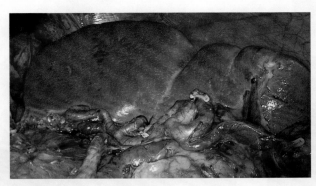

图72 脾叶动脉（SpLA）：脾动脉在脾门附近发出终末支，图为多支型（6.9%，22/319）（0.6%，2/319）（图片提供：黄昌明）

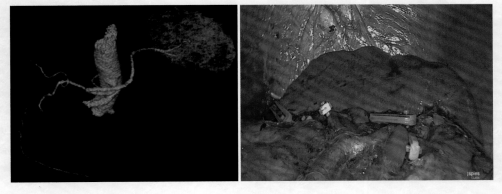

图73 脾叶血管分型（集中型）：根据脾叶血管发出点与脾门的距离将脾门区血管分为集中型和分散型。集中型的患者脾动脉常常在距脾门约2 cm以内发出分支，脾动脉主干相对较长，脾叶动脉相对较短且集中（图片提供：黄昌明）

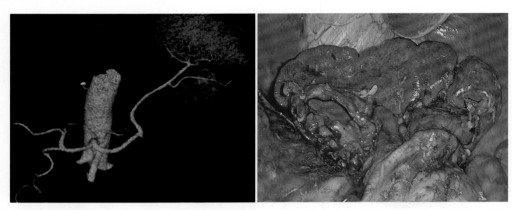

图 74 脾叶血管分型（分散型）：分散型患者脾动脉发出分支处与脾门的距离一般大于 2 cm，其脾叶动脉分支较长且直径较细，常常伴有脾极动脉（图片提供：黄昌明）

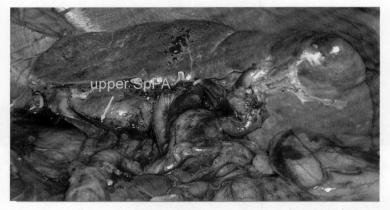

图 75 脾上极动脉（upper SpPA）：脾上极动脉的发生率为 12%～60%，大部分发自脾动脉主干（图片提供：黄昌明）

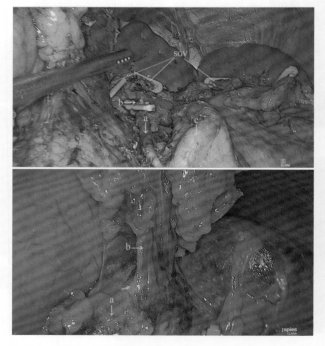

图 76 脾极动脉：脾极动脉（a）是不经过脾门直接进入脾上极和（或）脾下极的动脉。SGV：胃短血管；a 指脾上极动脉，b 指胃后动脉，c 指脾动脉（图片提供：黄昌明）

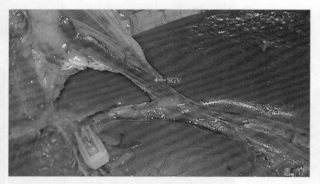

图 77 胃短血管供应脾上极血供：部分患者脾上极血供由胃短血管供应，在离断胃短血管后可能会出现脾脏部分缺血。SGV：胃短血管（图片提供：黄昌明）

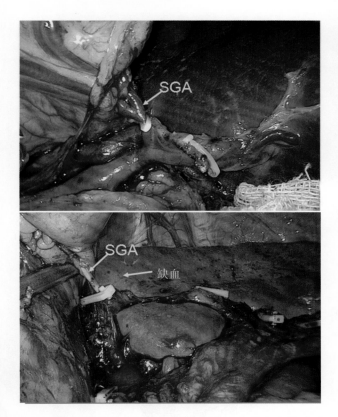

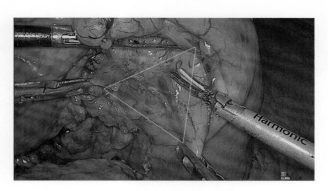

图79 显露胃小弯后壁。助手向头侧翻转大弯侧胃体部分，左手钳夹小弯侧胃胰襞部分，右手钳夹胃上部小弯侧后壁的小网膜，向两侧反向牵引，主刀夹持胃体后壁向下牵引，形成三角牵拉使胃上部的胃小弯侧肝胃韧带及胃体后壁呈紧张状态，形成较好的手术空间和张力（图片提供：黄昌明）

图78 胃短动脉供应脾上极：胃短动脉大多发自脾叶动脉，约4～6支，最后一支胃短血管较短，部分病例中脾上极的血供来自胃短动脉。SGA：胃短动脉（图片提供：黄昌明）

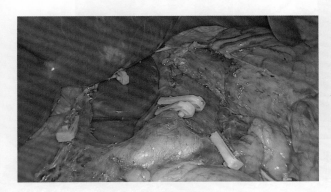

图80 No.1、3淋巴结清扫：超声刀通过肝十二指肠韧带前叶右侧已打开的"窗口"向上分离至第一肝门处，随后紧贴肝下缘往贲门方向切断肝胃韧带至贲门部，完成No.1、3淋巴结清扫（图片提供：黄昌明）

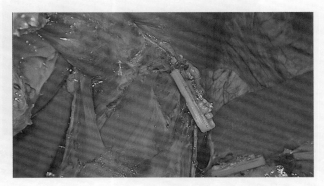

图81 No.2淋巴结清扫：应注意常有左膈下动脉发出的胃底支支配胃底，应将其裸化并于根部离断胃底支，以彻底完成No.2淋巴结清扫（图片提供：黄昌明）

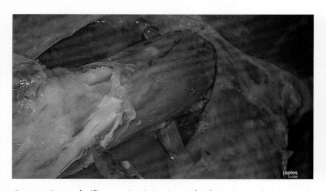

图 82　裸化食管：一般应切断迷走神经主干（左侧一般在前壁，右侧一般在后壁）后再分离食管与膈肌裂孔间筋膜，这样可游离腹腔段食管达 6 cm 左右（图片提供：黄昌明）

图 83　ICG 模式下淋巴管显影：ICG 已在我中心广泛使用，ICG 可在术中显示淋巴管及淋巴结，指导区域的淋巴清扫，达到更彻底的淋巴结廓清（图片提供：黄昌明）

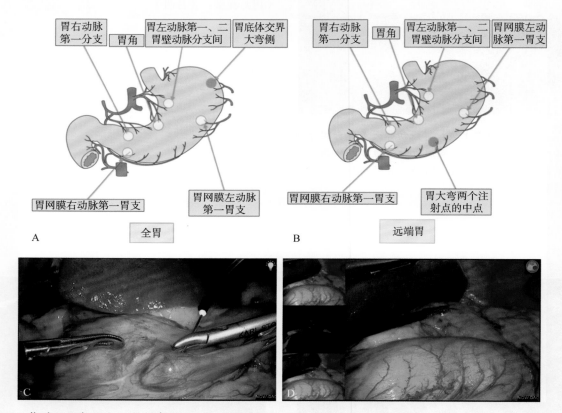

图 84　ICG 浆膜下注射位点。上图中所示为全胃胃癌切除术（图 A）及远端胃胃癌切除术（图 B）术中 ICG 浆膜下注射的注射点示意图。每个注射点浆膜下注射 1.5 ml，注射 ICG 后可以观察到浆膜下墨绿色隆起（图 C）。（图片提供：黄昌明）

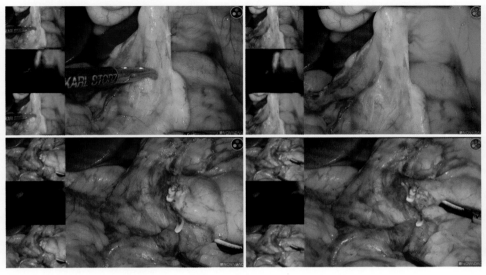

图85 ICG显影幽门下区淋巴结：上图所示为ICG显影示踪下的幽门下区淋巴结清扫。使用ICG对淋巴结进行显影，可以使术区淋巴结清扫得更为干净彻底（图片提供：黄昌明）

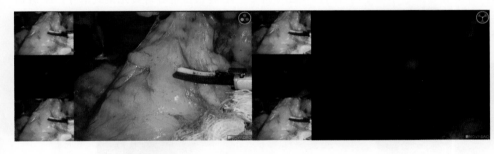

图86 ICG显影No.6淋巴结：图中所示为不同ICG模式下的幽门下淋巴结显影（图片提供：黄昌明）

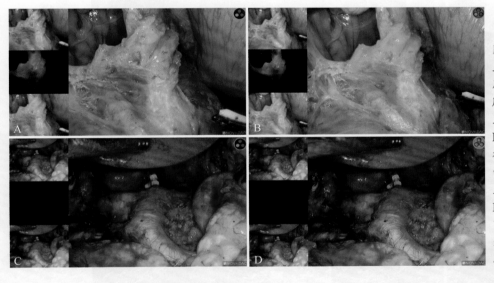

图87 史赛克设备下胰腺上区淋巴结ICG显影。上图所示为ICG显影示踪下的胰腺上区淋巴结清扫。A.胰腺上区清扫前白光模式术野；B.胰腺上区清扫前ICG荧光模式下术野，术野可见显影的胰腺上区淋巴结；C.胰腺上区清扫后白光模式术野；D.胰腺上区清扫后荧光模式下术野，术野未见显影淋巴结，显影淋巴结已被彻底清扫（图片提供：黄昌明）

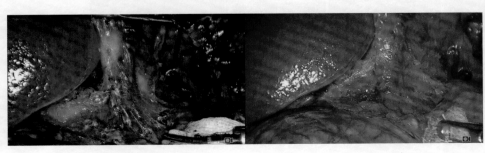

图88 STORZ设备下胰腺上缘淋巴结ICG显影：图示ICG显影下的胰腺上缘淋巴结（图片提供：黄昌明）

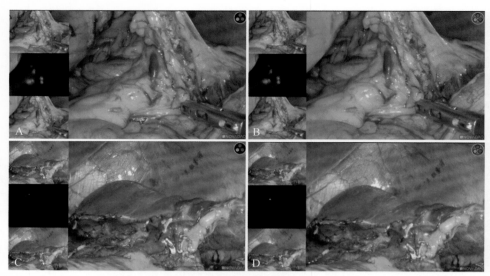

图 89　ICG 显影脾门区淋巴结：图示 ICG 显影示踪下的脾门区淋巴结清扫。A.脾门区清扫前白光模式术野；B.脾门区清扫前 ICG 荧光模式术野，术野可见显影的脾门区淋巴结；C.脾门区清扫后白光模式术野；D.脾门区清扫后荧光模式下术野，术野未见显影淋巴结，显影淋巴结已被彻底清扫（图片提供：黄昌明）

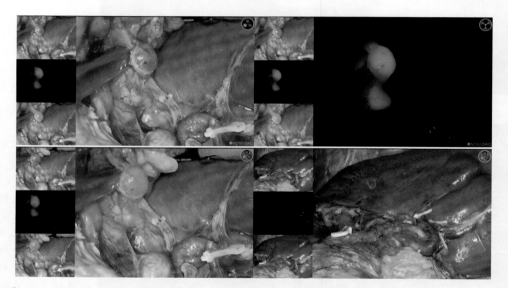

图 90　ICG 显影 No.10 淋巴结：图示 ICG 显影的 No.10 淋巴结（图片提供：黄昌明）
▷ 在 ICG 技术的辅助下，术者可以清晰明确地清扫 No.10 淋巴结，避免伤害周围血管，减少创伤，更彻底地完成保脾脾门淋巴结清扫术

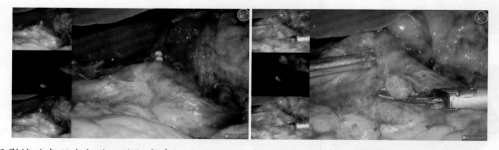

图 91　ICG 显影辅助术野残留淋巴结彻底清扫：图示为胰腺上区淋巴结清扫后的残留淋巴结（图片提供：黄昌明）
▷ 在常规的腹腔镜胃癌根治术中，无法明确分辨术野残留的小淋巴结，容易造成遗漏，影响患者肿瘤学疗效。但在 ICG 技术的辅助下，术者可以通过 ICG 显影残留的淋巴结，做到术区完全淋巴结清扫

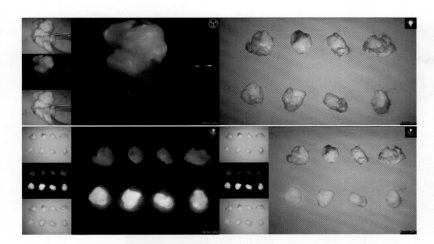

图92 ICG体外显影淋巴结拣取：在术后拣取淋巴结阶段使用ICG技术辅助，可以对淋巴结进行分组，分为显影组和未显影组，以供进一步分析（图片提供：黄昌明）

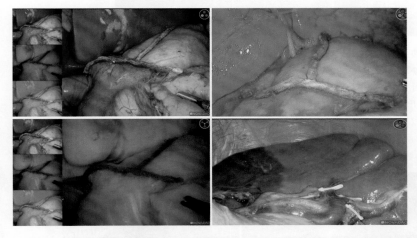

图93 ICG辅助吻合口血供及脏器功能评估：在术中使用ICG辅助可进行吻合口血供的评估。使用ICG还可对术中脾脏、肝脏、肠管等脏器的缺血情况进行评估（图片提供：黄昌明）

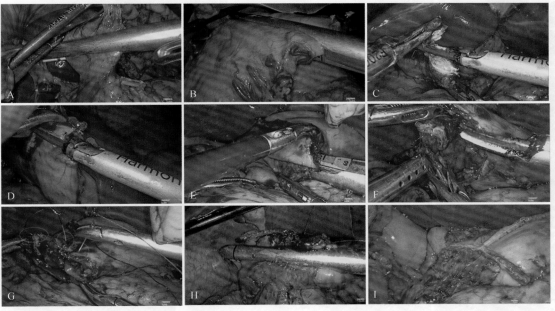

图94 改良三角吻合。首先使用直线切割闭合器切断十二指肠（图A），而后使用两把闭合器从大弯侧至小弯侧切断胃，完成胃的离断（图B），将标本装入标本袋后，超声刀分别于十二指肠后壁及残胃大弯侧各打开一个小孔（图C、D），由于胃的游离度较大，张开直线切割闭合器后应先将一臂伸入残胃大弯侧的小孔，并使胃后壁预吻合处与胃的切缘距离约为2 cm；再将另一臂伸入十二指肠后壁的小孔，并将十二指肠切缘逆时针旋转90°，将十二指肠后壁与残胃吻合（图E），而后通过共同开口观察吻合情况（图F），确认吻合满意后分别在共同开口两端和胃与十二指肠切缘处缝合3针以较好地对合牵拉（图G），再用直线切割闭合器将残胃与十二指肠的共同开口闭合（图H），完成腔镜下改良的三角吻合（图I）（图片提供：黄昌明）

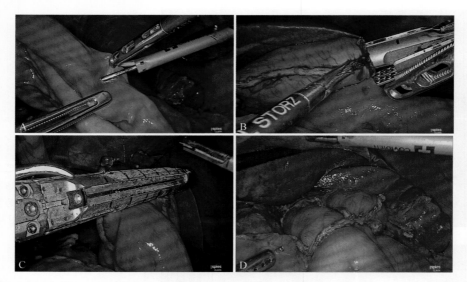

图95 全腹腔镜下胃远端癌Billroth-Ⅱ式吻合。寻找Treitz韧带，在距Treitz韧带12～15 cm处的系膜缘对侧空肠打开一个小孔（图A），张开60 mm直线切割闭合器的两臂，先将一臂朝空肠近端方向伸入空肠的小孔，暂时关闭钳口，然后将空肠上提，于横结肠前松开钳口，将闭合器的另一臂伸入残胃大弯侧的小孔行残胃大弯与空肠的侧侧吻合形成一个共同开口（图B）。通过共同开口观察吻合口内情况，确认吻合满意后，用无损伤抓钳抓持侧侧吻合共同开口的两端将其展平，必要时缝合3针以便于提拉及更好的对合，置入60 mm闭合器关闭共同开口（图C），完成吻合（图D）（图片提供：黄昌明）

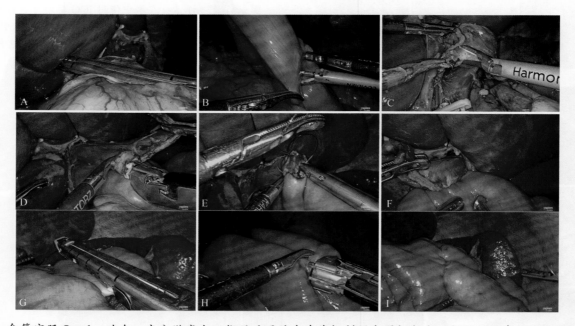

图96 食管空肠Overlap吻合。充分游离十二指肠后用腔内直线切割闭合器切断十二指肠。于贲门上方切断食管（图A）。而后在距Treitz韧带约20 cm空肠对系膜侧及食管切缘的左侧处开一小孔（图B），使用超声刀切开食管壁及肠壁（图C）。接着，使用60 mm直线切割闭合器两臂分别插入两孔，而后击发闭合器形成一个共同开口（图D），通过共同开口观察吻合情况，确认吻合满意后于镜下缝合共同开口完成食管空肠吻合（图E）。而后在食管空肠吻合口远侧约3 cm处，裸化空肠系膜侧肠壁约1 cm，利用直线切割吻合器切断该处空肠（图F），在距食管空肠吻合口下方40 cm左右系膜缘对侧空肠及近端空肠处分别用超声刀打开一小孔（图G），分别于两孔处置入45 mm直线切割器之两臂，以直线闭合器行空肠空肠侧侧吻合（图H），确认无出血、肠黏膜无损伤后于镜下缝合共同开口，完成吻合（图I）（图片提供：黄昌明）

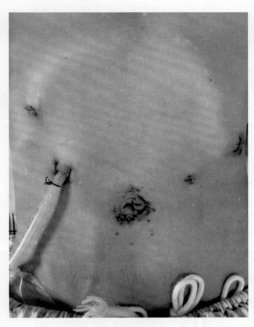

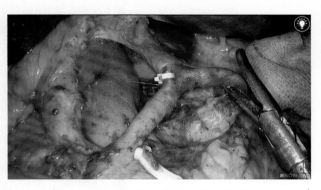

图98　展示 No.8 和 No.12a 淋巴结的立体化、脉络化清扫效果。术者对肝总动脉、肝固有动脉和胃十二指肠动脉进行了环周 360° 鞘内清扫，对门静脉表面及上缘也进行了脉络化清扫（图片提供：何裕隆）

图97　全腹腔镜胃癌根治术后患者外部切口展示：更小的切口，更小的痛苦，更早的下床活动，更快的术后康复（图片提供：黄昌明）

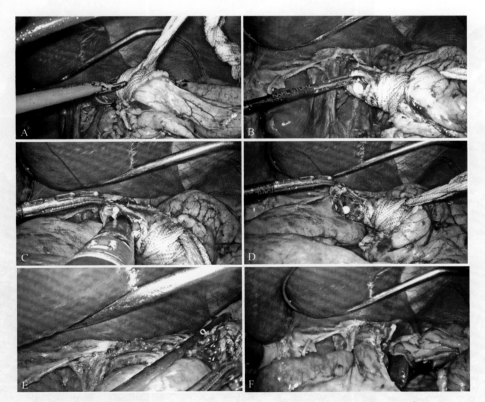

图99　腹腔镜全胃消化道重建（π 吻合）：A.悬吊食管；B.打开右侧食管，并使用胃管引导；C.上提空肠和食管行侧侧吻合；D.食管与空肠的共同开口；E.直线切割闭合器关闭共同开口并离断空肠和食管；F.完成 π 吻合（图片提供：季加孚）

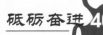

图100 腹腔镜全胃消化道重建（overlap late cut）：A. 双倒刺线悬吊食管；B. 胃管引导下行空肠和食管侧侧吻合；C、D. 倒刺线从右向左关闭食管空肠共同开口；E. 倒刺线从左向右包埋加固食管空肠共同开口；F. 离断近端空肠（图片提供：季加孚）

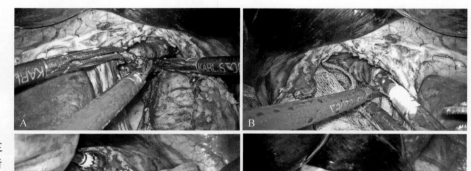

图101 腹腔镜全胃消化道重建（OrVilTM吻合法）：A. 食管断端剪口；B. 在胃管的引导下拉出吻合器钉砧头；C. 将吻合器杆置入空肠袢，并与钉砧头相连；D. 完成食管空肠吻合（图片提供：季加孚）

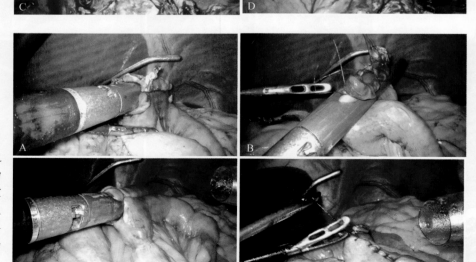

图102 腹腔镜远端胃消化道重建（Billroth Ⅱ式＋Braun吻合）：A. 直线切割闭合器行胃空肠吻合；B. 直线切割闭合器关闭共同开口；C. 直线切割闭合器行肠肠吻合；D. 倒刺线关闭肠肠共同开口（图片提供：季加孚）

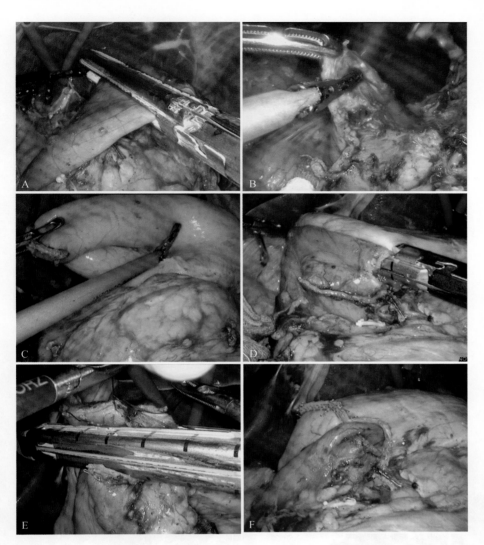

图 103 腹腔镜远端胃消化道重建（Billroth Ⅰ式 overlap 法吻合）：A. 从尾侧向头侧的方向离断十二指肠；B. 在十二指肠离断线头侧进行开口；C. 距胃离断线 60 mm 在胃大弯侧开口；D. 将直线吻合器两臂分别沿胃大弯侧和十二指肠置入；E. 悬吊共同开口后沿垂直十二指肠离断线方向关闭共同开口；F. 关闭共同开口后吻合口形态（图片提供：季加孚）

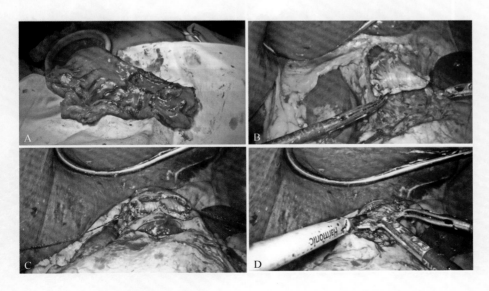

图 104 近端胃消化道重建（单肌瓣"拱桥"重建）：A. 制作"拱桥"；B. 双倒线悬吊食管；C. 牵引食管穿过残胃前壁肌瓣"拱桥"；D. 切开食管断端；E、F. 连续全层缝合食管断端后壁与残胃前壁开口近侧；G、H. 连续全层缝合残胃前壁开口远侧缘与食管断端前壁及肌瓣"拱桥"远侧缘（图片提供：季加孚）

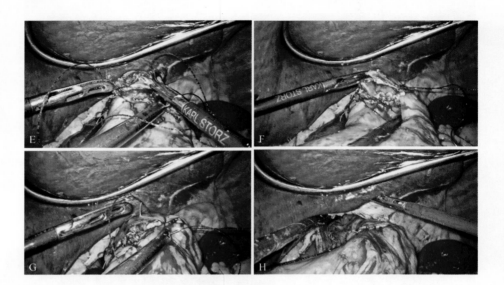

图104（续）

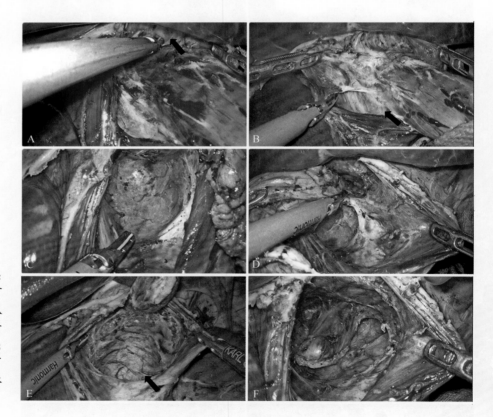

图105 纵隔淋巴结清扫：A.清扫下纵隔前壁淋巴结，可见心包（箭头）；B.清扫下纵隔右侧壁，可见心下囊（箭头）；C.清扫下纵隔后壁；D.清扫下纵隔左侧壁；E、F.下纵隔清扫完毕，可见胸主动脉（箭头）（图片提供：季加孚）

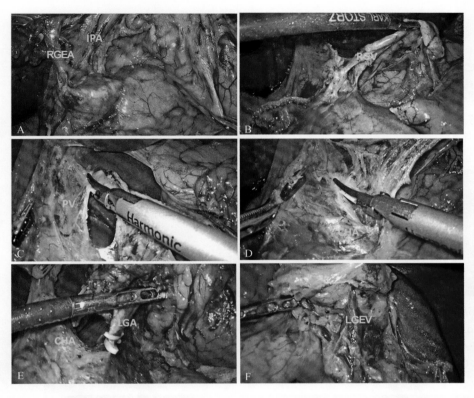

图106 初治患者腹腔淋巴结清扫：A. 清扫No.6淋巴结；B. 清扫No.5淋巴结；C. 清扫No.12a淋巴结；D. 清扫No.8a淋巴结；E. 清扫No.7淋巴结；F. 清扫No.4sb淋巴结。RGEA：胃网膜右动脉；IPA：膈下动脉；RGA：胃右动脉；PV：门静脉；CHA：肝总动脉；LGA：胃左动脉；LGEV：胃网膜左静脉（图片提供：季加孚）

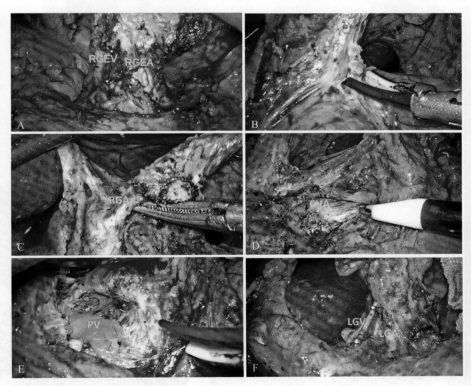

图107 新辅助化疗后腹腔淋巴结清扫照：新辅助化疗后产生重度纤维化的淋巴结清扫：A. 清扫No.6淋巴结；B. 新辅助化疗幽门上区重度纤维化；C. 清扫No.5淋巴结；D. 清扫No.8a淋巴结；E. 清扫No.12a淋巴结；F. 清扫No.7淋巴结。RGEV：胃网膜右静脉；RGEA：胃网膜右动脉；RGA：胃右动脉；CHA：肝总动脉；PV：门静脉；LGA：胃左动脉；LGA：胃左静脉（图片提供：季加孚）

李国新教授团队将常规腔镜远端胃癌根治术分为"胃网膜左血管区"（图108）、"幽门下区"（图109）、"幽门上区"（图109）、"胰腺上区"（图110）、"胃小弯区"（图111）五大场景，淋巴结清扫路径则是以这些场景为主线逐一开展。

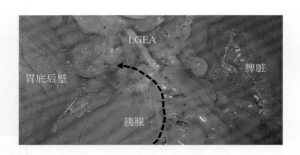

图 108　胃网膜左血管区域的淋巴结清扫。先从横结肠左侧部分开始向左切开胃结肠韧带游离至结肠脾曲，显露胰尾，从胰尾下缘过渡到胰尾上缘至胃网膜左血管区域，完成 No.4sb 淋巴结清扫，继续游离胃大弯完成胃大弯区 No.4d 淋巴结清扫。LGEA：胃网膜左动脉（图片提供：李国新）

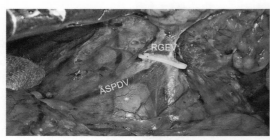
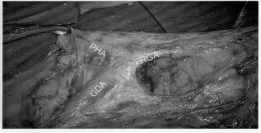

图 109　幽门上、下区域淋巴结清扫。向横结肠右侧部分切开胃结肠韧带，分离胃系膜和结肠系膜的融合间隙至十二指肠外侧，完成幽门下区 No.6 淋巴结清扫。在胰头十二指肠间沟由胰腺下缘过渡至胰腺上缘，离断十二指肠，清扫幽门上区 No.5 淋巴结。RGEA：胃网膜右动脉；ASPDV：胰十二指肠上前静脉；PHA：肝固有动脉；RGA：胃右动脉；GDA：胃十二指肠动脉（图片提供：李国新）

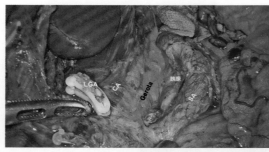
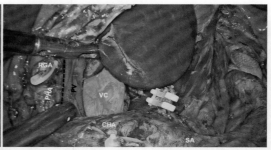

图 110　胰腺上区域的淋巴结清扫。从胰腺"弓背"处最高点为切入点进入胰体上缘胰后间隙，清扫胰腺上区的 No.7、8a、9、11p 淋巴结。沿肝总动脉过渡至肝固有动脉，清扫 No.12a 淋巴结。LGA：胃左动脉；RGA：胃右动脉；PHA：肝固有动脉；PV：门静脉；CHA：肝总动脉；CA：腹腔动脉；SA：脾动脉；VC：下腔静脉（图片提供：李国新）

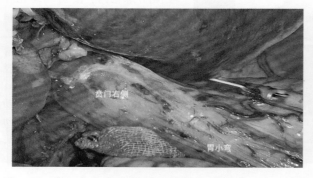

图 111　胃小弯区域的淋巴结清扫：游离胃小弯，完成胃小弯区的 No.1、3 淋巴结清扫（图片提供：李国新）

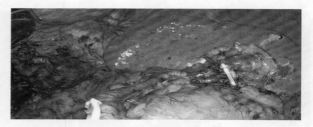

图 112　沿脾血管表面清扫脂肪、淋巴组织，分别清扫脾脏下极区、脾动脉主干区和脾脏上极区（图片提供：徐泽宽）

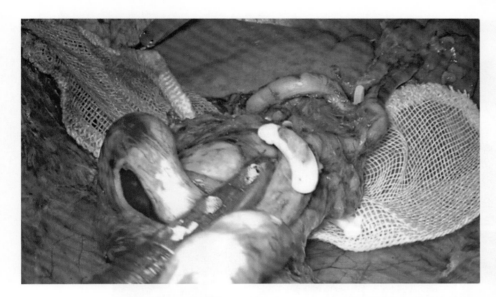

图113 沿脾血管的后侧用超声刀沿 Gerota 筋膜前方解剖脾门后脂肪淋巴组织，完成脾血管下方淋巴结的解剖（图片提供：徐泽宽）

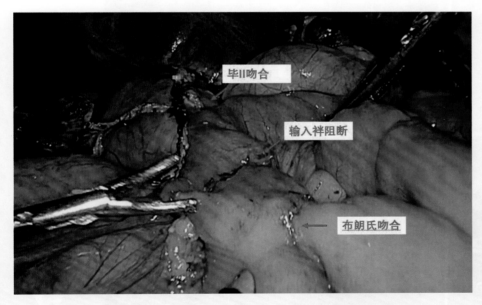

毕II吻合

输入袢阻断

布朗氏吻合

图115 从胰腺右上缘游离悬吊肝总动脉，并显露门静脉，清扫肝总动脉和肝固有动脉后面及门静脉左侧淋巴结（图片提供：徐泽宽）

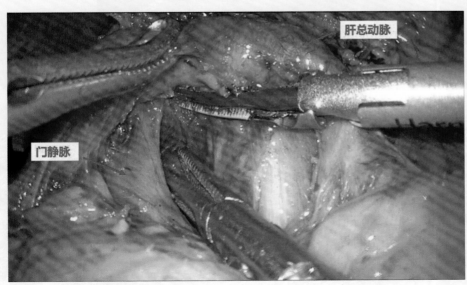

肝总动脉

门静脉

图114 Uncut Roux-en-y 是一种改良的 Roux-en-y 吻合，是由远端胃大部切除术后毕II式吻合＋布朗吻合＋输入袢阻断演化而来（图片提供：徐泽宽）

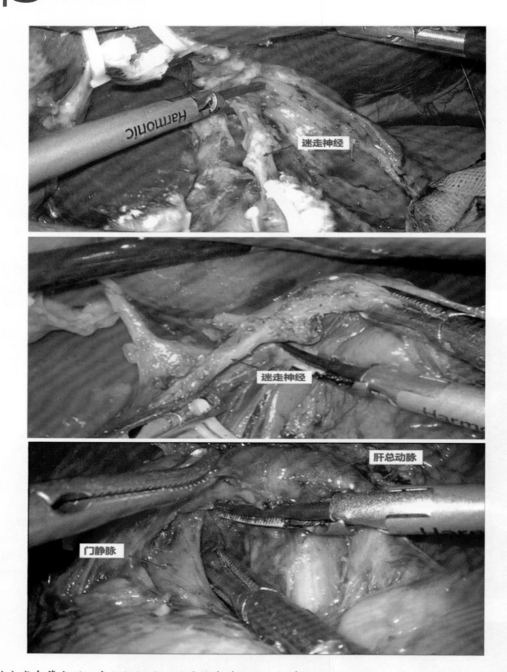

图 116　钝性分离食管和膈肌角之间间隙，显露迷走神经后干。清扫 No.7 淋巴结，在腹腔支和胃左动脉结合部远端离断胃左动脉，完整保留迷走神经腹腔支（图片提供：徐泽宽）

一种新的腹腔镜、机器人手术胃周动脉分型

淋巴结清扫是胃癌根治术的难点和关键，胃周淋巴结主要沿可命名的大血管分布。在根治性胃切除术中，应遵循"以血管为导向精准淋巴结清扫"的原则，尤其是沿动脉进行。因此，了解正常的胃周血管解剖结构及其变异对手术的质量和安全性至关重要。腹型肥胖患者腹腔镜和机器人手术，缺少开腹手术显露和手的触觉，尤其是胃周动脉的变异增加了手术的难度和风险，利用术前 CTA 对胃周动脉进行分型，了解血管解剖结构及变异，可通过术前规划、模拟降低淋巴结清扫的损伤风险。

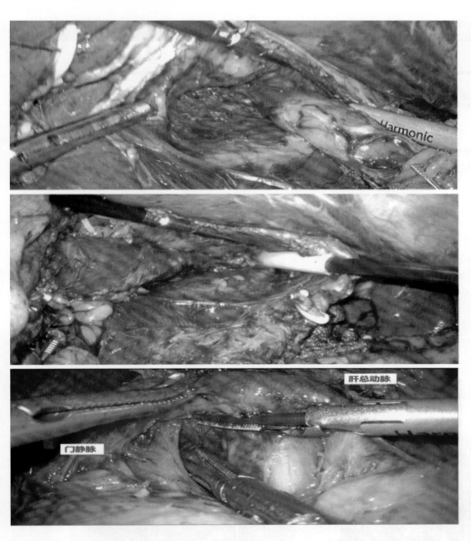

图 117 下纵隔淋巴结清扫范围包括心包前下壁与食管前壁之间间隙，主动脉前壁与食管之间间隙和两侧以胸膜为界的脂肪、淋巴组织（图片提供：徐泽宽）

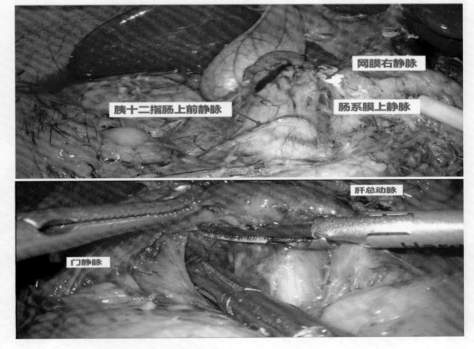

图 118 游离胃结肠韧带和横结肠系膜后叶，充分显露胰头和胰十二指肠上前静脉，同时显露胃结干，从其右缘到下缘完成No.14v淋巴结清扫（图片提供：徐泽宽）

表 1　新的胃周动脉分型（图表提供：周岩冰）

分型	I	II	III	IV	V	VI	VII
	非高风险型				高风险型		
人数	294	8	2	5	11	21	2
百分比	85.7%	2.3%	0.6%	1.5%	3.2%	6.1%	0.6%
总百分比	88.63%				11.37%		
特征	腹腔动脉发出三支：肝总动脉、胃左动脉和脾动脉	腹腔动脉发出肝总动脉和脾动脉，胃左动脉起源于腹主动脉	腹腔动脉发出肝总动脉和胃左动脉，脾动脉起源于肠系膜上动脉	腹腔动脉和肠系膜上动脉共干	腹腔动脉发出胃左动脉和脾动脉，肝总动脉起源于肠系膜上动脉	迷走肝左动脉起源于胃左动脉	肝总动脉起源于胃左动脉

图 119　胃周动脉 CTA 三维重建图像。A～G 分别为新的胃周动脉分型的 I～VII 型；H 为经典的胃周动脉分型，但是其脾动脉迂曲，存在术中损伤风险。LGA：胃左动脉；PHA：肝固有动脉；GDA：胃十二指肠动脉；RGA：胃右动脉；CHA：肝总动脉；CA：腹腔动脉；SA：脾动脉；SMA：肠系膜上动脉（图片提供：周岩冰）

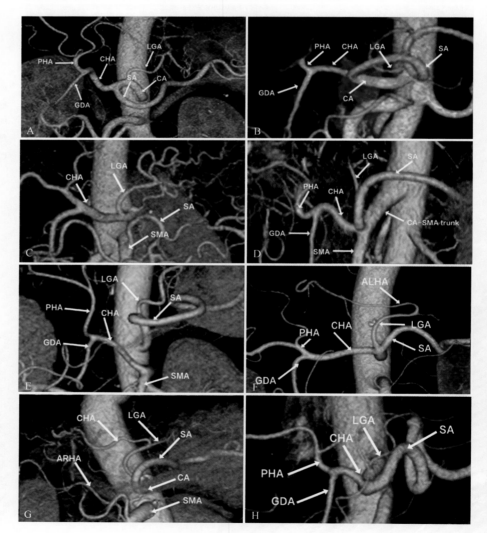

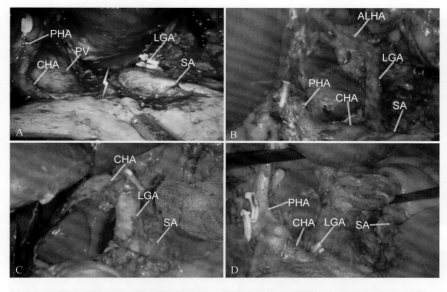

图120　存在术中损伤风险的血管类型手术野展示。A. 为胃周动脉分型的Ⅴ型，是高风险分型，脾动脉和胃左动脉构成的腹腔动脉系统与肝总动脉不连续，大大增加了门静脉和脾静脉损伤风险；B. 为胃周动脉分型的Ⅵ型，也是高风险分型的一种，迷走肝左动脉由胃左动脉发出；C. 为胃周动脉分型的Ⅶ型，属于高风险分型，肝总动脉起源于胃左动脉；D. 为经典的胃周动脉类型，属于非高风险分型，但其脾动脉迂曲，易被误认为淋巴结而造成血管损伤。LGA：胃左动脉；PHA：肝固有动脉；PV：门静脉；CHA：肝总动脉；ALHA：副肝左动脉；SA：脾动脉（图片提供：周岩冰）

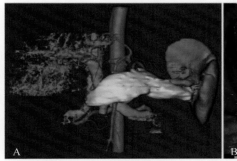
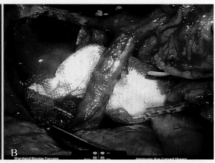

图121　CTA示肝总动脉发自胃左动脉（Ⅶ型，高风险型，A）：淋巴结清扫后术野，显示胃左动脉、肝总动脉及门静脉左侧缘（B）（图片提供：周岩冰）

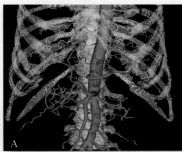
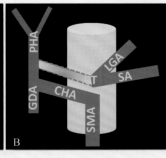
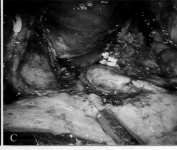

图122　A. CTA示肝总动脉发自肠系膜上动脉（Ⅳ型，高风险型）；B. 示意图；C. 淋巴结清扫后术野，显示脾动脉、胃左动脉结扎端、肝固有动脉及门静脉、脾静脉交汇处。LGA：胃左动脉；SA：脾动脉；CHA：肝总动脉；GDA：胃十二指肠动脉；PHA：肝固有动脉；SMA：肠系膜上动脉（图片提供：周岩冰）

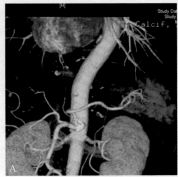
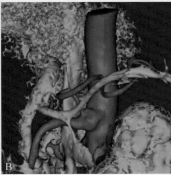
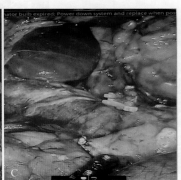

图123　CTA示肠系膜上动脉和腹腔动脉共干，肝总动脉源于肠系膜上动脉（Ⅴ型，高风险型，A）；动静脉重建（B）；淋巴结清扫后术野，胰上缘脾静脉、门静脉显露（C）（图片提供：周岩冰）

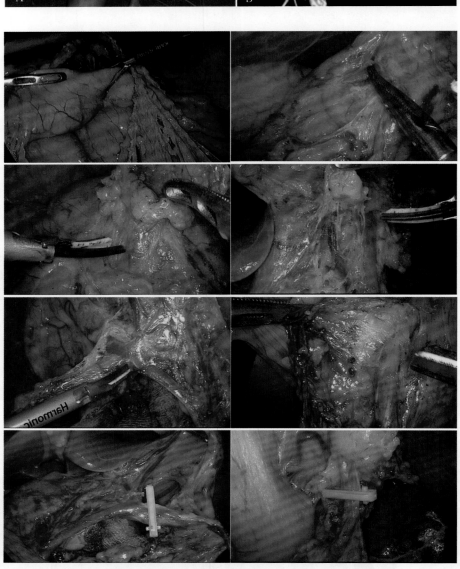

图124 CTA显示脾动脉发自肠系膜上动脉（Ⅲ型，非高风险型，A、B）（图片提供：周岩冰）

图125 切开胃结肠韧带，显露胃后壁。显露胰头十二指肠轮廓；胃网膜右静脉起始部幽门下中央区清扫；幽门下外侧区清扫；幽门下内侧区清扫；钳夹切断并行胃网膜右动静脉主干（图片提供：曹晖）

胃外科正大步跨入微创外科时代，不断涌现的技术：3D腹腔镜胃癌手术、ICG荧光腹腔镜胃癌手术、4K腹腔镜胃癌手术和机器人胃癌手术，给广大胃外科医生提供多种选择。"微创时代"给患者带来了更少的出血和损伤，在主观上给予患者极大的信心。然而"冰冻三尺非一日之寒；积土成山非斯须之作"，做好腹腔镜手术并非想象中的如意，术者需拥有坚实的手术经验基础、对胃

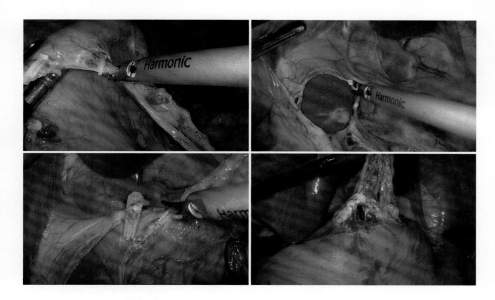

图 126　清扫 No.4d 淋巴结；迷走神经肝支下方离断小网膜囊；迷走神经支起始部远端离断迷走神经胃前支；幽门近端约 3 cm 处钳夹并切断胃右动脉主干（图片提供：曹晖）

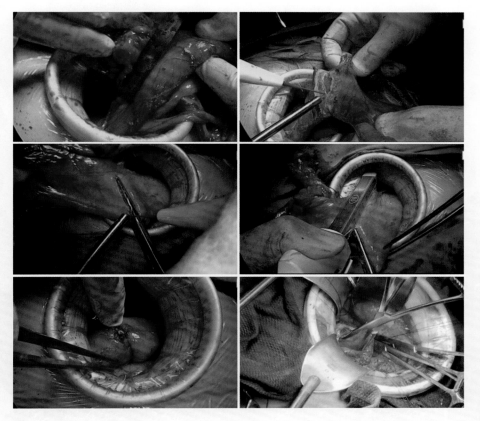

图 127　刻度尺测量肿瘤下缘距幽门的距离；距幽门 3～5 cm 处断胃；Kocher 钳自大弯侧横向钳夹胃体约 4～5 cm；以侧侧吻合器切断并关闭剩余胃体至小弯侧；残胃端端吻合后，以卵圆钳扩张幽门（图片提供：曹晖）

肠解剖结构的熟知和拥有一套程序化、规范化的手术流程。同时，腹腔镜手术需要团队协作，是三个人的表演，我们还需重视助手和扶镜手的重要性：助手既是搭档，又是监督员。扶镜手掌控着手术视野，是术者的眼睛。随着腹腔镜技术水平的逐步提高和临床研究证据的积累，腹腔镜胃癌手术势必会向更广的范围、更深的层次、更好的应用体验发展。

（黄昌明　何裕隆　季加孚　李国新　徐泽宽

周岩冰　曹晖）

第二篇

进展——时代强音·百花齐放

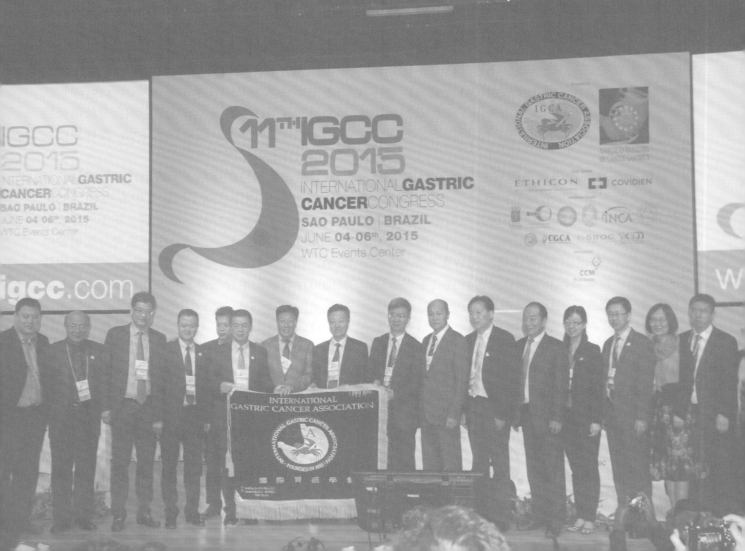

第七章　新时期中国胃癌防治事业发展概述

胃癌是长期以来严重危害我国人民健康水平的恶性肿瘤。根据国家癌症中心赫捷院士团队发布的最新癌症流行数据显示，胃癌现居我国恶性肿瘤发病率和死亡率的第3位。虽然胃癌年龄标化发病率呈现下降趋势，但伴随人口老龄化和预期寿命延长，发病人数仍将保持上升趋势。提高胃癌综合防治水平，是关系群众健康和国计民生的大事，更是建设健康中国的重要举措。

全国胃癌协作组和中国抗癌协会胃癌专业委员会薪火相传，带领中国的胃癌防治事业经历了从无到有、从粗到精的过程，为后续发展奠定了坚实的基础。近年来，中国的胃癌防治工作以规范化和国际化为主要特征，广泛开展临床协作研究，显著改善治疗效果，涌现了一批高质量的科研成果，为科学开展胃癌的筛查和早诊早治提供了重要依据，并以循证医学为基础，制订并推广多部指南、规范和共识。

癌症高发现场研究是政府主导的癌症防治研究工作，经过数十年的积累，走出了一条"现场-临床-研究"三结合的具有中国特色的癌症防治之路，部分研究成果为世界瞩目。我国胃癌高发现场研究起始于20世纪80年代初，先后在山东临朐、辽宁庄河、福建长乐和甘肃武威等地建立了胃癌高发现场，开展胃癌流行病学与病因学研究。高发现场工作促进了对胃癌病因学的深入研究，研究成果为中国胃癌早诊早治工作以及WHO胃癌防治策略报告提供了高水平的证据支撑。

规范手术是核心，综合治疗是方向。中国胃癌患者整体分期晚、地区治疗水平差异大，D2根治手术的推广是迫在眉睫的难题。2008年开始的全国手术巡讲极大地推进了模块化手术的发展，其间涌现出多个具有国际影响力的区域中心，并撰写发布了胃癌手术规范的著作与专家共识。目前，经中国胃肠肿瘤外科联盟近20万例手术验证，D2手术死亡率已降至0.24%，达到国际领先水平。此外，在全国和省市层面开展的多学科诊疗（MDT）规范的巡讲工作推进了MDT理念的落地和开展，进一步促进了综合诊治水平的提升。

伴随着质疑和争论，肿瘤外科进入微创时代。2009年，中国腹腔镜胃肠外科（CLASS）研究组成立，发起并完成国际首个局部进展期胃癌腹腔镜D2手术的多中心随机对照研究CLASS-01，研究结果领先于日韩同期的KLASS-02和JCOG 0901发表。此后，CLASS研究组结合中国患者现状，以进展期胃癌作为研究主体，先后发起了11项全国多中心临床研究以及承担了1项国际合作研究，部分研究成果已经发表，形成了中国自身的研究特色。中国胃肠肿瘤外科联盟数据显示，腹腔镜已经成为国内胃癌治疗的主流方式。

胃癌是全身性的疾病，系统治疗不可或缺。早在2006年，中国便参加了国际多中心的CLASSIC研究，确立了辅助化疗的标准方案。基于国际多中心研究带来的宝贵经验，结合中国患者分期偏晚的实情，我们最终组织完成了全球首个直接比较新辅助治疗与辅助治疗的Ⅲ期随机对照RESOLVE研究，全国27家中心共纳入1094例患者，证实术前化疗模式可以提高3年无病生存率。这些结果与同期的PRODIGY、RESONANCE研究共同证实了术前治疗的应用价值。目前，相关多项研究正在进行中，后续结果有望进一步优化胃癌的围手术期治疗方案。

新型免疫和靶向药物助力胃癌疗效进展。从晚期胃癌一线靶向治疗的Ⅲ期ToGA研究，到一线免疫治疗的CheckMate-649研究，中国胃癌的治疗始终紧跟国际步伐。随着中国自主药物研发水平的提高，NCT01512745 和 ORIENT-16 研究也在晚期胃癌的治疗中取得阳性结果，显著改善患者生存。随着新靶点和抗体耦联药物的出现，中国有机会通过原创性和引领性的研究成果实现领域内的再一次跃升。

诊治规范和临床指南是指导治疗的重要基准。1991 年，卫生部组织编写我国第一部肿瘤诊治规范类著作《中国常见恶性肿瘤诊治规范》，包括《胃癌》共九个分册，此后于 1999 年、2011 年与 2018 年进行了数次更新。2006 年，NCCN 胃癌指南中国版首次发布，推动了指南概念在中国的推广。2018 年，首部 CSCO 胃癌指南推出并更新至今，2022 年，中国抗癌协会组织专业委员会编写了《中国肿瘤整合诊治指南》（CACA 指南），这些本土指南对国内诊治起到重要的指导作用。目前针对手术、诊断及药物治疗等各细分领域也已形成多部专家共识，与指南相互补充。

在临床诊疗及研究的过程中，数据的重要性逐渐被大家认识，建立全国性诊疗数据库的需要也日益显著。2015 年 9 月，44 家胃肠肿瘤外科中心的专家齐聚烟台，分享了前一年各中心近 4 万例胃癌及结直肠癌患者基本情况，中国胃肠肿瘤外科联盟由此应运而生。至今联盟已收集逾 20 万胃癌患者及 15 万大肠癌患者的数据，对于了解我国胃肠肿瘤外科治疗现状提供了重要参考，并形成相关研究成果。

以上成果逐步提升了中国在胃癌学术界的**国际影响力**。第 8 版更新的 UICC-AJCC 分期，首次将中国数据纳入全球分期的依据来源。柳叶刀杂志 CONCORD-3 全球肿瘤研究报告显示，中国是过去 20 年来胃癌疗效改善最显著的国家之一。2017 年，国际胃癌大会首次落户中国，这是我国胃癌领域几代专家学者的共同努力，中国胃癌诊疗及研究水平逐渐得到全球同行的高度认可。

东方欲晓，莫道君行早。随着当下人工智能的应用、新型治疗靶点的涌现、靶向荧光显色的探索等等，古老的胃癌正处在变革的浪涌之中。如何提出更多具有聚焦于精准医疗的原创性治疗理念，更好地促进我国胃癌诊治的规范化及整体医疗的公平性，逐步实现从开展有国际影响力的研究落地为有国际影响力的指南，是时代对我们发出的召唤，相信大家和衷共济必将回应新世纪的呼唤。

（季加孚）

参考文献

［1］Zheng R，Zhang S，Zeng H，et al. Cancer incidence and mortality in China，2016［J］. Journal of the National Cancer Center，2022.

［2］Yu J，Huang C，Sun Y，et al. Effect of laparoscopic vs open distal gastrectomy on 3-year disease-free survival in patients with locally advanced gastric cancer：the CLASS-01 randomized clinical trial［J］. Jama，2019，321（20）：1983-1992.

［3］Liu F，Huang C，Xu Z，et al. Morbidity and mortality of laparoscopic vs open total gastrectomy for clinical stage I gastric cancer：the CLASS02 multicenter randomized clinical trial［J］. JAMA oncology，2020，6（10）：1590-1597.

［4］Zheng C H，Xu Y C，Zhao G，et al. Safety and feasibility of laparoscopic spleen-preserving No. 10 lymph node dissection for locally advanced upper third gastric cancer：a prospective，multicenter clinical trial［J］. Surgical Endoscopy，2020，34（11）：5062-5073.

［5］Bang Y J，Kim Y W，Yang H K，et al. Adjuvant capecitabine and oxaliplatin for gastric cancer after D2 gastrectomy（CLASSIC）：a phase 3 open-label，randomised controlled trial［J］. The Lancet，2012，379（9813）：315-321.

［6］季加孚，梁寒，詹友庆，等. CLASSIC 研究（胃癌 D2 切除术后 XELOX 辅助化疗）中国亚组报告［J］. 中华胃肠外科杂志，2014，17（2）：6.

［7］Zhang X, Liang H, Li Z, et al. Perioperative or postoperative adjuvant oxaliplatin with S-1 versus adjuvant oxaliplatin with capecitabine in patients with locally advanced gastric or gastro-oesophageal junction adenocarcinoma undergoing D2 gastrectomy（RESOLVE）: an open-label, superiority and non-inferiority, phase 3 randomised controlled trial［J］. The Lancet Oncology, 2021, 22（8）: 1081-1092.

［8］Abstract 280-Early results of the randomized, multicenter, controlled evaluation of S-1 and oxaliplatin as neoadjuvant chemotherapy for Chinese advanced gastric cancer patients(RESONANCE Trial).Oral Abstract Session A. ASCO-GI 2020.

［9］Bang Y J, Van Cutsem E, Feyereislova A, et al. Trastuzumab in combination with chemotherapy versus chemotherapy alone for treatment of HER2-positive advanced gastric or gastro-oesophageal junction cancer（ToGA）: a phase 3, open-label, randomised controlled trial［J］. The Lancet, 2010, 376（9742）: 687-697.

［10］Janjigian Y Y, Shitara K, Moehler M, et al. First-line nivolumab plus chemotherapy versus chemotherapy alone for advanced gastric, gastro-oesophageal junction, and oesophageal adenocarcinoma（CheckMate 649）: a randomised, open-label, phase 3 trial［J］. The Lancet, 2021, 398（10294）: 27-40.

［11］Li J, Qin S, Xu J, et al. Randomized, double-blind, placebo-controlled phase Ⅲ trial of apatinib in patients with chemotherapy-refractory advanced or metastatic adenocarcinoma of the stomach or gastroesophageal junction［J］. Journal of Clinical Oncology, 2016, 34（13）: 1448-1454.

［12］Xu J, Jiang H, Pan Y, et al. LBA53 Sintilimab plus chemotherapy（chemo）versus chemo as first-line treatment for advanced gastric or gastroesophageal junction（G/GEJ）adenocarcinoma（ORIENT-16）: First results of a randomized, double-blind, phase Ⅲ study［J］. Annals of Oncology, 2021, 32: S1331.

［13］Miao R, Qu J, Li Z, et al. Anatomical variation of infra-pyloric artery origination: A prospective multicenter observational study（IPA-Origin）［J］. Chinese Journal of Cancer Research, 2018, 30（5）: 500.

［14］Wu Z, Cheng H, Shan F, et al. In-Hospital Mortality Risk Model of Gastric Cancer Surgery: Analysis of a Nationwide Institutional-Level Database With 94, 277 Chinese Patients［J］. Frontiers in oncology, 2019: 846.

［15］Sano T, Coit D G, Kim H H, et al. Proposal of a new stage grouping of gastric cancer for TNM classification: International Gastric Cancer Association staging project［J］. Gastric cancer, 2017, 20（2）: 217-225.

［16］Allemani C, Matsuda T, Di Carlo V, et al. Global surveillance of trends in cancer survival 2000-14（CONCORD-3）: analysis of individual records for 37 513 025 patients diagnosed with one of 18 cancers from 322 population-based registries in 71 countries［J］. The Lancet, 2018, 391（10125）: 1023-1075.

第八章　胃癌防治团队建设

上海交通大学医学院附属瑞金医院

上海交通大学医学院附属瑞金医院胃癌团队的建设起始于20世纪50年代中，迄今已近70年了。1956年我院外科的创始人，著名外科学家傅培彬教授在全国率先开展了胃癌扩大根治手术的研究与临床实践，带领胃癌科研小组，对胃癌淋巴结转移的规律进行了系统的解剖病理学研究，通过对24例中、晚期胃癌，收集各主要血管区域673枚淋巴结进行解剖病理学观察，初步明确了胃癌淋巴结转移规律，提出对于非局限于黏膜层的胃癌，应积极开展扩大胃癌根治手术，其手术范围应包括：整块切除全胃（包括食管3 cm和十二指肠5 cm），脾脏，胰腺体尾部，大、小网膜，横结肠系膜上层，清扫腹腔动脉旁淋巴结、胃左动脉区淋巴结（特别是贲门旁淋巴结）、脾动脉区淋巴结、肝动脉区淋巴结（尤其是肝蒂、胰十二指肠后淋巴结），以求

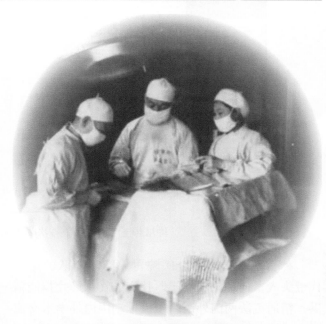

早年，傅培彬教授在施行胃癌手术

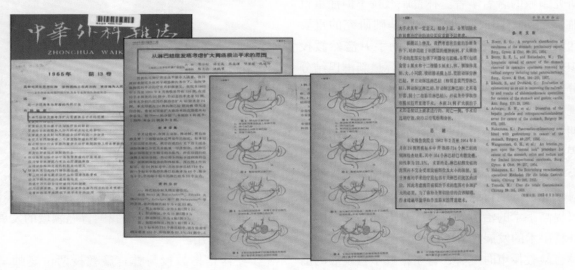

傅培彬等在1965年发表的有关胃癌扩大根治术的研究论文

廓清转移淋巴结，达到根治性疗效；该研究论文于 1965 年发表在《中华外科杂志》上，一经发表即引起广泛的重视，鉴于当时无药可用的诊疗条件下，在全国推广胃癌扩大根治手术，无疑为延长中晚期胃癌患者的生存期起到了积极的作用。

历经二十余年实践，于 20 世纪 80 年代初，在傅培彬与林言箴两位教授领导下，瑞金医院胃癌团队历经半年余随访了 1958 年 1 月至 1980 年 12 月间所施行的 1881 例胃癌手术患者，其中施行胃癌

扩大根治手术 685 例，发现 Ⅰ、Ⅱ、Ⅲ 与 Ⅳ 期胃癌的 5 年生存率分别为 71.3%、48.1%、29.4% 与 8.9%，整体疗效达到当时国内外先进水平；在总结经验的基础上，进一步完善了胃癌扩大根治术的手术指征，提出对早期胃癌可作胃次全切除附加区域性淋巴结清扫，对 Ⅱ、Ⅲ 期患者作扩大根治术，对 Ⅳ 期患者应酌情作较简单手术，1982 年，该研究论文在《中华消化杂志》上发表，再次为全国同行开展胃癌扩大根治术提供了重要的参考证据。

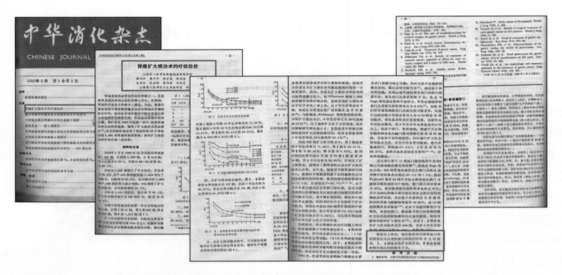

傅培彬等在 1982 年再次发表有关胃癌扩大根治术的研究论文

林言箴教授是瑞金医院胃癌防治团队的第二代带头人，他理论功底丰厚扎实，临床诊疗技能精湛，精通英法两门外语，积极推动国内外学术交流与人才培养，堪称我国胃癌研究领域的大家、国际胃癌研究领域的著名学者。林言箴教授不但注重胃癌的临床研究，同时也非常强调基础研究的重要性。1981—1983 年，他与其亲密助手尹浩然教授等组织瑞金医院胃癌团队，按照国际最新淋巴结分站、分组的概念，再次对 55 例进展期胃癌淋巴结转移规律进行了细致的病理学研究，进一步提出鉴于早期胃癌淋巴结转移范围局限，提倡施行附加清扫周淋巴结的胃次全切除术；对于 Ⅳ 期胃癌，因多已存在远处转移，故应避免施行胃癌扩大性切除术；对于 Ⅱ、Ⅲ 期胃癌，应积极开展胃癌扩大根治术，以提高手术的治愈效果，此观点与后来国际上胃癌外科手术的发展趋势不谋而合。

林言箴教授审时度势，善于把握学科发展的前沿。随着分子生物学肿瘤免疫学的兴起，他结合国

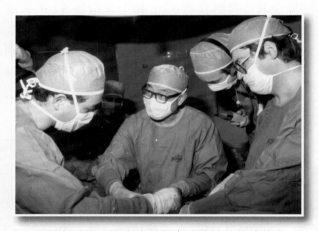

1987 年 5 月，林言箴教授在国外示范胃癌手术

际上胃癌研究的新动向，结合我国实际状况，提出并发表了一系列新观点、新见解，文章一经问世，即引起普遍关注，对推动我国胃癌领域的发展起到了积极的作用。

在傅培彬教授与林言箴教授两位老师奠定的基础下，瑞金医院胃癌团队不但发展壮大，团队始

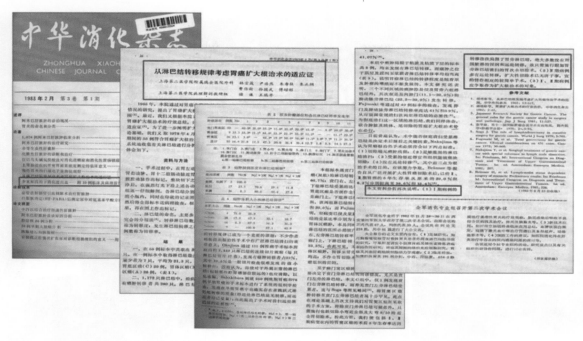

1983 年 2 月林言箴教授在《中华消化杂志》上发表有关胃癌淋巴结转移规律的文章

终追踪国际发展的前沿，与国内各兄弟单位紧密合作，在胃癌的基础与临床研究等诸多领域进行了大量工作，取得了一系列成就，归纳起来如下。

（一）建立了胃癌多学科诊疗（MDT）团队

2005 年起，瑞金医院胃癌团队在全国范围内较早地建立了 MDT 协同诊疗机制，该团队由胃肠外科、肿瘤内科、消化内科、影像诊断科、放疗科、病理科、营养科与中医科等科室的专职正、副主任医师组成，对来自全国的各期胃癌或胃癌术后复发等疑难病例进行集体会诊，制订个体化的诊疗方案，以使患者得到最合理有效治疗为唯一目标，每年从中获益的胃癌患者多达 500 例以上；同时团队中的各专业队伍诊疗水平也得到了明显的提升，如放射团队在张欢教授的带领下对胃癌术前分期的研究就取得了瞩目的成绩。胃癌团队还通过各种形式，将其临床经验、教训和体会与兄弟单位作经常性交流，并在瑞金医院牵头的"长三角胃癌诊疗联盟"平台上，着重向全国近 50 家基层医院示范推广，对提高当地胃癌的诊疗水平提供了帮助。

（二）建立先进的胃癌基础与转化医学研究平台

早在 20 世纪 60 年代初，瑞金医院就成立了外科实验室，并在此基础上，于 90 年代中期成立上海消化外科研究所，始终以胃癌的基础研究为重点；随着研究的深入，到 2010 年，在上海市科委的支持下，通过全市激励竞争，瑞金医院又获得了"上海市胃肿瘤重点实验室"建设任务，由朱正纲教授担任实验室主任；至此，瑞金医院的胃癌基础研究进入了"快车道"，实验室以胃癌的转化医学为主要研究方向，坚持围绕胃癌转移复发机制、病理分子分型、新型肿瘤标志物与解决临床诊疗难点作为主攻目标，实验室现分别有刘炳亚、于颖彦与苏丽萍三位研究员为 PI 的课题组，同时还有一批临床教授为 PI 的临床课题组；迄今，已约 100 余位胃癌专业的博士、硕士研究生在实验室完成了他们的课题研究，取得了丰硕的成果。

（三）注重国内外学术交流与人才培养

瑞金医院胃癌团队始终重视与国内外的学术交流，非常关注国内外的学术前沿与发展。随着改革开放政策的落实，近三十年来胃癌团队的绝大部分成员数百次出访，参加历届 IGCA、JGCA、KINGCA、ASCO、ESMO 等各种国际大型胃癌专题会议，分别担任会议主持或作学术演讲、讨论与壁报展示等；同时也经常邀请国际著名胃癌大家来医院访问交流；此外团队的成员一贯积极参加国内各项胃癌的学术会议与交流，虚心向兄弟单位学

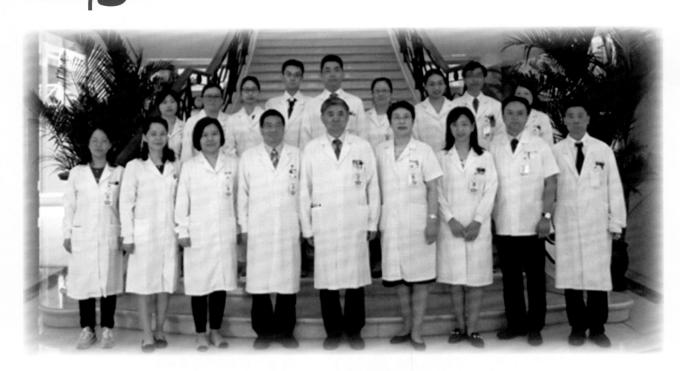

瑞金医院胃癌基础研究团队

习，不但数十次邀请院外专家教授来院讲学指导、举办各级胃癌专题继续教育项目；也无数次访问各地兄弟单位，与广大同行进行深入交流。为了更好地加强学术交流，瑞金医院胃癌团队创建了自己的

品牌会议，其中中韩日腹腔镜胃癌手术联席会议与中国胃肠肿瘤圆桌会议已历经 10 年有余，赢得了历届参会者的一致称赞；特别在新冠肺炎防控关键时刻，瑞金医院胃癌团队克服重重困难，于 2021

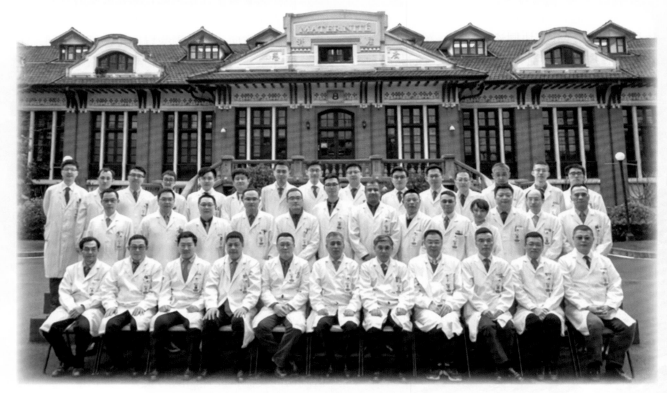

瑞金医院胃癌外科诊疗团队

年10月顺利承办了第16届全国胃癌大会。

瑞金医院胃癌团队还十分重视人才培养，继朱正纲、郑民华、于颖彦等早年完成在国外的学习后，一大批中青年骨干先后被选送至美国、法国、日本、韩国等国著名胃癌中心学习进修，其中刘炳亚、张俊、臧潞、李琛、苏丽萍、严超、冯润华等学成回国后都成为了胃癌团队的核心骨干，先后成为全国胃癌专业委员会副主委、秘书长、常委、委员等，发挥重要的作用。

（四）积极开展临床研究，持续改善诊疗水平

瑞金医院收治的胃癌手术患者已逾1350例/年，加上肿瘤内科收治的非手术胃癌患者，多达2200例以上；在临床实践中，团队成员清醒地认识到医治胃癌必须采取以手术根治为主的综合治疗模式，并力求做到个体化的精准处理。为实现这一目标，利用丰厚的临床资源与先进的实验手段，在传统回顾性研究总结的基础上，必须积极开展前瞻性临床研究，以解决临床上遇到的难点。近十余年来，瑞金医院胃癌团队带头人朱正纲教授与燕敏教授等先后启动了"Dragon"系列临床研究，课题包括对晚期胃癌的转化治疗、针对胃癌腹膜转移的预防与治疗、进展期胃癌围手术期治疗、早期与进展期胃癌合并大网膜切除合理与否等；同时，郑民华教授与臧潞教授发挥腹腔镜手术技术扎实的优势，组织中青年骨

干开展胃癌微创手术技术创新的相关研究；至此，通过这一系列临床研究，瑞金医院胃癌团队在某些领域已接近国际领先水平，诸如对于胃癌腹膜转移的转化治疗疗效已获得国内外同行的高度肯定。

（五）主要成绩汇总

近20年来，瑞金医院每年收治来自全国各地胃癌手术患者人数持续增加，近五年年均1200例左右，连续10年早期胃癌平均占比达26%以上，近5年更达34%左右；早期胃癌均经微创化手术治疗，进展期胃癌微创手术率亦逐年提高，已达到50%以上；对于晚期胃癌的转化治疗也取得较好成绩，如对腹膜转移的晚期胃癌，经过术前新辅助腹腔内联合全身化疗（NIPS）治疗，中位生存期（mOS）达19.3个月；1、2与3年生存率分别达到67.2%、31.3%与14.9%，国内外均属罕见；鉴于此，长期以来瑞金医院胃癌整体临床疗效始终保持在国内领先之列。

在胃癌科研方面，近10年中，瑞金医院胃癌团队连续获得国家"973""863"、科技部、教育部、上海市科委与上海交通大学等一大批胃癌专项资助课题，其中申请获批国家自然科学基金有关胃癌研究课题53项，纵向课题总经费超过5千万元；此外，与企业合作的横向课题经费也逾1千万元，极大地支持了团队的科研与人才培养工作。10年

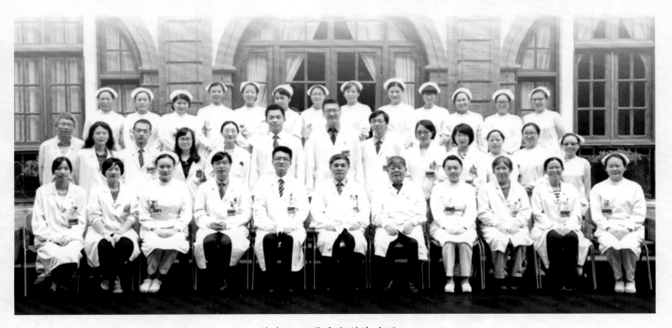

瑞金医院胃癌内科诊疗团队

中，瑞金医院胃癌团队申请获得发明专利或实用新型专利28项，发表胃癌相关研究并被SCI收录的论文计250余篇；发表在国内核心期刊中的述评、专家论谈、原著、综述等更多达500余篇以上。

瑞金医院胃癌团队成员领衔或参加中国临床肿瘤学会（CSCO）、中国抗癌协会胃癌专业委员会（CGCA）、腹膜肿瘤专业委员会等组织的全国胃癌临床诊疗指南、各类临床诊疗专家共识等近30起；团队成员中有15人先后担任国际胃癌协会（IGCA）理事、中国抗癌协会胃癌专业委员会（CGCA）名誉主任委员、主任委员、副主任委员、秘书长、常委、委员与学组正副组长等；团队先后获得国家科学技术进步二、三等奖各1项，上海市科学技术进步一等奖2项，国家科技部、教育部、卫健委（中华医学会）、上海市政府、中国抗癌协会等科学技术进步二、三等奖15项；为我国的胃癌防治事业做出了应有的贡献。

目前以瑞金医院终身教授朱正纲为带头人的瑞金医院胃癌团队已成为了一支凝聚力强大，学科及专业人才齐全，基础与临床研究并重，能从容诊治各期、各类以及各种疑难胃癌的专业队伍；并将在既往工作的基础上，加强与国内外的合作与交流，虚心学习兄弟单位的优秀经验，一切以患者为中心，努力工作、积极进取，争取取得更加优异的成绩。

（燕敏　朱正伦　朱正纲）

北京大学肿瘤医院

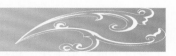

北京大学肿瘤医院（北京肿瘤医院、北京大学临床肿瘤学院、北京市肿瘤防治研究所）始建于1976年，是由原北京医学院附属第一医院（简称"北大医院"）肿瘤科发展而来。1969年，根据周恩来总理"加强恶性肿瘤防治研究工作"的指示精神，北京医学院决定在北大医院大外科下设立肿瘤科；肿瘤科建立后，积极开展肿瘤临床与科研工作，受到北京市政府的关注和重视，决定在北大医院肿瘤科的基础上，筹建北京市肿瘤防治研究所（简称"肿瘤所"）；1976年，肿瘤所正式建立；1991年，成为北京医科大学临床肿瘤学院；1995年，在肿瘤所的基础上创建北京肿瘤医院，成为集医、教、研于一体，预防、治疗、康复相结合的肿瘤防治中心；1997年，医院被确认为三级甲等肿瘤专科医院；2011年，医院正式启用"北京大学肿瘤医院"的名称。

白手起家，团队初建。北京大学肿瘤医院胃癌学科建设起始于建所初期。1972年，北京市批准建立肿瘤所之时，明确提出"以消化道肿瘤研究为重点，加强基础理论研究，与临床科研紧密结合"的学科发展方向。1974—1976年筹建期间，肿瘤所开展了深入基层厂矿、农村的肿瘤普查普治、胃癌早期诊断研究等基础性工作；1976年肿瘤所建成，先后建立免疫学、细胞生物学、病因学（张汝皺）、流行病学（游伟程）、生化（刘培楠、邓国仁、董志伟）、遗传、病理（阚秀、李吉友）、同位素共8个研究室；成立了肿瘤外科（床位50张）、内科（床位30张）、放疗科（床位15张）等临床科室；外科下设腹部外科组（徐光炜、黄信孚等），内科设胃癌专业组（王余泰）及胃病研究室（金懋林）；初步形成以胃癌研究为中心，基础研究与临床诊治相结合的胃癌防治团队。

1976年，肿瘤所建立后，组织各基础研究室及临床专家以胃癌研究为中心，历时半年，编辑出版了较全面的胃癌文献综述资料，以"胃癌综述专辑"形式在《北京市肿瘤防治研究资料（1977）》正式刊出。该综述资料在1978年4月于北京召开

的"全国胃癌协作组第一次会议"上进行交流，受到广泛肯定，成为肿瘤所胃癌研究工作的重要基础，并进一步确立了肿瘤所以胃癌研究为重点的学科发展方向。在全国胃癌协作组第一次会议上，肿瘤所正式成为全国胃癌协作组组长单位，在服务于全国胃癌防治研究工作的同时，自身胃癌学科及团队建设亦得到快速成长和发展，在胃癌基础理论研究、病因学研究、高发现场研究、外科手术治疗、综合治疗等领域均有创新与领先的成绩。自1976年至2000年，胃癌团队先后承担国家"六五""七五""八五""九五""863""国自然"等重要攻关课题及中美合作课题，获得国家级和省部级科技成果奖24项，其中"人胃癌癌基因的克隆和癌基因探针临床应用研究（胃癌转化基因的克隆分离）"获得1986年度国家科技进步三等奖；"胃癌高发现场研究和提高胃癌疗效的研究"获得1999年国家科技进步二等奖。

接力引领，开创新篇。1995年，为进一步拓展医院发展空间，经北京市政府批准，建立北京肿瘤医院，肿瘤所整体搬迁至现址。新院的建立为医院基础研究和临床诊疗以及各支撑学科建设提供了更广阔的发展平台。1998、1999年，季加孚、沈琳先后成为胃癌学科新一代领头人，在前辈工作的基础上，历经二十余年的发展，在胃癌多学科团队建设、临床研究、推广规范、引领学科发展等方面均取得了突出成就。

1996年，医院创新性地在国内较早地建立了标本库（生物样本库）。此后，在季加孚教授的领导下，创建胃癌生物资源信息库，通过转化研究突破个体化治疗瓶颈；建立国内首个胃癌样本资源库，现存21.6万例具有长期随访信息的样本。资源库支撑重大研究118项，并促进了胃癌研究的国际化。建立多组学大数据可视化分析平台和家族遗传性肿瘤基因突变数据库，填补了大数据和终端用户之间的鸿沟。随着胃癌治疗进入精准医学和免疫治疗时代，团队依托生物样本库，积极推动学科交叉合作，通过系列研究，打破学科藩篱，探索胃癌

精准诊疗新手段。

建立与推广胃癌综合诊疗体系。针对我国胃癌人群以进展期为主体，治疗难、预后差的挑战，创新根治手术及围手术期治疗模式，引领胃癌诊疗精准化、智能化的转型升级，显著改善了胃癌手术安全和患者预后；创建胃癌模块化手术与微创研究，有效提升手术安全性；率先提出"以关键血管为解剖标志、以血管外膜为平面"的核心理念，建立规范化 D2 淋巴结清扫的"北肿模块"，形成保脾淋巴结清扫、间置空肠代胃重建等系列关键技术，并主持制定相关手术规范。

积极开拓多学科综合诊疗模式。2002 年，医院首次引入"多学科综合诊疗理念"，开始探索胃肠肿瘤 MDT 模式；2007 年，以季加孚教授为首席专家成立胃癌单病种协作组；2009 年，建立院级消化肿瘤 MDT，进一步推动了胃癌多学科诊疗工作的规范开展和制度化建设；2018 年，医院成为国家卫健委首批消化系统肿瘤 MDT 试点单位。团队总结 MDT 多年实践经验，积极向区域和全国推广，相关工作获得国家卫健委的肯定，并由沈琳教授牵头负责全国胃癌 MDT 规范化推广工作。

推进临床协作研究。2006 年，作为中国区负责人，由季加孚教授牵头，联合国内 10 个中心启动亚洲首个胃癌国际合作临床研究项目 CLASSIC；2012 年，首次实行临床研究双 PI，由季加孚教授、沈琳教授牵头，国内 26 家中心共同启动国际首项术前化疗 III 期 RESOLVE 临床研究；2019 年，完成全球首个胃癌化疗后腹腔镜手术的随机对照研究。团队先后牵头多项全国多中心胃癌临床研究，部分研究成果被纳入国际、国内重要临床指南，有力地推进了我国胃癌临床诊疗工作的规范发展和不断进步。在参与和组织多中心临床协作研究的过程中，团队自身也获得了锻炼，科学研究水平、临床研究能力、组织协调能力均有提升；同时与各协作单位建立学术友谊，增进彼此了解、共同成长进步，促成长期友好合作平台建设。

坚守研究阵地，成果惠及全球。在临床研究团队不断取得进步的同时，流行病学团队的研究工作也取得重要进展。2014 年，WHO 国际癌症研究所（IARC）发布了关于《根除幽门螺杆菌感染预防癌症策略》的报告，游伟程教授率领的团队在我国胃癌高发区山东临朐长达 30 年的研究成果和两项根除幽门螺杆菌的重要干预实验结果为该报告提供了关键性证据，成为世界各国胃癌预防策略的指南和科学依据。独具中国特色的胃癌高发现场研究成果为世界胃癌防治工作做出重要贡献，极大地提升了中国在国际胃癌研究领域的学术地位和影响力。回顾胃癌高发现场近四十年的研究历程，自始至终保持科学严谨的工作方法和治学态度；政府、国内外基金、课题的长期支持；团队的通力合作，不畏艰难，甘于寂寞，执着追求，对研究阵地的长期坚守；所有这些都成为山东临朐胃癌高发现场研究可持续发展并取得阶段性成果的关键。这一研究成果是对团队前期工作的肯定和鼓励，更是对未来研究工作的激励和鞭策。

1976—2021，历经四十五年的积淀和成长，北京大学肿瘤医院胃癌防治团队伴随着我国胃癌防治事业的起步和发展，始终坚持基础研究与临床诊疗携手前行，在前辈们打下的坚实基础下，不断传承和发展，逐步形成以胃癌防治研究为中心，以高质量临床研究为引领，以规范化手术和多学科综合诊疗为特色，基础研究、转化研究、临床研究、临床诊疗密切结合的多学科团队。团队目前主要涵盖胃肠肿瘤中心、消化肿瘤内科、内镜中心、影像科、病理科、放疗科、生物样本库、胃肠肿瘤转化研究实验室、家族遗传性肿瘤中心、流行病学研究等专业科室；学科布局合理、优势突出、特色鲜明，是我国胃癌研究领域综合实力较强的团队。近年来，团队以胃癌综合治疗关键技术体系以及全周期生物样本资源平台的建设与转化为研究重点，主持和参与消化道肿瘤临床及基础科研项目 60 余项，先后承担国家"十一五""十二五"支撑计划、国家"863"项目、国家自然科学基金区域联合重点项目等多项重大课题研究。"胃癌综合防治体系关键技术的创建及其应用"于 2017 年获得国家科技进步二等奖。团队先后在 *Science*，*Cell*，*JAMA*，*Lancet*，*Lancet Oncology* 等国际高影响力期刊发表论文 200 余篇；主持制定指南、规范及共识 18 部，主编专著 6 部，获得发明专利 3 项；成为我国胃癌防治战线上一支重要力量。

2017 年，北京大学肿瘤医院胃癌防治团队成为科技部认定的"国家级国际联合研究中心"（以

"北大医学部"为依托单位），团队以此为契机，着力推进转化研究及临床研究，以建设"国际一流胃癌防治中心"为目标，进一步加强与国际、国内各相关单位的合作，携手全国各兄弟单位和医疗中心，为实现《"健康中国 2030"规划纲要》提出的癌症防控目标和任务而共同努力，为全球胃癌防治工作贡献更多中国经验和智慧。

附：胃肠肿瘤中心发展历程及沿革

胃肠肿瘤中心是由建所之初的肿瘤外科发展而来的。1976 年肿瘤所成立后，在肿瘤外科中设腹部肿瘤专业组，徐光炜、黄信孚医师主持胃肠肿瘤外科的工作；1996 年 6 月，外科一病区在新院成立，隶属于肿瘤外科，徐光炜教授担任病区主任，

科室共有 19 张床位；1998 年，季加孚教授接任病区主任；2005 年 12 月，外科一病区搬迁至医院东侧新外科楼，共有 33 张床位，更名为胃肠外科一病区，由季加孚教授担任主任；2008 年 12 月，胃肠外科一病区更名为胃肠外一科；2010 年 3 月，胃肠外一科更名为胃肠肿瘤外科；2015 年 5 月，医院成立胃肠肿瘤中心，包括四个病区，共设有开放床位 122 张，季加孚教授担任胃肠肿瘤中心主任，李子禹、步召德、武爱文、苏向前教授分别担任胃肠肿瘤中心一病区、二病区、三病区及四病区主任。2021 年 9 月，胃肠肿瘤中心四个病区整体搬迁至医院西侧新外科楼，设有开放床位共计 126 张。目前，胃肠肿瘤中心在职医护人员及专业研究人员 150 余人，年均门诊 16 000 余人次，年均胃癌手术例数 1300 余台。

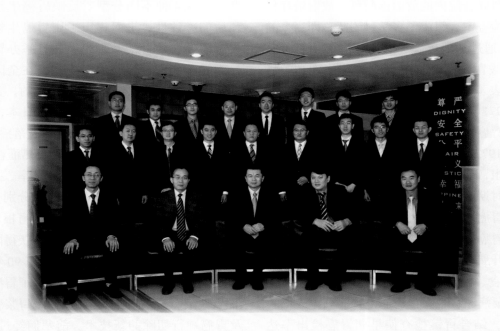

（季鑫　於卉　李子禹）

中国医科大学附属第一医院

中国医科大学附属第一医院肿瘤外科（肿瘤科），由张文范教授等始建于 1958 年 10 月，建科伊始仅 3 名医生，7 名护士，20 张病床，主要收治胃肠、头颈、乳腺肿瘤等手术病种。1962 年在国家调整、巩固、充实、提高方针的指导下，科室将当时乃至上个世纪发病率与死亡率居于首位的胃癌防治研究作为主攻方向。为全面提升胃癌临床外科与基础病理的整体水平，引进了从事病理专业的张荫昌教授，成立了肿瘤外科旗下的胃癌专业病理实验室（后来的胃癌研究室），直至目前，仍为国内首家拥有独立病理室的临床科室。20 世纪 70 年代初，肿瘤外科联合院内的放射诊断科、放射治疗科和临床细胞检查室，组成了多学科团队，即当今的 MDT 团队。通过基础与临床相结合，多学科协作，张荫昌、陈峻青教授于 1964 年在中华病理和中华肿瘤杂志发表《756 例胃癌临床病理特点及外科治疗策略》。1971 年正式组建了以肿瘤外科为核心的沈阳医学院胃癌防治协作组，使多学科协作制度化与规范化。1972 年由张文范教授牵头成立了辽宁省胃癌协作组，率先开展了胃癌"三早"研究。在没有胃镜的时期，通过胃脱落细胞学检查报告了我国首例早期胃癌。随着胃镜技术的引进，建立了辽宁庄河地区胃癌高发现场，承担了六五—七五国家攻关项目，开展了胃癌 I、II 级预防研究，确立高亚硝酸盐饮食、幽门螺杆菌（HP）感染是当地胃癌高发的主要病因，胃蛋白酶原是胃癌高危人群的血清学指标，结合胃镜检查使早期胃癌检出率达 42%，接近国际先进水平。随着早期胃癌检出率增加，张荫昌与张文范教授将临床与病理研究密切结合，首次提出早期胃癌的特殊类型，即微小型、多发型、浅表广泛型，及其临床病理特点和外科治疗策略。张荫昌教授基于胃癌的组织发生学，首次提出胃黏膜肠上皮化生分型，即完全性小肠型、不完全性大肠型，并证明后者与胃癌发生关系密切。相继将胃黏膜不典型增生称为癌前病变，划分为 4 种类型，并证明了不同类型与胃癌的发生风险，1994 年在德国 Springer 出版了 *Precancerous Conditions and Lesion of Stomach* 专著，是迄今国内外关于胃癌前病变唯一系统、完整并拥有自主知识产权的组织病理学分型方案。1979 年张文范教授从日本率先引进了以淋巴结分组、分站清扫为代表的胃癌根治术（D2）和扩大根治术（D3）。经过 5 年时间，通过编制发行影像教材，举办 24 期覆盖全国 30 个省市的胃癌外科治疗学习班和进修班，开创了我国胃癌根治手术的先河。20 世纪 80 年代初，陈峻青与张荫昌教授联合开展了胃癌生物学行为的病理与临床研究，系统进行了进展期胃癌生长方式分型、大体分型、转移淋巴结分型和浆膜分型，发现 4 种不同分型对反映胃癌生物学行为及预后的一致性，进而提出了用胃癌生物学分型指导合理外科治疗的新理论。通过举办胃癌生物学行为学习班和会议交流等方式，在全国推广应用近 20 年，常言道是金子总会发光的，直至今日仍不过时。1982 年，陈峻青教授与日本古贺成昌教授合作，依据浆膜分型联合腹腔脱落癌细胞检测，率先开展了胃癌术中腹腔低渗温热灌注疗法，有效地降低了胃癌根治术后腹膜转移率，并在全国广泛推广应用。张文范与陈峻青教授分别于 1981 年、1998 年发表了《胃癌》和《胃肠癌根治手术学》专著。其规范化诊疗的理论与实践获得同行专家的赞誉并影响了几代人。进入 20 世纪 90 年代，科室在王舒宝教授的带领下，深入开展了胃癌示踪导向淋巴结清除术，研制了生物胶封闭胃浆膜等新方法及胃癌顺行切除的新技术。前辈们经过 30 余年的不懈努力，使胃癌根治手术后 5 年生存率由 1964 年的 19.6% 上升至 20 世纪 90 年代末的 63.8%，居国内领先水平。2000 年，"胃癌三早与胃癌现代外科治疗的研究"荣获国家科技进步二等奖，也是我国胃癌领域的最高奖。

学科发展离不开传承，前辈们对胃癌防治事业专心、专注、钻研及持之以恒百折不回，积累了高质量的临床病理资料，为后来者留下了宝贵的精神与物质财富。进入新世纪，徐惠绵教授作为承上启下的学科带头人，率领以王振宁教授为代表的中青

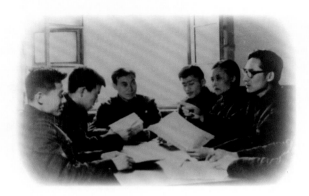

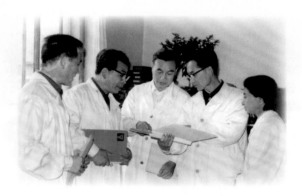

20世纪70年代初，组成了放射诊断、放射治疗、临床细胞检验、病理和外科多学科诊疗（MDT）模式，并定期开展病例讨论

张荫昌、张文范、张景荣、陈峻青、张佩范教授在讨论胃癌病例时留影（20世纪60年代）

年团队，重新确立了以科研为先导、医疗为基础、临床问题为导向、基础临床相结合与多学科协作为途径、人才梯队发展为重点，建设医教研为一体研究型临床科室的整体发展策略。首先建立了近万例完整的临床病理资料数据库，随访率达96%，充分发掘中青年骨干潜力，相继发表近百篇学术论文，其中在国际著名杂志发表SCI论文60余篇，论文数量的集中爆发，在国内学术界以及校院内产生了较大反响。其次与校内外前沿学科建立稳定的协作关系，以导师和研究生为主体开展了系列的基础与临床转化研究，2008—2020年，获得"863""973"及科技部重大专项4项，国家自然科学基金45项，其中2012年斩获6项，共发表学术论文500余篇，其中SCI收录论文近400篇，2006年"胃癌及癌前病变分子病理学机制与临床应用研究"再次荣获国家科技进步二等奖，"胃癌转移规律及亚临床转移诊治的系列研究""胃肠癌综合防治关键技术的创新与应用""优化胃肠癌临床及分子分期指导

规范化治疗的研究""胃癌亚临床转移早诊与阻断精准治疗的研究"相继荣获中国抗癌协会和辽宁省科技进步一等奖5项。近年来，陆续选派中青年骨干到广州、福建进修腹腔镜、机器人等胃肠癌微创手术技术，同时参与前瞻性多中心临床研究。目前，科室的病床数已由建科初期的20张扩大到160张，每年收治胃癌千例以上，腹腔镜、机器人手术比例逐年增加，现已达40%以上。临床与科研的快速发展，加速了团队建设的步伐，40多年来科室培养了大批硕博士研究生，其中徐惠绵教授培养研究生达171人次，不但使科室中青年医生实现博士化，重要的是助力了科室发展。科室中青年医生中因业绩突出破格晋升正副高职称7人，其中2013年全校破格晋级的11人中，肿瘤外科占4人。2014—2020年，王振宁教授入选教育部长江学者特聘教授和国家青年领军人才，孙哲、宋永喜教授获教育部新世纪优秀人才和青年长江学者特聘教授等国家级高层次人才称号。徐惠绵教授、王振

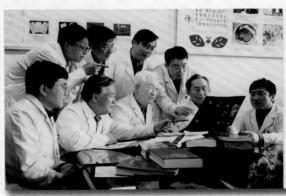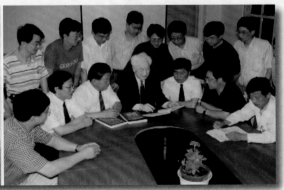

肿瘤外科几代人在张文范、陈峻青、王舒宝、徐惠绵、王振宁的带领下开展经常性的临床病例讨论与临床研究汇报

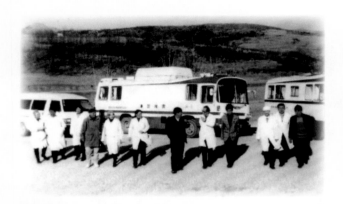

张荫昌教授与袁媛在庄河"中国医科大学胃癌防治研究中心"乡间普查中的现场

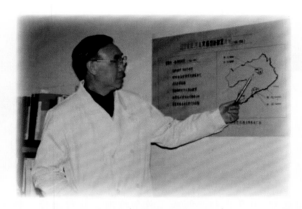

20世纪70年代末期，在辽宁庄河胃癌高发现场开展了大规模的胃癌病因学调查与早筛早诊工作

宁教授先后当选中华医学会肿瘤学分会和中国抗癌协会胃癌专业委员会主任委员和副主任委员，在国内学术界产生重要影响。科室1996年被国务院授予二级学科博士点，2019年获批博士后流动站、普通外科国家重点学科的主体科室、国家卫计委临床重点专科、教育部胃肠肿瘤精准治疗重点实验室、辽宁省重点学科和胃癌分子病理重点实验室。综上，进入新世纪以来，科室在学术氛围、科研成果与转化、临床新技术引进及开展、团队建设、人才称号与学术地位等方面均得到了跨越式发展，实现了在传承中创新，在团结协作中发展的良好局面，呈现了医教研为一体临床研究型科室的雏形。

肿瘤外科60年来的发展经验证明，学科和事

进入新世纪以来，徐惠绵教授带领以王振宁教授为首的中青年团队，开展了一系列的以大数据为基础的胃癌真实世界研究和基础与临床转化研究

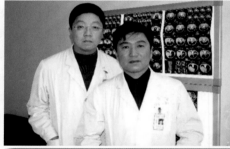
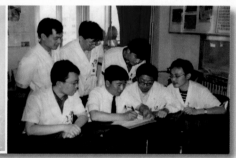

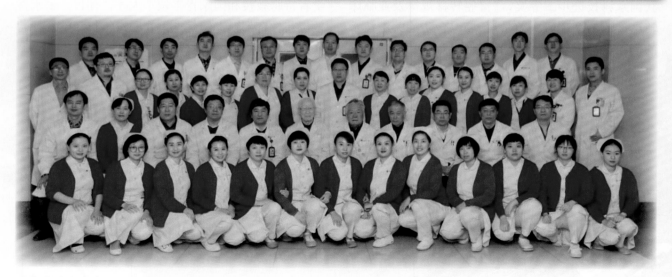

肿瘤外科老中青医护人员合影（2017年）

业发展的理念是灵魂，传承是底蕴，协作是途径，人才是根本，带头人是关键，团结和谐是保障，在张文范、陈峻青、王舒宝、徐惠绵、王振宁5位学科和学术带头人的引领下，坚定胃癌为主攻方向，坚持以"和谐、求真、务实、进取"为科训，不断向国内外优秀团队学习、找差距，在不断调整、巩固、充实提高中推进科室的持续性发展，为我国胃癌防治事业做出了重大贡献。目前，以王振宁教授为带头人的中青年团队，向以新技术为载体的精准外科治疗和以分子为导向的围手术期精准治疗为目标，继续开拓进取、砥砺前行，开创更美好的未来，谱写更辉煌的篇章。

（徐惠绵）

天津医科大学肿瘤医院

天津医科大学肿瘤医院胃部肿瘤科是由天津市肿瘤医院（天津医科大学肿瘤医院）腹部肿瘤科因学科发展趋势所需，于2004年独立于其他腹部肿瘤亚专业学科建立起来的，也是天津市肿瘤医院最早建立的外科科室之一。天津医科大学肿瘤医院腹部肿瘤科由中国抗癌协会首任理事长张天泽教授担任第一任科主任，随后由王殿昌教授担任第二任科主任。2004年，因学科亚专业化发展而进一步分为胃部肿瘤科和结直肠肿瘤科，专业化的细分大大促进临床亚学科的快速发展。梁寒教授随即担任胃部肿瘤科科主任至今。

天津医科大学肿瘤医院在胃癌外科学术方面的突出发展离不开由时任院长郝希山院士主持的全胃切除后消化道功能性重建的研究，在当时牢牢占据我国胃癌外科领域的一席之地，该研究成果于2001年获得国家科技进步二等奖。在随后近20年的发展历程中，在郝希山院士和王殿昌教授的指导下，梁寒教授带领着胃部肿瘤科全体医护人员继往开来，在胃癌的规范化外科治疗、围手术期腹腔化疗、腹腔热灌注化疗、消化道重建以及保留功能等方面取得了长足的进步，得到了国内外同行的高度认可。其中，与北京大学肿瘤医院等单位合作"胃癌综合防治体系关键技术的创建及其应用"项目获得2017年中华人民共和国国家科技进步二等奖。

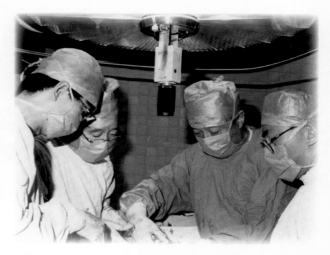
1988年梁寒医师与王殿昌主任、郝希山院长手术过程中

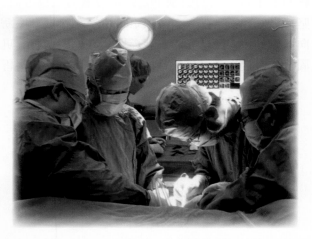
2006年梁寒主任、王殿昌主任、张汝鹏主任与郝希山院长在手术中

自2004年胃部肿瘤科成立以后，郝希山院士和王殿昌教授作为学术顾问对科内临床工作直接指导，科主任梁寒教授带领全科同仁，从胃癌的规范化诊治作为学科基本建设入手，在2年时间内基本实现了全科主诊组胃癌手术的规范化操作。同时，强调合理的胃癌淋巴结清扫范围和术后胃癌标本淋巴结体外分拣，在保证根治质量的前提下，提高了手术的精准性和安全性，也使得术后病理TNM分期更为准确。2006年CLASSIC国际多中心胃癌治疗的随机对照临床研究项目启动，作为全国入选的"TOP 10"医疗中心之一，梁寒教授以分中心PI身份参加了在北京大学肿瘤医院举办的中国研究者会。会议期间，由梁寒教授主刀完成的规范化胃癌根治术的手术视频受到CLASSIC项目总PI、时任国际胃癌学会主席Noh教授的高度赞赏。至此，标志着天津医科大学肿瘤医院胃部肿瘤科正式加入了国内胃癌学术圈。

从2004年胃部肿瘤独立建科，至2010年短短的6年时间，胃部肿瘤科的全体医护人员励精图治，在胃癌的临床及研究方面实现了弯道超车，成功跻身国内胃癌诊治的第一方队。2012年3月成功举办第一届中日韩胃癌天津高峰论坛，邀请到了国际胃癌学会主席韩国延世大学Noh教授和日本胃癌学会主席暨东京癌研会有明医院副院长佐野武教授以及国内胃癌知名教授共30余人莅临作大会演讲。此后，胃部肿瘤科每两年举办一届中日韩胃癌天津高峰论坛，每一年举办一届天津胃癌峰会。2018年12月在广州举行的中国抗癌协会第五届胃癌专业委员会成立大会上，梁寒教授当选为候任主任委员，至此天津医科大学肿瘤医院胃癌学科在国内确立了领先地位。2019年5月在沈阳召开的第14届全国胃癌大会上，郝希山院士获得了中国胃癌防治终生成就奖，这也是对天津医科大学肿瘤医院胃癌诊治团队的褒奖。

2004年胃部肿瘤科建科伊始，面临的压力、机遇与挑战并存：国内胃癌外科比较突出的中心林立。天津医科大学肿瘤医院在胃癌外科方面缺乏整体优势。胃癌专科化独立建科为我们提供了发展的平台和空间。郝希山院长直接领导科内工作，王殿昌主任为学术顾问。当时科里全体人员达成共识：以胃癌的外科及综合治疗为主，重点放在规范胃癌标准手术及扩大淋巴结清扫术。淋巴结清扫应该按照指南分组进行，术后胃切除标本应该由术者或参加手术的下级医生进行体外分组，这样才能获得更准确的淋巴结转移情况的病理数据。另一项重点工作是局部进展期胃癌的腹腔缓释化疗及热灌注化疗。梁寒教授主持的项目"热疗及化疗前后大肠癌细胞黏附分子表达和细胞凋亡的研究"获得2004年度天津市科技进步三等奖。梁寒教授的研究生总结了814例胃癌患者的预后因素分析于2006年发表于《中国肿瘤临床》，该组病例接受D2的比例仅为19.6%，患者总体5年生存率为40.05%，接受D2手术患者的5年生存率为55.6%，接受D1手术患者5年生存率为43.5%；也客观反映了胃部肿瘤科建科以前天津医科大学肿瘤医院胃癌治疗状况。

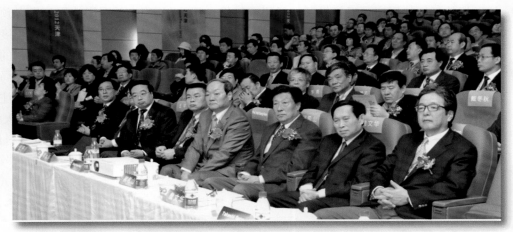

2012年第一届中日韩胃癌天津高峰论坛：日本的佐野武教授、詹文华教授、郝希山院士、韩国Sun Hoon Noh教授、季加孚教授、王鹏志教授、李勇教授、梁晓波教授、孙益红教授、所剑教授、戴冬秋教授、余佩武教授等前排就座

经过全科医生2年的努力，极大提高了局部进展期胃癌D2手术率。2006年4月由当时的国际胃癌协会主席、韩国延世大学Noh教授牵头的CLASSIC研究"局部进展期胃癌D2术后辅助化疗的国际多中心随机对照研究"中国研究者研讨会在北京大学肿瘤医院举办，会议邀请了国内10个中心的PI参会。该研究总PI、韩国延世大学Noh教授审查了国内10家中心胃癌根治术的手术录像。茶歇期间，Noh教授对梁寒教授报告的胃癌D2根治术录像给予高度评价，认为已经达到了日本同行的水平。在后续的研究中，胃部肿瘤科入组病例数位居国内10个中心第二。CLASSIC研究中国亚组的研究结果于2014年发表于《中华胃肠外科杂志》：患者均采取了标准D2手术，平均淋巴结检出数28枚。这也代表了当时国内胃癌根治手术的最高水平。

从2004年建科至2010年的6年间，通过胃部肿瘤科全体医护人员的共同努力，专科治疗工作量获得了显著的提高。2006年天津市肿瘤医院胃部肿瘤科病区所在的住院部A楼（1987年建成后投入使用）进行了扩建和装修，病区的床位数由原来的41张增加到69张，为进一步加强胃癌专科化诊疗提供了硬件保障。随着病区医护人员队伍的扩大和床位数的增加，胃部肿瘤科年均胃癌手术量由原来的300例增加到700例左右。胃癌专科化诊疗建设初见成效。在此期间，全科医师继续深化实施胃癌的标准和扩大根治手术，强化手术标本的淋巴结体外分拣操作，整体提高了胃癌根治手术的质控。邓靖宇主任医师在此阶段总结分析了天津医科大

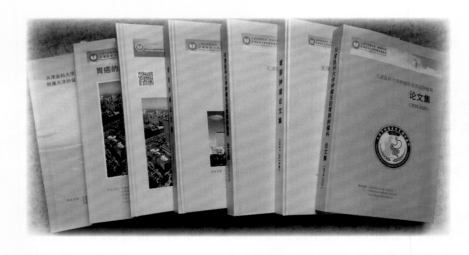

2004—2020 年胃部肿瘤科累计发表论文 450 篇,其中 SCI 论文 130 篇。2011—2020 年发表 SCI 收录论文 110 篇,累计影响因子 399.2。已经出版论文集 7 部

学肿瘤医院既往多年胃癌根治术后患者病理资料和随访数据,以胃癌淋巴结转移为研究重点,对胃癌淋巴结转移患者的预后特点、AJCC 胃癌 TNM 分期修正、淋巴结转移率评估预后客观评价以及淋巴结送检数目评估胃癌预后等做了大量研究工作,并撰写多篇 SCI 论文发表在 *Ann Surg Oncol*、*J Surg Oncol* 和 *EJSO* 等杂志上。

胃癌学科在胃癌外科及综合治疗方面取得了一定成绩,逐步在国内学术领域取得了应有的地位,也被国内同行所认可。2010 年 5 月中国抗癌协会第 4 届胃癌专业委员会成立大会上,北京大学肿瘤医院季加孚教授当选为主任委员,梁寒教授当选为副主任委员。回首 2004 年胃部肿瘤科成立至 2010 年这 6 年时间内,胃部肿瘤科顺利完成了学科的基础建设,规范了局部进展期胃癌的标准根治手术操作流程,并对影响胃癌患者预后的主要因素,特别是淋巴结转移状态和转移程度的合理分期、淋巴结转移率对预测患者预后评估的意义、淋巴结外软组织转移对患者预后的影响、局部进展期胃癌根治术后腹腔缓释化疗和腹腔热灌注化疗、全胃切除术后消化道重建等进行了比较深入的研究,为之后 10 年的进一步深入发展、确立学科优势奠定了坚实的基础。

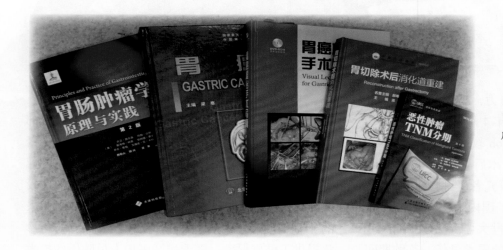

胃部肿瘤科作为主编或主译出版的部分著作和译著

2011—2020 年是胃部肿瘤科学科厚积薄发、确立学科优势的 10 年。在郝希山院士的指导和梁寒教授的领导下,胃部肿瘤科在人才培养、学科建设、临床医疗、教学科研等方面取得历史性重大突破。学科带头人梁寒教授带领全科医护人员在胃癌的规范化淋巴结清扫、扩大淋巴结清扫、腹腔热灌注化疗、根治性胃切除术后消化道重建、局部进展期胃癌的新辅助化疗、Ⅳ期胃癌的转化治疗等方面做了大量工作,得到国内外胃癌外科同道的肯定。在梁寒教授的指导下,邓靖宇主任带领全科博硕士研究生和青年医师在胃癌的临床和基础研究方面取得了长足的进步:包括胃癌根治术后淋

巴结送检数目提高患者预后评估的准确性、阴性淋巴结送检数目在评估患者预后中的临床意义和优势，以及局部进展期胃癌淋巴结转移相关因子的临床和基础研究等方面取得了一批科研成果。胃部肿瘤科已经主办了 4 届中日韩胃癌天津高峰论坛和 9 届天津胃癌峰会。作为中国抗癌协会胃癌专业委员会第一批胃癌规范诊疗培训基地，还举办了 27 期"胃癌规范化诊治高级培训班"。作为牵头单位，天津医科大学肿瘤医院胃部肿瘤科已经主持了 4 项全国多中心临床研究，主持或参与国家及省部级科研项目 10 余项，并主持编写全国行业专家共识 4 项。这期间，胃部肿瘤科累计发表学术论文 302 篇，其中 SCI 收录论文 110 篇，出版胃癌专著 3 部，译著 2 部，并参与国际英文专著编写 2 部。

此外，胃部肿瘤科还获得国家科技进步二等奖 1 项、中华医学会科技进步一等奖等 9 个省部级科技进步奖项。作为编写组成员，参编国家卫计委《消化道恶性肿瘤合理用药指南》（2017 版）、《消化系统肿瘤合理用药指南》2020 版。2013 年受国际胃癌学会"第 8 版 UICC 胃癌 TNM 分期项目"PI（日本东京癌研会有明医院佐野武教授）的邀请，作为国内仅有的三个病例资料纳入中心之一（另两个中心分别是北京大学肿瘤医院及上海交通大学医学院附属瑞金医院），天津医科大学肿瘤医院共有 240 例含完整随访数据的胃癌根治术后病例资料加入到该研究项目中。随后，在 2016 年出版的第 8 版 UICC/AJCC 胃癌 TNM 分期中，第一次包含了中国天津的数据。

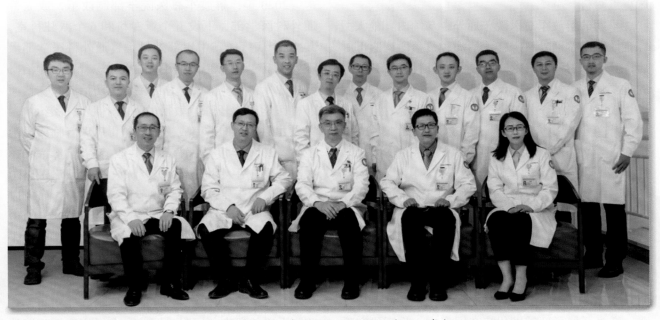

胃部肿瘤科"津医胃"医师团队（2020 年）

2021 年 10 月在上海召开的第 16 届全国胃癌大会暨第 5 届胃癌专业委员会换届会议上我科成为第 6 届胃癌专业委员会主任委员单位，中国抗癌协会胃癌专业委员会在徐光炜、朱正纲、季加孚和徐惠绵教授的领导下走过 40 年光辉历程，特别是近 10 余年，我们紧跟国际医学发展前沿，以日韩为师，从跟跑到并跑，我国胃癌诊治水平已经达到国际先进水平，也获得了国际同行的认可。天津医科大学肿瘤医院胃癌团队将和全国同道一起，在胃癌的规范化诊疗、临床研究、继续教育等方面做出努力，为"健康中国 2030"远景贡献力量。

（梁寒）

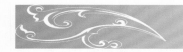

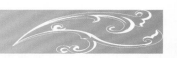

中国人民解放军总医院

解放军总医院胃癌防治团队的建设起源于总医院建院伊始。伴随着总医院发展的 68 年历程，解放军总医院胃癌防治团队在陆惟善、顾倬云、蒋彦永、宋少柏教授等一代代著名医学专家的传承与引领下不断发展壮大。1981 年被批准为国内首批硕士学位授予点，1994 年被批准为国家医学博士学位授予点，1996 年被批准为临床医学博士后流动站，1998 年成立解放军总医院普通外科研究所，2005 年被批准成为全军普通外科专科中心，2008 年评为国家重点学科（培育），2013 年成为国家临床重点专科。

早期的解放军总医院普通外科与国内其他大型综合性医院普通外科一样诊治病种覆盖所有腹部肿瘤，其中，胃癌的治疗一直是普通外科诊治和研究的重要病种。20 世纪 80 年代，老一辈专家就开展了胃癌淋巴引流、前哨淋巴结同位素示踪、胃癌术中放疗等创新研究，并在国际会议上交流。20 世纪 90 年代，开展了腹腔镜肠癌、胃癌的临床探索性实践，以及相关的基础研究，尤其在胃癌侵袭、转移、血管生成、胃癌原代细胞、胃癌干细胞研究方面形成系列，在该领域前后获得国家自然基金 10 个课题的资助。团队于 2000 年初在国际上首次发表了 PET 在胃癌诊断、分期、治疗决策中的应用研究，并被国际 NCCN 胃癌指南引为重要证据。团队于 2005 年开始将新辅助治疗引入胃癌临床实践，牵头开展了新辅助化疗全国多中心临床研究系列（RESONANCE 研究，NCT01583361），评价了胃癌 SOX 新辅助化疗方案的安全性和有效性，中期研究结果被邀请在 ASCO-GI 做大会发言。同时开展了多中心、前瞻性胃癌肝转移 RCT 临床研究，并与大样本回顾性队列研究结合，探索胃癌肝转移治疗策略，于 2017 年牵头全国 30 余家单位制定了国际首部《胃癌肝转移诊断与综合治疗中国专家共识》。胃癌微创外科治疗是团队的重要特色之一。我们于 2000 年初在国内率先报道了腹腔镜胃癌根治术实践及研究，研究论文获评"中华医学会十年百篇优秀论文"。胃癌微创外科治疗技术创新获军

队医疗成果一等奖。2010 年在国内率先开展了机器人胃癌根治术，与国内兄弟中心共同牵头制定了我国首部《机器人胃癌手术专家共识》；2016 年牵头全国 20 余家单位制定了《中国胃癌多学科综合治疗协作组（MDT）诊疗模式专家共识》；2022 年 1 月，团队完成了国际首例单通道机器人（SP）根治性全胃切除术。团队建立了智能化的 23 211 例胃癌专病数据库和获国际认证的生物样本库，实现了临床信息与随访信息之间的有机整合和一键式统计分析功能。

2020 年，解放军总医院学部制改革，成立普通外科医学部，下设五个亚专科和 6 个派驻科室，共 20 个病区，其中胃部外科是普通外科医学部最重要的亚专科，胃部外科的成立标志着胃癌诊治研究更加专科化。解放军总医院胃癌防治团队在普通外科医学部主任陈凛教授的带领下形成了老、中、青人才梯队结构，完成了大量的胃癌患者临床诊治工作。2021 年度数据显示，共收容胃癌患者 4018 人次，胃癌手术量 2363 次。解放军总医院胃癌防治团队致力于胃癌的外科规范化综合治疗与研究以及胃癌发生发展相关机制研究。经历几十年的传承、创新和发展，形成了鲜明的特色方向。在临床方面主要研究方向为胃癌微创治疗、胃癌新辅助治疗、胃癌肝转移的综合治疗、Gp96 免疫治疗以及基于 PET/PET-CT/PET-MRI 的胃癌精准分期和复发监测手段的研究。同时，团队也在胃癌干细胞等基础方面形成系列探索研究。

解放军总医院胃癌防治团队经过不断的技术创新和成果推广，荣获国家科技进步二等奖 1 项、中华医学科技一等奖 2 项、教育部科技进步一等奖 1 项、军队医疗成果一等奖 1 项。

解放军总医院胃癌防治团队培养了一大批优秀人才，包括军队高层次科技创新人才工程计划 2 人、总后优秀中青年技术专家 1 人、总后科技新星 1 人、总后青年科技人才扶持对象 1 人、联勤保障部队"三才一队"青年拔尖人才 1 人、北京市科技新星 3 人、解放军总医院"百位名医""百名新秀"称号 5 人、

解放军总医院"3＋1"创新人才工程新秀人才2人。团队现有博士生导师6名、硕士生导师11名，近5年培养了硕士、博士、博士后共160余人，培训了全国全军240名进修医生。团队与美国梅奥医院、麻省总医院、纽约凯瑟琳癌症中心、安德森癌症中心、威斯康星大学、佛罗里达医学院、密歇根大学、东京大学等国际知名医学中心的专科建立了长期协作关系，为年轻医生出国学习交流建立了平台。

团队承担了国家"863"、国家"十三五""十四五"计划等多项国家级重大科研课题，资助经费总额5000余万元。

解放军总医院普通外科医学部胃部外科是集医疗、教学、科研、保健为一体的高层次专业人才培养基地。近年来，在新技术创新、人才培养、基础研究创新等方面取得长足发展。我们坚信在中国抗癌协会胃癌专业委员会的带领下，解放军总医院胃癌防治团队将和国内各胃癌中心携手并进，共同促进中国胃癌诊疗水平提高。

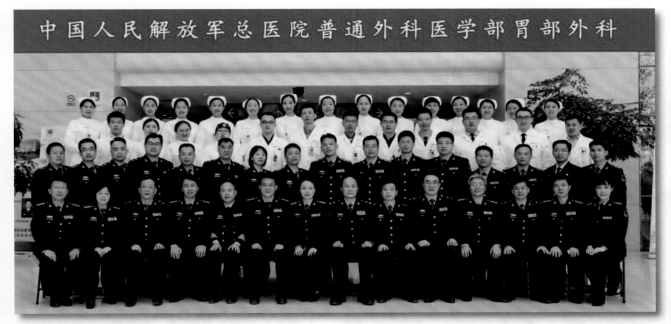

2021年，解放军总医院外科大楼内，解放军总医院普通外科医学部胃部外科全体合影，纪念胃部外科成立一周年

（郗洪庆　梁文全　卫勃）

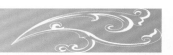

复旦大学附属中山医院

复旦大学附属中山医院普通外科是国内较早开展规范化胃癌根治术的大型综合性医院之一。20世纪90年代初期，中山医院胃肠外科奠基人、原中山医院院长王承棓教授，带领青年外科医生逐步开展了胃癌D2根治术、选择性D3根治术和联合脏器切除手术，为其后胃肠外科亚专科的建设奠定了基础。

2003年，时任中山医院普通外科主任秦新裕教授启动普通外科亚专科建设，设立胃肠外科亚专科，指定孙益红主任医师为亚专科负责人，主攻胃癌的外科治疗。亚专科设立之初，团队成员6人，床位15张，年胃癌手术量不足150台。专业组成立后用了5年时间通过规范胃癌诊疗，开办手术学习班，举办国内、国际学术会议等，向国内外同行介绍中山胃癌外科治疗的经验，不断扩大学科影响

力。2007年，专科床位数扩大到30张；2011年，胃癌根治手术量突破1000例；2015年，成立胃肠外科亚专科病房，床位数扩大到46张。近5年来，年胃癌根治手术量持续稳定在2000例以上；在手术量急剧攀升的同时，开放和腹腔镜胃癌手术的质量和安全性稳步提高，近5年来，胃癌根治术围手术期死亡率一直稳定在0.5‰左右。

2006年，在中山医院内镜中心主任姚礼庆教授的带领下，以周平红教授为主的内镜团队在国内率先开展早期胃癌的ESD手术，至今已完成消化道早期癌ESD治疗3000余例，是国内开展时间最早、累计治疗病例数最多的中心之一。

2008年，在秦新裕教授倡导下，依托国家和卫生部重点学科——中山医院普外科和复旦大学普通外科研究所，在肿瘤内科、放疗科、病理科、放

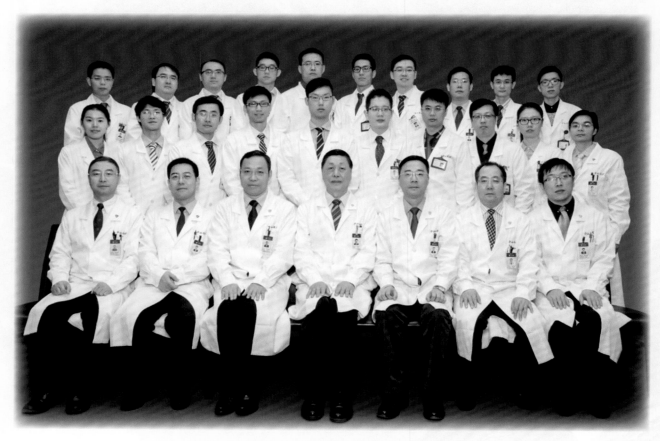

复旦大学附属中山医院普外科胃肠外科团队合影

射科及内镜中心等相关科室的协同下，中山医院胃癌多学科诊疗团队（GC-MDT）成立，在较短的时间内达到常态化运行模式，为国内胃癌综合诊疗规范化工作起到了一定的示范和引领作用。

2009年6月，中山医院胃肠外科团队开展腹腔镜胃癌根治术，大约半年后，形成胃癌腹腔镜手术的标准化，完成早期胃癌从开放到腔镜手术的转换。2009年12月17日，中国腹腔镜胃肠外科研究组（CLASS）在广州成立，我中心作为CLASS的6家创始单位之一，参与了此后CLASS系列研究的规划和开展。2010年3月在国内率先开展达芬奇机器人辅助胃癌根治术。中山外科团队在胃癌微创外科领域的持续拓展，以及后来对CLASS研究的贡献，迅速确立了中山胃肠团队在微创外科界的学术地位。

2016年，复旦大学附属中山医院胃癌中心成立，进一步推动了胃癌临床诊疗和科学研究。中山医院胃肠团队开始专注于疑难复杂胃癌患者的围手术期多学科综合诊疗理念和技术的推广工作，全面提升了胃癌患者全程管理服务能力，目前已成为全国知名胃癌诊疗中心之一，初诊患者量和胃癌手术量稳居上海市各大医院之首。目前胃癌团队共有成员30余人，近期规划设立为2个外科病区，床位数92张。

在科学研究方面，中山医院胃肠团队始终坚持"科学研究当源自临床、服务临床"的基本准则，先后在"胃癌D2根治术的标准化及推广""食管胃结合部腺癌经腹食管裂孔径路手术的标准化及推广""胃癌腹腔镜手术的标准化及临床研究论证""消化道肿瘤多学科诊疗模式的探索、建立及推广"等多个领域进行了系统的研究，取得了可喜的成绩。研究成果先后发表于 *Gastroenterology*、*Jama Oncology*、*Gut*、*Annals of Surgery* 等国际权威期刊。历年来，胃肠外科亚专科累计获得科技部重大专项子课题1项，教育部重点课题1项，国家自然科学基金资助课题18项，上海市科委及卫计委资助课题12项，上海市申康中心临床重大支撑项目2项，并作为PI单位发起多中心临床研究5项。

七十多年来，普外科秉承中山医院"严谨、求实、团结、奉献、创新、关爱"的核心价值观，砥砺奋进，传承创新。作为医院优势发展亚专科之一，中山医院胃肠外科将继续发扬中山精神和科室优秀传统，坚持以患者为中心，致力于提供优质、安全、便捷的医疗服务，为推动祖国的医学发展做出更多贡献。

（汪学非　孙益红）

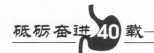

复旦大学附属肿瘤医院

复旦大学附属肿瘤医院为国内最早的肿瘤专科医院之一,其肿瘤学专业为国家级临床重点专科(肿瘤学),具有悠久的历史,其肿瘤临床治疗和学术水平在国内肿瘤界处于领先地位。肿瘤外科建于1952年。胃外科前身为腹部外科,自1984年从大外科分离出来,是国内最早采用外科手术治疗肿瘤的专科。2016年10月,胃外科正式成立,标志着一艘集医疗、教学、科研为一体的外科临床医疗巨擘扬帆起航。

早年,科室已充分认识到国际交流合作的重要性。2005年,科室与美国迈阿密席尔韦斯特综合肿瘤中心肿瘤外科结为姐妹科室。与国外的合作和交流使我们提高眼界,扩大了学术互动平台,从而使得科室在以胃癌为中心的临床治疗和相关基础研究方面上了新台阶,在国内享有很高声誉。近

年来,多次成功举办胃肿瘤全国继续教育学习班,四届浦江胃癌论坛,长三角胃癌联盟会议。在注重医、教、研的基础上,科室广泛与国内外同行交流,逐渐在国际胃外科领域崭露头角,2016年,与韩国首尔国立大学医院胃外科结为姐妹科室,并与美国、日本等多家权威临床研究中心建立长期协作关系,联合培养学科优秀人才。

多年来,我们不断总结经验,自主创新,不断追求新的手术方法和路径,且取得了长足的进步。2001年,科室首先开展了近端和远端胃切除消化道重建采用吻合器的改良吻合法。此种方法增加了毕 I 式吻合机会,血供更好,切除肿瘤也更彻底,更符合患者的生理功能,之后该方法在我科普遍开展。2003年,外科首次尝试了胃癌全胃切除术后间置空肠及空肠双储袋成型术重建消化道的临床研究,

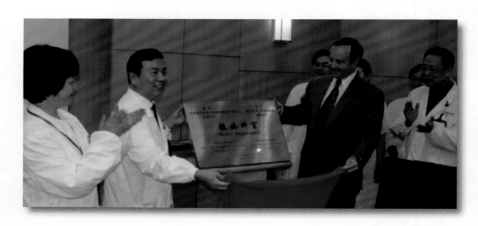

2005年,科室与美国迈阿密席尔韦斯特综合肿瘤中心肿瘤外科结为姐妹科室

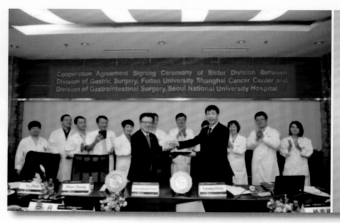

2016年我院胃外科与韩国首尔国立大学医院胃外科结为姐妹科室

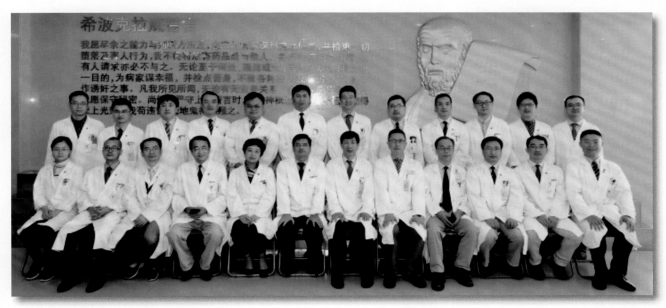

胃外科医生合影

取得显著成果。在此基础上总结经验，又开阔思路创新开展了全胃切除空肠 ROUX-Y 及空肠储袋成型术重建消化道的对照研究。2010 年，王亚农教授团队率先开展了近端胃切除间置空肠双通道消化道重建，成功解决了近端胃切除术后食管反流的问题。

科室现有主任医师 6 名（其中博士生导师 2 名，硕士生导师 4 名），副主任医师 7 名（其中硕士生导师 2 名），主治、住院医师 15 名。全科共有博士学位获得者 25 名，硕士学位获得者 3 人。目前开放床位数 104 张，近年来收治病例数及手术量保持高速增长，年专家门诊患者近 2 万人次，年住院患者 2600 余人，胃恶性肿瘤患者手术量从 2005 年的 300 余例，增加到 2021 年全年 2500 多例。科室始终积极推行规范的胃癌根治术，根据不同个体情况开展标准淋巴结清扫、扩大胃癌根治术，手术切除率高。胃癌根治术后 5 年生存率达 64%，其中早期胃癌术后 5 年生存率达到 95% 以上，手术并发症发生率逐年下降，各项医疗指标均达到国际先进水平。先后承担 863、国家自然科学基金重点项目、国家自然科学基金面上项目、青年项目以及省部级重点科研项目等多项国家级科研项目，科研经费累计数百万元，为肿瘤的临床与基础研究提供坚实基础。近年来，"胃肠道间质瘤的治疗建立在免疫和分子基因学诊断为基础上的综合治疗"获得了中国抗癌协会科技奖和上海医学科技奖。同时，学

科依托复旦大学上海医学院肿瘤学系，已成为研究生、住院医师以及专科医师临床与科研培训基地。

科室以胃恶性肿瘤的临床诊治为重点，同时积极开展对于胃肠间质瘤等疾病的临床诊治及科研工作，成为国内领先、国际一流的集医疗、教学、科研为一体的外科临床医疗中心。近年来大力推动胃恶性肿瘤的多学科建设，结合肿瘤医院放化疗优势，积极推行多学科综合治疗的理念，推动微创外科技术在胃恶性肿瘤根治手术中的推广应用，持续推进及参与多项胃恶性肿瘤多中心及单中心临床试验，积极建立并参与制定行业诊疗规范。

科室近年来和内镜科紧密合作开展内镜下黏膜剥离术（ESD）及相关诊疗工作，包括早期胃癌及癌前期病变内镜筛查，早期胃癌、具有癌变倾向病变以及各种黏膜下肿瘤等的内镜下切除，以达到外科根治手术同样的疗效。内镜科常规开展胃肿瘤相关的各项临床诊治工作，包括①普通及无痛胃镜检查；②高清放大内镜检查；③超声内镜诊断及治疗；④胶囊内镜；⑤消化道癌前期病变内镜筛查及早期癌的内镜下切除术（EMR、ESD 术）；⑥胃癌术前定位；⑦消化道良恶性狭窄、梗阻的扩张及支架治疗术；⑧为临床外科术后胃瘫和不能进食的患者进行各种胃营养导管的植入术或胃造瘘术。每年开展各项胃肿瘤相关的内镜诊疗工作近 10 000 例，内镜定性符合率 85%。活检阴性的早期胃癌或进

展期胃癌是临床棘手的难题，经验表明通过自主研发的纵轴超声内镜专用活检装置进行活检钳深凿活检，可以显著提高增厚胃壁或黏膜下肿物的活检阳性率，为多次活检阴性的疑难胃肿瘤提供可供诊断的病理依据，使患者得到早期治疗的机会。此外，科室还创新研发消化道壁外淋巴结活检装置，目前已形成实用新型及发明专利共3项。科室严格遵循诊疗指南，打造规范化、精品化贯穿全流程的ESD术；术前严格掌握适应证，结合超声内镜（EUS）特长，所有ESD患者术前均严格进行放大胃镜、EUS、CT等必要评估措施，根据病变的部位、大小、形状和组织类型，制订合理的个体化治疗方案。此外，胃外科还联合内镜科成功开展ESD联合腹腔镜的"双镜联合"手术用于早期胃癌淋巴结清扫，在确保对胃无损伤的前提下，彻底清扫胃周淋巴结引流区。

病理新技术的开展也为胃癌临床诊治带来获益。2018年，分子病理室建立了稳定的扩增建库和杂交捕获建库高通量测序（NGS）检测平台，常规开展胃肠癌/子宫内膜癌41基因（针对石蜡组织）基因突变/融合/拷贝数变异与微卫星不稳定性（MSI）检测；建立芯片法ddPCR技术平台，用于外周血中ctDNA中基因突变检测；初步建立Beaming ddPCR技术平台，用于外周血中ctDNA中基因突变检测。2019年，分子病理室建立了稳定的扩增建库和杂交捕获建库NGS检测平台，常规开展肿瘤通用520基因（针对石蜡组织或外周血）基因突变/融合/拷贝数变异/肿瘤突变负荷（TMB）与MSI检测（包括胃癌）。2020年及2021年，建立了在胃镜活检标本中进行"MMR＋Her2＋EBER"免疫组化检测的病理检测流程。值得一提的是，自2020年起，对常规胃癌标本淋巴结捡出数目由15枚增加到30枚，以达到对胃癌病例更好地进行淋巴结分期以及预后评估。

在可依托网络化的通信技术时代下，通过公众号的建立，进行胃癌的科普健康宣传，使疾病预防更为大众化、广泛化。通过医疗平台、微信群的建立等，做到治疗患者管理的全程化和网络化，各治疗方法的无缝对接；亦可做到一名医生对多名患者的团队化管理，多名多学科医生对一名患者的个体化管理。同时可降低现在因人口流动率高、通讯非实名制等原因而导致的部分患者失随访。依托我院已和美国、法国、澳大利亚多国的肿瘤中心建立姐妹医院的背景下，以胃癌多学科讨论为平台，不仅为患者提供国际远程会诊，也有利于筛选合适的患者参加国际临床试验。在此平台上和国内的多家中心建立了远程多学科的协同诊疗，使患者在二、三级城市也能获得国家级肿瘤专科的治疗策略，做到胃癌治疗的标准化和规范化，从而提高了全国胃癌患者的生存率，并且减少了患者因跨省治疗产生的不必要的非治疗费用。

随着各学科的发展和临床基础研究成果的不断涌现，整合各学科并组建多学科诊疗（MDT）团队将最大程度地提高肿瘤的疗效和研究。2005年复旦大学附属肿瘤医院胃癌多学科诊疗（MDT）团队成立，最大限度提高疑难病例诊治效果，同时为高效高循证级别的胃癌临床和基础研究提供保障。

（王亚农）

福建省肿瘤医院

福建省是全国胃癌高发区，为了保障福建省人民的生命健康，1986年年轻的福建省肿瘤医院正式成立，原省立医院肿瘤科主任苏璧泓作为福建省肿瘤医院第一任院长，省立医院肿瘤科的部分人员作为技术骨干，同时医院招贤纳士，不断充实肿瘤防治队伍，之后福建医科大学肿瘤教研室挂靠在医院，并在长乐县建立胃癌防治点，开始进行肿瘤流行病学研究，开展了"胃癌的早期发现、早期诊断、早期治疗"的医教研攻坚之旅。

福建省肿瘤医院胃肠肿瘤外科起源于腹部肿瘤外科，建科初期苏璧泓院长高瞻远瞩，选派一大批中青年骨干医生前往北京、上海、广州、沈阳等肿瘤防治先进单位进修学习，特别是学习胃癌标准根治术（D2）、扩大根治术（D4）等规范性手术操作以及器械吻合进行消化道重建等先进理念，之后在福建省内率先开展腹部肿瘤外科的规范化诊疗，吸引了全省各地的外科医生慕名而来至医院学习，在自主发展的同时，带动省内同道共同进步，推动了福建省胃癌规范化诊治水平的提升。

21世纪初，随着腔镜微创时代的到来，科室在应敏刚院长的带领下紧跟时代的步伐，迈入了胃癌微创治疗的新世界。从2005年9月，应敏刚院长带领科室实施福建省第一例腹腔镜胃癌根治术，之后不断积累，病例数稳步增长，成为全国开展肿瘤微创手术数量最多的肿瘤专科医院之一，被大中华腔镜外科学院定点为全国"腔镜诊疗培训中心"之一。应敏刚院长还主持召开了10余次国内外颇具影响的肿瘤微创学术会议，亲自进行现场手术演示，受到国内外腔镜外科专家的一致赞赏。与此同时，科室向着专科化的方向发展，科室也从原来的腹部肿瘤外科中独立出来，成立胃肠肿瘤外科，向着胃癌诊治更精、更细、更专业化的方向发展。

随后科室在当前医院大外科主任、胃肠肿瘤外科主任陈路川教授的带领下继续勇攀高峰，在微创手术的基础上向着更精细、更系统的胃癌根治手术方向探索。得益于更高清更细致的3D腹腔镜系统，有了更为清晰的解剖认识，陈路川教授将长久以来的胃肠根治术应用膜解剖理念重新审视，提出了完整系膜切除、系膜的三个边界等理论并加以实践。同时紧跟时代脉搏，开展全腔镜手术结合快速康复理念、经自然腔道取标本手术、保功能胃癌根治术等微创术式，并举办51期"全腹腔镜手术观摩学习班"，吸引省内外1300余名同道前来观摩交流学习。在胃癌规范化诊疗的道路上，陈路川教授在省内率先开展"胃肠肿瘤多学科诊疗（MDT）"，现已发展为每周二下午固定时间，将多个学科25～35名副教授以上的专家汇聚一堂，共同解决复杂疑难的胃肠肿瘤患者，以真正解决患者难题为第一要务，个性化地制订治疗目标，迄今为止举办了301期"胃肠肿瘤MDT小组活动"，为6000余例复杂疑难胃肠肿瘤患者提供新的治疗思路，提高患者生存率，因工作突出被中国抗癌协会胃癌专业委员会授予"全国首批八家消化道肿瘤MDT培训示范中心、胃癌科普教育基地"，已成功举办16期MDT培训班，吸引了来自省外66家三甲医院共680余名专家前来观摩交流，取得了不凡的业绩和社会影响力，被中国医师协会外科医师分会多学科综合治疗专业委员会授予牵头成立"中国肿瘤MDT联盟福建肿瘤MDT联盟"，推动胃肠肿瘤MDT在福建省的推广应用，并连续举办七届"全国胃肠道肿瘤多学科综合诊治高峰论坛"，每届参会人数近千人，吸引了日本、韩国、美国等在学术领域具有广泛影响力的专家参会，目前已成为福建省内规模最大、具有全国广泛影响力的品牌论坛，学术反响强烈。

经过几代人的不懈努力，科室目前是中国抗癌协会胃癌专业委员会常委兼外科学组副组长单位、中国医师协会外科医师分会上消化道外科医师委员会副主任委员单位、中国研究型医院消化道肿瘤专业委员会副主任委员单位、中国医师协会微无创委员会外科单孔专业委员会主任委员单位、福建省抗癌协会胃癌专业委员会和大肠癌专业委员会主任委员单位，是全国首批八家消化道肿瘤MDT培训示范中心、中国抗癌协会胃癌科普教育基地、中国肿瘤MDT联盟福建联盟主席单位、大中华结直

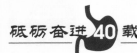

肠癌 MDT 联盟福建省主席单位、大中华结直肠腔镜外科学院培训基地、中国医师协会腹腔镜外科医师培训基地、中国抗癌协会结直肠癌筛查建设基地、CSCO 全国肿瘤患者营养基地。科室下设 2 个病区，开设床位 114 张，共有医师 32 名，其中主任医师 4 人、副主任医师 8 人、博士 8 人、硕士 20 人，拥有教授 4 名、副教授 2 名、博士生导师 1 名，三、四级手术年手术量近 2000 例。

目前我们已经建成了治疗规范、体系完善的胃癌防治团队，团队由专门从事胃肠肿瘤的外科、放射治疗科、内科、病理科、放射诊断科、超声科、内镜中心、肿瘤外科研究室等各个学科骨干人员组成，配备齐全，技术力量雄厚，其中学科带头人均为国内及省内医学专业委员会的主任委员、副主任委员、常委，目前已形成"三固定"形式，由固定人员（每个学科副高以上职称 25～30 名专家）、固定地点（胃肠肿瘤 MDT 讨论办公室、胃肠肿瘤外科病区）、固定时间（每周二下午）进行胃肠肿瘤病例讨论。团队始终坚持以患者生存率为准绳，为每一位就诊的病情复杂患者提供最优的多学科综合诊疗方案，使胃癌患者生存率达全国领先水平。团队牵头或参与多项国际、国内多中心临床试验，先后参与 50 余项全国胃癌综合诊治规范、指南、

共识的制定，并在 ASCO、ESMO、国际胃癌大会、日本胃癌大会、韩国胃癌大会、全国胃癌大会、中国肿瘤大会等国内外大型会议上以专题演讲、壁报展示等形式进行学术交流，承担"十三五"国家重点研发计划"精准医学"研究相关课题及多项国家级、省级自然科学及创新课题基金等，紧密依托福建省肿瘤研究所科研平台开展胃肠道肿瘤基础与临床研究，主编或参编多部消化道肿瘤及外科手术相关临床应用专著及教材，并组建"福建医科大学肿瘤临床医学院"，培养了大量的研究生、进修生，为推动我国胃癌防治研究工作做出了很大贡献，骨干成员多人出国访学进修，先后到美国斯隆·凯特林肿瘤中心、美国克利夫兰医学中心、MD Anderson 癌症中心、英国圣马克医院、日本国立癌症中心、日本癌研有明医院、韩国首尔国立大学医院等国际知名肿瘤诊治中心访问学习。

35 年沐风栉雨，福建省肿瘤医院胃癌防治团队始终坚持以"临床为主、科研为魂"的理念，发扬"团结、严谨、敬业、奉献"的精神，以精湛技术为基础，以优质服务为载体，以解决临床重大疑难疾病的诊治为出发点，在传承中创新，在协作中发展，为建成国内一流的数字智能化、研究型胃肠肿瘤诊疗中心而奋斗。

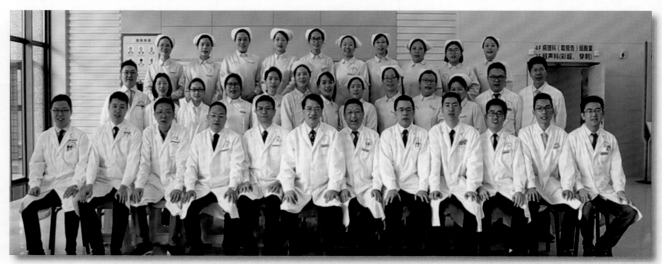

福建省肿瘤医院胃癌防治团队合影

（陈路川）

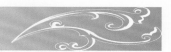

福建医科大学附属协和医院

福建医科大学附属协和医院胃外科（以下简称"协和胃外科"）创建于2010年，是国家临床重点专科，也是我国规模最大、医疗水平最高和集医疗、教学、科研为一体的胃癌外科诊疗中心之一。科室设有2个病区，总床位92张，年手术量超过1200台，技术力量雄厚，学术梯队健全。科室拥有主任医师4名，副主任医师5名，主治医师7名；教授4名、副教授5名；博士生导师4名、硕士生导师9名。学科带头人黄昌明教授是享受国务院政府特殊津贴专家、福建省科技创新领军人才。近年来，科室更涌现出多位福建省突出贡献中青年专家、福建省科技创新领军人才、福建省百千万人才工程省级人选等在内的高层次人才。协和胃外科与全球多个知名胃癌治疗中心建立长期稳定的合作，共有10余人赴海外访学，其中半数以上是80后的年轻医师。协和胃外科在福建省最早开展腹腔镜胃肿瘤微创手术、机器人胃癌微创手术和减重代谢微创手术，截至2021年已经累计完成超过10 000例腹腔镜胃癌手术，数量居国内第一，手术质量处于国内领先地位。科室承担国家及省部级科研项目50余项，在研国家自然基金8项；在国内外核心期刊发表论文360余篇，在国际主流杂志 JAMA、Gastroenterology、Nature communications、JAMA surg、Annals of Surgery 等发表SCI论文240余篇，并出版5部中、英文专著；荣获包括福建科学技术进步奖一等奖2项和二等奖2项在内的省部级科技成果奖14项。

本文将从临床、科研、教学和经验推广四个方面详细讲述协和胃外科的团队建设。

（一）临床篇

协和胃外科于2007年开展第一例腹腔镜胃癌手术，15年来，从无到有，从少到多，目前已开展逾万例腹腔镜胃癌手术。稳定的腹腔镜手术团队、创新合理的淋巴结清扫顺序、正确的手术入路、简化的手术流程、优化的手术步骤，使得腹腔镜胃癌手术成为我科可以常规开展的手术并得到广泛推广。在大宗的腹腔镜胃癌手术量的基础上进行

技术创新，开展了多项新技术，包括"黄氏三步法"腹腔镜保脾脾门淋巴结清扫术、吲哚菁绿示踪胃癌根治术、机器人胃癌根治术、改良三角吻合术和延迟离断空肠食管空肠吻合术。

1. "黄氏三步法"腹腔镜保脾脾门淋巴结清扫术

结合脾门区解剖特点和腹腔镜器械操作特点，协和胃外科在国际上率先提出了"黄氏三步法"腹腔镜保脾脾门淋巴结清扫术，规范和程序化了腹腔镜脾门淋巴结清扫术的流程。在手术过程中助手通过特定的牵拉暴露，更好地配合主刀医师显露清扫区域。团队配合模式也极大降低了脾门淋巴结清扫的难度，极大提高了手术效率，且易于推广和教学，使常规开展腹腔镜进展期近端胃癌保脾脾门淋巴结清扫成为可能。目前累计病例达1000余例，共开展3项关于腹腔镜保脾脾门淋巴结清扫术的单、多中心前瞻性研究，发表20篇SCI论文。

2. 吲哚菁绿示踪胃癌根治术

为积极推动吲哚菁绿（ICG）近红外光成像技术在腹腔镜胃癌根治手术中的规范开展，协和胃外科首次开展的单中心前瞻性临床研究结果证实了在不增加手术并发症的前提下，ICG成像引导腹腔镜胃癌根治术可以提高淋巴结清扫数目和降低淋巴结清扫不符合率，这一重磅研究成果于2020年在外科学顶刊杂志 JAMA Surgery（IF = 14.8）发表，并且作为该期评论文章，受到北卡罗来纳大学 Marco G. Patti 教授的点评：这项研究对东西方群体都有重大意义，ICG的使用简单有效，应常规应用于胃癌手术中。基于单中心的研究基础，我科联合全国16家中心开展ICG示踪在局部进展期胃癌腹腔镜淋巴结清扫术中临床疗效的前瞻性、多中心、随机、对照研究（CLASS-11），期待这项多中心的研究结果能够进一步证实ICG示踪技术在腹腔镜胃癌手术中的应用价值。另一项ICG示踪技术在胃癌新辅助化疗后腹腔镜手术中的临床疗效研究也在进行中（NCT04795063）。

3. 机器人胃癌根治术

腹腔镜技术的应用开创了胃癌外科微创化时

代，机器人手术系统的诞生则使微创化时代进入了全新阶段。协和胃外科在福建省内率先开展达芬奇机器人胃癌手术，刻苦摸索机器人胃癌手术技巧，使机器人手术成为科室可常规开展的新技术，至今累计病例达 600 余例。在临床手术方面，我科成功开展高难度机器人胃癌保脾脾门淋巴结清扫术，成为国际上为数不多可常规开展此项技术的单位。在科研学术方面，单中心前瞻性临床研究结果"Assessment of Robotic Versus Laparoscopic Distal Gastrectomy for Gastric Cancer: A Randomized Controlled Trial"在被称为外科学领域"圣经"的 *Annals of Surgery*（IF = 10.13）上发表，在国际上首次为机器人胃癌手术提供了 I 类循证医学证据。时隔 4 个月，团队的另一项科研成果"Surgical Outcomes, Technical Performance and Surgery Burden of Robotic Total Gastrectomy for Locally Advanced Gastric Cancer: A Prospective Study"再次刊登于 *Annals of Surgery*，该研究在国际上首次利用前瞻性研究数据，报道了局部进展期胃癌行机器人辅助根治性全胃切除术的安全性、微创性和精准性。协和胃外科在机器人胃癌手术方面已经累计发表 SCI 论文 5 篇，目前正在开展一项全国多中心前瞻性临床研究：机器人和腹腔镜根治性全胃切除术在局部进展期胃中上部癌中临床疗效的前瞻性、多中心、随机、对照研究（NCT05235932）。

4. 改良三角吻合术

2002 年日本学者 Kanaya 首次报道了完全腹腔镜下残胃和十二指肠后壁的三角吻合术（Delta 吻合）。2010 年，协和胃外科在全国率先开展完全腹腔镜下三角吻合术。2014 年，在此基础上提出了改良的三角吻合术，吻合口外观呈倒 T 形，减少薄弱点，降低吻合口瘘发生率。在国内外多个权威期刊报道了这项技术创新，并在《完全腹腔镜胃癌手术消化道重建专家共识及手术操作指南（2018 版）》中得到引用。至今改良三角吻合术累计实施病例达 500 余例，并开展 1 项单中心的前瞻性研究。

5. 延迟离断空肠食管空肠吻合术（Later-cut Overlap）

2010 年，Inaba 等提出食管空肠部分重叠侧侧吻合术（Overlap），为了降低吻合的手术难度，协和胃外科在 2014 年提出并开展延迟离断空肠食管

空肠吻合术，目前累计实施病例达 250 余例，开展 1 项单中心前瞻性研究，发表 3 篇 SCI 论文。

（二）科研篇

协和胃外科建立健全团队化的科研模式，秉承"科研是共创的"的理念，坚持团队协作，凝聚集体智慧，群策群力，共同进步。先后承担国家及省部级科研项目 50 余项，在研国家自然基金 8 项；在国内外核心期刊发表论文 360 余篇，在国际主流杂志 *JAMA*、*Gastroenterology*、*Nature communications*、*JAMA Surg*、*Annals of Surgery* 等发表 SCI 论文 240 余篇，影响因子的总和超 1000 分。出版 5 部中、英文专著，执笔多部胃癌治疗相关的指南与共识。

1. 持续化的资料收集

临床资料是论文选题和完成课题的重要保证。协和胃外科长期坚持临床资料收集并进行定期随访，形成三大数据库，包括：临床病历数据库，手术视频库和术后组织标本库。科室已收集自 1995 年以来的累计超过 12 000 例患者的病历信息，超过 400 个相关的临床数据选项。十余年来，坚持不间断地进行每年 2 次形式多样的随访，为临床科研写作提供了坚实的后盾。而手术视频库收集录入患者基本信息、肿瘤部位、手术方式、手术时间（包括吻合时间）、术者、血管解剖情况、特殊情况、术后标本情况等。该视频库为回顾性手术质控、进行后期的手术视频剪辑和开展手术过程相关的临床研究提供了宝贵的资源。手术过程中切除的胃组织标本，由专人进行淋巴结拣取、肿瘤大小测量、切缘测量以及新鲜组织取材保存，为基础科研储备大量的组织病理标本。

2. 主持或参与多项单、多中心临床研究

在参与多项国内外多中心临床研究包括中国 CLASS 系列（CLASS-01、02、07、08、10），韩国 ADDICT 等研究的基础上，2016 年起，协和胃外科作为 PI 单位先后主持 4 项多中心 RCT 研究，包括：局部进展期胃上部癌腹腔镜保脾 No. 10 淋巴结清扫临床疗效的多中心、前瞻性 II 期临床研究（CLASS-04）、吲哚菁绿示踪在局部进展期胃癌腹腔镜淋巴结清扫术中临床疗效的前瞻性、多中心、随机、对照研究（CLASS-11）、甲磺酸阿帕替尼联合替吉奥及奥沙利铂新辅助治疗局部进展

期胃癌——多中心、单臂、探索性临床研究（Arise-FJ-G001）和卡瑞利珠单抗联合甲磺酸阿帕替尼、多西他赛及替吉奥新辅助治疗局部进展期胃癌——多中心、开放性、随机对照探索性临床研究（Arise-FJ-G002）。与此同时，我科也积极开展单中心RCT研究（FUGES系列）达21项，其中10项已完成患者入组，部分临床研究的结果已在国内外权威期刊发表，希望能为胃癌治疗模式的创新提供一些思考。

3. 多元化的基础研究

协和胃外科在重视临床工作和临床研究的同时，也在基础研究领域形成了自身的特色，依托福建医科大学消化道恶性肿瘤教育部重点实验室，开展胃癌相关基础研究，近年来取得了多项国家级和省部级科研项目，目前在研的有8项国家自然基金和20多项省部级重大科研项目。并与包括中科院分子影像重点实验室等国内外多家高水平的科研机构深入合作，力求在微创技术、人工智能、医工交叉等领域寻找新的突破。近年来研究成果在*Gastroenterology*、*Nature Communication*等知名杂志上刊发，并被欧美国家胃肠肿瘤指南所收录。

4. 主编专著和执笔指南与共识

协和胃外科先后出版5部中、英文专著，包括：2011年11月《腹腔镜胃癌根治术-淋巴结清扫技巧（第一版）》、2015年5月《腹腔镜胃癌根治术-淋巴结清扫技巧（第二版）》、2015年5月*Laparoscopic Gastrectomy for Gastric cancer*、2018年5月《超高清腹腔镜胃癌手术图谱》和2019年1月*Atlas of Laparoscopic Gastrectomy for Gastric Cancer*。向国内外学者集中展示了腹腔镜胃癌的手术技巧，获得广泛好评。为指导临床外科医生规范化开展腹腔镜胃癌手术，协和胃外科先后执笔3篇指南与共识，包括《完全腹腔镜胃癌手术消化道重建专家共识及手术操作指南（2018版）》《吲哚菁绿近红外光成像在腹腔镜胃癌根治术中应用中国专家共识（2020版）》和《胃癌全胃切除术后食管空肠吻合口并发症防治中国专家共识（2020版）》。

（三）教学篇

作为教学单位，科室承担福建医科大学本科生和研究生的教学任务，作为外科规范化培训基地的一部分，参与外科住院医师培训。在教学方面，协

和胃外科一直秉承"严谨、求实、创新"的教学理念；师资力量雄厚，教学梯队健全，科室拥有教授4名、副教授5名；博士生导师4名、硕士生导师9名，累计培养出百余名博士、硕士毕业生。仅2021年，团队培养的硕士、博士研究生就获得多项荣誉。其中，获得国家奖学金4人，校级奖学金14人，获得国家级荣誉奖项1人，省部级荣誉奖项1人。近10年来，科室培养的博、硕士研究生以第一作者或共同第一作者参与发表SCI源期刊论文超过130篇，影响因子超过750分，文章发表数量与质量均在国内排名居前列，且多人多次获得省优秀博（硕）士论文奖项。

1. "多维协同"的教学模式

在基础理论方面，定期组织各级学生举行交流会，包括博硕士研究生、规培医生及实习生，学习最新的胃肿瘤诊疗指南和参与临床病历讨论，分享和讲解手术视频，夯实学生的理论基础。在临床实践方面，引导学生积极参与临床实践，全面提升学生的临床思维与临床技能。在科研训练方面，督促

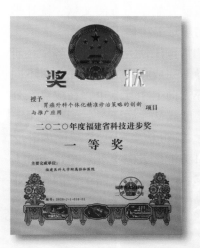

福建医科大学附属协和医院的胃癌外科个体化精准诊治策略的创新项目荣获省级科技进步一等奖

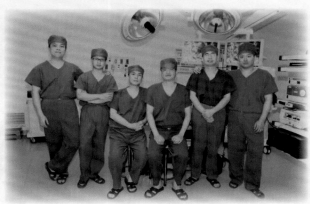

早期团队合影（右起第三位是黄昌明教授）

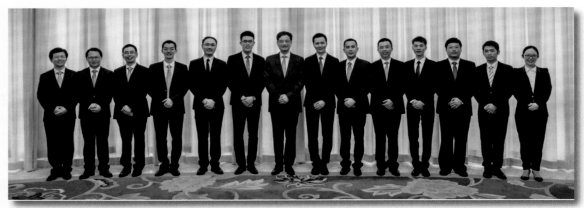

不断壮大的胃外科团队

学生广泛阅读胃癌领域相关的前沿文献，深化对基础知识的理解，初步建立科研思维。培养学生的批判性思维与独立思考能力，形成浓厚的科研学术氛围。

2. "三阶段分层递进"的教学途径

通过建立"三阶段分层递进"的教学途径，增强学生的自主学习能力。

（1）入门阶段：施行"科研早接触"模式。对于有意愿报考本专业的学生，提前加入科研小组学习，在本科教学阶段就开始学习查阅文献、统计学分析等科研方法，初步培养科研思维。

（2）发展阶段：博硕士研究生分配至各个科研小组，在组长的指导下完成相应的科研任务，不同小组之间在不同研究方向上相互竞争，在攻克系列课题时又相互合作，形成良性循环。

（3）成熟阶段：组织学生积极参与国内外学术交流会议，进行口头汇报或海报展示超过100人次。在"挑战杯""创青春""互联网＋"创新创业大赛、全国腹腔镜操作技能大赛等竞赛中斩获各类

奖项10余人次，申请的多项专利技术也成功获批。

（四）经验推广篇

在出色地完成临床、科研和教学工作的同时，协和胃外科同样重视胃癌微创外科技术的发展和推广，多次参加国际会议，开展学术交流，进行手术演示，充分展示了中国胃癌外科治疗的实力。在全国各地广泛开展形式多样的学术交流，对我国胃癌外科规范化治疗的蓬勃发展起到了大力的推动作用。

1. 多次在国际会议上现场手术演示

协和胃外科团队受邀参加2016年世界内镜外科大会（WCES）& 亚洲腹腔镜与内镜外科医师会议（ELSA）和2017年第12届世界胃癌大会（IGCC），进行现场腹腔镜胃癌手术演示。并作为唯一来自中国的手术演示专家团队，于2018年和2019年连续两年受邀赴罗马参加意大利消化外科年会并进行现场腹腔镜胃癌手术演示，会场约2500名参会代表，在线3万余人次观看。受疫情影响，于2020年和

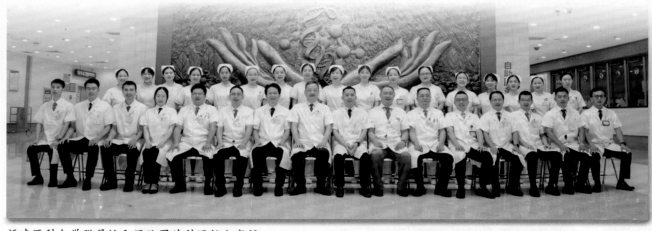

福建医科大学附属协和医院胃外科医护全家福

2021年以线上转播形式，将国内手术同步转播到意大利主会场，手术演示全腹腔镜胃癌根治术，国内外超过6万同行线上观看。以此为契机，协和胃外科团队向欧洲外科同行展示了中国胃癌外科治疗的实力，并架起了中欧学术交流的桥梁，意义重大。

2. 在国际会议上分享腹腔镜胃癌手术经验

每年多次受邀赴国际学术会议现场演讲，获国际同行广泛认可，包括：第23届世界消化肿瘤外科年会（IASGO），第24、25届欧洲内镜外科国际会议（EAES），第11、12届国际胃癌大会（IGCC），第38届韩国国际内镜外科周（KSLELS），和第8～12届中韩日腹腔镜胃癌手术联席会议（LGJS），进一步扩大了我国在国际胃癌治疗领域的影响力。

3. 全国各地广泛开展学术交流

协和胃外科连续举办13届"胃癌外科规范化治疗高峰论坛"、117期"福建协和腹腔镜胃癌根治术高级培训班"、24站"只胃更精准，微创新3D"全国巡讲和10期腹腔镜消化道重建等中型学习班。每年受邀前往北京、上海、广州等全国各地学术会议现场手术演示50余次和授课、演讲90余次；受邀前往北京、天津、杭州等多地的三级医院手术会诊百余次。2013年至今累计接受200位来自全国各地的同道来我科进修学习，多角度全方位分享"协和经验"。

（黄昌明）

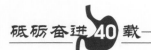

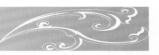

哈尔滨医科大学附属肿瘤医院

1975 年，我院腹部外科成立。1979 年在国内著名肿瘤专家丁立教授带领下，确立了以消化系统肿瘤外科及综合治疗为主攻方向，其中更是将胃癌临床病理及治疗研究工作作为重点。同时开展标准化胃癌根治手术：选择性根治术Ⅲ（R3），即目前的胃癌 D2 ＋手术。同一时期张岂凡对胃癌临床病理学进行了深入的研究，在国内系统全面报告了胃癌淋巴转移的规律，根据这一研究成果提出胃癌规范化手术和扩大根治手术并在国内大力倡导，将胃癌根治术的术后 5 年生存率大幅度提升。由此，受当时卫生部委托，张岂凡主持完成了《胃癌根治Ⅳ式手术》《远端胃癌根治术》等教学录像带，由人民卫生出版社出版，并作为医学继续教育教材在全国发行。1979 年我院放疗科成立，放疗作为胃癌综合治疗的重要手段参与到胃癌治疗的基础与临床研究工作中。1982 年开始，刘长发与腹部外科协作开展胃癌术前放疗工作的探索，1990 年在《中国放射肿瘤学杂志》发表研究结果，胃癌术前放疗组的病理完全缓解率达 15.8%，5 年生存率达 44%，获得省政府科技进步二等奖。20 世纪 90 年代开始，

在张岂凡的带领下，推进胃癌外科规范化诊断和治疗，加强多学科团队合作的建设，逐步形成了由外科薛英威、内科白玉贤、放疗科尤庆山和病理科王静芬等组成的胃癌诊疗专业团队，牵头成立了黑龙江省抗癌协会胃癌专业委员会，并成为中国抗癌协会胃癌专业委员会副主任委员单位，为胃癌的基础和临床研究搭建起坚实的平台。

2007 年胃肠外科成立，薛英威教授任科主任，同年推进近端胃癌手术消化道重建系列新式的临床开展，显著提高了患者术后的生活质量；派外科王宽前往重庆西南医院学习腹腔镜技术，随后我院即开展胃癌腹腔镜手术。薛英威作为召集人，初步建立胃癌多学科团队。成员主要包括外科王宽、宋洪江；内科张艳桥；放疗科乔文波；病理科耿敬姝；

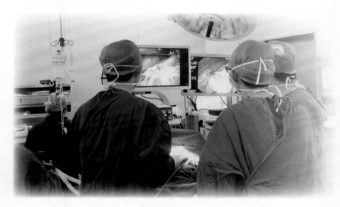

宋洪江教授主刀我院第一例胃癌 ESD 手术

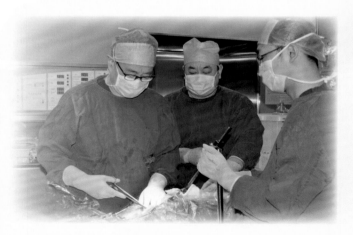

20 世纪 80 年代在张岂凡教授的努力下，全面报告了胃癌淋巴转移的规律，在国内大力倡导胃癌规范化手术和扩大根治手术；2011 年完成我院第一例胃癌 ESD 手术；2012 年起自主研发免气腹腹部牵开器配合腹腔镜使用，目前的 4.0 版本免气腹装置，可充分满足临床开展免气腹腹腔镜胃癌根治术的要求，并顺利完成 30 例早期胃癌的微创手术。图为张岂凡教授手术中（左 1）

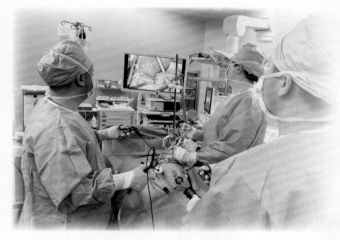

薛英威教授进行免气腹腹腔镜胃癌根治术

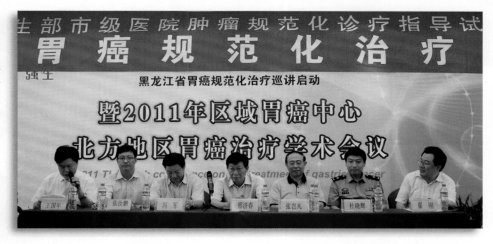

2011年黑龙江省胃癌规范化治疗巡讲启动，薛英威教授带领团队完成了黑龙江省全部共十二个地级市的巡讲工作。图为2011年黑龙江省胃癌规范化治疗巡讲启动会议

影像科张修石；内镜吴华星。2010年派外科宋洪江前往上海中山医院学习内镜技术，随后我院即开展胃癌ESD手术。2012年起，开始自主研发免气腹腹部牵开器配合腹腔镜使用，经过10年探索和数十次改进与创新，完成3个版本的升级改良专利发明。目前的4.0版本免气腹装置，可充分满足临床开展免气腹腹腔镜胃癌根治术的要求，并顺利完成30例早期胃癌的微创手术。

我院胃部肿瘤团队较早地参与了多项国际、国内多中心临床研究项目，其中包括国际多中心项目10余项，国内多中心临床研究项目20余项，并以入组数量多、速度快、质量高在国内拥有一席之地。其中，2012年，胃肠外科参加的全国多中心resolve临床研究，入组病例数量居第三位。2017年消化内科参加的RAINBOW-Asia临床研究，入组病例数居全球第二位。

团队不断积累真实世界数据，为临床和基础研究打下了坚实平台。2009年胃肠外科开始使用数码相机进行手术野照片拍摄，并刻光盘保存，2014年起使用360云盘进行保存，2016年转为百度云盘保存，至今已保存12 000余例患者手术野照片，记录大量的胃癌标本和手术情况的客观数据。2010年，医工联合，薛英威牵头研发并建立全国最大、启动最早的胃癌数据库，2012年数据库建成并正式运行，该数据库包含700余结构化字段，其中大的字段下选项可多达100余项，包含目前尽可能涉及的几乎全部胃癌信息。至今共收录了从1975年到2021年近半个世纪23 000多个胃癌患者的病例信息，与该数据库关联的组织库保存的血液和新鲜组织标本已接近3000例，源于数据库中的资料信息，共在核心期刊发表学术文章40余篇。

2008年开始由胃肠外科牵头每年举办一次全国性胃癌诊疗研讨会。2010年我院胃肠外科成为由中国抗癌协会胃癌专业委员会和中华医学会外科学分会胃肠外科学组共同主持设立的七家"胃癌、大肠癌多学科学习中心"之一。2011年6月黑龙江省胃癌规范化治疗巡讲启动，同年9月"全国市县级医院常见肿瘤规范化诊疗"巡讲行动启动，截至2016年6月，薛英威带领团队完成了黑龙江省十二个地级市的巡讲工作。2013年，中国抗癌协会胃癌专业委员会将哈尔滨医科大学附属肿瘤医院胃肠外科等全国14家单位设为第一批"胃癌诊疗培训示范基地"。2013年薛英威联合病理科耿敬姝团队发起了"胃癌手术标本处理优化方法学——钳取法"项目，2019年经国内多名病理外科专家协商，将"钳取法"改良为"剪取法"，最大程度提高了Her2阳性胃癌的检出率，现已推广到5省8家医院，取得明显成效。

在张艳桥和薛英威的积极推动下，我院胃癌MDT团队打破常规模式，开展"EMDT"会诊，汇集多家医院相关领域学科专家，共同探讨制定合理、规范的诊疗方案。同时期，张艳桥作为CSCO胃癌专业委员会副主任委员任中国临床肿瘤学会（CSCO）指南工作委员会副组长参与了CSCO胃癌诊疗指南制定。随着MDT工作的不断进展也促进了我院胃癌治疗领域的专科化、团队化建设，内科、外科、放疗科、影像科、病理科、内镜科全面实现科内专业化。2016年及2021年，张艳桥两次在哈尔滨主办全国MDT大会，并借助中国医师协会外科医师分会多学科综合治疗专业委员会

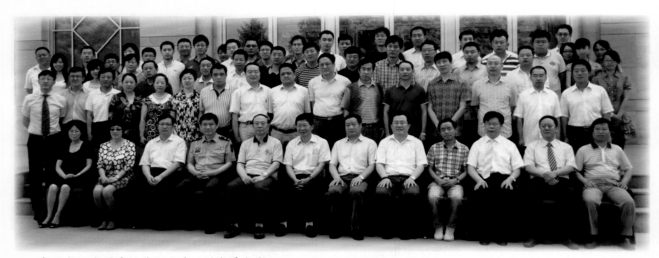

2011年黑龙江省胃癌规范化治疗巡讲成员合影

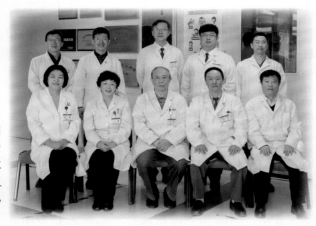

2013年哈尔滨医科大学附属肿瘤医院胃肠外科被设为中国抗癌协会胃癌诊疗培训示范基地、黑龙江省胃部肿瘤诊疗中心。图为哈尔滨医科大学肿瘤医院老中青三代胃癌专家全家福。前排左起：张艳桥、白玉贤、张岂凡、薛英威、张修石；后排左起：王广雨、宋洪江、王宽、孟宏学、李志伟

的平台，开展了"百城行"活动，为提高全省各级医院胃癌诊疗水平做出重要贡献。在团队的发展壮大过程中又涌现出以内科郑桐森和病理科孟宏学为代表的一批青年精英。2021年，中国抗癌协会胃癌专业委员会换届，张艳桥继薛英威之后当选副主任委员，继续为促进胃癌学科建设发挥哈尔滨医科大学附属肿瘤医院的作用。2020年及2021年，郑桐森、张艳桥牵头组建的实验室分别被评为黑龙江省分子肿瘤学重点实验室和肿瘤免疫学重点实验室。

近50年来，我院胃癌多学科治疗团队经过几代人的不断努力取得了令人瞩目的成绩：

荣获国务院授予"做出突出贡献的中国硕士学位获得者"、首届全国中青年医学科技之星称号、卫生部有突出贡献中青年专家荣誉称号、全国归侨侨眷先进个人荣誉称号、中国医师奖、全国五一巾帼标兵、国务院特殊津贴、省特殊津贴、首届省级龙江名医、龙江工匠、省优秀青年岗位能手等数十项荣誉。

先后主持国家自然科学基金区域创新发展联合基金项目1项、面上项目10项、青年项目3项，国家科委"九五"攻关重点课题1项，省部级课题二十余项，在国际期刊发表SCI收录论文160余篇，在国家核心期刊发表论文超300篇。获中华人民共和国卫生部科技进步三等奖1项，中华医学科技进步三等奖1项，国家教育部科技进步一等奖1项，省政府科技进步一等奖1项、二等奖10项、三等奖4项，省卫生厅医疗新技术奖及教育部奖项多项。获国家级发明专利5项。主编、副主任、参编人民卫生出版社出版的论著、教材十余部。

（薛英威　宋洪江）

陆军军医大学西南医院

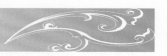

陆军军医大学西南医院普通外科是国家重点学科、国家临床重点专科、全军普通外科中心、重庆市医学重点学科，同时也是国家首批内镜专业技术培训基地、腹腔镜外科医师培训基地和中国抗癌协会胃癌科普基地，多年来致力于胃癌外科治疗的临床与基础研究，尤其是胃癌微创外科治疗。以余佩武教授领衔的团队率先在国内开展了腹腔镜与机器人胃癌手术，经过近20年的临床探索与创新，创建了一系列行之有效的技术与方法，牵头制定了多部中国腹腔镜与机器人胃癌手术相关指南及专家共识，有力推动了我国胃癌微创外科的广泛应用与发展。

相较于传统开放手术，腹腔镜胃癌手术具有疼痛轻、恢复快、并发症少等优势。1994年，日本学者Kitano等在国际上首先报道了腹腔镜胃癌手术，但由于胃癌的解剖复杂、腹腔镜胃癌手术操作难度大，发展一直较为缓慢。2004年1月，余佩武教授成立了国内首个腹腔镜胃癌手术攻关团队，旨在腹腔镜胃癌手术领域进行探索和突破。刚开始国外腹腔镜胃癌技术不成熟，日本虽然是世界上最早开展的国家，但手术对象主要以早期胃癌患者为主。我国微创外科起步较晚，且以进展期胃癌为主，在此方面没有可借鉴的经验，完全要靠自己摸索。经过了一系列动物实验及临床应用探索，从腹壁戳孔的数量及位置、淋巴结清扫路径、消化道重建方法等多方面入手，开展了大量的探索，走了不少弯路，也尝了不少苦头。从腹腔镜模拟器到动物实验，再到临床反复实践，经过不断探索，逐渐摸索出了规律，成功地打开了腹腔镜胃癌手术新领域，创建了"弧形五孔法"戳孔布局、淋巴结清扫新路径及消化道重建新方法等一系列目前临床上被广泛应用的腹腔镜胃癌手术技术。为了探索腹腔镜进展期胃癌手术的安全性，我们通过大量体内外实验及临床研究证明了CO_2气腹不增加胃癌腹腔种植转移风险，为腹腔镜胃癌手术的广泛开展提供了坚实的理论基础。2005年，余佩武教授作为中国唯一代表，受邀参加在日本举行的国际腹腔镜胃癌手术论坛，并在大会上作了题为"中国腹腔镜胃癌手术现状"的报告，得到与会代表的充分肯定，尤其是对我们腹腔镜在进展期胃癌手术中的应用给予了高度评价。2006年，我们团队在《中华外科杂

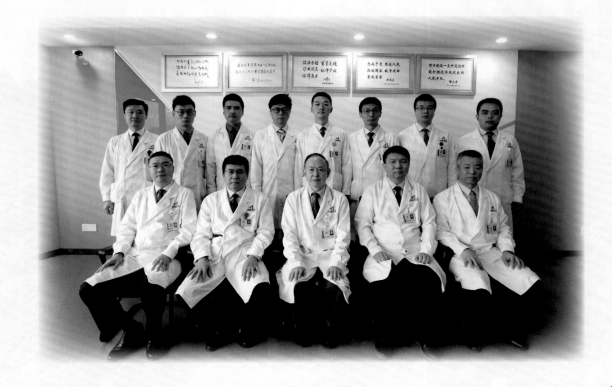

志》发表了国内第一篇过百例的腹腔镜胃癌手术最大宗病例报告，荣获当年中国百篇最具影响力的科技论文之一；同年，在国际权威期刊上发表了国内第一篇腹腔镜胃癌手术 SCI 论文，首次于国际上在该领域正式发出了中国声音。

除了医疗技术水平跨上了新的高度，我们还建立了一套行之有效的腹腔镜胃癌手术方法和操作规范，得到国内同行的认可，并先后多次受邀至国内一流医院进行现场手术演示与指导。2007 年，我们牵头制定了国内首部《中国腹腔镜胃癌手术操作指南》，并于 2016 年进行了修订再版。此外，还牵头制定了《胃癌胃切除手术加速康复外科专家共识（2016 版）》及《胃癌 4K 腹腔镜手术操作标准专家共识（2020 版）》，主编了国内首部《腹腔镜胃癌手术学》等专著，有力推动了我国腹腔镜胃癌手术广泛规范化发展。

当腹腔镜胃癌手术正在国内广泛推广应用之时，另一种更为先进的微创外科手术——达芬奇机器人手术逐渐被应用于临床。2010 年，我们团队在成熟开展腹腔镜胃癌手术的基础上，前瞻性地将目光放在了机器人胃癌手术上，认为机器人胃癌手术将成为未来胃癌外科发展的主流方向，也是手术走向智能化的必经之路。为此，我们在原腹腔镜胃癌手术团队中选拔优秀骨干，成立了机器人胃癌手术攻关小组，对机器人胃癌手术的各项技术开展了大量临床探索研究。与腹腔镜胃癌手术相比，达芬奇机器人手术具有 3D 景深、可旋转手臂及过滤震颤等诸多优势。然而，当时机器人胃癌手术在国际上开展较少，极少有可供借鉴的经验。我们一边进行实验研究一边摸索技术方法，夜以继日地泡在手术室中，经过不懈的探索，创建了机器人胃癌手术"W 型五孔法"戳孔布局、淋巴结清扫新路径及消化道重建新方法等一系列关键技术，总结形成了"西南经验"。2010 年我们最早在国内报告了机器人胃癌手术经验，2014 年我们又在国际上发表了国内第一篇达芬奇机器人胃癌手术的 SCI 论文，主编了国内首部《机器人胃肠手术学》等专著，并于 2015 年牵头制定了中国《机器人胃癌手术专家共识》，于 2021 年对该共识进行了修订再版，为我国机器人胃癌手术的广泛规范化开展提供了依据。除了开展常规的胃癌手术，我们还开展了保留胃迷走神经、残胃癌及单孔机器人胃癌手术等技术探索，均取得了良好的临床疗效。2021 年，我们牵头开展了国内首个机器人与腹腔镜胃癌手术的多中心临床队列研究，其研究成果已发表在 *Annals of Surgery* 上。经过不懈的探索与创新，我们团队在胃癌腹腔镜与机器人外科的研究成果先后获得军队医疗成果一等奖和重庆市科技进步一等奖。

为更好地推动腹腔镜与机器人胃癌手术技术在我国广泛应用，我们团队定期举办全国腹腔镜与机器人胃癌手术学习班，至今已开班 40 余次，并多次受邀到全国各地进行手术演示及技术指导，为国内培养了大批腹腔镜与机器人胃癌手术专业人才；同时，每年举办全国机器人与腹腔镜外科学术会议，为全国同道提供了相互交流学习的良好平台，有力促进中国胃癌微创外科快速发展，极大提高了我国胃癌微创外科整体水平。

（余佩武）

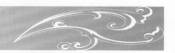

南方医科大学南方医院

南方医科大学南方医院普通外科是国家临床重点专科，拥有广东省胃肠肿瘤精准微创诊疗重点实验室，在李国新教授带领下于2010年确立了"以数据为核心的研究型外科、以腔镜为特色的微创外科、以高效服务为导向的专业化外科"的学科建设基本思想。我们认为，研究型外科是学科前进的必经之路，微创外科是学科发展的战略方向，专业化人才培养和专业化医疗服务是学科建设的根本保障。通过以临床重大瓶颈问题为导向的科研攻关，持续带动医疗和教学的协同发展，形成"医教研护"齐头并进、互相促进的胃癌防治团队建设新局面。团队建设的核心，归根到底就是平台、人才、项目的建设，我们这些年着力在以下几方面开展工作：

（一）建立研究型外科平台支撑体系，促进团队在高水平项目中快速成长

2009年，团队牵头成立中国腹腔镜胃肠外科研究组（CLASS），开展我国腹腔镜胃癌多中心回顾性临床研究，研究成果发表在 *Surg Endosc*、*EJSO*，被《日本胃癌治疗指南（日本医师版）》引用；2012年启动多中心前瞻性临床研究"腹腔镜和开腹D2根治术治疗局部进展期远端胃癌肿瘤学疗效的多中心、随机、对照研究CLASS-01"，研究成果发表在 *JAMA*、*J Clin Oncol*、*JAMA Surg*，提供了Ⅰ级循证医学证据，贡献了胃癌微创治疗的中国模式，被写入NCCN胃癌治疗指南，被中国医学科学院评选为2019年中国医学重大进展，成为我国胃癌微创外科研究的里程碑事件。2018年，在广东省卫健委支持下，成立南方（广东）微创胃肠外科联盟，成员单位包括珠三角、粤东西北各地区207家县市级及以上医院，为构建覆盖2亿自然人群的华南胃癌队列、开展真实世界研究奠定了平台基础。2020年，我们获批广东省胃肠肿瘤精准微创诊疗重点实验室平台，组建与培养国际化广交叉跨行业的研究型高层次人才队伍，启动了一系列胃癌重大基础与临床转化研究。近年来，胃癌防治团队成员中涌现出国家重点

研发计划首席科学家、国家卫生健康突出贡献中青年专家、教育部青年长江学者、广东省丁颖科技奖获得者、南粤百杰、广东省杰出青年、广东省医学领军人才、广东省杰出青年医学人才；柔性人才队伍包括资深院士、千人计划/长江学者、海外终身教授。

（二）建设胃癌专病队列与组织标本库，"做手术即是做研究"的理念深入到团队建设的方方面面

我们于2009年研发《胃癌外科临床数据管理与分析系统》并获软件著作权，在国内医疗单位广泛使用。同时，为了规范"四生"（实习生、研究生、规培生和进修生）在临床病历书写中的科研数据记录与表述方式，我们设计和制定了能嵌入纸质医疗病历的科研格式化病历"胃癌患者病例报告表"，内容涵盖基线信息、关键手术信息、术后恢复过程、组织病理特征、并发症分级以及术后随访信息，由主管医生实时填写完善，主治医师负责审核，随医疗病历同时运行，最后交由专职科研助理在病历归档前及时录入胃癌专病数据库，确保临床数据的真实准确与前瞻收集，为本中心开展系列单中心临床研究奠定临床数据基础。我们组建了以高年资主治医生为责任人、带领研究生广泛参与的胃癌随访团队，所有成员在正式上岗前，均接受系统化专业培训，每半年定期开展集中随访及随访质量评估，确保患者获得最佳的复查随访体验，降低失访率。我们建立了符合本单位实际需求的胃癌组织标本库，由研究生组成标本处理团队，负责离体标本的解剖，在手术室分组挑拣淋巴结，留取正常、癌旁、癌组织与血液标本，将离体时间、肿瘤外观、淋巴结分组数量、肿瘤大小、远近切缘等关键病理信息测量记录。组织标本库的建设，带动了科室研究生广泛参与的积极性，增加了他们在进入临床工作之前解剖操作的机会。"共建共享"模式下的高标准质量控制也极大提升了研究生在开展基础研究过程中对于组织标本管理的深刻认识。本单位胃癌淋巴结挑拣最大数目为161枚，在2015年由北京大学肿瘤医院发起的中国胃肠肿瘤数据联盟大

会上，以当年胃癌平均淋巴结检出数量 62 枚的成绩，位列所有参与单位的首位。

（三）建立科研小组 PI 制度，创新复合型人才培养模式

为了更加全面快速地推进研究型学科建设，调动科室骨干踊跃投身科研工作，确立了研究项目 PI 负责制，不以年资、年龄为绝对标准，鼓励有想法、有办法的中青年骨干担任研究项目 PI，由科室统一协调匹配研究生资源组建科研攻关团队。各科研团队既有分工、又有协同，包括：解剖与数字医学组、医学生物光学研究组、新材料器械研发组、应用基础研究组、流行病及教学研究组、临床与转化研究组。通过项目 PI 的人员管理模式，激励年轻人在具体实践中锻炼提升科研思维能力、团队协作能力、成果转化能力，为研究型外科打造高度专业化、具备国际竞争视野的成长型人才队伍。

（四）建立关键项目管理制度

为保障医教研各类关键项目迅速有效地落实推进，我们探索建立了一套研究型外科关键项目管理推进制度，主要包括：Taskforce 任务推进表、PI 半年进度汇报评审、学科建设年度人物评选、周一外科论坛、亚专科早会。学科在年终总结时布置来年的关键工作任务和分工，按照 SMART 原则制定：Specific（具体）、Measurable（可测评）、Attainable（可执行）、Relevant（有意义）、Time bound（时间约束），明确项目责任人和完成时间，即 Taskforce 任务推进表，以此调配资源、督促团队按时高质量完成既定任务。在年中和年底分别召开研究型外科建设中期总结和年终总结，以 Taskforce 任务推进表为依据，为后续工作顺利开展做好全面部署。年底评选出在学科建设中成绩最突出的 PI 为科室年度人物，由学科带头人撰写评语以示获奖理由。

（五）推动团队文化内涵建设

我们在团队建设中提炼出"站在腹腔镜胃肠外科最前沿"这个理念，目的是提高团队成员的使命担当、科技竞争意识和创新驱动精神，在获得荣誉的同时，保持戒骄戒躁、谦虚务实的态度；在普通的临床医疗工作中，我们提炼出"让人性的光辉在这里闪耀""修佛心仙手驱病魔，练剑胆琴心护众生"这样的愿景，目的是时刻提醒我们要感恩并回馈于信任我们的患者及其家庭，没有临床工作的有序开展，就没有优秀团队的持续成长，更没有临床科研平台的稳定提升。我们"不忘初心"，就是要让团队成果既能"学术顶天"，更能"人文落地"，造福于广大需要帮助的普通百姓。

（六）推动智能精准微创外科新一轮科技革命

我们深刻理解到，当今外科的发展高度依赖高端器械设备的进步，新一轮科技革命必将颠覆传

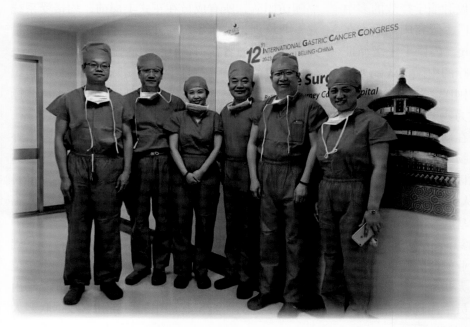

南方医院团队在第 12 届世界胃癌大会作手术演示

统外科。百年经典的"胃癌根治术"是基于大体解剖、依靠肉眼观察及医生临床经验的肿瘤切除，存在不够精确、同质性低、标准化难、可及性差等固有缺陷，基于以上临床瓶颈，我们提出"打造智能精准微创外科体系"的建设思想，坚持走"理、工、医结合，产、学、研链条式"发展道路，致力于微创外科新设备、新技术的原研和创新。研发项目包括：基于光学相干断层扫描（OCT）技术的腔镜手术淋巴结精准清扫、基于多光子光学活检技术的腔镜手术切缘实时在体活检、基于人眼实时跟踪技术的超高清裸眼 3D 腔镜手术智能显示、基于光学跟踪和图像匹配技术的腔镜手术智能实时导航、基于 AR 视觉交互增强技术的腔镜手术实时远程指导协作、术中肿瘤分子精准可视化示踪技术、免疫增敏纳米新材料、基于免疫评分和分子预测模型的疗效及预后精准评估技术、减（单）孔微创设备研发平台、新一代智能机器人微创设备等。

谨以此文真诚分享本人近 20 年来建设本单位胃癌外科防治团队的些许体会，水平有限、经验不足，希望在中国抗癌协会胃癌专业委员会的组织带领下，与国内同道们共同推动中国胃癌防治工作迈向更高水平。

（李国新）

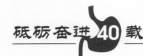
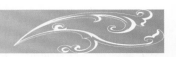

南京医科大学第一附属医院

南京医科大学第一附属医院胃癌防治团队是在普外科、胃外科学科带头人徐泽宽教授的率领下，依托南京医科大学、南京医科大学第一附属医院胃肠外科中心、南京医科大学胃癌研究所、江苏省临床重点专科、江苏省医学重点学科（实验室）、江苏省肿瘤个体化诊治协同创新中心、江苏省肿瘤生物标志物及防治重点实验室等多个重点平台所建立的，集诊治患者、教育教学、科学研究、实践转化、改革创新五位一体的临床科研团队。通过多年的学科经验积累，形成了一批创新技术，均取得了良好的临床效果。

团队传承

立身必先立德，无德无以立身。南京医科大学第一附属医院胃癌防治团队赓续传承老一辈普外科先辈张保康、陈国玉等教授的艰苦奋斗精神，恪守"德术并举、病人至上"的院训。生命至上，视患如亲。学科带头人徐泽宽教授时常教育团队成员在临床决策中想病人之所想，急病人之所急，在临床工作中履践致远、一丝不苟，全心全意为病人服务。博学至精，明德至善，围绕临床前沿问题开展高质量的科学研究，坚守学术操守的基础上深入钻研，大胆创新。在沉稳的工作环境与学术氛围熏陶下，南京医科大学第一附属医院胃癌防治团队的业务能力与科研功底与日俱增，胃癌诊治水平与学术视野跻身全国前列。

临床团队简介

南京医科大学第一附属医院胃癌防治团队自创建以来始终坚持基础医学科学研究和临床技术创新相结合的发展模式。医院胃外科临床团队含主任医师5人、副主任医师3人、主治医师6人、住院医师4人，其中博士生导师2人、硕士生导师3人。团队在坚持学习国内外前沿胃癌手术技术的同时对现有的胃癌手术方式进行了一系列改进与创新，率先在国内改良创新多个腹腔镜胃消化道重建手术方式等微创技术，如早期胃癌的

个体化治疗、3D腹腔镜胃癌根治术、全腹腔镜下uncut Roux-en-Y吻合术、全腹腔镜下全胃切除＋π吻合术、全腹腔镜近端胃切除双通道吻合术、全腹腔镜近端胃切除食管胃Side overlap吻合术、机器人胃癌根治术、双镜联合治疗胃肿瘤等，均取得了良好的社会效果。改革创新的根本目的是在保证肿瘤根治的前提下尽可能为患者保留胃功能，降低术中术后并发症，提高患者预后及术后生活质量。

随着团队成员手术技术的不断精进及前沿理论不断的积累，团队国际影响力与日俱增，年胃肿瘤手术1300余台，腔镜完成率达70%以上，是江苏省内收治此类病例最多的单位，在全腹腔镜胃癌根治术等尖端技术上已经处于世界前列，先后获得英格兰皇家外科学院培训基地（RCS，全国三个基地之一）、英国爱丁堡皇家外科学院住院医师培训基地（全国十二个基地之一）及中国医师协会腹腔镜外科医师培训基地的培训资质。近年来，团队先后举办胃癌手术学习观摩班42次，有近30个省市的同道来我院现场观摩。团队成员受邀在北京301医院、上海中山医院等全国三甲综合性医院大会手术演示60余场。牵头以及参与十余项国内外大型临床研究；其中一项全国多中心、随机、对照临床研究（CLASS08）更是全国第一项关于全腔镜全胃的大型多中心前瞻性临床研究。主持执笔或参与了近20项临床指南或共识的编写。其中，团队就近端胃切除消化道重建技术、腹腔镜胃外科手术中外科缝合相关行为准则联合业内专家共同主笔中国专家共识，为临床实践提供参考及指导。为了进一步扩大学术影响力及促进国际、地区间交流，团队每年坚持举办金陵胃癌诊治进展高峰论坛，邀请包括中、日、韩胃癌协会主席，埃及、伊朗、美国及西班牙等诸多国际胃癌顶级专家参会，年参会人数约750人次。此外，团队成员多次受邀参加全球胃癌顶级学术盛会，并代表中国发出"江苏声音"。2021年，学科带头人徐泽宽教授依托江苏医学会牵头成立江苏胃癌联盟，大力推进

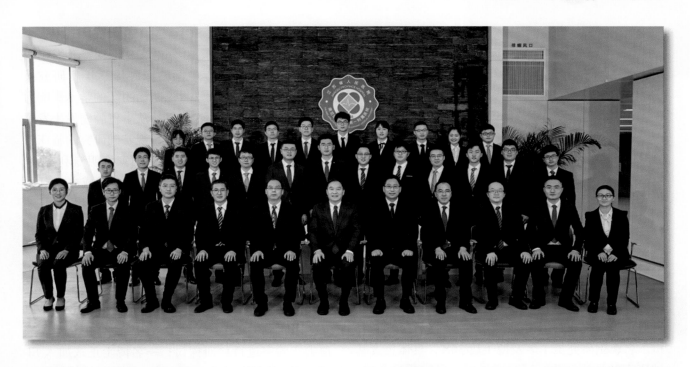

了省内胃癌规范化、标准化、大数据化、协同化的诊疗新阶段。

MDT 团队简介

2014 年 12 月，江苏省人民医院胃肿瘤 MDT 门诊正式运行。胃肿瘤 MDT 门诊由胃外科、肿瘤内科、消化内科、放疗科、病理科、影像科、超声科、核医学科、内镜中心、护理部及营养科等各学科部门组成，包括 11 个科室 20 名副高以上职称的专家、教授。主要针对住院患者的疑难病例，通过邀请相关科室的专家进行会诊，为患者制订严密周全的个体化、全程化治疗计划。迄今为止，江苏省人民医院胃肿瘤 MDT 门诊共接诊门诊患者逾 2000 例，住院患者逾 850 例。2012 年至今，MDT 团队主导举办了二十期 MDT 研讨会，覆盖全国 25 个省市自治区近 500 位医师参加。参与编写《中国消化道肿瘤多学科综合治疗协作组（MDT）诊疗模式专家共识》，为中国消化道肿瘤的 MDT 治疗贡献力量。

科研团队简介

在基础科研方面，南京医科大学第一附属医院胃癌防治团队依托国家重点专科、江苏省重点学科、江苏省肿瘤个体化诊治协同创新中心，设立了

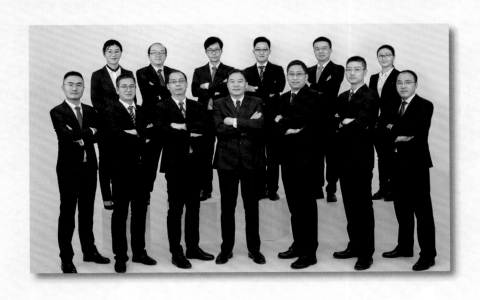

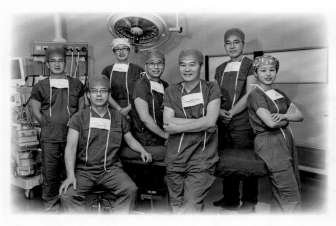

元。近五年发表相关 SCI 论文 130 余篇，其中大于 20 分论文 1 篇，大于 10 分论文 9 篇，累计影响因子近 580 分。2018 年中国临床肿瘤学年度研究报告显示，南京医科大学胃癌防治团队的学术影响力位列全国第五。此外，在坚持从事胃肿瘤发生发展基础研究的同时，团队异常重视基础研究的临床转化，获省部级以上奖项 7 项，国家发明专利 3 项。2021 年南京医科大学胃癌研究所正式成立，这不仅是对团队长期以来所获研究成果的高度肯定，还标志着团队基础科研发展来到了一个新的阶段。

团队教学培养体系

南京医科大学第一附属医院胃癌防治团队自成立以来始终坚持人才培养优先的政策。2014 年以来，团队成员多次赴美会面迈阿密大学消化道肿瘤顶尖实验室进行科研探讨；一名博士正式加入 El-Rifai 教授团队，同时每年派 1 名博士赴美加强交流合作。2018 年开始，团队成员多次赴首尔大学医学院学习交流，并多次派遣博士研究生赴韩进行长期学习；同时聘请前韩国胃癌大会主席梁汉光教授、中国胃癌联盟主席季加孚教授作为南京医科大学第一附属医院特聘教授；坚持进行常态化线上交流，持续探讨合作进展，指导科室年轻医师发展。团队每周定期开立临床科研学习会及年轻医师临床科研促进会议，积极指导年轻医生提升手术技术、树立良好临床科研思维能力及刻苦钻研的品质。团队学科带头人徐泽宽教授作为普外科教研室主任针对科室年轻医生定期制订教学计划。

成绩属于过去，步履尚未停歇。今后南京医科大学第一附属医院胃癌防治团队将不断适应时代发展、实现自我革新，以更高的要求、更远的目光着力于团队发展，进一步提高我省乃至全国普通外科疾病的诊治水平，为"健康中国 2030"规划战略建设贡献来自江苏外科人的力量！

南京医科大学第一附属医院普外科肿瘤生物学研究所。通过聘请高水平人才、设立学术委员会、定期进行学术交流，实验室构建了利于科技创新的新型科研组织形式和管理模式。团队特聘基础医学研究员 1 名、副研究员 1 名及博士后 3 名，具体负责基础研究及临床转化，同时确保所有研究项目合规、安全和有效。实验室整合现有资源，将基础科研细化为以下方向：胃癌转移和微环境、肿瘤代谢和幽门螺杆菌、胃癌和神经侵犯、胃癌和化疗耐药，目标是对已有科研内容进行逐层突破。另外，团队聘请生物信息学人才一名，专门从事胃癌临床资料整合、胃癌专病队列规范化、生物样本库和信息库的建立等关键科研辅助问题，为大力开展胃肿瘤基础与临床研究提供了有力保障。

精诚合作，金石为开。基础科研团队在扎实的实验室保障下，在团队创建初期虚心向国外顶级消化道实验室学习并交流，长期与美国迈阿密大学肿瘤研究中心和韩国首尔大学国立癌症中心深度合作，筛选并鉴定了多个与胃癌发生、进展、耐药相关靶标。研究发表于包括 *Gastroenterology*、*Oncogene*、*Molecular Cancer*、*Redox Biology* 等国际高质量学术期刊。此外，团队获得国家自然科学基金国际（地区间）合作项目 1 项、国家自然科学基金面上项目 8 项、国家自然科学基金青年项目 8 项及省部级课题 30 余项，共获得经费约 2500 万

（徐泽宽）

青岛大学附属医院

青岛大学附属医院胃肠外科是山东省临床重点专科，首批国务院批准的硕士学位授权点，青岛大学硕、博士学位授权点及博士后流动站，普通外科住培及专培基地，是国家首批药物临床试验机构，中国抗癌协会胃癌科普教育基地，达芬奇手术机器人中国胃肠外科临床手术教学示范中心，是中国胃肠联盟发起单位之一。现有 4 个病区，共 40 位医师，其中教授 12 人，博士生导师 2 人，床位数达 200 张，每年胃癌手术量超过 1800 台，腹腔镜、机器人手术比例逐年递增，早期胃癌内镜手术量达 500 例，进展期、晚期胃癌新辅助及转化治疗率超过 30%，手术后平均住院 7 天，并发症发生率为 15%，出院 30 天再入院率 3%，死亡率 0.3%，5 年生存率超过 60%。学科秉承"精益求精、止于至善"的理念，建立胃癌多学科团队，以精湛的医疗技术和高尚的医德医风为患者解除病痛。

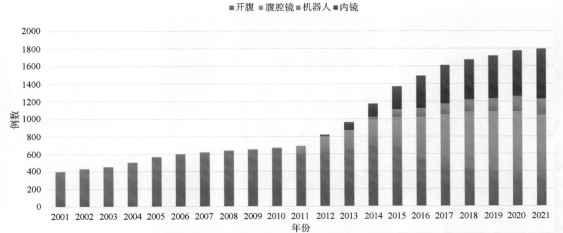

青岛大学附属医院胃癌手术量（2001—2021 年）

胃肠外科的发展史是我院 120 年厚重历史的重要组成部分，承载着大外科深厚的文化基因和精神传承，流金岁月、名医荟萃，云集了沈福彭、冯雁忱、张纪成、范迪初、韩积义等先辈，是我院"外科之魂"的缔造者，更是外科学发展的引领者；也有张默道、崔自介、杨金镛、于冠君、张敬智等一大批名师名医，见证了胃肠外科学的辉煌发展。正是他们无私奉献、创新实干的精神，不断激励着一代又一代胃肠外科人继往开来、砥砺前行。世界著名胃肠外科学家、中国工程院院士黎介寿教授为首席医学专家。北京大学肿瘤医院院长、世界胃癌协会主席季加孚教授为名誉科主任。世界"ERAS 之父"、围手术期医学奠基人及开拓者、丹麦哥本哈根大学附属医院 Henrik Kehlet 教授，世界"内镜腹腔镜手术之父"、欧洲外科学会主席、英国邓迪大学教授 Alfred Cushieri 爵士，国际著名胃癌专家、日本胃癌学会会长、东京国立癌症中心肿瘤外科主任 Maruyama Keiichi 教授，国际著名胃癌外科专家、世界胃癌学会主席、韩国延世大学 Severance 医院延世癌症中心主任 Sung-Hoon Noh 教授，国际临床机器人学会创始主席、美国伊利诺伊大学 Pier Cristoforo Giulianotti 教授，国际著名腹腔镜、机器人胃癌手术开拓者、日本藤田卫生保健大学 Ichiro Uyama 教授等为学科客座教授。

20 世纪 50 年代冯雁忱、韩积义教授带领大家积极投身到抗美援朝保家卫国运动中。以张纪成、韩积义、范迪初为代表的老一辈胃肠外科专家开展胃肠疾病手术治疗，系统总结了溃疡病、胃结核、胃癌等诊断、鉴别诊断、外科手术的临床经验，提出"结肠代胃"手术方法。1953 年韩积义教授在

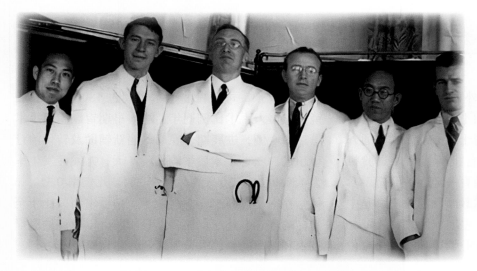

张纪成（右2）、张纪正（左1）教授在美国密歇根州立大学留学，师从 John Alexander 教授（左3）（1937.9—1939.9，密歇根州东兰辛市，美国）

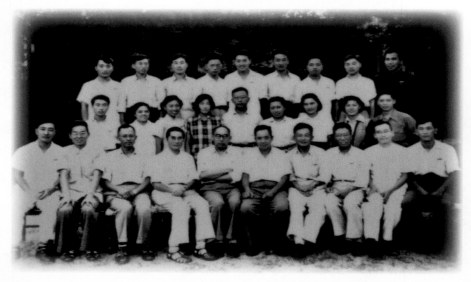

1956年大外科医师合影，前排左4冯雁忱教授、左5张纪成教授，中排右4张默道教授，后排右2崔自介教授（张默道教授提供照片）

John A. Hardy《A Synopsis of the Diagnosis of the Surgical Diseases of the Abdomen（1945）》基础上结合我国腹部外科疾病发病规律、诊疗特点编译出版《腹部外科疾病诊断纲要》，首次介绍常见腹部外科疾病诊断、鉴别诊断及治疗原则，成为一部经典教科书，在提升我国腹部外科疾病诊治水平上产生重大影响。该书也以重要篇幅详细介绍了胃十二指肠溃疡、胃癌的诊断与鉴别诊断方面的内容。到目前为止，其重要观点仍然被《黄家驷外科学》等教科书所引用，对指导临床工作发挥重要作用。

20世纪60年代，在极其艰苦的条件下，克服重重困难，巡回医疗，为农村百姓提供高质量医疗服务。崔自介教授自1968年开始治疗肠外瘘，采用"局部吸引、经口补充营养、外部烘烤理疗"等，取得满意疗效。

20世纪70年代，成立胃肠外科专业组，张默道、崔自介教授对胃切除后消化道重建进行了改良，研发国内首款预消化型肠内营养制剂成功用于

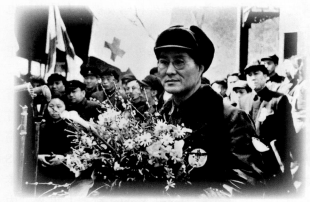

抗美援朝战争期间冯雁忱教授担任"国际医防服务队"第二大队队长，主要负责手术工作（1951年3月10日，北京）

临床，并在全国推广。中西医结合，组建"胰腺炎Ⅰ期、Ⅱ期方，术后饮"等方剂，结合电针治疗急腹症、胆道结石、重症胰腺炎及胃排空障碍等，采用电针足三里、合谷穴用于术后镇痛、止吐，促进胃肠道功能恢复。

20世纪80年代，科室逐渐规范胃癌根治手术，提出"广泛胃切除、大网膜切除、适宜的淋巴结清扫、无瘤技术、整块切除及合理胃肠道重建"的原则，术后辅助化疗，使胃癌5年总生存率达到25%。重要成就及进展包括：张默道教授"胃癌消化道重建"录像在人民卫生出版社出版发行；将国产吻合器用于食管癌、贲门癌手术消化道重建；引进雅培肠内营养制剂（Ensure）和费森尤斯脂肪乳剂、氨基酸等，购进静配台等设备，极大提高了营养支持的质量和水平；王罗芬护士长开展锁骨下静脉置管技术，并在全国推广；使用健康人粪便滤液治疗手术后伪膜性肠炎获得成功；放射科臧家欣、徐素新教授带领毕伟群、孙成建、王绍华等医师开展"气钡双重造影"用于早期胃癌的诊断；胃镜应用扩大，胃癌检出率大幅度提高；引进德国蛇牌探查型腹腔镜用于妇科、腹部疾病诊断；韩积义、崔自介教授于人民卫生出版社出版专著《腹部外科诊断和鉴别诊断学（第一版）》，并再版，在普外科临床实践和教学方面产生良好效果。

20世纪90年代，借鉴日韩胃癌外科手术经验，周岩冰医师成功开展"胃癌D2、D3淋巴结清扫及主动脉旁淋巴结清扫术""经腹食管胃结合部癌根治性全胃切除术""空肠Roux-en-Y代胃术"等手术，使手术安全性、患者结局得到明显改善，每年手术超过200例，5年总生存率提升到50%以上。重要成就及进展包括：引进强生吻合器、荷包钳拓展器械，确立其在消化道重建中的适应证，提高吻合效率和质量；建立胃癌数据库，开展胃癌淋巴结转移规律的研究；重视胃癌围手术期管理及手术并发症的处理，周岩冰、丁连安、赵萍、仲蓓等医护人员到南京军区南京总医院系统学习临床营养支持、肠外瘘、外科感染综合治疗等；配置新一代静配器、加温器、输液泵、喂养泵等设备，使肠内、肠外营养制剂齐全，围手术期营养支持比例增加，肠内营养率超过50%；引进电视腹腔镜，选派张炳远医师赴韩国延世大学进修腹腔镜技术，开展山东省首例腹腔镜胆囊切除等手术；建成功能完善的电教中心和示教室，可以实时进行手术直播教学；由李子祥、孙成建医师牵头成立介入放射科，开展胃肠道置管、支架置入、出血介入治疗等技术；基于新技术开展、手术数量增加，聚焦相关并发症处置，1999年杨金镛、崔自介教授在人民卫生出版社出版《普通外科诊疗术后并发症及处理》。

2000年后，聘请黎介寿院士为首席医学专家，带领李宁、任建安、朱维铭、江志伟、李维勤教授等定期来院进行技术指导，建成肠营养治疗中心，肠外瘘、严重腹腔感染、多器官功能衰竭的

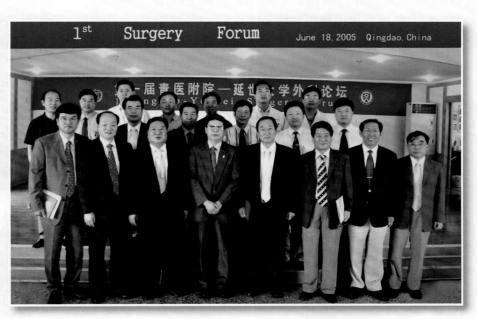

首届青岛大学-延世大学外科论坛中韩专家合影（2005年6月，青岛）

综合治疗水平显著提升，有力保障了胃癌手术的安全和质量。邀请陈峻青、詹文华、朱正纲、季加孚、徐惠绵、梁寒、陈凛、余佩武等教授授课、进行手术演示。医院与韩国延世大学 Severance 医院签署多项战略合作协议，国际胃癌协会主席、Severance 医院 SH Noh 教授被聘请为我院客座教授，定期来院指导，使我院胃癌综合处理水平有了进一步提升。每年召开的"青岛大学-延世大学外科论坛"成为中-韩文化科技交流的典范。聘请日本胃癌学会会长、东京国立癌症中心肿瘤外科主任 Maruyama Keiichi、日本大阪医科大学附属医院 Tanigawa Masahiko、日本藤田保健卫生大学附属病院的 Ichiro Uyama、日本国立癌中心东病院上消化道外科胃外科科长 Takahiro Kinoshita 等为客座教授，对我院胃癌开腹、腹腔镜、机器人手术、围手术期化疗等进行指导。科室安排 10 多位青年业务骨干赴日本、韩国留学、培训，大大提升了我院胃癌规范化治疗水平，极大缩短了我科胃癌治疗国际化进程。周岩冰教授带领团队开展山东省首例腹腔镜胃癌根治术。以田字彬、赵清喜教授为首的消化内镜团队与日本福井医科大学、神户大学医学部等建立良好的协作关系，安排人员进修学习，引进日本 Olympus 等先进电子内镜、超声等设备，针对高危人群开展胃癌筛查，应用 NBI ＋放大内镜技术提高食管胃早期癌的诊断率，开展 EMR、ESD、ESE、内镜下全层切除术（EFR）、STER 及 POEM 等技术用于早期癌、黏膜下肿瘤的治疗，开展经皮内镜胃造瘘（PEG）、空肠造瘘（PEJ）、止血、鼻胃肠管置入等技术。

引进"加速康复外科"及"损伤控制"理念，进行临床路径的优化，鼓励患者及家属参加医疗活动。发表国际首篇胃癌围手术期加速康复外科（ERAS）路径管理的 RCT 研究论文，成为相关指南、专家共识重要原创文献，被 CA 等引用 400 余次。首次发现并证明 ERAS 围手术期管理改善胃癌患者预后，并对相关机制进行研究。提出"抗血栓袜、压力泵、早期活动、肝素使用"预防血栓栓塞策略，20 年来 4 万例胃肠道手术无肺栓塞死亡病例。鉴于非计划再手术的特殊性和复杂性，我们在人民卫生出版社出版《再手术学（普通外科卷）》，详细介绍胃癌再手术经验，旨在为再手术的患者进行临床决策，提高手术成功率，加速患者的术后康复。

聘请英国邓迪大学教授 Alfred Cuschieri 爵士为客座教授，聘请 Benjie Tang 教授为我院临床医学模拟与微创技术培训中心名誉主任、客座教授，建立一流微创外科手术训练教学基地，培养了一大批具有国际化水准的优秀人才。2009 年初周岩冰教授到麻省总医院（MGH）做肿瘤外科研究员从事临床研究，考察学习了哈佛医学院住院医师培训体系、临床技能培训、多学科诊疗模式（MDT）、临床研究、胃肠道外科腹腔镜机器人手术等，撰写了 40 万字"哈佛大学麻省总医院手术安全、质量手册"加以推广。2010 年回国后，在山东省率先开展、推广胃癌 MDT 多学科诊疗经验，按照国际规范，开展临床研究，引入医学人文思想，结合学科实际情况，在患者围手术期管理、安全质量提升方面产生积极影响。

2010 年以后科室安排中青年业务骨干赴欧美、日韩等国家留学深造。牛兆建、张坚教授在中华医学会日本武田科学振兴财团奖学金的支持下，赴日本藤田保健卫生大学附属病院师从宇山一朗（Ichiro Uyama）教授完成胃癌微创治疗的研修学习半年。牛兆建教授取得了外国医师临床修炼许可证，参与各种腹腔镜、机器人胃癌手术及学术交流。张坚教授获得日本达芬奇机器人手术资格证书，同时去癌研有明医院师从步部创也（Souya Nunobe）教授研修早期胃癌微创手术，在脾门淋巴结清扫、食管胃结合部癌胸腹联合手术、完全腔镜消化道重建等方面接受系统培训。王东升主任医师赴美国加利福尼亚大学洛杉矶分校医学中心访学半年，系统学习腹腔镜胃肠结直肠手术等。副主任医师李宇博士，赴美国芝加哥西北大学费恩伯格医学院肿瘤与影像中心进行一年的博士后研修，完成消化道肿瘤的免疫治疗及放射组学研究，其间到德克萨斯的 MD 安德森癌症中心进行访学。副主任医师曹守根博士，在纽约大学医学中心 Kwok-kin Wong 教授指导下进行一年的博士后研究工作，从事胃肠肿瘤类器官研究，建立胃癌、结直肠癌类器官化疗敏感性预测体系。回国后与青岛院士港陈璞院士团队共同推进类器官药敏检测临床研究，开展单中心及多中心 RCT 研究。刘卫国教授赴日本国立癌症中心跟随木下敬弘（Takahiro Kinoshita）教授学习胃及结直肠腹腔镜手术技术。张建立教授到奥地利 AKH 医院进修，系统学习胃肠外科疾病的腹腔镜手术、围手术期管理等。

2014 年周岩冰教授开展山东省首例达芬奇机器人胃癌手术以来，创造了山东省数个第一，现已完成 1000 多例高质量机器人胃癌手术，在国内率先进行达芬奇机器人辅助 Siewert Ⅱ 型食管胃结合部癌下纵隔淋巴结清扫、完全机器人消化道重建等。将腹腔镜、机器人胃癌微创手术与 ERAS 实践完美结合，提出高质量手术是 ERAS 围手术期管理的基础。定期举办腹腔镜、机器人胃癌手术演示和培训，对推广普及该技术、改善手术质量发挥重要作用。牵头成立山东省胃肠外科研究组（GISSG），按照国际规范，积极开展临床研究，由科室发起多中心及单中心 RCT 研究 10 余项，其研究成果多次在 CSPEN、ESPEN、ASPEN、IGCC、JGCA、CRSA 等国际会议上宣讲，在外科年鉴（ANN SURG）等期刊发表高水平论著，荣获山东省、青岛市科技进步奖。基于山东省多中心 5285 例间质瘤队列研究（GISSG1202 研究），建立国人间质瘤复发风险标准及网络计算器。联合消化内科、肿瘤内科、放疗科、病理科、影像科等学科建立胃癌多学科诊疗团队，对患者进行全程管理，利用人工智能技术、IBM Watson 机器人系统进行临床决策，提出进展期胃癌"系统评估→术前新辅助治疗、转化治疗→再评估→精准外科手术、腹腔热灌注化疗（HIPEC）→术后辅助治疗→全程随访管理"治疗模式，大大改善胃癌近期临床结局和预后。

经过一个多世纪几代人的不懈努力，科室规模不断扩大，学科建设取得了长足的进步，具备雄厚的实力和服务能力，赢得了广大患者的信赖。当代胃肠外科专家学者将不负众望，做科室历史文化的传承者和传播者、医学科学技术创新的践行者。未来任重而道远，我们将立足于打造研究型学科，争取基于多学科团队在胃癌围手术期管理、患者全程管理、临床研究、手术难点热点和关键技术问题上有所突破，使胃癌这一严重危害人民健康的主要疾病的治疗手段明显改进，使患者临床结局、远期预后及生活质量显著提高。

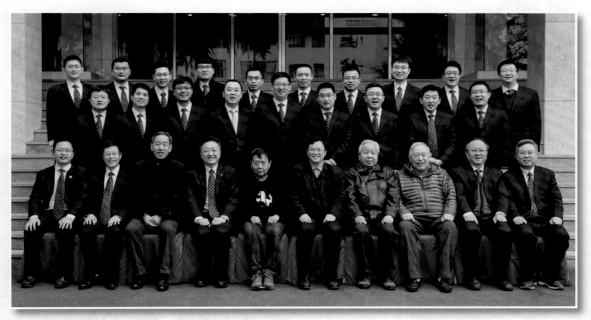

科室老专家与中青年业务骨干合影（2017 年 12 月）

（周岩冰）

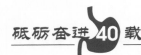
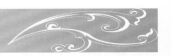

上海交通大学医学院附属仁济医院

上海作为国际化大都市、国内的医疗中心城市，承担着很多华东地区乃至全国的重大疾病的诊疗。上海交通大学医学院附属仁济医院作为一家拥有180年历史的上海老牌三甲医院，在胃癌的防治领域，无论在胃癌患者的诊治数量还是质量上，仁济医院的胃癌诊疗团队都是上海乃至全国一支不可或缺的力量，有着较高的知名度和品牌影响力。

仁济医院在19世纪建院即开始外科手术工作，到20世纪40—50年代，兰锡纯、董方中教授真正推动了普外科的发展，其后涌现了包括周锡庚、邝耀麟、施维锦、王平治、陈治平、张柏根、吴志勇等在内的老一辈杰出外科学家。1954年，董方中教授即在国内开展了胃癌扩大根治术。胃癌诊断方面，消化内科萧树东教授在江绍基教授领导下，在1961年开展半可屈式硬式胃镜检查工作，操作难度高，条件艰苦。至1976年，在国内较早开展纤维胃镜，用于胃癌等消化道疾病的诊断，完成了仁济医院胃癌从诊断到治疗的早期拼图。20世纪80年代，陈治平教授从日本学习归来，在仁济引进具有世界先进水平的日本胃癌分期法，提出根据不同病期合理选择手术根治范围，从而提高手术治疗效果，对不同病期胃癌术后疗效的评估也更趋合理。自2006年起，曹晖教授开始领导胃癌专业组，胃癌专业团队在国内较早尝试开展腹腔镜胃癌根治术、腹腔镜或双镜联合胃肠间质瘤切除术等，将微创理念应用到胃恶性肿瘤的外科治疗中，同时重视胃癌、胃肠间质瘤的基础研究，取得了一定的成绩，提升了团队在国内的学术和品牌影响力。

为了适应新形势学科发展及专业化道路的需求，胃肠外科于2013年成立，经历八年的创新奋斗，仁济医院胃肠外科在曹晖教授的带领下不断发展壮大。胃癌专业组医生中拥有博士学位比例达87%，大多数团队成员具有海外留学或访学经历，形成了一支学历高、临床能力强、年龄结构合理、人才梯队完整、研究方向前沿、临床经验丰富的专业化团队，吸引了大量来自全国各地胃肿瘤患者前来寻求高质量医疗服务。

在胃癌的临床诊治上，胃肠外科的胃癌专业组是仁济医院胃癌诊疗团队的核心和主导力量，由曹晖教授领衔，并有赵刚、赵恩昊、张子臻、汪明、朱纯超等一些近年来涌现的国内知名中青年专家为技术骨干，近3年每年胃恶性肿瘤手术例数均超1500例，无论手术例数、单病种费用、药占比、住院天数等指标均位列上海前三名。科室常规开展包括标准根治性胃癌手术（D2淋巴结清扫）、腹腔镜下胃癌根治术（全胃、远端胃、近端胃切除）、胸腹联合胃食管结合部癌手术、胃癌扩大根治术（D2＋淋巴结清扫）、联合脏器切除术、保功能胃切除术（保留幽门胃切除术、近端胃切除术、前哨淋巴结活检＋胃局部切除等）、残胃癌手术、多次复杂手术以及胃癌联合肝肾移植、减重手术等在内的胃外科所有手术。各期胃癌手术患者总生存率及无复发生存率均达到或高于国内平均水平。

面对上海本地、华东地区乃至全国各地前来求诊的胃癌患者，仁济医院胃癌诊疗团队均遵循规范化、标准化、微创化、精准化、综合化以及个体化的治疗理念予以施治。在胃肿瘤MDT首席专家曹晖教授、赵刚主任的带领下，自2014年6月开始，胃癌MDT团队固定每周三早7点对早期、晚期或复杂的胃癌患者开展MDT讨论，针对不同分期、分型患者的临床病理特点，制订合理的诊疗方案。患者及家属对于诊疗模式和治疗措施均表现出较高的依从性和认可度。而且，无论是平行对照队列研究还是历史对照队列研究均提示MDT治疗方案可延长晚期胃癌患者生存时间，提升生存质量。仁济医院的胃癌MDT团队在多年的合作中始终配合默契，各取所长，不断提升胃癌治疗的水平，保持了在上海地区乃至在全国的一流水平。

另一方面，仁济医院胃癌诊疗团队的专业特色中，早期胃癌的胃功能保留手术在国内积累了最多的手术病例，始终在国内的胃功能保留手术领域处于技术领先地位，并在日韩有一定的影响力。随着我国社会经济水平发展和医学诊疗技术的进步，早期胃癌检出率已逐年提高。对于这部分可手术治愈的胃癌患者，传统根治手术后不可避免地会经历胃大部切除和消化道重建所导致的一组消化道症状及机体生理功能的改变，严重者会出现一系列胃切除术后相关并发症。如何在胃癌根治的前提下尽量保留胃的解剖结构和功能，改善胃切除术后综合征及长期生活质量已经成为胃癌外科诊疗的重要问题。保功能手术团队由赵刚主任领衔，一批从欧洲、韩国留学归来的如赵恩昊、张子臻、朱纯超、徐佳、汪明、赵文毅等博士积极参与临床实践，自2015年起，在国内较早开展了联合微创和胃功能保留的腹腔镜保留幽门胃切除术（LAPPG），用以治疗早期胃中部癌。目前已成功实施LAPPG手术超300例，是国内开展相关术式最大体量的胃癌临床诊治中心。同时，早期胃癌内镜下治疗、双镜联合早期胃癌局部切除、前哨淋巴结导航手术等前沿保功能手术，仁济医院胃癌诊治团队均有开展，并积累了一定的临床经验和数据。

仁济医院胃癌诊疗团队作为国内胃癌临床研究主要开展单位和中心，主持并参与了中国腹腔镜胃手术领域的系列权威临床研究——CLASS-06（主中心单位）、CLASS-01（主要参加单位）、CLASS-02（主要参加单位）、CLASS-04（主要参加单位）、CLASS-07（主要参加单位）、CLASS-10（主要参加单位），为规范、推广中国胃领域微创技术的发展做出了重要贡献。

在胃癌诊疗技术水平和理念不断进步发展的同时，仁济医院胃癌诊疗团队同样重视胃癌的预防、早期诊断等与胃癌防治水平密切相关的专业体系建设。仁济消化内科作为全国顶尖消化道疾病诊治中心（2019、2020年度复旦专科排名榜全国第一），2020年消化内镜检查、治疗数量突破20万例，对于早期胃癌的内镜下精查更是一直为业内公认的专业特色。根据最新数据统计，目前仁济医院早期胃癌检出率近30%，位居全国前列。在2018年，由消化内科牵头、胃肠外科参与联合申报的"胃肠癌预警、预防和发生中的新发现及其临床应用"获得国家科学技术进步奖二等奖，在胃癌预防领域获得了国家科技部门的高度认可和表彰。仁济医院的胃癌预防和早期诊治体系对进一步提高胃癌整体治疗水平有着重大意义，体现着"上医治未病"以及"早诊早治"的理念，也是我国胃癌诊治领域追赶日韩等先进国家的重要发展方向。

仁济医院历史悠久，数代传承，始终秉持着仁术济世的理念，努力为人民大众解除病痛。胃癌诊疗团队也同样坚持着为人民服务的信念，在胃癌防治领域积极做出自己的贡献。

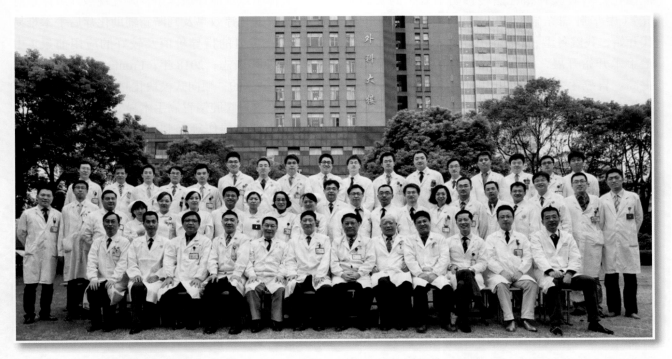

（曹晖）

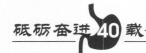
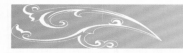
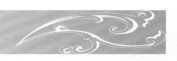

四川大学华西医院

四川大学华西医院胃癌外科团队自20世纪70年代开始创建，经过40余年的不断发展，在胃癌规范化、微创化外科治疗和综合治疗方面取得了不俗的成绩，为推动我国胃癌外科学科发展和胃癌防治工作，不断贡献自己的力量。目前胃癌外科团队拥有正高级职称10人、副高级职称6人、中级职称7人，每年胃癌手术量约1000台。

20世纪70年代，我院开始探索开展胃癌根治术，并建立胃癌外科团队。我院彭德恕教授、陈佳平教授于1977年和1978年分别参加了第四届全国肿瘤防治工作会议和全国胃癌协作组第一次会议，标志着我院胃癌外科团队开始参与全国性胃癌外科学科建设和胃癌防治工作。20世纪80年代，团队在国内较早开展胃癌患者腹腔化疗。我科程中教授1991年撰写了硕士学位论文《人胃癌腹腔内游离癌细胞处理的体外试验及大剂量顺铂"双路化疗"的临床应用及近期观察》。20世纪90年代，团队在国内较早开展胃癌患者术中腹腔内热灌注化疗。我科陈志新教授1995年发表研究论文《腹腔内热低渗化疗对腹膜种植性癌转移防治效果的实验研究》（中华肿瘤杂志，1995年）。自20世纪90年代开始，我院各型、各期胃癌合理的标准规范化根治手术开始开展，其中胃癌全胃切除的比例明显提高。胃癌手术后5年总生存率由原来的25%逐步提高到40%左右。进入21世纪，我院胃癌规范化、微创化外科治疗得到快速发展。2006年胡建昆教授开展了腹腔镜胃癌根治术以及腹腔镜胃癌保留脾脏的脾门淋巴结清扫术，并积极参与到全国胃癌规范化手术巡讲工作中。2015年胡建昆教授开展了机器人胃癌根治术。

在引领全国胃癌外科学科发展方面，胡建昆教授牵头编写我国《中国腹腔镜胃癌根治手术质量控制专家共识（2017版）》，该共识对规范腹腔镜胃癌根治术的操作，强化腹腔镜胃癌根治术的质量控制要点，提高专科医师腹腔镜胃癌根治术的操作技能具有重要推动作用（中华消化外科杂志，2017年）；牵头编写我国《食管胃结合部腺癌外科治疗

中国专家共识（2018年版）》，该共识减少了胸外科和胃肠外科在解剖和手术认识上的差异性，促进我国食管胃结合部腺癌外科诊断和治疗的规范性和精准性（中华胃肠外科杂志，2018年）；牵头制定中国腹腔镜技术考核与评价标准（CLSTA），推动我国腹腔镜技术规范有序开展（中国实用外科杂志，2021年）；牵头全国多中心临床研究"局部进展期胃癌新辅助化疗后腹腔镜远端胃癌D2根治术的可行性与安全性分析：前瞻性多中心临床试验（CLASS-03a）"；牵头开展国内首个实体肿瘤CAR-T治疗，以EpCAM为靶点旨在改善胃癌腹膜转移患者远期生存情况；牵头开展腹腔热灌注治疗的全国多中心研究（HIPEC-08），为腹腔热灌注化疗在胃癌患者中的应用提供更多、高质量的临床证据。

团队积极创新胃癌外科诊疗技术，总结腹腔镜探查经验，提出的胃癌腹腔镜探查"华西四步法"操作规范，对于避免胃癌腹腔镜探查遗漏腹膜转移病灶有重要作用（中华胃肠外科杂志，2018年；Surgical Endoscopy，2019）；建立胃癌新辅助治疗大体组织反应评级体系，并发现该评级体系对评估新辅助化疗效果及判断新辅助化疗后手术难易程度具有重要的指导价值及较好的应用前景（中华胃肠外科杂志，2018年；Frontiers in Oncology，2021）；创立的"顺向式模块化腹腔镜胃癌根治术"新术式对改善腹腔镜胃癌手术显露、规范淋巴结清扫、减少胰腺损伤等起到重要作用（中华胃肠外科杂志，2017年；J Gastrointest Surg，2019；Surg Endosc，2021；BMC Surg，2021）。

在临床研究方面，团队在国际上报道了我国数据完整、跨越25年的大宗食管胃结合部腺癌发病情况，为重视食管胃结合部腺癌的研究和治疗提供了重要的流行病学证据（Ann Surg，2016）；在国际上率先提出了No.6淋巴结亚组的概念以及亚组转移规律，对于No.6组淋巴结的彻底清扫起到了指导作用（中国普外基础与临床杂志，2011年）；在国际上率先报道来自我国的对比胃癌远端胃大部切除B-I和R-Y重建术后生活质量的随机对照试

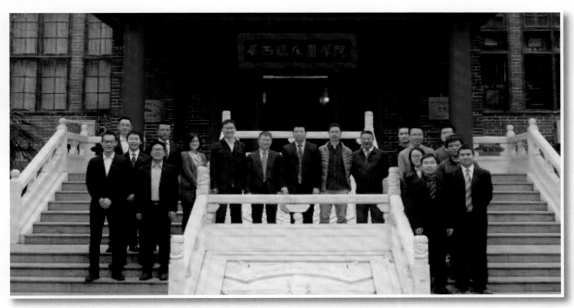

胃癌研究团队合影

验（Sci Rep，2017）；基于大样本回顾性临床研究，发现对于经食管膈肌裂孔入路行手术切除的食管胃结合部腺癌，特别是Ⅱ型肿瘤，第8版胃癌TNM分期的预后预测准确性高于第8版食管癌TNM分期（Gastric Cancer，2018）；结合不同部位胃癌的临床流行病学、基因分子分型、病理分型，提出改良的Lauren分型，并经过多中心的临床数据验证，发现该分型较传统的Lauren分型对胃癌患者的生存预测能力更佳（Ann Surg Oncol，2018）。

在基础研究方面，胃癌外科团队成功捕获人原代胃癌组织肿瘤干细胞和循环肿瘤干细胞，并鉴定出多个特异性表面标识，为针对胃癌发病机制研究提供了靶细胞（Cell Res，2012）；进一步发现胃癌组织肿瘤干细胞和循环肿瘤干细胞具有不同上皮

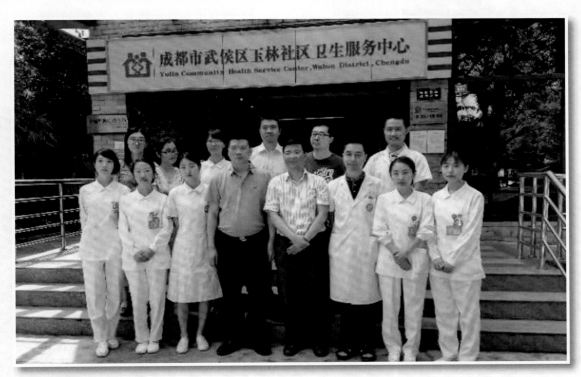

组织科普知识咨询与义诊进社区活动

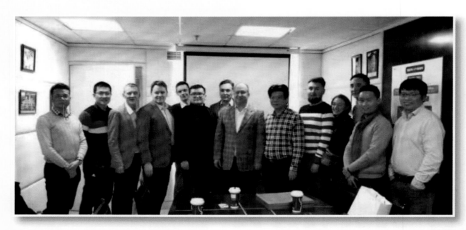

与俄罗斯大学校长带领的团队进行学术交流

间质化表型，后者具有更强的增殖、抵抗凋亡、迁移侵袭和体内成瘤能力（J Cancer Res Clin Oncol，2017）；采用全基因组测序方法和临床标本验证，发现预测胃印戒细胞癌化疗敏感性的特征性标识CLDN18-ARHGAP26/6，为胃印戒细胞癌精准医学研究提供了重要靶点，该成果对揭示胃印戒细胞癌的基因特征具有开创性意义，针对其基因特征的研究有助于拓展新的胃印戒细胞癌临床诊断和治疗思路（Nat Commun，2018）。

为进一步促进胃癌外科科研工作的开展，胃癌外科团队1988年启动了胃癌外科病例回顾性纸质登记，1994年开始进行实时胃癌外科病例纸质登记，并于2006年建立胃癌外科病例登记电子数据库。目前，胃癌外科病例登记数据库2000—2020年共10 545例病例，随访截至2021年1月1日，随访率91.2%，并动态随访更新患者预后信息。2008年开始建设胃癌外科病例胃癌组织生物样本库。2014年开始建设胃癌外科病例血液学生物样本库。目前，胃癌组织生物样本库拥有35 000余份组织样本，3500余份血液样本。

2020年以来，胃癌外科团队进一步着力完善胃癌外科规范化、微创化、同质化诊疗平台建设和胃癌外科手术质控体系及平台建设。通过一系列胃癌规范化、微创化治疗和胃癌综合治疗理念的革新和技术的实施，将我院胃癌手术患者5年总生存率从55.3%（2000—2006年）升高至62.8%（2013—2016年）（中华胃肠外科杂志，2020年）。研究成果在 Cell Res、Nat Commun、Am J Gastroenterol、Ann Surg、JAMA Surg 等国际著名期刊发表 SCI 论文 180余篇，承担国家863计划、国家自然科学基金面上项目、教育部新世纪优秀人才支持计划等科研项目50余项，累计科研经费3000余万元；获国家科技进步二等奖、四川省科技进步一等奖、四川省科技进步三等奖。

（胡建昆）

中国医学科学院肿瘤医院

在 2017 年，习近平总书记在党的十九大报告中提出"健康中国"战略，指出"坚持预防为主，深入开展爱国卫生运动，倡导健康文明生活方式，预防控制重大疾病"，把人民健康提升到前所未有的高度。在"健康中国 2030"行动的号召下，中国医学科学院肿瘤医院胃癌诊疗团队全面、多层次地投入到胃癌防治的科普工作中。在胃癌科普的道路上，我们对胃癌这一疾病有了更深层次的认识和理解，做到了科普先行，带动医教研的协同发展。本文即以中国医学科学院肿瘤医院胃癌诊疗团队在科学普及方面所做的工作为切入点，通过其对于手术技术、临床课题到基础研究的带动，体现学科建设的风采。

胃癌——科普宣教的典型范例

作为我国常见的恶性肿瘤，胃癌与生活习惯息息相关。良好的生活习惯和心身状态可以降低胃癌的发病风险，及时的健康体检和胃镜筛查又可以做到早诊早治。但是由于各种不良饮食习惯和快速工作生活节奏等因素，受胃病困扰的人群极其普遍。在团队日常临床工作中，看到很多患者缺乏基本的健康常识，因种种不良生活方式而罹患胃癌，深深地体会到胃癌其实是一种典型生活方式癌，做好胃癌防治科普刻不容缓！

为此，我们团队用心做好胃癌科普，秉承胃癌科普做的好，一定带来多方获益的效果。我们把科普内容提炼优化，比如我们首次提出了做到"五心"防胃癌的理念，即情绪管理要"开心"，分餐用筷要"用心"，高危因素要"留心"，需做胃镜莫"担心"，胃病患者有"信心"，这一提法由于好学易记得到了媒体专业人士的好评，被中央电视台《生活圈》节目重点报道，在社会上反响热烈。能让广大普通人群知晓基本的防癌知识，改变不良的生活习惯，减少肿瘤的发生率，实现肿瘤的早发现、早诊断、早治疗，从而真正为人民群众的生命健康做出一些贡献，这应该是每一个医学科普人的初心与使命。

不拘一格多种形式做科普

在科普的道路上，我们团队一直尝试探索不同的科普方式，综合权威媒体与新媒体，从多种渠道尽可能地传播健康科普知识。在电视节目上，田艳涛教授多次参与北京卫视《养生堂》《我是大医生》《我要当医生》节目，以及中央电视台综合频道《生活圈》、社会与法频道《平安 365》《生命线》等节目。好的作品来自患者、家属、编导、医生的共同参与和真情流露，这样健康科普不再是空洞单调的说教，而是夺人眼球的鲜活案例。通过电视媒体，可以向大部分未掌握智能手机等移动媒体的中老年人进行科普宣教，而这部分人正是癌症高发年龄段的目标人群。

对于年轻群体，网络自媒体更具吸引力。短视频的兴起，无疑对于广大的健康科普人是绝佳良机。在 2020 年新冠肺炎疫情期间，田艳涛教授开设了自己的个人抖音号（ID：暖胃大叔田艳涛主任），好玩、有趣、短平快的视频能吸引更多人的关注，目前抖音粉丝已近 200 万。在视频之外，我们在今日头条上投放科普文章，结合时下新闻热点让更多的人关注并认识健康生活理念。

在科普书的创作上，我们更是一步一个脚印。在 2016 年我们申请到北京市科普专项社会征集项目，创作了《漫画胃癌防治》，而在 2017 年我们再次获得北京市科普专项社会征集项目资助，创作出版了《你不了解的胃癌》。在 2020 年在北京市科协项目资助下，开始了我们胃癌科普书的三部曲，实现了从做科普到对科普的创作及研究的提升，而这也为我们科普书的质量提供了保证。《漫画胃癌防治》获 2019 年中华预防医学会首届科普奖，2020 年北京医学会科普奖，2021 年中国抗癌协会、中华医学会科技进步科普奖，2016 年十佳健康科普漫画奖，2017 年科普图书优秀奖及第十届健康中国论坛年度优秀科普作品等多项奖励。《你不了解的胃癌》获 2018 年中国医界好书。这些奖励对我们而言，既是鼓励，又是鞭策，驱使着我们不断地

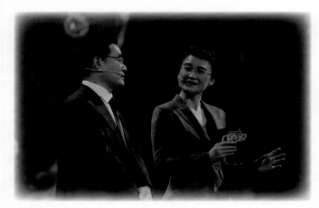

田艳涛教授与中央电视台著名主持人董倩在科普节目中

创作出更多更高质量的科普作品。

科普收获满满，临床科研能否跟得上？

医学科普的效果是显而易见的，通过电视节目、科普书籍、网络自媒体等多种宣传媒介，科普的影响力越来越大，形成了"品牌效应"，从而会有越来越多的人认识并认可，带动了患者数量、质量和临床科研能力的提升。在这些年中，团队明显感受到胃癌患者的数量逐渐增多，众多"粉丝"慕名而来，这样的医患关系无疑是和谐良好的，患者的依从性也更强，能在术后尽快恢复，最终使患者受益。

临床上患者数量的增加带来了手术量的增多，我们的腹腔镜手术量逐年增多，团队的腔镜技术不断提升，很多临床研究项目也得以开展，包括吲哚菁绿荧光（ICG）用于腹腔镜进展期胃癌根治术淋巴结清扫的随机对照研究，垫片血管缝线用于胰肠吻合的生物力学原理及临床效果观察，全腹腔镜与腹腔镜辅助远端胃癌根治术近期临床效果的前瞻性队列研究，俞穴针灸、艾灸应用于腹腔镜胃癌根治术加速康复外科（ERAS）促进胃肠功能恢复的随机对照研究等多项临床课题获得资金资助。在临床课题的基础上，更深层次的基础研究项目也紧随其后。在2018年，蛋白酶活化受体-2（PAR2）参与残胃癌发生的机制研究获得国家自然基金面上项目，在2021年再次获得国家自然基金面上项目的资助。从科普创作到手术提升，从临床课题到基础研究，我们的科普工作起到了先行示范和带动作用，最终实现了多方获益。

科普的示范效应

科普的魅力是无穷的，在我们团队中，有越来越多的高年资医师、青年医师及研究生投入到健康科普这一热土。我们有越来越多的研究生开始进行科普创作，有些科普文章在《健康报》这种权威报刊上发表，而有些在今日头条上获得了不少的点击量。同时，有更多的高年资医师开始进入到医学短视频科普这一领域，同头部短视频平台合作，创作出一大批有趣好玩的"爆款"短视频。田艳涛及团队的其他教授多次登上电视节目，合力进行科普传播。在我们的不懈努力下，真正实现了科普的全员参与，多点开花。

目前田艳涛教授担任中国抗癌协会、中国医师协会和中国医促会多个学会科普专委会主任委员。在田艳涛教授担任主委的中国医促会健康科普分会中，连续多年主办华夏肿瘤高峰论坛科普分论坛，通过举办健康科普短视频大赛，邀请科普"大咖"进行科普经验分享等活动，教医生群体如何做科普，认识到科普的重要性，掌握高效传播科普知识的方法，从而为健康科普事业培养一批有想法、有能力、会科普的人才群体。

展望未来，我国的肿瘤防治工作仍充满挑战。为实现"健康中国2030"的战略目标，医学科普必须参与其中，大力传播健康知识，提升人民的健康素养，带动团队医教研的共同发展。

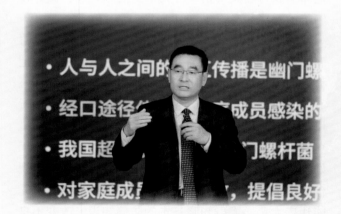

田艳涛教授参加人民网举办的防癌周直播活动

（田艳涛）

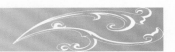

中山大学附属第一医院

（一）胃肠外科中心发展概况

中山大学附属第一医院胃肠外科中心（以下简称中山一院胃肠外科中心），前身是"外科一区（胃肠外科）"，成立于1964年，是全国最早成立的胃肠外科专科，王吉甫教授出任首位主任；1998年詹文华教授接任第二任主任，我科正式命名为"胃肠胰腺外科"；2005年何裕隆教授接任第三任主任至今。2014年，我科升级为大科建制，更名为"胃肠外科中心"。胃肠外科中心多年来广泛开展国际、国内合作，已成功建成了一支高素质、结构合理、充满活力的人才梯队，为学科发展奠定了坚实的基础；现有床位132张，固定编制医生42人，获博士学位者36人，高级职称25名（正高12名、副高13名）；下设三个专科（胃肠外科一科、二科和三科）和《消化肿瘤杂志（电子版）》编辑部，同时挂牌"中山大学胃癌诊治研究中心""中山大学附属第一医院疝与腹壁外科诊疗中心""中山大学附属第一医院胃肠间质瘤诊治中心"和"中山大学附属第一医院临床营养中心"。

1996年，我科即开始主办"全国胃肠外科学术会议"，于16年内举办了9届。1999年开始至今，每年举办"胃肠外科新技术高级学习班"。中山一院胃肠外科中心不但为中山大学医科培养了众多国际知名的胃肠外科专家，包括原中山医科大学附属第一医院副院长卢光宇教授、原中山大学附属第一医院院长詹文华教授、原中山大学附属第三医院/第八医院院长陈规划教授、原中山大学常务副校长/中山大学附属第六医院院长汪建平教授、中山大学附属第一医院儿科著名专家莫家骢教授、中山大学附属第七医院院长/中山大学医学院院长何裕隆教授、原中山大学附属第六医院院长/现中山大学副校长兰平教授、中山大学附属第一医院副院长何晓顺教授、中山大学附属第一医院骨显微医学部主任廖威明教授、原中山大学附属第一医院儿科主任刘均澄教授、原中山大学附属第一医院副院长谭敏教授、原中山大学附属第六医院副院长/现中

山大学护理学院院长彭俊生教授、中山大学附属第一医院器官移植科副主任朱晓峰教授、中山大学附属第一医院肝外科主任彭宝岗教授、原中山大学附属第三医院副院长卫洪波教授、原中山大学肿瘤防治中心副院长李升平教授、中华医学会重症医学分会主任委员管向东教授、中华医学会肠外与肠内营养学分会主任委员石汉平教授、中山大学附属第二医院胃肠外科主任韩方海教授等，更为全国胃肠外科界培养了数以百计的骨干专家，包括原华中科技大学协和医院院长王国斌教授、广西医科大学附属第一医院院长陈俊强教授、福建医科大学附属协和医院黄昌明教授、广东省妇幼保健院副院长王顽教授、广东省中医院胃肠外科主任万进教授等，中山一院胃肠外科中心也因此被誉为全国胃肠外科的"黄埔军校"。

中山一院胃肠外科中心1978年获得全国首批硕士授予单位，王吉甫教授作为全国首批硕士生导师，于1979年招收中山一院第一位胃肠外科硕士研究生詹文华。王吉甫教授早在20世纪70年代即于院内率先开展结肠镜检查，1983年于外科病房设立内镜室，逐步全面开展胃肠镜诊治工作；1998年，外科内镜室与消化内科内镜室合并为现在的内镜中心。1980年，王吉甫教授开展胰岛移植工作；1984年牵头创立外科实验室。20世纪80年代初，在王吉甫教授的积极倡导下，我科开始进行广泛的内地和香港之间的学术交流，1985年王吉甫教授赴香港玛丽医院学习并邀请玛丽医院多位专家来我院学术交流，进而推动我院与香港玛丽医院之间的长期合作，为中山一院和中国大陆培养了一批卓越的普外科专家，如詹文华、陈规划、汪建平、何裕隆、兰平、谭敏、管向东等。1985年，王吉甫教授当选广东省医学会外科学分会主任委员。1986年，我科成为全国首批博士授予单位，王吉甫教授当年招收中山一院胃肠外科第一位博士研究生陈规划。1992年，中华医学会外科学分会成立胃肠外科学组，王吉甫教授担任首届组长，并连任至第三届（2003年，詹文华教授接任第四届组长）。1993

年，在詹文华教授的带领下，我科在全国率先开展胃癌立体化脉络化淋巴结清扫及腹主动脉旁淋巴结清扫，这为我国大幅提升胃癌患者的长期预后拉开了序幕。1994年，詹文华教授牵头建立国内首个胃肠肿瘤数据库及患者随访系统。1995年，我科进入"211工程"重点学科建设行列；同年，我科建立博士后流动站并开始招收博士后研究人员，首位进站博士后为韩方海，合作导师为詹文华教授。1996年6月，我科詹文华教授担任中山医科大学附属第一医院常务副院长（主持工作）；同年，我科陈规划教授与肝胆外科、泌尿外科同事一起筹建中山一院器官移植外科。1996年，我科于广州举办第4届"全国胃肠外科学术会议"，这是我科主办的首个大型全国会议。1998年，在全国首份《胃肠外科杂志》试刊两年后创办《中华胃肠外科杂志》，王吉甫教授担任主编；当年，我科举办首届穗港海外联合学术研讨会，这是我科主办的首次国际会议。1998年，詹文华教授接任胃肠胰外科主任并兼任中山大学附属第一医院普通外科首届主任。1999年，我科于广州举办第1期全国"胃肠外科新技术高级学习班"，向全国推广胃肠道肿瘤的规范化诊治，特别是胃癌的立体化脉络化淋巴清扫，多年来，大大提升了我国胃癌诊治水平，并为全国胃肠外科界培养了数百位骨干专家。2000年6月，詹文华教授出任中山大学附属第一医院院长。2000年，我科被评为广东省A类重点学科；同年，詹文华教授被卫生部评为全国继续医学教育先进工作者；同年，人民卫生出版社出版《胃肠外科学》，王吉甫教授任主编，这是我科主编的首部人民卫生出版社专著。2001年，詹文华教授当选广东省医学会外科学分会主任委员，任期两届；同年，詹文华教授代表我科首次参加美国外科学院学术年会。2002年，我科被评为全国重点学科；同年，詹文华教授出任广东省医学会第16届副会长。2003年，我科牵头并联合中山大学各附属医院成立"中山大学胃癌诊治研究中心"，詹文华教授担任首届主任（2008年，何裕隆教授接任至今）；同年，我科挂牌成立"结直肠肛门外科"。2005年9月，何裕隆教授出任外科主任兼胃肠胰腺外科/胃肠外科中心主任至今；同年，"提高胃癌外科疗效的临床与基础研究"分别获得中华医学会医学科技

进步二等奖和广东省科技进步二等奖；詹文华教授获我院首位美国外科学院外籍院士（FACS）。2006年，何裕隆教授被聘为普通高等教育"十一五"国家级规划教材《外科学》编委；同年，"直肠癌保功能手术"获得广东省科技进步奖一等奖。2006—2017年，汪建平教授担任中华医学会结直肠肛门外科学组组长（任期两届）。2007年，我科通过国家重点学科考核评比；何裕隆教授当选中华医学会外科学分会胃肠外科学组副组长；同年，我科汪建平、彭俊生、兰平教授等筹建并调入中山大学附属第六医院工作。2008年，詹文华教授当选中华医学会肠外肠内营养学分会副主任委员；何裕隆教授当选广东省医学会胃肠外科学分会第一届主任委员；同年，创办国家核心期刊《消化肿瘤杂志（电子版）》，何裕隆教授担任主编。2009年，何裕隆教授被聘为中山大学住院医师培训外科学临床技能考核组组长。2010年，原"微创外科"加入胃肠胰外科，同时挂牌成立"中山大学附属第一医院疝与腹壁外科诊疗中心""中山大学附属第一医院胃肠间质瘤诊治中心"和"中山大学附属第一医院临床营养中心"，何裕隆教授兼任三个中心主任；同年，我院成为华南地区首家通过英国爱丁堡皇家外科学院和香港外科学院外科基地认证的单位，何裕隆教授担任首任"英国爱丁堡皇家外科学院&中国香港外科学院"普通外科规范化培训班基地主任；2010—2013年，我中心杨东杰、谭进富赴香港参加"英国爱丁堡皇家外科学院&中国香港外科学院"住院医师规范化培训并通过考试顺利获得两院会员，当时全国只有9位。2012年，何裕隆教授连任广东省医学会胃肠外科学分会第二届主任委员。2014年，我科升级为大科建制，正式更名为"中山大学胃肠外科中心"，下设胃肠外科一科、二科和三科。2015年3月11日，何裕隆教授顺利实施华南地区首例机器人手术；10月1日，根据中山大学与深圳市政府签署的战略合作协议，中山大学任命何裕隆教授为"中山大学附属第七医院"筹备小组组长，负责筹备中山七院；同年，詹文华主编的首版《胃癌外科学》（人民卫生出版社）出版。2016年1月29日，何裕隆教授牵头成立"华南胃肠肿瘤加速康复外科协作中心"；同年8月，何裕隆教授被任命为中山大学附属第七医院院长；

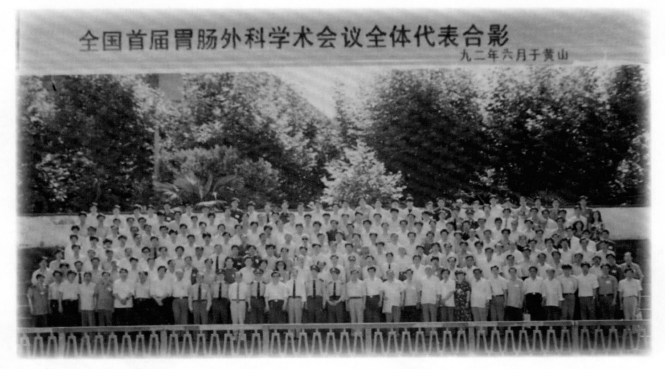

1992 年，中华医学会外科学分会成立胃肠外科学组，王吉甫教授担任首届组长，并连任至第三届（2003 年），同期举办"全国首届胃肠外科学术会议"

同年 8 月 13 日，何裕隆教授牵头成立广东省医师协会加速康复外科医师分会，是全国首个加速康复外科专业委员会。2018 年 8 月，何裕隆教授获第十一届"中国医师奖"，这是我中心历史上首次获此殊荣；同年 9 月，何裕隆教授牵头成立广东省胃肠外科 MDT 联盟；同年 12 月，广东省医学会胃肠外科学分会换届，蔡世荣接任主任委员。2020 年 12 月，何裕隆教授牵头成立广东省健康管理学会"双镜联合学组"。

多年来，我中心全面开展胃癌、结直肠癌、胃肠道间质瘤、临床营养和加速康复外科等多个领域的基础和临床研究，硕果累累。2014—2019 年，何裕隆教授连续 6 年被评为爱思唯尔（医学领域）中国高被引学者。1996 年，詹文华教授获吴阶平医学研究三等奖。2017 年，何裕隆教授获产学研合作创新奖。"提高胃癌外科疗效的临床与基础研究"分别获得 2005 年度中华医学会医学科技进步奖二等奖和广东省科技进步奖二等奖；"直肠癌保功能手术"获 2006 年度广东省科技进步奖一等奖；"进展期胃癌外科治疗及应用基础研究"获 2009 年度广东省科技进步奖二等奖和 2010 年度中华医学奖

三等奖。"胃癌个体化治疗关键技术的创新与推广应用"获 2018 年度广东省科技进步奖一等奖。获各类基金数百项，包括国家自然科学基金（青年、面上、优青及重点项目）、教育部基金、广东省自然科学基金（面上和重点项目）、广东省科技计划（面上和重点）等，参与 211 工程、985 工程等多项重大科研项目。在 *Gut*、*Gastroenterology*、*Annals of Surgery* 等国内外知名杂志上发表论文 1000 余篇。

（二）学术交流发展概况

王吉甫教授极具国际化视野，非常重视国际交流与合作，改革开放之初便积极参加国际交流。

我中心从 20 世纪 90 年代开始举办国际会议，国际知名的专家学者纷纷前来进行学术交流，包括 2015 年度诺贝尔化学奖得主 Tomas Lindahl 教授、直肠手术 TME 之父英国 Bill Heald 教授、加速康复外科之父瑞典 Henrik Kehlet 教授、日本胃癌协会主席 Mitsuru Sasako 教授、日本胃癌协会主席 Takeshi Sano 教授、国际胃癌协会主席韩国 Sang-Uk Han 教授等。在学校和医院的大力支持下，中山一院胃肠外科（中心）一代又一代的医护人员得

到出国留学深造的机会，早已形成了国际化梯队培养的成熟模式，目前在岗医教研副高以上职称人员超过50%具有出国（境）留学经历。三人次获得美国外科学院外籍院士（FACS）称号：詹文华（2005年）、何裕隆（2019年）、杨东杰（2017年）。两人次获得"英国爱丁堡皇家外科学院 & 中国香港外科学院"两会会员：杨东杰（2013年）、谭进富（2013年）。两人次获得欧洲教育联盟 Associate Fellow 称号：杨东杰（2019年）、侯洵（2019年）。一人次获得美国胃肠病学会会员：王亮（2020年）。

1986年，王吉甫教授作为访问学者赴美国学习半年。1986年，詹文华教授作为访问学者赴香港大学玛丽医院学习7个月。1991—1993年，汪建平教授赴日本神户大学医学院附属医院消化系行博士后研究。1991—1992年，陈规划教授赴瑞典 Huddinge 医院进行博士后研究。1992—1993年，詹文华教授作为客座研究员赴日本长崎大学医学院附属医院学习。1996年，何裕隆教授作为访问学者赴香港玛丽医院学习半年。1996年，谭敏教授赴香港中文大学医学院威尔斯亲王医院、香港基督教联合医院外科及东区尤德夫人那打素医院进修3个月；1997—1998年，作为访问学者赴日本神户大学医学部附属病院学习1年。1999—2000年，兰平教授作为访问学者赴美国明尼苏达大学学习1年；2000—2003年赴哈佛大学麻省总医院做博士后研究。2001—2002年，何裕隆教授赴美国犹他大学进行博士后研究。2000年，马晋平教授赴美

国麻省理工学院学习半年；2003年，赴香港大学玛丽医院临床进修7个月。2002—2005年，陈创奇教授赴美国宾夕法尼亚大学医学院从事博士后研究。2010年，何伟玲教授赴美国 Emory 大学肿瘤中心进行博士后研究1年。2011—2013年，张常华教授赴美国西南医学中心进行博士后研究2年。2011年，陈志辉教授赴英国牛津大学放射肿瘤与生物研究所学习半年。2013年，张信华教授赴美国哈佛大学医学院学习3个月。2014—2015年，杨东杰教授赴美国约翰霍普金斯大学医学院进行博士后研究1年。2015年开始，我中心多人参加欧洲教育联盟（AMEE）师资培训，两人次获得欧洲教育联盟 Associate Fellow 称号：杨东杰教授（2019年）、侯洵教授（2019年）。2018年，杨东杰教授作为访问学者赴日本国立癌中心中央医院学习内镜手术3个月。2018—2020年，我中心王亮医生赴美国哈佛大学医学院进行博士后研究2年。2019—2021年，我中心张剑医生赴美国得州大学健康科学中心和得克萨斯农工大学进行博士后研究2年。

（三）医疗发展概况及特色

20世纪60年代，王吉甫教授已带领团队创造了当时普通外科多个国内第一：①在国内率先通过腹腔动脉造影成功诊断胰岛细胞瘤；②国内第一家报道连续16例无死亡胰十二指肠切除；③国内最早报道 J-POUCH 治疗家族性大肠息肉病，取得良好效果，得到国内同行的认可；④国内报道消化系

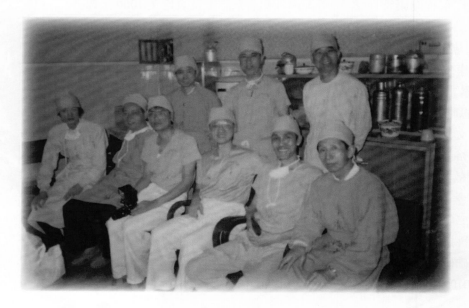

1985年香港大学 Johe Boey 教授（前排右三）来我院与王吉甫教授（前排右一）、卢光宇教授（前排右二）进行手术交流

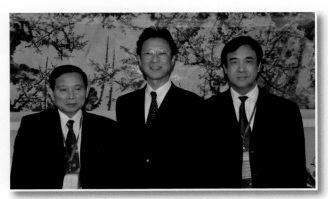

2010 年 12 月 11 日，詹文华教授、何裕隆教授接见来访的日本胃癌协会主席 Sasako 教授

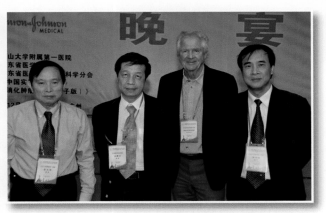

2011 年 12 月 9—12 日，詹文华教授、何裕隆教授接见来访的加速康复外科之父 Henrik Kehlet 教授（右二）和中国台湾著名胃癌专家 / 荣总医院吴秋文教授（左二）

溃疡临床治疗例数最多的医生，被同行称为"胃王"；⑤国内首先开展在泌尿系结石病例中筛选甲状旁腺功能亢进症（甲旁亢）患者及甲状旁腺术中染色定位，并在 10 000 例门诊和住院病例中筛选甲旁亢获得成功；⑥开创了国内外科医生做消化内镜的先河：20 世纪 70 年代于院内率先开展结肠镜检查，1983 年于外科病房设立内镜室，逐步全面开展胃肠镜诊治工作；1998 年，外科内镜室与消化内科内镜室合并为现在的内镜中心；⑦于国内率先开展术前多学科诊疗（MDT）讨论模式：1968 年即开展普通外科疾病术前多学科诊疗讨论模式，当时参加术前讨论的专科包括普通外科、影像科、病理科，20 世纪 90 年代开始增加麻醉科、重症医学科、药学部等专科。

20 世纪 90 年代初，胃肠外科中心确立了以消化道肿瘤诊治为主的学科方向，重点研究胃癌、结直肠癌、胰腺癌、胃肠道间质瘤和腹膜后肿瘤。1994 年国内率先建立消化道肿瘤数据库，至今已累计收录消化道肿瘤患者超 1.5 万例，总随访率高达 95%。2003 年，何裕隆教授组织建设中山一院消化道肿瘤组织标本库，目前累计收集超过 1 万例患者约 15 万份组织和血液标本。

1. 国内率先开展胃癌的规范化、标准化根治术

1993 年于国内最早开展立体化脉络化淋巴清扫及腹主动脉旁淋巴结清扫及 Appleby、Whipple 手术治疗进展期胃癌，至今保有国内最大宗的胃癌扩大淋巴结清扫根治术（D4 或 D2 + PAND）120 余例的完整随访资料。正是得益于规范化、标准化的淋巴结清扫及翔实的数据库和随访资料，中山一

院胃肠外科中心进展期胃癌患者术后 5 年生存率超过 60%，远高于全国 37% 的平均水平。基础研究方面，在何裕隆教授的领导下多年来对淋巴结转移规律、胃癌微转移和淋巴管转移等进行了系统研究。正是由于在胃癌临床和基础方面的深入研究，2014—2019 年度，何裕隆教授连续 6 年被评为爱思唯尔（医学领域）中国高被引学者。我中心胃癌相关研究先后获得 2005 年度中华医学会医学科技进步奖二等奖、2005 年度广东省科技进步奖二等奖、2010 年度中华医学奖三等奖、2010 年度广东省科技进步奖二等奖、2017 年产学研合作创新奖及 2018 年广东省科技进步奖一等奖。主编胃癌相关专著两部：《胃癌淋巴道转移》（2010 年，人民卫生出版社，何裕隆主编）和《胃癌外科学》（2014 年，人民卫生出版社，詹文华主编）。国际多位知名胃癌专家，包括日本胃癌协会主席 Mitsuru Sasako 教授、日本胃癌协会主席 Takeshi Sano 教授、国际胃癌协会主席韩国 Sang-Uk Han 教授等，均多次来中心进行学术交流。

2003 年，我中心牵头并联合中山大学各附属医院成立"中山大学胃癌诊治研究中心"，詹文华教授出任首届主任，2008 年何裕隆教授接任中心主任至今。詹文华和何裕隆教授先后应邀参加世界胃癌大会（2003 年意大利；2007 年巴西；2008 年韩国；2015 年巴西）、亚洲胃癌会议（2003 年韩国）以及欧洲胃癌学会（2004 年瑞士）、日本外科学会学术会议（2005 年日本·东京），特别介绍我国胃癌外科淋巴结清扫的进展。为进一步推广和规

范我国胃癌根治手术标准的淋巴结清扫，詹文华教授和何裕隆教授先后受邀到北京、上海、大连、四川、哈尔滨、广西、昆明、贵阳等全国多家大型医学中心进行手术巡回表演和学术报告。1998年举办首届"全国胃肠胰外科高级医师学习班"，1999年该项目提升为国家级继续教育项目，并更名为"胃肠胰腺新技术高级研修班"，每年一次，2008年更名为"胃癌高级培训班"，为全国各地培训超过1000名胃肠外科骨干专家，其中大多数学员已成为所在地区胃肠肿瘤外科的学术带头人，为整体提升我国胃肠肿瘤的诊治水平发挥了巨大的作用。

2020年我中心何裕隆教授、杨东杰教授受邀参与中国抗癌协会牵头的《胃癌诊治难点中国专家共识（2020版）》制定并负责立体化脉络化淋巴结清扫部分。

目前中心正在进行胃癌腹主动脉周围淋巴结转移治疗性清扫的RCT研究。以何裕隆教授牵头，在中山大学"5010项目"支持下，联合国内多家大医院等首次对胃癌腹主动脉周围淋巴结治疗性清扫进行随机、盲法、对照、多中心研究，这将为胃癌外科治疗淋巴结清扫范围提供一级循证医学证据，指导胃癌临床治疗决策。由蔡世荣教授牵头的"5010项目""肝十二指肠韧带淋巴结清扫在进展期远端胃癌中的安全性及临床价值评估"已于2019年开始启动实施。

2. **机器人手术**：未来微创手术方式的重要方向

2015年3月11日，我中心何裕隆教授成功实施华南地区首例机器人手术。目前，我中心机器人手术方式的应用已经覆盖了胃肠肿瘤的所有病种，同时与骨肿瘤科合作应用于复杂骶前肿物和骶骨肿

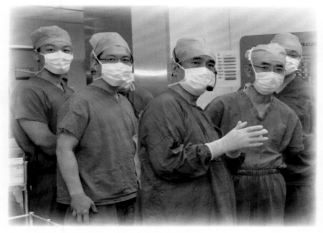

2016年，国际胃癌协会主席韩国Sang-Uk Han教授（前排右一）来我中心进行学术交流，何裕隆教授进行手术示范并讲解

瘤的治疗并获得满意的治疗效果。机器人手术让越来越多的患者得到了更加精准的手术治疗。而随着机器人手术设备和软件的更新换代，机器人手术必将成为未来微创手术的主要方式之一。

2020年8月全国手术直播周，我中心何裕隆教授组织团队向全国同道进行了机器人手术治疗胃肠道肿瘤的手术演示并得到全国同道的高度评价。

3. 国内率先开展加速康复外科的临床研究与推广

2008年，何裕隆教授牵头联合我院麻醉科于国内率先开展加速康复外科（ERAS）的临床研究与推广。相关研究结果2009年即受邀在第95届美国外科学院学术年会上由杨东杰教授进行大会发言。被誉为国际加速康复外科之父的丹麦哥本哈根大学Henrik Kehlet教授2010年、2011年、2017年和2018年四次来我中心进行学术交流。2016年8月，何裕隆教授牵头成立广东省医师协会加速康

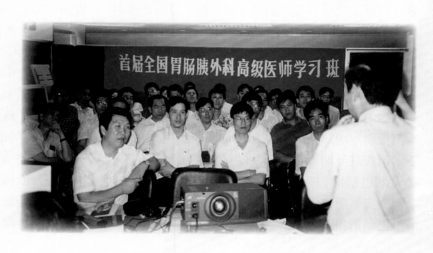

1998年，我中心举办首届"全国胃肠胰外科高级医师学习班"，1999年该项目提升为国家级继续教育项目，并更名为"胃肠胰腺新技术高级研修班"，每年一次，2008年更名为"胃癌高级培训班"至今

复外科医师分会，这也是全国首个加速康复外科专业分会。2017 年 12 月，何裕隆教授当选中国医促会加速康复外科分会副主任委员兼胃肠学组组长；同年，启动《中国加速康复外科临床实践与共识》（人民卫生出版社），何裕隆教授担任主编，杨东杰教授担任副主编。

（四）国家级学术期刊及胃癌相关学术专著

1998 年，在全国首份《胃肠外科杂志》试刊两年后创办国家核心期刊《中华胃肠外科杂志》，王吉甫教授担任首届总编辑。2008 年创办国家核心期刊《消化肿瘤杂志》（电子版），何裕隆教授担任首届总编辑。

1997 年，出版《消化道吻合器及其应用》，詹文华、汪建平任主编。2000 年，出版首版《胃肠外科学》，王吉甫教授任主编。2005 年，出版《胃肠外科手术学》，汪建平、詹文华任主编。2011 年，出版《胃癌淋巴道转移》，何裕隆任主编，蔡世荣、张常华任副主编；同年，出版译著《胃癌根治手术图谱》，韩方海任主译。2012 年，出版译著《消化肿瘤诊断与治疗》，何裕隆、蔡世荣任主译。2014 年，出版译著《腹腔镜下胃癌根治术》，韩方海任主译。2015 年，出版《胃癌外科学》，詹文华任主编，何裕隆、韩方海任副主编。

1998 年，在全国首份《胃肠外科杂志》试刊两年后创办国家核心期刊《中华胃肠外科杂志》，王吉甫教授任首届总编辑。2008 年创办国家核心期刊《消化肿瘤杂志》（电子版），何裕隆教授任首届总编辑

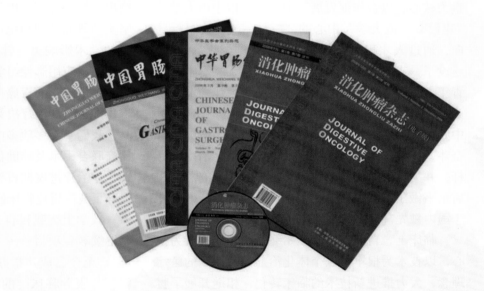

（杨东杰　詹文华　何裕隆）

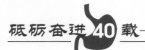

中山大学肿瘤防治中心

中山大学肿瘤防治中心胃外科的前身为外科胸腹组。自1964年建院后，经过整整20年的风雨磨炼，腹科成立。由于专科发展迅速，2009年胃胰科破而后立，胃癌防治团队也随之以更独立化、专科化的崭新姿态为广大患者提供诊疗服务。2017年，为进一步完善专病专治策略，胃胰科更名为胃外科，进入全新发展里程。

成立以来，胃外科始终坚持"以人为本、以质量为核心、以合作促发展"的宗旨，以中山大学的"建设双一流大学"中心的"三最一流"为目标导向，通过人才积聚、科技创新、合作交流等手段，建设了一支技术水平与学术研究并重，领军学者与青年人才齐飞的发展型队伍。凭借一代代前辈们薪火相传的经验积累、单病种首席专家的严格把关、中心相关科室的雄厚实力以及胃癌防治团队的不懈奋斗，我科不但成为华南地区胃癌规范化治疗的标杆，并为推进我国胃癌防治工作、提高胃癌总体预后水平做出了积极贡献，收治胃癌病例的疗效已处于国内领先甚至国际先进水平。

临床上，胃癌防治团队始终坚持"以患者为中心，以技术为根本，以个体化治疗为特色"的医疗理念，大力推进新技术的临床转化，相继开展了腹腔镜联合内镜在胃肿瘤中的应用、近端胃癌根治术后消化道重建（功能性空肠间置术）、腹腔镜脾门淋巴结清扫术等新技术，显著提高了胃癌患者的五年生存率和生活质量。在微创治疗方面，团队紧跟时代潮流，大力发展腹腔镜及机器人技术，是广东省内首个完成百例机器人胃癌手术的科室。在综合治疗领域，我科在围手术期化疗、围手术期放化疗等方面进行了大量探索，处于国内领先水平。

科研上，团队秉承着"顶层设计、整合资源、突出优势、统筹推进"的总体工作思路，已形成了坚实的研究基础和稳定的研究方向，在全国具有较高的学术影响力。针对胃癌围手术期关键科学问题，团队应用影像组学和深度学习等算法，构建了基于影像组学的胃癌疗效预测评价体系，为进展期胃癌围手术期治疗决策提供了更多的参考依据。同时，我们牵头多项多中心临床研究，包括"术前放化疗联合手术及辅助化疗与术前化疗联合手术及辅助化疗治疗进展期胃癌的随机对照研究"等，大幅提升了我院胃癌临床研究水平及国际影响力。

教学上，我科自2008年起开始主办国家级医学继续教育项目——"进展期胃癌规范化治疗学习班"，至今已成功举办十一届。学习班秉承"务实创新、服务临床"的办班精神，努力打造特色鲜明、实用务实的学习交流平台，教学内容和质量

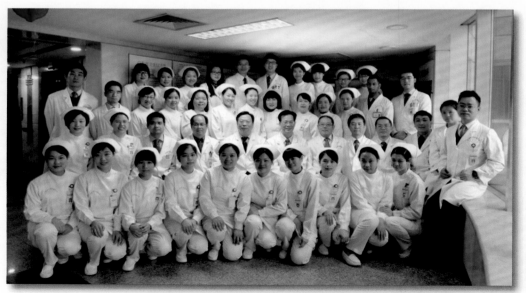

胃癌诊疗团队全家福

不断提升，规模不断扩大，仅 2017 年第十届学习班就吸引了 500 余名来自全国各地的学员参加。在肿瘤学教学及防癌科普领域，我们还先后参与编写了《临床肿瘤学》《社区防癌健康教育》《造口康复治疗——理论与实践》《个体化医学原则》《胃癌》《中国现代医学科技创新能力国际比较》等，为进一步推广我国胃癌的规范化治疗做出了积极贡献。

"岁月如歌声声远，事业如棋局局新"。面向未来，胃外科全体医护人员将继承优良传统，与时俱进，开拓创新，为我国胃癌防治事业做出新的贡献，提供新的智慧。

（陈永明　周志伟）

第九章　胃癌防治临床进展

第一节　中国胃肠肿瘤外科联盟胃癌多中心真实数据

胃癌是中国最常见的恶性肿瘤之一，但是由于我国地域广阔、胃癌发病率高等原因，我国一直缺乏胃癌患者外科诊疗的大规模、真实数据，这对我国的胃癌防治工作产生一定掣肘。在这样的背景下，季加孚教授牵头成立了中国胃肠肿瘤外科联盟，收集覆盖全国范围的胃癌外科诊疗真实世界数据，反映了我国胃癌外科诊疗现状，为我国胃癌外科的诊疗质量提高、临床研究开展、诊疗技术推广等指明了道路前进方向。

中国胃肠肿瘤外科联盟成立的初衷是建立一个有利于我国中青年胃肠外科医生交流的平台。2015年9月18日，在山东烟台，北京大学肿瘤医院的季加孚教授和李子禹教授号召了来自全国29个省级行政区的44家胃肠外科诊疗中心的中青年学者对各家中心的胃癌、大肠癌手术量、分期分布、诊断方式、手术方式、手术安全性、质量控制、卫生经济学等方面进行逐一汇报，并于次日汇总后总结发布。这次会议在国内胃癌学界引起重大反响，大家开始正视国内不同中心之间胃癌诊疗水平的差异，审视自身差距。2016年，中国胃肠肿瘤外科联盟正式成立，并于每年收集各中心的胃癌、大肠癌诊疗数据并进行汇总发布。联盟参与中心逐年增加，截至2021年，联盟参与中心已增加至107家，覆盖中国30个省级行政区域。

中国胃肠肿瘤外科联盟采用数据收集表的形式向各联盟成员单位发放调查问卷。数据收集内容针对在外科接受手术治疗的胃癌患者（含部分内镜治疗患者）。数据收集形式为医院诊疗层面的汇总数据，由中心诊疗基本情况、早期胃癌诊疗情况、局部进展期胃癌诊疗情况、晚期胃癌诊疗情况、消化道重建情况、手术安全性以及经济性几部分组成。中心诊疗基本情况包括中心年度胃癌手术量，男性及女性患者数量，患者平均年龄，早期、局部进展期及晚期胃癌患者数量，胃癌外科床位及主刀资质医师数量，临床分期手段的选择。

2014—2019年，中国胃肠肿瘤外科联盟共收集胃癌病例196 680例，各年病例情况详见表1。所有患者平均年龄60.6岁，男女性别比例为2.29∶1，不同地域之间患者平均年龄及性别比例存在分布差异。所有患者中，早期胃癌患者占20.3%，局部进展期胃癌患者占70.5%，晚期胃癌患者占9.2%，在不同地域分布同样存在差异。早期胃癌接受手术的患者中，T1a期患者淋巴结转移比例为6.4%，T1b期患者淋巴结转移比例为20.6%。局部进展期胃癌手术患者中，全胃切除术、远端胃切除术和近端胃切除术在开放手术和腹腔镜手术中存在差别，且逐年变化（图1）。晚期胃癌手术患者中，腹腔转移患者最为常见，其次为肝转移、远处淋巴结转移和卵巢转移患者；而在手术原因方面，胃癌合并症位列第一，其次为转化治疗后手术及单纯减瘤手术（图2）。手术质量方面，平均淋巴结检出数逐年递增，二次手术率及围手术期死亡率基本稳定。手术技术推广方面，腹腔镜手术在早期胃癌及局部进展期胃癌中比例均逐年上升，至2019年，腹腔镜手术在所有胃癌手术患者中所占比例超过50%。

表 1 中国胃肠肿瘤外科联盟各年度胃癌病例情况

	2014 年	2015 年	2016 年	2017 年	2018 年	2019 年
病例总量 / 例	29 290	32 050	27 000	45 771	31 631	30 938
早期胃癌比例	19.6%	19.0%	20.0%	20.1%	21.5%	21.7%
局部进展期胃癌比例	71.6%	71.6%	69.1%	70.0%	70.7%	70.1%
晚期胃癌比例	8.9%	9.4%	10.9%	9.9%	7.7%	8.2%
腹腔镜手术比例（除外内镜手术患者）	30.3%	34.5%	43.6%	46.4%	46.2%	58.2%
早期胃癌腹腔镜手术比例（除外内镜手术患者）	45.0%	42.9%	56.3%	57.2%	60.4%	67.9%
局部进展期胃癌腹腔镜手术比例	27.1%	31.9%	40.9%	44.3%	47.6%	55.9%
平均淋巴结检出数 / 枚	26.6	27.7	28.0	29.4	32.0	31.0
局部进展期胃癌新辅助治疗比例	8.4%	13.4%	14.1%	8.9%	13.6%	13.8%
二次手术比率	1.14%	1.34%	1.21%	1.14%	1.84%	1.19%
围手术期死亡率	0.24%	0.26%	0.22%	0.23%	0.35%	0.27%
平均住院花费 / 元	62 558	65 025	63 610	67 372	66 752	74 029

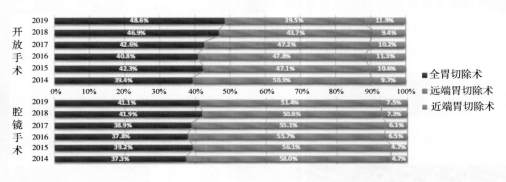

图 1 局部进展期胃癌患者中，不同胃切除范围的患者比例

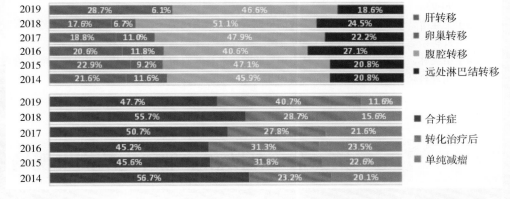

图 2 晚期胃癌手术患者转移部位及手术原因

中国胃肠肿瘤外科联盟的多中心真实世界数据对我国胃癌的防治具有积极的作用，让各中心了解到国内不同地区、中心之间存在诊疗水平的差异，促进了我国总体胃癌诊疗水平的提高。联盟的积极作用主要体现在以下方面。①联盟促进了诊疗质量的提升。以手术质量为例，在联盟数据的推动下，手术患者的平均淋巴结检出数从 26.6 枚逐步提高到 31.0 枚。联盟的数据发布让各中心之间形成良性竞争，具有积极意义。②联盟促进了新技术的推广应用。以腹腔镜手术为例，2014 年总体腹腔镜手术比例仅为 30.3%，在联盟工作的推动下，各地区腹腔镜手术比例逐渐增加，至 2019 年腹腔镜手术量已经超过开放手术量。联盟数据的发布可以让各中心看到新技术在不同区域之间应用的差异，促

进各中心技术交流，利于新技术推广应用。③联盟促进了胃癌诊疗规范化。我国胃癌诊疗在不同地区、层次的中心之间存在规范化差异的问题。联盟数据的发布让各级别的中心可以看到高层次的诊疗中心目前胃癌诊疗现状，有利于诊疗欠规范的中心提升自身胃癌诊疗规范性。④联盟促进了胃癌诊疗数据库建设。联盟数据的发布让各家中心看到胃癌诊疗数据库建设的重要性。在联盟收集数据的动因下，各中心积极开展自身胃癌诊疗数据库的建设，对各自数据进行积极回顾及改进。与此同时，联盟针对数据收集过程中发现的对胃癌手术并发症汇报差异的问题，制定了《中国胃肠肿瘤外科术后并发症诊断登记规范专家共识》，促进了胃癌诊疗数据库建设的标准化提升。⑤联盟提高了各中心对手术并发症的重视。随着联盟数据的发布，各中心发现大家对手术并发症的识别存在差异。以此为背景，《中国胃肠肿瘤外科术后并发症诊断登记规范专家共识》发布，并开展《胃结直肠癌术后感染性并发症的现状研究（PACAGE 研究）》，促进了各中心并发症诊疗水平的提升，提高了我国胃癌患者手术的安全性。⑥联盟数据反映了我国胃癌发病的分布、变化趋势，为相关公共卫生政策制定提供了数据基础。联盟数据提示我国胃癌仍然以局部进展期为主，但早期患者比例也在逐步提升，且分期分布存在地区差异。相关数据有助于各地行政卫生部门根据当地情况开展针对性防治措施。

总体来看，我国医学数据库建设目前仍处于起步阶段，如何建立高质量的数据库，并在临床诊疗中充分发挥其推动作用尚面临着巨大挑战。相信随着我国胃肠外科临床诊疗规范化的逐步改善，加之我们对数据库认知、管理、分析能力的进一步提升，包括中国胃肠肿瘤外科联盟数据库在内的更多医学数据库将为推动我国乃至世界胃肠道肿瘤临床诊疗的发展做出更大贡献。

（苗儒林　李子禹）

参考文献

［1］吴舟桥，李子禹，季加孚 . 中国胃肠肿瘤外科联盟数据库建设及对胃肠外科诊疗的推动作用 . 中华胃肠外科杂志，2020，23（1）：26-32.

［2］中国胃肠肿瘤外科联盟 . 中国胃肠肿瘤外科联盟数据报告（2014—2016）. 中国实用外科杂志，2018，38（1）：90-93.

［3］王胤奎，李子禹，陕飞，等 . 我国早期胃癌的诊治现状——来自中国胃肠肿瘤外科联盟数据的启示 . 中华胃肠外科杂志，2018，21（2）：168-174.

［4］苗儒林，李子禹，季加孚 . 从中国胃肠肿瘤外科联盟相关数据分析我国早期胃癌诊治现状和发展趋势 . 中国实用外科杂志，2019，39（5）：419-423.

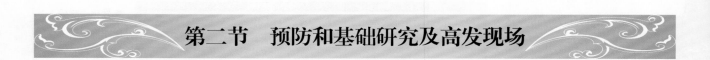

第二节　预防和基础研究及高发现场

第一部分　预防和基础研究

一、中国医科大学附属第一医院胃癌基础与病理学研究

中国医科大学附属第一医院胃癌病理与外科研究团队长期以胃癌病理生物学行为及其分子机制作为主要研究方向，始终坚持病理／基础与临床紧密结合的科研道路，在胃癌前病变组织学类型、特殊类型早期胃癌、胃癌细胞功能分化与侵袭转移分子

机制、胃癌浆膜分型与腹膜转移分子机制研究等方面取得诸多具有原创性的科研成果和进展。

（一）上篇

1. 胃癌前病变——胃黏膜异型增生的研究

胃癌前病变的研究对胃癌的早期发现有重要意义，它不仅可以从癌前病变的研究了解胃癌的组织发生以及胃癌的局部和周身环境因素，而且对癌前病变的随诊可以及时发现早期胃癌和早期癌变阶段。在癌前阶段给予正确的治疗也是阻断癌前病变进展进而预防胃癌发生、降低胃癌发病率的一个重要途径。中国医科大学附属第一医院胃癌病理研究团队在对 2000 余例胃黏膜上皮异型增生标本进行细致的比较分析基础上，于国内外首次提出了隐窝型异型增生、腺瘤型异型增生、再生型异型增生和球样型异型增生 4 型的分型方案和分型分级标准及判断其恶变的客观指标。①隐窝型异型增生（cryptal dysplasia）：最常见，主要发生在肠化生腺管的隐窝部，主要表现在肠化生基础上出现结构和细胞形态的异型性，可见核分裂象，此种异型增生灶与周围肠化生无明显分界。此型异型增生与肠型胃癌的发生密切相关。②腺瘤型异型增生（adenomatous dysplasia）：是一种扁平隆起或半球状隆起的异型增生病灶，由密集增生的异型腺管构成，结构和细胞异型性明显，也称为扁平腺瘤。此型异型增生与高分化胃癌的发生密切相关。③再生型异型增生（regeneration-related dysplasia）：多见于伴胃黏膜损伤破坏的病变，如胃黏膜糜烂和溃疡边缘，再生修复过程中出现的异型增生病变。此型异型增生与胃低分化腺癌的发生密切相关，与胃溃疡癌变密切相关。④球样型异型增生（globoid dysdplasia）：指在胃腺颈部增殖带上皮细胞中出现的个别或少数胞质内充满黏液的圆形异型细胞，其位置或排列紊乱成堆，核极性消失或颠倒，有时甚至见到这类异型细胞突出到腺管的基底处。研究中经病理学研究和 ENNG 诱发的犬印戒细胞癌实验发现其与胃印戒细胞癌的发生密切相关，可能是胃印戒细胞癌的癌前病变。1994 年应 Springer 出版社特邀，张荫昌主编出版了 *Precancerous Conditions and Lesion of Stomach* 专著。这是迄今国内外关于胃癌前病变唯一系统完整并具有自主知识产权的组织病理学分型方案。

2. 特殊类型早期胃癌的研究

中国医科大学附属第一医院胃癌病理研究团队作为全国早期胃癌病理协作组的牵头单位，率先完善了我国早期胃癌的病理诊断规范，在国内首先提出"特殊类型早期胃癌"及"点状癌"（超早期胃癌）的诊治标准和临床诊断规范，张荫昌教授牵头组织了全国胃癌病理协作组进行全国范围的早期胃癌诊断规范的推广应用研究，代表全国总结了 1477 例早期胃癌病理特点。对大样本早期胃癌的病理生物学行为进行多侧面观察分析，并与进行期胃癌做了比较研究后，发现早期胃癌的生物学行为不同于进展期胃癌，且早期胃癌中更有一些病例在大体类型及其相关生物学行为特征等方面明显有别于一般类型的早期胃癌，进而提出了浅表广泛型早期胃癌、浅表局限型早期胃癌、"点状癌"（超微小胃癌）等特殊类型早期胃癌的概念，并揭示了不同特殊类型早期胃癌相关的病理生物学行为特征。①**浅表广泛型早期胃癌（superficial early gastric cancer，supper 型 EGC）**：直径 > 4 cm 边界不清的浅表型早期胃癌，部位多以胃小弯为中心，组织学多为印戒细胞癌和低分化腺癌，多无黏膜肌的破坏，淋巴结转移较少（24%）。采用胃手术切除标本体外灌流 Brdu 标记 DNA 合成期增殖细胞技术，可直观显示出不同类型早期胃癌侵袭生长方式的分子病理学基础。②**浅表局限型早期胃癌（penetrating growth type，Pen 型 EGC）**：特点是病灶虽小但向胃壁深部浸润的倾向较强，常见黏膜肌广泛破坏，组织学上未分化癌多见，较早出现淋巴结转移（50%）和肝转移，预后欠佳。③**超微小胃癌（点状癌）**：指在内窥镜检查时偶然发现的胃黏膜"点状"异常，活检后病理诊断为癌，但在手术切除的标本上全取材连续切片也找不到癌组织的一种仅限于局部胃黏膜的微小癌组织构成的胃癌超早期状态，1984 年在国内外最早提出这一概念，并在随后的全国胃癌协作研究中发现这种超早期胃癌约占微小胃癌的 13.7%（25/183）。这种超早期胃癌只限于黏膜浅层局部，均未见转移，通过胃镜活检可达到治疗目的。超早期胃癌（点状癌）的发现和概念的提出把胃癌始发阶段无血管休眠期的超早期诊断提到胃癌临床病理诊断的程序中，是对早期胃癌研究内容的极大丰富和补充。有力地推动了我国胃癌"三早"的研究并使其处于国内外领先水平。

3. 胃癌细胞功能分化与侵袭转移分子机制的研究：胃癌生物学行为中危害最大的是侵袭和转移，但迄今胃癌侵袭能力与转移器官亲和性的机制仍不十分清楚。中国医科大学附属第一医院胃癌病理研究团队在胃癌传统组织病理学研究基础上，对胃癌细胞功能分化表型特点与侵袭转移的关系，特别是与器官特异性转移的关系进行了更深入的综合研究。研究中建立了一种胃癌细胞功能分类新方法，即按胃癌细胞功能分化方向和状态不同将胃癌分为 5 种不同的功能分化类型，即**吸收功能分化型（AFDT）、黏液分泌功能分化型（MSFDT）、吸收－黏液产生功能双向分化型（AMPFDT）、特殊功能分化型（SFDT）、无功能分化型（NFDT）**。在进一步深入分析胃癌功能分化与侵袭转移规律之间的关系时发现：①吸收功能分化型（AFDT）胃癌和吸收－黏液产生功能双向分化型（AMPFDT）胃癌具有明显不同的临床病理生物学特征：a. AFDT 胃癌以中老年男性多见，且男性患者肝转移率（13.6%）高于其他类型胃癌的男性患者，多表达 CD44v6，预后较好。b. AMPFDT 胃癌以年轻女性患者多见，绝大多数此型胃癌（ER ＋）生长依赖于雌激素，女性患者伴卵巢转移者较多见（19.4%），临床预后最差。②胃癌细胞功能分化表型与胃癌的生物学特征及其器官特异性转移扩散途径之间有某种内在联系，如 AFDT 胃癌中男性易发生肝转移，其生物学特征表现为：a. 突变型 p53 蛋白阳性（83.3%，10/12）；b. DNA 倍体类型多为非整倍体（75%）；c. CD44v6 多阳性（83.3%）；d. 均伴有 LN 阳性之基底膜样线形结构。而 AMPFDT 胃癌中女性易发生卵巢及子宫颈转移，其生物学特征表现为：a. 对雌激素有高度依赖性（85.7%）；b. DNA 倍体类型多为 2 倍体（71.4%）；c. 不表达 CD44v6；d. 突变型 p53 蛋白表达率低（21.4%）。③在综合研究基础上，对肝、卵巢及子宫颈高转移胃癌生物学特征及器官亲和性机制提出新的阐释：a. 具有吸收功能分化并伴有 LN 阳性之基底膜样线形结构形成、DNA 非整倍体并伴有 p53 基因突变的胃癌具有亲血管性，是血行转移（特别是肝转移）的高危险型胃癌（经回顾性验证符合

率达 90.0%）。b. 在胃癌向卵巢及子宫颈转移过程中，以雌激素－雌激素受体（E-ER）为纽带的特殊组织器官亲和性可能起重要作用，即雌激素水平较高的女性生殖器官（如卵巢、子宫颈等）对具有较高 ER 活性的癌细胞可能具有阳性趋化作用，且易发生卵巢及子宫颈转移的胃癌是一类较原始幼稚、功能分化紊乱、生长依赖于雌激素的具有特殊生物学行为特征的胃癌细胞功能分化类型。近年来，中国医科大学附属第一医院胃癌病理研究团队在 Hippo-pathway 关键分子 YAP1 以及环状 RNAs（circRNAs）调控胃癌病理生物学行为特点及侵袭转移研究方面取得了一些原创性的成果。

（二）下篇

胃癌腹膜转移约占 40% ～ 50%，是影响根治术后疗效的首要因素，亦是进展期胃癌治疗的难点之一。由于对胃癌腹膜转移形成机制的认识不足，长期以来，缺乏有效的早诊与阻断治疗方法。中国医科大学肿瘤团队率先探讨了腹腔脱落癌细胞（ECC）形成的影响因素：① ECC 是腹膜亚临床转移的"种子"因素，浆膜受侵胃癌 ECC 的阳性率为 43.2%，受侵面积 > 20 cm² 时，ECC 阳性率超过 81.7%；②胃癌组织中 E-cad 低表达使癌细胞间黏附和连接力下降，癌细胞脱离原发癌灶；③ β-glucuronidase、基质金属蛋白酶 2（MMP2）、CD105 等可破坏浆膜，促使癌细胞向腹腔脱落；④ CD44、$\alpha_2\beta_1$ 整合素介导 ECC 与腹膜黏附；⑤腹腔液中蜗牛凝集素（HPA）或 Survivin 可能是 ECC 增殖、侵袭的因素。

从胃癌腹膜转移形成的分子机制为切入点，以"种子－土壤"学说为依据，对腹腔游离癌细胞（种子）和腹膜微环境（土壤）主、客体作了深入的研究，首次证实腹腔游离癌细胞与腹膜微环境"双向互动"诱导癌细胞表型重塑与间皮细胞成纤维转化－凋亡促进胃癌腹膜转移的分子机制，丰富了胃癌腹膜转移的"种子－土壤"经典学说，为有效防治胃癌腹膜转移提供了全新的思路与靶点：①腹膜间皮细胞成纤维转化与凋亡是腹膜微环境改变促进胃癌腹膜转移的内源性病理学表现，其中成纤维转化发生于微环境改变的早期，为癌细胞黏附提供了良好的"土壤"环境；②胃癌来源外泌体诱导的腹膜

间皮细胞凋亡及间皮-间充质转化可导致腹膜屏障破坏，并形成有利于胃癌腹膜转移的转移前微环境；③ECC可分泌TGF-β1、IL-10等细胞因子活化腹腔巨噬细胞，同时募集并活化循环单核细胞为M2型肿瘤相关巨噬细胞，后者诱导间皮损伤，并促进血管生成及癌细胞黏附，可能是腹膜微环境改变的核心病理学基础；④腹膜微环境内多种细胞因子对ECC具有表型重塑的作用，包括黏附侵袭能力增强、上皮间充质转化（EMT）及肿瘤细胞"干性"的强化；⑤发现HIF-1α作用于腹膜乳斑，并在缺氧环境下诱导胃癌原代细胞中干/祖细胞增殖和自我更新能力的增强，丰富了胃癌腹膜转移的机制研究；⑥证明易发生腹膜转移的胃癌具有特异的免疫微环境特征，基于10种免疫细胞构建的模型具有良好的腹膜转移预测效能。

中国医科大学肿瘤团队首次将胃癌浆膜分为正常型、反应型、结节型、腱状型和多彩弥漫型。通过分析1528例大样本浆膜受侵胃癌临床病理学特点，证明反应型、结节型、腱状型及多彩弥漫型术后腹膜复发率分别为4.0%、17.7%、32.4%和42.0%；多因素分析显示，浆膜分型是预测胃癌根治术后腹膜复发的独立危险因素。进一步证实了不同类型浆膜组织及腹腔冲洗液中，CEA、HPA等转移相关分子标志物表达水平差异显著，从分子水平揭示了浆膜分型对预测腹膜转移的临床应用价值。

胃癌腹膜转移发病率高，预后差，寻找腹腔内游离癌细胞是腹膜转移早诊的关键。然而传统细胞学检查敏感性低，漏诊率高，亟需准确与快速的早诊方法。基于此，中国医科大学肿瘤团队首次将光诱导动力学技术与微流控芯片相结合，利用细胞之间的介电特性差异，实现了腹水/腹腔冲洗液中胃癌细胞的分离。这种方法可以从胃癌腹水细胞中检出胃癌细胞，还可以在癌细胞比例仅为1/1000的冲洗液中检出胃癌细胞，特异性及敏感性均优于现有检测方法，为腹膜转移的早期诊断提供了新方法、新思路。针对腹膜转移缺乏研究模型这一难题，应用数字微镜阵列的投影光刻技术在体外进行腹膜的构建，该模型可塑性高，且与小鼠腹膜有较好的相似性，可在体外呈现肿瘤细胞对腹膜的侵袭与促纤维化作用。这一成果为探讨腹膜转移发生发展机制、筛选治疗药物提供了全新的研究模型。

中国医科大学肿瘤团队围绕胃癌前疾病、细胞恶性转化的发生与调控机制也开展了一系列原创性的探索工作。率先建立了快速诱导可复性的解痉多肽表达型化生（SPEM）模型，并首次完整地再现了SPEM发生的动态病理过程。其核心病理过程为胃黏膜主细胞受过氧化损伤后，发生自噬的同时逆向分化获得部分前体细胞特征，继而进入细胞周期获得增殖能力，其中mTORC1通路活性的变化发挥主要调控作用。首创了"逆生（paligenosis）"这一全新概念来定义这个病理过程，即完全分化细胞逆向分化并获得增殖能力的过程。逆生是完全分化细胞应对损伤、完成自身修复的重要机制，颠覆了以往关于完全分化细胞损伤后必须依靠新生细胞修复的传统观念。

（辛彦 宋永喜）

二、北京大学胃癌基础与病理学研究

（一）北京大学肿瘤医院团队

1.肿瘤个体化生物学基础

我团队系列研究采用单细胞转录组测序分析技术共同探索了胃癌及其他多种肿瘤髓系细胞和肿瘤浸润T细胞特征图谱。首次分析刻画了胃癌肿瘤浸润髓系细胞特征，深度分析了胃癌肥大细胞、树突状细胞及单核/吞噬细胞等髓系细胞特征图谱，为胃癌的新型免疫治疗提供了潜在研究方向。同时进一步分析了不同癌种内的髓系细胞特征图谱，并系统性地对比了各类髓系细胞类群在不同癌种内组成和功能上的差异。其为人们进一步研究髓系细胞类群功能影响，以及开发新的靶向髓系细胞的免疫疗法提供新的思路。相关研究成果于2021年2月4日发表于国际知名期刊 Cell 上。

同时，研究团队发现多种CD8+T细胞耗竭的转化路径，发现表达干扰素刺激基因的T细胞是T细胞耗竭的中间细胞状态。对于CD4+T细胞，研究团队发现了两种Tfh细胞群，且发现Tfh/Th1细胞与肿瘤突变负荷相关。NTRK2在终末性耗竭CD8+T细胞和激活调节性CD4+T细胞中特异性表达，其可提高肿瘤浸润性CD8+T细胞的生存、增殖和细胞毒性。根据肿瘤微环境中T细胞的组成，肿瘤可分为终末性耗竭 CD8$^+$ T 细胞富集组和组织驻留记忆 CD8$^+$ T 细胞富集组，组间预后差异显著。此研究为靶向 T 细胞治疗提供了新的策略。相关研究成果于 2021 年 10 月 27 日被国际知名期刊 Science 接收。

同时，利用胃癌新辅助化疗优势队列，通过多组学技术比较疗效差异队列，发现肿瘤突变高负荷（TMB-H）亚组患者疗效欠佳，证实 c10orf71 突变可致铂类药物耐药，并建立一组预测新辅助化疗疗效的标志物，为化疗前精准筛选获益人群提供了理论指导。研究结果发表于 Science Advances（2021）。

2. 肿瘤个体化诊断

CT 是胃癌术前 N 分期的主要手段之一，基于淋巴结大小的传统标准无法兼顾特异性和敏感性，导致分期准确率低。项目团队与中科院分子影像重点实验室以及广东省人民医院、郑州大学第一附属医院、镇江市第一人民医院、贵州省人民医院、意大利圣拉斐尔医院五家医院开展多中心合作，利用深度学习方法预测局部进展期胃癌患者 N 分期。该研究收集 730 例胃癌患者术前 CT 影像和临床数据，纳入多期增强 CT 提取的深度学习特征和预定义影像组学特征，构建深度学习影像组学诺模图（DLRN）预测胃癌 N 分期。该模型在国内和国际验证集的 C-index 分别达到了 0.797 和 0.822，显著优于医生根据术前 CT 的主观判断水平。研究同时发现 DLRN 与进展期胃癌患者的总生存密切相关。该成果发表于 Annals of Oncology（2021）。

3. 肿瘤个体化治疗

针对进展期胃癌肿瘤分期晚、治疗效果差的问题，研究团队项目组在国际上率先探索新辅助化疗模式在胃癌患者中的应用，从 2012 年开始，项目组开展并完成了国际首项术前化疗 3 期随机对照研究，共纳入 1094 名患者，率先证实新辅助化疗模式降低肿瘤复发风险达 21%（Lancet Oncology，2021）。该研究首次证明术前化疗为局部晚期胃癌的优选方案，预计将有近 50% 的患者可以从新辅助治疗模式中受益。

目前以 RESOLVE 研究结果作为循证医学依据支撑，胃癌的综合治疗模式已经在国内多中心得到规范化的开展，但是胃癌术前化疗的整体有效率仍不理想，约有 1/3 患者对术前治疗无效，如何能够早期甄别出这部分患者是实现胃癌个体化治疗的关键。季加孚教授团队与北京大学工学院生物医学工程系席建忠课题组合作，利用微球技术建模成功率高、时间短的优势，通过少量胃镜活检组织即可进行体外药物敏感性检测，使多年来疗效预测难、预测指标寻找难的问题得到解决，在临床治疗开始前早期甄别出胃癌术前化疗无效患者，同时还可以通过术前化疗耐药患者的样本的体外药敏检测，为术后辅助药物治疗的调整提供参考依据。前期结果已经发表（Science Translational Medicine，2021），下一步拟通过药效敏感性检测结果为临床化疗方案的选择提供参考依据。

4. 建立了全球领先的胃癌临床前研究最佳动物模型库，广为用于胃癌基础与转化研究

传统的胃癌基础研究，几乎均运用体外培养的胃癌细胞系及细胞系来源的动物移植瘤模型，这些细胞和动物模型与患者肿瘤特征相差甚远，取得的结果难以进行临床转化研究验证，建立能高度再现患者肿瘤特征的研究模型十分必要。北京大学肿瘤医院消化肿瘤内科团队，历时约 10 年时间，运用胃癌患者来源肿瘤组织优化并建立了 100 余例与患者肿瘤特征高度一致的 PDX（patient-derived xenograft）模型，形成了分子标签明确、亚型齐全的活体样本库 1，该 PDX 模型库已广为用于各种基础与转化研究中，成功推动包括各种新靶点抗肿瘤药物、核素标记探针等在内的临床转化研究 10 余项。此外，基于该 PDX 模型库，构建了其他衍生模型如 CR（conditional reprogramming）细胞、类器官、继发耐药 PDX 模型、人源免疫重塑 PDX 模型等，大力推动了胃癌研究的进度。

5. 涵盖循环肿瘤细胞检测（CTC）/ctDNA/ 外泌体等内在的液体活检技术在胃癌中的基础与转化研究

胃癌组织具有高度异质性，且晚期胃癌患者肿瘤组织获取非常困难，能克服肿瘤组织异质性且临床操作可行性高的液体活检技术尤为重要。北京大学肿瘤医院消化肿瘤内科团队基于患者血浆、血清、腹水等，率先从 CTC、ctDNA、外泌体、外周血各种因子等多水平入手，探索液体活检技术指导临床治疗的可行性。证实基于 CTC 和 ctDNA 的分子分型（如 HER2/PD-L1 表达、分子变异、bMSI、染色体不稳定性等）、血清人表皮生长因子受体 2 配

体结合域（HER2 ECD）水平、血液中性粒细胞 / 淋巴细胞比例、外泌体部分 microRNA 表达及蛋白表达评分、外周血 UGT1A1 分型等与患者治疗疗效或耐药密切相关，并推动部分液体活检技术的临床转化应用，指导患者精准治疗。

6. 大样本胃癌的多组学研究为胃癌的未来诊疗方向提供有力证据

基于胃癌组织的组学研究国内外陆续有报道，但由于胃癌的地域差异、特征差异等，不同研究的结论差异较大。基于此，北京大学肿瘤医院消化肿瘤内科团队另辟蹊径，完成了全球首个针对弥漫型胃癌（84 例）的蛋白组学图谱绘制工作，根据蛋白组学改变可将弥漫型分为三个亚型，同时筛选出 23 个与患者预后密切相关的候选蛋白药物靶标，对后续胃癌新药研发提供方向。除了蛋白组学研究，团队基于高质量临床研究队列，从 DNA、RNA、肠道菌群、肿瘤细胞与微环境相互作用等层面，多组学剖析了影响胃癌免疫治疗疗效的可能因素。此外，团队正在承担《中国肿瘤基因图谱计划》中千例胃癌样本的 DNA 层面分子分型研究，有望提出胃癌分子分型的中国命名。

7. 其他涵盖多层面、全方位的胃癌基础与转化研究

在胃癌发生发展、复发转移、治疗耐药及动态演变等各个环节，均涉及众多复杂因素，因此涵盖多层面、全方位的研究是阐释各种机制的根本。北京大学肿瘤医院消化肿瘤内科团队针对胃癌中化疗 / 靶向 / 免疫药物耐药机制、克服耐药策略、合成致死协同抑瘤机制、自噬作用与机制、腹膜转移可能机制、EB 病毒阳性胃癌特征等均进行了相应探索，为未来深入研究提供线索。

8. 胃癌化学致癌物研究

20 世纪 80 年代，北京市肿瘤防治研究所（现亦称北京大学肿瘤医院）病因学研究室在张汝黻教授的带领下，开展了全国性的胃癌流行情况联合考察，摸清了我国胃癌流行的基本情况和发病危险因素，发现高亚硝酸盐、二级胺及酰胺类摄入和维生素 C 缺乏增加胃癌的发病风险等。同期，澳大利亚学者发现幽门螺杆菌能够诱发胃炎，大量消耗胃黏膜组织中的维生素 C，增加胃癌的发病风险。世界卫生组织此后亦公布幽门螺杆菌感染是人胃黏膜相关性淋巴组织样淋巴瘤（MALT）的病因。但是，幽门螺杆菌感染促进人胃癌发生的机制仍然不明。

人工合成的 N- 亚硝酰胺类化合物能够诱发各种实验动物胃腺癌，人们一直怀疑 N- 亚硝酰胺类化合物也是人胃癌病因，但是缺乏这类致癌物能够天然存在、人类存在直接接触的证据。20 世纪 90 年代，邓大君教授带领北京市肿瘤防治研究所病因学研究室一班人，在发现胃癌高发区食品鱼露在亚硝化后能够诱发大鼠胃腺癌，自行创建 N- 亚硝酰胺类化合物检测方法的基础上，首次从亚硝化鱼露中分离鉴定出了化学致癌物 N- 甲基亚硝基脲（NMU），并且在摄入鱼露的人胃液中检出了 NMU。这是国际上第一次发现人胃内能够直接合成 N- 亚硝酰胺，为胃癌 N- 亚硝酰胺病因学说提供了关键证据，得到了国际同行的验证。这些发现在 1995 年国际胃癌协会成立大会上获得了优秀论文奖，获 2000 年北京市科技进步二等奖和国家科技进步二等奖。

9. 胃癌发生与表观遗传变异关系研究

进入 21 世纪，邓大君教授带领的研究团队在创建变性高效液相色谱法（DHPLC）测定 DNA 甲基化新方法和发现 N- 亚硝酰胺类化合物诱发大鼠胃腺癌模型上存在大量的 Cdkn2a/p16 基因启动子 DNA 甲基化的基础上，通过胃癌高发区人群巢式病例-对照研究，首次发现 p16 基因甲基化显著增加人胃黏膜上皮异型增生癌变风险。随后我们与国际同行一道，在口腔、食管、肺等多种器官癌变中发现了类似现象。在 TALEN 和 CRISPR 尚未面世的年代，邓大君教授团队创建了以人工锌指蛋白为基础的 p16 基因特异性甲基化编辑工具，首次提供启动子 CpG 岛甲基化直接抑制基因转录的实验证据，终结了 DNA 甲基化是基因沉默结果还是原因的争论。

在国家自然科学基金 A3 重大国际合作项目、日本学术振兴会和韩国国家研究基金会等项目的跨国连续资助下，邓大君教授带领中国联合研究团队，与日韩同行一起，开展了为期 5 年的胃癌变过程的表观遗传特征合作研究，取得了一批研究成绩。其中，对转移性胃癌基因组 DNA 甲基化变异开展了大规模的深度核实验证，发现了一组既往没有报道过的胃癌转移相关基因。例如发现 GFRA1

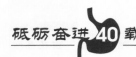
基因启动子 DNA 去甲基化激活（获国际发明专利授权），能够驱动胃癌等多种肿瘤转移。作为膜蛋白受体，GFRA1 目前已经成为药物研发机构开发抗肿瘤抗体治疗药物的药靶。

（二）北京大学第三医院（北医三院）病理团队

1. 北医三院消化科林三仁教授于 1980 年首先将日本胃肠双重对比造影技术引进国内，促进了我国 X 线胃肠道诊断水平的提高。

2. 1986—1995 年林三仁教授先后承担了国家"七五""八五"公关课题"胃癌早期诊断与普查方法的研究"，自行设计了适合我国国情的"序贯筛查法"，使早期胃癌检出率达到 47.1%。

3. 于 1996 年与香港中文大学合作在山东牟平胃癌高发区率先开展了幽门螺杆菌与胃癌关系的人群干预试验，经十年随访研究，得出治疗组与对照组中胃窦部及体部 10 年后萎缩的检出率均增高，体部萎缩两组差异有显著性。从而得出结论幽门螺杆菌感染可增加胃癌发病率，根除幽门螺杆菌后胃癌的发生有减少趋势，在 2007 年 *GUT* 发表欧洲幽门螺杆菌处理的共识报告中作为 Ⅰa 级证据。

4. 林三仁教授与周丽雅教授多年来致力于胃液荧光光谱诊断胃癌的研究，长期系统研发并鉴定了胃液固有荧光光谱作为胃癌早期诊断新方法的有效性，其诊断胃癌的敏感性、特异性和准确度均在 80% 以上，并进一步研究确定了该特异性荧光物质为以色氨酸、酪氨酸、苯丙氨酸为主的芳香族氨基酸，其诊断早期胃癌的敏感度为 75%，特异度为 71%～97%，揭示氨基酸代谢紊乱在胃癌的发病机制中起重要作用。

（贾淑芹）

三、上海交通大学医学院附属瑞金医院胃癌基础与病理学研究

（一）胃癌相关分子标志物的筛选

在我国临床上胃癌以进展期为主，早期诊断是临床一大难题，为提高早期诊断，我们试图寻找胃癌特异性标志物，我们先后采用了①以血清学方法筛选胃癌 cDNA 表达文库（SEREX）；②应用人类蛋白组芯片鉴定胃癌诊断血清标志物；③双相电泳与质谱联用（2-DE/MS）；④甲基化芯片联合甲基化特异性 PCR（MSP）；⑤胃癌的代谢组学；⑥ miRNA 芯片联合 RT-PCR 等方法进行胃癌血清标志物的筛选与临床验证，发现了一批潜在标志物，包含自身抗体如：COPS2、CTSF、NT5E 和 TERF1，启动子甲基化如：BCAS4、CHRM2、FAM5C、PRAC 和 MYLK，血清蛋白 IPO-38；血清胃泌素。

针对胃癌体液新型生物标志物研究中，IPO-38 是在临床血清蛋白质组研究中发现的胃癌诊断标志物之一，前期已经鉴定到 IPO-38 单克隆抗体捕获的蛋白质为核小体组蛋白家族成员，研究成果获得国家发明专利授权（国家发明专利 ZL200810033017.1）。课题组通过组蛋白芯片分析鉴定到被 IPO-38 抗体捕获抗原为瓜氨酸修饰的 H3 组蛋白（CitH3R26）。上述新发现不仅提示组蛋白的瓜氨酸修饰在胃癌发生发展中的作用，新型组蛋白修饰位点还可以作为抗原表位开发单克隆抗体，从而提高检测体系的敏感性和特异性。在尿液诊断标志物研究中，利用采用气相色谱质谱联用技术对 293 份尿液进行代谢物谱分析，发现了 14 种小分子代谢物在胃癌患者尿液与健康对照者尿液中具有显著性差异，其中 10 种为氨基酸类代谢物，4 种为有机酸类代谢物。该项研究成果已经获得国家发明专利授权（国家发明专利 ZL201310556941.9）。

（二）胃癌发生发展机制研究

根据胃癌多组学研究和分子标志物的筛选，发现很多胃癌相关基因，为此，课题组分别就其生物学功能及其分子机制进行系统深入的研究，发现：

1. PHF10 的生物学功能及其分子机制

我们发现 PHF10 的降解变化周期与细胞周期一致，并且与 G1 期长短密切相关，PHF10 参与了 G1 期的加速，从而阻碍胃癌细胞分化和促进胃癌细胞的去分化过程。PHF10 的磷酸化状态与 GSK-3β 的表达水平和活性形式密切相关。PHF10 的降解的确存在自身泛素化过程的参与。PHF10 表达水平与胃癌细胞分化密切相关，PHF10 表达水平降低后胃癌细胞在体内外都有促进胃癌细胞的再分化和抑制肿瘤细胞生长的作用。在胃癌细胞中 PHF10 表达水平

较高，定位于细胞核内，PHF10 与胃癌细胞增殖和凋亡密切相关，PHF10 上调或下调后 caspase-3 及其下游靶蛋白发生相应的负性变化。另外，我们发现 PHF10 蛋白中的 PHD 结构域对 PHF10 的转录抑制调控起关键作用。PHF10 能够通过对 caspase-3 的转录调控而参与胃癌细胞的凋亡抑制。

2. MPS-1 的生物学功能及其分子机制

MPS-1（metallopanstimulin-1）是一种多功能蛋白，MPS-1 在正常胃黏膜中呈低表达或不表达，而在胃癌组织中高表达，MPS-1 表达与肿瘤临床病理分期具有相关性，有淋巴结和远处转移的标本中的表达明显高于没有转移的标本。我们发现 MPS-1 下调能够引起 NF-κB 活性的下降。证明了 Gadd45β 作为一个凋亡抑制因子在 MPS-1 下调的胃癌细胞中因 NF-κB 活性的下降而表达下调，进而失去对丝裂原活化蛋白激酶（MKK7）磷酸化依赖的 c-Jun 氨基末端激酶（JNK）磷酸化的抑制从而使 JNK 的磷酸化增加进而引起胃癌细胞的凋亡。我们发现了核糖体蛋白 MPS-1 在胃癌细胞凋亡中的作用并证实其下调是通过影响 NF-κB 的活性而引起胃癌细胞的凋亡。

3. IRX1 的生物学功能及其分子机制

IRX1 基因是本课题组在胃癌杂合性缺失筛查研究中发现的候选抑癌基因。本课题组研究显示，位于 5 号染色体短臂上的同源盒基因 IRX1 的活性丢失可以导致胃癌细胞增殖与侵袭能力增加，将 IRX1 基因导入胃癌细胞使 IRX1 基因活性恢复后，无论是在体外培养的胃癌细胞还是小鼠活体内的肿瘤细胞，其恶性增殖与侵袭能力均受到明显抑制。采用去甲基化药物 5-氮杂脱氧胞苷处理胃癌细胞，可以使胃癌细胞的 IRX1 基因活性得以恢复。通过比较 IRX1 基因缺失与恢复 IRX1 基因活性的胃癌细胞全基因组表达谱变化发现，BDKRB2、HIST2H2BE 以及 FGF7 等是受 IRX1 调控的下游基因。向有 IRX1 基因缺陷的胃癌细胞转导该抑癌基因后，胃癌细胞在小鼠腹腔内扩散和向肺内转移的能力明显受到遏制。转染有 IRX1 抑癌基因的肿瘤生长与侵袭能力受到抑制与其肿瘤内微血管密度的减少有关。IRX1 基因诱导肿瘤内新生血管及血管拟态减少的关键是抑制了其下游靶基因 BDKRB2 的表达，与传统的血管内皮生长因子（VEGF）通道无关。

4. CEACAM6 在胃癌中生物学功能和分子机制

胃癌的肿瘤组织中 CEACAM6 表达量明显高于癌旁非肿瘤组织，CEACAM6 高过表达与淋巴结转移情况相关，CEACAM6 蛋白表达越高，更容易出现淋巴结转移。胃癌细胞 CEACAM6 表达下调后，迁移和侵袭能力明显下降。CEACAM6 过表达后细胞迁移和侵袭能力显著增加，凋亡细胞数量和失巢凋亡数量则明显下降。CEACAM6 通过提高磷酸化 P-C-SRC 蛋白丰度实现其促癌作用。CEACAM6 可以与整合素蛋白 ITGA5 相互作用，激活 PI3K/AKT，黏着斑激酶（FAK）的磷酸化水平和 VEGF 的分泌水平增加，促进上皮间充质转化（EMT）和胃癌细胞的迁移能力，增加内皮细胞小管形成。

5. MELK 在胃癌中的生物学功能及其分子机制

MELK 在胃癌组织和细胞中表达异常升高，并能调节胃癌的生物学行为，提示 MELK 可能是一种癌基因，并在胃癌的发生发展中起重要作用。MELK 可能是通过 FAK/paxillin 信号通路促进胃癌细胞迁移和侵袭。此外，MELK 可能是潜在的胃癌治疗靶点之一。

6. 双链蛋白聚糖（BGN）在胃癌侵袭转移中的作用及其分子机制

胃癌肿瘤组织中 BGN 表达明显高于癌旁非肿瘤组织；BGN 通过对 FAK 信号通路的调控参与了胃癌的转移过程。胃癌细胞分泌的 BGN 作用于内皮细胞后通过 TLR2（4）/NF-kB/HIF-1α 信号通路引起内皮细胞的 VEGF 分泌，分泌的 VEGF 反作用于胃癌细胞引起胃癌细胞的迁移，进而促进了胃癌发展。

7. 下调 Claudin-1（CLDN1）通过诱导失巢凋亡抑制胃癌细胞成瘤与转移

CLDN1 在胃癌组中呈高表达状态，其表达水平与胃癌肿瘤分化程度、TNM 分期和淋巴转移呈正相关，并且在 Lauren 分型的肠型胃癌中高表达；敲低 CLDN1 可抑制胃癌细胞体外迁移与侵袭能力，降低胃癌细胞在裸鼠体内成瘤和肺转移的能力；敲低 CLDN1 可诱导细胞失巢凋亡。

8. 再生蛋白 4（REG4）促进胃癌腹膜转移

REG4 可以通过 G 蛋白偶联受体 37（GPR37）增强胃癌细胞的黏附能力并促进胃癌的腹膜转移。同时，REG4 可以触发一个正反馈环路，包括 GPR37、解整合素金属蛋白酶 17（ADAM17）、转化生长因子 -α（TGF-α）、表皮生长因子受体（EGFR）、细胞外调节蛋白激酶（ERK）、特化蛋白 1（SP1）和人再生蛋白 4（REG4）。

9. 肿瘤坏死因子 -α（TNF-α）/ 白细胞介素 33（IL-33）/ 跨膜型生长刺激表达基因 2 蛋白（ST2L）信号介导肿瘤细胞与肿瘤相关成纤维细胞（CAF）相互作用促进胃癌转移

我们发现 IL-33 及其受体 ST2L 在临床胃癌组织中表达上调，而且其表达水平与胃癌患者的不良预后显著相关。我们通过建立胃癌细胞和 CAF 的非接触式共培养模型发现，CAF 来源的 IL-33 以 ST2L 依赖的方式激活胃癌细胞内 ERK1/2-SP1-ZEB2 信号级联效应，诱导其发生 EMT、迁移和侵袭。同时，胃癌细胞释放促炎细胞因子 TNF-α，通过激活 TNFR2-NF-κB-IRF-1 通路促进 CAF 进一步分泌高水平的 IL-33。另外，分别沉默 CAF 中 IL-33 的表达或胃癌细胞中 ST2L 的表达均可显著抑制 CAF 对胃癌细胞体内腹膜播散和转移的促进作用。

10. CAF 来源的 Lumican 通过整合素 b1 FAK 信号通路促进胃癌进展

我们进行了组织分析发现确定 Lumican 是一种细胞外基质蛋白，在人胃 CAF 中高度表达，其表达水平与胃癌的浸润深度、淋巴结转移、TNM 分期和不良生存率呈正相关。体外功能实验研究表明，整合素 b1-FAK 信号通路介导了 Lumican 对胃癌（GC）细胞增殖、迁移和侵袭的促进作用。体内试验也证实了，GC 细胞与下调 Lumican 的 CAF 共同注射到裸鼠体内或腹腔后，裸鼠皮下移植瘤的大小和 GC 细胞的腹腔种植播散能力均受到明显抑制。

11. Toll 样受体 7（TLR7）激动剂 Loxoribine 抑制肿瘤生长的免疫学机制

TLR7 的激动剂 Loxoribine 能显著抑制 CT26 小鼠结肠癌细胞和 LLC Lewis 小鼠肺癌细胞在体内的生长，这种抑制效应并不是通过直接杀伤作用和激活先天性免疫而实现的，而是通过树突状细胞（DC）释放可溶性细胞因子 IL-6 促进 CD4$^+$T 细胞的增殖并逆转 Tregs 的免疫抑制功能而实现的。

12. 组织蛋白酶 L（CTSL）通过 CDP/Cux/VEGF-D 通路促进胃癌中血管生成

我们发现胃癌细胞核组织蛋白酶 L 中 CTSL 表达水平显著高于癌旁非肿瘤胃组织，CTSL 可以作为一个潜在的重要临床预后因素。CTSL 在体外可以促进 HUVEC 细胞的小管形成和迁移。绒毛尿囊膜（CAM）实验分析表明，CTSL 在体内促进胃癌的血管生成。从机制上，CTSL 通过蛋白质水解处理 CDP/Cux，并产生与生理相关的 p110 亚型，该亚型可稳定结合 VEGF-D 并促进 VEGF-D 的转录，从而促进胃癌的血管生成。

13. 肿瘤抑制因子 Lnc-CTSLP4 通过抑制异质核核糖核蛋白 AB（hnRNPAB）依赖的 Snail 转录而抑制胃癌细胞的 EMT 和肿瘤转移

与癌旁非肿瘤组织相比，胃癌组织中 Lnc-CTSLP4 表达显著下调，其水平与肿瘤局部浸润、TNM 分期、淋巴结转移和胃癌患者预后密切相关。功能丧失和功能增强（Loss- and gain-of-function）试验表明，Lnc-CTSLP4 在体外抑制胃癌细胞迁移、侵袭和 EMT，在体内抑制腹膜播散。机制上，Lnc-CTSLP4 通过与 Hsp90a/hnRNPAB 复合物结合，并招募 E3 泛素连接酶 ZFP91 诱导 hnRNPAB 降解，从而抑制 Snail 的转录激活，最终逆转胃癌细胞的 EMT。我们这项研究结果提示 Lnc-CTSLP4 可以作为转移性胃癌的预后生物标志物和治疗靶点。

14. SP1 转录激活肿瘤抑制素 M 受体（OSMR），与肿瘤抑制素 M（OSM）结合后促进胃癌生长和转移

我们通过研究发现肿瘤抑制素 M 受体（OSMR）在胃癌组织中高表达，其表达水平与胃癌患者的年龄、T 分期、Lauren 分级、淋巴结转移、TNM 分期及不良预后密切相关。在体外，敲除 GC 细胞中的 OSMR 表达显著抑制细胞增殖、迁移、侵袭和 EMT，以及 OSM 诱导的体内肿瘤发生和腹膜转移。OSM-OSMR 介导的这些效应依赖于 STAT3/FAK/Src 信号的激活。SP1 可与人 OSMR 基因的启动子区结合（-255 到 -246 bp），并在胃癌细胞中转录调节 OSMR 过度表达。

15. 其他功能基因

我们还研究了 FRZB、PTP1B、PBX1、TBL1XR1 等胃癌相关基因在胃癌发生发展中的生物学功能。

19. microRNA 在胃癌发生发展中的作用机制

我们通过 miRNA 芯片分析了胃癌细胞株与正常胃黏膜 miRNA 表达谱的差异，我们发现胃癌组织 miR-126 表达水平低者，肿瘤组织体积较大，胃

壁浸润较深，易发生淋巴结转移，且病理分期较晚。上调 miR-126 表达水平能有效抑制胃癌细胞增殖、克隆形成、迁移、侵袭及体内成瘤、肺转移能力，诱导细胞周期发生 G1 期阻滞，但不诱导细胞发生凋亡。证实 miR-126 对 Crk 蛋白表达的调控发生在转录后水平。胃癌组织和胃癌细胞株 Crk 蛋白的表达水平高于配对癌旁组织和正常胃黏膜上皮细胞株 Crk 蛋白的表达水平。

我们发现 miR-21 具有明显的促癌作用，抑制 miR-21 表达后胃癌细胞株磷酸酶和张力蛋白同源物（PTEN）蛋白表达明显增加，荧光素酶相对活性明显增加。以上数据表明下调 miR-21 的表达对胃癌细胞株的增殖有明显的抑制作用，且促进其凋亡，能降低其体外迁移能力。下调 miR-21 后，PTEN 活性明显增加，PTEN 可能是 miR-21 参与胃癌发生、发展的靶标之一。

此外，我们还研究了 miR-331-3p、miR-129、miR-29c 等在胃癌中的表达及其生物学功能。

（三）胃癌化疗和分子靶向治疗耐药机制及其逆转策略

1. 胃癌化疗药物敏感性筛选

发现谷胱甘肽 S 转移酶 π（GST-π）表达阳性率为 66.7%，表达阳性者对顺铂和丝裂霉素显示出较强的体外耐药性，而与 5-氟尿嘧啶（5-FU）和阿霉素的体外敏感性无明显相关；P-gp 表达阳性率为 58.97%，与顺铂的体外敏感性并无明显相关，说明顺铂可能是通过包括诱导凋亡在内的多种途径杀伤原代胃癌细胞的。研究化疗药物单药抑制率最高的仍为丝裂霉素（MMC）、顺铂（CDDP）和 5-FU，抑制率在 38%～39%，显著高于羟基喜树碱、阿霉素（ADM）、甲氨蝶呤和长春新碱，大幅增加化疗药物浓度并未伴随抑制率的相应上升；联合用药的平均抑制率均在 50% 左右，大大高于任一单药，抑制率最高的组合依次为 5-FU＋CDDP、5-FU＋MMC 和 5-FU＋ADM。低分化胃癌细胞对顺铂和丝裂霉素的敏感性显著高于高分化者。药敏结果可为临床选择合理化疗方案提供重要线索。胃癌细胞对 CDDP 和 MMC 的敏感性与 GST 表达相关，对 ADM 敏感性与 P-糖蛋白表达有关。

为寻找肠癌细胞对 5-FU 的耐药相关基因，我们采用二维电泳-质谱联用技术比较了 5-FU 耐药细胞和敏感肠癌细胞的二维电泳（2DE）蛋白谱，筛选出可能参与 5-FU 耐药的蛋白差异。其中在耐药细胞中高表达 RhoGDI2、CapG，低表达 Maspin、DCI、6-PGL、Prdx-6。Western blot 证实了 RhoGDI2、CapG、Maspin 的表达与 2DE 结果一致。细胞株 RhoGDI2 的表达水平与 5-FU 的 IC50 值呈正相关，在胃癌细胞株中过表达 RhoGDI2 能诱导细胞对 5-FU 的耐药，诱导多药耐药基因（MDR-1）表达。5-FU 耐药可能需要多种基因参与，其中 RhoGDI2 起到一定作用。在肠癌中 RhoGDI2 是 5-FU 诱导耐药相关基因，在胃癌中 RhoGDI2 是内源性 5-FU 相关基因。胃癌患者肿瘤组织中高表达 GDI2 时不建议用 5-FU 为主的化疗方案。

2. EZH2/CBP 抑制剂靶向治疗 CDX2/REG4 双阳性胃癌分子机制

针对 111 例胃癌表达谱芯片检测，对其中 CDX2 阳性胃癌不同预后亚组进行差异表达基因分析，揭示影响 CDX2 阳性胃癌预后的关键基因；基于此完成 CDX2 阳性胃癌的分子分型，在独立队列中验证其临床意义。对 CDX2 阳性胃癌中的难治性分子亚型通过小分子抑制药筛实验识别潜在靶向治疗药物。发现 CDX2 阳性胃癌存在 REG4 高表达型和低表达型两个独特分子亚型。REG4 高表达型 CDX2 阳性胃癌预后明显更差且对 5-FU 存在原发性耐药。小分子抑制剂筛选实验显示，CBP 及 EZH2 抑制剂可选择性杀伤 REG4 高表达型 CDX2 阳性胃癌细胞。CDX2 选择性招募 CBP 或 EZH2 至 REG4 启动子及增强子进而实现对 REG4 的差异表达调控是两种分子亚型形成的重要机制，也是 REG4 高表达亚型对 EZH2 及 CBP 抑制剂均敏感的机制。REG4 高表达型 CDX2 阳性胃癌细胞中 CDX2 对 CBP 的选择性招募依赖于 CBP 介导的 EVI1 第 421 赖氨酸位点乙酰化。体内外实验证实，CBP 抑制剂可增敏 5-FU 而实现对 REG4 高表达型 CDX2 阳性胃癌的协同杀伤作用。我们的研究提出了针对 REG4 高表达型 CDX2 阳性胃癌这一难治性胃癌亚型的靶向治疗及联合治疗策略，具有重要转化价值。

3. BPTF 抑制剂 AU-1 通过表观调控 c-MYC/PLCG1/p-Erk 轴提高胃癌对 Erlotinib 药物敏感性

BPTF 在胃癌中显著高表达，与胃癌 TMN 分期具有相关性，且 BPTF 高表达的胃癌患者总生存期较短。体内、体外实验结果表明，BPTF 敲除后胃癌对 Erlotinib 药物的反应性显著提高，且 BPTF 抑制剂 AU-1 与 Erlotinib 联合用药在抑制胃癌细胞增殖、肿瘤生长方面具有协同效应。ChIP-seq、RNA-seq 结果显示，BPTF 高表达时 EGFR 酪氨酸激酶抑制剂抵抗通路显著富集，且 BPTF 在该通路中重要的信号分子 PLCG1 启动子区域存在明显的 ChIP 信号，随后的 ChIP-qPCR、qRT-PCR 与荧光素酶报告基因实验证明了 BPTF 对 PLCG1 的转录作用。随后的 IP-MS、Co-IP、ChIP-qPCR 与荧光素酶报告基因实验证明了 BPTF 通过增加靶基因启动子区域染色质可接近性调控 MYC 对下游靶基因 PLCG1 的转录活性。WB 实验结果表明，AU-1 与 Erlotinib 联合用药抑制胃癌细胞增殖表现出的协同作用，主要是通过 AU-1 下调 PLCG1 的转录水平来完成的，PLCG1 的下调导致 p-PLCG1、p-Akt、p-Erk 的水平显著下降，与 Erlotinib 的分子机制互补，进而表现出协同效应。最后，PDX 模型验证 AU-1 在体内可以提高胃癌对 Erlotinib 的反应性，二者联合用药对肿瘤生长的抑制效果明显高于单一药物的抑制效果。BPTF 通过表观调控增强 c-MYC 对下游靶基因 PLCG1 的转录，诱导胃癌对 Erlotinib 的耐药，且 BPTF 可以作为胃癌潜在治疗靶点单一用药，或与 Erlotinib 联合用药提高胃癌对 Erlotinib 的反应性，协同抑制肿瘤生长，为胃癌患者带来获益。

4. 乳酸/脑源性神经营养因子（BDNF）/脑源性神经营养因子受体（TrkB）信号介导的肿瘤细胞与 CAF 的"对话"促进胃癌细胞对安洛替尼的获得性耐药性

获得性酪氨酸激酶抑制剂（TKI）耐药性是提高肿瘤患者临床疗效的主要障碍。肿瘤微环境中上皮-基质的相互作用影响调控肿瘤细胞对 TKI 药物的反应性。安洛替尼是一种新型口服多靶点 TKI，已被证明对多种肿瘤安全有效。然而，安洛替尼在胃癌治疗中的作用及其影响疗效的调控机制尚不清楚。我们通过研究发现安洛替尼可以通过剂量和时间依赖性的方式诱导胃癌细胞凋亡和 G2/M 期阻滞，活性氧（ROS）为介导安洛替尼诱导胃癌细胞凋亡的主要原因；而 CAF 可以显著抑制安洛替尼诱导的胃癌细胞凋亡和 ROS 产生；CAF 来源的

BDNF 通过激活胃癌细胞中的 TrkB-Nrf2 信号降低了胃癌细胞对安洛替尼的反应。我们还发现胃癌细胞分泌的乳酸通过激活 NF-κB 通路促进 CAF 分泌高水平的 BDNF。此外，在人类患者源性类器官（PDO）模型中，功能性靶向 BDNF-TrkB 途径和针对 BDNF 和 TrkB 的中和抗体可增加胃癌细胞对安洛替尼的敏感性。

（四）胃癌预后模型

1. 基于全功能基因组功能筛选数据鉴定 ARGLU1 为胃癌的潜在治疗靶点的研究

提取功能基因组（Project Score）数据库中 824 个胃癌特异性生存基因作为起始数据集，在 TCGA 数据库胃癌队列（TCGA-STAD）中进行了 LASSO-Cox 回归，构建胃癌预后（gastric cancer prognostic，GCP）模型，之后在 7 个独立胃癌数据集进行效能评估。我们构建的 8 基因（ARGLU1、EIF1AD、TTF2、NDOR1、POLRMT、TFDP1、SRRM1、VHL）GCP 模型在 7 个外部队列（$n = 1614$）的验证结果表明，我们的模型可以准确地对胃癌患者的预后进行预测（3 年 AUC：0.71～0.75，5 年 AUC：0.64～0.73）。敲低 SSX4 和 DDX24 的表达，以及提高 ARGLU1 和 TTF2 的表达水平，均可以抑制胃癌类器官生长。组织芯片检测结果表明，ARGLU1 的低表达与高 TNM 分期和较差的总生存期相关。过表达的 ARGLU1 在体外和体内均显著抑制胃癌细胞的活力。ARGLU1 可以通过增强 SP1 和 YY1 在启动子上的募集来增强错配修复基因（MLH3、MSH2、MSH3 和 MSH6）的转录水平。此外，在患者肿瘤来源异种移植（PDX）模型中，瘤内注射 saRNA 诱导 ARGLU1 表达可以显著抑制肿瘤的生长。

2. 胃癌的分子分型

通过对 111 例胃癌组织标本及 21 例健康体检者胃镜活检正常胃黏膜标本进行表达谱芯片检测实现了基于 3 个基因集共计 1472 个基因的胃癌分子分型，将胃癌分成了 6 大分子亚型。临床病理相关性分析发现，该分子分型是独立于 TNM 分期系统的分型系统，主要与患者性别及肿瘤分化程度表现出一定相关性，而与其他参数无相关性。通过对 pStage Ⅱ 期和 Ⅲ 期患者分析发现，该分子分型可以用于同一分期患者的预后分层。对已发表的 GSE14208 数据集进

行分析发现，大部分病例仍然可以被较好地分入我们的 6 大分子分型中，且该分子分型具有预测患者化疗疗效的潜在价值。通过进一步对分型基因进行数量优化，将分型的基因精简到 70 个基因，较高效能地完成该分子分型，便于在临床推广使用。

（五）胃癌治疗新方法探索

1. 纳米载体运输 anti-miRNA-21 治疗胃癌的实验研究

对基于分子胶的三嵌段共聚物自组装纳米胶束 PEG-ss-PLA-ss-PEI 作为 anti-miRNA-21 运输载体进行了研究，PEI 表面的正电荷与带负电荷的 anti-miRNA-21 吸附，通过胞吞作用进入细胞，分子胶中的二硫键在肿瘤细胞内谷胱甘肽（GSH）作用下断裂将运载的 anti-miRNA-21 释放出来，从而使 anti-miRNA-21 能够顺利进入细胞核发挥作用。聚合物胶束可完成对 anti-miRNA-21 的增溶和包裹，其细胞毒性较低；其具有被动靶向作用，NP/anti-miRNA-21 复合物可明显抑制胃癌的生长、侵袭及迁移，诱导胃癌细胞凋亡，抑制胃癌体内生长，且不具有肝肾毒性。因而，纳米载体运输 anti-miRNA-21 用于胃癌的治疗中，具有较大的应用前景。

2. 抗胃癌抗体的研发

本课题组利用胃癌细胞株的膜蛋白免疫 A/J 小鼠，通过杂交瘤联合高通量流式技术（HTS-FACS）筛选并获得抗胃癌单克隆抗体 5 株，对其中的 MS57-2.1 单抗进行了鉴定及其功能研究。结果表明 MS57-2.1 单克隆抗体可以高亲和力与特定胃癌细胞株结合，而几乎不与正常人外周血细胞结合。MS57-2.1 单克隆抗体可与胃癌组织膜蛋白结合，而不与临床常用的胃癌相关抗原结合。MS57-2.1 单克隆抗体的靶抗原定位于胃癌细胞膜表面。MS57-2.1 单抗处理胃癌细胞 MKN45 和 BGC823 后其移动能力和侵袭能力受到明显抑制。MS57-2.1 单抗处理后小鼠肿瘤播散受到明显抑制。经免疫沉淀结合 MS 鉴定，MS57-2.1 抗体所识别的肿瘤抗原为 ALPI 和 ALPPL2。单克隆抗体 MS57-2.1 是具有胃癌特异性的功能性单克隆抗体。MS57-2.1 单克隆抗体在体外和体内具有抑制胃癌细胞迁移和侵袭的作用，为胃癌的靶向治疗提供具有潜在应用价值的候选抗体药物。

PODXL-v2 在胃癌细胞外基质中特异性表达。MS17-38 单抗可以靶向结合 PODXL-v2 的构象表位，可以抑制胃癌细胞生长和迁移/转移。MS17-38 是针对胃癌的功能性抗体，其可以潜在地发展成用于临床应用的治疗性单抗。

3. 胃癌基因修饰瘤苗的初步临床研究

经国家药品监督管理局批准，课题组完成了同种异型（HLA-A2 ＋）IL-2 基因工程化人胃癌细胞瘤苗（HG-1/IL-2）治疗晚期胃癌的 I 期临床研究。应用基因工程技术，以逆转录病毒载体介导将人 IL-2 cDNA 转导入人胃癌细胞株 MKN-45，经 100 Gy 60 Co 照射灭活后，制成基因工程化胃癌细胞瘤苗（HG-1/IL-2），共完成 8 例临床验证，除一例因高热和全身荨麻疹退出外，均顺利完成治疗。主要副作用为接种部位红肿、酸胀感和低热；患者血液学、凝血功能、肝肾功能、血清肿瘤标志物等指标治疗前后无明显异常；部分患者治疗后血清转铁蛋白、IgG、IgA、IgM 和 IL-2 等体液免疫指标，以及 CD3、CD4、CD8 等细胞免疫指标有一定程度升高。因此，在密切观察的前提下，HG-1/IL-2 基因工程化胃癌瘤苗应用于晚期胃癌的辅助治疗是安全可行的，具体疗效尚待进一步研究。

（六）肿瘤多组学、多图源数据研究中的新方法开发与应用

课题组原创性开发了国内外首个用于人类全基因组测序数据从头组装的人类泛基因组分析流程 HUPAN。该项分析方法解决了现有人类参考基因组研究中只针对已知序列的局限性，对于发现大片段结构缺失以及未知新序列起到积极推动作用。课题组利用 HUPAN 构建了首个中国人泛基因组，该泛基因组包含了现有人类参考基因组序列（GRCh38）和 29.5 Mb 新序列，预测到一组人类参考基因组中漏掉的新基因。HUPAN 分析方法的强大之处是可以对人类参考基因组中的大片段缺失准确识别，在胃癌人群的胃黏膜样本中发现 UGT2B17、UGT2B28、LCE3C、GSTM1、OR51A2 和 AR4F5 6 个基因存在高频缺失型变异。

首次将全基因组和全转录组测序方法用于良性胃黏膜、原发性胃癌和胃癌腹膜转移病灶的多组学整合研究，检测到不同样本中共有的体细胞突变基

因有 ATXN3、PLIN4、PDZD2、MUC4、DMBT1 和 DAB1；胃癌原发灶与腹膜转移灶共有的突变基因有 RP1L1、PRB1、HS6ST3 和 DCTN1；仅出现在腹膜转移灶的突变基因有 ARMC4；RP1L1 和 PRB1 的突变为激活性突变，可导致肿瘤组织的基因表达水平显著升高；ARMC4 突变为失活性突变，可导致其在腹膜转移癌灶的表达水平明显下降。首次发现一个新型融合基因 GPX4-MPND，该基因融合导致两个基因在胃癌组织的表达水平有不同程度升高。该项成果为胃癌腹膜转移的精准诊断与靶向治疗提供了重要分子靶标。

课题组针对胃癌诊疗路径中产生的多种图像如胃镜图像、手术切除标本大体图像、术后病理组织学图像进行采集，并收集翔实的临床病理学信息。在此基础上将人工智能领域图像分析的卷积神经网络算法引入医学多图源数据分析，针对不同类别图像建立最为适合的算法。其中首批针对良性胃黏膜病理图像与肠型胃癌图像的 AI 辅助分析算法以 Inception v3 表现最好，该算法在两分类研究（正常-肠型胃癌）中的诊断准确性达到 98.4%，在三分类研究（正常-慢性胃炎-肠型胃癌）中的诊断准确性达到 94.5%。同时发现，AI 算法提取的某些特征因子（如肿瘤细胞占比 > 0.999、预测为癌的均值、最大肿瘤区域面积、预测值介于 0.5 ~ 0.6 占比和最大肿瘤区域长轴）不仅可用于图像的分类识别，还有助于判断胃癌预后。

（刘炳亚）

四、河北省胃癌的基础与病理学研究

（一）河北医科大学第四医院

1. 胃癌 HER2 表达与肿瘤间质血管生成关系的研究

该研究回顾性分析 1121 例胃癌患者的临床病理资料，分析影响胃癌 HER2 扩增的因素、不同 HER2 状态下微血管密度（MVD）的差异、影响患者 5 年生存率相关的因素，并预测了影响胃癌患者 5 年生存率的独立影响因素。结果显示 HER2 扩增多见于肿瘤直径大于 5.2 cm、Lauren 肠型、WHO 分型为管状腺癌、浸润深度为 T2 期的胃癌患者；HER2 阳

性胃癌患者的 MVD 计数明显高于 HER2 阴性胃癌患者；HER2 扩增、MVD 计数高、肿瘤偏大、WHO 分型为管状腺癌、Lauren 肠型、肿瘤浸润深度增加、淋巴结转移数量增多、临床分期晚均与 5 年生存率较低相关；多因素分析显示，Lauren 分型、浸润深度、淋巴结状态、临床分期、HER2 表达、MVD 计数是影响胃癌患者预后的独立影响因素。因此，HER2 过表达不仅与胃癌新生血管形成密切相关，而且是影响胃癌预后的独立预测因子。可采用抗 HER2 靶向治疗和抗血管生成药物对胃癌进行有效治疗。

2. 长非编码 RNA（long noncoding RNA，lncRNA）在胃癌中的临床意义、生物学功能和机制

lncRNA 的异常表达可影响胃癌的发生、发展、侵袭和转移。因此，lncRNA 有望成为胃癌诊断和治疗的重要生物标志物和新靶点。lncRNA 在指导胃癌的诊断、治疗和预后方面具有重要潜力。

研究团队深入探讨了 Lnc_ASNR（凋亡抑制非编码 RNA）在胃癌中的临床意义、生物学功能和机制。用 MTT、流式细胞术、细胞划痕实验、Transwell 小室实验检测细胞增殖、细胞周期、细胞迁移和侵袭能力，通过荧光素酶报告实验评估 Lnc_ASNR、miR-519e-5p 和 FGFR2 的相关性，并且进行肿瘤异种移植试验以确认细胞实验的结果。结果显示胃癌细胞和组织中高表达 Lnc_ASNR。下调 Lnc_ASNR 可以减少胃癌细胞的增殖、迁移和侵袭，而上调 Lnc_ASNR 可以促进细胞的增殖、迁移和侵袭。此外，Lnc_ASNR 对迁移和侵袭能力的影响与上皮间充质转化（EMT）密切相关。生物信息学分析、荧光素酶分析和 Western blot 实验证明 Lnc_ASNR 抑制 miR-519e-5p 表达，但增加 FGFR2 表达。Lnc_ASNR 和 FGFR2 与 miR-519e-5p 的表达呈负相关。所有研究表明，Lnc_ASNR 作为靶向 miR-519e-5p 的竞争性内源性 RNA（ceRNA）发挥作用，并通过调节 miR-519e-5p/FGFR2 的途径促进胃癌的发育。

研究团队还深入探讨了 Prader-Willi 区非蛋白编码 RNA 1（PWRN1）调控胃癌进展的机制。通过微阵列分析筛选出胃癌组织中差异表达的 lncRNA。通过 qRT-PCR 和 Western blot 实验检测 RNA 和蛋白表达水平。分别用 CCK8、流式细胞术、细胞划痕实验和 Transwell 小室实验检测细胞增殖、凋亡率

和转移能力。荧光素酶报告系统用于验证 PWRN1、miR-425-5p 和 PTEN 之间的靶向关系。RIP 分析用于证明 PWRN1 是否作为 miR-425-5p 的 ceRNA 发挥作用。为了研究 PWRN1 对体内肿瘤生长的影响，建立了肿瘤异种移植模型。微阵列分析确定 PWRN1 在胃癌组织和邻近组织中的表达不同。qRT-PCR 显示 PWRN1 在胃癌组织和细胞中低表达。PWRN1 上调可减少胃癌细胞的增殖和转移，增加细胞凋亡，而 miR-425-5p 则具有逆转作用。RIP 分析表明 PWRN1 可能靶向癌基因 miR-425-5p。肿瘤异种移植试验发现，上调的 PWRN1 抑制了肿瘤生长。生物信息学分析、荧光素酶分析和 Western blot 实验表明，PWRN1 通过抑制 miR-425-5p 影响 PTEN/Akt/MDM2/p53 轴。研究结果表明，PWRN1 作为靶向 miR-425-5p 的 ceRNA 发挥作用，并通过 p53 信号通路抑制胃癌的发展。

3. KLF17 过表达对胃癌细胞上皮间充质转化的影响以及对 5- 氟尿嘧啶的敏感性的研究

本研究采用 qPCR 和 Western blot 实验分析正常胃黏膜细胞 GES-1，胃癌细胞 NCI-N87、SGC-7901、BGC-823 和 HGC-27 中 KLF17 mRNA 和蛋白的水平。通过 qPCR 和免疫组织化学分析胃癌和癌旁组织中 KLF17 表达的差异。通过细胞划痕实验和 Transwell 小室实验分析 KLF17 在 BGC-823 和 HGC-27 细胞中过度表达的侵袭 / 迁移效应。使用 qPCR 和 Western blot 实验分析转染前后 BGC-823 和 HGC-27 细胞中 KLF17 和上皮间充质转化（EMT）相关基因 MMP-9、波形蛋白和 E- 钙黏蛋白表达的变化。通过 qPCR 和 Western blot 实验检测 BGC-823 和 HGC 27 细胞中转化生长因子（TGF）-β1、Smad 家族成员（Smad）2/3 和磷酸化 Smad2/3 的水平。结果显示，KLF17 在胃癌组织中的表达低于癌旁组织，在胃癌细胞系中的表达低于正常胃黏膜细胞 GES-1，并且与癌细胞分化程度呈正相关。转染过表达 KLF17 的 BGC-823 和 HGC-27 细胞的迁移和侵袭能力降低。KLF17 的过表达与 BGC-823 和 HGC-27 癌细胞中 MMP-9 和波形蛋白的降低，以及 KLF17 和 E- 黏黏蛋白的增加有关。KLF17 的过表达也导致 BGC-823 和 HGC-27 癌细胞中 TGF-β1 和 p-Smad2/3 的水平降低。因此认为，KLF17 在胃癌组织和细胞系中低表达，KLF17 的过表达可能通过 TGF-β/Smad 途径抑制

EMT，从而减少胃癌细胞的侵袭和迁移，KLF17 可能成为治疗胃癌的新靶点。

（二）承德医学院附属医院

1. ANP 降低胃癌细胞系 MGC-803 中 Hedgehog 信号介导的基质金属蛋白酶 -9（MMP-9）激活的研究

心房钠尿肽（ANP）在抑制和清除多种癌细胞中的作用已被广泛研究，Hedgehog（Hh）信号通路的异常激活有助于各种恶性肿瘤的启动和进展，本研究的目的就是证实 ANP 通过 Hh 介导的 MMP-9 的产生，对胃癌的侵袭和转移具有抑制作用。将 ANP 应用于 MGC-803 胃癌细胞后，采用 Transwell、Western blot、qRT-PCR 检测细胞迁移和侵袭水平、MMP-9 和 Hh 的蛋白水平以及 MMP-9 和 Hh 的 mRNA 水平。结果显示与对照组相比，ANP 处理的 MGC-803 胃癌细胞的迁移和侵袭能力显著降低，MMP-9 和 Hh 及其 mRNA 水平也降低。因此认为 ANP 可抑制 Hh 异常激活诱导的 MGC-803 细胞 MMP-9 的表达，这可能与抑制细胞迁移和侵袭有关。这些结果表明，ANP 作为 Hh 信号通路的抑制剂有可能用于胃癌治疗，从而抑制胃癌的增殖、侵袭和转移。

（丁妍）

五、吉林大学白求恩医学部胃癌基础与病理学研究

（一）胃癌诊断标志物的筛选

早期诊断标志物：长链非编码 RNA（lncRNA）在肿瘤中可通过竞争内源性 RNA（ceRNA）发挥重要的生物学作用，但 lncRNA 相关的 ceRNA 在胃癌中的作用和调节机制尚不完全清楚。吉林大学基础医学院人畜共患病实验室的团队通过构建一种 lncRNA-miRNA-mRNA ceRNA 网络，分析差异基因、分析互作基因及互作模式，并通过 qRT-PCR 进行验证，筛选获得多种胃癌早期诊断标志物。另一方面，免疫组化、划痕实验、侵袭实验、Western blot 及体内实验也发现并验证了一系列与胃癌预后不佳的相关基因：MMP9、GACAT3、SKA3、CMTM6 和 PD-L1 高表达，MMP7 和 TIMP-1 共表达，miR-338-3p 的低表达或缺失。

（二）胃癌耐药相关研究

化疗是胃癌重要的综合治疗手段之一，但是耐药是胃癌化疗的一大难题。我们先后采用：qRT-PCR、免疫组化、葡萄糖摄取、乳酸和糖酵解产物测定等方法，发现胃癌**耐药相关基因及信号转导通路**：①幽门螺杆菌分泌的细胞毒素相关基因A（CagA）水平与胃癌 5-Fu 耐药呈正相关；② miR-574-3p 通过靶向 ZEB1 调节胃癌细胞对顺铂的耐药性；③ HOTAIR 通过调控 miR-217 增强胃癌细胞对紫杉醇和阿霉素的耐药性，以及通过下调 miR-34a 活化 PI3K/AKT 和 Wnt/β-catenin 通路促进胃癌细胞对顺铂产生耐药。此外，也发现一系列有助于**逆转耐药的药物或基因疗法**：甘草甜素能够诱导顺铂耐药胃癌细胞和裸鼠移植瘤细胞的凋亡和自噬；上调 miR-3978 或 PCBP1 表达逆转胃癌细胞对多西他赛及紫杉醇的耐药性；miR-148b-5p 过表达可逆转胃癌对阿霉素、帕迪他赛和多西他赛的耐药性；沉默 STEAP1 表达则可逆转对紫杉醇的耐药性。

（三）肿瘤发生、发展相关基因及其信号转导通路研究

利用大样本定量 PCR 法、Northern 印迹法、MTT 实验、集落形成实验、体外划痕和侵袭实验、慢病毒感染系统、荧光素酶实验等，发现胃癌发生发展过程中的重要信号通路和分子机制。**促癌相关通路或正向调控相关通路**：SKA3-DUSP2 轴通过激活 MAPK/ERK 信号通路促进胃癌发生和上皮间充质转化、外泌体非编码 RNA（ncRNAs）；MPP8 可能分别通过 P53/Bcl-2 和 EMT 相关信号通路促进胃癌的发生和转移；FBXO11 通过激活 PI3K/AKT 信号通路介导 EMT 促进胃癌的生长和转移；EIF3H、Survivin 和 HIF-1α 可增强细胞增殖活性促进胃癌发展；FABP-5、TMEM45B 基因通过 JAK2/STAT3 信号通路促进细胞增殖。**抑癌相关通路或负向调控相关通路**：人参皂苷单体 Rh2 和姜黄素衍生物 L6H4 通过 P53/Bcl-2 和 EMT 相关信号通路对小鼠前胃癌细胞系增殖活性产生抑制效果。

（四）胃癌相关的表观遗传学研究

非编码 RNA（ncRNA）包括 miRNA 和 lncRNA，是一类长度超过 200 个核苷酸的非编码 RNA，作为人类基因组的重要组成成分，ncRNA 通过表观遗传修饰、RNA 降解、转录调控、miRNA 海绵作用等方式对多种病理过程发挥调控作用。荧光素酶实验以及 qRT-PCR、免疫组化实验、建立小鼠胃癌模型等研究发现与胃癌发生发展相关的多个表观遗传学机制。**促癌相关 ncRNA**：lncRNA CASC9 通过 miR-370/EGFR/ERK/AKT 信号通路调控肿瘤血管生成、促进胃癌进展、抑制肿瘤血管生长从而抑制肿瘤生长；miR-205 通过调控 ICT1 促进胃癌细胞的迁移和侵袭；lnc OIP5-AS1 通过 miR-367-3p/HMGA2 轴促进胃癌生长；miR-574-5p 通过靶向 PTPN3 促进胃癌血管生成；miR-27a 可通过靶向 PHLPP2 并激活 AKT/GSK3β 信号通路促进胃癌细胞增殖和转移；lncNEAT1 通过调控 miR-1224-5p/RSF1 信号轴促进胃癌的进展。**抑癌相关 ncRNA**：miR-129-5p 和 -3p 共靶向 WWP1 抑制胃癌增殖和迁移；lnc00365 可通过抑制 NF-κB 信号通路从而对胃癌细胞生长产生负性调控作用；miR-129-5p 通过抑制 COL1A1 而抑制胃癌细胞侵袭和增殖；miRNA-370 通过直接靶向 PAQR4 抑制胃癌增殖、侵袭和 EMT。

（五）SNP 检测

胃癌是一种异质性疾病，具有不同的临床、流行病学和分子特征，被认为是一种受多因素影响的疾病。遗传变异在包括胃癌在内的多种肿瘤发生发展过程中起重要作用，其中单核苷酸多态性（SNP）是最常见的类型。miRNA 相关的 SNP 最常见，第一个人体内被发现的 Let-7 的 SNP 与胃癌有关，其中，LIN28A 中的 rs3811463 与胃癌的易感性有关，IL23R 中的 rs10889677 与胃癌的预后有关。

（六）早期胃癌的微生物菌群

胃黏膜微生物在癌前病变和癌变中发挥非常重要的作用，利用二代测序技术（NGS）进行 16S-rRNA 基因测序、多组学研究及生物信息学分析发现：胃低级别上皮内瘤变（LGIN）中的微生物群功能类似于早期胃癌（EGC），包括幽门螺杆菌、副球菌属、布劳菌属、巴氏杆菌属、乳杆菌属、Thauera 菌属、柯林斯菌属在内的细菌在胃肿

瘤黏膜（LGIN 和 EGC）中存在显著富集，而假单胞菌和金氏杆菌在肿瘤组织中较少；此外，幽门螺杆菌感染直接或间接地促进了 CD44V6 和 PCNA 的表达，并抑制了 p16 基因的表达，从而促进肿瘤发生，进一步证实幽门螺杆菌是胃癌的易感因素。

（七）纳米医学在胃癌治疗中的应用

纳米生物材料自身或作为药物递送载体在胃癌治疗领域也有广泛的研究。其中具有双光子吸收效应的 4- 二（40-N,N- 二苯氨基苯乙烯）苯（DPA-DSB）衍生物 DPA-TSB 可穿透细胞膜和细胞内细胞器，与线粒体中的大分子结合，催化一系列反应，通过氧化应激途径诱导胃癌细胞 SGC-7901 细胞凋亡，具有潜在的治疗价值。

（陈芳芳）

第二部分　中国胃癌高发现场

一、山东临朐

（一）工作历程回顾

20 世纪 70 年代末的全国死因调查结果显示，我国胃癌死亡占全部恶性肿瘤死因第一位，且具有明显地域差别。山东省临朐县胃癌死亡占全部恶性肿瘤死亡的 40%，属于北方胃癌高发区。

流行病学现场研究是在人群中探索疾病发生的影响因素、演变过程，并寻找有效预防方法的必然手段，是天然的实验室。1982 年，游伟程教授从美国进修归来，一头扎到山东临朐胃癌高发现场，一干就是 39 年。

20 世纪 80 年代初期，中国刚刚从"文化大革命"走出，百废待举。临朐县地处贫困的沂蒙山区，整个县城只有两条街道、一家电影院、一家邮局和一座商场。从 1983 年初开始，游伟程和昌云生教授带领临朐县 800 多名赤脚医生，挨门挨户地重新调查了 1979—1981 年全部死因。1984 年，在全县范围内开展了调查胃癌高发危险因素的病例-对照研究。游伟程和昌云生教授从挑选调查员培训、进行预试验到开始正式调查，日夜操劳。为了严格地进行质量控制，游伟程和昌云生教授每天骑自行车跋山涉水几十里至上百里进村抽样复查调查结果，晚上逐一检查问卷调查录音是否与复查一致。从 1984—1986 年，共对 564 例新发胃癌患者和 1132 例对照进行了调查，用坏了上百个录音盒，骑坏了 4 辆自行车。

研究胃癌发生、发展的自然演变过程和致病机制是有针对性进行预防的先决基础。1989—2001 年，游伟程、金懋林、李吉友、杨伯琴、昌云生、张联及团队在临朐县十四个村庄的成年人中进行了内镜检查。临朐县交通不便，山区贫穷，条件艰苦，医疗队自备活动检查床、地板革、发电机、消毒用大水缸、用热水洗净的储存病理活检组织用青霉素小瓶、各类医疗设备器械，下到村里在生产队或小学校进行胃镜检查。初春，乍暖还寒，遇到突降大雪，全体队员顶风冒雪步行十多里进村检查，忙到下午 2 点以后才能吃饭，然后立即做明天检查的准备工作，第二天早上 6 点钟摸黑起床早饭后出发。现在回忆起来，在这样艰苦条件下，完成累计 8000 多例胃镜检查，如果没有坚定信念、吃苦耐劳、乐观向上的精神，是无论如何也完不成工作的。

经过 5 年精心准备，2011—2013 年，游伟程、潘凯枫、张联教授团队在临朐县 18.5 万人群中开展了根除幽门螺杆菌降低胃癌发生的大规模随机双盲干预试验。首先，对 18.5 万人进行 ^{13}C- 呼气试验，检测幽门螺杆菌感染状态并分组，分别给予根治幽门螺杆菌的四联方案治疗或服用安慰剂，最后，判定治疗

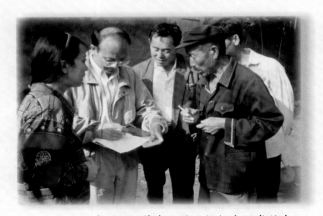

1994 年，游伟程教授等在临朐现场核查问卷信息

效果。治疗药品和安慰剂全部为商品包装，需要拆包装，并按照编码分装，运至现场。18.5 万受试人群遍布在临朐县十个乡镇 980 个自然村，完成了近 50 万人次 ^{13}C- 呼气试验。现场 3 个工作队 60 余名工作人员，每天早上 5 点起床、6:30 开始进入每一个村庄，召集受试者进行登记、对 18.5 万人群连续 10 天服药，共计发放 1800 万余药片。3 年时间，工作队风雨无阻在临朐县的山水间行程 50 余万公里。

39 年，弹指一挥间，游伟程教授团队在胃癌预防的前线高发区人群中进行着长期、持续不断的探索和实践，虽然充满艰辛和困难，但充满收获的喜悦，并乐在其中。

深深感谢全体参与临朐县胃癌高发现场工作的研究人员、研究生、临朐县卫生局领导、县胃癌研究所、县人民医院的长期支持和临朐县 90 万人民所做出的贡献。

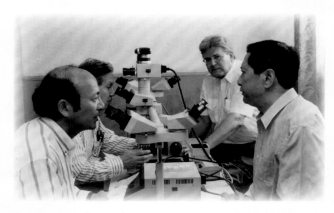

1994 年，游伟程、李吉友教授与国外知名病理专家共同阅片，对病理诊断结果进行质控

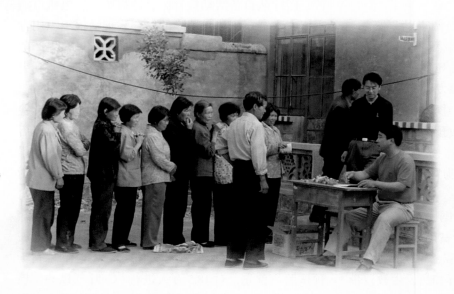

1995 年，随机对照干预研究现场登记，核对知情同意书

（游伟程　潘凯枫）

（二）流行病学研究成果

胃癌是威胁全球和中国居民健康的主要恶性肿瘤之一。中国是胃癌高发国家，每年新发和死亡病例数占全球近一半。我国胃癌患者早诊率低，多数患者就诊时已进展至中晚期，导致病死率高，预后较差，胃癌防控面临重大挑战。明确胃癌发生、发展规律，寻求有效的预防策略具有重要的公共卫生意义。

1.临朐胃癌高发现场的建立

我国胃癌发病存在明显地区差异，胃癌高发区多处于地域相对封闭、经济相对落后的农业地区，具有人口流动少、遗传相对稳定等特点，加上政府组织机构健全、利于管理，构成了我国具有独特研究价值的胃癌高发现场。在胃癌高发现场人群中全面动态观察和认识胃癌发病自然史，探讨影响因素，对于阐明病因、发病机制和有针对性地开展预防具有重要的理论和现实意义。

山东省临朐县隶属潍坊市，是我国北方胃癌高发区。全国死因调查显示当地胃癌的年龄标化死亡率在男性达 70/10 万，女性为 25/10 万，是全球胃癌死亡风险最高的地区之一。自 1983 年，北京大学肿瘤医院游伟程教授团队在山东临朐建立胃癌高发现场，迄今已开展 39 年的流行病学研究，包括现况研究、病例对照、队列和干预研究，探讨胃黏膜病变及其演变的流行病学特征、危险因素、分子机制，并针对病因开展人群干预，研究成果成为国际癌症研究机构（IARC）制定胃癌预防策略的重要依据。

2. 胃癌的自然史、病因学及危险因素研究

为寻找山东临朐胃癌高发的原因，探索影响胃癌发生的关键因素，北京大学肿瘤医院流行病学研究室于 1984—1987 年开展了包括 564 例胃癌病例及 1132 例对照的病例对照研究。该研究表明，食用发酵玉米、酸煎饼、高盐饮食、有霉变的谷物、吸烟、有慢性胃病史及胃癌家族史均是胃癌发生的危险因素，而摄入较多的新鲜蔬菜水果和维生素 C 则具有保护作用。

1989—1990 年开展的胃黏膜病变患病率研究发现，当地居民 98% 有慢性萎缩性胃炎（CAG），20% 有异型性增生（DYS）。进一步前瞻性随访 5 年发现，与浅表性胃炎（SG）或 CAG 相比，具有重度肠上皮化生（IM）或轻度异型增生（DYS）者进展为胃癌的风险增大至 29.3 倍，具有中重度 DYS 者增大到 104.2 倍，证实胃癌发生风险与胃黏膜病变严重程度呈明显正相关，通过队列长期随访首次在世界范围验证了 Correa 提出的肠型胃癌发生发展多阶段演进模型。

除探讨胃癌自然史之外，临朐队列研究明确幽门螺杆菌（*H. pylori*）感染等是胃癌发生的危险因素。研究显示，临朐县居民 *H. pylori* 感染率为 72%，*H. pylori* 感染者进展为 DYS 和胃癌的合并风险增高 80%，首次通过前瞻性研究在胃癌高发区证实 *H. pylori* 感染是胃癌的确切危险因素。吸烟显著增加胃癌的发生和死亡风险，但关联仅见于 *H. pylori* 感染者。血清高水平维生素 C、β 胡萝卜素、血清铁蛋白等可以显著降低胃黏膜病变进展的风险。食用葱蒜类蔬菜与胃癌发生风险呈明显的负相关，表明葱蒜类蔬菜具有潜在的胃癌预防作用。这些研究结果支持 *H. pylori* 感染、饮食和生活方式因素与胃癌发生的关联，为后续开展针对性的胃癌预防研究提供了重要依据。

3. 胃癌一级预防研究

在深入研究胃癌发生自然史及影响因素的基础上，临朐胃癌高发现场开展了多项干预性研究。自 1995 年，在临朐胃癌高发现场纳入 3400 名志愿者，开展了以根除 *H. pylori* 感染、服用维生素和补充大蒜素制剂为主要干预手段的 2×2×2 析因设计

的干预试验。在根除 *H. pylori* 感染 7.3 年后，发生重度胃黏膜病变或胃癌的合并风险下降了 40%。随访至 15 年，根除 *H. pylori* 可使胃癌发病风险下降 39%，在国际上首次采用随机对照干预试验证实根除 *H. pylori* 感染对胃癌的预防作用。进一步随访至 22.3 年时，根除 *H. pylori* 感染可持续降低胃癌的发病风险，并可显著降低胃癌的死亡风险。该项目是目前研究领域内干预时间最长（7.3 年）、随访时间达 22.3 年的随机对照干预试验。研究结果为 WHO-IARC 发布"根除 *H. pylori* 感染预防胃癌策略"共识报告提供了关键性证据。

为进一步探索根除 *H. pylori* 感染预防胃癌策略是否适合在社区人群中推广应用，自 2011 年北京大学肿瘤医院在临朐胃癌高发现场开展了目前世界范围内规模最大的、基于 18.5 万人群的根除 *H. pylori* 感染预防胃癌干预研究，将最终回答根除 *H. pylori* 感染的胃癌预防效果和整体健康效应，为推进根除 *H. pylori* 感染作为胃癌一级预防策略、促进一级预防能力的显著提升提供关键证据。

4. 胃癌二级预防研究

2008 年，国家胃癌早诊早治项目开始在山东临朐和辽宁庄河试点实施。基于山东临朐早诊早治项目约 1.5 万人的研究发现内镜筛查显著降低胃癌的发生和死亡风险，并改善胃癌的预后，尤其对非贲门胃癌效果更为显著。重复筛查组相较一次性筛查组的胃癌死亡风险下降更为明显。对前次筛查为 IM 或低级别上皮内瘤变的个体，两年内进行重复性筛查可显著提升早期胃癌的检出率。这些发现为促进筛查和早诊早治方案的优化提供了重要证据。

5. 胃癌分子流行病学研究

基于临朐胃癌高发现场，北京大学肿瘤医院流行病学研究室致力于研究胃癌癌前病变进展和胃癌演变过程中分子异常改变，发现有意义的生物标志物，为筛选胃癌高危人群和早诊早治提供重要参考。在传统血清学标志物研究方面，临朐队列研究提示血清胃蛋白酶原 I 与 II 比值与胃黏膜不同病变程度呈负相关。血清 *H. pylori* 特异性抗体 CagA、GroEL、Omp 和 HP0305 与胃黏膜病变的进展密切相关。基于临朐胃癌高发现场还开展了多项胃癌遗传易感性和表观遗传学研究，关于免疫反应、代谢酶、DNA 修复相关基因等的研究为探索胃癌病因

和易感标志物提供了线索。

近年来，高通量组学技术的迅猛发展，为系统探究生命过程中不同维度分子改变与胃癌的关系提供了契机。基于临朐现场的微生物组学研究发现，成功根除 *H. pylori* 感染可改善胃内菌群多样性，降低胃内菌群紊乱程度，从微观角度支持了根除 *H. pylori* 感染的整体健康效益。系统描绘了不同级别胃黏膜病变和胃癌的蛋白质组学及代谢组学图谱，筛选出多个与胃黏膜病变进展和早期胃癌相关分子标签，为阐明胃癌发生相关分子事件、寻找潜在生物标志物提供了依据。

6. 小结

近四十年来，以临朐胃癌高发区人群为基础，北京大学肿瘤医院流行病学研究室开展的具有鲜明特色的研究工作得到国际同行的高度关注，基于人群的直接证据对于理解胃癌发生发展机制、筛选高危人群、制定预防策略提供了重要的科学依据。我国的胃癌防控形势仍然十分严峻，我们要植根中国胃癌高发现场，阐明胃癌相关危险因素和病因，寻找预警及早期诊断生物标志物，为实现胃癌的早诊早治和病因预防、实践健康中国战略做出贡献。

（游伟程 潘凯枫 李文庆）

二、辽宁庄河

庄河市位于辽东半岛东侧南部、黄海北岸，全境陆地面积 4113.6 平方千米，为低山丘陵区，地势由南向北逐次升高。2020 年，全市共辖 26 个乡（镇）、街道，总人口 81.95 万人。庄河是中国生态、科技、体育、文化等工作先进县（市），现已成为北黄海地区开发开放的战略重点和核心区域。

长期以来，胃癌一直是我国重点防治的恶性肿瘤之一。庄河胃癌防治工作始于 20 世纪 80 年代初，中国医科大学肿瘤研究所开辟了庄河胃癌研究高发现场，从"六五"计划伊始，连续 25 年承担国家科技攻关任务，对当地胃癌发病情况、可疑致病因素及防治途径、胃癌高危人群优化筛查方案及综合防治等开展了系列研究。2008 年开始，在中央财政转移支付项目支持下，中国医科大学附属第一医院联合庄河市中心医院持续推进庄河现场胃癌 / 上消化道癌早诊早治项目，在我国胃癌防治历史上书写了浓墨重彩的一笔。

（一）历史沿革

20 世纪 70 年代我国第一次全死因调查发现恶性肿瘤的分布有明显的地区聚集性，辽东地区胃癌呈高发态势。1984 年，中国医科大学肿瘤研究所联合庄河市中心医院在庄河成立"中国医科大学肿瘤研究所庄河胃癌防治研究中心"，在多项国家及省部级科研计划及国家补助地方重大公共卫生服务项目连续资助下，在当地政府及课题参与单位的大力支持和组织保障下，开展了以大规模人群为基础的胃癌综合防治研究与实践。历时近四十年，庄河胃癌防治工作经历了胃癌高发区、胃癌防治现场、胃癌 / 上消化道癌早诊早治示范基地和慢病-健康综合管理示范区四个历史发展阶段。

1. 胃癌高发区阶段

1986—1995 年，在国家"七五""八五"国家科技攻关项目资助下，课题组在试点村进行了胃癌流行病学、地理病理学、病因学及遗传学研究，系统探讨了庄河地区胃癌高发的危险因素，揭示了当地特色

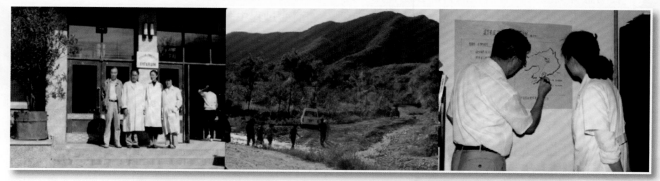

研究人员在庄河进行流行病学、地理病理学研究

病因学研究——食用咸猪肉与
胃疾病的相关性

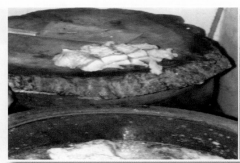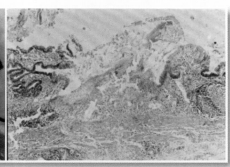

食品咸猪肉的致突变性及黏膜损伤作用，为后期开展有针对性的病因学干预研究提供了坚实的基础。

2. 胃癌防治现场阶段

1996—2005 年，在国家"九五""十五"科技攻关项目及辽宁省科技专项资助下，开展了庄河抽样地区人群胃癌一、二级预防研究。通过长期、动态、大规模人群胃癌筛查，摸索建立了"血清学活检"并胃黏膜活检两轮胃癌优化筛查方案，被写入 2007 年《中国癌症筛查与早诊早治指南》，作为卫生部胃癌早诊早治项目推荐方案推广应用。通过项目实施，建立了覆盖 10 万自然人口，系统完整、随机对照、可开展前瞻性胃癌流行病学、病因学及大规模人群普查及干预实验的我国胃癌高发区研究基地，取得了十分明显的社会效益。

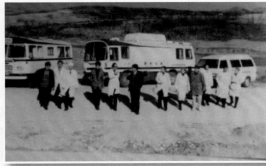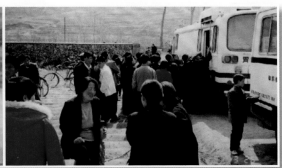

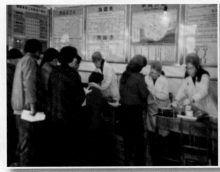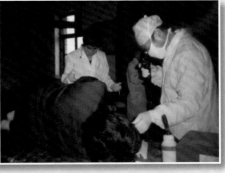

研究人员在庄河地区进行胃癌筛查

3. 胃癌/上消化道癌早诊早治示范基地阶段

2008 年，首家国家级"胃癌早诊早治示范基地"落地辽宁庄河现场。迄今，在中央补助地方重大公共卫生服务项目——农村癌症早诊早治项目连续资助下，以庄河市中心医院为项目实施单位、中国医科大学附属第一医院为技术支撑单位，开展胃癌/上消化道癌（2012 年后）社会性筛查及早诊早治工作，连续承担每年 1500 例筛查任务。根据任务完成率、癌检出率、早诊率、随访率、治疗率等评估指标完成情况，2011—2013 年、2015—2017 年及 2017—2019年度，庄河三次被评为上消化道癌早诊早治项目"国家级优秀项目单位"，2019 年获评"全国上消化道癌早诊早治示范基地"。此后，庄河市中心医院作为"上消化道癌早诊早治社会性和机会性筛查定点医院"，每年承担 2000 例上消化道癌人群筛查任务，同时开展就诊病例的机会性筛查工作。通过精细化

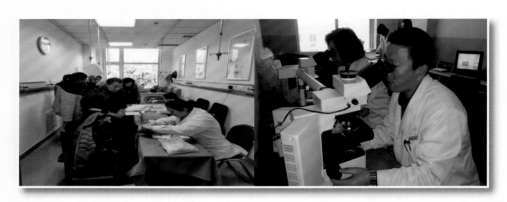

现场流调、病理诊断

筛查，截至 2021 年 12 月 31 日，庄河现场共检出胃高级别上皮内瘤变以上病例 165 例，其中早期病例 139 例，早诊率平均为 84.76%。1997—2017 年随访检出的早期胃癌 5 年生存率为 95.5%，进展期胃癌 5 年生存率为 49.6%，总体胃癌 5 年生存率达 80.3%。

4. 慢病-健康综合管理示范区阶段

2019 年以来，以上消化道癌早诊早治工作为基础，庄河市中心医院逐步推进慢病综合示范区的建设工作。

2019 年，参与国家"十三五"重点研发计划项目，完成了庄河地区 10 029 例农村居民的健康测评；同年，作为"示范研究基地"，参与国家十三五重点研发计划——"东北地区重大慢病防控科技综合示范研究"项目，全面启动以心脑血管疾病、糖尿病、慢性阻塞性肺疾病（慢阻肺）、恶性肿瘤、精神疾病为主的十三种重大慢病综合防控工作，摸索建立

适宜的主要慢病全程管理标准、路径和标准化流程，建立责任明确的慢病协同管理机制。2020 年庄河市中心医院被授予国家"县域慢病管理中心试点建设单位"；2021 年，作为全国第一家县域示范医院，"健康县域全民健康管理示范医院工程"在庄河市中心医院正式启动，以此为载体，积极推进从"疾病诊治"转向"健康管理"的新模式，成为首批国家县域慢阻肺规范化管理中心，建成国家代谢性疾病标准化治疗中心、东北胰岛素泵治疗中心，并承接肺癌早筛和前列腺癌早筛项目。通过对医疗机构健康管理理念导入、健康管理人才培养和健康管理体系建设，把院中医疗服务拓展到院前，通过健康体检和疾病筛查，把具有疾病危险因素的人群管起来；把院中医疗服务延伸到院后，做好出院患者的管理，巩固院中诊疗效果，防止慢性疾病的再次复发和进一步恶化。综合落实分级诊疗制

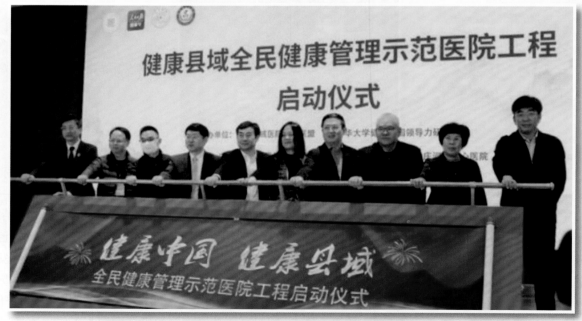

健康县域全民健康管理示范医院工程

度、推动基层医疗一体化建设，为老百姓提供全流程全生命周期的新型健康管理模式。

（二）防治成果

1. 现场防治效果

长达近四十年的庄河上消化道癌全人群综合防治研究与实践取得了显著防治效果，筛查干预惠及该地区 35 万人口，城乡覆盖率 38.88%，普及上消化道癌防治知识，筛查地区早诊早治知晓率达 90% 以上，人群健康保健意识显著提高。自 1997 年以来，庄河地区 3 万余人先后参与并接受筛查及早诊早治，胃癌检出率和早诊率达到国内外较高水平，共检出高级别上皮内瘤变以上病例 262 例，其中早期病例 162 例，早诊率由最初的 56.82% 提升至 64%，近 15 年来平均早诊率达 84.76%，早期病例患者微创治疗的比例增高。筛查干预地区胃癌发病率及死亡率呈下降趋势，2008—2020 年筛查受检人群胃癌标化发病率为由 129.06/10 万降至 28.34/10 万，死亡率从 21.94/10 万降至 10.20/10 万。项目实施过程中，庄河地区建立完善了肿瘤发病和死亡登记报告系统，2008—2020 年胃癌中标发病率从 43.14/10 万降至 28.89/10 万，中标死亡率从 24.07/10 万降至 21.70/10 万。

2008—2020年庄河地区胃癌发病率及死亡率变化趋势图

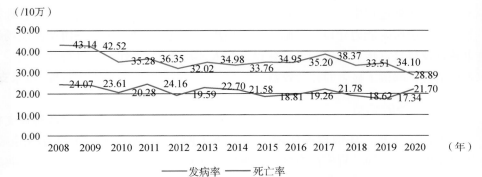

2008—2020 年庄河胃癌发病率死亡率统计年代趋势图

2. 基层能力建设效果

近 40 年来，随着项目的实施推进，庄河地区基层胃癌防治能力实现了全方位的发展和长足进步，医务人员科研素质及医疗服务水平得到明显提高。目前庄河市中心医院专业技术人员队伍具有硕士及以上学历者占比达 83%。内镜中心配备国内外先进的内镜诊查设备，包括奥林巴斯 H260\260\290\290Z 等主机以及 25 条胃镜，能够开展 ESD\EMR 等微创治疗术。病理中心配备双人共揽显微镜、免疫组化仪、全自动核酸分子杂交仪、病理切片扫描仪等先进的病理检查及诊断设备，拥有一支包括三位主任医师的高水平医技队伍，多年来不断选派技术骨干到国家级医疗机构进修学习，能够开展包括 ESD/EMR 规范化病理诊断、全自动免疫组化染色等工作。医院的科研声誉及研究能力显著提升。

3. 科研成果

（1）通过大样本人群队列研究、现况研究及相关基础研究，从饮食因素、感染因素、遗传因素等方面系统揭示了胃癌高发区病因因素作用及其相关机制；实施有针对性的全人群行为干预及高危人群化学干预，建立了干预疗效评价生物学指标体系，在胃癌高发区病因学预防方面进行了有意义的探索性实践，取得实效。

（2）通过有效性及卫生经济学评价，建立了基于国人数据的"血清学活检"并胃黏膜活检两轮胃癌优化筛查方案，利用该方案先后在辽宁庄河、山东临朐、甘肃武威等胃癌高发区进行大规模人群筛查，早期胃癌检出率达到 80% 左右，为我国胃癌筛查开辟了行之有效的新途径。

（3）在开展以人群为基础的大规模胃癌筛查过程中，课题组按照国际标准收集与保存我国胃癌高发现场遗传资源，逐步构建了系统完整的胃癌高、低发区自然人群及临床病例生物标本库及胃癌高危人群长期随访队列，建立了胃癌自然人群遗传资源平台，为深入开展胃癌一二级预防研究提供了坚实的物质基础和保障。

（4）建立了包括庄河地区肿瘤发病和全死因登记报告档案系统、人群筛查三级组织网络和胃癌

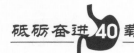

筛查早诊早治技术队伍等胃癌高发现场综合防治研究支撑体系，为我国胃癌高发区可持续开展综合防治工作奠定了坚实基础。

（5）依托庄河胃癌高发现场研究，项目组先后发表中英文论文300余篇，主编出版胃癌专著2部，研究成果分获教育部高等学校科技进步一等奖，辽宁省科技进步一、二、三等奖等省部级奖励7项，培养博硕士研究生100余名，取得了丰硕成果。

（6）庄河胃癌防治工作已成为实实在在造福当地百姓的民生工程。健康报、光明日报、辽宁日报等曾分别以"我国早期胃癌检出率上升""胃癌综合防治取得重要进展""农民的贴心教授""呵护生命"等为题报道了项目组在胃癌高发区的工作情况。项目实施过程中，始终坚持科学研究与医疗服务、与基层医院能力建设、与临床推广应用、与健康教育及科普宣传、与资源平台建设、与人才培养等相结合，取得了显著的社会效益。

（三）经验总结

近四十年来，庄河胃癌防治工作经历了四个历史发展阶段，即：胃癌高发区—胃癌防治现场—胃癌/上消化道癌早诊早治示范基地—慢病-健康综合管理示范区；实现了两个转变，即科研经费的"机会性投入"转变为政府项目的"可持续投入"、以专家为主体的"科研行为"转变为以政府为主体的"政策行为"；实现了三个有机结合，即肿瘤防治与健康教育结合，肿瘤防治与医疗服务结合，肿瘤防治与人才培养结合。庄河胃癌防治工作成功运行至今，得益于以下五个方面：

1. 国家科研经费和政府财政经费的持续投入

近四十年来，庄河现场防治研究获国家九五、十五科技攻关、国家"十三五"重点研发计划、国家重大基础研究、国家自然科学基金及辽宁省科技攻关/辽宁省财政厅重点专项等国家省部级课题累计资助达1800余万元人民币，筛查早诊早治工作获中央财政转移支付补助地方重大公共卫生事业专项累计投入近1000万元人民币，国家科研经费和政府财政的投入是现场工作得以持续开展的基本保证。

2. 各级政府高度重视及大力支持

近四十年来，辽宁省卫生厅、大连市卫生局、庄河市各级政府及卫生行政部门对庄河胃癌现场防治工作给予了始终如一的高度重视和大力支持，从人员管理、实施督导、经费投入等多方面提供了坚实的行政保障。在现场防治研究及筛查早诊早治项目实施过程中，庄河市建立完善了市卫生局—乡镇卫生院—村卫生所/村干部三级组织网络，制定了严格的目标管理责任制，行政支持力度大、组织实施有序。各级政府的大力支持是现场工作得以有效开展的组织保证。

3. 项目依托单位有效管理及强力支撑

近四十年来，中国医科大学及其附属第一医院作为科研项目依托单位及支撑单位，为确保项目顺利实施，从人、财、物、时间等方面提供全方位强力支撑。通过目标管理、过程管理、跟踪管理、动态管理以及全面质量管理等，探索出肿瘤高发现场科研工作的组织与管理模式，行之有效的控制—管理—组织—协调的现场组织与管理措施保证了现场工作有序进行。

4. 组织管理-技术支撑-项目实施三位一体协同配合

在中央财政转移支付补助地方重大公共卫生事业专项胃癌/上消化道癌早诊早治项目实施过程中，项目管理单位辽宁省肿瘤防治办公室/辽宁省疾病预防控制中心、技术支撑单位中国医科大学附属第一医院、项目承担单位"庄河市中心医院"探索建立了"组织管理-技术支撑-项目实施"三位一体的协同配合模式，实现了科学管理、规范培训、精准支撑、标准操作，保证了国家重大公共卫生项目的有序、高效实施。庄河市中心医院无论作为科研项目执行单位还是早诊早诊项目承担单位，高度重视项目质量及能力建设，在中国医科大学附属第一医院研究团队技术传、帮、带过程中，逐步提升流行病学、消化内镜学、病理学、检验学等专业技术技能水平，摸索总结出了一套适应当地的癌症筛查及早诊早诊技术模式，现场防治队伍能力建设取得长足进步。

5. 项目团队成员的责任担当与无私奉献

近40年来，中国医科大学附属第一医院、中国医科大学有关教研室、辽宁省肿瘤防治办公室、辽宁省疾病预防控制中心、庄河市中心医院、庄河市中医院、庄河市疾病预防控制中心等单位先后200余人走进庄河现场，以科学求实、责任担当及忘我敬业的精神投身于胃癌/上消化道癌人群防治工作。几代人殚精竭虑、青丝染霜，铸就了作风过硬、技术优良的团队；几代人无私奉献、坚守信念，谱写了肿瘤防治、健康为民的壮丽诗篇！

（四）前景展望

40年来，在项目实施过程中，我们将科学研究与医疗服务相结合，为庄河居民提供了高水平的医疗服务；将科学研究与人才培养相结合，为庄河培养了一支胃癌防治队伍；将示范基地建设与区域防治中心结合，扩大覆盖面进行多肿瘤同步防治。经过多年来几代人的不懈坚持和共同努力，此项工程已经成为实实在在惠及庄河及周边地区的一项重大民心工程。

随着"2030健康中国"建设脚步，从胃癌高发区走来到健康县域全民健康管理示范基地的庄河将承载着历史的沉淀，以促健康、保健康、利研究为工作目标，大踏步地推进慢病从治疗向预防转变，将利用技术及资源优势引领本地区及周边地区肿瘤防治工作，进一步提升区域慢病管理"领头羊"作用，充分带动周边地区的重大慢病防治水平，推进综合慢病示范区的建设，把慢病管理和健康管理有机衔接起来，为我国肿瘤早诊早治及健康县域全民健康管理做出新的更大的贡献。

（孙丽萍　袁媛　温准）

三、福建长乐

长乐市位于福建东部沿海闽江口南岸，总人口约68.0万人。根据1973—1988年调查资料，癌症始终是造成长乐市全死因的首位疾病，据20世纪70年代资料，胃癌死亡率为71.44/10万，其中男性胃癌死亡率高达120.47/10万，比全国平均男性胃癌死亡率（20.91/10万）高出近6倍，居全国之冠。其中恶性肿瘤占全死因的28.16%，胃癌占恶性肿瘤的50.17%。20世纪80年代调查资料表明恶性肿瘤的死亡率仍占第一位，比20世纪70年代增长12.85%，其中胃癌增长19.27%，有日趋严重之势，为我国瞩目的胃癌高发区，所以做好长乐市胃癌高发现场的建设与研究，是一项十分紧迫的任务。

"先天下之忧而忧"，1986年省科委、省卫生厅将长乐市定为福建省胃癌高发现场，1989年6月成立长乐市肿瘤防治研究所，同年批准了《长乐市肿瘤防治规划（1989—2000）》，为长乐市的肿瘤防治制定了蓝图。为了完成规划中所提出的任务，长乐市政府调整充实了肿瘤防治机构，成立了以政府分管领导及有关部门组成的肿瘤防治领导小组，同时把肿瘤防治工作列入全市卫生工作中的一项重要内容，作为政府为民办实事的重点项目，成立了长乐市肿瘤防治研究所，每年从地方财政中拨款5.4万元作为开展肿瘤防治研究经费。紧接着建立健全三级防癌网络，强化培训，建成了以市肿瘤防治研究所（市肿防所）、市防疫站、市医院肿瘤科为主的市级指导中心；以乡镇卫生院防保组、肿瘤专兼职医生为主体的乡镇防治枢纽；以村卫生所兼职乡医为主要力量的村级防治基础，形成三级防治网络。举办肿瘤登记随访学习班10期，参加培训量达500多人次，同时组织人员走出去到国内先进的地区学习经验，邀请省肿瘤防治专家驻点肿瘤科，指导手术，市肿瘤防治办公室（市肿防办）人员还深入村卫生所对乡医实行面对面的指导，从而提高了肿瘤防治人员的业务素质及登记报告质量。

"岂宜惟思所以清原正本之论"，长乐市联合福建医科大学、福建省肿瘤医院及香港大学玛丽医院等科研机构开展胃癌病因学研究，做了多项调查研究：地质病因研究、化学元素病因研究、饮食/生活习惯的因素研究、硝酸盐/亚硝酸盐/维生素C的研究、霉菌与真菌致癌的研究、幽门螺杆菌的研究、社会经济因素的研究等，通过这些研究所得出的研究结果，全市建立了全死因及肿瘤发病、死亡报告制度，建立了"四本三卡一表"（出生、全死因、肿瘤发病及死亡四本登记簿；肿瘤新发病例报告卡、死亡病例报告卡、肿瘤现症病例终身随访卡；月报表），从1991年起建立了肿瘤例会制度，规定每月25日各乡镇卫生院肿瘤防治人员到市肿防办学习和汇报工作，并将本地区诊治的肿瘤新发病例和登记的肿瘤死亡病例以肿瘤月报表和卡片的形式上报市肿防所，同时还将收集到省、市级医院诊治的肿瘤新发病例登记存档后反馈给各乡镇卫生院，乡镇卫生院又将其通知到各村卫生所的肿瘤兼职乡医，逐个核对新发病例的各个登记项目，对各村遗漏或重复的病例加以补报或删除更正。强化健康教育，印发了各种宣传画7200张，发放各种宣传品万余份，开展肿瘤咨询10多次，在高发乡镇

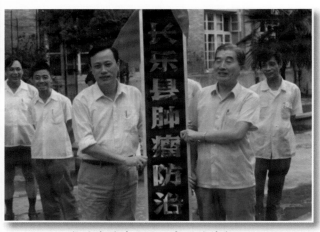

长乐市肿瘤防治研究所挂牌成立

还开展了定期广播宣传和墙报宣传，开展以防治胃癌为重点的抗癌、防癌宣传活动。通过防癌宣教，提高了居民对癌症的认识，树立癌症可防可治的观念，广大居民主动防癌、义务宣传、社会监督、积极参与和支持，起到了人人防癌的作用。居民自动为防止水源污染和保持水质新鲜采用改建密封井抽水或引水、改厕等手段。自觉改善不良生活习惯，对不良的社会和个人行为自发监督，怀疑有病时自愿就诊，每年自动要求到专科防治单位确诊人数不断增加。防癌知识更进一步普及，促进了肿瘤患者早发现、早求医，推动了防癌措施的落实。

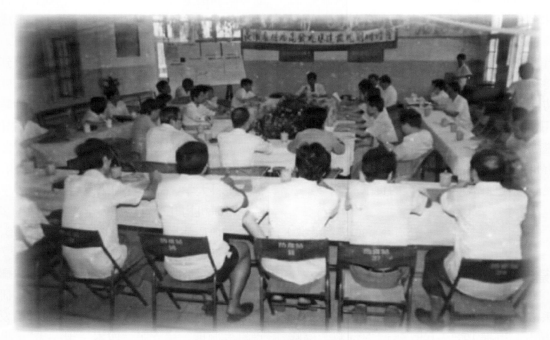

胃癌高发现场调研及专家指导

"功夫不负有心人"，通过几十年的艰苦努力，长乐胃癌高发防治取得较大成效：①准确地掌握长乐市恶性肿瘤的流行趋势及分布特征，长乐市男性、女性的胃癌标化发病率由 1988—1992 年的 122.4/10 万和 33.4/10 万下降到 2016 年的 35.72/10 万和 9.85/10 万（按 1982 年中国人口构成标化）；②不断提高居民对癌症可防可治的认识，通过防癌宣传教育，改变不良饮食、生活习惯；③取得科研成果，开展国家、省、市级科研项目 10 余项，获省、市级科技成果奖 4 项，参加国际、全国、省、市级学术交流 30 余次，获优秀科技论文奖 15 篇，与福建省医科大学、省微生物研究所、省肿瘤医院、北京市

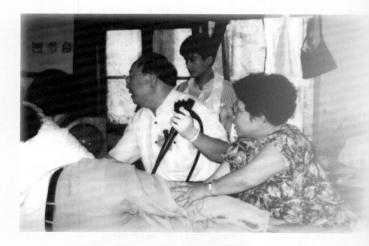

胃镜普查和幽门螺杆菌筛查

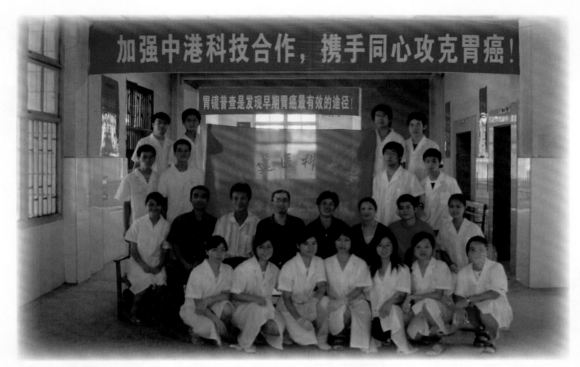

与香港大学玛丽医院开展科研合作

肿瘤研究所、中国医学科学院肿瘤医院等多家科研单位合作进行课题攻关研究取得良好成果。

但由于胃癌是一种多病因因素、多阶段发病、多基因参与的疾病，因此，胃癌的研究是一项艰巨而长期的工作。今后在长乐市胃癌高发区仍需采取实验室、临床、现场相结合的方法，加强防癌宣传教育，突出实际防治措施与方法的应用研究，积极开展流行病学、病因学、基础、病理、免疫及临床内外各科多学科的协作攻关，为降低长乐市胃癌发病率和死亡率，提高早诊率和生存率，改善生存质量做出更大成绩。

（感谢福建省肿瘤医院流行病学研究室周衍教授提供老一辈专家长乐胃癌流行病学调查珍贵资料！）

（陈路川）

四、甘肃武威

甘肃省武威地区属我国上消化道肿瘤高发区，尤其是胃癌的发病率是 100.54/10 万，明显高于全国平均水平（23.4/10 万），多年来因人民群众对肿瘤的认识不足，发病时许多患者已至进展期，治疗效果及预后相对较差。目前武威地区在当地政府的支持及主导下，通过大力宣传，调整人民群众生活习惯，包括减少高盐的摄入、避免霉变及熏制食品、腌制食品、鼓励居民行幽门螺杆菌监测做到人群中根除幽门螺杆菌，通过新农村建设改善居民生活居住环境及创建文明城市等活动，并引入祁连山雪水作为饮用水源，改善居民饮水条件等一系列措施，做好癌症一级预防，减少胃癌的发生。

甘肃省武威地区作为我国胃癌发病的高发地区之一，在国内消化道顶级专家的支持下消化道肿瘤防治工作取得长足进步，在胃癌的诊断及治疗方面努力做到"早发现、早诊断、早治疗"；2006 年在于中麟教授的牵头下，北京友谊医院、兰州大学第二医院和甘肃省武威肿瘤医院共同合作，在高发区武威市开展了胃癌筛查。2009 年在王贵齐教授及其团队的积极帮助下正式参与国家卫生计生委疾病预防控制局启动的国家医改重大专项——农村上消化道癌早诊早治项目，成为国家医改重大专项上消化道癌早诊早治项目示范基地。2010 年参加第四军医大学樊代明院士为首席科学家的国家 973 计划项目《胃癌新标志物的筛选及其预警和早诊作用的大规模人群研究》，武威肿瘤医院被确定为西京消化病医院武威肿瘤协作中心，为我院建设了"西京医院生物样本库"。2013—2015 年参与兰州大学

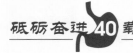

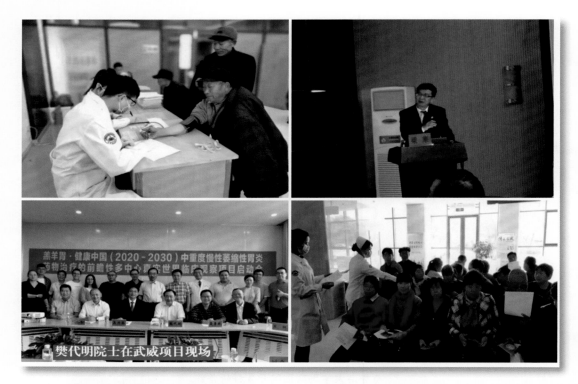

第一医院周永宁教授牵头的国家科技惠民计划项目"武威市恶性肿瘤高发区防控模式示范",2015—2017年参与中国医学科学院肿瘤医院陈万青教授启动的国家公益性行业科研专项"上消化道癌筛查的前瞻性评价研究";2018年参加空军军医大学吴开春教授牵头的国家重点研发计划"规范化大型胃癌队列的建立及其可用性研究"项目课题胃癌高发区人群队列建设及早癌筛查的子课题;2021年武威肿瘤医院参与甘肃省城市癌症筛查工作,并先后邀请日本细川治教授、宫永太门教授、仁本卓教授,瑞典的魏丽莎教授、以色列的苏澈教授以及国内知名专家——西京医院樊代明院士、瑞金医院吴云林教授、天津医科大学肿瘤医院梁寒教授、西京医院吴开春教授和聂勇战教授等来武威肿瘤医院进行讲学并指导工作,为当地建立了一支专业的消化团队。

经过多年的政策扶持及国内外消化专业顶级专家的帮助,在胃癌的筛查工作中取得可喜成绩,截至2021年底,共筛查50 000余人,发现上消化道癌1000余例,其中早期癌750余例,通过早期胃癌内镜下ESD术治疗早期胃癌及癌前病变900余例,十年时间,让武威胃癌的发病率从2008年100.54/10万下降到现在的54/10万,正在接近全国平均发病水平。

对于进展期胃恶性肿瘤,武威肿瘤医院专门成立胃外科,通过消化内外科、放疗科、化疗科、疼痛科、影像科、营养科组成专业团队,对每位胃癌患者进行多学科会诊模式,确定最终的治疗方案,保障每位患者得到规划化及最合理治疗,以便提高患者生活质量、延长生存周期、减轻患者经济负担。

随着筛查覆盖范围逐步由农村向城市推进,2021年武威肿瘤医院开始承担城市癌症筛查工作,

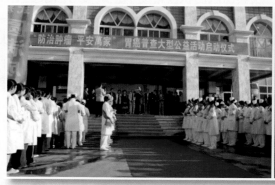

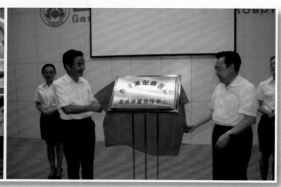

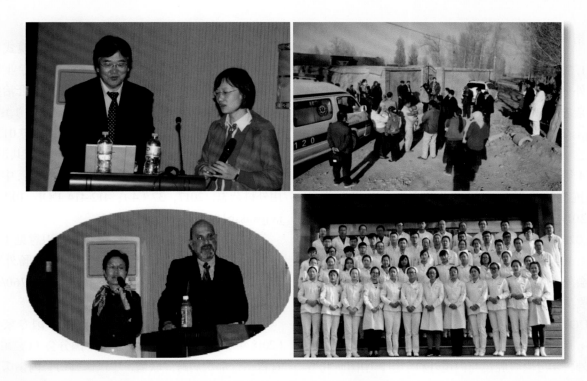

受益人群逐步扩大，早期诊断及治疗率逐渐提高，患者治疗费用负担显著降低，避免许多家庭因胃癌再次因病返贫，得到了群众的普遍认可和欢迎，取得了较好的健康、经济和社会效益。

再回首往昔工作，思考亦多，感慨亦多，收获亦多。目前武威地区通过政府主导、多方合作模式，经过共同努力，建立胃癌专业团队，同时成立规范化的胃癌治疗后随访，建成肿瘤患者生活质量及生存周期数据库，为进一步肿瘤的治疗提供数据支持，做到早发现、早诊断、早治疗，更好地保障了武威地区人民群众的生活质量。

（叶延程　张志镒　樊代明　于中麟　吴开春
聂勇战　王贵齐　陈万青　张澍田　魏文强
周永宁　黄晓俊　刘玉琴　姬瑞　吴正奇
卢林芝　聂蓬　陈红兵）

第三节　胃癌诊治专家共识及诊疗指南

本部分汇集中国专家共识和指南48篇。以外科手术为核心的多学科综合治疗是胃癌诊治的主要进展领域。这些进展以文字形式记录在册，经过无数中国专科学者的集体讨论和修订，形成了一部部专家共识或诊疗指南，为规范我国胃癌治疗和改善患者预后做出了积极贡献。

梳理已发表的胃癌诊治共识，有以下几个特点：①聚焦外科手术居多。设备和技术的发展推动了外科手术范式发生了巨大变革。因此，这些巨大变革体现在外科手术的方方面面，包括不同的微创方式、不同消化道吻合重建方式、不同的切除方式和不同的手术入路。②越来越多中国学者牵头的临床研究结果作为共识指南中高循证医学证据等级的支撑数据，突出代表为CLASS系列微创外科研究、RESOLVE研究和RESONANCE研究等。③影响力与日俱增。从既往单纯的中文发表到如今的国际期刊英文发表，从既往单纯的行业学会牵头到国家卫健委官方发布，影响力、权威性和规范性越来越强。

已有专家共识指南凝集了数代胃癌领域专家的汗水、智慧和成果，也将指引和激励着后来学者踔厉奋发、笃行不怠，为中国胃癌防治贡献更多中国智慧和中国方案。

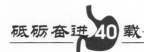

指南与共识目录

1. 腹腔镜胃癌手术操作指南（2007 版）. 中华医学会外科学分会腹腔镜与内镜外科学组. 中华消化外科杂志，2007，6（6）：476-480.DOI：10.3760/cma.j.issn.1673-9752.2007.06.029.

2. 中国早期胃癌筛查及内镜诊治共识意见（2014 年，长沙）. 中华医学会消化内镜学分会，中国抗癌协会肿瘤内镜专业委员会. 中华消化杂志，2014，34（7）：433-448. DOI：10.3760/cma.j.issn.0254-1432.2014.07.001.

3. 胃癌手术消化道重建机械吻合专家共识. 中华医学会外科学分会胃肠外科学组，中国抗癌协会胃癌专业委员会. 中国实用外科杂志，2015，35（6）：584-592. DOI：10.7504/CJPS.ISSN1005-2208.2015.06.03.

4. 腹腔镜胃癌手术操作指南（2016 版）. 中华医学会外科学分会腹腔镜与内镜外科学组，中国研究型医院学会机器人与腹腔镜外科专业委员会. 中华消化外科杂志，2016，15（9）：851-857. DOI：10.3760/cma.j.issn.1673-9752.2016.09.001.

5. 机器人胃癌手术专家共识（2015 版）. 中国研究型医院学会机器人与腹腔镜外科专业委员会. 中华消化外科杂志，2016，15（1）：7-11. DOI：10.3760/cma.j.issn.1673-9752.2016.01.002.

6. 腹腔热灌注化疗技术临床应用专家共识（2016 版）. 腹腔热灌注化疗技术临床应用专家协作组. 中华胃肠外科杂志，2016，19（2）：121-125. DOI：10.3760/cma.j.issn.1671-0274.2016.02.001.

7. 胃癌胃切除手术加速康复外科专家共识（2016 版）. 中国研究型医院学会机器人与腹腔镜外科专业委员会. 中华消化外科杂志，2017，16（1）：14-17. DOI：10.3760/cma.j.issn.1673-9752.2017.01.003.

8. 中国腹腔镜胃癌根治手术质量控制专家共识（2017 版）. 中国医师协会内镜医师分会腹腔镜外科专业委员会，中国研究型医院学会机器人与腹腔镜外科专业委员会，中国腹腔镜胃肠外科研究组. 中华消化外科杂志，2017，16（6）：539-547. DOI：10.3760/cma.j.issn.1673-9752.2017.06.001.

9. 胃癌腹膜转移防治中国专家共识. 中国抗癌协会胃癌专业委员会. 中华胃肠外科杂志，2017，20（5）：481-490. DOI：10.3760/cma.j.issn.1671-0274.2017.05.001.

10. 胃癌多学科综合治疗协作组诊疗模式专家共识. 中国研究型医院学会消化道肿瘤专业委员会，中国医师协会外科医师分会多学科综合治疗专业委员会. 中国实用外科杂志，2017，37（1）：37-38. DOI：10.19538/j.cjps.issn1005-2208.2017.01.12.

11. 腹腔镜胃癌根治术手术入路选择专家共识. 中华医学会外科学分会腹腔镜与内镜外科学组. 中国实用外科杂志，2017，37（4）：412-414. DOI：10.19538/j.cjps.issn1005-2208.2017.04.23.

12. 中国残胃癌定义的外科专家共识意见（2018 年版）. 中国残胃癌诊治协作组. 中华胃肠外科杂志，2018，21（5）：483-485. DOI：10.3760/cma.j.issn.1671-0274.2018.05.001.

13. 食管胃结合部腺癌外科治疗中国专家共识（2018 年版）. 国际食管疾病学会中国分会（CSDE）食管胃结合部疾病跨界联盟，中国医师协会内镜医师分会腹腔镜外科专业委员会，中国医师协会外科医师分会上消化道外科医师专业委员会，中华医学会肿瘤分会胃肠肿瘤学组. 中华胃肠外科杂志，2018，21（9）：961-975. DOI：10.3760/cma.j.issn.1671-0274.2018.09.001.

14. 中国胃肠肿瘤外科术后并发症诊断登记规范专家共识（2018 版）. 中国胃肠肿瘤外科联盟，中国抗癌协会胃癌专业委员会. 中国实用外科杂志，2018，38（6）：589-595. DOI：10.19538/j.cjps.issn1005-2208.2018.06.01.

15. 完全腹腔镜胃癌手术消化道重建专家共识及手术操作指南（2018 版）. 中华医学会外科学分会胃肠外科学组，中华医学会外科学分会腹腔镜与内镜外科学组，中国抗癌协会胃癌专业委员会. 中国实用外科杂志，2018，38（8）：833-839. DOI：10.19538/j.cjps.issn1005-2208.2018.08.01.

16. 胃癌经自然腔道取标本手术专家共识（2019 版）. 中国经自然腔道取标本手术联盟. 中华胃肠外科杂志，2019，22（8）：711-714. DOI：10.3760/cma.j.issn.1671?0274.2019.08.002.

17. 腹腔镜局部进展期远端胃癌 D2 根治术标准操作流程：CLASS-01 研究共识. 中国腹腔镜胃肠外科研究组（CLASS），中国抗癌协会胃癌专业委员会，中华医学会外科学分会腹腔镜与内镜外科学组. 中华胃肠外科杂志，2019，22（9）：807811.

DOI：10.3760/cma.j.issn.1671?0274.2019.09.002.

18. 吲哚菁绿标记荧光腹腔镜技术在腹腔镜胃癌根治术中的应用专家共识. 中国研究型医院学会微创外科学专业委员会，《腹腔镜外科杂志》编辑部. 腹腔镜外科杂志，2019，24（5）：395-400. DOI：10.13499/j.cnki.fqjwkzz.2019.05.395.

19. 保留幽门胃切除手术专家共识及操作指南（2019 版）. 中华医学会外科学分会胃肠外科学组. 中国实用外科杂志，2019，39（5）：412-418. DOI：10.19538/j.cjps.issn1005-2208.2019.05.02.

20. 胃癌肝转移诊断与综合治疗中国专家共识（2019 版）. 中国研究型医院学会消化道肿瘤专业委员会，中国医师协会外科医师分会上消化道外科医师委员会，中国抗癌协会胃癌专业委员会，中华医学会外科学分会胃肠外科学组. 中国实用外科杂志，2019，39（5）：405-411. DOI：10.19538/j.cjps.issn1005-2208.2019.05.01.

21. 胃癌根治术标本规范淋巴结送检及操作中国专家共识（2019 版）. 中国抗癌协会胃癌专业委员会，中华医学会肿瘤学分会胃肠学组，中国医师协会外科医师分会肿瘤外科医师委员会. 中国实用外科杂志，2019，39（9）：881-889. DOI：10.19538/j.cjps.issn1005-2208.2019.09.01.

22. Siewert Ⅱ型食管胃结合部腺癌腔镜手术治疗中国专家共识（2019 版）. 中华医学会外科学分会腹腔镜与内镜外科学组. 中国实用外科杂志，2019，39（11）：1129-1135. DOI：10.19538/j.cjps.issn1005-2208.2019.11.02.

23. The Chinese Society of Clinical Oncology（CSCO）：clinical guidelines for the diagnosis and treatment of gastric cancer. Wang FH, Shen L, Li J, Zhou ZW, Liang H, Zhang XT, Tang L, Xin Y, Jin J, Zhang YJ, Yuan XL, Liu TS, Li GX, Wu Q, Xu HM, Ji JF, Li YF, Wang X, Yu S, Liu H, Guan WL, Xu RH. Cancer Commun（Lond），2019，39（1）：10. doi：10.1186/s40880-019-0349-9.

24. Chinese guidelines for diagnosis and treatment of gastric cancer 2018（English version）. National Health Commission Of The People's Republic Of China. Chin J Cancer Res，2019，31（5）：707-737. doi：10.21147/j.issn.1000-9604.2019.05.01.

25. 胃癌 4K 腹腔镜手术操作标准专家共识（2020 版）. 中国研究型医院学会机器人与腹腔镜外科专业委员会，中国医师协会内镜医师分会腹腔镜外科专业委员会，中华医学会外科学分会腹腔镜与内镜外科学组. 中华消化外科杂志，2020，19（Z1）：1-10. DOI：10.3760/cma.j.cn115610-20200429-00315.

26. 近端胃切除消化道重建中国专家共识（2020 版）.《近端胃切除消化道重建中国专家共识》编写委员会. 中华胃肠外科杂志，2020，23（2）：101-108. DOI：10.3760/cma.j.issn.1671-0274.2020.02.002.

27. 腹腔镜胃癌手术患者使用口服营养补充的专家共识（2020 版）. 中国腹腔镜胃肠外科研究组（CLASS 研究组），中华医学会外科学分会腹腔镜与内镜外科学组，中华医学会外科学分会胃肠外科学组. 中华胃肠外科杂志，2020，23（7）：623-628. DOI：10.3760/cma.j.cn.441530-20200604-00342.

28. 吲哚菁绿近红外光成像在腹腔镜胃癌根治术中应用中国专家共识（2019 版）. 中华医学会外科学分会胃肠外科学组. 中国实用外科杂志，2020，40（2）：139-144. DOI：10.19538/j.cjps.issn1005-2208.2020.02.02.

29. 胃癌围手术期营养治疗中国专家共识（2019 版）. 中国抗癌协会胃癌专业委员会，中华医学会外科学分会胃肠外科学组. 中国实用外科杂志，2020，40（2）：145-151. DOI：10.19538/j.cjps.issn1005-2208.2020.02.03.

30. 消化道肿瘤完全植入式给药装置临床应用中国专家共识及操作指南（2019 版）. 中国研究型医院学会消化道肿瘤专业委员会，中国医师协会外科医师分会上消化道外科医师委员会，中国抗癌协会胃癌专业委员会，中华医学会外科学分会胃肠外科学组. 中国实用外科杂志，2020，40（2）：152-157. DOI：10.19538/j.cjps.issn1005-2208.2020.02.04.

31. 中国胃癌放疗指南（2020 版）. 中国医师协会放射肿瘤治疗医师分会，中华医学会放射肿瘤治疗学分会，中国抗癌协会肿瘤放疗专业委员会. 中华放射肿瘤学杂志，2021，30（10）：989-1001. DOI：10.3760/cma.j.cn113030-20210706-00251.

32. 胃癌诊治难点中国专家共识（2020 版）. 中国抗癌协会胃癌专业委员会. 中国实用外科杂志，2020，40（8）：869-904. DOI：10.19538/j.cjps.issn1005-2208.2020.08.01.

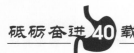

33. 机器人胃癌手术中国专家共识（2021 版）. 中国研究型医院学会机器人与腹腔镜外科专业委员会，中国抗癌协会胃癌专业委员会. 中华消化外科杂志，2022，21（1）：1-9. DOI：10.3760/cma. j.cn115610-20211214-00652.

34. 中国胃癌保功能手术外科专家共识（2021 版）. 中华医学会外科学分会胃肠学组，中国医师协会外科医师分会肿瘤外科学组，中国医师学会外科医师分会上消化道学组，中国抗癌协会肿瘤胃肠病学分会. 中华胃肠外科杂志，2021，24（5）：377-382. DOI：10.3760/cma.j.issn.441530-20210305-00102.

35. 机器人胃癌切除术后完全腔内消化道重建中国专家共识（2021 版）. 中国医师协会外科医师分会上消化道外科学组，中华医学会外科学分会胃肠外科学组，中国研究型医院学会消化道肿瘤专业委员会，中国抗癌协会肿瘤胃肠病学分会. 中华胃肠外科杂志，2021，24（8）：647-652. DOI：10.3760/cma.j.issn.441530-20210727-00299.

36. 局部进展期胃癌围手术期治疗中国专家共识（2021 版）. 中国抗癌协会胃癌专业委员会. 中华胃肠外科杂志，2021，24（9）：741-748. DOI：10.3760/cma.j.cn.441530-20210831-00351.

37. 单孔加一腹腔镜胃癌手术操作专家共识（2020 版）. 中国医师协会微无创专业委员会外科单孔学组. 腹腔镜外科杂志，2021，26（1）：7-12. DOI：10.13499/j.cnki.fqjwkzz.2021.01.007.

38. 胃癌全胃切除术后食管空肠吻合口并发症防治中国专家共识（2020 版）. 中华医学会外科学分会胃肠外科学组，中国医师协会外科医师分会肿瘤外科医师委员会. 中国实用外科杂志，2021，41（2）：121-124. DOI：10.19538/j.cjps.issn1005-2208.2021.02.01.

39. 腹腔镜胃外科手术缝合技术与缝合材料选择中国专家共识（2021 版）. 中华医学会外科学分会. 中国实用外科杂志，2021，41（5）：495-503. DOI：10.19538/j.cjps.issn1005-2208.2021.05.03.

40. The Chinese Society of Clinical Oncology（CSCO）：Clinical guidelines for the diagnosis and treatment of gastric cancer, 2021. Wang FH, Zhang XT, Li YF, Tang L, Qu XJ, Ying JE, Zhang J, Sun LY, Lin RB, Qiu H, Wang C, Qiu MZ, Cai MY, Wu Q, Liu H, Guan WL, Zhou AP, Zhang YJ, Liu TS, Bi F, Yuan XL, Rao SX, Xin Y, Sheng WQ, Xu HM, Li GX, Ji JF, Zhou ZW, Liang H, Zhang YQ, Jin J, Shen L, Li J, Xu RH. Cancer Commun（Lond），2021，41（8）：747-795. doi：10.1002/cac2.12193.

41. 胃癌卵巢转移诊断和治疗中国专家共识（2021 版）. 中国抗癌协会胃癌专业委员会. 中国实用外科杂志，2022，42（01）：1-6.

42. 胃癌根治术标本的规范化外科处理中国专家共识（2022 版）. 中国抗癌协会胃癌专业委员会，中国抗癌协会肿瘤胃肠病学专业委员会. 中华胃肠外科杂志，2022，25（2）：93-103. DOI：10.3760/cma.j.cn441530-20211122-00471.

43. 腹腔镜胃癌根治术消化道重建相关并发症防治中国专家共识（2022 版）. 中国抗癌协会胃癌专业委员会，中华医学会外科学分会胃肠外科学组，中国医师协会外科医师分会上消化道专业委员会，等. 中华胃肠外科杂志，2022，25（8）：659-668. DOI：10.3760/cma.j.cn441530-20220712-00302.

44. 中国胃癌筛查与早诊早治指南（2022，北京）. 中国胃癌筛查与早诊早治指南制定专家组，中国胃癌筛查与早诊早治指南制定工作组. 中华消化外科杂志，2022，21（7）：827-851. DOI：10.3760/cma.j.cn115610-20220624-00370.

45. 中国腹腔镜胃癌根治手术质量控制专家共识（2022 版）. 胡建昆，余佩武，李国新，梁寒. 中华消化外科杂志，2022，21（5）：573-585. DOI：10.3760/cma.j.cn115610-20220328-00170.

46. 局部进展期胃癌规范化淋巴结清扫范围中国专家共识（2022 版）. 中国抗癌协会胃癌专业委员会. 中华胃肠外科杂志，2022，25（4）：277-283. DOI：10.3760/cma.j.cn441530-20220322-00111.

47. 中华医学会胃癌临床诊疗指南（2021 版）. 中华医学会肿瘤学分会，中华医学会杂志社. 中华医学杂志，2022，102（16）：1169-1189. DOI：10.3760/cma.j.cn112137-20220127-00197.

48.CACA 胃癌整合诊治指南（精简版）. 中国抗癌协会胃癌专业委员会. 中国肿瘤临床，2022，49（14）：703-710. doi：10.12354/j.issn.1000-8179.2022.20220712.

（张珂诚　陈凛）

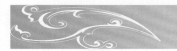
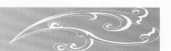
第四节 胃癌诊治进展

第一部分 胃癌影像学进展

一、胃癌影像学发展简史

1896 年，在德国物理学家威廉·康拉德·伦琴发现 X 射线的第二年，哈佛医学院学生沃尔特·坎农就利用硫酸钡获得了猫的胃肠道 X 线造影图像。之后半个世纪，钡剂单对比 X 线造影一直是胃癌的主要影像检查手段。1950 年日本的白璧彦夫发明气钡双对比 X 线造影，可清晰显示胃黏膜细微结构，检出早期胃癌，胃癌影像学得到快速发展。20 世纪 70 年代开始 CT、MRI 及 PET 相继问世，大大丰富了胃癌影像学检查手段。CT 和 MRI 断层成像弥补了钡剂造影仅能观察黏膜结构的不足，可直观显示胃壁病变大小、形态、深度、强化、外侵和转移等全方位特征，辅助诊断、分型分期和疗效评价；联合 3D/4D 成像、仿真内镜、电影级渲染等新技术，可以立体、动态地观察病变，模拟内镜、造影甚至达到解剖级别的观察效果，弥补断层成像二维静态观察的不足。分子影像及功能成像手段如 PET、双能 CT、MRI 扩散 / 灌注加权成像等还可以辅助胃癌生物学行为判断及疗效评价。近年来，随着新技术发展和 MDT 模式的深入，胃癌影像学已突破单一的"检出＋诊断"模式，形成涵盖精确分期、疗效评价、预后评估和术后并发症检测及随访为一体的影像学评价体系，在胃癌临床和研究领域发挥越来越重要的作用。

二、胃癌影像学评估现状

1. 胃癌影像分期进展

CT 是目前胃癌影像学分期及疗效评价的首选手段。美国癌症联合委员会（AJCC）第 8 版分期推荐 CT 作为胃癌影像分期的主要手段；中国临床肿瘤学会（CSCO）胃癌诊疗指南中，CT 也是胃癌分期和放化疗 / 靶向治疗评效的 I 级推荐。AJCC 第 8 版胃癌分期首次提出基于影像手段的 cTNM

分期系统，彰显临床个体化诊疗对于影像学的关注和期待。然而，Meta 分析指出，CT 对胃癌的 cT 分期准确率约为 70% ～ 80%，cN 分期则仅为 50% ～ 70% 水平，尚不能满足临床诊疗的精准需求。面对国内外指南无具体分期标准可以参考应用的困境，CSCO 胃癌诊疗指南综合目前已有的高证据级别文献和国内专家经验，制定了影像学 cTN 分期征象标准供临床实践参考。

胃癌 T3 与 T4 的区分，即癌肿是否突破浆膜的判断，是影像学分期评价的难点之一。受分辨率影响，目前影像学尚无法显示菲薄的浆膜结构，故仅能通过间接征象进行判断，包括结节样外突、毛刺索条样突起和弥漫浸润等征象。CT 过分期或分期不足的情况均可发生，因浆膜侧炎性索条浸润或裸区的存在，又以 cT3 过分期为 cT4 更为常见。有研究报告浆膜侧"亮线征"对于提高 cT3 和 cT4 区分的价值，称其结合常规征象将有助于提高胃癌侵出浆膜判断的特异性。MRI 具有良好的软组织分辨率，但在胃癌 cT 分期中应用价值尚未达成一致意见。

受到空间和组织分辨率的双重限制，目前无论超声、CT、MRI 及 PET 均难以准确评价 8 ～ 10 mm 以下小淋巴结的转移情况，而这部分淋巴结又占据了转移阳性的较大比例，对此 ESMO、CSCO 等指南联合分布、数目、形态、强化等多种指标（类圆形态，局灶坏死，高或不均质强化，边缘不规则 / 模糊，簇集≥ 3 枚等），综合判断淋巴结转移情况。近期研究应用能谱 CT、MRI 扩散成像或 PET- 标准摄取值（SUV）等各种分子或功能影像学手段，或联合各种生物学行为指标建立人工智能模型进行评价。对明确转移的淋巴结按日本胃癌规约中的分组进行报告，尤其对于第 2、3 站 No.7 ～ 16 组淋巴结，必要时应报告到亚组，为手术方案制订及临床试验入组提供重要信息。

文献报道术前影像诊断为 M0 而术中或腹腔镜探查发现腹膜转移阳性（隐匿性腹膜转移，OPM）

者，在进展期胃癌中占比达 10% ～ 15%，主要受到影像方法分辨率的限制，目前较难检出微小腹膜转移。近期影像学研究积极发掘早期腹膜转移的精细征象（如污迹征等），通过危险度分级为临床腔镜探查等进一步分期手段提供信息。

2. 胃癌疗效评价进展

根据实体瘤疗效评定标准（RECIST），淋巴结及脏器转移可作为胃癌评效的靶病灶。而对于胃癌原发灶，一般认为因癌肿胃壁形态不固定，厚度易受胃腔充盈度影响；同时因溃疡形态多样，不利于前后测量比较的一致性和可重复性，故不建议作为可测量靶病灶。而排除胃癌原发灶后，相当部分的胃癌放化疗、靶向治疗或免疫治疗患者，尤其是术前新辅助治疗患者，可能无合适的评效靶病灶，成为制约胃癌精准评效的瓶颈。

面对挑战，研究者探索不依赖于胃癌形态的功能影像和分子影像学指标进行疗效评价。目前较为成熟的手段是 PET。胃癌治疗后早期代谢反应组（SUV 值下降＞ 30%）的患者 3 年生存率明显高于无反应组。但大约有 1/4 ～ 1/3 的胃癌病例在PET 上无明显代谢增高，受限于卫生经济学因素，也不利于临床短期反复应用。磁共振弥散加权成像（DWI）是近年来研究较为广泛和深入的磁共振功能成像技术之一，已有胃癌新辅助化疗和食管胃交界部癌新辅助放化疗研究证实肿瘤治疗后表观弥散系数（ADC）值升高率在不同病理退缩率分级间存在差异；ADC 值升高明显者，术后病理镜下肿瘤细胞残余比例小，但临床落地应用还需要高证据级别研究。

3. 胃癌人工智能 / 影像组学研究进展

近年来人工智能的突破性发展（主要是深度学习技术的进展），催生影像组学研究的快速增长。对于人眼难以区分的非特异性胃壁增厚或肿块样病变，图像纹理分析可进一步提取细节特征进行区分，辅助鉴别胃腺癌与神经内分泌癌，以及淋巴瘤、胃肠间质瘤等。近期多项研究（其中不乏千例以上较大样本）利用影像组学或深度学习技术，进行 cTNM 分期，AUC 基本都能达到 0.85 以上。还有研究利用诺莫图、决策树、随机森林模型等判断胃癌各类生物学行为（病理分化、EBV、HER-2、EMVI、免疫微环境等），也取得了有意义的结果。影像组学方法还可辅助预测病理 TRG 分级及 OS 等生存指标，为胃癌疗效评价提供潜在指标。目前多数应用还处于大样本多中心验证阶段。

三、胃癌影像学展望

得益于影像学软硬件技术的进步和临床医生认识的深入，影像学在多学科诊疗模式中发挥着日益重要的作用。虽然从精确分期到疗效评价，影像学还面临着诸多不确定因素，带来挑战的同时，也提供了新的机遇。影像医生应通过多学科平台和各科室密切协作，共同探讨影像手段在临床的应用场景，以开放心态面对临床提出的各种问题和需求，深入了解临床规范化诊疗需求，通过结构式报告实现胃癌影像检查和报告的规范化，积极探索功能影像、人工智能等新兴手段，推动影像学向精细化和实用化方向发展。影像医生还应积极参与院际MDT 交流，促进国内多中心胃癌影像检查的同质性，推动大数据共享及多中心研究的开展，拿出改变临床实践的高级别影像学证据，更好地服务于临床、造福广大胃癌患者。

（唐磊）

参考文献

［1］Wang FH, Zhang XT, Li YF, et al. The Chinese Society of Clinical Oncology（CSCO）：Clinical guidelines for the diagnosis and treatment of gastric cancer, 2021［J］. Cancer Commun（Lond），2021，41（8）：747-795.

［2］Amin MB, Edge SB, Greene FL, et al. AJCC cancer staging manual. 8th ed. NewYork：Springer, 2017.

［3］Smyth EC, Verhei JM, Allum W, et al. Gastric cancer：ESMO Clinical Practice Guidelines for diagnosis, treatment and follow-up［J］. Ann Oncol, 2016，27（suppl 5）：v38-v49.

［4］Allum WH，Blazeby JM，Griffin SM，et al. Guidelines for the management of oesophageal and gastric cancer. Gut，2011，60（11）：1449-1472.

［5］Kim TU，Kim S，Lee JW，et al. MDCT features in the differentiation of T4a gastric cancer from less-advanced gastric cancer：significance of the hyperattenuating serosa sign［J］. Br J Radiol，2013，86（1029）：20130290.

［6］Seevaratnam R，Cardoso R，Mcgregor C，et al. How useful is preoperative imaging for tumor，node，metastasis（TNM）staging of gastric cancer？A meta-analysis. Gastric Cancer，2012，15 Suppl 1：S3-18.

［7］Dong D，Tang L，Li ZY，et al. Development and validation of an individualized nomogram to identify occult peritoneal metastasis in patients with advanced gastric cancer. Ann Oncol，2019，30（3）：431-438.

［8］Giganti F，Antunes S，Salerno A，et al. Gastric cancer：texture analysis from multidetector computed tomography as a potential preoperative prognostic biomarker［J］. Eur Radiol，2017，27（5）：1831-1839.

［9］Jiang Y，Jin C，Yu H，et al. Development and validation of a deep learning CT signature to predict survival and chemotherapy benefit in gastric cancer：A multicenter，retrospective study. Ann Surg，2021，274（6）：e1153-1153e1161.

［10］唐磊. 从 UICC/AJCC 第 8 版 TNM 分期看胃癌影像学 T 分期的发展方向. 中华胃肠外科杂志，2017，20（7）：735-737.

第二部分 胃癌病理诊断进展

一、胃癌大体分型的进展

胃癌的 Borrmann 分型是目前国内外最常采用的胃癌大体分型方法，由德国病理学家 Borrmann 于 1926 年提出，主要依据肿瘤在黏膜面的形态特征和在胃壁内的浸润方式而划分，分为四型：息肉型（Ⅰ型）、局限溃疡型（Ⅱ型）、溃疡浸润型（Ⅲ型）和弥漫浸润型（Ⅳ型）。日本消化内镜协会于 1962 年提出了早期胃癌的概念：即肿瘤局限于胃黏膜层或黏膜下层，不论病灶大小以及是否有淋巴结转移。早期胃癌按照生长方式分为隆起型（Ⅰ型）、浅表型（Ⅱ型）和凹陷型（Ⅲ型），且浅表型还可以分为三个亚型，即浅表隆起型（Ⅱa 型）、浅表平坦型（Ⅱb 型）和浅表凹陷型（Ⅱc 型）。日本胃癌学会将早期胃癌分型与 Borrmann 分型纳入同一个体系中，分为 0～5 型，其中 0 型为早癌胃癌，1～4 型对应 Borrmann 分型的Ⅰ～Ⅳ型，5 型胃癌则为无法分类的癌。

二、胃癌组织学分型的进展

1965 年提出的 Lauren 分类将胃癌分为肠型、弥漫型和混合型。肠型胃癌一般具有明显的腺管结构，瘤细胞呈柱状或立方形，可见刷状缘、炎症细胞浸润和肠上皮化生，结构类似肠癌；弥漫型癌细胞呈弥漫性生长，缺乏细胞连接，一般不形成腺管，分化较差；肿瘤含有接近等量的肠型和弥漫型成分，称为混合型；不能明确地归入上述类型的分入不确定型。Lauren 分型简单，且与肿瘤的生物学行为密切相关，目前仍在广泛使用。

《WHO 消化系统肿瘤组织学分类》第 1 版于 1977 年提出以组织来源及其异型性为基础的国际分型，将胃癌分为腺癌（乳头状腺癌、管状腺癌、黏液腺癌、印戒细胞癌）、腺鳞癌、鳞状细胞癌、类癌、未分化癌和不能分类的癌，且将腺癌按照分化程度分为高、中和低分化。1990 年《WHO 消化系统肿瘤组织学分类》第 2 版将胃癌分为上皮性肿瘤和类癌两类，上皮性肿瘤包括 1977 年版中除类癌外的所有类型及新增加的小细胞癌。2000 年的《WHO 消化系统肿瘤病理学和遗传学分类》第 3 版突破了以往将肿瘤分类局限在组织学的范围，通过将肿瘤的病理学与遗传学结合起来认识肿瘤的本质；定义了上皮内肿瘤（低级别和高级别），强调了其作为癌前病变的意义；将胃内分泌肿瘤分为类癌（高分化内分泌肿瘤）和小细胞癌（低分化内分泌肿瘤）。2010年的《WHO消化系统肿瘤分类》第4版将"病理学"和"遗传学"从书名中去除，将分子遗传学的内容整合入分子病理学部分；将上皮内瘤变与活动性炎症相关的反应性或再生性病变以及黏膜内癌相区别；在胃癌中提出了低黏附性癌（是指肿瘤细胞呈孤立的或排列成小簇状，包括印戒细胞癌和其他亚型），丰富了低分化腺癌的类型，与Lauren分型的弥漫型对应得更好；新增了遗传性弥漫性胃癌（由CDH1基因谱系突变引起的染色体显性遗传综合征，特点是胃的弥漫性印戒细胞癌和乳腺导管癌）；对胃肠胰神经内分泌肿瘤进行了命名和分类。2019年《WHO消化系统肿瘤分类》第5版强调了胃炎与化生在胃癌发生中的作用，详细介绍了胃良性肿瘤与前驱病变；在组织学类型中，增加了微乳头状腺癌、胃底腺型腺癌，将肝样腺癌及其他产AFP的癌并入肝样腺癌及相关类型，并列表比较了WHO分类（2019）与Lauren（1965）、Nakamura（1966）、日本胃癌协会（JGCA）分类（2017）的关系；介绍了胃癌TCGA分子分型；在预后和预测方面，增加了分子检测［包括已经确定有预测意义的ERBB2及部分确定和（或）正在研究中的EGFR、MSI、EBV］、肿瘤免疫治疗和其他预测/预后生物标志物；对消化系统神经内分泌肿瘤的命名和分类进行了修改。

日本胃癌研究会于1962年制订了首版《胃癌处理规约》，作为胃癌诊断、处理、分类等的全国统一标准。此规约几经修改，不断完善，目前最新的第15版《胃癌处理规约》（2017年）中的JGCA分类与WHO分类差别不大。

三、胃癌分期的进展

目前，被广泛使用的肿瘤分期标准是TNM分期（T代表肿瘤本身的大小或侵犯范围，N代表区域淋巴结转移，M代表远处转移），由国际抗癌联盟（UICC）与美国肿瘤联合会（AJCC）共同颁布，自1976年开始至2016年10月，已经颁布了8版胃癌的UICC/AJCC TNM分期系统。相对于第7版，第8版TNM分期系统创新性地将单一分期系统更改为包括临床分期（cTNM）、病理分期（pTNM）

及新辅助治疗后病理分期（ypTNM）的三标准综合分期系统，临床医师可依据不同的临床状况进行选择，从而为临床决策及预后判断提供更为精准的依据。此外，第8版胃癌TNM分期系统的主要更新还包括：对食管胃结合部及贲门癌分期标准的选择做出了更加明确的定义，N3的两个亚组N3a、N3b作为独立组别参与分期，对原Ⅲ期部分亚组的分期定义进行了一定范围的变更。

四、胃癌分子分型及分子检测的进展

2014年，癌症基因组图谱（TCGA）报告了295例原发性胃腺癌的基因组分析结果，建立了4种基因组亚型：微卫星不稳定型（MSI）、EB病毒感染型（EBV＋）、基因组稳定型（GS）和染色体不稳定型（CIN）。亚洲癌症研究组（ACRG）于2015年提出了与TCGA部分重叠的基因组分类系统，包括4个亚型：微卫星不稳定型（MSI）、微卫星稳定和TP53突变阴性型（MSS/TP53－）、微卫星稳定和TP53突变阳性型（MSS/TP53＋）和微卫星稳定并表现出上皮-间质转化特征型（MSS/EMT）。分子分型对于胃癌的精准治疗具有一定的意义，但是其依赖复杂、价格昂贵的分子检测技术，推广具有一定的困难；且分子分型仍需要临床实践的检验。

随着胃癌诊疗的不断进展，病理报告还要为临床提供治疗或预后相关的信息。HER2阳性的进展期及转移性胃癌/食管胃结合部腺癌患者适用于抗HER2靶向治疗，美国国立综合癌症网络（NCCN）与中国抗癌协会临床肿瘤学协作专业委员会（CSCO）胃癌指南均将HER2阳性定义为免疫组织化学3＋或者2＋同时荧光原位杂交检测到HER2基因扩增。目前，临床试验结果显示，在胃癌患者中，肿瘤突变负荷高（TMB-H）、微卫星高度不稳定性（MSI-H）/DNA错配修复缺陷（dMMR）、EBV阳性等分子特征可以预测晚期胃癌/食管胃结合部腺癌患者对PD-1/PD-L1免疫检查点抑制剂治疗的有效性，但PD-L1表达因为临床试验所用药物、检测抗体、评估标准的不一致目前仍未得到统一的标准。

（孙燕）

参考文献

［1］Fred T.Bosman F C，Ralph H.Hruban，et al. WHO classification of tumours of the digestive system［M］. 4rd ed. Lyon：IARC，2010：45-79.

［2］The WHO Classification of Tumours Editorial Board. WHO classification of tumors of the digestive system［M］. 5rd ed. Lyon：IARC，2019：59-104.

［3］日本胃癌学会. 胃癌取扱い規約［M］. 15 版. 東京：金原出版株式会社，2017：23.

［4］Amin MB E S，Greene FL，et al. AJCC cancer staging manual. 8rd ed［M］.New York：Springer，2016：812-1054.

［5］Cancer Genome Atlas Research Network. Comprehensive molecular characterization of gastric adenocarcinoma［J］. Nature，2014，513（7517）：202-209.

［6］Cristescu R，Lee J，Nebozhyn M，et al. Molecular analysis of gastric cancer identifies subtypes associated with distinct clinical outcomes［J］. Nature medicine，2015，21（5）：449-56.

［7］Makiyama A，Sukawa Y，Kashiwada T，et al. Randomized，phase Ⅱ study of trastuzumab beyond progression in patients with HER2-positive advanced gastric or gastroesophageal junction cancer：WJOG7112G（T-ACT Study）［J］. Journal of Clinical Oncology：official journal of the American Society of Clinical Oncology，2020，38（17）：1919-1927.

［8］张俊，秦叔逵. HER2 阳性晚期胃癌分子靶向治疗的中国专家共识（2016 版）［J］. 中国肿瘤学杂志，2016，21（09）：831-839.

［9］Ajani J A，Damico T A，Almhanna K，et al. Gastric Cancer，Version 3.2016，NCCN clinical practice guidelines in oncology［J］. Journal of the National Comprehensive Cancer Network：JNCCN，2016，14（10）：1286-1312.

第五节　胃癌治疗进展

第一部分　早期和局部进展期胃癌治疗进展

手术治疗进展

一、中国早期胃癌内镜微创切除的发展与展望

尽管手术切除是胃癌治疗的基础和标准方法，但是对于低淋巴结转移风险的早期胃癌，高质量、符合指征的内镜微创切除（minimally invasive endoscopic resection）是能够最大限度减少损伤的微创治疗方式。对于不伴淋巴结转移的早期胃癌，内镜微创切除术被认为可达到与外科手术相同的疗效，还能保留完整的胃部结构并降低治疗成本，提高患者生活质量，现已被多项国际指南和共识推荐为早期胃癌的首选治疗方式。

早期胃癌内镜下切除术主要包括内镜黏膜切除术（endoscopic mucosal resection，EMR）和内镜黏膜下剥离术（endoscopic submucosal dissection，ESD）。EMR 首次报道于 1984 年，因其有效性和微创的特点，被广泛用于治疗早期胃癌。但是，对于范围较大的病变，EMR 不能整块切除病变，有原位复发的潜在风险。ESD 由 Gotoda 等首次发表于 1999 年。与 EMR 相比，ESD 具有更高的整块切除率、病理意义上的完全切除率，以及更低的原位复发率。随着 ESD 标准化术式的推广及适应证探索，ESD 对早期胃癌治疗的地位逐步巩固，内镜微创治疗逐渐由 EMR 进入到 ESD 治疗时代。

与日韩相比，我国内地的 ESD 起步晚，但发展迅速。2006 年，复旦大学附属中山医院周平红教授在国内率先开展消化道早癌 ESD；解放军总医院、上海长海医院、北京友谊医院、北京大学第一医院、华西医院、南方医院、西南医院等医院相继

开展。2007年，国内首届ESD大会召开。2007年底，在李兆申院士的倡议下，中华医学会消化内镜学分会早癌协作组正式成立（张澍田教授任组长）。2009年，我国首部ESD专著出版。2012年，首部《消化道黏膜病变内镜黏膜下剥离术治疗专家共识》出版。2014年和2017年，中华医学会消化内镜学分会先后制定了《中国早期胃癌筛查及内镜诊治共识意见》和《胃内镜黏膜下剥离术围手术期指南》。在国内消化内镜同道的不断努力下，通过国际交流、手术演示和进修培训等方式，ESD技术在国内迅速得到了广泛推广，目前基本已在全国各省级三甲医院普遍开展。ESD技术如火如荼开展和不断规范化，有力推动了整个中国消化道癌早期诊断率的不断提高。

而更为重要的是，ESD是消化内镜创新技术的"桥梁"，其衍生和促生了一系列的"新技术、新概念"，并正向"更深更广"发展，如在纵隔、腹腔、盆腔等部位的开展，以达到探索原外科疾病的消化内镜下微创治疗的目的，实现内镜的外科梦。基于ESD技术，中国内镜人率先将内镜切除技术应用于消化道黏膜下肿瘤，创新开展了内镜黏膜下挖除术（ESE）、全层切除术（EFTR）和经黏膜下隧道内镜肿瘤切除术（STER），推动内镜技术进入黏膜下肿瘤治疗时代；建立了经口内镜下肌切开术（POEM）新策略，已成为贲门失弛缓症等消化道功能性疾病的治疗首选；率先开展经黏膜下隧道腔外肿瘤切除术（STER-ET）技术治疗胸腹腔肿瘤，标志着内镜切除真正由消化道腔内走向腔外。多项由中国内镜人创新开展的内镜切除新技术已被写入日本、美国和欧洲消化内镜学会等官方指南。

相关技术从被国际同行认可到写入规范、改写指南，最终扭转了"国外专家说了算"的格局，有力地提升了中国消化内镜国际影响力。越来越多的专家应邀在国际大会上演讲和进行手术演示。中国消化内镜近年也吸引来自欧美和日本等国家专家前来进修学习，吸引欧美等国外患者前来中国接受内镜微创治疗。经过几代中国内镜人的不懈奋斗，勇于探索，坚持自主创新，逐步实现了从内镜微创技术跟随者到技术引领者的蜕变，部分内镜切除技术已达到或超过国际领先水平，建立起引领世界的内镜微创治疗"中国标准"。中国消化内镜正大步向国际化迈进！

然而，我们必须清醒地认识到，中国ESD的发展仍存在诸多有待解决的问题。例如，医疗资源东西部分布不均，ESD发展不均衡；ESD适应证把握和规范化有待加强；ESD培训模式尚未统一，亟须完善；黏膜外科与浆膜外科的对话与协作不足，尚需进一步加强；部分内镜切除新技术创新偏离初衷，需回归正轨；国产内镜设备和附属器械自主创新能力不足，亟需医研企协同创新，以打破进口产品的垄断壁垒；具有国际影响力的大师级内镜领军人才缺乏，具有国际影响力的原创性成果不多等等。内镜微创技术的发展是科学发展观下的创新与探索，我们需要及时总结已有的成绩和经验，不断思考内镜治疗的未来和方向，产生新理念、丰富新认识。争议与共识并存，探索和创新不止，相信只要始终抓住内镜微创诊疗带来的契机，以"最适合"为原则，就能让微创新方法和新理念真正造福于患者。

（周平红　李全林）

参考文献

［1］周平红，郜娉婷，胡健卫. 内镜微创理念新认识：ERBEC. 中华医学杂志，2022，102（10）：690-696.

［2］令狐恩强. 十年磨一剑——中国内镜黏膜下剥离术的发展与展望（2006—2016）. 中华医学信息导报，2016，31（1）：20.

［3］国家消化系统疾病临床医学研究中心，中华医学会消化内镜学分会，中国医师协会消化医师分会. 胃内镜黏膜下剥离术围手术期指南. 中华内科杂志，2018，57（2）：84-96.

［4］中华医学会消化内镜学分会，中国抗癌协会肿瘤内镜学专业委员会. 中国早期胃癌筛查及内镜诊治共识意见（2014年，长沙）. 中华消化杂志，2014，34（7）：433-448.

[5] 诸炎，付佩尧，李全林，等.《早期胃癌内镜黏膜下剥离术和内镜黏膜切除术治疗指南（第二版）》的更新与解读.中华消化内镜杂志，2021，38（5）：361-367.

[6] 蔡明琰，诸炎，周平红.内镜微创治疗——由表及里，由内而外.中华胃肠外科杂志，2019，22（7）：601-608.

[7] 姚礼庆，周平红.内镜黏膜下剥离术.上海：复旦大学出版社，2009.

[8] 内镜黏膜下剥离术专家协作组.消化道黏膜病变内镜黏膜下剥离术治疗专家共识.中华胃肠外科杂志，2012，15（10）：1083-1086.

[9] Cai MY，Zhou PH，Yao LQ. Current status of endoscopic resection in China. Dig Endosc，2012，24（Suppl 1）：166-171.

二、膜解剖下的胃癌外科

随着"早诊早治"解决方案的实施，尽管我国和世界绝大部分地区，早期胃癌发现比例有限，但患者首诊多属晚期的势头已得到遏制，越来越多的局部进展期胃癌患者，成为抗癌对象。

迄今为止，局部进展期胃癌，首选外科治疗；手术切除是治愈这类癌症的唯一手段；但是，其5年生存率，一直徘徊不前。以至于人们普遍认为，手术切除治疗胃癌"已经到顶了"，已不再可能有什么本质性的突破了；甚至大量外科医生、众多国家计划，不再关心肿瘤外科手术的理论研究了，全部转向基于生物学的肿瘤研究。这一格局，正在被"膜解剖"的出现而悄悄改变。

140年来的肿瘤外科手术，建基于400余年来的器官解剖和血管解剖；在此基础上，人们将胃癌扩散归为四大途径：直接侵犯、淋巴扩散、血行转移、腹膜播散；这样的理论框架，形成了今天胃癌治愈性切除的基本原则：原发灶彻底切除，区域性系统淋巴清扫，对此，人们深信不疑，并体现在普遍接受D2手术中。可是，按此原则进行D2手术，却未能通过严格的验证，即，相当比例的局部进展期实体恶性肿瘤，行治愈性切除后，难以摆脱局部复发、区域扩散、全身转移的厄运：早期的，切大切小没区别，晚期的，切与不切没区别，中期的（局部进展期），D2与D1没区别、D2与D2＋没区别，就是那些没有淋巴结转移的病例，也不例外，仍旧复发；而且，为了"根治"，人们无数次试图扩大手术范围（如D2＋、D3，包括联合脏器切除等），结果是外科学风险不小，肿瘤学获益不大。对此，外科医生们茫然无措；术中扩大的风险和术后复发的灾难，一直是患者和外科医生们心中的噩梦！经典理论框架，逐渐显露出它们的破绽！同步降低手术风险和局部复发，提高总体生存率，成为了局部进展期肿瘤手术治疗中的悖论。胃癌外科手术疗效的提高遭遇瓶颈。

近年来，结直肠外科的回顾性总结发现，直肠癌行直肠全系膜切除（total mesorectal excision，TME）、结肠癌行结肠完整系膜切除（complete mesocolic excision，CME），可以降低术后局部复发率，声称如此可以更彻底地清除区域淋巴结，这一结果，无疑给停滞的肿瘤外科带来一线希望。可是，当人们对这一结果进行验证时发现：①TME/CME的淋巴清扫范围还不及已有的D3根治术，却能使局部复发率下降；②TME/CME同时也使无淋巴结转移的病例获益；③当其理念移植到胃癌外科，进行"传统胃系膜"切除时，却未能获得同样的效果。这样，原本貌似有一点点苗头的薪火，由于理论上的无法自洽、技术上局限于结直肠外科，最终退回到经验和操作，原地打转。

在传统淋巴清扫理论破绽显现和TME/CME技术原地打转的同时，我们发现，大网膜、网膜囊极有可能不是胃系膜，真正的胃背侧系膜近侧段（proximal segment of dorsal mesogastrium，PSDM）被掩盖在它们之下；系膜中除了淋巴结转移外，还有"第五转移"（metastasis V，M5）；无视或错认此解剖进行手术，将会打破PSDM，导致癌泄漏（cancer leak，CL），最终走向局部复发、区域扩散、腹膜种植的灾难；据此我们建立了新的胃癌根治技术，即 D2 范围内完整系膜切除（D2 + CME），并对局部进展期胃癌进行严苛的临床验证（DCGC01 随机对照试验）；结果，令人惊奇的事情发生了：局部进展期胃远端癌，行 D2 + CME 手术后，外科学效果（如出血和严重并发症）和肿瘤学效果（如癌泄漏和局部复发）同步改善！长期以来困扰着外科医生和患者的手术风险、术后复发，同时得以显著降低！就是这样的一个改动（大网膜、网膜囊不是胃系膜），让以往的许多疑问和悖论迎刃而解，并得以验证！

膜解剖下的胃癌手术——D2 + CME，不仅仅解决了长期以来困扰着医患的久悬未决的难题——不期而遇的出血、听天由命的复发，更是从解剖学、病理解剖学上阐明了是什么、为什么和普遍性。让以往的许多悖论或疑团，得以在一个框架下得以解释。其引导而出的膜解剖理论，开启了若干基础框架的订正，再次敲开了解剖学、病理解剖学研究的大门，并越来越大地影响着医学临床和医疗工业。令人遗憾的是，多个国家计划，并没有认识到这种变革，禁锢在原有的框架中，停滞不起，而让人高兴的是，各种争论纷沓而至，已奏鸣了科学进步的交响乐。

（龚建平）

参考文献

［1］Xie D，Gao C，Lu A，et al.Proximal segmentation of the dorsal mesogastrium reveals new anatomical implications for laparoscopic surgery. Sci Rep，2015，5：16287.

［2］Xie D，Liu L，Osaiweran H，et al. Detection and characterization of metastatic cancer cells in the mesogastrium of gastric cancer patients. PLoS One，2015，10：e0142970.

［3］Luo XL，Xie DX，Wu JX，et al. Detection of metastatic cancer cells in mesentery of colorectal cancer patients. World J Gastroenterol，2017，23：6315-6320.

［4］Xie D，Yu C，Liu L，et al. Short-term outcomes of laparoscopic D2 lymphadenectomy with complete mesogastrium excision for advanced gastric cancer. Surg Endosc，2016，30：5138-5139.

［5］Xie D，Wang Y，Shen J，et al. Detection of carcinoembryonic antigen in peritoneal fluid of patients undergoing laparoscopic distal gastrectomy with complete mesogastric excision. Br J Surg，2018. DOI：10.1002/bjs.10881

［6］Xie D，Shen J，Liu L，et al. Complete mesogastric excision for locally advanced gastric cancer：short-term outcomes of a randomized clinical trial. Cell Rep Med，2021，2（3）：100217.

三、早期和局部进展期胃癌手术治疗的开放手术

胃癌是全球最常见的恶性肿瘤之一，其预后相对较差，根治性手术是胃癌重要治疗手段之一，也是目前被认为唯一可能治愈胃癌的方法。然而，对于胃癌的手术方式一直以来存在着争论。随着近 20 年以来一系列多中心随机对照临床试验结果的发布，使我们对胃癌的手术治疗有了新的认识。

1. 淋巴结清扫范围的争论

（1）标准胃癌根治术中淋巴结清扫范围的争论：标准胃癌根治术中淋巴结清扫的范围，20 世纪 90 年代以来，以西方国家主导的 D1 淋巴结清扫，和东亚国家主导的 D2 淋巴结清扫，一直存在着比较大的争论，其中最著名的荷兰 dutch 临床研究，纳入荷兰 80 家医学中心的 711 例胃癌患者，其中 380 例接受 D1 手术，331 例接受 D2 手术，虽然 5 年的随访结果，两组之间的生存率和复发风险未见明显差异，但随着随访时间进一步延长，逐渐观察到 D2 手术的生存获益趋势。最终在 15 年的随访结果中发现，D2 手术可降低远期局部复发率（22% vs. 12%）、区域复发率（19% vs. 13%）和胃癌相关病死率（48% vs. 37%），这一试验结果的发表，使得东西方学者普遍接受了标准胃癌根治术中 D2 淋巴结清扫范围。

（2）扩大胃癌根治术中淋巴结清扫范围的争论：

比 D2 更广范围的淋巴结清扫是否能使患者获益也是近年来的研究热点之一。日本的 JCOG-9501 临床研究探讨了在 D2 手术的基础上继续扩大清扫范围是否可使患者获益，研究共入选了 523 例胃癌患者，其中 263 例接受 D2 手术，260 例接受 D2 + PAND（腹主动脉旁淋巴结清扫）手术，5 年的随访结果提示两组间的总生存期（OS）、无进展生存期（PFS）均未见明显差别，且 D2 + PAND 组增加了手术时间、失血量和轻微并发症出现率，因此暂时不推荐 D2 + PAND 作为胃癌根治的标准术式。

（3）特殊部位的淋巴结清扫：对于远端胃癌的 D2 根治术是否应行肠系膜上静脉根部（No.14v）以及胰头后（No.13）淋巴结清扫，目前学界仍未形成统一意见。第 14 版日本《胃癌处理规约》不再将 No.14v 淋巴结清扫包括在标准的 D2 根治术中；第 3 版日本《胃癌治疗指南》中也将 No.14v 淋巴结转移视为 M1 处理，但随着 T 分期的进展，No.14v 的转移率明显上升，而且淋巴结 No.6 转移与 No.14v 转移相关，第 4 版日本《胃癌治疗指南》中也指出，对于 No.6 淋巴结可疑转移的远端胃癌患者，No.14v 淋巴结清扫可作为一个选择。程向东教授在对 128 例累及幽门的进展期胃癌的研究中发现，No.8p、No.12b、No.12p、No.13、No.14v 的淋巴结转移率分别为 14.3%、10.0%、9.5%、18.8%、21.8%，因此对于累及幽门的进展期胃癌，建议在 D2 的基础上加清 No.12b、No.12p、No.13、No.14v 淋巴结。

2. 食管胃结合部癌手术入路的争论

对于食管胃结合部癌的手术方式，选择经左侧胸腹入路（LTA）还是经腹膈肌裂孔入路（TH）一直存在着争议。日本 JCOG 9502 临床研究对 167 例肿瘤侵犯食管长度不超过 3 cm 的 Siewert Ⅱ 型及 Siewert Ⅲ 型患者，分为 LTA 组和 TH 组，结果在预估终期分析中发现 LTA 并不能使患者生存更加获益，而且并发症更多，故试验被建议终止。该研究认为，胸腹入路并不适于肿瘤侵犯食管不超过 3 cm 的 Siewert Ⅱ 型及 Siewert Ⅲ 型患者。程向东设计了经腹经左膈肌胸腹联合食管胃结合部肿瘤根治术，兼有单纯经腹和经胸手术的优点，最大程度克服了其缺点。第一，保持肋骨和肋弓的完整，有利于最大程度减小创伤，保持正常呼吸功能，减轻术后疼痛，有利于咳痰，防止呼吸道感染等。本研究结果提示：经腹经左膈肌组肺部感染发生率明显低于经左胸组。第二，良好的胸腹部术野的暴露，既能规范地进行腹部区域淋巴结清扫，又能直视下行食管下段和下纵隔淋巴结清扫，还能轻松游离食管下段 15 cm 左右，故能保证食管切缘的安全。研究组自 2008 年 5 月至 2011 年 12 月共收治符合研究标准的贲门癌患者 77 例，研究结果显示：总淋巴结清扫数经腹经左膈肌组多于经左胸组（34.4±5.4 和 28.1±5.3，$P < 0.05$），纵隔淋巴结清扫数两组间无显著差异。

3. 网膜囊切除

既往的观点认为，对于 T3/T4 进展期胃癌，为了彻底清除小网膜囊内的潜在微小转移灶，需要常规进行网膜囊的完整切除。日本 JCOG 1001 临床研究共纳入了 T3/T4a 进展期胃癌病例 1204 例，随机分为网膜囊切除组和非网膜囊切除组，于 2017 年公布了研究结果，发现网膜囊切除组相对于非切除组，并没有生存获益，3 年的 OS 86.0% *vs.* 83.3%，RR 1.075（0.760 ~ 1.520），给出的意见为虽然网膜囊切除可以安全进行，不增加并发症和死亡率，但仍不推荐网膜囊切除作为 cT3 或 cT4 胃癌的标准治疗。

4. 联合脏器切除

对于胃上部癌行全胃切除，是否联合脾切除术，日本学者设计了 JCOG0110 试验，研究对象为 T2 ~ 4N0 ~ 2M0 期近端胃癌，且胃大弯无病变的腺癌患者。2017 年发布了其研究结果显示：联合脾切除组与保留脾脏组比较，前者手术并发症发生率更高；两组患者术后死亡率、手术时间比较差异均无统计学意义，结论：非大弯侧进展期胃上部癌，进行淋巴结清扫时不必常规切脾以彻底清扫 No.10 组（脾门）淋巴结，因为此举非但不能提高远期生存率，反而增加了胰漏相关的感染并发症。对于大弯侧进展期中上部胃癌，除非有肉眼可见的肿大淋巴结，否则建议采取保留脾的 No.10 淋巴结清扫。

（杜义安　程向东）

参考文献

［1］J J Bonenkamp，J Hermans，M Sasako，et al. Extended lymph-node dissection for gastric cancer［J］. N Engl J Med，1999，340（12）：908-914. doi：10.1056/NEJM199903253401202.

［2］Ilfet Songun，Hein Putter，Elma Meershoek-Klein Kranenbarg，et al. Surgical treatment of gastric cancer：15-year follow-up results of the randomised nationwide Dutch D1D2 trial［J］. Lancet Oncol，2010，11（5）：439-449. doi：10.1016/S1470-2045（10）70070-X.

［3］Mitsuru Sasako 1，Takeshi Sano，Seiichiro Yamamoto，et al. D2 lymphadenectomy alone or with para-aortic nodal dissection for gastric cancer［J］. N Engl J Med，2008，359（5）：453-462. doi：10.1056/NEJMoa0707035.

［4］日本胃癌学会. 胃癌治療ガイドライン（第4版）［M］.東京：ファッションタウン，2014.

［5］Xu ZY，Hu C，Chen S，et al. Evaluation of D2-plus radical resection for gastric cancer with pyloric invasion.［J］. BMC Surg，2019，19（1）：172. doi：10.1186/s12893-019-0605-6.

［6］Mitsuru Sasako 1，Takeshi Sano，Seiichiro Yamamoto，et al. Left thoracoabdominal approach versus abdominal-transhiatal approach for gastric cancer of the cardia or subcardia：a randomised controlled trial［J］. Lancet Oncol，2006，7（8）：644-651. doi：10.1016/S1470-2045（06）70766-5.

［7］程向东，杜义安，杨立涛，等.经腹经左膈肌胸腹联合治疗贲门癌的临床研究.第七届全国胃癌学术会议.

［8］Sano T，Sasako M，Mizusawa J，et al. Randomized Controlled et al to Evaluate Spleneetomy in Total Gastrectomy for Proximal Gastric Carcinoma［J］. Ann Surg，2017，265（2）：277-283. DOI：10.1097/SLA.00CloOOOOO0001814.

［9］Tsuburaya A，Mizusawa J，Tanaka Y，et al. Neoadjuvant chemotherapy with S-1 and cisplatin followed by D2 gastrectomy with para-aortic lymph node dissection for gastric cancer with extensive lymph node metastasis［J］. Br J Surg，2014，101（6）：653-660. DOI：10.1002/bjs.9484.

［10］Du Y，Cheng X，Yu P，et al. PCF Chemotherapy combined with surgical treatment of late gastric cancer［J］. Hepatogastroenterology，2014，61（132）：1159-1164.

［11］Zhiyuan Xu，Can Hu，Jianfa Yu，et al. Effficacy of Conversion Surgery Following Apatinib Plus Paclitaxel/S1 for Advanced Gastric Cancer With Unresectable Factors：A Multicenter，Single-Arm，Phase Ⅱ Trial［J］. Front Pharmacol，2021，12：642511. doi：10.3389/fphar.2021.642511.

四、保留幽门胃切除手术

"早诊早治"已经成为胃癌诊疗中被公认可以显著改善患者预后的策略，从日本、韩国的经验来看，胃癌患者整体预后的改善和其早期胃癌（early gastric cancer，EGC）诊断率的提升显著同步。而我国的 EGC 诊断率也从本世纪初不足 10%，显著提升到 20% 左右，考虑到我国每年新发胃癌病例的基数巨大，EGC 病例也占据了可观的数量，越来越多的 EGC 患者，正在成为胃癌外科医生的诊治对象。

EGC 的淋巴结转移率低，手术治疗效果好，预后好。从本世纪初起，特别是近十多年的发展趋势，对于 EGC 的手术治疗理念，正在从单纯强调手术根治，到强调根治和胃功能保留、提高生活质量兼顾的方向上来。胃功能保留手术（function-preserving gastrectomy，FPG）的理念逐渐开始对胃癌外科医生产生影响，并进一步付诸实践。包括保留幽门的胃切除术、近端胃切除术、节段胃切除、局部切除、ESD 等广义的胃功能保留手术，开始在 EGC 的治疗中占有一席之地。EGC 保功能手术的发展，也为沉寂已久的 EGC 手术方式发展带来了革新。

保留幽门胃切除手术（pylorus-preserving gastrectomy，PPG）是胃癌外科界较为公认的 FPG，其源于 20 世纪 60 年代日本 Maki 教授应用 PPG 治疗良性胃溃疡的报道，并通过术后的随访数据发现该术式有减少术后倾倒综合征、改善术后患者生活质量的优势。但随着 H₂ 受体阻滞剂和质子泵抑制剂的广泛应用，需要手术治疗的胃良性溃疡性疾病越来越少，PPG 也逐渐淡出外科医生视野。然而，随着 EGC 概念的提出，特别是对 EGC 的临床病理特征和淋巴结转移特点的研究逐渐深入和明朗，日本学者提出了缩小淋巴结清扫范围和（或）减少胃切除范围的缩小胃切除（modified gastrectomy，MG）。由于 PPG 被认为是符合缩小胃切除手术治疗原则的手术方式，因此，在部分 EGC 病例中得以开展，尤其是在腹腔镜技术迅猛发展的趋势下，腹腔镜应用于 PPG 手术自然就更加符合了微创理念且有更大发展空间，并在 EGC 治疗的安全性及有效性方面逐步获得认可。

PPG 在日韩 EGC 病例中得到逐步有效应用后，在本世纪初，由胡祥教授首先引入国内，并向国内胃癌外科医生进行了理念和技术要点的介绍。但由于当时胃癌规范化、微创化和精准化的理念尚未在国内得到重视推广，对于当时的国内外科医生而言，功能保留手术的理念在 EGC 治疗实践中乃显超前，PPG 手术并未得到进一步的开展。而近十年来，随着大量日韩学者对 PPG 手术的回顾性临床数据陆续发表，包括手术学安全性、肿瘤学疗效、并发症、术后营养学、生活质量，以及相关思考和解决方案都有大量的报道，PPG 逐渐成为一个能够成熟开展、并对符合适应证的 EGC 患者有较好获益的胃功能保留手术方式。随着 PPG 手术技术、术后管理逐渐规范、可操作性明显增强，我国的胃癌外科医生在近十年逐渐接受，并在一些腹腔镜技术成熟的胃癌诊疗中心尝试成规模地开展。其中，上海交通大学医学院附属仁济医院曹晖、赵刚团队通过赴韩国首尔国立大学医院梁汉光教授团队处学习后，回国后进行了大量重要的临床实践工作，对普及和推动此项技术在国内的介绍应用和推广起到了积极作用。

PPG 手术的适应证为胃中部 1/3、病灶远端距离幽门 4 cm 以上（肿瘤下缘距离下切缘 2 cm，下切缘距离幽门管至少 2 cm）、临床分期为 cT1N0M0 的 EGC。PPG 要点包括，保留幽门及近端至少 2 cm 的胃窦，并保留相应的胃窦及幽门部血供（胃右血管及幽门下动静脉），保留迷走神经肝支、幽门支，并选择性保留迷走神经腹腔支以保证幽门部正常的神经支配。在日本，自第 3 版《日本胃癌治疗指南》开始，PPG 成为 EGC 胃切除的定式手术之一，并规定了其淋巴结清扫范围。在韩国，多中心随机对照研究 KLASS-04 的短期结果证实，PPG 手术与远端胃切除的手术学安全性相当。在中国，经过国内学者的引进、应用和数据回顾之后，PPG 手术成为国内胃癌外科医生在治疗符合其适应证的 EGC 患者时重要可供选择的手术方式之一，并在 2019 年发表了第一版《保留幽门胃切除手术专家共识及操作指南》，对普及推广 PPG 理念、技术和临床实践起到积极作用。同时，为了解决 PPG 术后胃排空障碍的并发症，国内学者提出了保留胃网膜右静脉胃窦支的技术改良方法，确保幽门袖的足够长度及静脉回流，减少幽门袖水肿，以及吻合前扩张幽门等方式，使胃排空障碍的发生率维持在较低水平。

在微创、精准、功能保留等手术理念逐渐引领胃癌手术潮流的时代，我国的胃肠外科医生也应该与时俱进地更新理念，推动胃癌外科向规范化、标准化、微创化、精准化、综合化、个体化治疗的方向发展。以 PPG 为代表的胃功能保留手术是未来 EGC 外科治疗的发展方向和总体趋势，我国胃肠外科同道应积极做好技术上的准备，同时不应在理念上继续落后于日韩同道。随着循证医学证据不断出现，对 EGC 的临床病理学特征研究不断深入，功能保留手术的术式一定会得到进一步发展。对 EGC 的功能保留手术而言，PPG 手术一定不是终点，一定会有更精准、更安全、功能保留更完善的手术方式出现和发展，如近期开始受到日韩学者重视的双镜联合、前哨淋巴结导航手术等逐渐应用于临床。PPG 作为现阶段在肿瘤根治和功能保留方面较为平衡的手术治疗方式，在当下是一项可供推荐的技术成熟、应用前景光明、富有推广价值的 EGC 手术方式。

（曹晖　朱纯超　胡祥）

参考文献

[1] 苗儒林，李子禹，武爱文，等.中国胃肠肿瘤外科联盟数据报告（2014—2016）[J].中国实用外科杂志，2018，38（1）：90-93.

[2] Nomura E, Okajima K. Function-preserving gastrectomy for gastric cancer in Japan [J]. World J Gastroenterol, 2016, 22（26）: 5888-5895.

[3] Hiki N, Nunobe S, Kubota T, et al. Function-preserving gastrectomy for early gastric cancer [J]. Ann Surg Oncol, 2013, 20（8）: 2683-2692.

[4] Nunobe S, Hiki N. Function-preserving surgery for gastric cancer: current status and future perspectives [J]. Transl Gastroenterol Hepatol, 2017, 25（2）: 77-87.

[5] Maki T, Shiratori T, Hatafuku T, et al. Pylorus-preserving gastrectomy as an improved operation for gastric ulcer [J]. Surgery, 1967, 61（6）: 838-845.

[6] 胡祥，田大宇，宝全.保留迷走神经、幽门的胃部分切除术治疗早期胃癌 [J].中国现代手术学杂志，2006，10（5）：347-350.

[7] Suh YS, Han DS, Kong SH, et al. Laparoscopy-assisted pylorus-preserving gastrectomy is better than laparoscopy-assisted distal gastrectomy for middle-third early gastric cancer [J]. Ann Surg, 2014, 259（3）: 485-493.

[8] Tsujiura M, Hiki N, Ohashi M, et al. Excellent long-term prognosis and favorable postoperative nutritional status after laparoscopic pylorus-preserving gastrectomy [J]. Ann Surg Oncol, 2017, 24（8）: 2233-2240.

[9] 朱纯超，赵刚，曹晖.韩国腹腔镜胃癌手术临床研究的回顾与展望 [J].中华胃肠外科杂志，2018，21（2）：154-159.

[10] 中华医学会外科学分会胃肠外科学组.保留幽门胃切除手术专家共识及操作指南（2019版）[J].中国实用外科杂志，2019，39（5）：412-418.

[11] Japanese Gastric Cancer Association. Japanese gastric cancer treatment guidelines 2010（ver. 3）[J]. Gastric Cancer, 2011, 14（2）: 113-123.

[12] Park DJ, Y.-W. K, Yang HK, et al. Short-term outcomes of a multicenter randomized clinical trial comparing laparoscopic pylorus-preserving gastrectomy with laparoscopic distal gastrectomy for gastric cancer（the KLASS-04 trial）[J]. British Journal of Surgery, 2021（9）: 1043-1049.

[13] 庄淳，张子臻，朱纯超，等.保留胃网膜右静脉第一分支的腹腔镜辅助保留幽门胃切除术治疗早期胃癌54例临床研究 [J].中国实用外科杂志，2020（9）：1074-1077.

[14] Zhu CC, Kim TH, Berlth F, et al. Clinical outcomes of intraoperative manual dilatation of pylorus in pylorus-preserving gastrectomy: a retrospective analysis [J]. Gastric Cancer, 2018, 5: 864-870.

五、局部进展期胃癌保留大网膜研究进展

胃癌是我国最常见的恶性肿瘤之一，外科手术仍是胃癌治疗的主要方法。目前D2根治术作为进展期胃癌的标准术式已得到全球的共识，但在进行D2根治术时是否需要联合大网膜完整切除各大治疗指南并无统一的标准。第6版日本《胃癌治疗指南》中建议对于T3及以上肿瘤推荐联合大网膜完整切除，但推荐等级为弱推荐，证据等级仅为C；对于T1、T2期肿瘤，可考虑自胃网膜动脉弓＞3 cm切除，保留结肠侧的大网膜。2022年《NCCN临床实践指南：胃癌 2022.V2》规定在D1手术时就应合并切除小网膜和大网膜；而2021年CSCO《胃癌诊疗指南2021》并未对大网膜切除范围做出规定。目前对于进展期胃癌根治术中是否联合切除大网膜尚缺乏明确的循证医学证据。

既往研究认为大网膜上可能存在淋巴结外软组织转移、微转移病灶以及大网膜乳斑理论等，从预防复发的角度建议胃癌手术同时一并切除大网膜，但这些理论仍存在一定争议。有研究结果显示大网膜中存在的免疫细胞对腹腔中的肿瘤细胞也可能存在一定的杀伤作用，并且临床工作中也发现对于胃大弯网膜血管弓3 cm以外的大网膜组织中很少能检测到淋巴结及其转移。同时大网膜的完整切除会

增加手术难度，尤其是在微创手术时；切除大网膜是否能降低复发率或延长生存时间，目前为止尚缺乏高级别 RCT 研究证据。

荷兰的一项多中心前瞻性队列研究（OMEGA 试验）结果显示对 100 例可切除的胃癌患者，大网膜单独病检的转移率仅 5%，并且大网膜转移发生在肿瘤晚期和非根治性手术切除的患者，胃癌根治术中行大网膜切除的必要性值得商榷。近年来日韩部分回顾性研究结果也显示对于进展期胃癌，与大网膜完整切除组相比，胃癌根治术中保留大网膜会缩短手术时间和减少术中出血量，并降低术后腹腔感染、肠梗阻的发生率，且患者的生存率及肿瘤复发率并未受到明显影响。大网膜完整切除并不能提高患者预后，而且增加术后腹腔感染和肠梗阻的发生。因此，对于进展期胃癌根治术中是否需要行联合大网膜完整切除，或者部分大网膜切除就能达到同样的疗效，均需要进一步的临床研究证实。

为了探讨大网膜切除在进展期胃癌根治术中的必要性，2013 年日本开展了一项 Ⅱ 期随机对照研究（TOP-G），短期研究结果显示与大网膜部分切除组相比，大网膜完整切除组有更长的手术时间（225 min $vs.$ 204 min，$P = 0.022$），并且往往有更大的中位失血量（260 ml $vs.$ 210 ml，$P = 0.073$），两组并发症发生率相似，均无死亡病例。同时，日本胃癌学会启动了一项多中心 Ⅲ 期临床研究（JCOG1711），评估进展期（cT3 ～ 4aN0 ～ 3M0）胃癌患者手术中大网膜切除与保留的作用。天津医科大学肿瘤医院胃部肿瘤科在 2018 年底开展了一项单中心 Ⅱ 期研究《大网膜切除在进展期胃癌根治术中临床疗效的 Ⅱ 期研究》（NCT04108494），前期结果提示两组间的淋巴结清扫数目、淋巴结转移数目、并发症发生率均无明显差异；在此研究结果基础上，我们联合全国 24 家中心开展了《大网膜切除在进展期胃癌根治术中临床疗效的 Ⅲ 期多中心、前瞻性、随机对照研究》（TOP-GC 研究），截至 2021 年 12 月累计入组 600 例，预计研究将在 2022 年下半年完成病例入组并进入病例治疗随访阶段。我们也期待通过本研究阐明在进展期胃癌根治术中大网膜切除必要性，明确最佳的手术方式和范围，为我国胃癌治疗指南和规范的制定提供理论支持。

（柯彬　梁寒）

参考文献

［1］日本胃癌学会．胃癌治療ガイドライン（第 6 版）［M］．東京：金原出版株式会社，2021.

［2］National Comprehensive Cancer Network. National Comprehensive Cancer Network guidelines. Gastric Cancer. （Version：2.2022）.

［3］中国临床肿瘤学会指南工作委员会．中国临床肿瘤学会（CSCO）胃癌诊疗指南 2021［M］．北京：人民卫生出版社，2021.

［4］Jongerius EJ, D Boerma, Seldenrijk KA, et al. Role of omentectomy as part of radical surgery for gastric cancer［J］. Br J of Surg, 2016, 103（11）：1497-1503.

［5］Kim DJ, Lee JH, Kim W. A comparison of total versus partial omentectomy for advanced gastric cancer in laparoscopic gastrectomy［J］. World J Surg Oncol, 2014, 12：64.

［6］Sakimura Y, Inaki N, Tsuji T. et al. Long-term outcomes of omentum-preserving versus resecting gastrectomy for locally advanced gastric cancer with propensity score analysis［J］. Sci Rep, 2020, 10：16305.

［7］Ri M, Nunobe S, Honda M, et al. Gastrectomy with or without omentectomy for cT3-4 gastric cancer: a multicentre cohort study［J］. Br J Surg, 2020, 107（12）：1640-1647.

［8］Shinichi H, Yuji Y, Masataka T, et al. A Randomized Phase Ⅱ Trial of Omentum-preserving Gastrectomy for Advanced Gastric Cancer［J］. Jpn J Clin Oncol, 2013, 43（2）：214-216.

［9］Murakami H, Yamada T, Taguri M, et al. Short-Term Outcomes from a Randomized Screening Phase Ⅱ Non-inferiority Trial Comparing Omentectomy and Omentum Preservation for Locally Advanced Gastric Cancer: the TOP-G Trial［J］. World J Surg, 2021, 45：1803-1811.

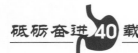

六、胃癌微创外科

自 1994 年日本 Kitano 教授实施了世界上首例腹腔镜辅助远端胃切除术（laparoscopy-assisted distal gastrectomy，LADG）后，腹腔镜胃切除术便在早期胃癌患者中广泛应用，尤其是日本和韩国。腹腔镜胃切除术在我国始于 1999 年，由柯重伟教授报导，患者术后预后良好。此后，亦有学者将腹腔镜胃癌 D2 根治术应用于进展期胃癌患者中。2009 年，我国李国新教授在国内牵头组织了中国腹腔镜胃肠外科研究组（Chinese Laparoscopic Gastrointestinal Surgery Study Group，CLASS）。此后，CLASS 研究组开展了一系列多中心前瞻性临床研究，使我国腹腔镜胃癌手术水平逐步走向国际，迈入世界先进行列。

目前，已有大量临床研究结果证实了腹腔镜手术在早期胃癌患者中，具有与传统开放手术相当的近远期临床疗效，这些证据主要来自日、韩两国。然而中国胃癌患者大多为进展期胃癌，因此，腹腔镜手术治疗进展期胃癌的研究在中国具有特殊意义。CLASS 研究组针对中国胃癌患者数量多、病期晚等特点，于 2012 年发起"腹腔镜和开腹 D2 根治术治疗局部进展期远端胃癌肿瘤学疗效的多中心、随机、对照临床研究（CLASS-01）"，并于 2014 年 12 月完成入组。该研究结果显示：腹腔镜组与开放手术组相比，平均手术时间长但是术中出血量少，两组术中并发症发生率和术后总体并发症发生率无显著差异。此外，2017 年 12 月底该研究完成全部受试者的 3 年随访，长期肿瘤学疗效于 2019 年发表于 *JAMA*，结果显示腹腔镜组 3 年无瘤生存率为 76.5%，与传统开腹手术组 77.8% 相比差异无统计学意义，证实了腹腔镜远端胃切除术治疗局部进展期胃中下部癌不仅与传统开腹手术同样安全有效，而且对于患者术后快速康复具有显著优势，提供了全球首个局部进展期胃癌腹腔镜手术安全性和疗效的前瞻性多中心证据。基于 CLASS-01 研究的成功经验，围绕胃肠外科治疗重大临床问题，CLASS 研究组设计并发起了一系列多中心、前瞻性、高质量临床研究。CLASS-02 研究探索了在临床 I 期的胃中上部癌患者中行腹腔镜全胃切除术的安全性和有效性，结果表明，由经验丰富的外科医生使用腹腔镜全胃胃癌根治术治

疗临床 I 期胃癌患者同样是安全可行的。CLASS-04 研究则将腹腔镜技术聚焦于保脾脾门淋巴结清扫术。由于脾门位置深在、血管解剖变异多、周围结构复杂及术中暴露困难等原因，腹腔镜保脾脾门淋巴结清扫术是腹腔镜胃癌根治术中最大的技术难点。该研究共入组 251 例局部进展期胃中上部癌患者，研究结论表明由经验丰富的外科医师对胃中上部癌患者行腹腔镜保脾脾门淋巴结清扫术是安全有效的，且具有令人满意的远期疗效。此外，CLASS 研究组还针对不同的临床问题开展了一系列临床研究。这些研究充分体现了胃癌外科手术从"标准和扩大化"逐渐向"个体和精准化"转变的趋势。

充分的淋巴结清扫有利于胃癌的准确分期，目前国际抗癌联盟（UICC）与美国国家综合癌症网络（NCCN）指南均要求胃癌根治术淋巴结清扫应至少 15 枚以上，此外近年研究表明，更多的淋巴结清扫数量不仅有利于准确的胃癌淋巴结分期，而且能提高患者的远期预后。福建医科大学附属协和医院胃外科黄昌明教授团队开展的前瞻性临床研究 FUGES-12 探索了吲哚菁绿（ICG）荧光成像在腹腔镜胃癌根治术淋巴结清扫中的应用价值。该研究表明，与常规腹腔镜手术相比，ICG 荧光成像引导腹腔镜胃癌根治术提高了淋巴结检出数，且降低了淋巴结清扫不符合率。基于上述结果，黄昌明教授进一步开展"吲哚菁绿示踪在局部进展期胃癌腹腔镜淋巴结清扫术中临床疗效的前瞻性、多中心、随机、对照研究（CLASS-11）"。此外，该团队还开展了对比不同 ICG 注射方式对患者结局的前瞻性临床研究（FUGES-10），表明浆膜下注射 ICG 可达到与黏膜下注射 ICG 相当的淋巴结示踪效果，且降低了患者的经济和心理负担，规范了术前 ICG 的最佳注射途径。

新辅助化疗已逐渐成为进展期胃癌治疗的新方向，新辅助化疗可以使肿瘤降期并提高 R0 切除率，降低局部复发率，从而改善预后，且越来越多的临床研究证明了新辅助化疗提高根治性切除率和改善预后的可行性。然而关于胃癌患者在新辅助化疗后接受腹腔镜胃癌根治术的安全性仍有待考究。北京大学肿瘤医院季加孚教授针对这一问题开展了一项前瞻性临床研究。该研究将 96 名患者随机分成腹腔镜辅助根治性远端胃切除术组（LADG）和开放

根治性远端胃切除术组（ODG），结果显示，LADG组的术后并发症发生率明显更低且术后辅助化疗的完成情况更好，因不良反应终止辅助化疗的可能性更小。随后黄昌明教授团队的一项多中心回顾性研究则表明相比于常规腹腔镜手术，ICG荧光成像腹腔镜胃癌根治术应用于接受新辅助治疗后的胃癌患者可增加术中淋巴结清扫的数量，并且减少术中出血。

随着腹腔镜的器械发展以及外科操作技术的进步，腹腔镜胃癌根治术由腹腔镜辅助向完全腹腔镜发展，镜下操作避免了上腹部辅助小切口，具有更佳的操作视野，更符合微创的要求，能够改善患者近期疗效，提高患者术后生活质量。福建医科大学附属协和医院胃外科黄昌明教授团队创新和改良全腹腔镜下消化道重建技术，在国际上率先提出"改良三角吻合术"和"延迟离断空肠的食管空肠侧侧吻合技术——later-cut overlap"，降低了全腹腔镜下消化道重建的难度，提高手术的安全性，推动了该技术在全国的开展，使更多患者获得更微创的效果。基于既往的回顾性研究结果，南京医科大学第一附属医院徐泽宽教授于2020年牵头发起了"胃癌全腹腔镜与腹腔镜辅助根治性全胃切除术安全性的多中心、随机、对照临床研究（CLASS-08）"，目前仍在患者招募阶段。期待该研究结果能为完全腹腔镜胃癌根治术的应用与推广提供高级别循证医学证据。

在胃癌根治术中，由于胃周血供来源多、需要多处血管根部处理，解剖分离层次多、范围广，淋巴结清扫区域多、操作复杂，传统2D腹腔镜胃癌根治手术难度大、学习曲线长。随着3D腹腔镜在普外科手术中的推广和普及，其立体纵深的全新手术视野，使解剖层次更加清晰，操作更加精准，给术者带来全新体验。3D腹腔镜应用于胃癌根治，可以明显缩短术者的学习曲线，尤其在胃癌根治手术中立体化、脉络化淋巴结清扫中更凸显其优势。福建医科大学附属协和医院黄昌明教授开展的前瞻性临床研究表明，3D腹腔镜与传统2D腹腔镜胃切除术相比，术中大出血发生率更低，且术后3年复发模式与2D腹腔镜手术无明显差异，为3D腹腔镜技术的应用提供了更多证据。

总体而言，我国胃癌微创外科起步较晚，但发展迅速，尤其自2009年CLASS研究组成立以来，我国胃癌微创外科临床研究有长足进展。CLASS研究组已经成为推动我国腹腔镜胃癌外科事业进步的先锋力量。胃癌微创外科临床研究方兴未艾，研究的数量和质量逐年提升。然而，类似CLASS系列的研究仍为凤毛麟角，远落后于日韩等国家，今后应加强区域乃至全国性多中心合作，形成有效的大数据分析，做好多学科协作治疗，为腹腔镜胃癌手术的发展和临床应用提供高级别的循证医学证据。

（黄昌明）

参考文献

［1］Kitano S，Iso Y，Moriyama M，et al. Laparoscopy-assisted Billroth I gastrectomy. Surg Laparosc Endosc，1994，4：146-148.

［2］柯重伟，郑成竹. 61例腹腔镜胃手术的经验总结［J］. 外科理论与实践，1999，14（3）：138-140.

［3］Honda M，Hiki N，Kinoshita T，et al. Long-term Outcomes of Lap-aroscopic Versus Open Surgery for Clinical Stage I Gastric Cancer：The LOC-1 Study［J］. Ann Surg，2016，264（2）：214-222.

［4］Kim W，Kim HH，Han SU，et al. Decreased Morbidity of Laparo-scopic Distal Gastrectomy Compared With Open Distal Gastrectomy for Stage I Gastric Cancer：Short-term Outcomes From a Multi-center Randomized Controlled Trial（KLASS-01）［J］. Ann Surg，2016，263（1）：28-35.

［5］Katai H，Mizusawa J，Katayama H，et al. Short-term surgical out-comes from a phase Ⅲ study of laparoscopy-assisted versus open distal gastrectomy with nodal dissection for clinical stage IA/IB gastric cancer：Japan Clinical Oncology Group Study JCOG0912［J］. Gastric Cancer，2017，20（4）：699-708.

［6］Kim HH，Hyung WJ，Cho GS，et al. Morbidity and mortality of laparoscopic gastrectomy versus open gastrectomy for gastric cancer：an interim report—a phase Ⅲ multicenter，prospective，randomized Trial（KLASS Trial）［J］. Anna Surg，2010，251（3）：417-420.

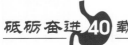
［7］Cho SY, Lee KS, Kim JH, et al. Effect of combined systematized behavioral modification education program with desmopressin in patients with nocturia：a prospective, multicenter, randomized, and parallel study［J］. Int Neurourol J, 2014, 18（4）：213-220.

［8］Hu Y, Huang C, Sun Y, et al. Morbidity and mortality of laparoscopic versus open D2 distal gastrectomy for advanced gastric cancer：a randomized controlled trial［J］. J Clin Oncol, 2016, 34（12）：1350-1357.

［9］Yu J, Huang C, Sun Y, et al. Effect of laparoscopic vs open distal gastrectomy on 3-year disease-free survival in patients with locally advanced gastric cancer：the CLASS-01 randomized clinical trial［J］. JAMA, 2019, 321（20）：1983-1992.

［10］Liu F, Huang C, Xu Z, et al. Morbidity and Mortality of Laparoscopic vs Open Total Gastrectomy for Clinical Stage I Gastric Cancer：The CLASS02 Multicenter Randomized Clinical Trial［J］. JAMA Oncol, 2020, 6（10）：1590-1597.

［11］Zheng CH, Xu YC, Zhao G, et al. Safety and feasibility of laparoscopic spleen-preserving No. 10 lymph node dissection for locally advanced upper third gastric cancer：a prospective, multicenter clinical trial［J］. Surg Endosc, 2020, 34（11）：5062-5073.

［12］Zheng C, Xu Y, Zhao G, et al. Outcomes of Laparoscopic Total Gastrectomy Combined With Spleen-Preserving Hilar Lymphadenectomy for Locally Advanced Proximal Gastric Cancer：A Nonrandomized Clinical Trial. JAMA Netw Open, 2021, 4（12）：e2139992.

［13］Smith DD, Schwarz RR, Schwarz RE. Impact of total lymph node count on staging and survival after gastrectomy for gastric cancer：data from a large US-population database［J］. J Clin Oncol, 2005, 23（28）：7114-7124.

［14］Han DS, Suh YS, Kong SH, et al. Nomogram predicting long-term survival after d2 gastrectomy for gastric cancer［J］. J Clin Oncol, 2012, 30（31）：3834-3840.

［15］Chen QY, Xie JW, Zhong Q, et al. Safety and Efficacy of Indocyanine Green Tracer-Guided Lymph Node Dissection During Laparoscopic Radical Gastrectomy in Patients With Gastric Cancer：A Randomized Clinical Trial［J］. JAMA Surg, 2020, 155（4）：300-311.

［16］Chen QY, Zhong Q, Li P, et al. Comparison of submucosal and subserosal approaches toward optimized indocyanine green tracer-guided laparoscopic lymphadenectomy for patients with gastric cancer（FUGES-019）：a randomized controlled trial［J］. BMC Med, 2021, 19（1）：276.

［17］Cai Z, Yin Y, Shen C, et al. Comparative effectiveness of preop-erative, postoperative and perioperative treatments for resectable gastric cancer：A network meta-analysis of the literature from the past 20 years［J］. Surg Oncol, 2018, 27（3）：563-574.

［18］Li Ziyu, Shan Fei, Ying Xiangji et al. Assessment of Laparoscopic Distal Gastrectomy After Neoadjuvant Chemotherapy for Locally Advanced Gastric Cancer：A Randomized Clinical Trial［J］. JAMA Surg, 2019, 154：1093-1101.

［19］Huang ZN, Su-Yan, Qiu WW, et al. Assessment of indocyanine green tracer-guided lymphadenectomy in laparoscopic gastrectomy after neoadjuvant chemotherapy for locally advanced gastric cancer：results from a multicenter analysis based on propensity matching［J］. Gastric Cancer, 2021, 24（6）：1355-1364.

［20］Kim HS, Kim MG, Kim BS, et al. Comparison of totally laparoscopic total gastrectomy and laparoscopic-assisted total gastrectomy methods for the surgical treatment of early gastric cancer near the gastroesophageal junction［J］. J Laparoendosc Adv Surg Tech A, 2013, 23（3）：204-210.

［21］Topal B, Leys E, Ectors N, et al. Determinants of complications and adequacy of surgical resection in laparoscopic versus open total gastrectomy for adenocarcinoma［J］. Surgical Endoscopy, 2008, 22（4）：980-984.

［22］Moisan F, Norero E, Slako M, et al. Completely laparoscopic versus open gastrectomy for early and advanced gastric cancer：a matched cohort study［J］. Surgjical Endoscopy, 2012, 26（3）：661-672.

［23］Huang ZN, Huang CM, Zheng CH, et al. Digestive tract reconstruction using isoperistaltic jejunumlater-cut overlap method after totally laparoscopic total gastrectomy for gastric cancer：Short-term outcomes and impact on quality of life［J］. World Journal of Gastroenterology, 2017, 23（39）：7129-7138.

［24］Huang CM，Huang ZN，Zheng CH，et al. An Isoperistaltic Jejunum-Later-Cut Overlap Method for Esophagojejunostomy Anastomosis After Totally Laparoscopic Total Gastrectomy：A Safe and Feasible Technique. Ann Surg Oncol，2017，24（4）：1019-1020.

［25］Huang C，Lin M，Chen Q，et al. A modified intracorporeal billroth-I anastomosis after laparoscopic distal gastrectomy for gastric cancer：a safe and feasible technique. Ann Surg Oncol，2015，22（1）：247.

［26］Zheng CH，Lu J，Zheng HL，et al. Comparison of 3D laparoscopic gastrectomy with a 2D procedure for gastric cancer：A phase 3 randomized controlled trial［J］. Surgery，2018，163（2）：300-304.

［27］Lu J，Xu BB，Zheng ZF，et al. Does three-dimensional surgery affect recurrence patterns in patients with gastric cancer after laparoscopic R0 gastrectomy？ Results from a 3-year follow-up phase Ⅲ trial［J］. Surg Endosc，2021，35（1）：113-123.

七、中国腹腔镜胃肠外科研究组（CLASS 研究组）系列研究

胃癌是我国发病率、死亡率居于前三的恶性肿瘤，尽管近年来出现了越来越多的早期筛查手段，仍然有 80% 的患者首诊即为进展期胃癌。外科手术是其最主要的治疗手段。从早期的传统开腹手术，到近 30 余年发展迅猛的腹腔镜技术，再到未来可能成为流行趋势的机器人手术系统、导航系统，在这其中，由南方医科大学南方医院普外科李国新教授团队发起倡议并建立的国内成立最早、多中心合作最紧密的外科临床研究协作组织——中国腹腔镜胃肠外科研究组（Chinese Laparoscopic Gastrointestinal Surgery Study Group，CLASS）起到了中流砥柱的作用，不断将临床经验转换为学术成果，将临床痛点变为临床突破点，以高水平临床研究造福人民健康，坚定推动了我国胃癌微创外科的革命。

（一）创立发展

我国历来不缺优秀的腹腔镜外科人才。然而，缺少学术思维、临床研究质量偏低、常常单打独斗、无法有效总结、依赖临床经验等等问题阻挡了中国腹腔镜向前发展的步伐，导致了我国腹腔镜外科鲜有国际学术影响力、缺乏国际竞争力的尴尬局面。为此，在中华医学会外科学分会腹腔镜与内镜外科学组、中国抗癌协会胃癌专业委员会的肯定和支持下，南方医科大学南方医院普外科李国新教授团队痛定思痛，于 2009 年召开了多中心研究协作组启动会议，成立了中国腹腔镜胃肠外科研究组，并怀着"研究、规范、推广腹腔镜胃癌外科新技术，合作、共赢、携手走向国际学术前沿"的共同愿景，启动了 CLASS 研究。2010 年，CLASS 第一次全体成员大会在南方医科大学南方医院召开，CLASS 宗旨约定为：瞄准国际前沿微创外科科研方向，搭建更高水准研究平台，维护研究组成员科研机会平等。正是 CLASS 研究组在探索中迈出了一条"锐意进取、敢为人先"的学术合作发展之路，深深吸引了国内越来越多腹腔镜胃癌外科人才的加入，腹腔镜胃癌外科的研究以星火燎原之势迅速发展起来。截至 2021 年底，已成功举办了八届 CLASS 会议，吸引了一众海内外腹腔镜胃肠外科专家的参加，并获得了高度评价。

（二）系列研究

2010 年，CLASS 研究组构建了当时我国首个最大规模的腹腔镜进展期胃癌全国多中心回顾性临床队列，用于回顾性评估我国进展期胃癌腹腔镜手术质量、技术安全性和近、远期疗效，结果显示：腹腔镜治疗局部进展期胃癌的手术安全性和肿瘤学疗效与传统开腹手术相当，且微创带来的临床获益显著。该结果发表在美国胃肠内镜外科医师学会（SAGES）和欧洲内镜外科协会（EAES）的官方期刊 *Surgical Endoscopy*。同时发现，老年为腹腔镜胃癌手术的危险因素，但进一步危险分层后显示无严重合并症的老年（65 岁以上）局部进展期胃癌患者也能安全地接受腹腔镜手术。该成果发表在欧洲肿瘤外科学会（ESSO）和英国肿瘤外科协会（BASO）官方期刊 *European Journal of Surgical Oncology*，同时被国际胃癌权威指南《日本胃癌治疗指南（日文第 4 版）》采纳。基于此，研究组于

2012年启动了国际首个腹腔镜对比开腹治疗进展期远端胃癌安全性和疗效的全国多中心、前瞻性、随机对照临床研究（CLASS-01研究）。该研究被学术界评价为"腹腔镜进展期胃癌手术安全性与长期疗效备受期待的全世界三大外科临床研究之一"。研究结果显示：腹腔镜对比传统开腹手术的术后并发症发生率和病死率差异无统计学意义，但确有显著的微创获益：出血少、切口小、恢复快以及住院时间短。证实了由经验丰富的外科医生实施腹腔镜远端胃癌D2根治术治疗局部进展期胃癌是安全可行的，该成果于2016年发表在国际肿瘤学权威期刊、美国临床肿瘤学会官方杂志 Journal of Clinical Oncology，并被授予 Conquer Cancer Foundation of ASCO 优异奖，获 Clinical Medicine 学术领域同一出版年最优秀论文的前1%排名。同时 Annual Review of Medicine（IF：14.97）和 Nature Reviews Disease Primers（IF：16.071）等杂志综述引用该文。美国纪念斯隆·凯特琳癌症中心 David H. Ilson 教授对研究组的工作做出了高度评价：CLASS-01研究是来自中国的、设计严谨的大规模前瞻性、多中心研究，足够证明腹腔镜切除局部进展期胃癌是安全的，这将是改变临床实践的里程碑式研究。

研究组于2017年12月完成了全部受试者3年的随访，于2018年 ASCO GI 年会上报道了研究成果：腹腔镜对比传统开腹手术的3年无瘤生存率和3年总生存率差异无统计学意义，腹腔镜微创手术治疗局部进展期胃癌可以获得与开腹手术相当的长期肿瘤学疗效。全文于2019年在国际顶级医学期刊 Journal of the American Medical Association JAMA（IF：51.273）发表。2019年6月，美国国家综合癌症网络（NCCN）发布的《胃癌临床实践指南（2019年第2版）》正面引用了研究组的成果。同时被捷克布拉格第13届国际胃癌大会推选为"肿瘤外科研究亮点"之首，是目前国际首个腹腔镜手术治疗局部进展期胃癌肿瘤学疗效的I级证据。

有了 CLASS-01 研究成功的经验，CLASS-02、CLASS-04 的研究都获得了硕果，分别发表于 JAMA Oncology、Surgical Endoscopy 和 JAMA Network Open 等微创外科权威杂志上，证明经验丰富的外科医生进行I期胃癌淋巴结清扫术时，腹腔镜全胃切除术的安全性与传统开腹全胃切除术的安全性相当；腹腔镜下保脾的D2根治全胃切除术治疗晚期胃上三分之一胃癌是安全的。同时 CLASS-03、CLASS-05 至 CLASS-11 等研究都在有条不紊的实施中，相信在不久的未来，研究组可以在国际腹腔镜胃癌外科学术进展中持续发出中国声音。CLASS 研究组的海内外影响力稳步提升，已经成为推动我国腹腔镜胃癌外科事业进步的先锋力量。

（三）展望未来

目前中国腹腔镜胃癌外科正处于临床研究、基础研究、提高患者生命质量等全方位的高速发展过程中，开启了中国腹腔镜胃癌外科的发展新时代，但同时也存在着技术发展的瓶颈期，未来需要更多创新来跨越一个个瓶颈。提高手术疗效、增加手术安全性、提升患者生存质量始终是我们的追求。当前处于智能、精准的腹腔镜新技术、新理念的变革期中，术中实时癌切缘的判定、转移淋巴结的识别、手术路径导航等一系列新方向、新热点不断带来机遇与挑战，我们的研究组也紧紧围绕其中突显的临床问题，依托 CLASS 研究平台，拿出中国自己的高级别循证医学证据。中国腹腔镜胃癌外科必须紧跟国际新趋势，学习新知识、新理论，把握腹腔镜外科的发展新方向，切不可盲目只专心于手术，而是应努力向着更智能、精准、微创的国际一流水平腹腔镜胃癌外科迈进。

（李国新）

参考文献

［1］Hu Y，Ying M，Huang C，et al. Oncologic outcomes of laparoscopy-assisted gastrectomy for advanced gastric cancer：a large-scale multicenter retrospective cohort study from China. Surgical endoscopy，2014，28：2048-2056.

［2］Yu J，Hu J，Huang C，et al. The impact of age and comorbidity on postoperative complications in patients with advanced gastric cancer after laparoscopic D2 gastrectomy：results from the Chinese laparoscropic gastrointestinal surgery study（CLASS）group. European journal of surgical oncology：the journal of the European Society of Surgical Oncology and the British Association of Surgical Oncology，2013，39：1144-1149.

［3］Hu Y，Huang C，Sun Y，et al. Morbidity and Mortality of Laparoscopic Versus Open D2 Distal Gastrectomy for Advanced Gastric Cancer：A Randomized Controlled Trial. Journal of clinical oncology：official journal of the American Society of Clinical Oncology，2016，34：1350-1357.

［4］Russo AE，Strong VE. Gastric Cancer Etiology and Management in Asia and the West. Annual review of medicine，2019，70：353-367.

［5］Ajani JA，Lee J，Sano T，et al. Gastric adenocarcinoma. Nature reviews Disease primers，2017，3：17036.

［6］Yu J，Huang C，Sun Y，et al. Effect of Laparoscopic vs Open Distal Gastrectomy on 3-Year Disease-Free Survival in Patients With Locally Advanced Gastric Cancer：The CLASS-01 Randomized Clinical Trial. Jama，2019，321：1983-1992.

［7］Liu F，Huang C，Xu Z，et al. Morbidity and Mortality of Laparoscopic vs Open Total Gastrectomy for Clinical Stage I Gastric Cancer：The CLASS02 Multicenter Randomized Clinical Trial. JAMA oncology，2020，6：1590-1597.

［8］Zheng CH，Xu YC，Zhao G，et al. Safety and feasibility of laparoscopic spleen-preserving No. 10 lymph node dissection for locally advanced upper third gastric cancer：a prospective，multicenter clinical trial. Surgical endoscopy，2020，34：5062-5073.

八、机器人胃癌手术的临床应用进展

21 世纪初，外科手术机器人逐步应用于临床，微创外科开始步入机器人时代。机器人手术系统突破了传统外科与腹腔镜手术的局限性，将手术精度和难度提升到了新的水平，已逐渐应用于泌尿外科、普通外科、心胸外科、妇科等学科。经过 20 年的发展，机器人胃癌手术的开展中心数量、手术例数、手术难度及临床研究方面都取得了长足进步。

（一）技术特点与发展

达芬奇机器人手术系统于 2000 年获得美国 FDA 批准应用于临床外科领域。由于其具有 3D 手术视野，高自由度机械手腕及生理学震颤消除功能，使得外科手术更精准、更灵活、更微创。截至 2021 年 12 月底，达芬奇手术机器人全球安装量已超 6500 台，手术量逐年攀升；2006 年解放军总医院引进国内首台达芬奇机器人手术系统，经过十余年的发展，国内已安装达芬奇手术机器人达 260 台，其中一半以上是近三年安装，展现出良好的发展趋势。

在胃癌外科手术领域，2002 年日本 Hashizume 等首次报道应用达芬奇机器人手术系统成功实施胃癌根治术，之后机器人手术系统逐步应用于胃癌的外科治疗。2010 年余佩武等率先在国内报道了达芬奇机器人胃癌根治术，又于 2014 年在国际上发表了国内首篇关于机器人胃癌根治手术的 SCI 论著。此后，我国关于达芬奇机器人胃癌手术的开展单位和临床报道逐渐增多。目前，已有 190 余家单位开展了机器人胃癌手术，累计完成 12 000 余例，取得了较好的临床疗效。中国研究型医院学会机器人与腹腔镜外科专业委员会及中国抗癌协会胃癌专业委员会于 2015 年及 2021 年牵头制定了两版《机器人胃癌手术中国专家共识》，中国医师协会外科医师分会上消化道外科学组及中华医学会外科学分会胃肠外科学组于 2021 年牵头制定了《机器人胃癌切除术后完全腔内消化道重建中国专家共识（2021 版）》，余佩武等于 2017 年主编了国内首部《机器人胃肠手术学》专著，2019 年国内首个机器人外科专业杂志《机器人外科学杂志（中英文）》创刊，有力地推动了我国机器人胃癌手术的广泛规范化开展。

（二）临床疗效与评价

机器人胃癌手术的临床疗效如何一直是外科

医生关注的重点。在近期疗效方面，一项大宗病例荟萃分析纳入了国际上40项对比机器人与腹腔镜胃癌根治术的临床研究，可喜的是其中8项研究来自中国，该研究结果显示：相较于腹腔镜组，机器人组术中出血少，首次排气时间短，首次进食时间短，淋巴结清扫数目多，并发症发生率低，手术时间长，手术费用高。韩国的一项针对早期胃癌患者的多中心前瞻性队列研究结果显示：机器人胃癌手术与腹腔镜胃癌手术在淋巴结清扫数目、并发症发生率及住院时间等方面比较，差异均无统计学意义。日本的一项多中心前瞻性单臂研究结果显示：机器人胃癌手术Ⅱ级以上并发症发生率为2.45%，显著低于腹腔镜胃癌手术。Lu等报道了机器人胃癌手术与腹腔镜胃癌手术的单中心前瞻性RCT研究结果，该研究共纳入283例患者，结果显示机器人组术中总体并发症发生率低于腹腔镜组（9.2% vs. 17.6%）。Ojima等的前瞻性双中心RCT研究纳入了241例患者，研究结果显示机器人组总体并发症（8.8% vs. 19.7%）及Ⅱ级以上严重并发症（5.3% vs. 16.2%）发生率均显著低于腹腔镜组。这些研究结果均表明机器人胃癌手术安全、可行。

目前，国内外针对机器人胃癌手术中远期疗效的报道较少。陆军军医大学西南医院肿瘤中心早期的一项回顾性队列研究对比了120例机器人与394例腹腔镜胃癌手术患者的生存情况，结果显示两种手术方式3年总体生存率并无显著差异。针对进展期胃癌患者，陆军军医大学西南医院肿瘤中心近期的一项回顾性队列研究比较了408例机器人与408例腹腔镜胃癌手术患者的生存情况，所有患者均随访满3年，结果显示两组患者3年生存率相当。针对早期胃癌患者，韩国Obama等的单中心回顾性队列研究对比了313例机器人与524例腹腔镜胃癌手术患者的5年生存情况，研究结果显示：两组患者5年总体生存率比较，差异无统计学意义。Shin等的单中心回顾性队列研究比较了421例机器人与1663例腹腔镜胃癌手术患者的5年生存情况，得到相似的研究结果。这些回顾性单中心研究结果均表明机器人能够获得与腹腔镜胃癌手术相当的中远期疗效。然而，目前尚缺乏关于机器人胃癌中远期疗效的前瞻性研究结果。

陆军军医大学西南医院肿瘤中心牵头开展了国内首个机器人胃癌手术的多中心回顾性队列研究，该研究纳入了国内7家中心1829例机器人与3593例腹腔镜胃癌手术患者，是目前全球最大宗机器人胃癌手术的报道。研究发现，相较于腹腔镜手术，机器人手术具有术中出血少（126.8 ml vs. 142.5 ml）、淋巴结清扫数目多（32.5枚 vs. 30.7枚）的优势。在术后并发症方面，机器人手术总体并发症发生率低于腹腔镜手术（12.6% vs. 15.2%），二者术后Ⅱ级以上严重并发症（2.5% vs. 2.9%）发生率差异无统计学意义。远期疗效方面，两种手术方式的术后3年及5年无病生存率无显著差异。这些研究结果为机器人胃癌手术的合理开展提供了循证医学证据。

除了完成常规的胃癌根治术外，国内外学者充分利用机器人手术系统的技术优势完成了一系列高难度手术，如保留脾脏的脾门淋巴结清扫术、机器人缝合完成消化道重建、保留迷走神经胃癌根治术、单孔机器人手术及残胃癌手术等，均取得了满意疗效。

（三）存在问题与展望

机器人手术是胃癌微创外科的发展方向，近年来，虽然机器人胃癌手术发展迅速，但仍存在一些问题有待解决。首先，机器人胃癌手术总体上开展单位仍相对较少，临床技术尚不完善，仍缺乏高级别循证医学证据；其次，目前机器人手术系统本身存在一定缺陷，如系统购置及耗材使用成本昂贵，智能化有待提升等，这在一定程度上限制了我国机器人胃癌手术的广泛应用。为此，我们需加大机器人胃癌手术的开展力度并不断进行技术创新。我们需进一步深入开展机器人胃癌手术的前瞻性研究，为机器人胃癌手术的应用提供更有力的循证医学证据。同时，智能化国产手术机器人的研发需要加速，以促进我国机器人胃癌手术更好、更快的发展。我们相信，随着科学技术的不断进步及5G技术的广泛应用，机器人胃癌手术将会成为胃癌微创外科治疗的主流术式。

（余佩武　李政焰）

参考文献

［1］Hashizume M，Shimada M，Tomikawa M，et al. Early experiences of endoscopic procedures in general surgery assisted by a computer-enhanced surgical system［J］. Surgical Endoscopy And Other Interventional Techniques，2002，16（8）：1187-1191.

［2］余佩武，钱锋，曾冬竹，等. 达芬奇机器人手术系统胃癌根治术五例报告［J］. 中华外科杂志，2010，48（20）：1592-1594.

［3］Junfeng Z，Yan S，Bo T，et al. Robotic gastrectomy versus laparoscopic gastrectomy for gastric cancer：comparison of surgical performance and short-term outcomes［J］. Surgical endoscopy，2014，28（6）：1779-1787.

［4］中国研究型医院学会机器人与腹腔镜外科专业委员会. 机器人胃癌手术专家共识（2015 版）［J］. 中华消化外科杂志，2016，15（1）：7-11.

［5］中国研究型医院学会机器人与腹腔镜外科专业委员会，中国抗癌协会胃癌专业委员会. 机器人胃癌手术中国专家共识（2021 版）［J］. 中华消化外科杂志，2022，21（1）：1-9.

［6］中国医师协会外科医师分会上消化道外科学组，中华医学会外科学分会胃肠外科学组，中国研究型医院学会消化道肿瘤专业委员会，中国抗癌协会肿瘤胃肠病学分会. 机器人胃癌切除术后完全腔内消化道重建中国专家共识（2021 版）［J］. 中华胃肠外科杂志，2021，8：647-652.

［7］余佩武，钱锋著. 机器人胃肠手术学［M］. 北京：人民卫生出版社，2017.

［8］Guerrini G P，Esposito G，Magistri P，et al. Robotic versus laparoscopic gastrectomy for gastric cancer：The largest meta-analysis［J］. International journal of surgery，2020，82：210-228.

［9］Kim H I，Han S U，Yang H K，et al. Multicenter Prospective Comparative Study of Robotic Versus Laparoscopic Gastrectomy for Gastric Adenocarcinoma［J］. Annals of surgery，2016，263（1）：103-109.

［10］Uyama I，Suda K，Nakauchi M，et al. Clinical advantages of robotic gastrectomy for clinical stage Ⅰ/Ⅱ gastric cancer：a multi-institutional prospective single-arm study［J］. Gastric cancer：official journal of the International Gastric Cancer Association and the Japanese Gastric Cancer Association，2019，22（2）：377-385.

［11］Lu J，Zheng C H，Xu B B，et al. Assessment of Robotic Versus Laparoscopic Distal Gastrectomy for Gastric Cancer：A Randomized Controlled Trial［J］. Annals of surgery，2021，273（5）：858-867.

［12］Ojima T，Nakamura M，Hayata K，et al. Short-term Outcomes of Robotic Gastrectomy vs Laparoscopic Gastrectomy for Patients With Gastric Cancer：A Randomized Clinical Trial［J］. JAMA surgery，2021，156（10）：954-963.

［13］Li Z Y，Zhao Y L，Qian F，et al. Long-term oncologic outcomes of robotic versus laparoscopic gastrectomy for locally advanced gastric cancer：a propensity score-matched analysis of 1170 patients［J］. Surgical endoscopy，2021，35（12）：6903-6912.

［14］Obama K，Kim Y M，Kang D R，et al. Long-term oncologic outcomes of robotic gastrectomy for gastric cancer compared with laparoscopic gastrectomy［J］. Gastric cancer：official journal of the International Gastric Cancer Association and the Japanese Gastric Cancer Association，2018，21（2）：285-295.

［15］Shin H J，Son S Y，Wang B，et al. Long-term Comparison of Robotic and Laparoscopic Gastrectomy for Gastric Cancer：A Propensity Score-weighted Analysis of 2084 Consecutive Patients［J］. Annals of surgery，2021，274（1）：128-137.

［16］Li Z Y，Zhou Y B，Li T Y，et al. Robotic Gastrectomy versus Laparoscopic Gastrectomy for Gastric Cancer：A Multicenter Cohort Study of 5402 Patients in China［J］. Annals of surgery，2021，doi：10.1097/SLA.0000000000005046.

九、关于 No.8p 淋巴结清扫和残胃癌发病特点的研究浅谈

临床科学研究是临床工作中不可或缺的重要部分，通过回顾性或前瞻性的临床研究，总结治疗经验或探索新的治疗方法，为疾病的规范化治疗提供可靠的循证依据，不断推动疾病治疗的进展，福建省肿瘤医院胃肠肿瘤团队通过总结单中心大样本数

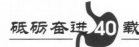

据，进行回顾性分析取得一些成绩。

（1）在美国 NCCN 胃癌指南和日本《胃癌处理规约》的一致推荐下，D2 淋巴结清扫术作为进展期胃癌的标准根治术已达成共识。但 D2 淋巴结清扫术对于部分进展期胃癌其预后仍不理想。目前，对于 No.8 淋巴结的清扫范围仍存在争议。根据最新的第 14 版日本《胃癌处理规约》，No.8a 属于第 2 站区域淋巴结，为进展期胃癌 D2 根治术常规清扫范围，而 No.8p 则不列入常规 D2 清扫范围。但我们在前期研究中发现，No.8p 淋巴结一旦发生转移，患者生存率显著低于未转移病例。福建省肿瘤医院胃肠肿瘤团队对 1158 例进展期胃癌患者回顾性研究发现，进展期胃癌患者，No.8p 淋巴结具有较高的转移率及转移度，清扫 No.8a 加 No.8p 淋巴结并未显著增加术中、术后并发症，且可能进一步改善部分进展期胃癌尤其是 II 期胃癌患者的预后，建议有选择地对进展期胃癌病例进行 No.8a 加 No.8p 淋巴结清扫。研究的部分结果被《胃癌诊治难点中国专家共识（2020 版）》引用，对进展期胃癌的治疗提供新的依据。

（2）残胃癌好发于吻合口，因缺乏特异性症状，大多数患者就诊时已属进展期，手术切除率低，预后较差。Namikawa 等发现，癌灶位于吻合口的残胃癌患者的预后较其他部位更差。然而目前国内对于残胃吻合口癌及非吻合口癌的对比尚未见报道。福建省肿瘤医院胃肠肿瘤团队对 149 例残胃癌患者的临床病理资料进行回顾性研究，探讨不同肿瘤部位（吻合口与非吻合口）残胃癌的临床病理学特征、治疗情况及预后的差异。研究发现，位于吻合口的残胃癌，分化相对较差，淋巴结转移率较高，根治切除率较低，预后较差，导致患者整体预后较差，尤其对于分化不良的残胃癌患者。因此，熟悉不同部位残胃癌的淋巴结转移规律及临床病理学特征，有利于制订更加精准的手术治疗方案。此外，研究还发现术前血清白蛋白水平是影响残胃癌患者预后的独立因素，较低的术前血清白蛋白水平提示残胃癌患者较差的预后。研究的部分结果被《中国残胃癌定义的外科专家共识意见》引用，对残胃癌的治疗提供新的依据。

（陈路川）

参考文献

［1］Songun I，Putter H，Kranenbarg EM，et al. Surgical treatment of gastric cancer：15-year follow-up results of the randomised nationwide Dutch D1D2 trial［J］. Lancet Oncol，2010，11（5）：439-449.

［2］日本胃部学会. 胃癌取扱い规约［M］. 14 版. 东京：金原出版株式会社，2010.

［3］陈路川，魏晟宏，叶再生，等. 进展期胃癌 No.8p 淋巴结转移的危险因素及预后分析［J］. 中华胃肠外科杂志，2017，20（2）：218-223.

［4］叶再生，曾奕，魏晟宏，等. 进展期胃癌 No.8p 淋巴结清扫的可行性［J］. 中华胃肠外科杂志，2018，21（10）：1129-1135.

［5］陈路川，魏晟宏，叶再生，等. 胃癌行 D2 根治术加 No.12p 和 No.8p 淋巴结清扫及网膜囊完整切除的单中心回顾性分析［J］. 中华胃肠外科杂志，2018，21（2）：196-200.

［6］Japanese Gastric Cancer Association. Japanese Classification of Gastric Carcinoma-2nd English Edition［J］. Gastric Cancer，1988，1（1）：10-24.

［7］Sonett JR. Esophagectomy.The role of the intrathoracic anastomosis［J］. Chest Surg Clin N Am，2000，10（3）：519-530.

［8］Namikawa T，Kitagawa H，Iwabu J，et al. Tumors arising at previous anastomotic site may have poor prognosis in patients with gastric stumpcancer following gastrectomy［J］. J Gastrointest Surg，2010，14（12）：1923-1930.

［9］陈路川，魏晟宏，叶再生，等，吻合口与非吻合口处残胃癌的临床病理特征及预后的差异研究［J］. 中华胃肠外科杂志，2017，20（1）：67-72.

［10］魏晟宏，王益，叶再生，等. 术前血清白蛋白水平与残胃癌患者临床病理特征及预后的关系［J］. 中华普通外科杂志，2018，33（10）：828-831.

十、胃癌腹膜转移与腹腔灌注多中心临床研究

腹膜转移是导致胃癌患者预后不佳的独立因素。据统计，10%～20%的进展期胃癌就诊时已发生腹膜种植转移；进展期胃癌根治术后发生腹膜转移约占40%～60%。因此，对胃癌腹膜转移进行规范化的诊治和基础与临床转化研究同等重要。

20世纪80年代，陈峻青、徐惠绵教授围绕腹膜转移与复发的高危因素进行了研究，证实胃癌浆膜浸润是最重要的因素，率先提出胃癌浆膜分型，即正常型、反应型、结节型、腱状型和多彩弥漫型，证实了浆膜分型和腹腔脱落癌细胞与胃癌患者预后的相关性；并在体内外实验基础上明确了温热低渗腹腔灌注化疗（43℃蒸馏水4000 ml术中腹腔灌洗）可降低腹膜转移的发生率，提高其生存率，成为该领域临床研究的里程碑，被卫生部列为"十年百项"推广项目。20世纪初，朱正纲、梁寒教授分别对腹腔热灌注化疗（HIPEC）、系统联合腹腔区域化疗治疗胃癌腹膜转移的价值进行了探索与研究，证实二者均可有效提高胃癌患者生存率。自2009年起，我国针对腹膜转移的系列临床研究逐步开展。其中，朱正纲教授团队参考日本经验，于国内率先开展了基于"系统化疗联合腹腔灌注化疗（NIPS）"方案的Ⅱ、Ⅲ期DRAGON临床研究，其中Ⅱ期随访结果证明了NIPS新辅助治疗可提高手术转化率、根治率和1～2年生存率，现已被广泛认可。崔书中教授致力于精准体腔热灌注化疗技术的临床和基础研究，在国内外首次提出了"C-HIPEC"的概念及精准化的技术标准，并陆续主持了HIPEC 01～HIPEC 07临床系列研究，以明确HIPEC方案对我国腹膜转移的预防和治疗价值。但是关于HIPEC与NIPS两种疗法对预防或治疗腹膜转移的适应证、应用流程尚有待进一步的RCT研究。李雁教授则主要致力于肿瘤细胞减灭术（CRS）联合HIPEC的治疗模式推广，最早于2011年完成了国际首个胃癌腹膜转移的Ⅲ期随机对照研究，证实了"CRS＋HIPEC"有效性与安全性，并制定了相应的共识与指南。除了上述NIPS、CRS＋HIPEC、HIPEC外，诸如术中腹腔热灌注化疗（IPHP）、术后早期腹腔内化疗（EPIC）等对预防腹膜转移效果亦被证实，但多为单中心回顾性研究。近年来，随着缓释剂等新剂型化疗药物的研发，其疗效备受关注。徐惠绵教授等对于Ⅲ期胃癌术中留置氟尿嘧啶植入剂，进行腹腔缓释化疗RCT研究，证明其3年DFS和OS显著优于对照组，主要是降低术后腹膜转移的风险。针对晚期腹膜转移（P1c期）合并腹水的NIPS疗效的多中心前瞻性研究目前正在进行中。

近十余年来，徐惠绵教授团队以腹膜转移形成机制为切入点，以种子土壤学说为依据，对腹腔脱落癌细胞（种子）和腹膜微环境（土壤）主、客体做了深入研究，首次证明腹腔游离癌细胞与腹膜微环境双向互动诱导癌细胞表型重塑与间皮细胞凋亡、成纤维转化，促进腹膜转移的分子机制和潜在治疗靶点。①腹腔内游离癌细胞分泌TGF-β和IL-10等细胞因子，诱导腹膜间皮凋亡、成纤维转化，适于癌细胞黏附定植；②在细胞因子的作用下，网膜内乳斑M1型巨噬细胞向M2型肿瘤相关巨噬细胞转化，诱导间皮细胞损伤，促进血管生成；③在乳斑缺氧微环境下，侵入乳斑内的癌细胞呈现干性转化特点，其增殖与侵袭能力增强，致热灌注化疗的杀伤作用明显降低。上述研究获国家自然科学基金13项，发表SCI论文31篇，是迄今关于胃癌腹膜转移微环境理论最系统的研究。近年来，王振宁教授与李凯教授课题组，采用医工结合的方式开展了腹腔微量脱落癌细胞光电动力学分选，可检出1/1000的微量癌细胞；通过腹腔冲洗液中CTC、ctDNA液体活检，可有效解决常规细胞学检测敏感性不高、特异性差的问题。应用数字微阵列投影光刻技术构建腹膜体外模型，作为腹膜转移机制研究与药物筛选的全新模型，以及正在进行的腹膜微环境的研究，为未来腹膜转移理化治疗基础上的靶向与免疫治疗奠定了工作基础。

经过近40年的探索与研究，国内已创建和发展了较为完善的胃癌腹膜转移的理论及诊治体系。《细胞减灭术与腹腔热灌注化疗治疗腹膜表面肿瘤的专家共识（2015年）》《胃癌腹膜转移防治中国专家共识（2018年）》等的相继发布，为我国胃癌腹膜转移的规范化诊治提供了指导性意见。

展望未来，征服腹膜转移之路依然漫长，推进腹膜转移诊疗水平和进程，基础与临床相结合的转化研究是基石，多中心高质量的临床研究是关键。希望在多中心团队共同努力下，克服胃癌腹膜转移诊治的瓶颈问题，提高胃癌治疗的整体水平。

（徐惠绵）

参考文献

［1］陈峻青，齐春莲，单吉贤，等.胃癌浆膜的分型及其意义.中华医学杂志，1986，66：736-738.

［2］陈峻青，王舒宝，徐惠绵，等.胃癌根治切除并温热低渗液腹腔灌洗的疗效分析.中华医学杂志，2001，81（12）：1-3.

［3］朱正纲，汤睿，燕敏，等.术中腹腔内温热化疗对进展期胃癌的临床疗效研究.中华胃肠外科杂志，2006，1：26-30.

［4］梁寒，王仆，王晓娜，等.活性碳吸附丝裂霉素C腹腔化疗预防进展期胃癌术后复发.中华外科杂志，2003，4：37-40.

［5］Beeharry MK，Ni ZT，Yang ZY，et al. Study protocol of a multicenter phase Ⅲ randomized controlled trial investigating the efficiency of the combination of neoadjuvant chemotherapy（NAC）and neoadjuvant laparoscopic intraperitoneal hyperthermic chemotherapy（NLHIPEC）followed by R0 gastrectomy with intraoperative HIPEC for advanced gastric cancer（AGC）：dragon Ⅱ trial. BMC cancer，2020，20（1）：224.

［6］Tu Y，Tian Y，Fang Z，et al. Cytoreductive surgery combined with hyperthermic intraperitoneal chemoperfusion for the treatment of gastric cancer：A single-centre retrospective study. International journal of hyperthermia：the official journal of European Society for Hyperthermic Oncology，North American Hyperthermia Group，2016，32（6）：587-594.

［7］Yang XJ，Huang CQ，Suo T，et al. Cytoreductive surgery and hyperthermic intraperitoneal chemotherapy improves survival of patients with peritoneal carcinomatosis from gastric cancer：final results of a phase Ⅲ randomized clinical trial. Annals of surgical oncology，2011，18（6）：1575-1581.

［8］Yang XJ，Li Y，al-shammaa Hassan AH，et al. Cytoreductive surgery plus hyperthermic intraperitoneal chemotherapy improves survival in selected patients with peritoneal carcinomatosis from abdominal and pelvic malignancies：results of 21 cases. Annals of surgical oncology，2009，16（2）：345-351.

［9］Li Y，Zhou YF，Liang H，et al. Chinese expert consensus on cytoreductive surgery and hyperthermic intraperitoneal chemotherapy for peritoneal malignancies. World journal of gastroenterology，2016，22（30）：6906-6916.

［10］Xu Y，Zhang R，Li C，et al. Intraperitoneal Chemotherapy Using Fluorouracil Implants Combined With Radical Resection and Postoperative Adjuvant Chemotherapy for Stage Ⅲ Gastric Cancer：A Multi-Center，Randomized，Open-Label，Controlled Clinical Study. Front Oncol，2021，11：670651.

［11］Na D，Song Y，Jiang CG，et al. Induction of apoptosis in human peritoneal mesothelial cells by gastric cancer cell supernatant promotes peritoneal carcinomatosis. Tumour biology：the journal of the International Society for Oncodevelopmental Biology and Medicine，2014，35（8）：8301-8307.

［12］Lv ZD，Na D，Ma XY，et al. Human peritoneal mesothelial cell transformation into myofibroblasts in response to TGF-β1 in vitro. International journal of molecular medicine，2011，27（2）：187-193.

［13］Lv ZD，Wang HB，Dong Q，et al. Mesothelial cells differentiate into fibroblast-like cells under the scirrhous gastric cancer microenvironment and promote peritoneal carcinomatosis in vitro and in vivo. Molecular and cellular biochemistry，2013，377（1-2）：177-185.

［14］Miao ZF，Zhao TT，Wang ZN，et al. Transforming growth factor-beta1 signaling blockade attenuates gastric cancer cell-induced peritoneal mesothelial cell fibrosis and alleviates peritoneal dissemination both in vitro and in vivo. Tumour biology：the journal of the International Society for Oncodevelopmental Biology and Medicine，2014，35（4）：3575-3583.

［15］Na D，Lv ZD，Liu FN，et al. Transforming growth factor beta1 produced in autocrine/paracrine manner affects the morphology and function of mesothelial cells and promotes peritoneal carcinomatosis. International journal of molecular medicine，2010，26（3）：325-332.

［16］Miao ZF，Zhao TT，Miao F，et al. The mannose-sensitive hemagglutination pilus strain of Pseudomonas aeruginosa shift peritoneal milky spot macrophages towards an M1 phenotype to dampen peritoneal dissemination. Tumour biology：the journal of the International Society for Oncodevelopmental Biology and Medicine，2014，35（5）：4285-4293.

［17］Miao ZF，Wang ZN，Zhao TT，et al. Peritoneal milky spots serve as a hypoxic niche and favor gastric cancer stem/progenitor cell peritoneal dissemination through hypoxia-inducible factor 1α. Stem cells（Dayton，Ohio），2014，32（12）：3062-3074.

十一、胃切除术后消化道重建

消化道重建是胃癌手术的主要步骤之一，关系到患者术后的营养状况和生活质量。从1881年Billroth开展第一例胃切除术后消化道重建以来，外科医师对胃切除术后消化道重建术式的探索从未停止。近年来，随着微创技术的进步和推广，胃切除术后消化道重建方式日益增多。胃癌诊疗中的消化道重建分为远端胃切除术后消化道重建、全胃切除术后消化道重建和近端胃切除术后消化道重建，而开腹和腹腔镜下行各种消化道重建术式亦有所不同，本节针对胃癌诊疗中常见的消化道重建的术式进行归纳和总结。

（一）远端胃切除术后消化道重建

远端胃切除术后常见消化道重建的方式包括：Billroth-Ⅰ式吻合、Billroth-Ⅱ式吻合、Roux-en-Y吻合和非离断式（Uncut）Roux-en-Y吻合。

（1）Billroth-Ⅰ式吻合：即远端胃切除后行残胃和十二指肠残端吻合。由奥地利医师Billroth于1881年首次应用。其优点在于保留了十二指肠通路，重建后胃肠道接近正常解剖生理状态。该术式局限性在于残胃不宜过小，否则会导致吻合口张力大。我国胃癌以进展期胃癌为主，因此限制了该术式在国内的应用。全腹腔镜下Billroth-Ⅰ式吻合应用最早的吻合方式为Delta吻合，其通过Trocar置入直线切割缝合器行残胃十二指肠吻合，因吻合完成后吻合口呈三角形，又称为"三角吻合"。近期有学者提出改良的Delta吻合——Overlap法，该术式用直线切割缝合器顺胃肠蠕动方向作胃大弯和十二指肠前壁侧侧吻合。相比传统Delta吻合，其吻合口张力分布更加均匀。

（2）Billroth-Ⅱ式吻合：即远端胃切除后关闭十二指肠残端，残胃和近端空肠吻合。该术式优点是手术简单，且能切除足够大的胃而不必担心吻合口张力过大。缺点是术后碱性反流性胃炎和倾倒综合征等并发症发生率相对较高。为了减少碱性反流性胃炎发生，有学者提出加做输入袢和输出袢侧侧吻合（Braun吻合），同时Braun吻合还能减少十二指肠残端的压力，降低十二指肠残端瘘的风险。腹腔镜下Billroth-Ⅱ式吻合采用直线切割缝合器行残胃空肠侧侧吻合，操作更加方便，吻合时间短。

（3）非离断式（Uncut）Roux-en-Y吻合：即在Billroth-Ⅱ式＋Braun吻合的基础上阻断空肠输入袢。该术式降低了碱性肠液进入残胃的机会，同时保留了空肠电节律的连续性，有利于减少Roux潴留综合征的发生。但是文献报道阻断的空肠输入袢有可能肠腔再通。该术式在腹腔镜下完成也很简便，且具有适应证广、安全性高等优点，目前受到越来越多的关注。

（4）Roux-en-Y吻合：即远端胃切除后关闭十二指肠残端，离断空肠，远端空肠上提行残胃空肠吻合，近端空肠和空肠输出袢吻合。与Billroth-Ⅰ式相比，该术式减少术后残胃炎、反流性食管炎的发生率，且不受残胃大小的限制。缺点是术后有发生饭后腹痛、恶心、呕吐等Roux滞留综合征（RSS）的可能。

（二）全胃切除术后消化道重建

全胃切除术后消化道重建通常采用Roux-en-Y

吻合，即全胃切除后关闭十二指肠残端，离断空肠，远端空肠上提行食管空肠吻合，近端空肠和空肠输出袢吻合。该术式最早由瑞士医师 Roux 于1897年报道应用，虽然历经百余年，至今仍是大多数医师首选的全胃切除术后消化道重建方式。近年来，随着腹腔镜胃癌手术的推广，食管空肠吻合成为该术式在腹腔镜下完成技术难度最高的环节。学者们尝试了很多方法降低该术式的难度。目前常用的腹腔镜下食管空肠吻合方式有：Orvil 法、反穿刺法、π 型吻合、Overlap 吻合和手工缝合法。

（1）Orvil 法：由麻醉师经口置入特殊抵钉座装置（OrVil™），到达食管残端时，在食管残端开口，将导引管引入腹腔，与吻合器中心杆对合，完成食管空肠管型吻合。该术式解决了抵钉座置入食管困难的问题，但是抵钉座易引起食管黏膜损伤。

（2）反穿刺法：该法同样采用管状吻合的方法。在食管下段前壁开口，将带缝针的抵钉座从食管开口置入，然后将缝针从食管开口上1 cm处穿出，拖出抵钉座中心杆，再用直线切割缝合器横断食管，完成抵钉座放置。该法避免了经口置入导致的食管黏膜损伤的风险。

（3）π 型吻合：该法在不切断食管的前提下，于食管右侧壁开口，自空肠残端置入直线切割缝合器，行食管与空肠残端侧侧吻合，再通过直线切割缝合器同时切断食管和空肠残端。因吻合后的吻合口形状似"π"，称为 π 型吻合。此法简化了操作步骤，缩短了吻合时间，且不需要辅助切口完成食管空肠吻合。其缺点是在吻合前难以确定肿瘤上切缘。

（4）Overlap 吻合：该法首先离断食管，然后再将离断后的远端空肠上提，使用直线切割缝合器行食管空肠顺蠕动方向吻合，然后关闭共同开口。与 π 型吻合相比，该法可以在吻合前确定肿瘤上切缘；此外，吻合口的排空顺蠕动方向，更有利于食物通过。

（5）手工缝合法：该术式的优点是不需要使用吻合器，成本效益高；缺点是耗时较长，对术者的腔镜下缝合技术要求高。

（三）近端胃切除术后消化道重建

近端胃切除术切除了具有抗反流功效的贲门结构，术后易出现反流性食管炎。因此，评价近端胃切除术后消化道重建方式最重要的指标是抗反流功效。近端胃切除常见的消化道重建方式包括传统的食管胃吻合和各种抗反流术式，如管型胃食管吻合、双肌瓣吻合、Side overlap 吻合、双通道吻合等。

（1）传统食管胃吻合：即近端胃切除后，使用管型吻合器行残胃前壁和食管吻合。因该术式术后反流性食管炎发生率较高，应用逐渐减少。

（2）管型胃食管吻合：即将远端残胃裁剪成3～4 cm 宽、20 cm 左右长的管型，然后将管型残胃前壁和食管吻合。该术式减少了胃酸的分泌，且吻合后残胃顶端形成类似胃底结构，具有一定的抗反流效果。近年来，有些学者在此术式的基础上进行改良，并在腹腔镜下成功施行，取得了较好的临床疗效。

（3）双肌瓣吻合：即在残胃切缘下方制作3.0 cm×3.5 cm 大小"工"字型浆肌瓣，然后在此"窗口"下缘切开黏膜及黏膜下层，将食管切缘与黏膜及黏膜下层吻合，最后将两肌瓣覆盖在食管下段及吻合口上层。此法增加了食管下端的压力，有利于减少反流性食管炎的发生；缺点是如肌瓣的张力过大，会导致吻合口狭窄。

（4）Side overlap 吻合：该术式将残胃固定在左右膈肌角处，重建人工胃底，然后用直线切割闭合器行食管左侧壁和胃前壁侧侧吻合，在击发闭合器时逆时针旋转，使得食管背段呈活瓣形状覆盖于吻合口上，当人工胃底压力增大时吻合口呈现闭合状态，从而起到抗反流作用。该术式是一种针对腹腔镜手术而设计的抗反流术式，具有操作简便、吻合时间短的优点。但其抗反流效果有待进一步验证。

（5）双通道吻合：该术式在离断近端胃后，先行食管空肠 Roux-en-Y 吻合，然后将残胃的断端与食管空肠吻合口以远8～15 cm 的空肠行端侧吻合。该术式食物通过食管空肠吻合后可分别从残胃及空肠两条通路进入远端空肠，故称为双通道吻合。该术式在残胃和食管之间间置了8～15 cm 的空肠，可减少反流性食管炎的发生。缺点是吻合口较多，操作复杂。

胃癌诊疗中的消化道重建术式各具特点，缺

乏公认的最佳消化道重建方式。本部分列举的各种方式是目前最常应用的消化道重建方式，因篇幅限制，部分消化道重建术式并未列于其中。胃癌诊疗中的消化道重建应在肿瘤根治的前提下选择合理的方式，降低术后并发症的发生率，提高患者的术后生活质量。

（徐泽宽）

参考文献

[1] Kanaya S，Gomi T，Momoi H，et al. Delta-shaped anastomosis in totally laparoscopic Billroth I gastrectomy：new technique of intraabdominal gastroduodenostomy［J］. J Am Coll Surg，2002，195（2）：284-287.

[2] 黄昌明，林建贤，郑朝辉，等. 三角吻合技术在全腹腔镜下胃远端癌根治术中的应用［J］. 中华胃肠外科杂志，2013（02）：140-143.

[3] Jang C E，Lee S I. Modified intracorporal gastroduodenostomy in totally laparoscopic distal gastrectomy for gastric cancer：early experience［J］. Ann Surg Treat Res，2015，89（6）：306-312.

[4] Kitagami H，Morimoto M，Nakamura K，et al. Technique of Roux-en-Y reconstruction using overlap method after laparoscopic total gastrectomy for gastric cancer：100 consecutively successful cases［J］. Surg Endosc，2016，30（9）：4086-4091.

[5] 杨力，徐泽宽，徐皓，等. 腹腔镜下不切断空肠 Roux-en-Y 吻合在远端胃癌根治术中应用价值研究［J］. 中国实用外科杂志，2015，35（10）：1099-1102.

[6] Takaori K，Nomura E，Mabuchi H，et al. A secure technique of intracorporeal Roux-Y reconstruction after laparoscopic distal gastrectomy［J］. Am J Surg，2005，189（2）：178-183.

[7] 梁寒. 胃癌远端胃切除术后消化道重建手术方式的选择及临床评价［J］. 中华消化外科杂志，2016，15（3）：216-220.

[8] Kunisaki C，Makino H，Oshima T，et al. Application of the transorally inserted anvil（OrVil）after laparoscopy-assisted total gastrectomy［J］. Surg Endosc，2011，25（4）：1300-1305.

[9] Ziqiang W，Zhimin C，Jun C，et al. A modified method of laparoscopic side-to-side esophagojejunal anastomosis：report of 14 cases［J］. Surg Endosc，2008，22（9）：2091-2094.

[10] Kwon I G，Son Y G，Ryu S W. Novel Intracorporeal Esophagojejunostomy Using Linear Staplers During Laparoscopic Total Gastrectomy：pi-Shaped Esophagojejunostomy，3-in-1 Technique［J］. J Am Coll Surg，2016，223（3）：e25-e29.

[11] 杨力，徐泽宽，徐皓，等. 胃癌全腹腔镜下全胃切除食管空肠 π 形吻合临床体会［J］. 中华胃肠外科杂志，2016，19（8）：1671-0274.

[12] Inaba K，Satoh S，Ishida Y，et al. Overlap method：novel intracorporeal esophagojejunostomy after laparoscopic total gastrectomy［J］. J Am Coll Surg，2010，211（6）：e25-e29.

[13] Chen K，He Y，Cai J Q，et al. Comparing the short-term outcomes of intracorporeal esophagojejunostomy with extracorporeal esophagojejunostomy after laparoscopic total gastrectomy for gastric cancer［J］. BMC Surg，2016，16：13.

[14] Hosogi H，Yoshimura F，Yamaura T，et al. Esophagogastric tube reconstruction with stapled pseudo-fornix in laparoscopic proximal gastrectomy：a novel technique proposed for Siewert type Ⅱ tumors［J］. Langenbecks Arch Surg，2014，399（4）：517-523.

[15] 程向东，徐志远，杜义安，等. 食管-胃"程氏 Giraffe 重建术"在食管胃结合部腺癌近端胃切除后消化道重建患者中应用的初步疗效分析［J］. 中华胃肠外科杂志，2020，23（2）：158-162.

[16] 杨力，徐泽宽，徐皓，等. 腹腔镜下近端胃切除食管胃吻合肌瓣成形术（Kamikawa 吻合）初步体会［J］. 中华胃肠外科杂志，2017，20（02）：227-230.

[17] Yamashita Y，Yamamoto A，Tamamori Y，et al. Side overlap esophagogastrostomy to prevent reflux after proximal gastrectomy［J］. Gastric Cancer，2017，20（4）：728-735.

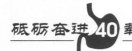
[18] 李沣员，徐皓，汪未知，等. Side-overlap 吻合术应用于腹腔镜近端胃癌切除的初步体会 [J]. 中华外科杂志，2018，56（08）：623-625.

[19] 李双喜，李子禹，陕飞，等. 完全腹腔镜近端胃切除双通路消化道重建术 [J]. 中华胃肠外科杂志，2016，19（01）：84-85.

十二、胃癌根治手术后送检淋巴结数目与预后

区域淋巴结转移是反映胃癌原发灶进展程度的重要临床评估依据，目前仍然以转移淋巴结数目的多少作为判定肿瘤分期和预后的主要方式。尽管胃癌根治性手术中淋巴结清扫范围已经在全球范围达成共识，但淋巴结转移数目的准确性控制一直亟待解决。正常情况下，胃周、腹膜后胰腺上缘及腹主动脉周围等部位的淋巴结数目本就存在一定范围的变异。此外，不同疾病分期所导致宿主免疫系统反应对于胃周淋巴结的增生也具有一定的影响。时至今日，尚未做到精确测定胃癌根治性手术切除的标本中所含有淋巴结数目的具体数值，而仅能够根据从手术标本中送检淋巴结数目间接反映清扫的淋巴结数目，即送检淋巴结数目是目前用于术后病理评估转移淋巴结数目的基础。送检淋巴结数目又可受到手术标本中淋巴结分拣操作的影响。总的来说，越为细致的分拣操作所获得的送检淋巴结数目相对越多。尽管在其他肿瘤的研究报告中认为不同的淋巴结分拣方式对于最终术后病理证实所得转移淋巴结数目并无明显差异，但对于胃癌而言在天津医科大学肿瘤医院单中心精细淋巴结分拣后所获得的转移淋巴结数目则是显著升高。其次，精细淋巴结分拣对于胃癌而言获得增多的送检淋巴结数目，微转移病灶和淋巴结外软组织侵犯也随之增多，而这些都是影响胃癌患者根治术后预后的重要负向因素。

早期胃癌淋巴结转移率较进展期为低，但黏膜下癌发生淋巴结转移率却可达到 11% ～ 20%，天津医科大学肿瘤医院统计黏膜下癌浸润深度达到 SM2 的患者中淋巴结转移率高达 26.2%，与日本国立癌症中心中央病院数据相当。天津医科大学肿瘤医院研究证实淋巴管侵犯是导致早期胃癌淋巴结转移的最危险因素，其次为肿瘤大小、病理组织学类型及浸润深度，而淋巴管是否被侵犯也是需要在胃癌根治手术后标本分拣淋巴结操作中附带切取淋巴结旁相应软组织后进一步待病理镜下证实。早期胃癌患者术前及术中常可见淋巴结直径偏小、数目少且难以靠肉眼分辨是否具有临床转移的特征，但经过术后病理证实却可发现不乏有转移者的存在。由此可见，精细淋巴结分拣可以提供更多的送检淋巴结数目，同时也能够提供相应的淋巴结外部分软组织和相连接的淋巴管组织，为术后病理准确评估淋巴结转移分期奠定基础，也为患者术后辅助治疗、随访及预后评估提供了可靠的依据。目前，根据天津医科大学肿瘤医院和东京大学附属病院针对 pT1N0M0 期胃癌根治术后资料分析发现，送检淋巴结数目超过 15 枚亚组较不足 15 枚亚组的总生存时间和 5 年生存率均有显著提高（$P < 0.05$）。

进展期胃癌患者相对于早期胃癌患者而言，胃周及腹膜后区域淋巴结多有肿大的表现，但在临床工作中常可见最大径在 1.0 cm 以下的淋巴结出现转移，天津医科大学肿瘤医院曾联合薄层 CT 和血清肿瘤标志物检测值证实对于术前 CT 评估最大径在 0.6 cm 以上的淋巴结则需要考虑已经发生转移。亦然，相对于早期胃癌而言，进展期胃癌淋巴结转移更容易伴有淋巴管侵犯和淋巴结外软组织受侵，且明显降低患者术后生存率。目前，根据中国多中心胃癌术后病理及随访资料分析发现进展期胃癌患者术后送检淋巴结数目需要超过 30 枚，其术后淋巴结转移分期及 TNM 分期出现分期迁移的概率能得以控制，即对患者预后评估较为准确，这与笔者在日本东京大学分析的数据接近，其也是 AJCC 颁布最新版胃癌 TNM 分期前发表数据中所提及的淋巴结送检数目要求。尽管近十年来，不少学者提出了诸如淋巴结转移率（ratio between metastatic and examined lymph nodes，RML）、淋巴结转移数目对数值（log odds of positive lymph nodes，LODDs）及阴性与阳性淋巴结数目比值（negative to positive lymph node ratio，NPLR）等淋巴结分期的新颖方

式，并提出其相对于 AJCC 基于淋巴结转移数目的评估具有一定的预后评估优势，但这些优势其实就是数学模型上的转换而形成统计学上微弱的改变，而从解剖学、病理学真正意义上将淋巴结转移分期做得更为精细的办法现阶段还是需要对于每例患者做到精细的淋巴结分拣后送检，以期提供充足的淋巴结转移信息及淋巴结旁侵犯情况，综合而准确地评估转移的分期，最后得出最佳的患者预后评价。在送检淋巴结数目不足时，患者术后病理分期常易出现分期迁移，例如 pN1 期的患者中可见跳跃性转移的出现、pN3a 期患者的实际分期被低估以及 pN3b 期患者亚组内预后分界的出现等。

第 12 版《日本胃癌规约》已经明确指出按照胃周淋巴结区域分布计算，通常成年人胃周淋巴结总数变化在 24～69 枚之间，而天津医科大学肿瘤医院单中心研究也得出了相似的结果。实际上，胃癌患者的胃周区域淋巴结数目在一定程度上受到多个因素的影响。不同患者的免疫状态、疾病分期和肿瘤细胞生物学行为存在的个体差异均可导致患者胃周淋巴结数目有一定差别。淋巴结是胚胎时期由淋巴管或淋巴囊内皮细胞及其周围间充质细胞分化发育而成，即理论上有淋巴管发生的区域都可以形成淋巴结。这也可以认为是胃癌根治性淋巴结清扫术后局部淋巴结再出现转移的一个潜在原因，也再次印证了胃癌根治术中淋巴结清扫需要遵循整块切除的重要性。此外，胃周淋巴结并不一定能被完全地送至病理科医师处做 HE 染色证实其内部是否已经有癌细胞转移发生，其主要原因为：①淋巴结清扫范围的缩小，包括早期胃癌仅需 D1＋清扫即

可，或高龄、重要脏器功能不足等原因而无法完成 D2 淋巴结清扫，或术者因经验不足而未能完成足够的淋巴结清扫范围。②根治术后胃癌标本中淋巴结分拣操作则是另外一个重要的影响送检淋巴结数目的因素。不同淋巴结分拣方式可以获得不同数量的胃周区域淋巴结，目前国内胃癌根治术后送检淋巴结数目明显低于日本的重要原因在于淋巴结分拣这个操作在很多医疗中心没有得到很好的执行。而淋巴结分拣操作若只采用按胃周淋巴结分组的位置含有淋巴结的软组织块整个送检（即区域分拣）则很容易导致最终的术后病理淋巴结送检数目低下；而在区域分拣的基础之上，将每个含有淋巴结的软组织块中的淋巴结逐一解离出来后再送检，则最终的术后病理淋巴结送检数目可得到明显增多。因此，对于精细淋巴结分拣的实施是现阶段保证胃癌根治术后为病理提供充足的送检淋巴结数目的重要措施。

总体来说，送检淋巴结数目能够在一定程度上影响胃癌患者的预后，但并不是作为单一因素所导致。送检淋巴结数目的增多能够提供充足的胃癌细胞区域转移信息，减少术后病理分期的迁移发生，增加了患者预后评估的准确性。但送检淋巴结数目的多少并不能完全评价淋巴结清扫的质量，还需要结合淋巴结清扫的范围。对于最佳的送检淋巴结数目也存在一定的争议，目前的大宗病例数据分析支持进展期胃癌根治术后送检淋巴结数目不低于 30 枚，但仍需要高级别的循证依据。

（邓靖宇）

参考文献

［1］Japanese Gastric Cancer Association. Japanese gastric cancer treatment guidelines 2018（5th edition）. Gastric Cancer，2021，24（1）：1-21.
［2］Ji X，Bu Z，Yan Y，et al. The 8th edition of the American Joint Committee on Cancer tumor-node-metastasis staging system for gastric cancer is superior to the 7th edition：results from a Chinese mono-institutional study of 1663 patients. Gastric Cancer，2018，21（4）：643-652.
［3］日本胃癌学会. 胃癌取報規約［改訂第 12 版］［M］. 東京：金原出版株式会社，1993：42-51.
［4］张楠楠，邓靖宇，何文婷，等. 胃癌根治术标本淋巴结精细分拣的临床价值之初步探讨（附 727 例病例分析）. 中国肿瘤临床，2019；46（1）：34-39.

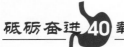
［5］Zehnder P，Moltzahn F，Mitra AP，et al. Radical cystectomy with super-extended lymphadenectomy：impact of separate vs en bloc lymph node submission on analysis and outcomes. BJU Int，2016，117（2）：253-259.

［6］Lee CM，Cho JM，Jang YJ，et al. Should lymph node micrometastasis be considered in node staging for gastric cancer？：the significance of lymph node micrometastasis in gastric cancer. Ann Surg Oncol，2015，22（3）：765-771.

［7］Zhang N，Deng J，Sun W，et al. Extranodal soft tissue metastasis as an independent prognostic factor in gastric cancer patients aged under 70 years after curative gastrectomy. Ann Transl Med，2020，8（6）：376.

［8］Cai F，Dong Y，Wang P，et al. Risk assessment of lymph node metastasis in early gastric cancer：Establishment and validation of a seven-point scoring model. Surgery，2021，S0039-6060（21）01088-6.

［9］日本胃癌学会 . 胃癌治療ガイドライン（第6版）［M］. 東京：金原出版株式会社，2021：28.

［10］Deng J，Yamashita H，Seto Y，et al. Increasing the number of examined lymph nodes is prerequisite for improvement accurate evaluation the overall survival of node-negative gastric cancer patients. Ann Surg Oncol，2017，24（3）：745-753.

［11］Bai H，Deng J，Liang H，et al. Predictive values of multidetector-row computed tomography combined with serum tumor biomarkers in preoperative lymph node metastasis of gastric cancer. Chin J Cancer Res，2019，31（3）：453-462.

［12］Guo J，Pan Y，Guo X，et al. Effect of the number of positive niduses in extranodal soft tissues on the overall survival of gastric cancer patients. Int J Clin Exp Pathol，2017，10（11）：11090-11097.

［13］Zhang N，Deng J，Sun W，et al. Extranodal soft tissue metastasis as an independent prognostic factor in gastric cancer patients aged under 70 years after curative gastrectomy. Ann Transl Med，2020，8（6）：376.

［14］Deng J，Liu J，Wang W，et al. Validation of clinical significance of examined lymph node count for accurate prognostic evaluation of gastric cancer for the eighth edition of the American Joint Committee on Cancer（AJCC）TNM staging system. Chin J Cancer Res，2018，30（5）：477-491.

［15］Sano T，Coit DG，Kim HH，et al. Proposal of a new stage grouping of gastric cancer for TNM classification：International Gastric Cancer Association staging project. Gastric Cancer，2017，20（2）：217-225.

［16］Liu H，Deng J，Zhang R，et al. The RML of lymph node metastasis was superior to the LODDS for evaluating the prognosis of gastric cancer. Int J Surg，2013，11（5）：419-424.

［17］Wang W，Xu DZ，Li YF，et al. Tumor-ratio-metastasis staging system as an alternative to the 7th edition UICC TNM system in gastric cancer after D2 resection—results of a single-institution study of 1343 Chinese patients. Ann Oncol，2011，22（9）：2049-2056.

［18］Deng J，Liang H，Sun D，et al. Suitability of 7th UICC N stage for predicting the overall survival of gastric cancer patients after curative resection in China. Ann Surg Oncol，2010，17（5）：1259-1266.

［19］Deng J，Liang H，Sun D，et al. The prognostic analysis of lymph node-positive gastric cancer patients following curative resection. J Surg Res，2010，161（1）：47-53.

［20］Deng JY，Liang H，Sun D，et al. The most appropriate category of metastatic lymph nodes to evaluate the overall survival of gastric cancer following curative resection. J Surg Oncol，2008，98（5）：343-348.

［21］Gu P，Deng J，Sun Z，et al. Superiority of Log odds of positive lymph nodes（LODDS）for prognostic prediction in gastric cancer after surgery：a multi-institutional analysis with 7620 patients in China. Surg Today，2021，51（1）：101-110.

［22］Sun Z，Xu Y，Li de M，et al. Log odds of positive lymph nodes：a novel prognostic indicator superior to the number-based and the ratio-based N category for gastric cancer patients with R0 resection. Cancer，2010，116（11）：2571-2580.

［23］Deng J，Zhang R，Wu LL，et al. Superiority of the ratio between negative and positive lymph nodes for predicting the prognosis for patients with gastric cancer. Ann Surg Oncol，2015，22（4）：1258-1266.

［24］Yamashita H，Deng J，Liang H，et al. Re-evaluating the prognostic validity of the negative to positive lymph node ratio in node-positive gastric cancer patients. Surgery，2017，161（6）：1588-1596.

［25］Liu JY, Deng JY, Zhang NN, et al. Clinical significance of the skip lymph node metastasis in pN1 stage gastric cancer patients after curative surgery. Gastroenterol Rep，2019，7（3）：193-198.

［26］Dong Y, Qiu Y, Deng J, et al. Insufficient examined lymph node count underestimates staging in pN3a patients after curative gastrectomy：a multicenter study with external validation. J Cancer Res Clin Oncol，2020，146（2）：515-528.

［27］Wang P, Deng J, Sun Z, et al. Proposal of a novel subclassification of pN3b for improvement the prognostic discrimination ability of gastric cancer patients. Euro J Surg Oncol，2020，46（10 Pt B）：e20-e26.

［28］邓靖宇，梁寒.胃癌根治术后规范淋巴结送检的要点及临床意义.中华胃肠外科杂志，2018，21（10）：99-106.

［29］中国抗癌协会胃癌专业委员会.胃癌根治术标本规范淋巴结送检及操作中国专家共识（2019版）.中国实用外科杂志，2019；39（9）：881-889.

十三、胃癌术后标本规范化外科处理的现状

胃癌是亚洲地区乃至全世界较为常见的恶性肿瘤，在我国其发病率及死亡率均排在第3位，并且以进展期胃癌为主。以D2根治性切除（R0）为主的综合治疗是目前最有效、最主要的治疗措施，术后辅助化疗的规范应用更是将进展期胃癌患者的5年生存率提高至了60%～70%。完整全面的病理报告是基于准确分期下辅助化疗的基础，也是胃癌综合治疗中重要的基础资料，同时标本中翔实的信息记录也是对手术质量的反证。在此背景下，胃癌术后标本的规范化外科处理（即从标本离体到病理医师处理之间的由外科医生对标本的解剖、固定、取材和记录的过程）近年来受到了越来越多的国内外专家的重视。《胃癌术后标本规范化外科处理中国专家共识2022版》的发布进一步系统全面地规范了胃癌术后标本的外科处理标准和流程，使得这一工作有章可循，进一步推动了我国胃癌外科诊疗的同质化和高质量发展。但目前国内仅有为数不多的临床中心进行术后标本的规范化外科处理，且方法和流程缺乏统一和规范。胃癌术后标本规范化外科处理的推广还有很长的路要走，本文就胃癌术后标本规范化外科处理的现状进行综述。

（一）胃癌术后标本规范化外科处理的发展

胃癌术后标本处理最早由日本胃癌研究会在1962年编撰的第1版《胃癌处理规约》中提出，其主要内容是规范胃癌治疗过程中手术清扫范围、术后标本处理及相关数据记录。至今为止，《胃癌处理规约》已更新至第15版，其对胃癌术后标本的处理更加成熟规范。韩国关于胃癌术后标本处理的工作起步较晚，但发展迅速，其标本离体立即对各组淋巴结整块送检使得淋巴结检出数目大大提高。

近年来，国内学者也逐步意识到术后标本规范化外科处理的重要性，相关文献也强调了标准化取材和准确的病理报告在胃癌综合治疗中的重要地位。2013年以来南方医科大学及天津医科大学肿瘤医院也逐步开展了此项工作，使得胃癌术后标本淋巴结拣取平均数目达到了30枚以上；长治市人民医院自2016年始进行胃癌术后标本规范化外科处理，全胃根治术后标本淋巴结送检数目已经达到了45～110枚；解放军总医院普外科研究总结发现，临床医师参与术后标本处理能明显提高胃癌术后淋巴结拣出数目。经过前期研究、总结，国内专家也初步达成共识并推出《胃癌根治术标本规范淋巴结送检及操作中国专家共识（2019版）》，2022年由中国抗癌协会胃癌专业委员会、中国抗癌协会肿瘤胃肠病学专业委员会牵头制定的《胃癌根治术标本的规范化外科处理中国专家共识（2022版）》也已发布，对国内胃癌根治术后标本外科处理的规范化起到积极的推动作用。

（二）胃癌术后标本规范化外科处理的应用价值

1. 准确术后病理分期

胃癌术后淋巴结转移状况是病理诊断分期（pTNM分期）的重要组成部分，淋巴结拣出数及转移数均是影响胃癌患者预后的独立风险因素。有研究发现，随着胃癌根治术后送检淋巴结数目的增多，检出转移性淋巴结的可能性也越大，更能降低因淋巴结检出数不足导致的分期迁移（Will-Roger现象）。2005年美国SEER大数据研究发现，胃癌术后送检淋巴结每增加10枚，患者预后便可得到相对的改善，天津医科大学肿瘤医院发表的回顾性

研究发现，胃癌术后送检淋巴结数目超过30枚的患者在相同的pN分期患者亚群中生存率最高。

2. 手术质量的反证

胃癌根治术后标本规范化外科处理可以评估出术中淋巴结清扫的范围、是否执行En-bloc整体清扫原则，同时标本中肿瘤测量的数据尤其是距近、远切缘的距离均是对手术质量的反证，是控制手术质量的重要手段。

3. 为后期研究提供准确的临床数据

在标本处理过程中，精细的淋巴结分组和肿瘤特征的数据记录以及所留取的各部位的样本为后续的基础、转化研究和临床研究提供了翔实的数据，打下了坚实的基础。

4. 青年医师的培养

对于年轻医师来说，胃周淋巴结的分拣不仅可以让其快速掌握胃周各组淋巴结的分布规律，及血管解剖，而且可以让其更加直观地理解En-bolc原则及根治术的理念，强化了临床培训，加快青年医师的培养。

（三）胃癌术后标本规范化外科处理的关键点

随着近年来胃癌根治术理念的普及，手术技术的提高，根治术中的关键环节淋巴结清扫越来越规范，胃癌手术质量得到了空前的提高，胃癌标本的处理逐渐受到了重视，国内多个中心开展了此项工作。但由于前期相关研究较少、关注程度较低，使得该项工作缺乏规范性和标准化，随着《胃癌术后标本规范化外科处理中国专家共识2022版》发布，将会有越来越多的临床医师重视术后标本的规范化外科处理，但应注意其中的一些重要环节人员分配。

《胃癌术后标本规范化外科处理中国专家共识2022版》中要求术后标本应在离体1 h内最晚3 h内处理完毕，术后生物标本留存应在术后30 min内完成，但手术医生往往在30 min内无法立刻结束手术。因此，应由经过培训的当日无手术安排的住院医师排班进行标本处理，而且标本处理医师应在标本离体前30 min到场，待标本离体，快速进行切缘送检，然后开始标本处理。

在胃癌根治术后标本规范化外科处理的开展过程中，也有学者提出胃癌术后标本的处理应借鉴多学科综合治疗协作组（multi-disciplinary team，MDT）的模式，制定规范化外科处理标准，在MDT模式的指导下由手术医师、病理医师、摄影师和实验室技术专员完成各自的标准化工作，共同协作完成术后标本的处理。

1. 标本处理场所

标本处理地点应该是专用标本取材间，在手术室辅助功能区或其周围，需要必要的设备（操作台、照相机、信息采集及传输系统、冰箱等），光

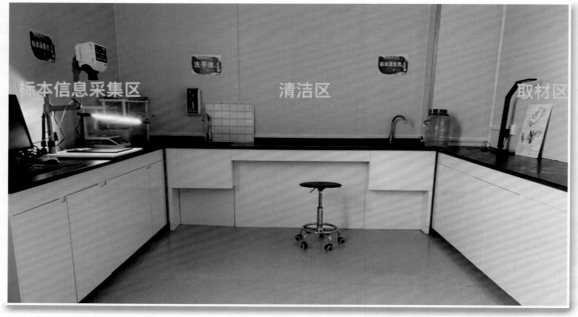

标本处理场所

线充足同时满足院感要求。其内部分区包括清洁区、取材区及标本信息采集（拍照）区，见上图，采集系统应与医院病理系统互联。

2. 淋巴结分拣流程

标本离体后经重新摆放展开还原解剖位置，各组淋巴结可清晰辨识，但标本由立体转为平面摆放后各组淋巴结相互遮挡覆盖，若无一定顺序会出现疏漏。对于胃周淋巴结的分拣可以按照一定的顺序进行（由右向左、由外向内），统一操作流程不但有利于提高分拣速度还能避免分组错误，《胃癌术后标本规范化外科处理中国专家共识 2022 版》推荐依据下述顺序进行（以全胃为例）：

No.6 → No.12 → No.5 → No.8 → No.11 → No.9 → No.7 → No.3 → 右 No.19 → No.1 → No.20 → 左 No.19 → No.2 → No.4

对于沿血管分布的淋巴结，分离血管、淋巴管、神经纤维后查找淋巴结，对于自组织或血管表面剥离的淋巴结则根据术者术中标记进行识别分组。

3. 淋巴结的精拣

淋巴结的精拣是一项极其考验外科医生耐心的工作，其直接决定了胃癌术后捡出淋巴结的数量和质量，对于大于 1 cm 的淋巴结能够快速识别精拣，但对于较小的淋巴结则需要掌握和运用一些规律及技术：①胃周淋巴结的走行绝大多数是遵循动脉分布的，所以对于沿血管分布的淋巴结我们可以沿血管、淋巴管查找淋巴结。②对于脂肪组织成分较多的淋巴结组织块，可以用手指仔细触摸分辨，也可运用灯光透视辨识淋巴结。③对于 < 0.5 cm 的胃周微小淋巴结则需要仔细逐层剥离脂肪组织寻找，同时脱脂技术、亚甲蓝染色、纳米碳示踪等技术也能够帮助外科医师快速找到淋巴结所在位置。

4. 标本的处理

胃癌术后标本的处理包含了胃标本的固定、测量、生物组织留存，这些步骤是胃癌术后标本规范化外科处理的重要环节；①一般沿胃大弯侧剪开标本（若肿瘤位于大弯侧则沿小弯侧剪开）；②将标本平铺于橡胶板（以全胃为例）分别牵拉上缘食管断端全层及十二指肠断端至生理长度固定，并将两侧牵拉至生理状态固定，最大程度减少因标本离体收缩对测量造成的影响；③对病灶的基本信息如位置、多少、大小、距离口侧及肛侧的距离，肿瘤中心距胃食管交界部（EGJ）的距离进行测量并记录；④生物组织留存包含癌组织、癌旁组织、正常组织的留存，应在标本离体 30 min 内完成。

5. 资料的留存、归档

标本处理同时，需完成淋巴结分拣记录表、标本信息表的填写。标本展示标记后，需使用专业的照相设备进行拍照，最终将照片及标本信息表及淋巴结分拣记录表等资料上传至医院病理系统归档保存。

（四）结语

胃癌术后标本规范化外科处理是胃癌标准化诊疗的关键步骤，其不仅直接关系到胃癌术后临床分期的准确性从而影响胃癌患者的后续治疗，同时也是手术质量的反证，科学研究的基础。这项工作长期以来未得到充分的重视，同时由于前期研究和共识指南的缺乏，该项工作的开展缺乏规范化和标准化，因此胃癌术后标本规范化外科处理的理念和技术有待临床的普及和推广，并且在实践中将得到不断完善，从而推动我国胃癌外科的高质量发展。该项工作的开展也有利于我国其他实体肿瘤术后标本的规范化外科处理，带动相关学科的进步。

（胡文庆 邓靖宇 梁寒）

参考文献

[1] Sung H，Ferlay J，Siegel RL，et al. Global cancer statistics 2020：GLOBOCAN estimates of incidence and mortality worldwide for 36 cancers in 185 countries［published online ahead of print，2021 Feb 4］. CA Cancer J Clin，2021，10.3322/caac.21660. DOI：10.3322/caac.21660

[2] 中国抗癌协会胃癌专业委员会，中国抗癌协会肿瘤胃肠病学专业委员会. 胃癌根治术标本的规范化外科处理中国专家共识（2022 版）［J］. 中华胃肠外科杂志，2022，25（2）：93-103. DOI：10.3760/cma.j.cn441530-20211122-00471.

［3］Chen Q-Y，Zhong Q，Zhou J-F，et al. Conditional survival and recurrence of remnant gastric cancer after surgical resection：A multi-institutional study. //Cancer Sci. Berlin：Springer，2020.

［4］常敏，张久聪，周琴，等. 胃癌流行病学研究进展［J］. 胃肠病学和肝病学杂志，2017，26（9）：966-969. DOI：10.3969/j.issn.1006-5709.2017.09.002.

［5］Dong Y，Qiu Y，Deng J，et al. Insufficient examined lymph node count underestimates staging in pN3a patients after curative gastrectomy：a multicenter study with external validatio［J］. J Cancer Res Clin Oncol，2020，146（2）：515-528. DOI：10.1007/s00432-019-03081-0.

［6］Japanese Gastric Cancer Association（2011）. Japanese classification of gastric carcinoma：3rd English edition. Gastric cancer：official journal of the International Gastric Cancer Association and the Japanese Gastric Cancer Association，14（2），101-112. DOI：10.1007/s10120-011-0041-5

［7］崔鹏，宗亮，魏伟，等. 胃癌根治术后标本规范化外科处理的现状及进展［J］. 中华胃肠外科杂志，2022，25（2）：179-183. DOI：10.3760/cma.j.cn441530-20211215-00498.

［8］Deng J，Liu J，Wang W，et al. Validation of clinical significance of examined lymph node count for accurate prognostic evaluation of gastric cancer for the eighth edition of the American Joint Committee on Cancer（AJCC）TNM staging system. Chin J Cancer Res，2018，30（5）：477-491.

［9］邓靖宇，梁寒. 胃癌根治术后规范淋巴结送检的要点及临床意义［J］. 中华胃肠外科杂志，2018，21（10）：1183-1190.

［10］Wang P，Zhang K，Xi H，et al. Lymph Node Yield Following Packet Submission After Isolation By Surgeon During Gastrectomy. Cancer Manag Res，2019，11：9871-9881. doi：10.2147/CMAR.S211218.

［11］Gertsen EC，Brenkman HJF，Haverkamp L，et al. Worldwide Practice in Gastric Cancer Surgery：A 6-Year Update. Dig Surg，2021，38（4）：266-274. doi：10.1159/000515768.

［12］邓靖宇，梁寒. 胃癌根治术后规范淋巴结送检的要点及临床意义［J］. 中华胃肠外科杂志，2018，21（10）：1183-1190. DOI：10.3760/cma.j.issn.1671-0274.2018.10.020.

［13］Lee JH，Kim JG，Jung H-K，et al. Clinical practice guidelines for gastric cancer in Korea：an evidence-based approach. J Gastric Cancer，2014，14（2）：87-104.

［14］Smith DD，Schwarz RR，Schwarz RE，et al. Impact of total lymph node count on staging and survival after gastrectomy for gastric cancer：data from a large US-population database［J］. J Clin Oncol，2005，23（28）：7114-7124.

［15］刘勇，张克昌，范林广，等. 胃癌根治术后标本规范化处理研究现状［J］. 中华胃肠外科杂志，2021，24（05）：463-466.

［16］Tonouchi A，Sugano M，Tokunaga M，et al. Extra-perigastric Extranodal Metastasis is a Significant Prognostic Factor in Node-Positive Gastric Cancer. World J Surg，2019，43（10）：2499-2505. doi：10.1007/s00268-019-05076-x.

［17］邓靖宇. 胃癌根治术标本规范淋巴结送检及操作中国专家共识（2019版）［J］. 中国实用外科杂志，2019，39（09）：881-889.

［18］韩方海，杨斌. 解读第15版日本胃癌处理规约［J］. 中华胃肠外科杂志，2018，21（4）：409-412.

［19］日本胃癌学会. 胃癌治療ガイドライン（第5版）［M］. 东京：金原出版株式会社，2018：12-13.

［20］中国抗癌协会胃癌专业委员会青年委员会. 第5版日本《胃癌治疗指南》临床问题解读［J］. 中国实用外科杂志，2019，39（01）：53-69＋84.

［21］Japanese Gastric Cancer A. Japanese classification of gastric carcinoma：3rd English edition［J］. Gastric Cancer，2011，14（2）：101-112.

［22］Cardoso R，Coburn NG，Seevaratnam R，et al. A systematic review of patient surveillance after curative gastrectomy for gastric cancer：a brief review［J］. Gastric Cancer，2012，15（suppl 1）：S164-167.

［23］袁玉杰，马晋平. 胃癌术后标本的规范化处理［J］. 消化肿瘤杂志（电子版），2018，10（02）：66-70.

［24］Li Z，Ao S，Bu Z，et al.Clinical study of harvesting lymph nodes with carbon nanoparticles in advanced gastric cancer：a prospective randomized trial［J］.World J Surg Oncol，2016，14：88.

［25］日本胃癌学会. 胃癌取扱い規約（第15版）［M］. 东京：金原出版株式会社，2017：6-23.

［26］Watson RWG，Kay EW，Smith D. Integrating biobanks：addressing the practical and ethical issues to deliver a valuable tool for cancer research. Nat Rev Cancer，2010，10（9）：646-651.

［27］李元方，周志伟.临床数据库在胃癌精准医学实施中的地位及其规范化管理［J］.中华胃肠外科杂志，2016，19（02）：132-137.

［28］葛莲英，杨春，贺海平，等.肿瘤组织标本库的创建和管理方法探索［J］.现代肿瘤医学，2010，18（11）：2097-2099. DOI：10.3969/j.issn.1672-4992.2010.11.05.

［29］Cristiano Ribeiro Viana, et al. "The interference of cold ischemia time in the quality of total RNA from frozen tumor samples." Cell and Tissue Banking, 2013. doi：10.1007/s10561-012-9313-5.

［30］朱煜，陈新华，李婷婷，等.胃癌 D2 淋巴结清扫术后标本淋巴结分拣的经验分享［J］.中华胃肠外科杂志，2019，22（8）：796-800. DOI：10.3760/cma.j.issn.1671?0274.2019.08.018.

药物治疗进展

一、早期和局部进展期胃癌靶向及免疫治疗进展

基于 MAGIC、CLASSIC、RESOLVE 等多项随机对照临床的试验结果，胃癌围手术期化疗的理念已达成共识，这种治疗模式可使肿瘤降期、提高根治切除机会和改善整体生存。近年来，随着新型分子靶向药物和免疫检查点抑制剂相继问世，临床实践中围手术期治疗方案的选择面临更多挑战。人们已日益关注传统化疗与分子靶向或免疫药物的联合方案用于胃癌围手术期治疗的临床研究与探索。本部分将对过去早期和局部进展期胃癌靶向和免疫治疗领域的重要临床研究以及目前国内正在开展的研究进行简单梳理。

（一）胃癌围手术期靶向治疗

PETRARCA 研究结果显示，对于 HER2 阳性的局部进展期胃 / 食管胃结合部腺癌，曲妥珠单抗联合帕妥珠单抗及 FLOT 方案（多西他赛，奥沙利铂和 5- 氟尿嘧啶）组的病理完全缓解（pathological complete response，pCR）率明显高于单用 FLOT 方案组（35% vs. 12%，$P = 0.02$），达到了主要研究终点，但遗憾的是未能转化为患者的生存获益。RAMSES/FLOT7 研究共纳入 180 例 HER2 阴性的胃癌患者并随机分组，分别接受 4 个周期术前和术后的 FLOT 方案（A 组），或 FLOT 方案联合雷莫芦单抗治疗，随后序贯 16 个周期雷莫芦单抗（B 组）。研究结果显示，围手术期联用雷莫芦单抗成功提高了 R0 切除率（B 组 vs. A 组：97% vs. 83%，$P = 0.0049$）。但遗憾的是，未观察到主要终点 pCR 率

的提高（27% vs. 30%）。结合 PETRARCA 和 FLOT7 研究结果，在 FLOT 方案基础上联合靶向治疗可能带来 pCR 率的获益。尽管 R0 切除率和 pCR 率可能与患者预后有关，但联合靶向治疗是否能转化为患者最终的生存获益尚无明确证据。

阿帕替尼联合 FLOT 方案围手术期治疗进展期胃癌的临床研究（辽宁省肿瘤医院）为前瞻、非随机、对照、Ⅲ期研究。计划纳入 230 例局部进展期胃癌患者。入组的受试者按照 1：1 分为实验组（阿帕替尼联合 FLOT）或对照组（FLOT）治疗，主要研究终点为 R0 切除率，研究正在进行之中。另外一项阿帕替尼联合 FLOT 方案用于局部进展期胃癌新辅助治疗临床研究（河南省肿瘤医院）纳入 75 例局部进展期胃癌患者，分为两组，FLOT 组共 44 例，阿帕替尼联合 FLOT 组共 31 例。研究结果表明，FLOT 组和阿帕替尼联合 FLOT 组的客观缓解率分别为 50.00% 和 80.65%（$P = 0.008$）。两组在新辅助治疗后 cTNM 分期（$P = 0.525$）、R0 率（$P = 0.397$）、肿瘤消退程度（$P = 0.397$）、治疗后病理 TNM 分期（$P = 0.180$）方面差异均无统计学意义。

其他国内探索靶向联合化疗用于局部进展期胃癌新辅助治疗的研究均为单臂Ⅱ期临床研究。Ahead-G329 是一项前瞻性、单臂、单中心Ⅱ期临床研究，共纳入 29 例可手术的局部进展期胃癌患者，采用阿帕替尼联合 SOX 方案新辅助治疗。新辅助治疗后 MPR（主要病理缓解）率为 37.9%。LAGC 研究共纳入 48 例初治的胃腺癌 cT2 ～ 4aN ＋ M0，采用 2 ～ 5 周期 SOX 联合阿帕替尼新辅助治疗。研究结果显示，R0 切除率为 75.0%（36/48）。病理缓解率和影像学缓解率分别为 54.2%（26/48）

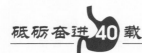

和 75%（36/48）。

（二）胃癌围手术期免疫治疗

随着胃癌分子分型研究的不断深入，免疫药物的不断研发，免疫治疗在胃癌围手术期中的应用也在不断突破。

Checkmate 577 研究是一个全球、Ⅲ期、随机、双盲、安慰剂对照的临床研究，探索新辅助放化疗的食管癌或食管胃结合部癌切除术后接受纳武利尤单抗辅助治疗的疗效。与安慰剂相比，纳武利尤单抗显著提高了中位无病生存，复发或死亡风险降低了 31%。

胃癌围手术期免疫联合化疗或放化疗的 Ⅱ 期临床研究也在不断探索之中。联合化疗三药方案为紫杉类、铂类和氟尿嘧啶类药物，两药方案则为奥沙利铂联合氟尿嘧啶类药物。特瑞普利单抗联合 FLOT 方案治疗可切除胃 / 食管胃结合部（GEJ）腺癌患者的 Ⅱ 期研究（NCT04354662）共入组 28 例患者，7 例（25%）患者获得 pCR（TRG1a），12 例（42.9%）患者获得了 MPR（TRG1a/b）。信迪利单抗联合 FLOT 方案新辅助治疗胃癌或食管胃结合部腺癌的 Ⅱ 期研究（NCT04341857）的 pCR 率为 3/17（17.6%），10/17（58.8%）例患者达到 MPR。化疗方案为两药方案包括信迪利单抗联合 CapeOx 方案（奥沙利铂和卡培他滨）（NCT04065282）和卡瑞利珠单抗联合 FOLFOX 方案（奥沙利铂和 5-氟尿嘧啶）（NCT03939962），pCR 率分别为 23.1%（6/26）和 25%（7/28），MPR 率分别为 53.8%（14/26）和 42.9%（12/28）。胃癌免疫联合放化疗的 Ⅱ 期临床研究有两项，卡瑞利珠单抗联合放化疗的方案（NCT03631615）在 36 例局部进展期胃癌患者中可达到 33.3% 的 pCR 率，MPR 率为 41.7%。信迪利单抗联合同步放化疗（cCRT）治疗局部晚期胃（G）或食管胃结合部（GEJ）腺癌（ChiCTR1900024428）的方案 R0 切除率为 94.7%（18/19）。8 例（42.1%）病理降期为 pT0；12 例（63.2%）病理降期为 pN0。由于随访时间较短，上述研究中位无病生存（DFS）和总生存（OS）数据尚未成熟。

基于小样本 Ⅱ 期研究的初步研究结果，目前

包括 KEYNOTE-585 Ⅲ 期、ATTRACTION-05 Ⅲ 期及 MATTERHORN 研究在内的临床随机对照研究正在进行之中。KEYNOTE-585 研究是可切除胃 /GEJ 腺癌围手术期比较帕博利珠单抗联合化疗对比化疗的全球、多中心、随机、双盲Ⅲ期研究。ATTRACTION-05 研究是对比纳武利尤单抗联合化疗与单纯化疗新辅助治疗可切除的胃和 GEJ 癌的随机、多中心、双盲、安慰剂对照Ⅲ期研究。MATTERHORN 是一项多中心（包括 20 个国家和地区）、全球、Ⅲ期、随机、双盲、安慰剂对照研究，旨在评估可切除胃癌 /GEJ 癌患者度伐利尤单抗联合 FLOT 方案化疗的新辅助-辅助治疗。我国目前正在开展的 HLX10-GC 临床研究纳入细胞程序性死亡配体 1 联合阳性分数（PD-L1CPS）≥ 5 分的局部进展期胃癌患者接受新辅助化疗联合 PD1 单抗 / 安慰剂后进行手术，术后进行 PD1 单抗或联合化疗的对照研究，目前入组过半，也期待精准筛选患者可提高生存获益。

（三）胃癌围手术期靶向联合免疫治疗

DRAGON-IV/Ahead-208 为一项多中心、随机、开放、平行对照研究，研究预计纳入 258 例未接受过治疗的临床分期为 T3 ～ 4aN ＋ M0 的可切除局部进展期胃、食管胃结合部腺癌患者，1 : 1 : 1 随机分为 SOX 方案（奥沙利铂和替吉奥）联合阿帕替尼组、SOX 联合卡瑞利珠单抗和阿帕替尼组以及 SOX 组。

卡瑞利珠单抗、阿帕替尼、替吉奥和奥沙利铂新辅助或转化治疗局部晚期 cT4a/bN ＋胃癌的前瞻性、Ⅱ期、单臂研究（NCT03878472）评估免疫治疗、抗血管生成和化疗联合新辅助 / 转化的可行性、安全性和有效性，RR：33.3%（8/24），pCR 率：16.7%（3/18），MPR 率：27.8%（5/18）。

同晚期胃癌一样，未来围手术期胃癌治疗领域的研究将继续致力于对获益人群的精准筛选。综合不同 T 或 N 分期，以及基因分子表达特征给予精准的胃癌围手术期治疗将是未来临床研究设计的趋势。

（刘天舒）

参考文献

［1］AL-Batran S E, Haag G M, Ettrich T J, et al. 1421MO Final results and subgroup analysis of the PETRARCA randomized phase Ⅱ AIO trial: Perioperative trastuzumab and pertuzumab in combination with FLOT versus FLOT alone for HER2 positive resectable esophagogastric adenocarcinoma［J］. Ann Oncol, 2020, 31: S899.

［2］Al-Batran S E, Hofheinz R D, Schmalenberg H, et al. Perioperative ramucirumab in combination with FLOT versus FLOT alone for resectable esophagogastric adenocarcinoma（RAMSES/FLOT7）: Results of the phase Ⅱ-portion—A multicenter, randomized phase Ⅱ/Ⅲ trial of the German AIO and Italian GOIM［J］. Journal of Clinical Oncology, 2020, Abstract 4501.

［3］Jun Zhang. A prospective, multicenter, non-randomized, controlled trial of Apatinib plus perioperative chemotherapy with FLOT protocol and surgery for the treatment of stage Ⅲ gastric cancer. ESMO, 2020, E-POSTER 1434.

［4］Yonglei Zhang. Perioperative Safety and Effectiveness of Neoadjuvant Therapy with Fluorouracil, Leucovorin, Oxaliplatin, and Docetaxel Plus Apatinib in Locally Advanced Gastric Cancer J Gastrointest Oncol, 2021, 12（4）: 1416-1427.

［5］Zheng Y. Effect of apatinib plus neoadjuvant chemotherapy followed by resection on pathologic response in patients with locally advanced gastric adenocarcinoma: A single-arm, open-label, phase Ⅱ trial. Eur J Cancer, 2020, 130: 12-19.

［6］Jian-Xian L. Effectiveness and Safety of Apatinib Plus Chemotherapy as Neoadjuvant Treatment for Locally Advanced Gastric Cancer: A Nonrandomized Controlled Trial. JAMA Network Open, 2021, 4（7）: e2116240.

［7］Kelly R J, Ajani J A, Kuzdzal J, et al. Adjuvant nivolumab in resected esophageal or gastroesophageal junction cancer［J］. New England Journal of Medicine, 2021, 384（13）: 1191-1203.

［8］Li H, Deng J, Ge S, et al. Phase Ⅱ study of perioperative toripalimab in combination with FLOT in patients with locally advanced resectable gastric/gastroesophageal junction（GEJ）adenocarcinoma［J］. Journal of Clinical Oncology, 2021, Abstract 4050.

［9］Li N, Li Z, Fu Q, et al. Phase Ⅱ study of sintilimab combined with FLOT regimen for neoadjuvant treatment of gastric or gastroesophageal junction（GEJ）adenocarcinoma［J］. Journal of Clinical Oncology, 2021, Abstract 216.

［10］Alcindor T, Opu T, Elkrief A, et al. Phase Ⅱ trial of perioperative chemotherapy ＋ avelumab in locally advanced gastroesophageal adenocarcinoma: Preliminary results［J］. Journal of Clinical Oncology, 2021, Abstract 4046.

［11］Jiang H, Yu X, Kong M, et al. Sintilimab plus oxaliplatin/capecitabine（CapeOx）as neoadjuvant therapy in patients with locally advanced, resectable gastric（G）/esophagogastric junction（GEJ）adenocarcinoma［J］. Journal of Clinical Oncology, 2021, Abstract 211.

［12］Liu Y, Han G, Li H, et al. Camrelizumab combined with FLOFOX as neoadjuvant therapy for resectable locally advanced gastric and gastroesophageal junction adenocarcinoma: Updated results of efficacy and safety［J］. Journal of Clinical Oncology, 2021, Abstract 4036.

［13］Tang ZQ, Wang Y, Liu D, et al. 1385P Phase Ⅱ study of neoadjuvant camrelizumab combined with chemoradiation for locally advanced proximal gastric cancer（Neo-PLANET, NCT03631615）［J］. Annals of Oncology, 2021, 32: S1049.

［14］Wei J, Lu X, Liu Q, et al. SHARED: Efficacy and safety of sintilimab in combination with concurrent chemoradiotherapy（cCRT）in patients with locally advanced gastric（G）or gastroesophageal junction（GEJ）adenocarcinoma［J］. Journal of Clinical Oncology, 2021, Abstract 4040.

［15］Li S, Yu W, Xie F, et al. A prospective, phase Ⅱ, single-arm study of neoadjuvant/conversion therapy with camrelizumab, apatinib, S-1±oxaliplatin for locally advanced cT4a/bN ＋ gastric cancer［J］. Journal of Clinical Oncology, 2021, Abstract 4061.

［16］Bang Y J, Van Cutsem E, Fuchs C S, et al. KEYNOTE-585: Phase Ⅲ study of perioperative chemotherapy with or without pembrolizumab for gastric cancer［J］. Future Oncology, 2019, 15（9）: 943-952.

［17］Terashima M, Kim Y W, Yeh T S, et al. ATTRACTION-05（ONO-4538-38/BMS CA209844）: a randomized, multicenter, double-blind, placebo-controlled Phase 3 study of Nivolumab（Nivo）in combination with adjuvant chemotherapy in pStage Ⅲ gastric and esophagogastric junction（G/EGJ）cancer［J］. Annals of Oncology, 2017, 28: v266-v267.

［18］Janjigian Y Y, Van Cutsem E, Muro K, et al. MATTERHORN: Efficacy and safety of neoadjuvant-adjuvant durvalumab and FLOT chemotherapy in resectable gastric and gastroesophageal junction cancer-A randomized, double-blind, placebo-controlled, phase 3 study［J］. Journal of Clinical Oncology, 2021, Abstract TPS4151.

二、围手术期治疗

（一）CLASSIC 研究

CLASSIC 是一项Ⅲ期、随机、开放标签的研究，是为了比较卡培他滨加奥沙利铂对Ⅱ期或Ⅲ期胃癌患者 D2 胃切除术后的观察效果。该研究在中国（包括中国台湾）、韩国的 35 个癌症中心、医疗中心和医院进行。采用随机区组设计，按国家和疾病阶段进行分层。术后病理分期为Ⅱ～ⅢB 的胃癌患者接受 D2 胃切除术后被随机分配到手术后接受辅助化疗组和观察组。辅助化疗组采用卡培他滨和奥沙利铂 6 个月方案（奥沙利铂 130 mg/m² d1，卡培他滨 1000 mg/m² d1～14，每 3 周重复）。主要终点是 3 年无病生存率，次要研究终点是总生存率。该研究在 ClinicalTrials.gov 网站注册，注册号为 NCT00411229。

研究共纳入 1035 例患者，其中 520 例随机分配给予卡培他滨和奥沙利铂辅助治疗，515 例进行观察。2012 年首先在 Lancet 报告研究结果。辅助化疗组中位随访时间为 34.2 个月（25.4～41.7），观察组中位随访时间为 34.3 个月（25.6～41.9）。辅助化疗组 3 年无病生存率为 74%（95% CI 69～79），观察组为 59%（53%～64%）（风险比 0.56，95% CI 0.44～0.72；P ＜ 0.0001）。辅助化疗组的 496 例患者中有 279 例（56%）报告了 3 或 4 级不良事件，观察组的 478 例患者中有 30 例（6%）报告了 3 或 4 级不良事件。辅助化疗组中最常见的不良事件是恶心（n ＝ 326）、中性粒细胞减少（n ＝ 300）和食欲下降（n ＝ 294）。2014 年 Lancet Oncol 杂志报告了其 5 年随访结果。意向治疗人群中该分析的中位随访时间为 62.4 个月（IQR 54～70）。辅助化疗组有 139 例（27%）患者出现无病生存事件，观察组有 203 例（39%）患者出现无病生存事件

［分层危险比（HR）0.58，95% CI 0.47～0.72；P ＜ 0.0001］。辅助化疗组的 5 年无病生存率为 68%（95% CI 63～73），而观察组的 5 年无病生存率为 53%（47%～58%）。截至临床截止日期，辅助化疗组死亡 103 例（20%），而观察组死亡 141 例（27%）（分层 HR 0.66，95% CI 0.51～0.85；P ＝ 0.0015）。辅助化疗组的 5 年总生存率为 78%（95% CI 74～82%），而观察组为 69%（64%～73%）。结果显示可手术的Ⅱ期或Ⅲ期胃癌患者 D2 胃切除术后应考虑卡培他滨＋奥沙利铂辅助治疗。

CLASSIC 研究中国研究组中国亚组于 2006 年 6 月至 2009 年 6 月期间共在中国大陆招募了 100 例胃癌 D2 根治术后患者，并以 1:1 的比例完全随机分配至 XELOX 组（术后口服卡培他滨联合静脉滴注奥沙利铂方案化疗）或对照组（单纯手术治疗），观察两组患者术后 3 年无病生存及总生存情况。结果截至 2012 年 11 月 22 日，中国亚组分析结果显示，XELOX 组和对照组 3 年无病生存率分别为 78% 和 56%，XELOX 组的复发风险比对照组降低了 59%（HR ＝ 0.41，95%CI：0.200.85，P ＝ 0.013）；3 年总生存率分别为 78% 和 66%，但差异并无统计学意义（HR ＝ 0.55，95%CI：0.261.16，P ＝ 0.110）。结论是胃癌 D2 根治术后辅以 XELOX 方案化疗可明显改善中国患者的预后。研究组由北京大学肿瘤医院季加孚作为中国区 PI，天津医科大学附属肿瘤医院胃部肿瘤科梁寒、中山大学附属肿瘤医院肿瘤外科詹友庆、中国医科大学附属第一医院肿瘤内科刘云鹏、中山大学附属第一医院胃肠胰外科何裕隆、北京大学人民医院胃肠外科叶颖江、复旦大学中山医院普通外科孙益红、福建医科大学附属协和医院肿瘤外科黄昌明、上海交通大学医学院附属瑞金医院普通外科燕敏和复旦大学肿瘤医院胃及软组织外科师英强教授参加。

主要结果：

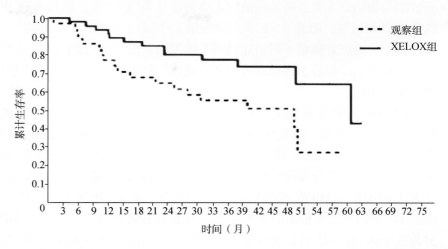

CLASSIC 研究中国亚组患者 XELOX
组与对照组无疾病生存曲线的比较

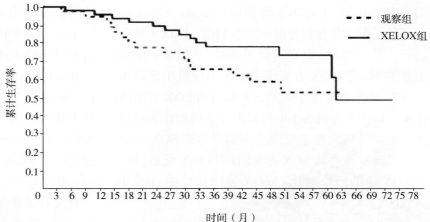

CLASSIC 研究中国亚组患者 XELOX
组与对照组总体生存曲线的比较

（武爱文）

参考文献

[1] Bang YJ，Kim YW，Yang HK，et al；CLASSIC trial investigators. Adjuvant capecitabine and oxaliplatin for gastric cancer after D2 gastrectomy（CLASSIC）：a phase 3 open-label，randomised controlled trial.Lancet，2012，379（9813）：315-321.

[2] Noh SH，Park SR，Yang HK，et al；CLASSIC trial investigators.Adjuvant capecitabine plus oxaliplatin for gastric cancer after D2 gastrectomy（CLASSIC）：5-year follow-up of an open-label，randomised phase 3 trial.Lancet Oncol，2014，15（12）：1389-1396.

[3] 季加孚，梁寒，詹友庆，等. CLASSIC 研究（胃癌 D2 切除术后 XELOX 辅助化疗）中国亚组报告. 中华胃肠外科杂志，2014，17（2）：133-138.

（二）RESOLVE 研究

手术治疗为局部进展期胃癌治疗的主要手段，有效的药物治疗可达到降低肿瘤分期、提高 R0 切除率、延长患者生存时间的效果，围手术期药物治疗成为局部进展期胃癌治疗的新模式。MAGIC、FLOT 等研究奠定了胃癌围手术期治疗的基础，但以上研究均基于欧洲人群。亚洲人群围手术期治疗疗效、新辅助治疗是否适用于 D2 手术、围手术期有效的药物治疗方案、新辅助治疗人群的选择等问题仍未得到回答，RESOLVE 系列研究纳入中国局部进展期胃癌患者探索不同治疗模式下的围手术期最佳治疗方案以回答上述局部进展期胃癌治疗的重点和难点问题。

RESOLVE 研究是一项开放标签的 III 期随机对照多中心临床研究，研究最终纳入了来自中国 27 个中心的 1022 名患者。研究对象均为由病理科证实的胃/食管胃结合部腺癌患者，纳入患者的临床分期为 cT4aN + M0 或 cT4bNanyM0。患者接受标准的 D2 根治术，并根据围手术期治疗方案的不同分为三个队列：345 名患者接受了手术联合卡培他滨＋奥沙利铂（CapOx）辅助治疗方案，340 名患者接受了手术联合替吉奥＋奥沙利铂（SOX）辅助治疗方案，337 名患者接受了 SOX 方案围手术期治疗方案，在 SOX 方案围手术期治疗组中患者术前应用 SOX 治疗 3 个周期，术后应用 SOX 方案治疗 5 个周期并序贯 S-1 单药口服 3 个周期作为辅助治疗方案。研究的主要终点为围手术期 SOX 方案治疗对比单纯术后 SOX 方案治疗的 DFS 优效性以及 SOX 辅助治疗对比 CapOX 辅助治疗的 DFS 非劣效性。

经中位 40.6 个月时间的随访，在意向治疗分析（intention to treatment，ITT）人群中共观察到 436 例终点事件。在 CapOx 辅助治疗组中，3 年的 DFS 率为 51.1%，SOX 辅助治疗组的 3 年 DFS 率为 56.5%，SOX 方案围手术期治疗组中 3 年 DFS 率为 59.4%。SOX 辅助治疗组对比 CapOx 辅助治疗组 DFS 达到预先设定的非劣效性（HR = 0.86，95% CI：0.68～1.07；Wald P = 0.17）（HR 上限 1.33）。SOX 方案围手术期治疗组对比 CapOx 辅助治疗组 DFS 显著延长（HR = 0.76，95% CI：59～0.98；P = 0.027）。SOX 方案围手术期治疗组患者 R0 切除率为 93%，显著高于 CapOx 或 SOX 辅助治疗组。在 SOX 辅助治疗组患者中 5.6% 达到病理完全缓解。CapOx 辅助治疗组、SOX 辅助治疗组以及 SOX 方案围手术期治疗组的 3 级及以上不良反应发生率分别为 17%、19% 和 21%。骨髓抑制为最常见的 3 级不良反应，整体治疗安全可耐受。

RESOLVE 研究成功在中国人群中证实了 SOX

方案围手术期治疗在降低肿瘤分期、提高 R0 切除率、延长 DFS 中的作用。虽然 MAGIC 研究以及 FLOT 研究均证实了围手术期治疗的地位和作用，但以上研究只纳入 cT2 及以上，或淋巴结阳性的局部进展期胃癌患者，究竟何种临床分期应进行新辅助治疗仍有待商榷，尤其在东西方之间存在一定差异。RESOLVE 研究证实了在临床分期更晚的部分亚洲胃癌患者中术前药物治疗可达到较好的肿瘤降期以及转化治疗的目的，为临床实践提供新的依据。而在辅助治疗中，CLASSIC 研究证实相比于单纯手术治疗，手术联合 CapOx 方案辅助治疗可显著延长 3 年 DFS（74% vs. 59%，HR = 0.56，95% CI：0.44～0.72；P < 0.0001）。S-1 为胃癌中常见的另一种口服氟尿嘧啶类药物，ACTS-GC 研究证实术后单药 S-1 口服 1 年，对比单纯手术治疗可显著延长 DFS（HR = 0.62，95% CI：0.50～0.77；P < 0.001）和 OS（HR = 0.68，95% CI：0.52～0.87；P = 0.03）。CapOx 方案和 SOX 方案在胃癌姑息治疗中展现出类似的疗效，在辅助治疗中 RESOLVE 研究也证实了两者间的非劣效性，为局部进展期胃癌患者的术后辅助治疗提供新的依据。

在胃癌一线治疗中，部分体力状态好、肿瘤负荷较大的患者可接受氟尿嘧啶类、铂类和紫杉醇类药物的三药联合方案治疗。局部进展期胃癌患者体力状态相对较好，在 RESOLVE 研究已证实 SOX 方案新辅助治疗优效性的前提下，如何选择更好的新辅助治疗方案成为后续临床实践的关键问题。FLOT、MAGIC 研究提供了三药联合作为新辅助化疗的临床依据，RESOLVE 研究为两药联合方案围手术期治疗提供证据，但在临床分期较晚的患者中究竟选择两药治疗还是三药治疗新辅助化疗仍需进一步通过临床试验得到回答。RESLOVE2 研究即为回答以上问题而设计产生的。

RESOLVE2 研究是一项随机对照的 II / III 期临床研究，拟在局部进展期（AJCC 第 8 版胃癌分期 c III / IV a 期）胃腺癌患者中，对比特瑞普利单抗联合多西他赛/奥沙利铂/替吉奥胶囊（DOS）方案进行新辅助化疗后行 D2 根治术的病理缓解率（pCR%）和特瑞普利单抗联合奥沙利铂/替吉奥胶囊（SOX）方案新辅助化疗后行 D2 根治术的病理缓解率。患者将按照 1 : 1 的比例随机分配到 DOS 方案围手术期治疗组和 SOX 方案围手术期治疗组。在三药新辅助治疗组中患者首先接受 4 周期的 DOS 方案（2 周方案）化疗，然后接受 D2 胃癌根治术，术后 8 周内继续 4 周期 DOS 方案化疗；SOX 方案治疗组将在手术前接受 3 周期的 SOX 方案（3 周方案）化疗，术后继续完成 3 周期 SOX 方案化疗。根据肿瘤分期、Lauren 分型等因素对 OS 和 DFS 进行 Cox 回归模型分析。研究将根据以 pCR 率作为主要研究终点的 II 期试验数据决定是否进行后续以 DFS/OS 作为主要研究终点的 III 期临床试验。目前临床试验正在招募患者中。

伴随 Checkmate-649 研究结果的发布，免疫治疗在胃癌一线治疗中获得成功，而 PD-1/PD-L1 抑制剂联合化疗在新辅助治疗中的地位和作用仍需要进一步得到确认，在局部进展期胃癌围手术期治疗中，与免疫治疗正确的联合方式还需要后续更多的探索。RESOLVE 系列研究也将更进一步关注 PD-1 抑制剂与不同化疗药物抑或靶向治疗联合的有效性和安全性，并且更加精准地选择适合采用新辅助治疗的人群，结合有效的影像学、病理学、多组学测序等方法更加深入地揭示治疗前后肿瘤微环境的动态变化，为局部进展期胃癌患者提供更为精准的治疗。

（张小田　沈琳）

参考文献

[1] Cunningham D，Allum WH，Stenning SP，et al. Perioperative chemotherapy versus surgery alone for resectable gastroesophageal cancer. N Engl J Med，2006，355（1）：11-20.

[2] Al-Batran SE，Homann N，Pauligk C，et al. Perioperative chemotherapy with fluorouracil plus leucovorin，oxaliplatin，and docetaxel versus fluorouracil or capecitabine plus cisplatin and epirubicin for locally advanced，resectable gastric or gastro-oesophageal junction adenocarcinoma（FLOT4）：a randomised，phase 2/3 trial. Lancet Oncol，2016，17（12）：1697-1708.

[3] Zhang X，Liang H，Li Z，et al. Perioperative or postoperative adjuvant oxaliplatin with S-1 versus adjuvant oxaliplatin with capecitabine in patients with locally advanced gastric or gastro-oesophageal junction adenocarcinoma undergoing D2 gastrectomy（RESOLVE）：an open-label，superiority and non-inferiority，phase 3 randomised controlled trial. Lancet Oncol，2021，22（8）：1081-1082.

[4] Janjigian YY，Shitara K，Moehler M，et al. First-line nivolumab plus chemotherapy versus chemotherapy alone for advanced gastric，gastro-oesophageal junction，and oesophageal adenocarcinoma（CheckMate 649）：a randomised，open-label，phase 3 trial. Lancet，2021，398（10294）：27-40.

（三）RESONANCE 研究

RESONANCE 研究，即进展期胃癌患者应用替吉奥胶囊联合注射用奥沙利铂（SOX）方案行新辅助化疗的全国多中心随机对照研究。比较 SOX 方案新辅助化疗和辅助化疗的疗效和安全性。RESONANCE 研究由解放军总医院普通外科医学部胃部外科牵头作为总 PI，共有来自全国 19 家医学中心参加，包括解放军总医院、江苏省人民医院、北京大学肿瘤医院、辽宁省肿瘤医院、北京大学人民医院、北京友谊医院、首都医科大学宣武医院、天津医科大学肿瘤医院、青岛大学医学院附属医院、上海市中山医院、温州医科大学附属第二医院、南京军区总医院、北京大学第一医院、北京医院、哈尔滨医科大学附属第二医院、大连医科大学附属医院、中山大学附属第一医院、广州医学院附属肿瘤医院和福州军区总医院。RESONANCE 研究纳入了临床分期为 II 期和 III 期的胃腺癌或食管胃结合部腺癌患者，将其随机分为辅助化疗组和新辅助化疗组。辅助化疗组患者先接受手术治疗，术后进行 8 周期的 SOX 方案化疗；新辅助化疗组先行 2～4 周期的 SOX 方案化疗，然后进行手术，术后再进行 4～6 周期总计围手术期 8 周期的 SOX 方案化疗。研究的主要终点是 3 年无病生存期，次要终点是 5 年总生存期、D2 手术率、R0 切除率及安全性等。早期结果显示，SOX 方案新辅助化疗不良反应可接受，较安全且可被较好耐受；SOX 方案新辅助化疗未对手术产生明显不良影响，并未增加术后并发症，具有良好的反应率和降期率；相较于辅助化疗组，可显著提高 R0 切除率；亚组分析显示，在临床分期为 Ⅲ 期的患者中，新辅助化疗组和辅助化疗组的 R0 切除率具有显著性差异。

自 2012 年 9 月研究正式启动后，RESONANCE 研究得到了中国抗癌协会胃癌专业委员会、中国医师协会外科医师分会、中国研究型医院学会等学术平台和业内专家以及各参研中心的大力支持和帮助。至 2019 年 7 月，完成研究入组，共入组患者 772 例。其间，RESONANCE 研究团队的全体参研中心多次在国际顶级学术会议上共同发出胃癌新辅助化疗的中国之声——阶段性结果在 2017 年、2018 年和 2019 年的欧洲肿瘤内科学会（ESMO）年会、日本胃癌学会（JGCA）年会上进行了报告；2020 年 1 月，在美国临床肿瘤学会 ASCO-GI 大会口头报告早期结果。通过这些国际会议的交流，RESONANCE 研究团队共同在国际舞台上展示了中国胃癌新辅助化疗的研究成绩。RESONANCE 研究将于 2022 年下半年完成所有随访，并公布生存结果。

在 RESONANCE 研究的基础上，为了探索术前新辅助化疗最佳时长问题，又设计了 RESONANCE-Ⅱ 研究。该研究纳入临床分期为 Ⅲ 期的胃腺癌或食管胃结合部腺癌的患者，行 3 周期 SOX 方案化疗后进行疗效评估，评估为 SD 或 PD 的患者排除，评估为完全缓解（CR）或部分缓解（PR）的患者被随机分为 6 周期组（研究组）和 3 周期组（对照组），6 周期组患者再行 3 周期 SOX 方案化疗后接受手术，3 周期组患者直接接受手术。研究的主要终点为病理完全缓解（pCR）率，次要终点为 R0 切除率、3 年无病生存期、5 年总生存期等，预计共纳入 524 例患者。RESONANCE-Ⅱ 研究经过全国多学科专家多次讨论，形成最终研究设计。2019 年 10 月召开启动会，参与 RESONANCE 研

究的中心继续参与；同时，还有新的中心加入到 RESONANCE 研究团队中。目前有来自韩国的高丽大学医学中心和中国的 29 家医学中心共 30 家单位参与，包括解放军总医院、天津医科大学总医院、中国医学科学院肿瘤医院、吉林大学中日联谊医院、温州医科大学附属第二医院、辽宁省肿瘤医院、中山大学附属第一医院、北京大学肿瘤医院、南京医科大学第一附属医院、复旦大学附属中山医院、首都医科大学附属北京宣武医院、吉林大学白求恩第一医院、河北医科大学第四医院、首都医科大学附属北京友谊医院、山西省肿瘤医院、浙江大学医学院附属邵逸夫医院、天津医科大学肿瘤医院、中国医科大学附属第一医院、福建省肿瘤医院、复旦大学附属肿瘤医院、四川大学华西医院、哈尔滨医科大学附属肿瘤医院、大连医科大学附属第一医院、东部战区总医院、南方医科大学南方医院、江苏省肿瘤医院、青岛大学附属医院、北京大学人民医院和北京大学第一医院。2020 年 10 月，该研究正式启动入组。2020 年 12 月，首例受试者在解放军总医院预入组；2021 年 2 月，首例受试者在解放军总医院正式入组。目前，研究入组平稳持续推进中。

RESONANCE 系列研究围绕进展期胃癌的新辅助化疗而开展，未来将继续解答胃癌新辅助化疗领域悬而未决的问题。在全体参研中心的共同努力下，期待 RESONANCE 系列研究能够为进展期胃癌围手术期治疗带来更多循证医学证据，提高中国乃至全球胃癌诊治疗效。

（王鑫鑫　谢天宇）

（四）围手术期化疗

手术是目前唯一可能治愈胃癌的治疗手段，D2 根治术是进展期胃癌的标准术式。但即使施行了规范的胃癌根治手术，仍有超过 50% 的患者术后出现复发和转移，最终导致不良预后。随着胃癌化疗、靶向、免疫治疗药物不断推陈出新以及相关临床研究的开展，胃癌的治疗模式已从单一手术模式逐渐向以手术为主的综合治疗模式转变。40 年来，局部进展期胃癌的术后辅助化疗和术前的新辅助治疗获得长足的发展。

1. 胃癌的辅助治疗

随着新型化疗药物的相继问世，胃癌术后辅助化疗的临床研究和应用也获得不断发展。20世纪60年代，为消除手术中残余肿瘤或术后复发，胃癌术后辅助化疗的研究以氟尿嘧啶类单药为主，如噻替哌（TEPA）、氟苷（FUDR）、5-FU等。1977年，湖北医学院附属第二医院肿瘤科报道44例胃癌术后辅助氟尿嘧啶化疗，并与69例单纯手术组作比较，辅助化疗组的5年生存率为50%，单纯手术组为21%。20世纪70年代，全国胃癌协作组分析我国11 734例胃癌的疗效指出，胃癌根治性切除后辅助化疗的疗效较单纯手术者为佳；但由于毒性高和疗效不佳等原因，随后的研究着重于应用氟尿嘧啶药物的基础上联合其他药物，进行两药或三药的化疗组合。1978年全国胃癌协作组设计了丝裂霉素＋氟尿嘧啶＋喜树碱或环磷酰胺＋氟尿嘧啶＋喜树碱等两个化疗方案，供全国协作进行前瞻性研究。1987年，福建医学院附属协和医院报道了进展期胃癌单纯手术治疗与术后辅助FMC化疗［5-氟尿嘧啶（5-Fu）、丝裂霉素（MMC）、阿糖胞苷（Ara-C）］的远期疗效比较，结果表明对于Ⅲ期胃癌患者，术后辅助FMC方案较单纯手术5年生存率提高了27.8%。1990年，哈尔滨医科大学肿瘤医院对170例胃癌患者进行了不同化疗方案FMV［5-Fu＋MMC＋长春新碱（VCR）］、FMC（5-Fu＋MMC＋Ara-C）、FAM［5-Fu＋阿霉素（ADM）＋MMC］的术后辅助化疗研究，结果表明根治术后化疗的Ⅱ、Ⅲ、Ⅳ各期患者的5年生存率较对照组提高10.8%～26.9%。1994年，福建省肿瘤医院采用FM（5-Fu＋MMC）方案，对术后辅助治疗与单纯手术治疗的进展期胃癌患者远期生存进行观察研究，结果提示术后辅助化疗方案较单纯手术治疗的1～5年生存率有显著提高（10%～20.7%）。1996年，中国医科大学肿瘤研究所对进展期胃癌根治术后MMC＋FT207（替加氟）辅助化疗的生存期、生存率进行了观察研究，结果发现MMC＋FT207方案比单纯手术组5年生存率提高14.5%。解放军八一医院肿瘤中心内科报道其在20世纪90年代初，已经开始将羟基喜树碱HCPT与拓扑异构酶Ⅱ抑制剂VP-16联合5-FU/CF（HELF方案）用于胃癌术后辅助治疗，

通过拓扑异构酶Ⅰ和Ⅱ抑制剂的协同效应，加强肿瘤杀灭作用，术后化疗组与对照组的5年生存率统计学差异具有显著意义。鉴于当时国内临床研究的局限性，在胃癌辅助化疗方面尚无大样本的随机对照研究。

进入21世纪后，新型化疗药物奥沙利铂应用于临床，使得术后辅助化疗展示出较高的优越性。2006年，华中科技大学同济医院报道奥沙利铂联合5-Fu/LV（FOLFOX）方案进行进展期胃癌根治切除后辅助化疗疗效的临床研究结果，提示FOLFOX方案对Ⅲ期胃癌术后辅助化疗效果确切，毒副作用可耐受，为进展期胃癌根治术后辅助化疗的优选方案。随着卡培他滨的临床应用，韩国和中国学者为探索XELOX辅助治疗方案进行了CLASSIC研究，结果显示XELOX辅助化疗组提高了5年DFS和OS。中国亚组分析结果与研究总体结果也保持一致（3年DFS率：XELOX组74%，对照组59%；5年DFS率：XELOX组68%，对照组53%）。基于日本ACTS-GC研究的结果：口服替吉奥（S-1）作为术后辅助治疗组患者5年OS率为71.7%，显著高于单纯手术组的61.1%；亚组分析显示S-1化疗的主要获益人群为Ⅱ/Ⅲa期患者。北京大学肿瘤医院季加孚教授团队开展的RESOLVE研究证实，SOX方案在进展期胃癌术后辅助治疗中非劣于标准治疗XELOX方案，而XELOX方案（51.1%）与SOX组（56.5%）3年DFS率相当。因此，术后SOX方案成为继XELOX和单药S-1后，获CSCO指南推荐的辅助化疗方案之一。另外，随着RESOLVE Ⅱ研究的开展，通过比较DOS（多西他赛、奥沙利铂、替吉奥）和SOX（奥沙利铂、替吉奥）围手术期治疗的疗效，将进一步为中国胃癌患者提供更优的治疗方案。

2. 进展期胃癌的新辅助化疗

20世纪80年代末期，新辅助化疗的概念提出后，Wilke等首先报道新辅助化疗在胃癌治疗中的应用。1997年，高德军等对胃癌患者进行FAM方案的新辅助化疗，化疗1周后手术。术后给予辅助化疗，术后1、2、3与5年生存率分别为95%（41/43）、49%（35/43）、70%（30/43）与49%（21/43）。2000年，河北医科大学Wang XL等报道FPLC方案（氟尿嘧啶多相脂质体）在胃癌新辅助

化疗的效果，结果表明：新辅助化疗术后5年生存率为40%，而单纯手术组仅为23%。徐福等报道FP方案（5-氟尿嘧啶联合顺铂）新辅助化疗方案治疗局部进展期癌的临床疗效和毒副作用，新辅助化疗后临床有效率为55.3%，其中完全缓解（CR）2例（7%），部分缓解（PR）14例（48.3%），在进展期胃癌的治疗中近期临床疗效明显，耐受性良好。21世纪初期，随着新型化疗药物（紫杉醇、多西紫杉醇、奥沙利铂、S-1）等应用，我国学者针对局部晚期胃癌新辅助化疗也展开探索研究。近年来大量的Ⅰ～Ⅲ期临床研究发现值得关注的胃癌新辅助化疗方案中主要为：DC（紫杉醇＋顺铂）、DCF（紫杉醇＋顺铂＋氟尿嘧啶）、TCF（多西紫杉醇＋顺铂＋氟尿嘧啶）、FOLFOX（奥沙利铂＋氟尿嘧啶/亚叶酸钙）、ECF（表柔比星＋顺铂＋氟尿嘧啶）等。鉴于不同方案对胃癌新辅助化疗的不同结果，我国学者也进行广泛的临床研究，陈世壮等应用TCF方案（多西紫杉醇＋顺铂＋氟尿嘧啶/亚叶酸钙）新辅助化疗治疗局部进展期胃癌，临床有效率为57.1%，在进展期胃癌的治疗中近期疗效显著，患者耐受性良好；2004年，北京大学肿瘤医院季加孚团队报道了在胃癌新辅助化疗研究中，应用FOLFOX方案的Ⅱ期临床结果，临床有效率58%，根治性切除率高于对照组。曲建军等评价紫杉醇联合FOLFOX4方案（氟尿嘧啶、甲酰四氢叶酸和奥沙利铂）新辅助化疗治疗进展期胃癌的临床疗效，结果提示试验组临床有效率为66.7%，R0切除率（82.1%）明显高于对照组（59.0%）（$P = 0.025$），提示该方案有助于提高进展期胃癌患者的R0切除率、降低淋巴结转移率，改善生存率。杜新超等开展小样本临床研究，观察DC方案（紫杉醇＋顺铂）新辅助化疗对胃癌患者的疗效和安全性，DC方案能提高患者根治性切除率（87.5%），降低病理分期并改善生存率，且安全性较高。王亚军等比较ECF方案和FOLFOX方案在进展期胃癌患者新辅助化疗中的结果，提示ECF组和FOLFOX组的总有效率分别为37%（11/30）和47%（15 32）（$P < 0.05$）；两组新辅助化疗方案对进展期胃癌均有效，毒性反应均可耐受，但FOLFOX组疗效高于ECF组。

胃癌的新辅助化疗是否能延长进展期胃癌的长期生存，改善其预后，尚缺乏高质量的随机对照研究。直到21世纪初期来自欧洲的MAGIC及FNCLCC/FFCD临床研究结果发布，才为胃癌围手术期新辅助化疗奠定了基础。MAGIC研究结果表明：ECF方案围手术期化疗较单纯手术可提高生存获益，试验组患者围手术期无进展生存时间、OS时间均显著长于对照组，两组患者5年生存率分别为36%和23%，术前化疗使肿瘤显著缩小，达到了术前降期的目的，且未增加术后并发症发生率；FNCLCC/FFCD研究则明确了CF方案在胃癌新辅助化疗中的意义，两组患者根治性切除率分别为84%和73%，5年无瘤生存率分别为34%和19%，5年OS率分别为38%和24%，差异均有统计学意义。2018年德国FLOT4研究方案（多西他赛＋奥沙利铂＋氟尿嘧啶）相较ECF/ECX在pCR率、总生存期及无进展生存期方面均有显著优势，可使患者获得更高的病理完全缓解率（16% $vs.$ 6%，$P = 0.02$）。接受FLOT方案化疗的患者获得了更长的OS时间（50个月 $vs.$ 35个月）。同年，复旦大学附属中山医院刘天舒团队在ASCO会议上报道了NEO-CLASSIC研究结果，XELOX（卡培他滨＋奥沙利铂）新辅助化疗方案针对病期较晚的局部进展期胃癌是安全有效的。2019年韩国PRODIGY研究显示，针对进展期胃癌患者，DOS（多西他赛＋奥沙利铂＋S-1）新辅助化疗方案能显著改善局部进展期患者的3年和5年的无病生存期，两组3年无病生存率分别为66.3%和60.2%，显示围手术期化疗组更优。2019年，北京大学肿瘤医院季加孚团队开展了RESOLVE研究，结果显示围手术期SOX（奥沙利铂＋S-1）化疗较术后XELOX辅助化疗，可显著提高R0切除率，并改善3年DFS，两组的3年无病生存率分别为62.2%和54.7%。2020年，河北第四医院赵群团队开展的随机对照临床研究报道，针对进展期胃癌患者，新辅助化疗SOX方案非劣效于XELOX方案。2020年，中国人民解放军总医院陈凛团队领衔的RESONANCE研究表明，在Ⅱ～Ⅲ期胃癌和食管胃结合部肿瘤患者中，SOX方案新辅助化疗组中67.6%的患者出现降期，可延长患者的中位生存时间、无病生存时间以及总生存期。上海交通大学医学院附属瑞金医院朱正纲团队对三药的 FLOT 方案和两药的 SOX 新辅助方案进行了单中心的随机对照研究，初步结果提示 SOX 方案的病理缓解（肿瘤退缩分级，TRG）与 FLOT 方案相似，毒副作用较轻。2021 年，我国学者报道的一项基于多中心真实世界研究结果显示，临床分期为 cT2～4aN0～3M0 期行 D2 根治术的患者，752 例接受了新辅助化疗，与直接手术＋辅助化疗组（1293 例）相比，中位 OS 显著延长（65 个月 vs. 45 个月），为胃癌新辅助化疗提供了高级别循证医学证据。

（李琛　王振强）

参考文献

[1] 张祥福，吴天金，林欣，等. 进展期胃癌的单纯手术治疗与手术辅助化疗的远期疗效对比——附 265 例报告. 中华肿瘤杂志，1987，5：365-367.

[2] 汪振源，贾素雯，李尔静，等. 胃癌手术和术后化疗的综合治疗（附 170 例五年随访材料分析）. 实用肿瘤学杂志，1990，1：34-37.

[3] 郭福榕，林色南，田俊. 胃癌的单纯手术治疗与术后辅助化疗的生存率分析. 实用肿瘤学杂志，1994，2：43-44.

[4] 陈峻青，王舒宝，齐春莲. 胃癌切除术后辅助 M-FT（207）化疗的评价. 实用肿瘤学杂志，1996，4：17-20.

[5] 陈映霞，秦叔逵，何泽明，等. 胃差分化腺癌根治术后辅助化疗的临床研究. 临床肿瘤学杂志，2007，12（9）：651-654，658.

[6] 程先鸣，胡长耀，倪荣清，等. 5-Fu/LV 联合奥沙利铂或羟基喜树碱对胃癌辅助化疗的临床观察. 肿瘤防治研究，2006，33（9）：679-681.

[7] Noh SH，Park SR，Yang HK，et al. Adjuvant capecitabine plus oxaliplatin for gastric cancer after D2 gastrectomy（CLASSIC）：5-year follow-up of an open-label，randomised phase 3 trial. The Lancet Oncology，2014，15（12）：1389-1396.

[8] Sakuramoto S，Sasako M，Yamaguchi T，et al. Adjuvant chemotherapy for gastric cancer with S-1，an oral fluoropyrimidine. The New England Journal of Medicine，2007，357（18）：1810-1820.

[9] Zhang X，Liang H，Li Z，et al. Perioperative or postoperative adjuvant oxaliplatin with S-1 versus adjuvant oxaliplatin with capecitabine in patients with locally advanced gastric or gastro-oesophageal junction adenocarcinoma undergoing D2 gastrectomy（RESOLVE）：an open-label，superiority and non-inferiority，phase 3 randomised controlled trial. The Lancet Oncology，2021，22（8）：1081-1092.

[10] Wilke H，Preusser P，Fink U，et al. Preoperative chemotherapy in locally advanced and nonresectable gastric cancer：a phase Ⅱ study with etoposide，doxorubicin，and cisplatin. Journal of Clinical Oncology，1989，7（9）：1318-1326.

[11] 高德军，张金成，孙晋军，等. 新辅助化疗对胃癌生存率的影响. 中华肿瘤杂志，1997，19（5）：332.

[12] Wang XL，Wu GX，Zhang MD，et al. A favorable impact of preoperative FPLC chemotherapy on patients with gastric cardia cancer. Oncology Reports，2000，7（2）：241-244.

[13] 徐福，陈向东，蔡建军，等. 5-FU 联合 CDDP 新辅助化疗治疗进展期胃癌的临床研究. 广州医药，2006，37（6）：17-19.

[14] 陈世壮，方晓敏，刘静，等. TPLF 方案在局部进展期胃癌新辅助化疗中的应用. 临床肿瘤学杂志，2006，11（10）：765-767.

[15] 赵冰，王建生，任宏. 多西紫杉醇/顺铂/5-氟脲嘧啶新辅助化疗方案治疗局部进展期胃癌的临床研究. 消化外科，2004，3（2）：90-92.

[16] 李子禹. FOLFOX 方案在进展期胃癌新辅助化疗中作用的初步研究. 北京大学，2004.

[17] 曲建军，石毅然，刘法荣，等. 紫杉醇联合 FOLFOX4 方案新辅助化疗在进展期胃癌中的临床应用. 中华胃肠外科杂志，2010，13（9）：664-667.

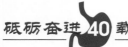

［18］杜新超，张志勇，李勇．紫杉醇联合顺铂新辅助化疗治疗胃癌的疗效观察．中国肿瘤临床与康复，2017，24（4）：450-452.

［19］王亚军，方育，李非．不同新辅助化疗方案治疗进展期胃癌的临床研究．实用医学杂志，2007，23（1）：51-53.

［20］Cunningham D，Allum WH，Stenning SP，et al. Perioperative chemotherapy versus surgery alone for resectable gastroesophageal cancer. The New England Journal of Medicine，2006，355（1）：11-20.

［21］Ychou M，Boige V，Pignon JP，et al. Perioperative chemotherapy compared with surgery alone for resectable gastroesophageal adenocarcinoma：an FNCLCC and FFCD multicenter phase Ⅲ trial. Journal of Clinical Oncology，2011，29（13）：1715-1721.

［22］Al-Batran SE，Homann N，Pauligk C，et al. Perioperative chemotherapy with fluorouracil plus leucovorin，oxaliplatin，and docetaxel versus fluorouracil or capecitabine plus cisplatin and epirubicin for locally advanced，resectable gastric or gastro-oesophageal junction adenocarcinoma（FLOT4）：a randomised，phase 2/3 trial. Lancet，2019，393（10184）：1948-1957.

［23］Kang YK，Yook JH，Park YK，et al. PRODIGY：A Phase Ⅲ Study of Neoadjuvant Docetaxel，Oxaliplatin，and S-1 Plus Surgery and Adjuvant S-1 Versus Surgery and Adjuvant S-1 for Resectable Advanced Gastric Cancer. Journal of Clinical Oncology，2021，39（26）：2903-2913.

［24］Zhao Q，Lian C，Huo Z，et al. The efficacy and safety of neoadjuvant chemotherapy on patients with advanced gastric cancer：A multicenter randomized clinical trial. Cancer Medicine，2020，9（16）：5731-5745.

［25］Wang X，Li S，Sun Y，et al. Randomized，multicenter，controlled evaluation of S-1 and oxaliplatin（SOX regimen）as neoadjuvant chemotherapy for advanced gastric cancer patients（RESONANCE trial）. Journal of Clinical Oncology，2014，32（3）：90.

［26］Sah BK，Zhang B，Zhang H，et al. Neoadjuvant FLOT versus SOX phase Ⅱ randomized clinical trial for patients with locally advanced gastric cancer. Nature Communications，2020，11（1）：6093.

［27］丁学伟，郑志超，赵群，等．基于多中心真实世界数据的胃癌围手术期化疗患者生存分析．中华胃肠外科杂志，2021，24（5）：403-412.

（五）进展期胃癌围手术期放化疗

对于进展期胃癌，围手术期放化疗具有使肿瘤降期进而提高 R0 切除率、控制局部 / 远处的微转移灶、术前肿瘤富血供和高氧合促进放疗增敏、患者耐受性好等优势。自本世纪初，部分学者开始就进展期胃癌的围手术期放化疗展开了探讨，以期在降期、提高手术切除率、提高病理完全缓解（pCR）率及改善生存等方面取得突破性进展。

首先公开发表的研究来自美国 Ajani 等领衔的 RTOG 9904 研究，该研究为一项前瞻性、Ⅱ期单臂研究。研究纳入术前分期为 cT2～3N1/N0M0 或 cT1N1M0 的胃腺癌或食管胃结合部腺癌患者。患者先行 2 周期的 PLF 方案化疗（顺铂联合氟尿嘧啶和四氢叶酸），后行同期放化疗（化疗方案为氟尿嘧啶联合紫杉醇），完成放化疗后 5～6 周内接受手术治疗，术后未予辅助化疗。研究纳入有效病例 43 例（ⅠB 期 12%，Ⅱ期 37%，Ⅲ期 52%），术后 pCR 率和 R0 切除率分别为 26% 和 77%，4 级毒性反应比例为 21%，50% 的患者完成了 D2 根治术。研究首次证实了新辅助放化疗的治疗模式在进展期胃癌中的可行性。

另一项来自西班牙 Maurel 等领衔的 Ⅱ 期临床研究选取了术前 CT/ 超声胃镜 / 腹腔镜分期为 T2～4N0/N＋M0 的局部进展期食管、食管胃结合部或胃腺癌及食管鳞状细胞癌患者。研究方案为术前行 2 周期（4 周 / 周期）的 OCF 方案（奥沙利铂联合顺铂和 5- 氟尿嘧啶），同期给予 45 Gy 的放疗，完成放化疗后 6～8 周内接受手术治疗，术后未予辅助化疗。该研究纳入 41 例受试者（食管癌 39%，食管胃结合部癌 32%，胃腺癌 29%）。

结果显示 3/4 度毒性反应主要为乏力（27%）和白细胞下降（14%），有 1 例患者因毒性反应死亡。虽然毒性反应较大，但仍有 31 例患者接受手术，R0 切除率达到 94%，食管癌和食管胃结合部 / 胃腺癌患者的病理完全缓解率分别为 50% 和 16%。中位随访时间为 50.4 个月，中位 DFS 和中位 OS 分别为 23.2 个月和 28.4 个月。研究结果显示新辅助放化疗具有较可观病理完全缓解率及 R0 切除率。

国际上另一项具有代表性的胃癌新辅助放化疗 III 期临床研究来自德国 Stahl 等领衔的新辅助放化疗与新辅助化疗对比研究。该研究选取了术前分期为 cT3 ～ 4NanyM0 的食管胃结合部腺癌患者，计划入组 354 例，对照组行 2.5 周期（6 周 / 周期）的 PLF 方案（顺铂联合氟尿嘧啶和四氢叶酸），然后接受手术治疗；试验组行 2 周期（6 周 / 周期）的 PLF 方案同期行 30 Gy 的放疗，然后接受手术治疗，两组患者术后均未予辅助治疗。虽然试验组的毒性反应有所增加（3/4 度不良反应：12% *vs.* 5%），耐受性有所下降（66% *vs.* 75%），但试验组对比对照组的病理完全缓解率明显提高（15.6% *vs.* 2.0%，$P = 0.03$），淋巴结转阴率更高（64.4% *vs.* 36.7%，$P = 0.01$），3 年生存率有所提高（47.4% *vs.* 27.7%，$P = 0.07$），而试验组手术相关死亡率并未明显增高（10.2% *vs.* 3.8%；$P = 0.26$）。虽然该研究因入组速度缓慢，最终只纳入了 126 例受试者，且本研究结果两组生存未显示出显著统计学差异（$P = 0.07$），但结果显示新辅助放化疗具有延长局部进展期食管胃结合部腺癌患者的生存的趋势。此外，该研究两组患者术后均未予辅助化疗，因此关于围手术期放化疗能否提高局部进展期胃癌患者的疗效仍未有定论。

以上几个围手术期放化疗的临床研究均显示胃癌术前放化疗可以提高病理缓解率，有延长生存期的趋势。因此，在此基础上，目前国内外尚有两个胃癌围手术期放化疗的临床研究正在进行。一项是澳洲领衔的 TOPGEAR 研究，这是一项评估新辅助放化疗对比 ECF 方案新辅助化疗用于可切除性胃 / 食管胃结合部腺癌的随机、多中心、II / III 期临床研究，自 2015 年开始入组，研究计划纳入 I B ～ III C 期进展期胃 / 食管胃结合部腺癌，其中 II 期研究拟入组 120 例，III 期研究拟入组 632 例，试验组行 2 周期 ECF/ECX 方案新辅助化疗，此后行同期放化疗（期间给予 5-FU/ 卡培他滨单药化疗 1 疗程），对照组行 3 周期 ECF/ECX 方案新辅助化疗，此后行胃癌根治术（D1 ＋），术后两组均给予 3 疗程 ECF/ECX 方案辅助化疗。主要研究终点为 5 年 OS，次要终点为 5 年 DFS、R0 切除率、客观反应率（ORR）、pCR 率、不良反应等。至 2017 年 4 月，II 期研究结果显示：相比对照组，试验组不良反应相当，手术并发症相当，因此该研究正在继续进行 III 期患者入组。

此外一项研究来自于中国中山大学肿瘤防治中心周志伟教授领衔的新辅助放化疗对比新辅助化疗应用于局部进展期胃 / 食管胃结合部腺癌的 III 期、多中心、随机对照研究（Neo-CRAG 研究）。该研究自 2014 年开始，计划入组局部晚期胃 / 食管胃结合部腺癌（cT3N2/N3M0，cT4aN ＋ M0，cT4bNanyM0）620 例，试验组行 3 周期奥沙利铂联合卡培他滨（XELOX）方案同期新辅助放化疗（放疗剂量 45 Gy），对照组行 3 周期 XELOX 方案新辅助化疗，此后行胃癌根治术（D2），术后两组均行 3 周期 XELOX 方案辅助化疗。主要研究终点为 3 年 DFS，次要终点为 5 年 OS、R0 切除率、客观反应率（ORR）、pCR 率、不良反应等。截至 2022 年 1 月，该研究已累计入组患者 600 例。计划将于 2022 年结束入组，获取初步安全性数据，并将于 2025 年公布最终生存数据。

上述几项已发表和正在进行中的围绕进展期胃癌围手术期放化疗的临床研究初步证实了围手术期放化疗在进展期胃癌中的安全性及生存获益等方面的潜在优势，而最终的生存获益情况尚期待上述两项正在进行的研究揭晓。同时，由于数据和证据有限，关于新辅助化疗的方案选择、放疗剂量的探索、放化疗后最佳手术时机的把握等相关问题的探讨也亟待更多、更新的研究数据证实。

（王玮　周志伟）

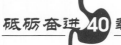
参考文献

[1] Jaffer A, Ajani, Kathryn Winter, et al. Phase Ⅱ Trial of Preoperative Chemoradiation in Patients with Localized Gastric Adenocarcinoma（RTOG 9904）：Quality of Combined Modality Therapy and Pathologic Response. J Clin Oncol，2006，24：3953-3958.

[2] M. Pera，R. Gallego，J. Maurel，et al. Phase Ⅱ trial of preoperative chemoradiotherapy with oxaliplatin，cisplatin，and 5-FU in locally advanced esophageal and gastric cancer. Annals of Oncology，2012，23：664-670.

[3] Michael Stahl，Martin K. Walz，Martin Stuschke，et al. Phase Ⅲ Comparison of Preoperative Chemotherapy Compared with Chemoradiotherapy in Patients With Locally Advanced Adenocarcinoma of the Esophagogastric Junction. J Clin Oncol，2009，27：851-856.

[4] Leong T，Smithers BM，Michael M，et al. TOPGEAR：a randomised phase Ⅲ trial of perioperative ECF chemotherapy versus preoperative chemoradiation plus perioperative ECF chemotherapy for resectable gastric cancer（an international，intergroup trial of the AGITG/TROG/EORTC/NCIC CTG）. BMC Cancer，2015，15：532. doi：10.1186/s12885-015-1529-x.

[5] Leong T，Smithers BM，Haustermans K，et al. TOPGEAR：A Randomized，Phase Ⅲ Trial of Perioperative ECF Chemotherapy with or Without Preoperative Chemoradiation for Resectable Gastric Cancer：Interim Results from an International，Intergroup Trial of the AGITG，TROG，EORTC and CCTG. Ann Surg Oncol，2017，24（8）：2252-2258. doi：10.1245/s10434-017-5830-Epub 2017 Mar 23.

（六）局部进展期食管胃结合部腺癌围手术期放化疗研究

局部进展期食管胃结合部腺癌（adenocarcinoma of esophagogastric junction，AEG）因其特殊的解剖位置和生物学行为，使得治疗模式和预后与胃癌都不尽相同。虽然 CROSS 研究里程碑式地证明了术前同步放化疗在 AEG 中的重要地位，但仍存在诸如部位归属上与食管癌、病理类型上与鳞癌混杂等争议，且在选择适应证、化疗方案、放疗剂量及靶区勾画等方面仍未达成共识，专门针对 AEG 的临床研究相对匮乏。

1. 同步放化疗对比直接手术

河北医科大学第四医院团队从 2012 年开始开展了"新辅助同步放化疗联合手术对比直接手术治疗局部进展期 Siewert Ⅱ、Ⅲ型 AEG 患者的临床研究"（NCT01962246），纳入 138 例 AEG 患者，结果显示新辅助同步放化疗较直接手术可以明显改善局部进展期 Siewert Ⅱ、Ⅲ型 AEG 患者的 R0 切除率（97.0% vs. 87.7%，P ＜ 0.05）和远期生存（mOS：39 个月 vs. 30 个月，P = 0.01），且总体耐受性较好，手术安全性较高。亚组分析显示在新辅助放化疗组中，不同 Her-2 表达的 AEG 患者对新辅助同步放化疗的疗效反应不同，Her-2 阴性 AEG 患者生存获益更多（mOS：21 个月 vs. 41 个月，P = 0.01）。

2. 靶向联合同步放化疗

在此基础上，河北医科大学第四医院团队从 2017 年开始继续开展了"甲磺酸阿帕替尼联合术前同步放化疗治疗 Siewert Ⅱ、Ⅲ型局部进展期 Her-2 阴性食管胃结合部腺癌的前瞻性临床研究"（NCT03349866）。共纳入 31 例 Her-2 阴性的局部进展期 Siewert Ⅱ、Ⅲ型 AEG 患者，结果显示阿帕替尼联合同步放化疗可使 Her-2 阴性 AEG 患者获得更高的 R0 切除率（93.3%）和 pCR 率（33.3%），近期疗效较好（2 年 OS 率 96.6%）。基于此研究结果继续开展了"新辅助同步放化疗联合甲磺酸阿帕替尼治疗局部进展期 Her-2 阴性 Siewert Ⅱ、Ⅲ型食管胃结合部腺癌的前瞻性、随机、对照、多中心Ⅲ期临床研究（NCT03986385）"，目前正在入组中，期待未来能对 Her-2 阴性 AEG 的新辅助治疗提供更多的循证医学证据。

3. 同步放化疗对比化疗

对于 AEG 患者在新辅助同步放化疗与新辅

助化疗均有效的前提下，哪一方案更能使患者获益，并无定论。河北医科大学第四医院团队采用倾向性评分回顾性分析120例行新辅助治疗的局部进展期 Siewert Ⅱ、Ⅲ型 AEG 患者，结果显示与新辅助化疗相比，新辅助同步放化疗对提高患者手术 R0 切除率（86.7% *vs.* 71.7%，$P = 0.026$）、pCR 率（17.0% *vs.* 1.9%，$P = 0.03$）具有积极意义，且并未增加手术并发症，明显降低 AEG 患者术后的局部复发率（3.8% *vs.* 26.9%，$P = 0.04$）并延长生存时间（3 年 OS 率，55.0% *vs.* 38.3%，$P = 0.04$），但仍需大型前瞻性临床研究进一步验证。

4. 同步放化疗期间营养管理

AEG 患者营养不良的发生率较高，新辅助同步放化疗导致的胃肠道反应、放射性食管炎、骨髓抑制等不良反应会加重营养不良，影响围手术期综合治疗过程的顺利进行。河北医科大学第四医院团队在开展新辅助同步放化疗研究期间，同步开展了术前口服营养补充（ONS）对 AEG 新辅助同步放化疗患者术后近期营养状况影响的临床研究，结果显示术前 7 天应用肠内营养是影响术后近期营养状况的独立危险因素（OR $=$ 0.166，95%CI $= 0.040 \sim 0.687$，$P = 0.013$），可以加速患者术后康复，改善术后近期的营养指标，同时可以保护患者肠黏膜屏障功能，促进消化道功能恢复。在此基础上河北医科大学第四医院开展了营养师参与的全程化营养管理，结合 NRS2002、PG-SGA、QLQ-STO22 评分、人体测量指标和血液学指标，对新辅助同步放化疗患者进行个体化的营养支持，结果显示营养师参与的个体化全程营养干预有利于改善患者营养状况，减少不良反应，提高患者生活质量，促进术后近期恢复。

5. 精准分期和疗效评估的探索

重视胃癌患者临床、病理以及新辅助治疗后分期的评估，不断优化流程，加强质量控制，在临床研究中具有举足轻重的地位。团队发现在影像学评估临床分期为可切除胃癌患者中，经腹腔镜探查及腹腔脱落细胞学检测后发现约 1/4 患者存在腹膜转移。对拟行新辅助同步放化疗的 AEG 患者，通过优化胃癌诊断与疗效评估标准，形成了以原发灶体积测量、腹腔镜探查联合腹腔脱落细胞学检测作为 cTNM 分期中 T、M 分期的补充，结合生物学标志物以及选用新辅助治疗后 CT 测量体积减小率进行评效的综合评价体系，更好地筛选患者、指导治疗。

现有循证医学证据显示，AEG 患者的围手术期综合治疗不仅需要充分考虑解剖分型和临床病理分期，还需结合肿瘤的基因状态，包括 Her-2 状态、程序性死亡配体 -1 的联合阳性分数、微卫星状态等筛选获益人群，为患者选择规范化、精准化、个体化的治疗方案。

（赵群）

参考文献

[1] Hagen P V，Hulshof M，Lanschot J V，et al. Preoperative Chemoradiotherapy for Esophageal or Junctional Cancer［J］. New England Journal of Medicine，2012，366（22）：2074-2084.

[2] 田园，王强，王军，等 . 新辅助同步放化疗联合手术对比直接手术治疗 Siewert Ⅱ、Ⅲ型食管胃结合部腺癌随机对照试验的远期预后分析 . 中华胃肠外科杂志，2021，24（2）：128-137.

[3] Tian Y，Wang J，Qiao X，et al. Long-Term Efficacy of Neoadjuvant Concurrent Chemoradiotherapy for Potentially Resectable Advanced Siewert Type Ⅱ and Ⅲ Adenocarcinomas of the Esophagogastric Junction. Front Oncol，2021，11：756440.

[4] Guo H，Li Y，Lin C，et al. Efficacy and safety of neoadjuvant chemoradiotherapy plus apatinib for patients with locally advanced，HER2-negative，Siewert's type Ⅱ - Ⅲ adenocarcinoma of esophagogastric junction：a single-arm，open-label，phase Ⅱ trial. Am J Transl Res，2021，13（8）：9015-9023.

［5］Li J，Zhao Q，Ge X，et al. Neoadjuvant chemoradiotherapy improves survival in locally advanced adenocarcinoma of esophagogastric junction compared with neoadjuvant chemotherapy：a propensity score matching analysis. BMC Surg，2021，21（1）：137.

［6］Zhao Q，Li Y，Yu B，et al. Effects of Preoperative Enteral Nutrition on Postoperative Recent Nutritional Status in Patients with Siewert Ⅱ and Ⅲ Adenocarcinoma of Esophagogastric Junction after Neoadjuvant Chemoradiotherapy［J］. Nutrition and Cancer，2018：1-9.

［7］郭洪海，杜夏宇，谢琪，等 个体化全程营养干预在局部进展期 Siewert Ⅱ型和Ⅲ型食管胃结合部腺癌行新辅助同步放疗中的应用价值［J］.中华消化外科杂志，2021，20（6）：10.

［8］Zhao Q，Lian C，Huo Z，et al. The efficacy and safety of neoadjuvant chemotherapy on patients with advanced gastric cancer：A multicenter randomized clinical trial［J］.Cancer Medicine，2020，9（16）：5731-5745.

［9］丁平安，刘洋，郭洪海等 . 腹腔镜探查联合腹腔脱落细胞学检查在局部进展期胃癌诊治中的应用 . 中华胃肠外科杂志，2020，23（2）：170-176.

［10］刘洋，赵群，李勇等 . 多层螺旋 CT 体积测量在进展期胃癌新辅助化疗疗效及预后判断中的价值 . 中华普通外科杂志，2019，34（10）：837-840.

放射治疗进展

围手术期胃癌放疗探索

作为胃癌辅助放疗的里程碑，美国 INT-0116 研究首次提供了局部进展期胃癌术后辅助放化疗优于单纯手术的高质量证据。此后国内多个中心也逐步开始了胃癌术后辅助放疗的探索，其中复旦大学附属肿瘤医院率先在临床中开展一项大样本回顾性研究证实，经过术后辅助放化疗的中国胃癌患者 3 年总生存和无复发生存率可达到 60.3% 和 51.1%，这一数据甚至优于美国 INT-0116 研究，说明国内大型三甲医院胃癌的治疗水平已达国际水平。

然而 INT-0116 的成功一直因为淋巴结清扫范围不足备受争议，后续韩国学者开展的 D2 术后辅助化疗对比辅助放化疗的 ARTIST 系列研究并未看到辅助放化疗的获益，将放疗在局部进展期胃癌 D2 根治术后辅助治疗中的角色置于了一个尴尬境地。放疗对肿瘤具有局部控制的作用，D2 术后辅助放疗相关的临床研究相继败北可能与局部晚期患者腹膜转移率及远处转移率高相关。因此，如何筛选潜在获益人群成为辅助放疗的关键。笔者单位放疗科团队进行了一项基于倾向性评分的回顾性研究，纳入了 540 例胃癌 D2 术后 pN3 的患者，显示接受辅助放化疗有 DFS 率的获益（43.4% *vs.* 32.1%，P =

0.021），且区域复发率同样优于辅助化疗组（16.4% *vs.* 32.1%，P = 0.006）。基于这些证据，复旦大学附属肿瘤医院牵头了一项 D2 术后 pN3 胃癌术后辅助化疗联合或不联合 PD-1 抑制剂和放疗的随机多中心临床研究（RACING 研究，NCT04997837），希望通过将放疗和免疫治疗相结合的方式为术后 N3 的患者提供一种新的治疗模式。

不可否认，术后辅助放化疗毒性反应较大，约有 10.6% 的患者因为不良反应中断或降低同步化疗剂量。因此术前新辅助治疗可能是更优的选择，它有如下优势：①使肿瘤降期进而提高 R0 切除率；②尽早控制局部或远处的微转移病灶；③抑制肿瘤活性从而降低术中发生种植播散的可能；④术前肿瘤血供和氧合更好，放疗疗效更佳；⑤术前治疗患者依从性更高；⑥经过放疗后免疫原性增强，有助于抗肿瘤免疫的发挥。国内很早就开始了胃癌新辅助放疗的初步探索，1998 年中国医学科学院肿瘤医院率先报道了一项Ⅲ期临床研究，将 370 例贲门癌患者随机分为术前放疗联合手术组和单纯手术组，结果显示术前放疗可提高肿瘤切除率和 R0 切除率，并且 10 年生存率和局控率均有显著性提高。然而在术前放疗的基础上增加化疗能否更进一步提高疗效呢？复旦大学附属肿瘤医院于 2012—2014 年进行了一项胃癌新辅助放化疗的 II 期临床研究（NCT02024217），经过腹腔镜探查排除腹膜种植转移（P1/CY1）后入组 cT4aN ＋ M0 或 cT4bNxM0 的胃或食管胃结合部腺癌患者，结果显示 R0 切除率为 67%（24/36），pCR 率为 13.9%（5/36），中位生存时间达 30.3 个月，且术前放化疗总体不良反应可耐受。在 II 期研究的基础上，复旦大学附属肿瘤医院又开展了胃癌术前放化疗对比术前化疗的 III 期研究（PREACT 研究，NCT03013010），目前正在入组中，初步结果显示新辅助放化疗组肿瘤退缩优于新辅助化疗，也期待该项研究最终结果的公布。关于新辅助放化疗和辅助放化疗在局部进展期胃癌中的作用尚未有头对头对比的临床研究，但从回顾性研究中我们也可见一斑。笔者单位回顾性地纳入了 2005—2017 年间 82 例行新辅助放化疗的患者和 463 例辅助放化疗的患者，经过倾向性评分匹配和逆概率倾向加权分析的方法进行对比，发现新辅助放化疗组的 3 年 OS 率和 3 年 DFS 率均显著优于辅助放化疗组（72.6% *vs.* 54.4%，$P = 0.0021$；61.7% *vs.* 44.7%，$P = 0.002$），而且因为治疗毒性导致治疗中断或减量的患者比例在术前放化疗组中更低（3.7% *vs.* 10.6%，$P = 0.049$），说明将治疗前移对患者而言可以有更好的耐受性。

随着肿瘤免疫治疗时代的开启，放疗与免疫治疗的联合可能为胃癌治疗带来突破。免疫治疗不断改变着胃癌治疗的格局，在胃癌中的探索也在不断前移。在 2021 年的 ASCO、ESMO 等国际会议上，中国学者公布了多项前沿性的新辅助放化疗联合免疫的临床研究。Neo-PLANET 研究（NCT03631615）是复旦大学附属中山医院发起的一项新辅助卡瑞利珠单抗联合放化疗治疗局部晚期近端胃癌的单中心 II 期研究，中期分析结果显示，R0 切除率为 91.7%，12 例患者达到 pCR（33.3%），主要病理缓解（MPR）率为 41.7%。南京鼓楼医院刘宝瑞教授发起的 SHARED 研究评估了信迪利单抗联合新辅助同步放化疗治疗局部晚期胃癌/食管胃结合部癌的疗效，研究纳入 28 例患者，在完成手术切除的 19 例患者中，R0 切除率为 94.7%，8 例达到 pCR（42.1%），73.7% 达到 MPR，而且总体安全性可耐受。除此以外，还有多项正在进行的新辅助放化疗联合免疫的临床研究，如复旦大学附属肿瘤医院正在进行的 neoRacing 研究（NCT05161572），纳入 cT3 ～ 4aN ＋ M0/cT4bNxM0 以及无远处转移及肉眼腹膜转移的单纯腹腔脱落细胞阳性（CY1）患者，接受信迪利单抗联合新辅助放化疗，主要研究终点为 pCR。

总体而言，放化疗在局部进展期胃癌中应用有前移趋势。随着肿瘤免疫治疗时代的开启，放疗与免疫治疗的联合可能是胃癌治疗的突破手段，"放免"联合在各个阶段、各个方面都值得探索。

（金晶）

参考文献

［1］ MacDonald J，Smalley S，Benedetti J，et al. Chemo- radiotherapy after surgery compared with surgery alone for adenocarcinoma of the stomach or gastroœsophageal junction［J］. N Engl J Med，2001，345（10）：725-730.

［2］ Yang W，Hu R，Li G C，et al. Survival outcomes and patterns of failure after D2 dissection and adjuvant chemoradiotherapy for locally advanced gastric cancer：a retrospective study［J］. Br J Radiol，2018，91（1089）：20170594.

［3］ Zhou M L，Yang W，Wang Y Q，et al. Adjuvant chemoradiotherapy versus adjuvant chemotherapy for patients with N3 gastric cancer after D2/R0 resection：a retrospective study based on propensity score analyses［J］. Cancer Manag Res，2019，11：4855-4870.

［4］ Liu X，Li G，Long Z，et al. Phase II trial of preoperative chemoradiation plus perioperative SOX chemotherapy in patients with locally advanced gastric cancer［J］. J Surg Oncol，2018，117（4）：692-698.

［5］Yang W，Zhou M，Li G，et al. Preoperative Chemor- adiotherapy Versus Postoperative Chemoradiotherapy for Patients With Locally Advanced Gastric Cancer：A Retrospective Study Based on Propensity Score Analyses［J］. Front Oncol，2020，10：560115.

第二部分　晚期胃癌治疗进展

药物治疗进展

一、概述

晚期胃癌的药物治疗主要包括化疗药物、靶向药物及免疫治疗药物。基于充分的循证医学证据及丰富的临床实践经验，胃癌化疗药物已趋于成熟。靶向治疗为晚期胃癌带来了革命性的进步，尽管相关研究层出不穷，但仅有抗 HER-2 及抗血管生成药物获批。免疫治疗时代的来临为晚期胃癌患者带来了新的机遇，但胃癌具有异质性高、优势人群生物标志物未知、免疫微环境复杂等特征，这些都是免疫治疗未来发展所面临的挑战。

1. 晚期胃癌化疗进展

氟尿嘧啶类、铂类和紫杉类药物是晚期胃癌的主要化疗药物。一线化疗方案通常以氟尿嘧啶类药物为基础，联合铂类和（或）紫杉类药物组成两药或三药化疗方案。在我国，更多推荐氟尿嘧啶类与铂类药物的两药联合方案，SOX-GC 研究支持铂类药物优先推荐奥沙利铂。对于年老或体弱患者减量的两药方案是可行的。GO2 研究将年老或体弱患者减量 80% 及 60% 后疗效未见消减，而且患者在生活质量上体验更佳。

目前关于胃癌二线化疗的Ⅲ期研究均采取单药治疗，例如日本 ABSOLUTE Ⅲ期研究显示，每周白蛋白结合型紫杉醇方案的 OS 非劣效于每周溶剂型紫杉醇，而且超敏反应的发生率较低。近期，抗血管生成药物雷莫芦单抗联合紫杉醇也获批胃癌二线治疗适应证。也有小样本前瞻性或回顾性研究结果提示双药化疗可以带来更好的肿瘤控制；因此，对于体力较好的患者，经充分权衡利弊后，也可考虑联合化疗。晚期胃癌三线化疗仅涉及小样本研究，化疗获益尚不明确。

在临床实践中，需要根据患者体力状况、基础疾病、肿瘤相关不良反应及并发症等情况，综合评估后给予患者相应治疗方案，期待未来更多的前瞻性研究结果能为指导临床实践提供理论依据。

2. 晚期胃癌靶向治疗进展

胃癌靶向药物相关研究众多。HER2 是胃癌的重要治疗靶点，ToGA 研究第一次证明了靶向治疗（曲妥珠单抗）可显著延长胃癌患者的生存期，成为了胃癌靶向治疗的里程碑。多项Ⅱ期临床研究评估了曲妥珠单抗和不同化疗方案的联合，显示较好的疗效和安全性。EVIDENCE 研究进一步证实了曲妥珠单抗在中国人群中使用的疗效和良好安全性。ZWI-ZW25-201 研究也看到了双特异性抗体 Zanidatamab（ZW25）在 HER2 表达的胃癌受试者中的安全性、耐受性和抗肿瘤活性。然而，一线治疗进展之后的抗 HER2 药物选择尚无定论。尽管拉帕替尼、恩美曲妥珠单抗、帕妥珠单抗等相关临床研究结果均为阴性，针对 HER2 阳性胃癌最优治疗方案的探索从未停止。抗体偶联药物（ADC）在过去几年中获得重大进展，包括 DS-8201、维迪西妥单抗和正在开发的 MRG002，用于胃癌均取得了很好效果。此外，多项抗 HER2 药物联合免疫治疗的临床研究都在如火如荼地进行中。未来针对 HER2 阳性患者，将采取联合策略；FISH 检测阴性患者，也要进行探索。

基于 REGARD 及 RAINBOW 研究结果，雷莫芦单抗单药或联合紫杉醇已被 FDA 批准用于晚期胃癌的二线治疗。针对亚洲包括中国人群的 RAINBOW-Asia 研究也证实了雷莫芦单抗联合紫杉醇的疗效及安全性。对于二线及以上治疗失败的胃癌患者，除了甲磺酸阿帕替尼获批外，新的治疗靶点药物也在不断探索中。Claudin 18.2（CLDN18.2）作为极具潜力的靶点之一，MONO研究证实 IMAB362 单药治疗复发或难治性进展期胃腺癌或低位食管癌的疗效。CLDN18.2 CAR-T细胞治疗结果也横空出世，CT041 研究数据引起广泛关注，CAR-T 治疗 CLDN18.2 阳性胃癌效果很好，为细胞治疗应用于胃癌奠定了坚实的第一步。因此，针对 CLDN18.2 阳性胃癌患者，未来CAR-T 可能是领域内的重磅炸弹。FIGHT 试验是第一个针对靶向 FGFR2b 过表达的胃癌的前瞻性随机Ⅱ期研究，发现 Bemarituzumab 能够在标准化疗基础上进一步提高疗效。秦叔逵和李进教授牵头开展的全球多中心研究发现 Bemarituzumab 联合 mFOLFOX6 一线治疗 FGFR2b 阳性胃和食管胃结合部腺癌（G/GEA）患者，效果令人震惊，希望未来 Bemarituzumab 可显著延长胃癌特定人群的生存期。分子靶向治疗是未来探索方向，近期针对Trop 2、MET 靶点药物也取得重大进展，靶向治疗在晚期胃癌患者中还有潜力可以挖掘，未来值得期待。

3. 晚期胃癌免疫治疗进展

近年来，越来越多的证据支持免疫检查点抑制剂在晚期胃癌中的应用。阵地也逐渐从后线向前线转移，治疗策略也从单药向联合治疗模式转变。

对于 HER2 阴性胃癌的一线治疗，免疫检查点抑制剂的多项研究探索，如 CheckMate 649 和ATTRACTION-04 研究取得的数据彻底改变胃癌治疗策略，晚期胃癌一线可采用免疫检查点抑制剂联合化疗。此外，ORIENT-16 研究结果达到预设的优效性标准，在 CPS ≥ 5 及总体人群中，信迪利单抗联合化疗的 mOS 显著优于化疗，OS 在预设的所有亚组分析中获益趋势一致。对于其他治疗模式的探索研究，初步结果提示卡瑞利珠单抗＋化疗序贯卡瑞利珠单抗＋阿帕替尼一线治疗晚期 G/GEA，具有良好的抗肿瘤活性和生存期，安全性可控。

免疫治疗时代的来临为 HER2 阳性胃癌一线治疗带来了新的机遇，在靶向和化疗基础上加上免疫治疗能否进一步提高疗效？全球多中心 KEYNOTE-811研究给我们带来了重大提示，PD-1 单抗联合曲妥珠单抗＋化疗一线治疗 HER2 阳性晚期胃癌能极大提高治疗效果，这也是重大突破。那么，在靶向基础上联合双免治疗能否获得同样的疗效？ INTEGA研究结果表明去化疗的双免疫联合曲妥珠单抗治疗没有增加 HER2 阳性晚期胃癌患者的生存获益。未来探索之路还很漫长。

在胃癌免疫治疗的二线治疗中，KEYNOTE-061研究显示帕博利珠单抗单药二线治疗未显著改善患者的 OS，但肿瘤突变负荷（TMB）高者接受帕博利珠单抗较紫杉醇明显提高 ORR、PFS 及 OS。另有一项关于特瑞普利单抗治疗难治性胃癌的中国Ⅱ期研究也显示高 TMB 患者的 ORR 及 OS 明显优于低 TMB 患者。KEYNOTE-158 Ⅱ期研究在《柳叶刀-肿瘤学》杂志上发布的 TMB 数据分析显示TMB 高表达组患者的 ORR 优于非 TMB 高表达组。基于 KEYNOTE-158 研究，NCCN 指南推荐免疫治疗用于 TMB 高的晚期胃癌二线治疗。2020 年ASCO-GI 会议公布的一项结果显示 MSI-H 状态可作为预测帕博利珠单抗治疗晚期 G/GEA 疗效的生物标志物。

ATTRACTION-02 和 KEYNOTE-059 研究奠定了纳武利尤单抗及帕博利珠单抗在晚期胃癌三线治疗中的地位。免疫单药疗效仍不尽如人意，很多免疫联合靶向治疗及 ADC 类药物临床研究正在进行中，期待更多数据以改变胃癌三线治疗的临床实践。

总之，晚期胃癌药物治疗已经全面进入免疫治疗时代。目前正在逐渐转向前线应用和联合治疗策略。晚期胃癌免疫治疗证据在逐渐充实中，但仍有很多需要探索的问题，相信在不久的将来，免疫治疗在晚期胃癌中还会有更大的突破。

（张艳桥）

参考文献

[1] Van Cutsem E, Moiseyenko VM, Tjulandin S, et al. Phase Ⅲ study of docetaxel and cisplatin plus fluorouracil compared with cisplatin and fluorouracil as first-line therapy for advanced gastric cancer: a report of the V325 Study Group. J Clin Oncol, 2006, 24 (31): 4991-4997.

[2] Koizumi W, Narahara H, Hara T, et al. S-1 plus cisplatin versus S-1 alone for first-line treatment of advanced gastric cancer (SPIRITS trial): a phase Ⅲ trial. Lancet Oncol, 2008, 9 (3): 215-221.

[3] Al-Batran SE, Hartmann JT, Probst S, et al. Phase Ⅲ trial in metastatic gastroesophageal adenocarcinoma with fluorouracil, leucovorin plus either oxaliplatin or cisplatin: a study of the Arbeitsgemeinschaft Internistische Onkologie. J Clin Oncol, 2008, 26 (9): 1435-1442.

[4] Kang YK, Kang WK, Shin DB, et al. Capecitabine/cisplatin versus 5-fluorouracil/cisplatin as first-line therapy in patients with advanced gastric cancer: a randomised phase Ⅲ noninferiority trial. Ann Oncol, 2009, 20 (4): 666-673.

[5] Luo HY, Xu RH, Wang F, et al. Phase Ⅱ trial of XELOX as first-line treatment for patients with advanced gastric cancer. Chemotherapy, 2010, 56 (2): 94-100.

[6] Yamada Y, Higuchi K, Nishikawa K, et al. Phase Ⅲ study comparing oxaliplatin plus S-1 with cisplatin plus S-1 in chemotherapy-naïve patients with advanced gastric cancer. Ann Oncol, 2015, 26 (1): 141-148.

[7] Wang J, Xu R, Li J, et al. Randomized multicenter phase Ⅲ study of a modified docetaxel and cisplatin plus fluorouracil regimen compared with cisplatin and fluorouracil as first-line therapy for advanced or locally recurrent gastric cancer. Gastric Cancer, 2016, 19 (1): 234-244.

[8] Lu Z, Zhang X, Liu W, et al. A multicenter, randomized trial comparing efficacy and safety of paclitaxel/capecitabine and cisplatin/capecitabine in advanced gastric cancer. Gastric Cancer, 2018, 21 (5): 782-791.

[9] Hall PS, Swinson D, Waters JS, et al. Optimizing chemotherapy for frail and elderly patients (pts) with advanced gastroesophageal cancer (aGOAC): the GO2 phase Ⅲ trial. J Clin Oncol, 2019, 37 (Suppl 15): 4006.

[10] Xu R, Wang ZQ, Shen L, et al. S-1 plus oxaliplatin versus S-1 plus cisplatin as first-line treatment for advanced diffuse-type or mixed-type gastric/gastroesophageal junction adenocarcinoma: a randomized, phase 3 trial. J Clin Oncol, 2019, 37 (Suppl 15): 4017.

[11] Rongbo Lin, Yigui Chen, Jinfeng Zhu, et al. POF (paclitaxel plus) versus IP PAC (intraperitoneal paclitaxel plus FOLFOX) versus FOLFOX as a first-line treatment in advanced gastric cancer (AGC): update from a multicenter, randomized phase Ⅱ trial, FNF-004 trial. J Clin Oncol, 2019, 37 (Suppl 15): 4035.

[12] Yamada Y, Boku N, Mizusawa J, et al. Docetaxel plus cisplatin and S-1 versus cisplatin and S-1 in patients with advanced gastric cancer (JCOG 1103): an open-label, phase3, randomized controlled trial. Lancet Gastroenterol Hepatol, 2019, 4 (7): 501-510.

[13] Hwang IG, Ji JH, Kang JH, et al. A multi-center, open-label, randomized phase Ⅲ trial of first-line chemotherapy with capecitabine monotherapy versus capecitabine plus oxaliplatin in elderly patients with advanced gastric cancer. J Geriatr Oncol, 2017, 8 (3): 170-175.

[14] Hall PS, Lord SR, Collinson M, et al. A randomised phase Ⅱ trial and feasibility study of palliative chemotherapy in frail or elderly patients with advanced gastroesophageal cancer (321GO). Br J Cancer, 2017, 116 (4): 472-478.

[15] Hall PS, Swinson D, Waters JS, et al. Optimizing chemotherapy for frail and elderly patients (pts) with advanced gastroesophageal cancer (aGOAC): the GO2 phase Ⅲ trial. J Clin Oncol, 2019, 37 (Suppl 15): 4006.

[16] Thuss-Patience PC, Kretzschmar A, Bichev D, et al. Survival advantage for irinotecan versus best supportive care as second-line chemotherapy in gastric cancer—a randomised phase Ⅲ study of the Arbeitsgemeinschaft Internistische Onkologie (AIO). Eur J Cancer, 2011, 47 (15): 2306-2314.

[17] Hironaka S, Ueda S, Yasui H, et al. Randomized, open-label, phase Ⅲ study comparing irinotecan with paclitaxel in patients with advanced gastric cancer without severe peritoneal metastasis after failure of prior combination chemotherapy using fluoropyrimidine plus platinum: WJOG 4007 trial. J Clin Oncol, 2013, 31（35）: 4438-4444.

[18] Sym SJ, Chang HM, Kang HJ, et al. A phase Ⅱ study of irinotecan and docetaxel combination chemotherapy for patients with previously treated metastatic or recurrent advanced gastric cancer. Cancer Chemother Pharmacol, 2008, 63（1）: 1-8.

[19] Kodera Y, Ito S, Mochizuki Y, et al. A phase Ⅱ study of weekly paclitaxel as second-line chemotherapy for advanced gastric Cancer（CCOG0302 study）. Anticancer Res, 2007, 27（4C）: 2667-2671.

[20] Lee JL, Ryu MH, Chang HM, et al. A phase Ⅱ study of docetaxel as salvage chemotherapy in advanced gastric cancer after failure of fluoropyrimidine and platinum combination chemotherapy. Cancer Chemother Pharmacol, 2008, 61（4）: 631-637.

[21] Chun JH, Kim HK, Lee JS, et al. Weekly irinotecan in patients with metastatic gastric cancer failing cisplatin-based chemotherapy. Jpn J Clin Oncol, 2004, 34（1）: 8-13.

[22] Shitara K, Takashima A, Fujitani K, et al. Nab-paclitaxel versus solvent-based paclitaxel in patients with previously treated advanced gastric cancer（ABSOLUTE）: an open-label, randomised, non-inferiority, phase 3 trial. Lancet Gastroenterol Hepatol, 2017, 2（4）: 277-287.

[23] Sun Q, Hang M, Xu W, et al. Irinotecan plus capecitabine as a second-line treatment after failure of 5-fluorouracil and platinum in patients with advanced gastric cancer. Jpn J Clin Oncol, 2009, 39（12）: 791-796.

[24] Takahari D, Shimada Y, Takeshita S, et al. Second-line chemotherapy with irinotecan plus cisplatin after the failure of S-1 monotherapy for advanced gastric cancer. Gastric Cancer, 2010, 13（3）: 186-190.

[25] Hawkes E, Okines AF, Papamichael D, et al. Docetaxel and irinotecan as second-line therapy for advanced oesophagogastric cancer. Eur J Cancer, 2011, 47（8）: 1146-1151.

[26] Assersohn L, Brown G, Cunningham D, et al. Phase Ⅱ study of irinotecan and 5-fluorouracil/leucovorin in patients with primary refractory or relapsed advanced oesophageal and gastric carcinoma. Ann Oncol, 2004, 15（1）: 64-69.

[27] Leary A, Assersohn L, Cunningham D, et al. A phase Ⅱ trial evaluating capecitabine and irinotecan as second line treatment in patients with oesophago-gastric cancer who have progressed on, or within 3 months of platinum-based chemotherapy. Cancer Chemother Pharmacol, 2009, 64（3）: 455-462.

[28] Lee JH, Kim SH, Oh SY, et al. Third-line docetaxel chemotherapy for recurrent and metastatic gastric cancer. Korean J Intern Med, 2013, 28（3）: 314-321.

[29] Moon YW, Rha SY, Jeung HC, et al. Outcomes of multiple salvage chemotherapy for advanced gastric cancer: implications for clinical practice and trial design. Cancer Chemother Pharmacol, 2010, 66（4）: 797-805.

[30] Shimoyama R, Yasui H, Boku N, et al. Weekly paclitaxel for heavily treated advanced or recurrent gastric cancer refractory to fluorouracil, irinotecan, and cisplatin. Gastric Cancer, 2009, 12（4）: 206-211.

[31] Erdem GU, Bozkaya Y, Ozdemir NY, et al. 5-fluorouracil, leucovorin, and irinotecan（FOLFIRI）as a third-line chemotherapy treatment in metastatic gastric cancer, after failure of fluoropyrimidine, platinum, anthracycline, and taxane. Bosn J Basic Med Sci, 2018, 18（2）: 170-177.

[32] Makiyama A, Arimizu K, Hirano G, et al. Irinotecan monotherapy as third-line or later treatment in advanced gastric cancer. Gastric Cancer, 2018, 21（3）: 464-472.

[33] Bang YJ, Van Cutsem E, Feyereislova A, et al. Trastuzumab in combination with chemotherapy versus chemotherapy alone for treatment of HER2-positive advanced gastric or gastro-oesophageal junction cancer（ToGA）: a phase 3, open-label, randomised controlled trial. Lancet, 2010, 376（9742）: 687-697.

[34] Gong J, Liu T, Fan Q, et al. Optimal regimen of trastuzumab in combination with oxaliplatin/capecitabine in first-line treatment of HER2-positive advanced gastric cancer（CGOG1001）: a multicenter, phase Ⅱ trial. BMC Cancer, 2016, 16: 68.

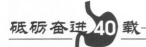

［35］Rivera F，Romero C，Jimenez-Fonseca P，et al. Phase Ⅱ study to evaluate the efficacy of Trastuzumab in combination with Capecitabine and Oxaliplatin in first-line treatment of HER2-positive advanced gastric cancer：HERXO trial. Cancer Chemother Pharmacol，2019，83（6）：1175-1181.

［36］Ryu MH，Yoo C，Kim JG，et al. Multicenter phase Ⅱ study of trastuzumab in combination with capecitabine and oxaliplatin for advanced gastric cancer. Eur J Cancer，2015，51（4）：482-488.

［37］Takahari D，Chin K，Ishizuka N，et al. Multicenter phase Ⅱ study of trastuzumab with S-1 plus oxaliplatin for chemotherapy-naïve，HER2-positive advanced gastric cancer. Gastric Cancer，2019，22（6）：1238-1246.

［38］Yuki S，Shinozaki K，Kashiwada T，et al. Multicenter phase Ⅱ study of SOX plus trastuzumab for patients with HER2＋metastatic or recurrent gastric cancer：KSCC/HGCSG/CCOG/PerSeUS 1501B. Cancer Chemother Pharmacol，2020，85（1）：217-223.

［39］Kagawa S，Muraoka A，Kambara T，et al. A multi-institution phase Ⅱ study of docetaxel and S-1 in combination with trastuzumab for HER2-positive advanced gastric cancer（DASH study）. Cancer Chemother Pharmacol，2018，81（2）：387-392.

［40］Qin S，Ji J，Xu RH，et al. Treatment Patterns and Outcomes in Chinese Patients with Gastric Cancer by HER2 Status：A Noninterventional Registry Study（EVIDENCE）. Oncologist，2021，26（9）：e1567-e1580.

［41］Ohtsu A，Shah MA，Van Cutsem E，et al. Bevacizumab in combination with chemotherapy as first-line therapy in advanced gastric cancer：a randomized，double-blind，placebo-controlled phase Ⅲ study. J Clin Oncol，2011，29（30）：3968-3976.

［42］Lordick F，Kang YK，Chung HC，et al. Capecitabine and cisplatin with or without cetuximab for patients with previously untreated advanced gastric cancer（EXPAND）：a randomised，open-label phase 3 trial. Lancet Oncol，2013，14（6）：490-499.

［43］Waddell T，Chau I，Cunningham D，et al. Epirubicin，oxaliplatin，and capecitabine with or without panitumumab for patients with previously untreated advanced oesophagogastric cancer（REAL3）：a randomised，open-label phase 3 trial. Lancet Oncol，2013，14（6）：481-489.

［44］Satoh T，Xu RH，Chung HC，et al. Lapatinib plus paclitaxel versus paclitaxel alone in the second-line treatment of HER2-amplified advanced gastric cancer in Asian populations：TyTAN—a randomized，phase Ⅲ study. J Clin Oncol，2014，32（19）：2039-2049.

［45］Hecht JR，Bang YJ，Qin SK，et al. Lapatinib in Combination with Capecitabine Plus Oxaliplatin in Human Epidermal Growth Factor Receptor 2-Positive Advanced or Metastatic Gastric，Esophageal，or Gastroesophageal Adenocarcinoma：TRIO-013/LOGiC—A Randomized Phase Ⅲ Trial. J Clin Oncol，2016，34（5）：443-451.

［46］Tabernero J，Hoff PM，Shen L，et al. Pertuzumab plus trastuzumab and chemotherapy for HER2-positive metastatic gastric or gastro-oesophageal junction cancer（JACOB）：final analysis of a double-blind，randomised，placebo-controlled phase 3 study. Lancet Oncol，2018，19（10）：1372-1384.

［47］Kang YK，Shah MA，Ohtsu A，et al. A randomized，open-label，multicenter，adaptive phase 2/3 study of trastuzumab emtansine（T-DM1）versus a taxane（TAX）in patients（pts）with previously treated hHER-2-positive locally advanced or metastatic gastric/gastroesophageal junction adenocarcinoma（LA/MGC/GEJC）. J Clin Oncol，2016，34（Suppl 4）：a5.

［48］Shitara K，Bang YJ，Iwasa S，et al. Trastuzumab Deruxtecan in Previously Treated HER2-Positive Gastric Cancer. N Engl J Med，2020，382（25）：2419-2430.

［49］Janjigian YY，Maron SB，Chatila WK，et al. First-line pembrolizumab and trastuzumab in HER2-positive oesophageal，gastric，or gastro-oesophageal junction cancer：an open-label，single-arm，phase 2 trial. Lancet Oncol，2020，21（6）：821-831.

［50］Peng Z，Wei J，Wang F，et al. Camrelizumab Combined with Chemotherapy Followed by Camrelizumab plus Apatinib as First-line Therapy for Advanced Gastric or Gastroesophageal Junction Adenocarcinoma. Clin Cancer Res，2021，27（11）：3069-3078.

［51］Fuchs CS，Tomasek J，Yong CJ，et al. Ramucirumab monotherapy for previously treated advanced gastric or gastro-oesophageal junction adenocarcinoma（REGARD）：an international，randomised，multicentre，placebo-controlled，phase 3 trial. Lancet，2014，383（9911）：31-39.

［52］Wilke H，Muro K，Van Cutsem E，et al. Ramucirumab plus paclitaxel versus placebo plus paclitaxel in patients with previously treated advanced gastric or gastro-oesophageal junction adenocarcinoma（RAINBOW）：a double-blind，randomised phase 3 trial. Lancet Oncol，2014，15（11）：1224-1235.

［53］Xu RH，Zhang Y，Pan H，et al. Efficacy and safety of weekly paclitaxel with or without ramucirumab as second-line therapy for the treatment of advanced gastric or gastroesophageal junction adenocarcinoma（RAINBOW-Asia）：a randomised，multicentre，double-blind，phase 3 trial. Lancet Gastroenterol Hepatol，2021，6（12）：1015-1024.

［54］Li J，Qin S，Xu J，et al. Randomized，Double-Blind，Placebo-Controlled Phase Ⅲ Trial of Apatinib in Patients with Chemotherapy-Refractory Advanced or Metastatic Adenocarcinoma of the Stomach or Gastroesophageal Junction. J Clin Oncol，2016，34（13）：1448-1454.

［55］秦叔逵，李进. 阿帕替尼治疗胃癌的临床应用专家共识. 临床肿瘤杂志，2015，20（9）：841-847.

［56］Türeci O，Sahin U，Schulze-Bergkamen H，et al. A multicentre，phase Ⅱa study of zolbetuximab as a single agent in patients with recurrent or refractory advanced adenocarcinoma of the stomach or lower oesophagus：the MONO study. Ann Oncol，2019，30（9）：1487-1495.

［57］Catenacci DV，Tesfaye A，Tejani M，et al. Bemarituzumab with modified FOLFOX6 for advanced FGFR2-positive gastroesophageal cancer：FIGHT Phase Ⅲ study design. Future Oncol，2019，15（18）：2073-2082.

［58］Lee J，Kim ST，Kim K，et al. Tumor Genomic Profiling Guides Patients with Metastatic Gastric Cancer to Targeted Treatment：The VIKTORY Umbrella Trial. Cancer Discov，2019，9（10）：1388-1405.

［59］Janjigian YY，Shitara K，Moehler M，et al. First-line nivolumab plus chemotherapy versus chemotherapy alone for advanced gastric，gastro-oesophageal junction，and oesophageal adenocarcinoma（CheckMate 649）：a randomised，open-label，phase 3 trial. Lancet，2021，398（10294）：27-40.

［60］Boku N，Ryu MH，Kato K，et al. Safety and efficacy of nivolumab in combination with S-1/capecitabine plus oxaliplatin in patients with previously untreated，unresectable，advanced，or recurrent gastric/gastroesophageal junction cancer：interim results of a randomized，phase Ⅱ trial（ATTRACTION-4）. Ann Oncol，2019，30（2）：250-258.

［61］Xu J，Jiang H，Pan Y，et al. Sintilimab plus chemotherapy（chemo）versus chemo as first-line treatment for advanced gastric or gastroesophageal junction（G/GEJ）adenocarcinoma（ORIENT-16）：First results of a randomized，double-blind，phase Ⅲ study. Ann Oncol，2021，32（suppl 5）：S1283-S1346.

［62］Peng Z，Wei J，Wang F，et al. Camrelizumab Combined with Chemotherapy Followed by Camrelizumab plus Apatinib as First-line Therapy for Advanced Gastric or Gastroesophageal Junction Adenocarcinoma. Clin Cancer Res，2021，27（11）：3069-3078.

［63］Y. Janjigian Y，Kawazoe A，Yanez PE，et al. Pembrolizumab plus trastuzumab and chemotherapy for HER2＋metastatic gastric or gastroesophageal junction（G/GEJ）cancer：Initial findings of the global phase 3 KEYNOTE-811 study. J Clin Oncol，2021，39（suppl 5）：4013-4013.

［64］Shitara K，Özgüroğlu M，Bang YJ，et al. Pembro- lizumab versus paclitaxel for previously treated，advanced gastric or gastro-oesophageal junction cancer（KEYNOTE-061）：a randomised，open-label，controlled，phase 3 trial. Lancet，2018，392（10142）：123-133.

［65］Wang F，Wei XL，Wang FH，et al. Safety，efficacy and tumor mutational burden as a biomarker of overall survival benefit in chemo-refractory gastric cancer treated with toripalimab，a PD-1 antibody in phase Ⅰb/Ⅱ clinical trial NCT02915432. Ann Oncol，2019，30（9）：1479-1486.

［66］Marabelle A，Fakih M，Lopez J，et al. Association of tumour mutational burden with outcomes in patients with advanced solid tumours treated with pembrolizumab：prospective biomarker analysis of the multicohort，open-label，phase 2 KEYNOTE-158 study. Lancet Oncol，2020，21（10）：1353-1365.

［67］Chao J，Fuchs CS，Shitara K，et al. Assessment of Pembrolizumab Therapy for the Treatment of Microsatellite Instability-High Gastric or Gastroesophageal Junction Cancer Among Patients in the KEYNOTE-059，KEYNOTE-061，and KEYNOTE-062 Clinical Trials. JAMA Oncol，2021，7（6）：895-902.

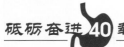

［68］Le DT，Durham JN，Smith KN，et al. Mismatch repair deficiency predicts response of solid tumors to PD-1 blockade. Science，2017，357（6349）：409-413.

［69］Kang YK，Boku N，Satoh T，et al. Nivolumab in patients with advanced gastric or gastro-oesophageal junction cancer refractory to，or intolerant of，at least two previous chemotherapy regimens（ONO-4538-12，ATTRACTION-2）：a randomised，double-blind，placebo-controlled，phase 3 trial. Lancet，2017，390（10111）：2461-2471.

［70］Boku N，Satoh T，Ryu MH，et al. Nivolumab in previously treated advanced gastric cancer（ATTRACTION-2）：3-year update and outcome of treatment beyond progression with nivolumab. Gastric Cancer，2021，24（4）：946-958.

［71］Fuchs CS，Doi T，Jang RW，et al. Safety and Efficacy of Pembrolizumab Monotherapy in Patients with Previously Treated Advanced Gastric and Gastroesophageal Junction Cancer：Phase 2 Clinical KEYNOTE-059 Trial. JAMA Oncol，2018，4（5）：e180013.

二、胃癌外科治疗发展趋势与动静脉结合的术前化疗

我国是个胃癌"大国"，且以进展期胃癌为主，目前胃癌在我国恶性肿瘤发病率中居第 2 位，死亡率居第 3 位。还有两组数据更为醒目，一是我国每年新发胃癌的病例数量约占全球发病总数的 45%；二是自 2014 年中国胃肠肿瘤外科联盟（以下简称胃肠联盟）成立以来每年都统计治疗患者的数据，在全国 30 个省市的 103 家中心胃肠外科所收治的胃癌患者中，局部进展期胃癌都占 70% 以上。在胃肠联盟的数据中尚未将直接接受药物治疗的晚期胃癌计算在内，同时在全国各基层医院，进展期胃癌病例所占比例也会更大，因此在我国进展期胃癌仍占绝大多数。怎样提高进展期胃癌的疗效是我们临床上最该重视、不能回避的问题。

（一）胃癌外科治疗的发展趋势

手术是治疗胃癌最基本的方法，维也纳著名外科医生 Billroth 于 1881 年 1 月 29 日在氯仿麻醉下为一例 43 岁女性患者成功地切除了胃窦癌，开辟了外科手术治疗胃癌的先河。但 4 个月后患者即死亡，尸检发现其死因为胃癌的局部复发。此后胃切除术一直是当时治疗胃癌的主要方法，临床研究的主要问题是胃切除的安全性与消化道重建的合理性。但在临床实践中人们逐渐发现胃切除术治疗胃癌的疗效并不理想，因其治疗的目标只是切除胃癌原发灶，并未对淋巴结转移这一胃癌最常见的转移

方式进行积极的治疗，就如 Billroth 的第 1 例胃癌手术一样极易在术后近期内复发。于是，20 世纪初临床上就开始探索胃癌的淋巴结清扫，当时西欧的一些外科医生也获得了初步的、有益的经验，如最初 Billroth 做第一例胃癌手术时的助手，罗马尼亚人 Miculicz 就是较早倡导胃癌淋巴结清扫的先行者。此时的日本胃癌发病率较高，正迫切地寻求有效治疗方法，于是在接受西欧先进经验的基础上，开始深入、细致地研究胃癌根治术，即在足够胃切除的基础上进行系统性的淋巴结清扫。

此时胃癌临床研究的主要目标就是淋巴结转移的规律和清扫的范围与方法，《胃癌处理规约》（以下简称《规约》）就是这一探索的理论基础。《规约》实际上就是建立一个统一的规则，用来约束、规范胃癌诊治过程中外科与病理等相关人员按照统一的规则记录相应的重要数据，以总结淋巴结转移规律并探索合理的淋巴结清扫范围。首先是外科医生详细记录临床上能够掌握的胃癌相关数据，如部位、大小、分化程度等特征，并在术后严格按照《规约》中的规定，标记并送检各组淋巴结。病理医生则严格观察、报告各组淋巴结的转移情况。两相对照，获得临床上能够掌握的胃癌表面特征与转移阳性淋巴结的分布情况。这样，总结大量胃癌手术病例的这些重要数据，就可以总结出各种胃癌表面特征与转移阳性淋巴结分布的关系，通过临床上能够掌握的宏观资料推断出淋巴结转移规律，进一步指导临床进行合理的淋巴结清扫。《规约》的修订则是根据临床实践中的应用情况及时总结成熟成

果，纠正所存在的错误，同时对临床上发现的新问题作进一步探索。可以说，《规约》获得的结果是各种治疗方式的重要依据，其修订的新内容则是胃癌外科需要进一步观察、研究的目标。

20世纪70年代，胃癌根治术发展较快，淋巴结清扫的效果显现。在局部进展不甚严重的胃癌被有效治疗以后，那些难治愈的因素也就倍显突出，包括局部浸润、转移严重者，以及伴有远处转移者等。为此，一些极限性手术应运而生，包括把淋巴结清扫做到极限的腹主动脉周围淋巴结清扫术，因腹腔脏器在腹腔内淋巴回流的终点是腹主动脉周围淋巴结，故该术式使外科治疗胃癌的淋巴结转移接近了极限；也包括针对胃后壁癌浆膜浸润阳性病例潜在的网膜囊内播种灶进行的左上腹脏器全切除术，因胃后壁癌突出浆膜后所脱落的癌细胞都在网膜囊内，把构成网膜囊的脏器全部切除就是从解剖学上彻底消除腹膜播种，这些极限性的手术表明日本学者们欲竭手术之所能尽图最佳之效。然而，多年的临床实践却发现这些极限性的手术并未取得最初期望的疗效，尤其是有关腹主动脉淋巴结清扫的JCOG9501研究等结果出现以后，临床上更加明确，手术治疗进展期胃癌的效果是有极限的，手术范围的无限扩大难以进一步获取疗效的相应提高。因此2010年第14版《规约》的修订出现了惊人的变化：以转移淋巴结个数作为临床淋巴结转移程度的分期，与TNM分期同步，停止对D2手术范围以外的淋巴结再进行分组标记等的研究。这些规定实质上已经表明，《规约》所做的以淋巴结转移规律为主的探索已逐渐接近尾声，D2手术已经成为胃癌手术的基本模式，对胃癌扩大手术范围的探索已经结束。淋巴结分组仅在D2手术范围内的个别部位继续进行细致化探索，以适应日本早期胃癌为主的现状，针对早期胃癌探索以保留功能为主要目标的更合理的手术范围。

（二）局部晚期胃癌动静脉结合的术前化疗

在以进展期胃癌为主的我国，面临着与日本20世纪70年代类似的难题：怎样更好地治疗局部进展严重或伴有远处转移的胃癌。所不同的是，当年日本学者面对这个难题时，他们的面前是"空白"，且那个年代胃癌的非手术方法极度欠乏，他们不得不继续探索手术治疗。而今我们面对这个难题时，已经能够借鉴日本的临床治疗结果，即继续扩大手术切除范围难以获得所期待的疗效，而且胃癌的非手术治疗方法也在不断进步，以手术为主的综合治疗就成为我们临床关注的热点。

当年尚无免疫治疗相关的临床研究结果时，MAGIC试验、FNCLCC试验、FLOT试验等一系列临床研究结果不断地提示我们，对于进展期胃癌以手术为主的综合治疗比单纯手术的效果更好。胃癌的非手术治疗方法中化疗的临床应用时间最久，经验也最为成熟。当年胃癌的化疗效果并不好，所以提倡联合用药。其理论基础是把不同作用机制或作用于不同细胞增殖周期的药物相联合以图其协同作用，且毒性作用不能互相叠加，实质上是将化疗药物的种类进行优化组合以提高疗效。在当年，尽管疗效仍有限，却明显优于单药治疗。化疗药物大致可以分为时间依赖性与浓度依赖性药物，前者对肿瘤的疗效与药物作用时间有关，适合静脉缓慢滴注或口服；后者则与药物浓度密切相关，疗效随着浓度的升高而呈对数级增加。"表阿霉素"与"奥沙利铂"都属于浓度依赖性药物，从临床应用过程中的一些意外情况可以观察到其剧烈作用，图1所示为静脉推注"表阿霉素"时不慎使部分药物渗漏至皮下组织，局部高浓度的药物导致皮下组织坏死；图2所示为静脉滴注"奥沙利铂"时不慎出现类似意外，造成手臂局部严重肿胀。这些意外现象都说明浓度依赖性药物在局部达到较高浓度时，其局部作用相当剧烈，足以使正常组织肿胀、溃烂。但浓度依赖性药物以静脉给药途径应用于人体时受到极大的限制，药物在全身均匀分布，其浓度带来的毒副作用不能超过人体敏感脏器（如骨髓、肾脏、心脏等）的承受限度。故临床上只能以静脉推注或限定给药时间等方式尽可能地提高其浓度，治疗部位所能达到的药物浓度就很有限，其作用难以得到充分发挥。若通过动脉介入的方法将其直接注射到治疗所需部位，使其在局部形成高浓度，治疗部位也像"表阿霉素"意外渗漏至皮下可以导致局部溃烂一样，使其药理作用得到充分的发挥。动静脉结合的术前化疗的理论基础就是根据化疗药物的作用特点，静脉缓慢滴注时间依赖性药物（或口服

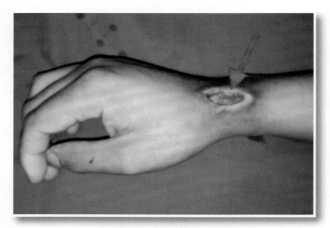

图 1　表阿霉素渗漏致皮下组织溃烂

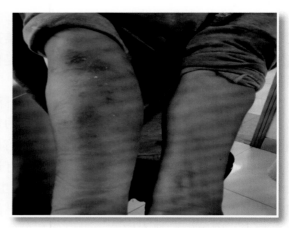

图 2　奥沙利铂渗漏导致右前臂肿胀

卡培他滨、替吉奥等药物）以维持其作用时间，经动脉局部注射浓度依赖性药物（奥沙利铂、表阿霉素等）以提高其局部浓度，通过动、静脉不同的给药途径充分发挥两类药物的药理作用。实质上是在联合用药的基础上，把给药途径进一步优化组合以提高疗效。在我们治疗过的病例中，仔细观察切除的标本确实发现很多局部溃烂严重的现象，如图 3 所示为胃上部癌，经胃左动脉注射药物后，给药范围内的胃壁溃烂，癌居其中央；图 4 所示为胃下部癌，经网膜右动脉注射药物后，给药范围内的胃壁瘢痕化，癌居其中央，而给药范围外的胃黏膜却是正常的。

我们自 2002 年 12 月开始在临床上探索动静脉结合的术前化疗方法，2005 年初次总结其疗效为 78%，而其后的多次临床总结有效率均在 75% ~ 85% 之间，疗效高，且较稳定。2016 年总结局部晚期胃癌（T3 ~ 4N1 ~ 3M0）根治切除率达 75% 左右，

术后 1 年和 3 年生存率分别为 84.5% 和 40%，平均生存时间 30 个月。

（三）动静脉结合术前化疗的特点

动静脉结合术前化疗除了强化局部治疗，还根据药物的作用特点将给药途径进一步优化组合，充分地发挥其作用。而且从解剖学来分析，在动脉介入方法局部注射给药后，给药范围内的所有原发灶、转移灶，以及癌栓等亚临床病灶都会受到高浓度药物的剧烈作用，此后药物分别经胃的静脉与淋巴系统回流，部分药物经相应的静脉系统回流，进入门静脉，恰好是胃癌血行转移的途径；也有部分药物经淋巴途径回流，又恰好是胃癌淋巴转移的途径。因此，该方法对伴有 No.16（腹主动脉周围淋巴结）转移的胃癌也有很好的疗效。我们曾对一组伴有 No.16 转移的病例进行治疗，结果对 No.16 的有效率为 76.1%，而对原发灶的有效率为 80.4%

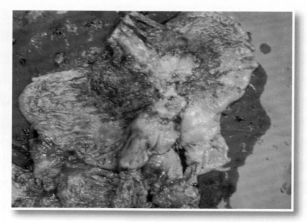

图 3　经胃左动脉注药后，给药范围内组织溃烂

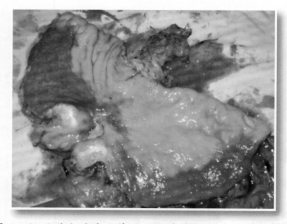

图 4　经网膜右动脉注药后，给药范围内的胃壁瘢痕化

（*P* < 0.05）。No.16 位于淋巴回流的远端，距离动脉注药部位越远，药物浓度也递减，疗效也随之降低，这是局部注射浓度依赖性药物作用的必然结果。

动静脉结合术前化疗不同于动脉介入灌注化疗，后者的临床应用较早，该方法只注重给药途径的改变，并未注意所给药物的种类与作用机制，早年经常有将时间依赖性药物也经动脉介入灌注的报告，其作用有限。动静脉结合术前化疗选择药物的原则应以传统途径化疗的 NCCN 或 CSCO 指南为基础，但因给药途径的特点，并不一定完全遵从其指南。就如奥沙利铂在全身给药方案中为一线用药，但在腹腔化疗时却很少选用，因其中的草酸对腹膜刺激性较强。动静脉结合术前化疗很少选用紫杉醇，因局部注射后难以观察并及时控制其过敏反应。在全身给药方案中不太被重视的"表阿霉素"却不得不被选用为动脉局部注射的药物，引起的局部作用较为剧烈。当今，抗癌药物快速发展，静滴 5-Fu 多已被口服"替吉奥""卡培他滨"等所代替，以何名称替代"动静脉结合术前化疗"，既能反映其给药方法、机制，又能简明扼要地说明其内涵，尚有待于进一步思考。

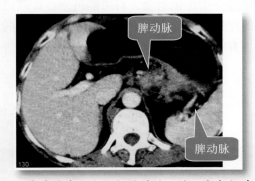

图 5　治疗前胃癌原发灶与转移淋巴结融合包绕脾动脉

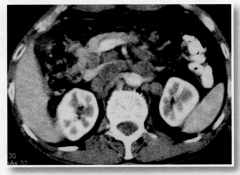

图 6　伴有腹主动脉周围的淋巴结转移

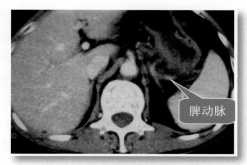

图 7　治疗后癌肿明显缩小

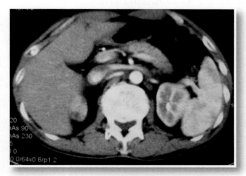

图 8　腹主动脉周围的淋巴结几乎消失

（四）SVOSA 临床研究

为获得更确切的循证医学依据，我们从 2014 年 9 月开始进行多中心随机对照临床试验，按当时 AJCC 第 7 版的分期方法，将临床诊断为ⅢB、ⅢC 期的局部晚期胃癌患者随机分为全身给药组与动静脉结合给药组分别进行术前化疗。前者采取临床上常用的 SOX 方案（静滴奥沙利铂 200 mg d1，口服 S1 2 周、休息 1 周，每 3 周为一个疗程），后者在口服 S1 的前提下，经动脉介入局部注射 EEOX（表阿霉素 30 mg、足叶乙苷 80 mg、奥沙利铂 150 mg，每 3 周为一个疗程），且根据胃癌所在的部位，胃中、上部癌主要经胃左动脉给药，胃下部癌主要经网膜右动脉给药。两组病例均进行 3 个疗程的术前化疗后再接受 D2 或 D2 ＋手术，术后都以 SOX 方案进行辅助化疗 3 个疗程以上。比较两组病例术前化疗的有效率，R0 手术切除率，1、2 年生存率等。该临床试验主要研究术前化疗是以口服 S1 联合静脉给药（SV）？还是（Or）结合动脉局部给药（SA）更好？所以命名为 SVOSA 研究。至 2018 年底 SVOSA 研究病例入组已经结束，对疗效的总结显示：SV（全身给药）组有效率为 47.9%，与以往文献报告的以 SOX 方案进行术前化疗的效果相仿，说明在本研究中我们对化疗疗效的评价是比较准确的。而用同一评价标准，同步进行评价的SA（动静脉结合给药）组的有效率则为78.3%，说明动静脉结合的给药方法确实使术前化疗有效率得到大幅度的提高。该研究的随访目标为术后2年，随着研究的深入，期待着动静脉结合术前化疗较高的有效率能够给局部晚期胃癌患者带来生存上的获益，SVOSA研究将对动静脉结合给药的术前化疗模式得出一个较为完整的结论。

（五）正在进行的研究

紫杉醇是胃癌化疗的主要药物之一，在FLOT等临床研究中都是主要药物。但若经动脉快速注射则难以观察并及时处理其过敏反应，故在动静脉结合的术前化疗中一直未被使用。白蛋白紫杉醇的出现则解决了这一难题，使用白蛋白作为载体后的白蛋白紫杉醇很少会出现致命的过敏反应。目前我们已经尝试过以奥沙利铂与白蛋白紫杉醇作为动脉注射的主要药物进行临床治疗，替代原来的表阿霉素，疗效仍较好。临床实践中，人们一直希望把这两种药物一起用于胃癌的化疗，实现"强强联合"，但临床实际应用中常顾忌其毒副作用的叠加让国人不易承受。经胃的供血动脉局部注射这两种药物，局部作用强，但用药总量小，经门静脉回流入肝再至全身，毒副作用可更为减轻。

近6年前，我们曾以动静脉结合术前化疗联合PD-1治疗1例近"终末期"胃癌患者获得成功。该患者确诊为胃癌后8个月拒绝任何治疗，治疗前已经依靠输血等措施维持生命。以动静脉结合术前化疗联合PD-1治疗后，病情很快得到控制，癌肿缩小至原来的1/3，得以手术切除，至今仍健康生活。PD-1在国内上市后我们立即以相同的方法治疗晚期胃癌患者，同样创造出一些"生命的奇迹"。推测其机制可能是：单用免疫治疗效果极其有限，因肿瘤细胞的免疫逃逸等机制完善；常规途径的化疗加免疫治疗后，因化疗在一定程度上破坏了肿瘤细胞的免疫逃逸等机制，两种作用机制药物的协同作用显现，临床疗效明显；我们所进行的动静脉结合术前化疗强化了局部治疗效果，对肿瘤细胞免疫逃逸等机制的破坏更甚，这两类药物的协同作用更剧，临床疗效也就更为明显。目前，我们已经对常规途径术前化疗与动静脉结合术前化疗对肿瘤细胞免疫微环境造成的改变进行了对比观察研究，已经获得一些阳性发现。

我国胃癌多发，以进展期胃癌为主，目前对进展期胃癌的治疗又深陷"困境"：手术治疗的效果几近极限，常规途径的化疗又无绝对理想的化疗药物与方案，因胃癌高度的异质性，其他非手术治疗方法也很难发挥重要的作用。动静脉结合的术前化疗利用现有的化疗药物，在联合用药的基础上把给药途径进一步优化组合，有可能进一步提高进展期胃癌的疗效，与免疫治疗等非手术治疗方法的协同治疗更有临床研究的前景，值得临床重视并进一步探索。

（李国立）

参考文献

［1］Bray F，Ferlay J，Soerjomataram I，et al. Global cancer statistics 2018：GLOBOCAN estimates of incidence and mortality worldwide for 36 cancers in 185 countries［J］. CA：a cancer journal for clinicians，2018，68（6）：394-424.

［2］Tsujinaka T，Sasako M，Yamamoto S，et al. Influence of overweight on surgical complications for gastric cancer：results from a randomized control trial comparing D2 and extended para-aortic D3 lymphadenectomy（JCOG9501）. Ann Surg Oncol，2007，14：355-361.

［3］李国立. 从日本《胃癌处理规约》修订看胃癌治疗发展趋势. 中国实用外科杂志，2019，39：76-79.

［4］李国立，刘福坤，黎介寿，等. 以淋巴结转移为主的晚期胃癌的FLEP法新辅助化疗. 外科理论与实践，2005，10：425-427.

［5］李国立，鲍阳，姜军，等. 动静脉联合给药的FLEOX法新辅助化疗加营养支持提高晚期胃癌的可切除率. 中华胃肠外科杂志，2008，11：428-431.

［6］李国立，范朝刚，王绪林，等. 动静脉结合给药的 FLEEOX 法对晚期胃癌的新辅助化疗. 中华外科杂志，
2009，47：1171-1174.

［7］Zhang C，Li G，Fan C，et al. Comparison of efficacy of different route of administration of chemotherapy on
unresectable，advanced gastric cancer. World J Surg Oncol，2012，10：162.

［8］He Q，Li Y，Ma L，et al. Application of FLEEOX Preoperative Chemotherapy via Intra-arterial and Intravenous
Administration in Treatment of Unresectable Locally Advanced Gastric Cancer. J Gastrointest Surg，2016，20：
1421-1427.

［9］He Q，Ma L，Li Y，et al. A pilot study of an individualized comprehensive treatment for advanced gastric cancer
with para-aortic lymph node metastasis. BMC Gastroenterol，2016，16：8.

三、HIPEC-01、HIPEC-02 研究

胃癌是我国最常见的恶性肿瘤之一，其发病率和死亡率长期位居所有恶性肿瘤的第 3 和第 2 位，1990—2019 年的近 30 年，我国年胃癌发病总数增加近一倍，达到 61 万例，在未来的 25 年，这个数字将继续增加到 74 万。中国胃肠外科联盟 2014—2019 年 5 年 196 680 例胃癌数据显示，早期胃癌占临床收治病例数的 20%，局部进展期胃癌占所有确诊病例的 70%。中国医科大学附属医院、天津医科大学肿瘤医院和中山大学肿瘤中心 8838 例大宗病例回顾性研究显示，病理Ⅲ期患者的远期生存不佳，其中ⅢA、ⅢB 和ⅢC 期患者 5 年生存率分别为 44.4%、32.9% 和 18.9%。由于疾病谱的不同，以中日韩为代表的亚洲、欧洲和北美胃癌治疗模式有所不同：亚洲地区又以日韩为代表进行 D2 术后辅助化疗；欧洲则以围手术期化疗为主要模式；北美采取术后辅助放化疗模式。文献报道胃癌复发的最主要形式是腹膜种植，腹水瘤细胞阳性患者 5 年生存率仅为 2%。因此局部进展期胃癌，特别是 T4 和 N＋患者，预防术后腹腔复发对提高患者的远期生存意义重大。

单纯腹腔灌注可以清除部分腹腔脱落的肿瘤细胞，但是其效率很低，日本学者采取快速 RT-PCR 方法检测腹腔灌洗液 CEA&CK20 mRNA，以判断腹腔液中是否有残留癌细胞。结果显示，直至灌洗到第 9 次，腹腔液瘤细胞才完全消失。腹腔化疗是预防局部进展期胃癌腹腔复发的重要治疗手段。腹腔化疗具有明显的药代动力学优势，高浓度抗癌药物直接作用于腹腔游离的癌细胞及微小的癌组织。腹腔化疗可以改善腹膜微环境，使其不利于癌细胞种植。此外，腹腔化疗的毒副作用小，对机体免疫

没有影响。天津医科大学肿瘤医院经动物实验证实，采取医用活性炭吸附丝裂霉素 C 腹腔置入可以治疗裸鼠人胃癌腹膜转移模型。临床研究结果显示，局部进展期胃癌 D2 根治术后腹腔置入活性炭吸附丝裂霉素 C 可以显著提高患者的远期生存。采取氟尿嘧啶植入剂（中人氟安）缓释剂同样可以显著提高局部进展期胃癌患者的远期生存率。由中国医科大学附属医院、天津医科大学肿瘤医院和哈尔滨医科大学肿瘤医院共同发起的多中心、前瞻随机对照研究，2015 年 9 月至 2017 年 2 月，共有 122 例临床诊断Ⅲ期的胃癌病例随机分成术后腹腔置入缓释氟尿嘧啶组和对照组，平均随访时间 41.7 个月，两组患者 3 年 DFS 率（43.9% *vs.* 31.0%，$P=0045$）和 OS 率（49.1% *vs.* 38.4%，$P=0.042$）具有显著性差异。两组患者腹腔内复发比例也存在显著性差异（17.3% *vs.* 44.2%，$P=0.006$）。结果证实，针对临床Ⅲ期的局部进展期胃癌病例，在标准 D2 手术后腹腔置入缓释氟尿嘧啶制剂，可以显示降低腹腔复发，提高患者的远期生存。

热疗（hyperthermia）是一种古老的抗肿瘤治疗方法，其具体生物学机制仍未明了，一般认为热疗可以在分子水平、组织水平和细胞水平发挥其抗肿瘤作用。天津医科大学肿瘤医院早期的基础研究及动物实验显示，热疗可以上调某些抑癌基因的表达、下调某些癌基因的表达。温热可以提高肿瘤细胞对某些化疗药物的敏感性，由此产生的效果不是单纯的累加，而是倍增。例如在 43 ℃条件下肿瘤细胞对丝裂霉素 C 的摄取可以增加 78%，药物的细胞毒作用也由 30% 提高到 50% 左右。天津医科大学肿瘤医院回顾性研究显示，针对局部进展期胃癌 D2 术后腹腔热灌注化疗（intraperitoneal hyperthermic chemotherapy，HIPEC）可以显著提高Ⅲb期患者的远期生存。国内多中心回顾性研究显示，与标准的术后辅助化疗比较，术后 HIPEC 可以显著提高患者的远期生存率。由广州医科大学附属肿瘤医院作为 PI 单位的前瞻随机对照多中心临床研究——Phase Ⅲ clinical trial in evaluating the role of hyperthermic intraperitoneal chemotherapy for locally advanced gastric cancer patients after radical gastrectomy with D 2 lymphadenectomy（HIPEC-01）（NCT02356276）于 2019 年 3 月结束患者招募。2015 年 5 月至 2019 年 3 月从全国 16 个中心共入组 648 例。其中 HIPEC 组 317 例，对照组 331 例。中位随访时间 12.1 个月，对照组和 HIPEC 组患者最常见的 3、4 级毒副作用（＞5%）分别是贫血（6% vs. 4.1%）、腹腔内感染（5.4% vs. 3.8%）、肺炎（9.7% vs. 9.8%）、发热（10.6% vs. 11.4%）和低蛋白血症（15.1% vs. 16.7%）。对照组发生 3 例围手术期死亡：第一例为十二指肠残端瘘导致多脏器衰竭，第二例因吻合口漏导致腹腔内感染并休克，第三例因严重抑郁症导致自杀。近期结果显示在手术实施 1 周内采取 HIPEC 治疗安全可靠，没有增加相关手术并发症和死亡率。远期随访结果将于 2022 年 12 月发布。该研究以壁报形式于 2020 年 2 月 8 日向 ASCO2020 投稿，于 2022 年 3 月 27 日被接收，2020 年 5 月 25 日被 *JCO* 杂志线上发表。

日本学者采取紫杉醇（PTX）腹腔＋静脉给药模式，配合口服替吉奥治疗胃癌腹膜转移。课题组在前后 10 年间分别进行了Ⅰ期研究、Ⅱ期研究和Ⅲ期研究，在Ⅰ期研究中采取多西他赛（DOC）45～60 mg/m² 腹腔注射（IP）；PTX 80 mg/m²，IP；PTX 20 mg，IP，IV。Ⅱ期研究报告中位生存时间为 14.4～24.6 个月，1 年 OS 率为 67%～78%。Ⅲ期研究又称为凤凰研究（PHOENIX Trial）。183 例伴有腹膜转移的胃癌病例按照 2∶1 比例随机分配到治疗组和对照组。治疗组采取：PTX 20 mg/m²，IP；PTX 50 mg/m²，IV，d1，d8；替吉奥 80 mg/m²，po，qd，d1～14，每 21 天为一个疗程。对照组采取 SP 方案（替吉奥 80 mg/m²，po，顺铂 60 mg/m²，IV，d8），5 周为一个疗程。结果显示两组患者的中位生存时间分别是 17.7 个月和 15.2 个月。基于基线腹水程度调整后，两组患者的 3 年 OS 率分别是 21.9% 和 6.0%，$P = 0.008$。凤凰研究结果提示，对中等量级以上腹水患者，PTX IP ＋ IV 化疗结合口服替吉奥可以提高患者的远期生存。HIPEC 是公认的预防和（或）治疗腹膜原发/转移癌的重要治疗方法，国内李雁、崔书中等在胃癌腹膜转移的 HIPEC 治疗方面做了大量临床基础研究。天津医科大学肿瘤医院发起的 HIPEC-02 研究，是一项Ⅲ期前瞻、随机对照、多中心临床研究，采取凤凰研究方案＋ HIPEC 和单纯凤凰方案用于胃癌伴有腹膜转移患者转化治疗，该研究于 2020 年 5 月启动，目前全国有 35 个中心参加，计划入组 180 例，目前已入组 40 例。针对影像诊断或可疑腹膜转移的胃癌病例，先采取腹腔镜分期，明确腹膜转移程度及腹水量，活检病理确诊，并计算 PCI 指数。术中随机分为治疗组：HIPEC ＋ PTX 20 mg/m²，IP，d1，3，5，7，共 4 次，同时腹腔置入化疗港，随后采取凤凰研究方案；对照组：腹腔置入化疗港，PTX 20 mg/M²，IP，d1，d8，替吉奥 80 mg/m²，po，d1～14，每 21 天一疗程。每 2～4 个疗程评估疗效一次，如果达到 R0 手术标准，则再进行腹腔镜分期，证实可以 R0 手术即可手术，否则继续原方案治疗，进展病例则出组，采取二线治疗。该研究是借鉴日本同道胃癌腹膜转移双路径（腹腔/静脉）化疗的思路，结合中国特色的 HIPEC，希望探索具有中国特色的胃癌伴有腹膜转移病例的转化治疗模式。

（梁寒）

参考文献

[1] Cao W，Chen HD，Yu YW，et al. Changing profiles of cancer burden world wide and in China：a secondary analysis of the global cancer statistics 2020. Chin Medical J，2021，134（7）：781-791. Doi：10.1097/CM9.0000000000001474.

[2] Zhang TC，Chen H，Yin XL，et al. Changing trends of disease burden of gastric cancer in China from 1990 to 2019 and its predictions：Findings from Global Burden of Disease Study［J］. Chin J Cancer Res，2021，33（1）：11-26.doi10.21147/j.issn.1000-9604.2021.01.02

[3] 王玮，孙哲，邓靖宇，等. 基于多中心大样本数据库的胃癌外科治疗相关数据的整合分析. 中华胃肠外科杂志，2016，19（2）：179-185.

[4] Bando E，Yonemura Y，Takeshita Y，et al. Intraoperative lavage for cytological examination in 1297 patients with gastric cancer. Am J Surg，1999，178（3）：256-262. Doi：10.1016/s0002-9610（99）00162-2.

[5] Marutsuka T. Mechanisms of peritoneal metastasis after operation for non-sersa invasive gastric cancer：an ultrapid detection system for intraperitoneal free cancer cells and a prophylactic strategy for peritoneal metastasis. Clin Cancer Res，2003，9：678-685.

[6] 梁寒. 胃癌腹膜转移的诊治策略. 中国肿瘤临床，2012，39（22）：12-14.

[7] 梁寒，郝希山. 热疗的生物学机制. 国外医学肿瘤学分册，2001，28（6）：438-441.

[8] 梁寒，王殿昌，孙慧，等. 活性炭吸附丝裂霉素C腹腔化疗的临床实验研究. 中国肿瘤临床，2000，27（12）：897-901.

[9] 刘洪敏，崔景利，蒋楠，等. 进展期胃癌患者术中使用氟尿嘧啶植入剂临床观察. 中华胃肠外科杂志，2014，17（7）：694-697.

[10] 梁寒，李景武，史玉荣，等. 热疗对人类结肠癌细胞株黏附因子表达的影响. 中华医学杂志，2004，84（15）：1299-1303.

[11] 詹宏杰，梁寒，王宝贵，等. 进展期胃癌术中腹腔热灌注化疗的预后分析. 中国肿瘤临床，2012，39（22）：1730-1733.

[12] Liang H，Zhan HJ，Wang BG，et al. Change in expression of apoptosis genes after hyperthermia，chemotherapy and radiotherapy in human colon cancer transplanted into node mice. World J Gastrointest，2007，13（32）：4365-4371.

[13] Lei ZY，Wang JH，Li Z，et al. Hyperthermia interperitoneal chemotherapy for gastric cancer with peritoneal metastasis：a multicenter propensity score-matched cohort study. Chin J Res，2020，32（6）：794-803.

[14] Xu Y，Zhang RP，Li CF，et al. Intraperitoneal chemotherapy using fluorouracil implants combined with radical resection and postoperative adjuvant chemotherapy for stage Ⅲ gastric cancer：A multi-center，randomized，open-label，controlled clinical study. Front Oncol，2021，11：670651.doi：10.3389/fonc.2021.670651.

[15] 中国抗癌协会腹膜癌专委会. 中国腹腔热灌注化疗技术临床应用专家共识（2019版）. 中华医学杂志，2020，100（2）：89-96.

[16] Cui SZ，Liang H，Li Y，et al. PILGRIM：Phase Ⅲ clinical trial in evaluating the role of hyperthermia intreperitoneal chemotherapy for locally advanced gastric cancer patients after radical gastrectomy with D2 lymphadenectomy（HIPEC-01）. J Clin Oncol，2020，13.no15，suppl：4538.doi：10.1200/JCO.2020.38.15_suppl.4538.

[17] Yamaguchi H，Kitayama J，Ishigami H，et al. Breakthrough therapy for peritoneal carcinomatosis of gastric cancer：intraperitoneal chemotherapy with taxanes. WJGO，2015，7（11）：285-291.doi：10.4251/wjgo.v7.i11.285.

[18] Ishigami H，Fujiwara Y，Fukushima H，et al. Phase Ⅲ trial comparing intraperitoneal and intravenous paclitaxel plus S-1 versus cisplatin plus S-1 in patients with gastric cancer with peritoneal metastasis：PHOENIX-GC Trial. J Clin Oncol，2018，36（19）：1922-1929. doi：10.1200/JCO.2018.77.8613.

[19] 李雁. 腹膜肿瘤学理论与实践. 北京：科学技术文献出版社，2021.

[20] 崔书中. 体腔热灌注治疗. 北京：人民卫生出版社，2021.

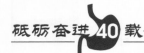

四、靶向、免疫、生物治疗

（一）抗血管生成药物在胃癌治疗中再添新瓦

1. 研究背景

有关胃癌二线治疗相关研究多年来并不鲜见，但由于胃癌生物学特性过于复杂，到目前为止，除外雷莫西尤单抗（Ramucirumab）与紫杉醇联合取得了阳性结果，其他大部分靶向治疗及免疫治疗的研究都以失败告终。因此，中国晚期胃癌的二线治疗迫切需要标准治疗方案。

雷莫西尤单抗是一种人类 IgG1 单克隆抗体，通过特异性结合血管内皮生长因子受体 2（VEGFR-2），抑制 VEGFR-2 活化，从而抑制配体诱导的内皮细胞增殖和迁移，最终抑制肿瘤血管生成。2014 年 RAINBOW 全球研究的成功使雷莫西尤单抗联合紫杉醇在多个国家获批晚期胃癌二线治疗适应证。但当时由于种种原因，RAINBOW 研究未有中国大陆患者入组，因此研究者又针对以中国人为主的亚洲人群（包括中国大陆、中国台湾、马来西亚和菲律宾）开展了 RAINBOW 的桥接研究——RAINBOW-Asia 研究。

2. 研究方法

RAINBOW-Asia 是一项随机、双盲、安慰剂对照的 III 期临床试验，在中国、马来西亚、菲律宾和泰国的 32 个中心进行，研究总共入组了 440 例患者，按 2：1 比例分到雷莫西尤单抗＋紫杉醇组或安慰剂＋紫杉醇组。其中入组的中国患者共 392 例，占全部患者的近 90%，因此这项研究对指导雷莫西尤单抗在我国临床实践的应用有非常好的参考价值。

RAINBOW-Asia 是 RAINBOW 的桥接研究，研究目的为验证雷莫西尤单抗＋紫杉醇在东亚人群中的有效性，验证 PFS 和 OS 获益与 RAINBOW 研究相一致。该桥接试验的预设主要终点是 PFS，并且 OS 的风险比 < 1。

研究按照 ECOG 评分（0 和 1）和腹膜转移有无进行随机分层。ITT 患者群体进行有效性分析。所有至少接受一个剂量的研究治疗的患者进行安全性分析。此外，研究设置了在至少 256 例 PFS 事件发生后进行中期分析。

3. 主要研究结果解读

（1）RAINBOW-Asia 研究实现了主要研究终点

从 2017 年 3 月 2 日到 2020 年 6 月 30 日，440 位一线接受化疗（铂类＋氟尿嘧啶类 ± 蒽环类）后疾病进展的胃癌患者，随机接受雷莫西尤单抗联合紫杉醇（$n = 294$）或安慰剂联合紫杉醇（$n = 146$）治疗。试验组较对照组的中位 PFS 延长，分别为 4.14 个月和 3.15 个月，HR = 0.765，$P = 0.0184$。两组 mOS 分别为 8.71 个月和 7.92 个月，HR = 0.7426；ORR 分别为 26.5% 和 21.9%。研究整体得到了阳性结果，显示出与 RAINBOW 试验一致的生存获益趋势。这意味着雷莫西尤单抗联合紫杉醇化疗将有可能成为中国晚期胃癌标准二线治疗方案。

作为 RAINBOW 的桥接试验，HR 的明显获益及 PFS 的显著延长以及 OS 达到预设终点，足以说明研究获得了阳性结果，但是，由于样本量设计、后续治疗影响，和 RAINBOW 研究结果（OS：9.6 个月 vs. 7.4 个月，$P = 0.017$）不同的是，RAINBOW-Asia 研究的试验组 OS 差异未达统计学意义（$P = 0.7426$）。进一步分析显示 RAINBOW 研究中的亚洲亚组、非亚洲亚组，以及 RAINBOW Asia 研究人群接受后续治疗的比例分别为 66% vs. 36% vs. 55%，而相对应的，三组患者的 OS 分别为 10.5 个月、5.9 个月和 7.92 个月。尽管 RAINBOW-Asia 研究中，试验组和对照组患者出组后接受至少一个后续治疗的患者比例分别为 54% 和 56%，二者相似，但均相对较高，显示胃癌治疗手段的不断研发以及后续治疗的丰富可能稀释了 RAINBOW-Asia 试验中雷莫西尤单抗给患者带来的生存获益。

（2）雷莫西尤单抗在亚洲人群的安全性良好

安全性方面，RAINBOW-Asia 研究的不良反应发生情况也基本和 RAINBOW 研究一致，其中试验组和对照组患者 ≥ 3 级治疗相关不良事件（TRAE）包括中性粒细胞减少（54% vs. 39%）、白细胞减少（43% vs. 29%）、贫血（16% vs. 17%）、高血压（7% vs. 6%），以及粒细胞缺乏发热（6% vs. < 1%）。两组的不良反应均以化疗毒性为主，与抗血管治疗相关的高血压发生率并没有明显增加。

此外，胃癌抗血管生成治疗的疗效预测标志物一直是亟须探索的方向。本研究的不足之处在于缺少相关标志物的研究，包括未收集基线肿瘤的 Lauren 分型。

（3）RAINBOW-Asia 研究的临床实践意义

通过桥接试验只需要证明药物在新地区的安全性和有效性特征与原地区具有"相似性"即可。RAINBOW-Asia 研究作为 RAINBOW 的桥接试验，试验组 PFS 显著延长，同时显示出与全球注册临床试验 RAINBOW 一致的 OS（HR = 0.963），达到了预设的研究终点。作为迄今为止胃癌领域唯一一个获得阳性结果的二线靶向药物，雷莫西尤单抗在国内的上市申请已经获国家药品监督管理局（NMPA）受理，申报适应证为晚期胃或食管胃结合部腺癌二线治疗，亦可能成为二线研究的标准对照，同时需要接受未来的卫生经济学考量。

除雷莫西尤单抗联合紫杉醇之外，抗血管生成药物联合其他化疗或者免疫药物作为胃癌二线治疗的临床研究正在如火如荼地开展中，一项在日本进行的 II 期临床试验探索了雷莫西尤单抗＋紫杉醇＋纳武利尤单抗二线治疗晚期胃癌的疗效，显示出颇具前景的抗肿瘤活性，达到了主要终点，ORR 37.2%，6 个月 PFS 率 46.5%。中位 OS 13.1 个月，其中 PD-L1 CPS ≥ 1 的患者中位 OS 13.8 个月，< 1 的患者中位 OS 8.0 个月。另外，一项 VEGFR 小分子抑制剂呋喹替尼联合紫杉醇二线治疗晚期胃癌的临床试验正在中国开展，有望为晚期胃癌二线治疗提供更多选择。

基于 Checkmate-649 和 ATTRACTION-4 两项研究结果，PD-1 抑制剂纳武利尤单抗在晚期胃癌一线治疗中的地位基本确定，并且随着国内多个 PD-1 抑制剂临床试验的开展，会有越来越多的胃癌患者一线接受免疫治疗。因此，未来胃癌二线治疗的临床试验需要更加专注于 PD-1 抑制剂耐药后的患者，如何探索免疫治疗对肿瘤微环境的改变、对抗血管治疗疗效的影响，以及如何研发逆转耐药策略将是未来研究中需要明确的问题。

4. 结论

RAINBOW-Asia 研究是第一个也是目前唯一在以中国患者为主的晚期胃癌二线人群中确证抗血管生成治疗临床获益的 III 期研究。研究达到了预设的主要终点，雷莫西尤单抗联合紫杉醇二线治疗晚期胃癌显示出与全球关键注册临床试验一致的有效性和安全性。结合全球 RAINBOW 研究的数据，

支持雷莫西尤单抗＋紫杉醇在中国晚期胃癌二线人群中的应用。当前晚期胃癌一二线治疗格局虽逐步确立，但未来的临床研究中，如何进一步优化疗效、克服耐药、精准筛选人群需要进一步探索，从而进一步改善患者的临床结局仍然是研究的重点。

（张小田　沈琳）

（二）阿帕替尼在胃癌治疗中的研究进展

1. 阿帕替尼简介

阿帕替尼（YN968D1，Apatinib，Rivoceranib，商品名艾坦），化学名为甲磺酸 N-［4-（氰基环戊基）苯基］{2-［（4- 吡啶甲基）氨基］（3- 吡啶）}甲酰胺，分子式 C25H27N5O4S，是我国恒瑞公司开发的一种血小板内皮细胞生长因子受体（VEGFR)-2 的酪氨酸激酶抑制剂，通过抑制 VEGF 通路信号传递，进而抑制肿瘤血管生成，产生抗肿瘤作用。与其结构相近的国外同类药物有 PTK787、AMG-706 和 ZD6764。阿帕替尼在低浓度时即能有效抑制 VEGFR-2，其与 VEGFR 结合的能力比 PTK787 强 10 余倍，较高浓度还能抑制血小板衍生生长因子受体（PDGFR）、c-Kit 及 c-Src 等激酶。

2. 阿帕替尼的关键性临床研究

初期的探索性研究发现阿帕替尼在多种肿瘤中都有较好的抑瘤效应，确定了其最大耐受剂量（MTD）为 850 mg/d，并获得了剂量限制性毒性等安全性数据。在此基础上，随后的二期多中心随机对照研究比较了单次 850 mg/d 及 425 mg bid 两种用法同安慰剂在二线及以上失败的晚期胃及食管胃结合部腺癌患者中的疗效。证实阿帕替尼两种给药方案的 PFS（3.67 个月 /3.20 个月 vs. 1.40 个月）及 OS（4.83 个月 /4.27 个月 vs. 2.50 个月）均显著（P 值均 ≤ 0.0017）优于安慰剂组，不良事件（AE）能耐受且可控，≥ 3 度 AE 主要是手足综合征和高血压，血液学毒性较轻。该研究证实了阿帕替尼的安全性及初步疗效，确定了后续 III 期临床研究的给药方案。

2011 年 1 月李进、秦叔逵教授牵头启动了阿帕替尼对比安慰剂治疗二线及二线以上晚期胃、食管胃结合部腺癌的国内多中心 III 期临床研究，治疗组和

安慰剂组按 2∶1 随机, 阿帕替尼采用 850 mg qd 给药, 主要终点为 OS。共入组 273 例患者, 结果全分析集 (FAS) 中两组 OS 为 6.5 个月 *vs.* 4.7 个月, *P* = 0.0149, HR 0.709 (0.537 ~ 0.937), PFS 为 2.6 个月 *vs.* 1.8 个月, *P* = 0.0001, HR 0.444 (0.331 ~ 0.595)。在符合方案集 (PPS) 中阿帕替尼组 OS 及 PFS 的提升更大。发生率 ≥ 5% 的 3/4 级 AE 主要为手足综合征、转氨酶升高、高胆红素血症、血红蛋白降低、中性粒细胞减少等, 但两组中仅手足综合征发生率达显著性差异 (阿帕替尼组高)。阿帕替尼相关的 AE 主要有高血压、蛋白尿、手足综合征。该研究证实了在既往接受二线及以上化疗失败的晚期胃癌患者中, 阿帕替尼可显著改善 OS 和 PFS, 安全性可接受, 因此, 阿帕替尼成为第一个获得Ⅲ期研究证实有 OS 获益的胃癌三线治疗药物, 被国家食品药品监督管理局 (CFDA, 现在的 NMPA) 批准, 并写入了 CSCO 指南推荐。

阿帕替尼上市后, 按照 CFDA 要求, 在二线及以上化疗失败的晚期胃或食管胃结合部腺癌患者中扩大样本量进行前瞻性、开放、单臂、全国多中心Ⅳ期临床研究 (Ahead-G201), 共 138 家中心参加。2018 年 ASCO GI 会议报道了该研究的阶段性数据, 显示中位 OS 为 6.6 个月, 中位 PFS 为 4.3 个月, 分别较Ⅲ期注册研究长 0.1 个月和 1.7 个月。AE 和 3 级以上 AE 发生率均低于注册研究。与Ⅲ期研究给药剂量 850 mg 不同, Ⅳ期研究中 89.27% 受试者的起始给药剂量为 500 mg。亚组分析显示初始剂量 500 mg 患者的 OS 显著长于初始剂量 850 mg 的患者。≥ 65 岁的受试者 OS、PFS 获益更多, lauren 分型肠型患者 PFS 获益显著更多, BMI 指数高的患者及出现手足皮肤反应、腹泻、蛋白尿不良反应的患者, OS 获益显著更多。Ⅳ期研究再次确认了上市研究中阿帕替尼的生存获益, 并证实较低剂量的阿帕替尼同样安全有效, 也探索出阿帕替尼一些临床疗效预测因素, 对临床用药有较好的指导意义。

3. 阿帕替尼的国际多中心研究

阿帕替尼在中国取得成功后, 在韩国和美国进行了 Ⅰ / Ⅱ期临床试验, 证实其在中国以外患者中也有较好的疗效和安全性。随即进行了全球多中心随机对照Ⅲ期临床试验, 即 ANGEL 研究。该研究以 Rivoceranib (阿帕替尼 700 mg/d) 联合最佳支持治疗 (BSC) 对比安慰剂联合 BSC 治疗既往接受过二线及以上化疗失败的晚期 / 转移性胃、食管胃结合部腺癌患者, 主要终点 OS。自 2017 年 2 月到 2018 年 10 月共在 12 个国家的 88 个中心入组 460 名患者, 最终两组 OS 分别为 5.8 个月和 5.1 个月, HR 0.93 (0.74 ~ 1.15, *P* = 0.485), 主要终点未达到。PFS 分别为 2.8 个月和 1.8 个月, HR0.57 (0.46 ~ 0.79, *P* < 0.0001), 有显著提高, 且和国内Ⅲ期数据 (2.6 个月 *vs.* 1.8 个月) 相当一致。另外, ANGEL 研究的亚组分析显示 ≥ 4 线的患者有 OS 和 PFS 的显著获益。综合这些结果看, 阿帕替尼的生存获益趋势在 ANGEL 和国内Ⅲ期研究中是一致的。为何 ANGEL 中 OS 未获得阳性结果呢? 其中一个重要原因是随着近年来新药研究的进展, 患者能获得更多可能改善 OS 的药物, 如雷莫芦单抗 (国外已上市) 及其他抗血管生成药物, 再如 PD-1/PD-L1 等免疫治疗药物。对比的安慰剂组 OS, 在 ANGEL 研究中比国内Ⅲ期研究中高 0.4 个月 (5.1 个月 *vs.* 4.7 个月) 即是佐证。

4. 阿帕替尼在胃癌治疗中的新探索

随着我国阿帕替尼在胃癌三线及后线治疗获得成功, 及国外抗 VEGFR 单抗——雷莫芦单抗二线适应证的广泛批准, 抗血管生成在胃癌治疗中的作用得到了认可。因此也出现了许多尝试将阿帕替尼前推到二线、一线联合化疗, 甚至新辅助治疗的研究。近年来, 抗血管生成药物和免疫检查点抑制剂的协同增效作用受到广泛重视, 开展了众多研究。而阿帕替尼对卡瑞利珠单抗 (艾瑞卡, 一种 PD-1 单抗) 的特殊不良反应——反应性皮肤毛细血管增生症 (RCCEP) 的抑制作用, 使阿帕替尼与卡瑞利珠单抗的联合更具意义。

(1) 阿帕替尼前推至二线, 及联合免疫治疗的研究

青海大学附属医院一项多中心单臂研究探索了一线或以上治疗失败后的老年胃癌患者 (≥ 60 岁) 阿帕替尼单药的疗效和安全性。共入组 48 例患者, 35 例为一线失败患者, 接受 250 ~ 500 mg/d (由医生决定) 阿帕替尼口服, 中位 PFS 和 OS 分别为 3.0 个月 (95% CI, 2.17 ~ 3.84) 和 8.1 个月, 总体有效率及疾病控制率为 16.7% 和 72.9%。主

要的 3/4 级毒性反应为高血压 22.9%，总体安全可控。

抗血管生成药物能使肿瘤血管正常化，抑制 Treg 细胞，促进树突状细胞成熟，促进 T 细胞浸润，解除其功能抑制，从而调节肿瘤微环境使之更利于免疫治疗，因此阿帕替尼等抗血管生成药物可能提高免疫治疗疗效。Keynote-061 研究中，帕博利珠单抗（一种 PD-1 单抗）较二线化疗并未在一线治疗失败的晚期胃癌中获得 OS 延长，但在 CPS ≥ 10 的患者中，帕博利珠单抗组有 OS 优势。当免疫联合抗血管生成治疗时，其疗效的提升是否足以使其超越常规二线化疗？

基于以上设想，解放军总医院徐建明教授团队进行了卡瑞利珠单抗联合阿帕替尼在晚期胃、食管胃结合部腺癌，及原发性肝癌中安全性的Ⅰa/Ⅰb期研究，其中Ⅰa期研究进行了联合卡瑞利珠单抗时阿帕替尼的剂量爬坡，获得了阿帕替尼 250 mg 的Ⅱ期推荐剂量；Ⅰb期研究探索了 250 mg 阿帕替尼联合卡瑞利珠单抗 200 mg 每 3 周重复的安全性耐受性。结果 39 例可评估患者中有效率为 30.8%，16 例肝癌患者中有效率为 50%（95% CI：24.7% ～ 75.4%），23 例胃、食管胃结合部腺癌中有效率为 17.4%（95% CI：5.0% ～ 38.9%），中位 PFS 2.9 个月，OS 11.4 个月。该研究证实卡瑞利珠单抗和阿帕替尼存在协同作用，在胃癌后线治疗中有较好效果。促进了卡瑞利珠单抗联合阿帕替尼对比紫杉醇或伊立替康治疗一线化疗失败的晚期胃或食管胃结合部腺癌的Ⅲ期研究（SHR-1210-Ⅲ-316，ClinicalTrials.gov ID：NCT04342910）的开展，主要终点为 CPS ≥ 1 人群的总生存，次要终点为总人群的 OS。该研究将会明确同常规紫杉醇或伊利替康二线化疗比，该卡瑞利珠单抗联合阿帕替尼是否具有 OS 优势，目前研究正在入组当中。

这些研究提示在老年及不能耐受化疗的二线及以上患者中，阿帕替尼具有潜在的价值，而其同 PD-1 联合在二线的应用也值得进一步研究。

（2）阿帕替尼联合 PD-1 单抗前推到一线化疗后维持治疗的研究

自 Checkmate649 研究证实晚期胃癌中一线化疗联合纳武利尤单抗（一种 PD-1 单抗）能延长 OS 后，国内外重要指南都相继增加了一线化疗联合

PD-1 的推荐。考虑到抗血管药物联合 PD-1 的增效作用，若将此联合作为维持治疗前推到一线化疗联合 PD-1 后，是否能更好地延长生存呢？

为此，沈琳教授牵头开展了卡瑞利珠单抗联合卡培他滨和奥沙利铂序贯卡瑞利珠单抗联合阿帕替尼治疗既往未接受过系统治疗的晚期或转移性胃或食管胃交界部腺癌的随机多中心Ⅲ期临床研究（SHR-1210-Ⅲ-311，ClinicalTrials.gov ID：NCT03813784）。该研究分三组，A 组卡瑞利珠单抗联合 XELOX 化疗后，卡瑞利珠联合阿帕替尼维持治疗；B 组单纯 XELOX 化疗；C 组卡瑞利珠单抗联合 XELOX 化疗后卡瑞利珠维持治疗。目前该研究已完成入组，将能明确卡瑞利珠单抗联合化疗是否较常规化疗有 OS 获益，另外也将有助于评估免疫联合化疗后的阿帕替尼联合卡瑞利珠单抗维持治疗是否有意义。

（3）阿帕替尼用于新辅助治疗/转化治疗的临床研究

在阿帕替尼前推的研究中，国内多家中心探索了阿帕替尼在新辅助化疗中的作用。瑞金医院一项研究探索了局部进展期胃癌 SOX 联合阿帕替尼新辅助化疗的病理缓解情况（pRR，定义为肿瘤区域中残留不到 2/3 以内的肿瘤细胞）。入组了 29 例局部进展期胃腺癌患者，28 例接受了根治术，病理缓解率达 89.7%，PCR 率 13.8%，客观有效率为 79.3%，切缘阴性率 96.6%，肿瘤降期率 55.2%。总体安全性好，≥ 3 度 AE 率 34.5%，无治疗相关死亡。后续的在局部进展期胃及食管胃结合部腺癌患者中的随机对照研究正在进行中。

福建省肿瘤医院一项研究中，入组 39 例不可切除的 HER2 阴性进展期胃癌患者，接受 6 个疗程 SOX 及 5 个疗程阿帕替尼治疗后，在 37 例可评估患者中，总有效率 73.0%，22 例接受手术，14 例达 R0 切除，中位总生存期 21 个月，2 年生存率 41.1%。

同样，河北医科大学第四医院开展了一项采用紫杉醇腹腔静脉双通路给药联合阿帕替尼治疗腹腔灌洗液阳性（CY1）胃癌的转化研究，入组 36 例患者，治疗后 28 例腹水无游离肿瘤细胞（non-free cancer cell），仅 8 例仍阳性。研究发现以系统性免疫炎性指数（SII）和营养预后因子（PNI）构建的

综合指数 SII-PNI 能预测紫杉醇联合阿帕替尼治疗的预后。

这些研究不足之处在于样本量较小，都仅有单中心数据，但各研究间较一致地显示阿帕替尼联合化疗有效率很高，说明阿帕替尼在新辅助治疗 / 转化治疗中有潜在的价值，但尚需要更进一步的研究证实。

5. 展望

阿帕替尼作为我国第一个有完全自主知识产权、且被证实能在三线及后线显著延长晚期胃癌生存的口服药，在晚期胃癌治疗上具有里程碑意义。从研发至今已超过十余年，使广大晚期胃癌患者获益。除了后线的确切获益，目前值得探索的问题是前线的联合治疗（尤其新辅助治疗）是否具有更好的转化作用及生存获益，及其疗效预测因子等。进入免疫治疗时代，阿帕替尼作为抗血管生成治疗的代表性药物，是否能通过改善肿瘤微环境有效提高免疫治疗疗效值得大力研究。若能证实这一点，将进一步拓展阿帕替尼这个老药的活力，使其再次焕发青春活力。

（李进）

参考文献

[1] Tian S，Quan H，Xie C，et al. YN968D1 is a novel and selective inhibitor of vascular endothelial growth factor receptor-2 tyrosine kinase with potent activity in vitro and in vivo. Cancer Science，2011，102：1374.

[2] Wilhelm SM，Carter C，Tang L，et al. BAY 43-9006 exhibits broad spectrum oral antitumor activity and targets the RAF/MEK/ERK pathway and receptor tyrosine kinases involved in tumor progression and angiogenesis. Cancer Res，2004，64：7099.

[3] Li J，Zhao X，Chen L，et al. Safety and pharmacokinetics of novel selective vascular endothelial growth factor receptor-2 inhibitor YN968D1 in patients with advanced malignancies. BMC Cancer，2010，10：529.

[4] Li J，Qin S，Xu J，et al. Apatinib for chemotherapy-refractory advanced metastatic gastric cancer：results from a randomized，placebo-controlled，parallel-arm，phase Ⅱ trial. J Clin Oncol，2013，31（26）：3219.

[5] Li J，Qin S，Xu J，et al. Randomized，Double-Blind，Placebo-Controlled Phase Ⅲ Trial of Apatinib in Patients With Chemotherapy-Refractory Advanced or Metastatic Adenocarcinoma of the Stomach or Gastroesophageal Junction. J Clin Oncol，2016，34（13）：1448-1454.

[6] Qin S，Deng WY，Wen L，et al. Apatinib as third-line or beyond therapy in patients with chemotherapy-refractory advanced or metastatic adenocarcinoma of stomach or gastroesophageal junction：An open-label，multicenter，post-marketing phase IV study（Ahead-G201）. ASCO GI，2018，Poster Session（Board #H7）103.

[7] Kang Y，Kang W.K，Di Bartolomeo M，et al. Randomized phase 3 ANGEL study of rivoceranib（apatinib）＋ best supportive care（BSC）vs placebo ＋ BSC in patients with advanced/metastatic gastric cancer who failed 2 prior chemotherapy regimens. Annals of Oncology，2019，30（suppl_5）：v851-v93.

[8] Ren D，Wang G，Zhang Y，et al. Efficacy and Safety of Apatinib for Elderly Patients with Advanced or Metastatic Gastric Cancer After Failure of at Least First-Line Chemotherapy：A Multi-Center，Single-Arm，Phase Ⅱ Study. Onco Targets Ther，2021，14：4499.

[9] Manegold C，Dingemans AC，Gray JE，et al. The Potential of Combined Immunotherapy and Antiangiogenesis for the Synergistic Treatment of Advanced NSCLC. J Thorac Oncol，2017，12（2）：194.

[10] Xu J，Zhang Y，Jia R，et al. Anti-PD-1 Antibody SHR-1210 Combined with Apatinib for Advanced Hepatocellular Carcinoma，Gastric，or Esophagogastric Junction Cancer：An Open-label，Dose Escalation and Expansion Study. Clin Cancer Res，2019，25（2）：515.

[11] Zheng Y，Yang X，Yan C，et al. Effect of apatinib plus neoadjuvant chemotherapy followed by resection on pathologic response in patients with locally advanced gastric adenocarcinoma：A single-arm，open-label，phase Ⅱ trial. Eur J Cancer，2020，130：12.

［13］Ding P，Yang P，Sun C，et al. Predictive effect of systemic immuneinflammation index combined with prognostic nutrition index score on efficacy and prognosis of neoadjuvant intraperitoneal and systemic paclitaxel combined with apatinib conversion therapy in gastric cancer patients with positive peritoneal lavage cytology：A Prospective Study. Front. Oncol，11：791912.

（三）纳武利尤单抗改写 HER2 阴性胃癌一线治疗指南

1. 研究背景

中国胃癌的发病率和致死率高。2020 年我国胃癌的新发病例 48 万，全球占比 43.9%；死亡人数 37 万，全球占比 48.5%。胃癌一线治疗是决定患者生存获益的关键因素，但以往一线标准化疗通常只能为患者带来不足 1 年的生存获益，临床亟须创新的治疗选择。随着免疫治疗的出现，关于其在胃癌治疗中的研究也在火热开展，但取得的成效寥寥无几。

基于其他瘤种中应用化疗联合免疫治疗获得的良好数据，以及 Keynote-059、Attraction-4 研究的前期结果，晚期胃癌一线化疗联合免疫治疗被寄予厚望。但多个以 PD-1/PD-L1 抑制剂为基础的胃癌Ⅲ期研究（KEYNOTE-061、KEYNOTE-062、Javelin Gastric 100）均未能达到主要研究终点，化疗联合免疫治疗究竟应何去何从，一直是研究者们不断探讨的问题。

2. 研究方法

CheckMate-649 研究是一项Ⅲ期随机、多中心的临床研究，旨在评估与单独化疗相比，纳武利尤单抗联合化疗或纳武利尤单抗联合伊匹木单抗用于治疗既往未接受过治疗的 HER2 阴性、晚期或转移性胃癌、食管胃结合部癌或食管腺癌患者的疗效。

该试验纳入了全球多个国家及地区共 176 个研究中心共 2032 例患者（其中包括 208 名中国患者，中国人群占 13.4%），按 1：1：1 随机分配为接受纳武利尤单抗联合化疗（XELOX 或 FOLFOX）、纳武利尤单抗联合依匹木单抗或单纯化疗组。研究主要终点为 PD-L1 表达阳性（PD-L1 CPS ≥ 5）患者的总生存期（OS）及无进展生存期（PFS）。次要终点包括 PD-L1 CPS ≥ 1 患者和所有随机患者的 OS 等。

3. 主要研究结果解读

（1）CheckMate-649 研究实现了主要研究终点

CheckMate-649 证实免疫联合治疗对比单纯化疗可以实现 PFS 与 OS 双重获益。在无进展生存期（PFS）方面，肿瘤表达 PD-L1 CPS ≥ 5 的患者中，纳武利尤单抗联合化疗 PFS 显著高于化疗（7.7 个月 vs. 6.0 个月），并可降低 32% 疾病进展或死亡风险。在 PD-L1 CPS ≥ 1 和全部随机化患者中，纳武利尤单抗联合化疗的 PFS 同样优于对照组（CPS ≥ 1：7.5 个月 vs. 6.9 个月；全部随机化患者：7.7 个月 vs. 6.9 个月）。在总生存期（OS）方面，PD-L1 CPS ≥ 5 的患者中，纳武利尤单抗联合化疗对比单纯化疗的中位 OS 分别为 14.4 个月和 11.1 个月（$P < 0.0001$）；与单独化疗组相比，纳武利尤单抗联合化疗组患者可显著降低死亡风险 29%；纳武利尤单抗联合化疗组 12 个月生存率为 57%，单独化疗组为 46%。此外，在 CPS ≥ 1 以及全部随机人群中同样观察到 ORR 及 OS 的优势，全人群和 CPS ≥ 5 人群的 HR 分别为 0.61 和 0.54。

纳武利尤单抗联合伊匹木单抗治疗队列因严重的不良反应被中止入组，最终共纳入 409 例患者，该队列中位 PFS 与 OS 分别为 2.8 个月和 11.7 个月。与单纯化疗组相比，无论是在全人群还是在 PD-L1 CPS ≥ 5 患者中，均未展现出治疗有效率的提高或生存获益。

（2）中国亚组生存获益更加显著

在中国亚组中，与单纯化疗组相比，纳武利尤单抗联合化疗均获得了具有临床意义的 OS（14.3 个月 vs. 10.3 个月）与 PFS（8.3 个月 vs. 5.6 个月）获益。在 CPS ≥ 5 的患者中，纳武利尤单抗联合化疗组的中位 OS（15.5 个月 vs. 9.6 个月）与 PFS（8.5 个月 vs. 4.3 个月）分别达到单纯化疗组的 1.5 倍以上与近 2 倍，同时客观缓解率（ORR）（68% vs. 48%）显著升高。在 CPS ≥ 1 和整体患者中，也同样观察到 OS（14.3 个月 vs. 9.9 个月）与 PFS（8.3 个月 vs. 4.9 个月）获益。可见，无论是在所有人群，还是 PD-L1 CPS ≥ 5 或 PD-L1 CPS ≥ 1 的患者中，都可以看到生存期的大幅延长，对于 PD-L1 CPS ≥ 5 的患者，总生存提升更为明显，提升了近 6 个月。

在其他多个研究的亚组分析中也一致观察到亚洲人群尤其中国人群从免疫治疗中获益优于其他人群的现象，具体机制有待进一步探索。

（3）化疗联合免疫安全性良好

安全性方面，纳武利尤单抗联合化疗的安全性特征与已知的安全性特征一致。在纳武利尤单抗联合化疗组和单纯化疗组中，最常见的治疗相关不良事件（TRAE）均为恶心、腹泻和周围神经病变，3 ~ 4 级治疗相关不良事件发生率分别为 59% 和 44%，3 ~ 4 级严重治疗相关不良事件发生率分别为 17% 及 10%，且肿瘤表达 PD-L1 CPS ≥ 5 患者中 TRAE 发生率与所有人群保持一致。研究数据表明，免疫治疗相关严重不良反应发生率 ≤ 5%，且大多可控。值得一提的是，在中国亚组人群中治疗相关死亡率为 0，以上数据使得纳武利尤单抗联合化疗的安全性得到进一步验证。

（4）CheckMate-649 研究的临床实践意义

在以免疫检查点抑制剂为基础一线治疗胃癌和食管癌的研究中，CheckMate-649 是迄今为止规模最大的随机、全球性Ⅲ期研究，也是中国参与人数最多的全球多中心胃癌、食管胃结合部癌及食管腺癌研究。该研究证实免疫联合治疗对比单纯化疗可以实现 PFS 与 OS 双重获益，明确了免疫治疗在胃癌中的疗效，填补了胃癌一线治疗领域的空白，也为未来的胃癌免疫治疗探索奠定了坚实基础。

基于 CheckMate-649 研究的结果，美国国家综合癌症网络（NCCN）2021 年第 1 版胃癌诊疗指南已将纳武利尤单抗联合化疗（FOLFOX/XELOX）列为 HER2 阴性胃癌一线治疗的优选方案。2021 年 4 月 16 日，FDA 宣布批准纳武利尤单抗联合化疗作为治疗晚期或转移性胃癌、食管胃结合部癌和食管腺癌的一线疗法，且不受 PD-L1 表达水平、HER2 过表达水平限制，由此开启了胃癌一线免疫治疗时代。

尽管如此，CheckMate-649 研究中主要生存受益仍然来自于 PD-L1 CPS ≥ 5 的人群，对于 PD-L1

低表达人群临床中是否应用 PD-L1 抑制剂仍需综合考虑疗效和不良反应。目前对于免疫治疗疗效预测标志物的探索多集中在高度微卫星不稳定（MSI-H）、PD-L1 高表达、高 TMB 以及 EBV 阳性的患者中，如何筛选更多可能从免疫联合化疗中获益的患者仍需进一步探索。除此之外，免疫治疗对肿瘤微环境以及肿瘤生物学特性的影响有待深入研究，如何克服免疫耐药、胃癌后线治疗是否需要据此做出调整、免疫治疗是否可以继续向前线推进等问题都有待进一步探索，相关临床研究也在如火如荼进行中。

4. 结论

CheckMate-649 研究是迄今为止规模最大、中国参与人数最多的随机、全球性Ⅲ期胃癌和食管癌的临床研究。该研究达到了预设的主要终点，证实一线纳武利尤单抗联合化疗对比单纯化疗可以实现 PFS 与 OS 双重获益，且中国亚组生存获益更加显著。由此，免疫治疗在晚期胃癌一线治疗中的地位基本确定。在未来的临床研究中，如何精准筛选潜在获益人群、克服免疫耐药、免疫治疗可否继续向前线治疗推进仍然是研究的重点。相信随着免疫治疗的突破进展，未来将会探索更多的免疫治疗联合方案，使更多的胃癌患者获益。

（张小田　沈琳）

（四）信迪利单抗联合化疗一线治疗不可切除晚期、复发性或转移性胃或食管胃结合部腺癌（ORIENT-16）

1. 引言

信迪利单抗是一种重组全人源 IgG4 型抗 PD-1 单克隆抗体，与纳武利尤单抗和帕博利珠单抗相比，对 PD-1 受体的亲和力更强。在既往完成的Ⅰb 期临床试验中，信迪利单抗联合化疗已显示出一线治疗晚期胃癌的积极疗效。ORIENT-16 研究作为全球首个采用双盲设计的Ⅲ期多中心随机对照临床研究，拟在中国胃癌人群中证实信迪利单抗联合化疗在晚期胃癌一线治疗中的作用。

2. 方法

（1）试验设计：ORIENT-16 试验是一项随机、双盲、Ⅲ期临床试验，在 63 家医院开展。该试验方案得到了每个研究中心的独立伦理委员会的批准。所有受试者在入组前均已签署知情同意书。

（2）受试者：符合条件的患者要求年龄≥18岁，组织学证实为不可切除的局部晚期、复发性或转移性 G/GEJ 腺癌。入组不受 PD-L1 表达水平的限制。其他关键纳入标准包括根据 RECIST v1.1 至少有一个可测量或可评估的病灶；ECOG 评分为 0 或 1；充分的骨髓和器官功能。对于既往接受过辅助或新辅助化疗或放化疗的患者，末次给药时间至疾病复发至少 6 个月。关键排除标准包括既往接受过全身性系统抗肿瘤治疗；HER2 表达阳性；已知或疑似的活动性自身免疫性疾病等。

（3）随机化和盲法：符合条件的患者按照1：1随机接受信迪利单抗联合化疗（信迪利组）或安慰剂联合化疗（安慰剂组），并根据 ECOG PS 评分（0 或 1）、肝转移（是或否）和 PD-L1 表达水平（CPS < 10 或≥10）进行分层。患者、研究人员和申办方的研究团队对治疗分配均不知情。

（4）治疗：患者接受信迪利单抗（体重 < 60 kg 3 mg/kg，体重≥60 kg 200 mg）或安慰剂联合化疗（XELOX，卡培他滨 1000 mg/m² 每天口服 2 次，连续给药 14 天；奥沙利铂 130 mg/m² 静脉注射），最多接受 6 个周期联合化疗，3 周为 1 个周期，后以信迪利单抗或安慰剂联合卡培他滨维持治疗，最长治疗时间为 2 年。若治疗过程中由于任何原因导致一种药物停用，允许其他药物继续使用。

（5）评估：本研究根据 RECIST v1.1 进行临床肿瘤影像学评价。研究期间，受试者将每 6 周（±7 天）进行肿瘤影像学评估，用药 48 周后，按照每 12 周（±7 天）评估 1 次，直至出现疾病进展、开始新的抗肿瘤治疗、撤回知情同意、失访、死亡或研究终止，以先发生者为准。筛选期使用 PD-L1 IHC 22C3 pharmDx 检测试剂评估 PD-L1 表达水平，可采用已存档或新鲜肿瘤组织样本（无论原发灶或转移灶）。

（6）研究终点：主要终点包括 PD-L1 CPS≥5（PD-L1 阳性）的患者和所有随机患者的总生存期（OS）。关键的次要终点是无进展生存期（PFS）。其他次要终点包括 ORR、疾病控制率（DCR）、DOR 和安全性。探索性终点是信迪利单抗联合化疗的疗效与 PD-L1 表达水平之间的关系。

（7）统计分析：本研究将采用固定顺序检验方法进行假设检验，控制总体检验水平为双侧 α = 0.05。对于主要研究终点 OS，先对 PD-L1 阳性人群进行优效性检验，在 PD-L1 阳性人群 OS 达到统计显著后，再进行 ITT 人群 OS 检验。本研究计划在 PD-L1 阳性人群和 ITT 人群都达到至少 70% 的 OS 事件数时，进行两人群 OS 的期中有效分析，检验水平将遵循 Lan-Demets 方法逼近 O'Brien-Fleming 边界。

3. 结果

（1）入组情况和受试者特征

从 2019 年 1 月 3 日到 2020 年 7 月 20 日，650 例患者被随机分配到信迪利组 [n = 327（50.3%），其中 PD-L1 阳性患者 197 例（60.2%）] 或安慰剂组 [n = 323（49.7%），其中 PD-L1 阳性患者 200 例（61.9%）]。在 PD-L1 阳性和所有随机患者中，各治疗组的基线特征基本一致，其中 120 例（18.5%）为 GEJ 腺癌，598 例（92.0%）存在远处转移，470 例（72.3%）ECOG PS 评分为 1 分。

截至 2021 年 6 月 20 日，中位随访时间为 18.8 月（IQR 13.8 ~ 22.6）。在信迪利组和安慰剂组中，分别有 264 例（80.7%）和 299 例（92.6%）患者终止了治疗。终止治疗的最常见原因是疾病进展（信迪利组和安慰剂组分别为 48.3% 和 66.9%）。信迪利组的中位治疗持续时间为 6.1 个月（IQR 3.4 ~ 11.7），安慰剂组为 5.5 个月（IQR 2.8 ~ 9.7）。在所有随机患者中，信迪利组中有 119 例（36.4%）患者，安慰剂组中有 153 例（47.4%）患者接受了后续抗肿瘤治疗。

（2）有效性

本研究在 PD-L1 阳性和所有随机人群中都达到了 OS 主要终点。在 PD-L1 阳性患者中，信迪利单抗联合化疗显示出优于安慰剂联合化疗的 OS 获益，死亡风险降低 34.0% [HR = 0.66（95% CI 0.50 ~ 0.86），P = 0.0023]，中位 OS 延长 5.5 个月 [18.4 个月（95% CI 14.6-NC）vs. 12.9 个月（95% CI 11.1 ~ 15.4）]（图 1）。在所有随机患者中，死亡风险降低 23.4% [HR = 0.77（95% CI 0.63 ~ 0.94），P = 0.0090]，中位 OS 延长 2.9 个月 [15.2 个月（95% CI 12.9 ~ 18.4）vs. 12.3 个月（95% CI 11.3 ~ 13.8）]（图 2）。在所有随机患者中，预先设定的各亚组分析均观察到了一致的 OS 获益（图 3）。

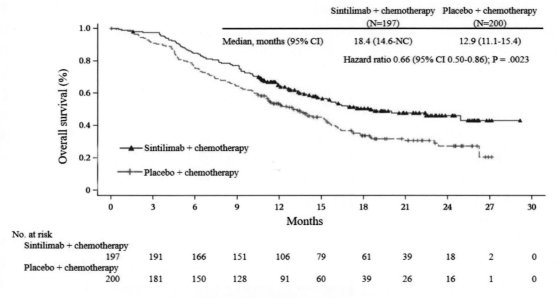

图 1　PD-L1 阳性患者总生存（OS）曲线

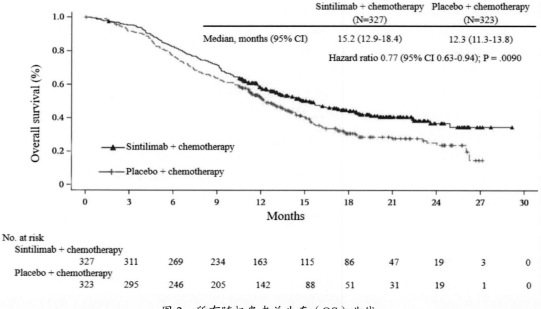

图 2　所有随机患者总生存（OS）曲线

对于 PD-L1 阳性患者，信迪利单抗或安慰剂联合化疗的 PFS 分别为 7.7 个月（95% CI 6.9 ～ 9.7）和 5.8 个月（95% CI 5.5 ～ 6.9），HR 为 0.63（95% CI 0.49 ～ 0.81，P = 0.0002，图 4）。在所有随机患者中，信迪利单抗或安慰剂联合化疗的 PFS 分别为 7.1 个月（95% CI 6.9 ～ 8.5）和 5.7 个月（95% CI 5.5 ～ 6.9），HR 为 0.64（95% CI 0.52 ～ 0.77，P < 0.0001，图 5）。

在所有随机患者中，信迪利单抗组经确认的客观缓解率为 58.2%（95% CI 52.3% ～ 64.2%），安慰剂组为 48.4%（95% CI 42.3% ～ 54.6%）。中位 DOR 分别为 9.8 个月（95% CI 8.3 ～ 17.4）和 7.0 个月（95% CI 5.5 ～ 8.3）。

（3）安全性

328 例接受至少一次信迪利单抗治疗的患者中的 319 例（97.3%），以及另外 320 例至少接受一次安慰剂治疗的患者中的 308 例（96.3%），报告了任何级别的治疗相关不良反应（TRAE）。信迪利组 196

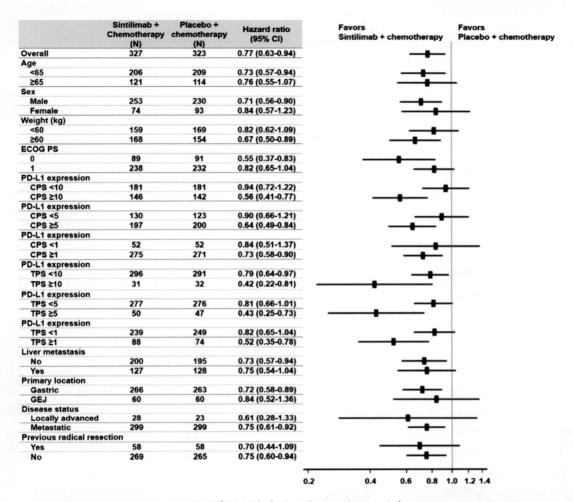

	Sintilimab + Chemotherapy (N)	Placebo + chemotherapy (N)	Hazard ratio (95% CI)
Overall	327	323	0.77 (0.63-0.94)
Age			
<65	206	209	0.73 (0.57-0.94)
≥65	121	114	0.76 (0.55-1.07)
Sex			
Male	253	230	0.71 (0.56-0.90)
Female	74	93	0.84 (0.57-1.23)
Weight (kg)			
<60	159	169	0.82 (0.62-1.09)
≥60	168	154	0.67 (0.50-0.89)
ECOG PS			
0	89	91	0.55 (0.37-0.83)
1	238	232	0.82 (0.65-1.04)
PD-L1 expression			
CPS <10	181	181	0.94 (0.72-1.22)
CPS ≥10	146	142	0.56 (0.41-0.77)
PD-L1 expression			
CPS <5	130	123	0.90 (0.66-1.21)
CPS ≥5	197	200	0.64 (0.49-0.84)
PD-L1 expression			
CPS <1	52	52	0.84 (0.51-1.37)
CPS ≥1	275	271	0.73 (0.58-0.90)
PD-L1 expression			
TPS <10	296	291	0.79 (0.64-0.97)
TPS ≥10	31	32	0.42 (0.22-0.81)
PD-L1 expression			
TPS <5	277	276	0.81 (0.66-1.01)
TPS ≥5	50	47	0.43 (0.25-0.73)
PD-L1 expression			
TPS <1	239	249	0.82 (0.65-1.04)
TPS ≥1	88	74	0.52 (0.35-0.78)
Liver metastasis			
No	200	195	0.73 (0.57-0.94)
Yes	127	128	0.75 (0.54-1.04)
Primary location			
Gastric	266	263	0.72 (0.58-0.89)
GEJ	60	60	0.84 (0.52-1.36)
Disease status			
Locally advanced	28	23	0.61 (0.28-1.33)
Metastatic	299	299	0.75 (0.61-0.92)
Previous radical resection			
Yes	58	58	0.70 (0.44-1.09)
No	269	265	0.75 (0.60-0.94)

图 3 所有随机患者总生存（OS）亚组分析

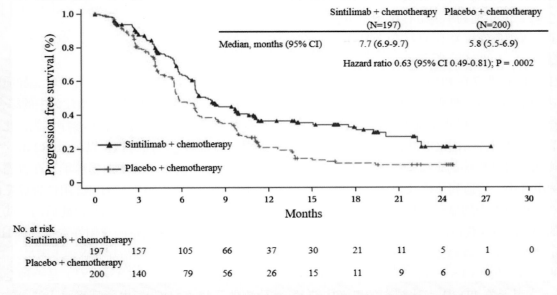

	Sintilimab + chemotherapy (N=197)	Placebo + chemotherapy (N=200)
Median, months (95% CI)	7.7 (6.9-9.7)	5.8 (5.5-6.9)

Hazard ratio 0.63 (95% CI 0.49-0.81); P = .0002

图 4 PD-L1 阳性患者无进展生存（PFS）曲线

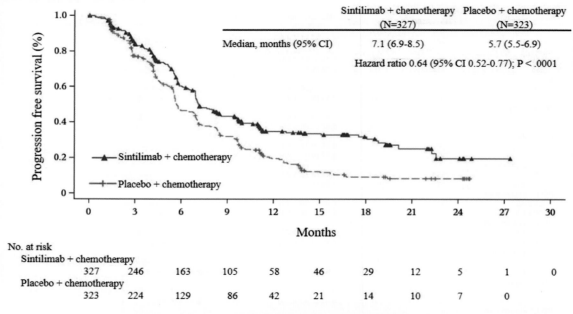

图 5　所有随机患者无进展生存（PFS）曲线

例（59.8%）患者，安慰剂组 168 例（52.5%）患者，发生了 ≥ 3 级的 TRAE。两组中最常见（≥ 10%）的 ≥ 3 级 TRAE 是血小板计数减少、中性粒细胞计数减少和贫血。信迪利单抗组 32 例（9.8%）患者，安慰剂组 18 例（5.6%）患者，报告了导致任意药物停药的 TRAE。信迪利单抗组 86 例（26.2%）患者，安慰剂组 70 例（21.9%）患者，报告了严重的 TRAE。信迪利单抗组有 6 例（1.8%）死亡，安慰剂组有 2 例（0.6%）死亡，被认为与治疗相关。大多数免疫相关 AE 为 1 ~ 2 级；信迪利单抗组有 35 例（10.7%）患者发生了 ≥ 3 级免疫相关不良反应（irAE）。

4. 结论

ORIENT-16 研究在 PD-L1 阳性和所有随机患者中均达到了 OS 的主要研究终点。这是全球首个双盲、随机对照、大样本的 Ⅲ 期研究，在中国晚期一线胃癌人群中显示出 OS 获益，这项研究是中国治疗晚期 G/GEJ 腺癌的重要里程碑。在随机分配的 650 例患者中，信迪利单抗联合化疗在 PD-L1 阳性和所有随机患者中均显示出具有统计学意义和临床意义的 OS 和 PFS 获益，而且 OS、PFS 获益在各亚组显示出一致的获益趋势。值得注意的是，在预先设定的 CPS 界值（CPS ≥ 1，5，10）都观察到了 OS 获益，尤其是在 PD-L1 表达较高的患者中获益更为明显。这说明 CPS 的表达水平可以更好地预测 G/GEJ 腺癌患者的免疫治疗效果。信迪利单抗联合

XELOX 的 AE 谱与单个药物治疗的安全特征相似，没有增加新的安全信号。大多数 irAE 为 1 ~ 2 级，并且 ≥ 3 级 irAE 在临床上也是可控的。这些结果支持信迪利单抗联合 XELOX，无论 PD-L1 表达如何，对于未接受过系统治疗的晚期胃、食管胃结合部腺癌患者是一种新的有效治疗选择。

（徐建明）

（五）维迪西妥单抗改变末线 HER2 阳性胃癌治疗格局

1. 研究背景

中国胃癌具有发病率高、分期晚、异质性强等特点，晚期胃癌多采用以药物治疗为主的综合治疗。如今晚期胃癌治疗已跨入精准诊疗年代，化疗药物疗效已达瓶颈，靶向药物中以抗 HER2 治疗为主要代表。随着 ToGA 研究中曲妥珠单抗在胃癌一线治疗中的成功，人们对晚期 HER2 阳性胃癌靶向治疗的信心愈加坚定，但遗憾的是，此后的二线及后线治疗研究探索并未获得满意阳性数据，抗 HER2 一线治疗失败患者的后续治疗需求远未满足。

维迪西妥单抗（RC48-ADC）是一种全新抗体药物偶联物（ADC），由新型重组人抗 HER2 单克隆抗体、组织蛋白酶可裂解连接子和细胞毒素单甲基澳瑞他汀 E（MMAE）组成，以肿瘤表面的

HER2 蛋白为靶点，能够精准识别癌细胞并与之结合，穿透细胞膜进入其内部，从而杀死癌细胞。临床前研究结果表明，RC48 对许多具有 HER2 表达的肿瘤细胞系和动物模型具有强抗肿瘤作用。

2. 研究方法

C008 研究是针对 HER2 过表达的局部晚期或转移性胃癌患者有效性和安全性的单臂、开放、多中心 II 期临床研究，也是中国第一个针对 HER2 过表达的 ADC 药物在胃癌三线治疗的单组、开放的临床研究。

本研究自 2018 年 7 月 10 日至 2019 年 12 月 6 日期间纳入了 125 名 HER2 过表达（定义为 IHC 3 ＋或 2 ＋）且至少接受过两线治疗的局部晚期或转移性胃癌或食管胃结合部癌患者，其中 59（47.2%）名患者曾接受过三线或以上的治疗。所有患者接受 RC48 药物治疗（2.5 mg/kg，每 2 周 1 次）。主要研究终点是客观缓解率（ORR），定义为经独立影像评估委员会（IRC）确认完全缓解或部分缓解的患者比例，次要研究终点包括由研究人员评估的 ORR、PFS、OS、DOR 等。

3. 主要研究结果解读

（1）C008 研究实现了主要研究终点

本研究纳入的 125 名患者均接受了 2.5 mg/kg 的 RC48 单药治疗。总体 ORR 为 24.8%（95% CI：17.5% ～ 33.3%），与 I 期研究结果一致。除此之外，疾病控制率（DCR）为 42.4%（95% CI：33.6% ～ 51.6%），中位 PFS 为 4.1 个月（95% CI：3.7 ～ 4.9 个月），中位 OS 为 7.9 个月（95% CI：6.7 ～ 9.9 个月），1 年生存率为 33.3%（95% CI：25.0% ～ 41.9%）。数据表明患者生存状况几乎与胃癌二线治疗相当，足以印证 RC48-ADC 的优秀疗效。

更重要的是，在本研究中，53 名患者（42.4%）之前未接受过曲妥珠单抗治疗。亚组分析显示，无论患者既往是否接受过曲妥珠单抗治疗都能同样受益，其 ORR、PFS 和 OS 均无显著差异。这表明 RC48-ADC 有可能逆转曲妥珠单抗耐药，具体机制仍待进一步探索。

（2）ADC 药物有望重新定义 HER2 阳性人群

不同于其他瘤种，胃癌的异质性较强。根据以往的研究，ADC 药物可能由于旁观者效应对非靶向抗原阳性细胞具有抗肿瘤作用，并具有治疗 HER2 阳性异质性肿瘤的潜力，即使对于 HER2 表达低的肿瘤细胞也是如此。本研究纳入标准为 HER2 IHC 2 ＋或 3 ＋的患者，无需以 FISH 或 CISH 检测基因扩增状态，实际包括了通常被定义为低 HER2 表达（HER2 IHC 2 ＋及 &FISH 无扩增）的患者。亚组分析数据显示 HER2 IHC 2 ＋与 HER2 IHC 3 ＋肿瘤患者的 ORR、PFS 和 OS 没有明显差异。这意味着有 20% 以上的 HER2 IHC 2 ＋/3 ＋的胃癌患者，无论 FISH 结果如何，均可以从 RC48-ADC 治疗中获益，也预示 HER2 阳性人群或可重新定义，这既能为患者节省检测费用，又能应用免疫组化法在短时间内筛选出 HER2 2 ＋和 3 ＋的患者，从而为更多患者带来获益。

（3）RC48 安全性良好

安全性方面，本研究中治疗相关严重不良事件（SAE）的发生率为 36.0%，与其他三线晚期胃癌研究报告的发生率（32% ～ 43%）一致。RC48-ADC 药物通过 HER2 单抗桥接小分子细胞毒药物，因而具有细胞毒药物的共性作用即骨髓毒性。本研究中 3 ～ 4 级治疗相关不良反应发生率为 55.2%，其中最常见的不良反应为骨髓抑制，发生率为 14.4%，且大多可在临床上进行管理，在 18 名 3 ～ 4 级骨髓抑制 AE 患者中，只有 1 名出现 4 级发热性中性粒细胞减少和败血症。

值得一提的是，在既往关于抗 HER2 药物曲妥珠单抗的研究中，约 9% 患者发生间质性肺炎，国际同类产品 DS-8201 的间质性肺炎发生率约为 13%，而在本研究中未观察到间质性肺炎的不良反应。综合疗效和安全性方面考量，RC48-ADC 具有非常广阔的应用前景。

（4）C008 研究的临床实践意义

RC48-ADC 是我国自主研发的 ADC 新药，C008 研究证明了其对三线治疗 HER2 表达胃癌患者的优异疗效，大幅提高 ORR 的同时可观察到明显的生存获益。由此，RC48-ADC 通过优先审评审批程序成功获得国家药品监督管理局上市审批，适用于至少接受过 2 种系统化疗的 HER2 过表达局部晚期或转移性胃癌（包括食管胃结合部腺癌）患者的治疗。与此同时，美国食品药品监督管理局（FDA）也授予了 RC48-ADC 快速审批通道资质。该研究不仅为 HER2 阳性胃癌的后线治疗开启新的篇章，填补了 HER2 过表达局部晚期或转移性胃癌三线及三线后治疗巨大的医学需求，且该研究也纳入了 HER2 低表达（IHC2 ＋ /FISH －）肿瘤患者，扩大了目标人群，也预示着 HER2 阳性的阈值或可重新定义，后续Ⅲ期试验将进一步明确 RC48-ADC 与化疗、抗血管生成药物相比的疗效与安全性。此外，基于 C008 研究的良好结果，RC48-ADC 将继续进行治疗线前移及联合免疫治疗等探索，以期为晚期胃癌患者带来更多治疗获益。

除 RC48-ADC 外，其他 ADC 药物在 HER2 阳性胃癌领域的临床研究也在火热开展中，DESTINY-Gastric01 是一项多中心、Ⅱ期开放研究，旨在评估 DS-8201 对比化疗用于至少经两种治疗进展的 HER2 阳性晚期胃癌患者的疗效和安全性，结果显示，DS-8201 组相较于化疗组 ORR 显著升高，分别为 51% 和 14%，中位 OS 分别为 12.5 个月和 8.4 个月，DS-8201 有望为晚期 HER2 阳性胃癌三线治疗提供更多选择。另外，MRG002、BDC-1001、SHR-A1811 等新型 ADC 药物的临床试验也在开展中。

4. 结论

C008 研究是中国第一个针对 HER2 过表达的 ADC 药物在胃癌三线治疗中的单组、开放的Ⅱ期临床研究，研究达到了预设的主要终点，RC48 在对至少两种标准化疗方案无效或不耐受的 HER2 过表达晚期胃癌患者中显示出优异的疗效与安全性，填补了 HER2 过表达晚期胃癌后线治疗的空白，进一步扩大人群的临床研究将有助于验证 RC48 抗肿瘤活性和安全性，相信在不久的将来必能成为胃癌临床治疗的优选。

（张小田　沈琳）

放射治疗进展

晚期胃癌的放射治疗

（一）放疗技术的发展与应用

放疗技术是实施精确放疗的基础，近三十多年来，中国放射肿瘤学学科已经取得长足进步。放疗设备方面，已经发展成为了结合高精度治疗头、定位系统、影像系统、计划软件、管理软件等辅助设备为一体的综合性治疗平台。放疗技术更是从传统的二维放疗（AP/PA）逐步发展到了三维适形放疗（3D-CRT）、调强放疗（IMRT）、图像引导放疗（IGRT）、立体定向放疗（SBRT）、自适应放疗（ART）的精确放疗时代。复旦大学附属肿瘤医院团队通过比较 3D-CRT 和 IMRT 发现，IMRT 计划的剂量覆盖率和靶区剂量均匀性均优于 3D-CRT 计划，且能降低肝脏及左侧肾脏照射剂量，这与国际上的多项研究结果相似。鉴于胃癌靶区的复杂性，推荐国内有条件的单位采用 IMRT 放疗技术。

然而，现在放疗技术在使得治疗更精确、靶区与肿瘤形状更接近的同时，靶区边缘剂量梯度更为陡峭，对治疗中的不确定性的敏感性也相应增加，如果对这些不确定性的处理不恰当，容易引起肿瘤 / 正常组织剂量过高或过低，如何降低治疗中的不确定性是精准放疗的最大挑战。

鉴于胃癌解剖结构特性及放疗靶区的复杂性，胃癌靶区和正常器官的勾画存在差异。在 INT-0116 研究中，作为放疗质控的一部分，所有治疗计划在治疗前通过研究组审核。在初次审核中，放疗计划与研究中心要求的计划存在 ±37% 的偏差，而在修正后的计划分析中仍存在 6.5% 的偏差，反映了胃癌放疗靶区及计划实施的复杂性。国内一项研究针对胃癌术后患者靶区勾画进行分析，比较不同勾画者以及不同 CT 扫描序列间胃癌临床靶区（CTV）和危及器官勾画的差异，发现不同勾画者间差异大，而且一致性较低的层面主要出现在脾门及肝门下缘、食管周围、腹主动脉及下腔静脉周围淋巴结区域。

此外，摆位误差及器官移动是放疗实施当中造成误差的最常见原因，根据 ICRU50# 和 62# 报告，除了肿瘤靶区（GTV）/ 计划靶区（PTV）/ 内靶区（ITV），增加了对摆位误差边界（setup margin，SM）和器官移动误差边界（internal margin，IM）的定义。国内复旦大学附属肿瘤医院章真教授团队分析了胃癌根治术后接受辅助放疗的患者，通过术中在瘤床 / 淋巴结引流区放置银夹，定位在主动呼吸控制状态下进行，治疗期间多次采集摆位图像，发现整组患者的摆位误差在头脚方向变化最大，左右方向最小。同样地，为达到靶区 95% 体积覆盖，左右方案所需扩大的边界最小，而头脚方向最大。器官移动同样是导致靶区边界剂量不确定的重要因素之一，生理变化可以引起明显的器官位移，其中又以呼吸运动影响最为明显，因此如何更好地进行呼吸控制成为了精确放疗实施的关键点之一。有多种呼吸运动管理方法，包括腹部压迫、主动呼吸控制、呼吸门控、实时跟踪放疗等，研究显示在自由呼吸状态下，头脚方向移动度平均可达 11.1 mm，而经过主动呼吸控制后移动度降低至 2.2 mm，而且在同次放疗内及分次放疗间都得到了相似的结论。然而，这些呼吸控制方法仍有其各自的缺点，例如呼吸门控技术只在某一段呼吸相位或幅度上进行治疗，导致治疗时间延长 2～4 倍，而主动呼吸控制缺乏相关部位的体表或体内标志物来实时显示患者各次呼吸控制下的体量变化。因此复旦大学附属肿瘤医院放疗科团队自主研发了被动呼吸门控（passive breath gating，PBG）系统，结合了呼吸控制及呼吸门控的优势，在保持一定精度（呼吸引起的膈肌运动幅度＜3 mm）的基础上，与传统商用门控技术相比，延长了患者呼吸控制的时间（15～25 s），从而大大地提高了患者的治疗效率。此项专利目前已经完成技术转化，成功应用于业界。目前临床工作中对于胃癌患者呼吸运动的管理，推荐参考透视下平静呼吸情况下膈肌运动幅度决定，对于膈肌运动幅度＜1.0 cm 的情况下各中心可以考虑 4D-CT 技术或呼吸运动管理技术（腹部压迫、被动呼吸门控、主动呼吸控制等），而对于运动幅度≥1.0 cm 的患者，推荐应用呼吸管理技术。

（二）胃癌放疗患者营养管理

INT-0116 研究虽然证实了放疗在胃癌治疗中的价值，但总体患者耐受性不高，影响了治疗的依从性和完成率。INT-0116 研究中治疗完成率仅为 64%，17% 的患者因放化疗毒性反应而终止治疗，后续的

ARTIST 研究治疗完成率也仅为 75%，42% 的患者出现Ⅲ度以上血液学毒性。诚然，研究早期采用的 AP/PA 放疗技术以及同期化疗是影响治疗完成率的重要原因，但胃癌患者治疗期间的营养状况同样是影响依从性的关键因素。笔者单位通过分析围放疗期胃癌患者营养状况变化及放化疗毒副作用的关系，发现随着放化疗的进行，患者的不良反应和营养状况逐渐恶化，而放疗期间体重下降＞5% 的患者更容易出现Ⅱ度以上消化道不良反应，而且会进一步影响辅助化疗阶段的依从性。团队还尝试通过体成分更加准确地评估患者营养状况，并分析其与预后及治疗毒性的关系。结果显示放疗后患者骨骼肌指数明显下降，而且放疗期间骨骼肌丢失是影响预后的危险因素。此外，还进一步结合了一种矩阵分析算法，定量且直观地描述了放疗后的骨骼肌及营养状况变化，提高了患者治疗毒性及生存的预测效能。

近年来，国内学者已逐渐认识到全程营养管理在胃癌患者中的重要性，并为胃癌营养相关研究做出了重大贡献。北京大学肿瘤医院沈琳教授团队联合康复科及营养科开展了一项多学科研究，首次探索了早期营养干预及心理干预联合一线治疗对晚期胃癌和食管癌患者生存获益的应用，于 2021 年发表于国际顶级期刊 *JCO*。此外，多项胃癌营养相关的临床研究也正在进行中，如复旦大学附属肿瘤医院牵头，联合浙江省肿瘤医院、中南大学附属肿瘤医院等国内多个单位开展的胃肠道肿瘤同步放化疗期间营养状态变化及分析的前瞻性观察性研究（NCT03286348）。

总而言之，胃癌患者的营养状况在患者生存及疗效预测中扮演重要角色，将营养支持纳入多学科治疗，制定系统的营养支持规范，践行全程营养管理将是胃癌综合治疗的关键步骤。

（金晶）

参考文献

［1］孙文洁，章真，胡伟刚，等. 整合呼吸因素后三维适形及调强放疗计划在胃癌术后放疗中的剂量学研究 ［J］. 中华放射肿瘤学杂志，2010，19（6）：528-531.

［2］MacDonald J，Smalley S，Benedetti J，et al. Chemoradiotherapy after surgery compared with surgery alone for adenocarcinoma of the stomach or gastrœsophageal junction ［J］. N Engl J Med，2001，345（10）：725-730.

［3］Li G C，Zhang Z，Ma X J，et al. Variations in CT determination of target volume with active breath co-ordinate in radiotherapy for post-operative gastric cancer［J］. Br J Radiol，2016，89（1058）：20150332.

［4］章真. 胃癌放疗中影响靶区不确定性因素及其对剂量分布的影响分析［D］. 上海：复旦大学，2007.

［5］俞晓立，章真，顾卫列，等. 胃癌术后放疗中呼吸运动及主动呼吸控制对靶区移动影响分析［J］. 中华放射肿瘤学杂志，2010，2：131-134.

［6］Hu W，Xu A，Li G，et al. A real-time respiration position based passive breath gating equipment for gated radiotherapy：a preclinical evaluation［J］. Med Phys，2012，39（3）：1345-1350.

［7］李绮雯，李桂超，王亚农，等. 胃癌辅助放化疗患者的营养状态与放化疗不良反应及治疗耐受性的关系［J］. 中华胃肠外科杂志，2013（06）：529-533.

［8］Yang W，Xia F，Wang J，et al. Quantifying skeletal muscle wasting during chemoradiotherapy with Jacobian calculations for the prediction of survival and toxicity in patients with gastric cancer［J］. Eur J Surg Oncol，2020，46（7）：1254-1261.

［9］Lu Z，Fang Y，Liu C，et al. Early Interdisciplinary Supportive Care in Patients With Previously Untreated Metastatic Esophagogastric Cancer：A Phase Ⅲ Randomized Controlled Trial［J］. J Clin Oncol，2021，39（7）：748-756.

转化治疗进展

一、Ⅳ期胃癌的转化治疗概述

Ⅳ期（晚期）胃癌常因无法获得根治性切除，预后非常差，既往多采用化疗和最佳支持治疗等姑息性治疗。随着新型化疗药物及其用药途径的临床应用，特别是近年来胃癌靶向治疗和免疫治疗获得了确切的临床疗效，使得部分晚期胃癌患者有望在转化治疗的基础上，接受根治性手术，获得较好的预后。本部分主要阐述伴有腹主动脉旁淋巴结（No.16 淋巴结）转移和腹膜转移的晚期胃癌的转化治疗相关问题。

（一）伴有腹主动脉旁淋巴结转移的晚期胃癌

1. 转化治疗的适应证

仅限于伴有 No.16a2/b1 区域淋巴结转移的胃癌患者，且该区域淋巴结散在转移的患者尤为适合行转化治疗。对伴有 No.16a1/b2 区域淋巴结转移和左锁骨上等部位远处淋巴结转移的患者，目前暂不推荐在化疗等综合治疗的基础上常规行转化手术。对于 No.16 淋巴结转移与否的判断，目前推荐以 CT 为主，常以最长径大于 1 cm 作为转移淋巴结的诊断标准。

2. 转化治疗方案

根据日本临床肿瘤学会 JCOG0001、JCOG0405 和 JCOG1002 三项研究的结果，顺铂静脉滴注和替吉奥口服的两药及其改良方案仍是目前的推荐化疗方案。其他包括联合紫杉类的三药化疗方案，对 HER2 阳性患者联合曲妥珠单抗靶向治疗的方案，以及联合免疫检查点抑制剂的转化治疗方案都在临床探索中。

3. 转化手术淋巴结清扫范围

腹主动脉旁淋巴结转移与胃癌原发灶的部位无关，No.16 淋巴结的任何区域都有发生转移的可能性，所以原则上需实施 D2 ＋ No.16 淋巴结全部区域（No.16a2-int/pre/lat，No.16b1-int/pre/lat）清扫（见图 1）。但在有效转化治疗的基础上，仅清扫影

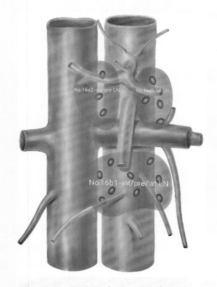

图 1　腹主动脉旁淋巴结清扫范围

像学检查提示转移区域的 No.16 淋巴结（择区性清扫），以及摘除式清扫，亦在临床探索中，但目前并不推荐单纯行 D2 淋巴结清扫。

4.腹主动脉旁淋巴结清扫的手术入路

一般首先采取扩大 Kocher 切口，充分游离结肠肝曲和升结肠，从右侧手术入路清扫 No.16b1-int/pre/lat 淋巴结和 No.16a2-int/pre 淋巴结。游离、翻转胰腺和脾脏后，从左侧手术入路清扫 No.16a2-lat 淋巴结，但也可以采用仅游离胰腺体尾部的改良左侧手术入路清扫该区域淋巴结。有时亦可以从左侧手术入路途径清扫 No.16b1 区域淋巴结。No.16 淋巴结全部区域清扫需要联合右侧和左侧手术入路，择区性清扫时则可根据拟定清扫范围采用单侧手术入路。

5.重视预防性腹主动脉旁淋巴结清扫的可能获益人群

JCOG9501 研究否定了对局部进展期胃癌行预防性腹主动脉旁淋巴结清扫的价值，D2 术式已作为进展期胃癌的标准术式。但是，第六版《日本胃癌治疗指南》仍推荐对第二站淋巴结融合性转移的胃癌患者，在新辅助化疗后接受腹主动脉旁淋巴结预防性清扫术。究其原因，主要系由于腹主动脉旁淋巴结转移的胃癌患者，行全区域清扫后的 5 年生存率一般为 14% ～ 30%，JCOG1002 研究结果显示，行术前化疗后再手术的 5 年生存率可达 43%，所以治疗性腹主动脉旁淋巴结清扫的治疗价值指数（therapeutic value index，TVI）为 14 ～ 43，临床价值较高。但是 JCOG9501 等随机对照研究中隐匿性腹主动脉旁淋巴结转移率均不足 10%，所以预防性腹主动脉旁淋巴结清扫的临床价值不大。对于第二站淋巴结融合性转移的胃癌患者，其发生腹主动脉旁淋巴结隐匿性转移的概率预计在 30% 左右，故此类患者行腹主动脉旁淋巴结清扫的 TVI 预计在 6 左右，临床价值亦较高。对于 CT 提示可疑腹主动脉旁淋巴结转移的患者，其实际转移率达 43.5%，其清扫的 TVI 较高，亦有望成为预防性清扫的获益人群。

（二）伴有腹膜转移的晚期胃癌

1.伴有腹膜转移的晚期胃癌的治疗策略

胃癌腹膜转移可分为两类：第一类仅腹腔内游离癌细胞（free cancer cells，FCC）阳性（CY1），无肉眼可见的转移病灶（P0）；第二类腹腔内可见肉眼转移病灶（P1）。细胞学病理检测是目前诊断 CY1 胃癌的金标准。由于 FCC 检测多需在手术时进行，且需一定时间等待检测结果。因此，对于单纯 CY1 而无其他不可治愈因素的胃癌患者，不少临床中心采用手术联合术后辅助治疗的方法。目前越来越多的证据显示，对于单纯 CY1 的可切除胃癌患者，转化治疗后手术或直接手术联合术后辅助治疗均可有效延长患者生存期，特别是 CY1 转为 CY0 后再手术的患者预后更佳。

REGATTA 研究显示，伴有单个不可治愈因素的晚期胃癌患者（腹膜转移占入组患者的 75%），姑息性胃切除术序贯化疗较之单纯姑息性化疗无生存获益。包括腹膜转移灶切除的细胞减灭术（cytoreductive surgery，CRS）联合术中腹腔内温热化疗（hyperthermic intraperitoneal chemotherapy，HIPEC），并发症发生率高且疗效有限，仅适用于部分腹膜癌指数（peritoneal cancer index，PCI）较小的患者。PHOENIX-GC 研究显示，新辅助腹腔内联合全身化疗（neoadjuvant intraperitoneal and systemic chemotherapy，NIPS）应用于胃癌腹膜转移的治疗，其 3 年生存率显著高于单纯全身化疗，NIPS 治疗联合转化胃切除术是目前针对胃癌腹膜转移患者较为理想的治疗策略。NIPS 转化治疗适用于胃癌腹膜转移 P1 ～ 3 期所有患者，其 1 年总生存率可达 56.0% ～ 80.0%，可使 75.8% ～ 96.6% 的 CY1 胃癌患者转为 CY0，且初始 CY0 患者的阴性维持率达 100%。

2.腹腔内联合全身化疗应用于胃癌腹膜转移治疗的临床注意事项

目前，以口服 S-1 联合静脉和腹腔内输注紫杉醇（paclitaxel，PTX）为方案的 NIPS 研究较为系统且疗效相对较好。PHOENIX-GC 研究中实验组即采用上述方案，但实验组和对照组之间既存在用药途径的不同，又存在药物（对照组静脉滴注顺铂）的不同，故其研究结果的差异不一定是由用药途径的不同而引起。因此，上海交通大学医学院附属瑞金医院团队以 S-1 联合 PTX（PS 方案）作为对照组的全身化疗方案，开展Ⅲ期多中心随机对照研究（DRAGON-01 研究，注册号：ChiCTR-

IIR-16009802），该研究中实验组和对照组仅存在用药途径的不同，能更好地阐明 PTX 腹腔内化疗的临床意义。

在 NIPS 治疗的临床实施中，腹腔化疗港的规范化放置有助于降低其相关并发症的发生。转化胃切除术有助于改善患者预后，建议行 R0 切除和 D2 淋巴结清扫；术前 NIPS 治疗疗程数与预后无关，一般建议在 5 ～ 6 个疗程；术后应尽早行腹腔内输注 PTX，术后疗程数则不设上限，一般建议维持至术后 2 年。

（严超 朱正纲）

参考文献

［1］Ri M，Ohashi M，Eto K，et al. Favorable outcomes of neoadjuvant chemotherapy and limited para-aortic lymph node dissection for advanced gastric cancer with para-aortic lymph node metastasis. World J Surg，2021，45（9）：2849-2859.

［2］Xu W，Liu W，Wang L，et al. Is D2 lymphadenectomy alone suitable for gastric cancer with Bulky N2 and/or para-aortic lymph node metastases after preoperative chemotherapy？ Front Oncol，2021，11：709617.

［3］Lee JH，Paik YH，Seok LJ，et al. Candidates for curative resection in advanced gastric cancer patients who had equivocal para-aortic lymph node metastasis on computed tomographic scan. Ann Surg Oncol，2006，13（9）：1163-1167.

［4］Ishigami H，Fujiwara Y，Fukushima R，et al. Phase Ⅲ trial comparing intraperitoneal and intravenous paclitaxel plus S-1 versus cisplatin plus S-1 in patients with gastric cancer with peritoneal metastasis：PHOENIX-GC trial. J Clin Oncol，2018，36（19）：1922-1929.

［5］Lu S，Yang ZY，Yan C，et al. A phase Ⅲ trial of neoadjuvant intraperitoneal and systemic chemotherapy for gastric cancer with peritoneal metastasis. Future Oncol，2022，18（10）：1175-1183.

二、DRAGON 系列研究

（一）DRAGON-01 研究（ChiCTR-IIR-16009802）

DRAGON-01 研究即"胃癌腹膜转移 NIPS 转化治疗的多中心随机对照研究"。

全身联合腹腔内新辅助化疗（neoadjuvant intraperitoneal-systemic chemotherapy，NIPS）被认为是一种针对胃癌腹膜转移的有效治疗方法。

DRAGON-01 研究是一项Ⅲ期前瞻性多中心随机对照研究，计划完成总病例数为 238 例，参与的临床中心包括：上海交通大学医学院附属瑞金医院、上海长海医院、复旦大学附属肿瘤医院、浙江省人民医院、浙江大学医学院附属第一医院、浙江大学医学院附属第二医院以及山东省肿瘤医院等。该研究的主要目标是在前期研究的基础上，进一步扩大病例数以深入研究 NIPS 治疗的适应证、禁忌证、转化手术时机、规范化治疗流程和临床疗效等，以明确 NIPS 治疗较之 PS 方案全身化疗对胃癌腹膜转移患者的治疗疗效。该试验的主要研究终点为 3 年 OS，次要研究终点包括病理客观缓解率、转化手术率、疾病无进展生存率以及毒性反应。具体研究方案见图 1。

目前 DRAGON-01 研究已经完成所有病例的入组，初步结果显示 NIPS 方案可以安全地应用于胃癌腹膜转移患者，化疗泵植入相关的严重并发症发生率低，同时腹腔化疗相比静脉化疗不增加毒性反应的发生率。NIPS 方案的远期疗效有待进一步随访后进行统计分析。

（二）DRAGON-02 研究（ChiCTR1900024552）

DRAGON-02 研究即"新辅助化疗（NAC）与经腔镜腹腔内温热化疗（L-HIPEC）联合 R0 胃癌根治术治疗浆膜浸润局部进展期胃癌（cT4-LAGC）的多中心随机对照研究"。

DRAGON-02 研究是一项Ⅲ期前瞻性多中心随机对照研究，计划完成总病例数为 326 例，参与的临床中心包括：上海交通大学医学院附属瑞金医院、复旦大学附属华山医院、江苏省中医院、浙江省肿瘤医院、苏北人民医院、广州医科大学附属第一医院、邯郸市中心医院等。该研究的主要目标是在前期研

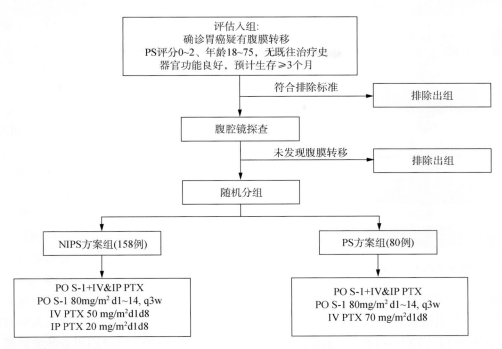

图 1　DRAGON-01 研究方案设计

究的基础上，将 L-HIPEC 与 NAC 联合治疗作为术前肿瘤降期与预防腹膜转移复发的重要措施，以提高 cT4-LAGC 患者的手术根治性切除率，并有效降低术后肿瘤复发。该试验的主要研究终点为各组患者 5 年 DFS，次要研究终点包括 5 年 OS、腹膜转移率、R0 手术切除率以及手术并发症发生率。主要的入组标准包括：① 18 岁≤年龄≤ 75 分；② ECOG 评分≤ 2 分；③美国麻醉协会分类Ⅰ～Ⅲ；④组织病理学检查证实为胃腺癌，无原发灶或转移灶切除史；⑤多排螺旋 CT（MDCT）、超声胃镜或腹腔镜考虑浆膜浸润（T4）；⑥良好的骨髓、肝肾功能；⑦育龄女性患者尿或血清妊娠试验阴性；⑧预计生存≥ 3 个月；⑨本人愿意提供血液标本供药代学研究；⑩本

人签署知情同意书；具体的研究方案见图 2。

（三）DRAGON-03 研究（NCT03636893）

DRAGON-03 研究即"SOX 方案对比 FLOT 方案用于治疗可切除局部进展期胃癌围手术期治疗的单中心、随机、开放、平行对照临床研究"。FLOT 方案（多西他赛、奥沙利铂、氟尿嘧啶和亚叶酸钙）用于可切除的 LAGC 患者的新辅助治疗时，显示出良好的病理反应率和生存获益。然而，在东方国家，SOX 方案（S-1 联合奥沙利铂）仍是胃癌围手术期首选化疗方案。因此，我们进行了这项Ⅱ期随机干预临床试验以评估两种方案的安全性和疗效。具体研究方案见图 3。

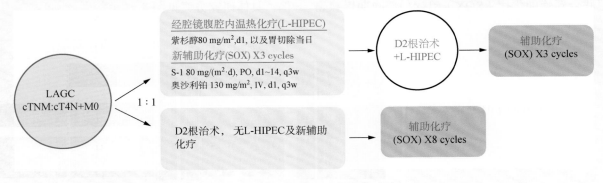

图 2　DRAGON-02 研究方案设计

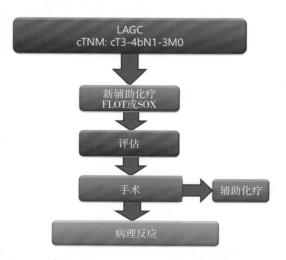

图 3 DRAGON-03 研究方案设计

通过该研究，我们比较了新辅助化疗 FLOT 组和 SOX 组术后肿瘤退缩情况，结果显示，FLOT 组术后肿瘤退缩分级（TRG）1 级者仅占 20.0%，而 SOX 组 TRG 1 级者可达 32.35%，但两组无统计学差异，提示对本组患者，SOX 方案疗效不劣于 FLOT 方案；相关研究成果已发表在国际知名期刊（Sah，B.K.，Zhang，B.，Zhang，H. et al. Neoadjuvant FLOT versus SOX phase Ⅱ randomized clinical trial for patients with locally advanced gastric cancer. Nat Commun，2020，11：6093）。

（四）DRAGON-04 研究（NCT04208347）

DRAGON-04 研究即 SOX 联合甲磺酸阿帕替尼和卡瑞利珠单抗用于可切除局部进展期胃、食管胃结合部腺癌围手术期治疗的多中心、随机、开放、平行对照临床研究。

上海交通大学医学院附属瑞金医院胃癌团队于 2016 年率先探索了靶向药物 VEGFR 抑制剂阿帕替尼联合新辅助化疗（SOX）治疗局部晚期胃腺癌

的安全性和有效性（ChiCTR-OPC-16010061），结果表明阿帕替尼联合 SOX 方案新辅助治疗局部晚期胃腺癌显示了较好的有效性和安全性，为局部晚期胃腺癌患者的新辅助治疗提供了一项新的选择。基于此，由上海交通大学医学院附属瑞金医院牵头开展一项全国多中心的 Ⅱ、Ⅲ 期 RCT 研究（Dragon-04），以评估 SOX 联合阿帕替尼或 SOX 联合阿帕替尼和卡瑞利珠单抗新辅助治疗胃癌的有效性和安全性（NCT04208347）。

DRAGON-04 研究是一项 Ⅱ、Ⅲ 期前瞻性多中心随机对照研究，计划完成总病例数为 238 例，参与的临床中心包括：上海交通大学医学院附属瑞金医院、上海长海医院、中国科学院合肥肿瘤医院、江苏大学附属医院、长治医学院附属和平医院、西安交通大学第一附属医院、河北大学附属医院、河北医科大学第四医院、四川省肿瘤医院、中国医学科学院肿瘤医院、烟台毓璜顶医院等。该研究的主要目标是在前期研究的基础上，进一步扩大病例数以深入研究和评估 SOX 联合阿帕替尼或 SOX 联合阿帕替尼和卡瑞利珠单抗新辅助治疗胃癌的有效性和安全性。主要研究目的为评价甲磺酸阿帕替尼联合 SOX（SOXA）对比 SOX 用于可切除 LAGC、食管胃结合部（EGJ）腺癌新辅助治疗的病理显著缓解率（MPR），甲磺酸阿帕替尼联合卡瑞利珠单抗和 SOX（SOXAP）对比 SOX 用于可切除 LAGC、EGJ 腺癌新辅助治疗的 MPR；次要研究目的为评价 pCR、R0 切除率、ypN 分期、PFS、DFS、OS 以及安全性和耐受性。中期经独立委员会评审建议减少分组，改为 SOX 组与 SOXAP 组，随机入组进行以 pCR 为主要研究终点的临床研究，其后续关闭 SOXA 组，病例总数重新测定为 529 例，具体研究方案见图 4。

图 4 DRAGON-04 研究方案设计

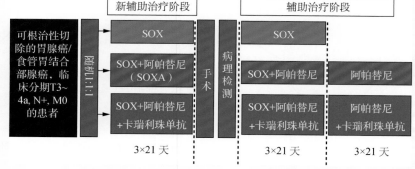

（五）DRAGON-05 研究（ChiCTR2000040045）

DRAGON-05 研究即保留大网膜的根治性胃切除术治疗浆膜未受侵犯胃癌（cT1 ～ T3）疗效的前瞻性随机对照研究。

DRAGON-05 研究是一项前瞻性、随机对照、单中心的Ⅲ期试验，计划在 4 年内共招募 565 名患者。该研究的预期结果是保留大网膜的根治性胃切除在浆膜未受侵犯胃癌病例中的疗效不劣于完全切除大网膜，同时改善患者营养免疫相关的预后。对术前评估无浆膜侵犯（cT1 ～ T3）的胃癌患者，通过随机化进入试验组（保留大网膜组）或对照组（完全切除大网膜组）。该研究的主要终点是比较保留大网膜组与完全切除大网膜组两组患者术后 5 年 OS；次要终点包括比较两组患者的 DFS 及腹膜转移率（peritoneal metastasis rate，PMR）、比较两组患者手术的安全性、比较两组患者术后恢复情况以及比较两组患者术后营养免疫状况。主要的入组标准包括：①组织病理学检查证实为胃腺癌，包括经 ESD 切除后需要补救手术者；②术前评估提示浆膜未受侵犯（T1 ～ T3）；③ 18 岁 ≤ 年龄 ≤ 75 岁；④良好的骨髓、肝肾功能；⑤预计生存期 ≥ 1 年。具体的研究方案见图 5。

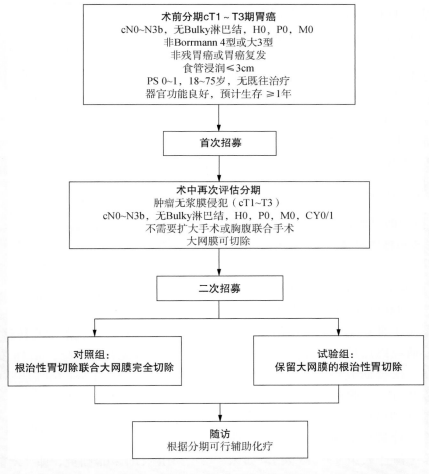

图 5　DRAGON-05 研究方案设计

（六）DRAGON-06 研究（ChiCTR2200061125）

DRAGON-06 研究即"信迪利单抗与 nab-POS 方案化疗联合胃癌 D2 根治和腹主动脉旁淋巴结清扫（PAND）及腹腔内辅助化疗治疗胃癌伴第 **16a2/b1 组淋巴结转移的多中心、单臂、前瞻性研究"。**

DRAGON-06 研究是一项前瞻性、单臂、多中心临床研究，计划完成总病例数为 29 例，拟参与的临床中心包括：上海交通大学医学院附属瑞金医院、复旦大学附属肿瘤医院以及无锡市第二人民医院等。该研究主要针对晚期胃癌（伴第16a2/b1组淋巴结转移）受试者，探讨信迪利单抗与nab-POS方案化疗联合胃癌D2根治和腹主动脉旁淋巴结清扫及腹腔内辅助化疗的疗效和安全性。术前治疗3个周期后再次复查胃癌术前分期，对影像学提示部分缓解、完全缓解或经MDT判断临床获益的受试者进行手术治疗。经评估后认为不适合手术的受试者则经MDT讨论后，根据患者具体情况给出相应最佳的治疗方案。该试验的主要终点为3年OS，次要终点为3年DFS、病理客观有效率、手术安全性以及治疗的不良反应。主要的入组标准包括：①组织病理学检查证实为胃腺癌；②术前分期CT诊断腹主动脉旁淋巴结转移（No.16a2/b1 ≥ 1 cm）；③年龄在18～75岁；④ ECOG评分≤2分；⑤未接受过术前化疗或放疗；⑥腹腔镜探查证实CY0；⑦临床上无其他远处转移征象；⑧除PAND外不需进一步扩大手术范围；⑨良好的骨髓、肝肾功能；⑩预计生存期≥3个月，具体的研究方案见图6。

（七）DRAGON-07研究（NCT04781413）

DRAGON-07研究即"ⅢC胃癌术后信迪利单抗联合白蛋白紫杉醇和替吉奥辅助治疗的单中心前瞻性临床研究"。

DRAGON-07研究是一项单中心、前瞻性、单臂临床研究，评估信迪利单抗、白蛋白紫杉醇、替吉奥三药联合方案用于ⅢC期胃癌辅助治疗的疗效及安全性。主要研究终点是治疗相关不良反应发生率和3年DFS。次要研究终点是3年OS、5年OS、5年无复发生存率、腹膜复发转移率。患者采用静脉滴注信迪利单抗、白蛋白紫杉醇和口服替吉奥三药联合治疗进行干预，先进行第一阶段3＋3爬坡实验（预计入组9～15人），如未发生剂量限制性毒性（DLT），则在推荐剂量水平进行第二阶段剂量扩增试验。主要入组标准包括：①经标准胃癌根治术（D2淋巴结清扫）后达到R0切除，且术后病理确诊的原发胃癌或食管胃结合部腺癌，根据第8版UICC/AJCC TNM分期为pT3～4N3bM0，或pT4bN3aM0；②术中经探

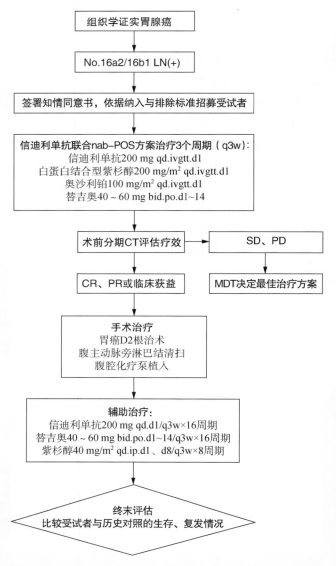

图6 DRAGON-06研究方案设计

查排除腹膜转移及脱落细胞转移，PET-CT未见远处转移；③无初始治疗；④ 18岁≤年龄≤80岁；⑤ ECOG评分≤1分；⑥实验室检查可耐受化疗。具体的研究方案见图7。

（八）DRAGON-08研究（NCT05002686）

DRAGON-08研究，即"术前信迪利单抗与放化疗联合D2胃癌根治术对伴腹膜后淋巴结转移胃癌患者的转化治疗安全性及有效性的单臂、多中心临床研究"。

本试验为一项前瞻性、单臂、多中心临床研究，主要针对伴腹膜后淋巴结转移胃癌患者，探讨信迪利单抗联合放化疗转化治疗的疗效和安全性。

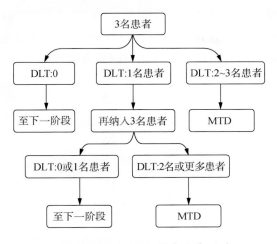

图 7 DRAGON-07 研究方案设计

主要入组标准：年龄 18 ～ 75 周岁，性别不限；组织病理学检查确诊的胃及食管胃结合部腺癌；既往未进行任何抗肿瘤治疗，即初治的晚期胃癌伴有腹膜后淋巴结转移的患者；CT、MRI 或 PET-CT 等提示胃癌伴腹膜后淋巴结转移且无远处转移；ECOG 评分 0 ～ 2 分；预期生存时间 > 3 个月；足够器官

功能，实验室指标达到研究要求。受试者完成转化治疗后进行一次 MDT 会诊，决定能否行手术治疗；对于可手术受试者，在最后疗程结束后的 4 ～ 8 周内进行 D2 手术，评估为不可手术的受试者则由研究者根据患者具体情况给出相应最佳的治疗方案。DRAGON-08 预计入组样本量为 60 例。参加的分中心，包括苏州大学附属第一医院、昆山中医院、昆山市第一医院、江苏省人民医院、南京市江宁医院、江阴市人民医院、浙江大学附属第二医院、海军军医大学附属长海医院、复旦大学附属中山医院、江苏省中医院。

主要终点：1 年 PFS 率。次要终点：R0 切除率；手术转化率；靶病灶完全病理缓解率（pCR）；转化治疗相关 AE（CTCAE 5.0）；OS。探索性终点：探索潜在预测疗效的生物标志物，包括但不限于肿瘤组织标本或血液样本中的 PD-L1 表达、肿瘤突变负荷（tumor mutational burden，TMB）、EBV 水平、MSI-H/dMMR 和 T 细胞亚群等；具体研究方案如图 8。

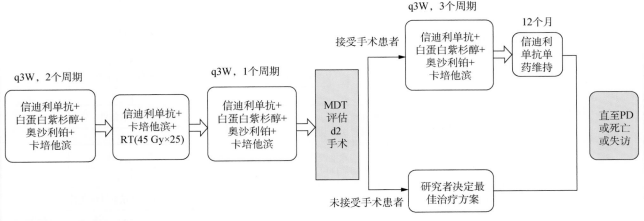

信迪利单抗200 mg IV q3W d1
卡培他滨：1000 mg/m² PO bid q3W，d1~d14
奥沙利铂：130 mg/m² IV q3Wd1
白蛋白紫杉醇：200 mg/m² IV q3Wd1

主要终点：1年PFS率
次要终点：R0切除率；手术转化率；靶病灶完全病理缓解率（pCR）；
转化治疗相关AEs（CTCAE5.0）；OS

图 8 DRAGON-08 研究方案设计。
RT：放射治疗

（九）DRAGON-09 研究（NCT05204173）

DRAGON-09 研究即"新辅助腹腔内与全身化疗联合信迪利单抗治疗胃癌伴腹膜转移的安全性和有效性研究"。该研究在 DRAGON-01 研究的基础

上，增加免疫治疗药物信迪利单抗，旨在进一步探索 NIPS 治疗联合免疫治疗对于胃癌伴腹膜转移患者的安全性和有效性，为进一步扩大样本量的 III 期临床研究提供确实临床证据。

DRAGON-09 研究是一项单臂、单中心、开

放的临床研究，计划完成的总病例数为 30 例，研究的主要终点为 1 年 OS。主要的入组标准包括：①组织学证实为胃腺癌，无原发灶或转移灶切除病史；②腹腔镜检查诊断明确腹膜转移，无胃流

出道梗阻和肠梗阻；③年龄 ≥ 18 岁；④ ECOG 评分 ≤ 2 分；⑤预计生存期 > 3 个月；⑥具有充分的器官和骨髓功能；具体的研究方案见图 9。

图 9　DRAGON-09 研究方案设计

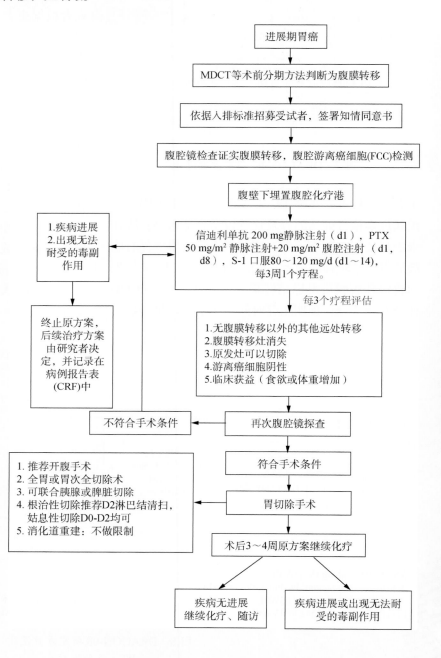

（严超　朱正纲）

三、中国科学院大学附属肿瘤医院转化治疗经验

胃癌是我国最常见的消化道恶性肿瘤，患者就诊时多数已属进展期或晚期，其中远处转移性胃癌（Ⅳ期）患者占 20% ～ 30%，中位生存时间为 5 ～ 12 个月，5 年生存率小于 10%。因此，如何提高对Ⅳ期胃癌治疗的认识显得尤为重要。既往对于

Ⅳ期胃癌的标准治疗是系统化疗或支持治疗，近几年来，随着各类新型抗肿瘤药物的发展及治疗方案的优化，使部分晚期转移性胃癌患者也获得了根治性手术的机会，推动了转化治疗概念的衍生，Ⅳ期胃癌外科治疗的价值进一步被肯定。

然而，由于胃癌转移途径的复杂性以及肿瘤生物学行为不同对治疗选择的影响，到目前为止仍难以获得高级别临床证据。Ⅳ期胃癌的分类、治疗方案的选择、手术时机的把握等关键问题仍然存在争议。

中国科学院大学附属肿瘤医院（浙江省肿瘤医院）胃外科中心（以下简称中心）在程向东教授的带领下从 2006 年开始开展晚期胃癌的转化治疗，先后完成了多个前瞻性和回顾性临床研究，积累了大量的转化治疗经验。

2011 年中心开展了第一项晚期胃癌转化治疗的回顾性研究，共纳入 72 例初始不可切除的晚期胃癌患者，采用 PCF 方案（紫杉类、氟尿嘧啶以及顺铂）化疗 4～6 周期，其中 50 例（69.4%）患者接受了手术治疗，42 例（84%）患者获得 R0 切除，转化治疗组和姑息化疗组患者的中位生存时间分别为 30.2 个月和 8.9 个月（$P < 0.01$），研究提示有效的化疗联合手术可以改善部分晚期胃癌患者的生存。

在前期研究的基础上，总结经验，中心开展了一项Ⅳ期胃癌转化治疗的前瞻性临床研究：S1/紫杉醇化疗联合阿帕替尼治疗不可切除胃癌患者的Ⅱ期转化治疗研究（Ahead-G325），研究的主要终点为 R0 切除率，次要终点为客观缓解率（ORR）、疾病控制率（DCR）、总生存期（OS）和安全性。研究共入组 31 例患者，18 例接受了手术治疗，其中 17 例获得了 R0 切除；58.1% 的患者出现了 3/4 级的不良反应，包括白细胞及中性粒细胞减少、高胆红素血症等。生存分析提示：转化治疗组 3 年总生存率 52.9%，非转化治疗组 8.3%（$P = 0.01$）。研究表明化疗联合阿帕替尼展现了较高的转化率和 R0 切除率，并给初始不可切除的胃癌患者带来了较好的生存获益。

另外一项前瞻性研究通过新辅助化疗和腹腔温热灌注化疗（HIPEC）联合细胞减灭术（CRS）治疗伴有局限腹膜转移的Ⅳ期胃癌（HISA），研究的主要终点为有效率（腹膜癌指数 PCI 的变化），次要终点为安全性及总生存期（OS），研究共纳入 38 例患者，其中 18 例接受了转化手术（转化治疗组），20 例行姑息化疗（姑息化疗组）。生存分析提示，转化治疗组中位生存时间达 21.1 个月，姑息化疗组仅为 10.8 个月（$P = 0.002$），其中第二次腹腔镜探查时 PCI 评分＜6 的患者生存时间明显好于 PCI 评分≥6 的患者（20.1 个月 *vs.* 11.3 个月，$P = 0.02$）。研究表明以紫杉醇和氟尿嘧啶类药物为基础的全身化疗和 HIPEC 联合 CRS 是安全可行的，可以改善合并局限腹膜转移晚期胃癌患者的预后。近几年来，免疫检查点抑制剂在晚期胃癌的治疗中发挥了越来越重要的作用，因此，在前期研究的基础上，中心正在开展一项"HIPEC 联合卡瑞利珠单抗、紫杉醇和替吉奥用于腹腔转移晚期胃癌患者转化治疗的临床研究"（HISA-2），主要研究终点为 R0 切除率，次要研究终点为客观缓解率（ORR）、总生存期（OS）以及安全性，目前正在入组中。

胃癌卵巢转移机制目前尚不明确，病情复杂，往往难以获得理想的治疗效果。2016 年开始，中心开展了一系列胃癌卵巢转移的大样本回顾性研究，共纳入 150 余例胃癌卵巢转移患者，研究发现，无论是同时性或异时性胃癌卵巢转移，卵巢转移瘤切除联合化疗均能带来明显的生存获益，获得 R0 切除的患者预后要明显好于非 R0 切除的患者。该回顾性研究结果已被 CSCO 胃癌指南引用。在前期研究的基础上，程向东教授牵头制定了《胃癌卵巢转移诊断和治疗中国专家共识》，提高了胃癌卵巢转移的诊治水平，进而指导临床实践，改善患者生存。

通过一系列的回顾性及前瞻性临床研究，中心总结经验，对Ⅳ期胃癌进行分类管理及全程化管理，强调 MDT（多学科诊疗）模式在Ⅳ期胃癌治疗中的重要作用。后续应结合Ⅳ期胃癌的生物学特性及临床表型，制定适合中国人群的分类标准，开展更高级别大样本前瞻性临床研究，为这类患者的合理治疗提供依据。

（俞鹏飞　程向东）

参考文献

［1］Shen L，Shan YS，Hu HM，et al. Management of gastric cancer in Asia：resource-stratified guidelines. Lancet Oncol，2013，14（12）：e535-547.

［2］Chen XL，Chen XZ，Yang C，et al. Docetaxel，cisplatin and fluorouracil（DCF）regimen compared with non-taxane-containing palliative chemotherapy for gastric carcinoma：a systematic review and meta-analysis.PLoS One，2013，8（4）：e60320.

［3］Japanese Gastric Cancer Association. Japanese gastric cancer treatment guidelines 2018（5th edition）. Gastric Cancer，2021，24（1）：1-21.

［4］Fukuchi M，Ishiguro T，Ogata K，et al. Prognostic role of conversion surgery for unresectable gastric cancer. Ann Surg Oncol，2015，22（11）：3618-3624.

［5］Kim SW. The result of conversion surgery in gastric cancer patients with peritoneal seeding. J Gastric Cancer，2014，14（4）：266-270.

［6］Du Y，Cheng X，Yu P，et al. PCF chemotherapy combined with surgical treatment of late gastric cancer. Hepato-gastroenterology，2014，61（132）：1159-1164.

［7］Yoshida K，Yamaguchi K，Okumura N，et al. Is conversion therapy possible in stage IV gastric cancer：the proposal of new biological categories of classification. Gastric Cancer，2016，19（2）：329-338.

［8］李子禹，薛侃，季加孚. 晚期胃癌转化治疗中基于手术的分型. 中华胃肠外科杂志，2017，20（7）：721-725.

［9］Xu Z，Hu C，Yu J，et al. Efficacy of Conversion Surgery Following Apatinib Plus Paclitaxel/S1 for Advanced Gastric Cancer With Unresectable Factors：A Multicenter，Single-Arm，Phase Ⅱ Trial. Front Pharmacol，2021，12：642511.

［10］Yu P，Ye Z，Dai G，et al. Neoadjuvant systemic and hyperthermic intraperitoneal chemotherapy combined with cytoreductive surgery for gastric cancer patients with limited peritoneal metastasis：a prospective cohort study. BMC Cancer，2020，20（1）：1108.

［11］Zeng Z，Yang B，Liao Z. Progress and prospects of immune checkpoint inhibitors in advanced gastric cancer. Future Oncol，2021，17（12）：1553-1569.

［12］Huynh J，Patel K，Gong J，et al.Immunotherapy in Gastroesophageal Cancers：Current Evidence and Ongoing Trials. Curr Treat Options Oncol，2021，22（11）：100.

［13］Yan D，Du Y，Dai G，et al. Management Of Synchronous Krukenberg Tumors From Gastric Cancer：a Single-center Experience. J Cancer，2018，9（22）：4197-4203.

［14］Yu P，Huang L，Cheng G，et al. Treatment strategy and prognostic factors for Krukenberg tumors of gastric origin：report of a 10-year single-center experience from China. Oncotarget，2017，8（47）：82558-82570.

［15］中国抗癌协会胃癌专业委员会. 胃癌卵巢转移诊断和治疗中国专家共识（2021版）. 中国实用外科杂志，2022，42（1）：7-12.

四、福建省肿瘤医院转化治疗经验

胃癌是全球常见的恶性肿瘤之一。中国胃癌的发病和死亡例数约占全球185个国家和地区的50%。2019年1月，国家癌症中心发布的最新一期全国癌症统计数据显示，我国胃癌发病率居恶性肿瘤第2位，死亡率居第3位。我国胃癌患者中，进展期胃癌占90%以上，其中不可切除胃癌约占10%。这类Ⅳ期或不可手术切除的晚期胃癌预后极差。近年来，随着药物治疗的进步，当前Ⅳ期胃癌患者实施转化治疗成为了研究热点，它是指技术或肿瘤学上初始不可切除或边界可切除的患者，通过有效治疗后实现R0切除，使得部分接受手术的患者获得长期生存的机会。

然而，胃癌本质上属于高度异质性的肿瘤，具有多种潜能的生物学特性。根据肿瘤学原理，Ⅳ期胃癌的实质是全身性疾病，任何治疗后的临床完全缓解十分罕见。因此，胃癌的转化治疗是一个极具挑战性的问题。REGATTA 研究结果证实，姑息手术＋化疗不能改善Ⅳ期胃癌患者的远期生存。新辅助腹腔＋静脉化疗可以使部分伴有腹膜转移的Ⅳ期胃癌病例降期，接受手术治疗并获得长期生存的机会。腹腔热灌注化疗联合 PHOENIX 研究方案，有望提高伴有腹膜转移Ⅳ期胃癌病例的转化手术率。以紫杉醇为基础的三药化疗可以使部分无法手术的晚期胃癌降期，获得手术机会，从而提高无疾病进展生存和总生存率，已成为Ⅳ期胃癌转化治疗的基石。此外，在免疫治疗时代，免疫药物联合应用及一线应用已是业内共识。针对晚期 HER2 阳性食管胃结合部腺癌病例，化疗＋抗 HER2 靶向药＋抗 PD-1 单抗四药联合一线治疗的成功探索，开辟了Ⅳ期胃癌转化治疗的新时代。

2016 年起，福建省肿瘤医院团队（以下简称团队）针对晚期不可切除胃癌开展了一项单中心Ⅱ期临床研究（ChiCTR-ONC-17010430），入组 39 例患者，采用抗血管生成靶向药物阿帕替尼联合"奥沙利铂＋替吉奥"化疗，经过 2 年的入组和 3 年的随访，2021 年结果发表于 *BMC CANCER*，结果证实该方案的客观有效率（ORR）为 73.0%，疾病控制率（DCR）为 81.1%，手术患者 22 例，其中根治性切除 14 例，根治性切除率 63.6%。手术组 1 年生存率为 71.1%，2 年生存率为 41.1%。研究过程仅出现 3 例Ⅲ/Ⅳ级不良反应。此后团队将该研究中的腹膜转移患者进行亚组分析，共纳入胃癌腹膜转移患者 27 例，进行腹膜转移分型，其中 P1a 9 例，P1b 5 例，P1c 12 例，PCI（腹膜癌指数）1～5 分共 14 例，6 分及以上 13 例。全组患者 1 年生存率为 65.2%，生存时间为（14.0±1.7）个月。14 例接受手术的患者 1 年生存率为 76.2%，13 例 P1a/P1b 患者 1 年生存率为 81.8%，13 例 P1c 患者 1 年生存率为 42.0%，14 例 PCI 指数 1～5 分患者，1 年总生存率为 67.3%，13 例 PCI 指数 6 分及以上患者 1 年总生存率为 38.5%，提示阿帕替尼联合奥沙利铂和替吉奥在胃癌腹膜转移转化治疗中对于 P1a/P1b 及 PCI 指数 1～5 分的患者显示出良好的近期生存效果。该亚组分析在国内引起极大关注，在 2021 年《中华胃肠外科杂志》发表后，成为当年度网络点击阅读量的前十名。

目前，针对转化治疗的研究层出不穷，转化治疗模式也在不断的探索和实践中逐渐完善。但迄今为止，胃癌的转化治疗仍面临很多困难与挑战，例如治疗方案和转化手术介入的时机均尚未明确等。在这种情况下，MDT 模式是转化治疗合理运行的重要保障。另外，临床医生可结合基因检测等手段，制订更合理的Ⅳ期胃癌分类方法，据此制订Ⅳ期胃癌个体化精准转化治疗方案，有效提高Ⅳ期胃癌患者的远期生存率。

（陈路川）

参考文献

［1］Bray F，Ferlay J，Soerjomataram I，et al. Jemal A. Global cancer statistics 2018：GLOBOCAN estimates of incidence and mortality worldwide for 36 cancers in 185 countries. CA Cancer J Clin，2018，68（6）：394-424.

［2］Qiu M Z，Zhou Y X，Zhang X K，et al.Lauren classification combined with HER2 status is a better prognostic factor in Chinese gastric cancer patients［J］.BMC Cancer，2014，14：823.doi：10.1186/1471-2407-14-823.

［3］Fujitani K，Yang HK，Mizusawa J，et al.（2016）Gastrectomy plus chemotherapy versus chemotherapy alone for advanced gastric cancer with a single non-curable factor（REGATTA）：a phase 3，randomized controlled trial. Lancet Oncol，2016，17：309-318.

［4］Ishigami H，Fujiwara Y，Fukushima R，et al. Phase Ⅲ Trial Comparing Intr aperitoneal and Intravenous Paclitaxel Plus S-1 Versus Cisplatin Plus S-1 in Patients With Gastric Cancer With Peritoneal Metastasis：PHOENIX-GC Trial. Journal of Clinical Oncology，Jco2018778613，2018.

［5］Ye Z，Zeng Y，Wei S，et al. Short-term survival and safety of apatinib combined with oxaliplatin and S-1 in the conversion therapy of unresectable gastric cancer. BMC Cancer，2021，21（1）：702.

［6］叶再生，曾奕，魏晟宏，等.阿帕替尼联合奥沙利铂和替吉奥在胃癌腹膜转移转化治疗中的安全性及近期疗效观察［J］.中华胃肠外科杂志，2021，3（24）：30-37.

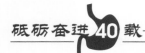
五、四药模式Ⅳ期胃癌转化治疗探索

随着药物治疗的进步，胃肠外科医师针对部分Ⅳ期胃癌转化治疗的探索步伐进一步加快。天津医科大学肿瘤医院借鉴国内程向东教授团队的经验，采用紫杉醇/奥沙利铂＋替吉奥＋阿帕替尼针对不可手术的Ⅳ期胃癌进行转化治疗，对于伴有腹膜转移的病例，首先进行腹腔镜分期，计算PCI指数，同时置入腹腔化疗港。如果同时伴有卵巢转移，切除转移灶。随后进行腹腔热灌注化疗（HIPEC），隔日一次，共4次。随后采取日本凤凰研究方案＋口服阿帕替尼。没有腹膜转移的病例采取SOX＋阿帕替尼方案。每2～4个疗程评估一次，如果达到R0手术标准，停一个疗程阿帕替尼，随后手术。可评效的68例病例中，接受转化手术46例，其中R0手术43例，R1手术2例，R2手术1例。手术转化率为63%。转化成功患者的一年总生存率为97.8%，没有转化成功患者的一年总生存率为53.2%，$P < 0.001$。术后病理评效：TRG 0级（pCR）2例（4.3%），TRG 1级10例（21.7%），TRG 2级26例（56.6%），TRG 3级8例（17.4%）。2019年ASCO-GI年会上，美国纽约斯隆·凯瑟琳肿瘤中心一个壁报报道了针对37例食管胃结合部腺癌、HER2＋＋＋/FISH＋的初治Ⅳ期病例，采取四药模式：奥沙利铂＋卡陪他滨＋曲妥珠单抗＋帕博利珠单抗。该小的Ⅱ期单臂探索性研究联合了细胞毒化疗药和抗血管靶向药以及抗PD1单抗的免疫药，具有创新性。结果显示总有效率（ORR）高达89%，临床完全缓解率达11%。近年的ASCO年会上，在该研究基础上设计的Ⅲ期、多中心、双盲临床研究KEYNOTE811，治疗组仍采取之前的四药模式，对照组以安慰剂代替帕博利珠单抗。近

期疗效显示，四药组的ORR为74.4%，对照组为51.9%。增加抗PD1单抗后，ORR提高了22%，结果相当亮眼。两组病例的临床完全缓解率分别为11%和3%。其对照组的结果与我们的结果相似。在参考了该单臂Ⅱ期研究的实验设计基础上，天津医科大学肿瘤医院团队设计了四药模式，即在之前三药（紫杉醇＋替吉奥＋阿帕替尼）基础上增加了信迪利单抗（抗PD1单抗），该研究的初步结果以摘要形式被2021年ASCO录用，近期又以壁报形式被ESMO-ASIA录用。截至2021年8月数据：在研患者56例，不可切除因素中，腹主动脉旁/腹腔干融合淋巴结30例（53.5%），腹膜转移21例（37.5%），肝转移10例（17.9%），2个及以上器官转移病例21例（37.5%）。前6例患者进行DLT探索，阿帕替尼250 mg qd没有发生DLT。治疗过程中最常见的AE为1～2级，一例SAE为第二治疗周期后发生消化道出血，进行急诊手术。平均接受6周期治疗，临床评效：PR 29例（61.7%），SD 17例（36.2%），DCR率高达97.9%，仅1例发生进展。29例接受手术治疗，28例为R0。手术患者没有增加吻合口漏、腹腔出血及感染等并发症。术后平均住院时间9天。病理检查，TRG 0级5例（17.2%），TRG 1级2例，MPR率24.1%。对照KEYNOTE 811研究，我们的研究中以国产广谱抗血管靶向药阿帕替尼代替曲妥珠单抗，pCR率达到17.2%，疗效不劣于KEYNOTE 811研究临床完全缓解率（11%）。该研究的初步结果显示以细胞毒化疗药物＋抗血管靶向药＋抗PD1单抗可能在Ⅳ期胃癌的转化治疗中发挥更大作用，其临床疗效可期。

（梁寒）

参考文献

［1］蔡明志，王学军，刘勇，等．以替吉奥为基础联合阿帕替尼的三药方案在不可切除晚期胃癌转化治疗中的应用［J］.中华胃肠外科杂志，2021，24（2）：179-184.

［2］Janjigian YY，Maron SB，Chatila WK，et al. First-line pembrolizumab and trastuzumab in HER2-positive oesophageal，gastric，or gastro-oesophageal junction cancer：an open-label，single-arm，phase 2 trial［J］. Lancet Oncol，2020，21（6）：821-831.

［3］Chung HC，Bang YJ，S Fuchs C，et al. First-line pembrolizumab/placebo plus trastuzumab and chemotherapy in HER2-positive advanced gastric cancer：KEYNOTE-811［J］. Future Oncol，2021，17（5）：491-501.

［4］Xue Q，Wang BG，Wang XN，et al. CO-STAR：Surgical conversion feasibility trial of sintilimab（PD-1 inhibitor）combined with Nab-PTX，S-1 and apatinib for the first-line treatment of stage IV gastric cancer（GC）［C］. J Clin Oncol，2021，39（suppl_15）：abstr e16041.

［5］Xue Q，Wang BG，Wang XN，et al. CO-STAR：Surgical conversion feasibility trial of sintilimab（PD-1 inhibitor）combined with Nab-PTX，S-1 and apatinib for the first-line treatment of stage IV gastric cancer（GC）［C］. ESMO-ASIA，2021，poster：151.

第六节 真实世界多中心研究

一、基于真实世界多中心研究

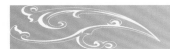

我国胃癌临床研究起步较早。早在20世纪60年代，中国医科大学附属第一医院肿瘤外科陈峻青、张荫昌教授率先于《中华外科杂志》及《中华病理杂志》报道了765例胃癌临床病理特点与外科治疗效果及胃癌的形态学、生物学特性相关研究。自此，多个国内胃癌诊疗团队致力于对胃癌的临床病理特点、临床治疗效果进行研究。但是受到当时医疗条件制约，难以积累大宗病例，相关研究样本量较小，加之各诊疗中心对胃癌诊疗水平存在较大差异，缺乏统一诊疗规范及临床病理数据，无法保证相关研究的质量。

进入21世纪后，随着医院信息化系统的完善，国内各大型胃癌诊疗中心相继建立了大样本、连续无断层的胃癌病例数据库。在此基础上涌现出一批具有国际影响力、代表性的临床回顾性研究成果，不仅描述了现阶段我国胃癌患者的临床病理及预后情况，同时也为国际胃癌指南、分期修订提供了参考依据及数据支持。

利用本中心三十余年来积累的近万例临床数据，中国医科大学附属第一医院徐惠绵教授团队首次依据胃癌浸润肌层深度进一步细化分期，提出T2亚分期的建议，亦提出将淋巴结转移15枚以上（pN3b）与7～15枚（pN3a）病例分开独立分期以提高预后评估准确性；上述两项研究结论被美国癌症联合会（AJCC）采纳，并在第7版、第8

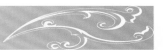

版TNM分期修订中引证。此外，该研究团队提出淋巴结转移率分期及淋巴结对数分期（LODDS分期），有效降低了临床实践中由于淋巴结捡取数目不足导致的分期偏移现象。徐惠绵教授团队致力于胃癌腹膜亚临床转移研究，报道了胃癌不同浆膜类型与腹腔脱落癌细胞及预后的关系，该研究对腹膜转移预测具有重要的应用价值，相关成果写入《胃癌腹膜转移防治中国专家共识》。此外还发现早期胃癌淋巴结转移规律及癌结节在胃癌分期及预后中的价值，为相关研究提供了参考依据。

与此同时，来自国内各大诊疗中心的单中心研究如雨后春笋般兴起。其中来自天津医科大学肿瘤医院、上海交通大学医学院附属瑞金医院、北京大学肿瘤医院、中山大学附属第一医院、中山大学肿瘤防治中心、福建医科大学协和医院、南方医科大学南方医院、四川大学华西医院、哈尔滨医科大学附属肿瘤医院等利用本中心数据在胃癌精准分期，淋巴结分期优化，腹腔镜、机器人胃癌手术疗效、预后评价等方面，发表相关高质量回顾性临床研究论文，在国际上不断发出中国声音。近年来我国胃癌临床数据库建设呈现百花齐放之势，多个研究中心建立了各具特色的胃癌临床数据库，包括腹腔镜、机器人胃癌手术数据库，加速康复外科数据库，胃癌新辅助治疗数据库，胃癌并发症相关数据库等，相关研究成果也充分体现了我国胃癌临床研究已进入"快车道"。正是由于国内胃癌临床数据库建设的飞速发展，在第八版AJCC胃癌分期数据库中首次纳入了中国数据，代表我国的胃癌临床研究无论从治疗规范，还是数据质量上均得到了国际认可。

源自单中心的数据受病例数、患者地域分布及治疗手段差异等多因素影响，研究结论难以代表我国胃癌整体临床特点及预后情况，在应用普及方面尚待验证。反观欧美、日韩等早已建立基于全国人群的胃癌患者临床数据，为其临床研究的开展奠定了坚实的理论基础及可靠的数据支持。因而亟需建立能够体现我国胃癌患者临床病理资料特点的大样本、多中心临床数据库。基于上述原因，中国医科大学附属第一医院、中山大学肿瘤防治中心及天津医科大学肿瘤医院的胃癌诊疗团队通过整合国内三中心、规范化胃癌诊疗的临床数据，通过大样本数据展现我国胃癌人群的临床病理特点、分期构成、预后情况，为后续开展临床研究提供了参考依据，相关研究成果在国内外发表10余篇学术论文，其中1篇被中华医学会及中华医学杂志社评选为2017年度百篇优秀论文。此外利用这一大样本数据，采用条件生存率、诺模图等多种新的评价方式，对我国胃癌患者的预后情况进行评估，从多个角度展现了我国胃癌患者生存情况。天津医科大学肿瘤医院、北京大学肿瘤医院、中山大学肿瘤防治中心、福建医科大学协和医院等研究单位通过数据共享方式，同欧美、日韩等知名胃癌研究中心开展临床研究合作，表明我国的胃癌临床数据库建设已走向国际。针对我国胃癌肝转移领域缺乏系统性、大宗病例数的高级别循证医学证据的情况，由陈凛教授主持、解放军总医院普通外科医学部作为项目PI单位，联合国内10余家胃癌诊疗中心协作开展了"基于真实世界数据的胃癌肝转移诊疗全国多中心回顾性队列研究"（RECORD研究）。该研究于2020年末正式启动，项目已在Clinicaltrial登记注册（NCT04574245），截至2022年2月共纳入来自全国13个中心的1159例胃癌肝转移患者临床病理资料。该研究基于真实世界数据的队列研究设计，拟纳入近10年内全国范围内、具有地区代表性的胃癌诊疗机构收治的胃癌肝转移病例数据，描述中国胃癌肝转移的疾病和诊疗现况，分析不同中国临床分型、接受不同诊疗方式的胃癌肝转移患者预后情况，以期指导临床决策。

回顾我国胃癌临床数据库建设历程，从初期的单中心小样本发展为多中心大样本数据库，质量不断提高，类型逐步多样化，体现我国胃癌临床研究发展取得长足进展，更反映我国学者的不懈努力。未来我国胃癌临床数据库的发展将不仅限于海量病例资源的汇集，而是多维度、多角度数据高质量的整合，高质量真实世界研究将为前瞻性临床研究开展提供前期数据支持，亦为基础与临床转化研究提供有力的参考依据。

（徐惠绵）

参考文献

［1］张荫昌，张佩范，陈峻青，等．60例胃癌的形态学及生物学特性的研究．中华病理学杂志，1964，4：243-247＋302．

［2］陈峻青，张文范，张荫昌．胃癌的外科治疗（附765例分析）．中华外科杂志，1964，7：650-654．

［3］《中国实用外科杂志》编辑部．"中国胃肠肿瘤外科联盟"成立并发布初步数据．中国实用外科杂志，2016，36（10）：1077．

［4］王玮，孙哲，邓靖宇，等．基于多中心大样本数据库的胃癌外科治疗相关数据的整合与分析．中华胃肠外科杂志，2016，19（02）：179-185．

［5］Sun Z, Zhu GL, Lu C, et al. A novel subclassification of pT2 gastric cancers according to the depth of muscularis propria invasion：superficial muscularis propria versus deep muscularis propria/subserosa. Annals of surgery, 2009, 249（5）：768-775.

［6］Sun Z, Wang ZN, Zhu Z, et al. Evaluation of the seventh edition of American Joint Committee on Cancer TNM staging system for gastric cancer：results from a Chinese monoinstitutional study. Annals of Surgical Oncology, 2012, 19（6）：1918-1927.

［7］ Sun Z，Xu Y，Li de M，et al. Log odds of positive lymph nodes：a novel prognostic indicator superior to the number-based and the ratio-based N category for gastric cancer patients with R0 resection. Cancer，2010，116（11）：2571-2580.

［8］ Sun Z，Xu YY，Wang ZN，et al. Macroscopic serosal classification predicts peritoneal recurrence for patients with gastric cancer underwent potentially curative surgery. Annals of Surgical Oncology，2011，18（4）：1068-1080.

［9］ Tong JH，Sun Z，Wang ZN，et al. Early gastric cancer with signet-ring cell histologic type：risk factors of lymph node metastasis and indications of endoscopic surgery. Surgery，2011，149（3）：356-363.

［10］ Sun Z，Wang ZN，Xu YY，et al. Prognostic significance of tumor deposits in gastric cancer patients who underwent radical surgery. Surgery，2012，151（6）：871-881.

［11］ Sano T，Coit DG，Kim HH，et al. Proposal of a new stage grouping of gastric cancer for TNM classification：International Gastric Cancer Association staging project. Gastric cancer：official journal of the International Gastric Cancer Association and the Japanese Gastric Cancer Association，2017，20（2）：217-225.

［12］ Wang P，Sun Z，Wang W，et al. Conditional survival of patients with gastric cancer who undergo curative resection：A multi-institutional analysis in China. Cancer，2018，124（5）：916-924.

［13］ Wang W，Sun Z，Deng JY，et al. A novel nomogram individually predicting disease-specific survival after D2 gastrectomy for advanced gastric cancer. Cancer communications（London，England），2018，38（1）：23.

［14］ Fang C，Wang W，Deng JY，et al. Proposal and validation of a modified staging system to improve the prognosis predictive performance of the 8th AJCC/UICC pTNM staging system for gastric adenocarcinoma：a multicenter study with external validation. Cancer communications（London，England），2018，38（1）：67.

［15］ Deng J，Liu J，Wang W，et al. Validation of clinical significance of examined lymph node count for accurate prognostic evaluation of gastric cancer for the eighth edition of the American Joint Committee on Cancer（AJCC）TNM staging system. Chinese journal of cancer research ＝ Chung-kuo yen cheng yen chiu，2018，30（5）：477-491.

［16］ Dong Y，Qiu Y，Deng J，et al. Insufficient examined lymph node count underestimates staging in pN3a patients after curative gastrectomy：a multicenter study with external validation. J Cancer Res Clin Oncol，2020，146（2）：515-528.

［17］ Zhang N，Deng J，Wang W，et al. Negative lymph node count as an independent prognostic factor in stage Ⅲ patients after curative gastrectomy：A retrospective cohort study based on a multicenter database. International Journal of Surgery（London，England），2020，74：44-52.

［18］ Wang P，Deng J，Sun Z，et al. Proposal of a novel subclassification of pN3b for improvement the prognostic discrimination ability of gastric cancer patients. European journal of surgical oncology：the journal of the European Society of Surgical Oncology and the British Association of Surgical Oncology，2020，46（10 Pt B）：e20-e26.

［19］ Gu P，Deng J，Sun Z，et al. Superiority of log odds of positive lymph nodes（LODDS）for prognostic prediction after gastric cancer surgery：a multi-institutional analysis of 7620 patients in China. Surg Today，2021，51（1）：101-110.

［20］ Gu P，Deng J，Wang W，et al. Impact of the number of examined lymph nodes on stage migration in node-negative gastric cancer patients：a Chinese multi-institutional analysis with propensity score matching. Annals of Translational Medicine，2020，8（15）：938.

［21］ Zhang N，Bai H，Deng J，et al. Impact of examined lymph node count on staging and long-term survival of patients with node-negative stage Ⅲ gastric cancer：a retrospective study using a Chinese multi-institutional registry with Surveillance，Epidemiology，and End Results（SEER）data validation. Ann Transl Med，2020，8（17）：1075.

［22］ Yamashita H，Deng J，Liang H，et al. Re-evaluating the prognostic validity of the negative to positive lymph node ratio in node-positive gastric cancer patients. Surgery，2017，161（6）：1588-1596.

［23］ Yoshida K，Yasufuku I，Terashima M，et al. International Retrospective Cohort Study of Conversion Therapy for Stage IV Gastric Cancer 1（CONVO-GC-1）. Annals of Gastroenterological Surgery，2022，6（2）：227-240.

［24］ Zheng ZF，Lu J，Wang W，et al. Development and External Validation of a Simplified Nomogram Predicting Individual Survival After R0 Resection for Gastric Cancer：An International，Multicenter Study. Annals of Surgical Oncology，2018，25（8）：2383.

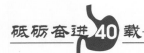

二、基于真实世界数据的胃癌肝转移诊疗全国多中心回顾性队列研究（RECORD 研究）

肝是胃癌远处转移的最常见靶器官。胃癌肝转移患者的病情往往极为复杂，预后较差。随着多学科诊疗模式、靶向治疗、免疫治疗等新型治疗理念和技术的发展，胃癌肝转移的诊断和治疗模式也日新月异。但是，我国胃癌肝转移患者的临床病理特点及综合治疗效果，仍缺乏系统性、大宗病例数的高级别循证医学证据。

在《胃癌肝转移诊断与综合治疗中国专家共识》的编撰出版过程中，专家组成员一致认为有必要开展多中心、跨区域的中国胃癌肝转移临床研究，以解决胃癌肝转移"中国数据"缺失的问题，这项研究也会填补国际上该领域的空白。有鉴于此，在解放军总医院普通外科医学部陈凛教授的倡议下，基于中国抗癌协会胃癌专业委员会、中国研究型医院学会消化道肿瘤专业委员会、中国医师协会外科医师分会上消化道外科医师委员会等学术组织，解放军总医院普通外科医学部作为项目 PI 单位，联合山东省立医院、北京大学肿瘤医院、天津医科大学肿瘤医院、福建医科大学附属协和医院、复旦大学附属中山医院、复旦大学附属肿瘤医院、中国医学科学院肿瘤医院、上海交通大学医学院附属瑞金医院、首都医科大学附属北京友谊医院、南方医科大学南方医院、南京医科大学第一附属医院、中国医科大学附属第一医院等国内共计 13 家胃癌诊疗中心，协作开展了"基于真实世界数据的胃癌肝转移诊疗全国多中心回顾性队列研究"（以下简称 RECORD 研究）。

该研究经过前期文献调研、方案探讨制定后于 2020 年末正式启动，研究采取基于真实世界数据的队列研究设计，拟纳入近 10 年内全国范围内、具有地区代表性的胃癌诊疗机构收治的胃癌肝转移病例数据，描述中国胃癌肝转移的疾病和诊疗现况，分析不同中国临床分型、接受不同诊疗方式的胃癌肝转移患者预后情况，以期指导临床决策。

RECORD 研究的病例入选标准为：①年龄≥ 18 周岁的胃癌肝转移患者，伴 / 不伴其他远处转移（cTanyNanyM1）；②胃原发灶肿瘤经活检或手术病理证实为胃腺癌，肝转移灶经病理或影像学检查证实；③ 2010 年 1 月 1 日至 2019 年 12 月 31 日期间的住院治疗患者。主要观察指标为：胃癌肝转移患者 1 年总生存率（OS）；次要观察指标为：①胃癌肝转移患者 3 年总生存率（OS）；②胃癌同时性与异时性肝转移现况（所占比例；异时性肝转移出现的时间截点）；③原发灶与肝转移灶的病理特征（病理类型、位置、大小、数量等）；④不同治疗措施的现况与预后（化疗，靶向，免疫，局部物理治疗，放疗，最佳支持治疗）；⑤胃癌肝转移中国专家分型（C-GCLM 分型系统）的预后指导价值。

经过前期的精心准备，RECODR 研究项目中心伦理已于 2021 年 2 月正式获得解放军总医院伦理委员会批复（S2021-022-01），并于国际临床试验组织 Clinicaltrial 登记注册（注册号：NCT04574245）。研究自启动后得到了各参与中心的积极响应，先后于 2020 年 9 月、2020 年 12 月召开两次研究者会议暨线上讨论会，截至 2022 年 2 月已纳入来自全国 13 个中心的 1159 例胃癌肝转移患者临床病理资料。研究计划于 2022 年年中结束病例资料的纳入收集，根据前期的研究方案进行真实世界数据统计和分析，期待能够为中国胃癌肝转移患者的诊疗实践提供最新依据。

（郗洪庆　高云鹤）

第十章 胃癌多学科诊疗（MDT）团队建设

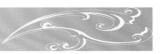

上海交通大学医学院附属瑞金医院

自 2005 年，瑞金医院胃癌 MDT 已正式运作 17 年，逐渐形成了高水平的胃癌综合治疗体系。瑞金胃癌 MDT 团队长期以来致力于解决患者的早期诊断、精确术前分期、辅助治疗、合理手术范围及其相关疑难问题；经过几代人的不懈努力，已使瑞金医院胃癌综合治疗疗效达到国内外先进水平；具有如下特点。

（一）"常规军＋预备军"的协同

瑞金医院胃癌 MDT 团队由胃肠外科、肿瘤科、消化内科、影像诊断科、放疗科、病理科、营养科、中医科组成"常规军"，负责日常每一位需要多学科团队诊治胃癌患者的临床诊疗需求。胃癌多学科诊治门诊常设为每周二下午，接受任何来自门诊、急诊、住院转诊前来的患者诊疗。特殊情况下，周五上午也会在胃肠外科再设一次诊疗活动，以满足一些急诊、无法前往门诊就诊的患者需求。而肝脏外科、胸外科、放射介入科、传染科、血液科、呼吸科、心脏科、妇科、骨科、疼痛科、重症医学科等临床专科则成为"预备军"，不用每周例行参加会诊讨论，但由胃癌专病门诊及多学科门诊联系后前往会诊，以满足围手术综合治疗期胃癌患者所产生的医疗与心理需求。这种"常规军＋预备军"编制模式不失为一种"瑞金特色"，它依赖于瑞金医院强大的 34 个全国或上海市临床重点专科的通力协作，这是"瑞金特色"，更是瑞金力量。

（二）注重汇集循证医学证据

当前胃癌的治疗模式已经由单一手术治疗转变为多学科综合治疗，以临床分期、分子病理与肿瘤标志物为导向。MDT 各学科医生一起讨论，全面分析患者病情作综合评估，使患者初诊时即可获得最佳治疗方案，从而改善预后。鉴于各学科在胃癌治疗中的临床研究逐年增多，瑞金医院每次胃癌 MDT 会诊讨论均是一次高等级循证医学交流会，患者与家属也可获知最适合的临床研究证据、手术、用药或放疗等指征，总是能够得到最具信服力的解释，使患者与家属能积极配合临床治疗。随着胃癌临床研究越来越多，解决了不少临床问题，但也带来了一些临床科学问题，例如：早期胃癌患者是否需要 ESD；早期胃癌患者是否可以接受 PPG 手术；进展期胃癌患者是先手术还是先化疗，化疗方案选择哪一种；晚期胃癌患者 CPS < 5 能否从免疫治疗中获益；三线胃癌患者应选择靶向治疗抑或免疫治疗？因此，MDT 讨论更显重要，唯有通过多学科交流，才能在高等级循证医学证据指导下提出合理的诊疗方案。

（三）胃癌专病门诊为 MDT 赋能

瑞金医院胃癌 MDT 诊治团队的就诊流程始终以胃癌专病门诊为核心，2014 年起，每周二上午开设胃癌专病门诊是整个胃癌综合治疗的枢纽站，主要任务包括：

（1）经过初筛后确立需要至胃癌 MDT 诊疗患

者的病史梳理工作，把传统的门诊病史模式转变成胃癌专病门诊医师病例汇报模式，这种转变可以让每周二下午的MDT门诊病史质量更高、信息更准确、更有价值。

（2）经过胃癌专病门诊初筛，可以更加完善与患者治疗相关的检查，病历资料准备齐全，提高MDT门诊的含金量，也提高了就诊效率。

（3）经过胃癌专病门诊初筛，可以避免一部分并不需要MDT就诊的患者，比如个别患者或家属想来了解已明确的治疗方案，胃癌专病门诊即会给予解释，不必再占用MDT宝贵资源。

（4）胃癌专病门诊根据补充询问患者病史、体格检查、综合检查信息，协调肝脏外科、胸外科、介入科、传染科、血液科、呼吸科、心脏科、重症医学科等临床专科组成的"预备军"，以协助胃癌MDT团队完善治疗方案。

（四）MDT诊治团队为胃癌患者带来多重获益

1.制订最佳治疗方案

传统看病，是"病人围着医生转"。而MDT诊疗模式却是"医生围着病人转"。肿瘤患者一旦进入MDT诊疗模式，他面对的就不仅仅是一个接诊医生，而是多个顶级专家组成的"智囊团队"，专家团队共同制定科学、合理、规范化、个体化的诊疗方案，最大限度减少了误诊误治。

2.提高患者对治疗方案的依从性

传统治疗模式中，往往因多次转诊、反复检查以及各个专家解释的差异，引发患者对治疗方案的不信任。MDT诊疗模式由多位专家共同制订合理的治疗方案，可以增强患者战胜疾病的信心，稳定

其情绪，并能提高他们对治疗方案的依从性，主动配合治疗，有利于疾病的转归。

3.MDT诊疗模式缩短患者治疗等待时间

传统诊疗模式中，肿瘤患者从诊断到治疗可能经历多个科室，无形中增加了时间成本和人力成本。而在MDT模式中，患者会在治疗前得到外科、化疗科、放疗科、病理科、介入科、影像科等各专业医生做出的综合评估，明确制订具体的治疗方案，最终患者得到的是连续的治疗，减少了等待时间。

4.MDT诊疗模式显著减少患者治疗费用

传统诊疗模式中，患者难以获得综合性的治疗方案。面对多科医生可能提出不同的诊疗意见，多数患者往往会无所适从，在不同科室之间反复检查、重复治疗，浪费了大量的时间成本并产生了很多不必要的费用支出。而MDT诊疗模式能制订出更为合理的治疗方案，在合适的时机采用最佳治疗手段，除通过减少治疗等待时间节省费用外，更避免了重复检查、重复治疗给患者家庭带来的经济负担。

5.MDT模式给胃癌患者提供选择临床研究的机会

所有的合理的诊疗模式都需要经过临床研究的验证，临床研究将为患者提供新药或新疗法的机会，参加临床研究的患者可能是新药或新疗法最早的获益人。瑞金医院胃癌MDT在研的临床研究包括以新辅助治疗、围手术期治疗、转化治疗等为特色的DRAGON系列临床研究，以及新药临床研究等，将为胃癌患者提供更多的治愈机会。

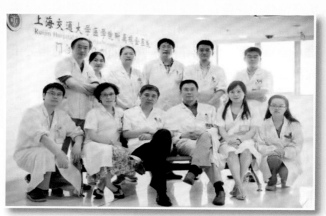

瑞金胃癌MDT团队

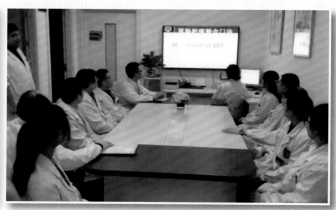

瑞金胃癌MDT门诊一

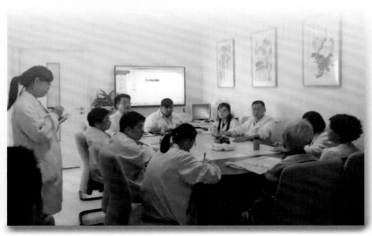

瑞金胃癌 MDT 门诊二

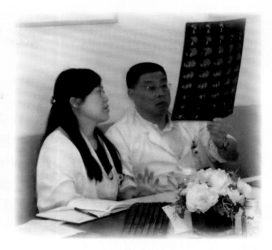

瑞金胃癌 MDT 团队（放射科张欢教授、外科燕敏教授）讨论读片

（朱正伦　张俊　朱正纲）

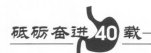
北京大学肿瘤医院

2018年国际权威杂志 Lancet 发表了全球医疗质量和可及性指数，数据显示中国是医疗质量进步最快的国家之一，但细分各个专业领域，肿瘤方面得分是最低的，这也客观反映了中国肿瘤领域的发展相对于其他专业起步比较晚，2000年前后才开始有了肿瘤专业人才队伍培养，尽管经历了20年的发展，在专业人员规模和诊治能力等方面都有了显著提高，但全国范围内发展不平衡的问题仍然突出。多学科MDT诊疗模式无论对于患者预后改善还是肿瘤专业医生的培养，或者医院整体诊疗能力的提升都是重要的方式，这一点已经获得国内外医管部门和临床专家的认可。对于该模式的探索和实施，北京大学肿瘤医院过去20年走出了自己的一条路，成为现阶段国内MDT推行的典型范例。

1995年北京大学肿瘤医院在北京市肿瘤防治研究所的基础上建院，成立后也面临着人才匮乏的问题，为了能快速提高医疗水平和梯队人才培养，自2002年开始胃肠专业将国外的MDT理念引入医院，联合院内相关专业一起，开始多学科诊疗模式，每周固定时间在科室内进行多学科讨论，是国内最早开展多学科诊疗的医院之一，该模式一直延续至今。2009年在科室MDT的基础上，正式成立了院内消化系统肿瘤MDT，每周一下午各专业核心专家集中在会议室讨论病例，各科室提交近期需要制订治疗方案或者疑难病例，由专人负责准备资料和进行PPT汇报，由于每次专家们都会从各自专业领域的临床实践和最新的学术研究进展出发进行深入讲解，讨论会也成为院内中青年医生、进修医生最重要的学习机会，为医院培养了具有多学科诊疗理念的专业人才队伍。

在消化系统肿瘤MDT的基础上，目前医院已成立包括胸部肿瘤、淋巴瘤、泌尿系统肿瘤、头颈部肿瘤等14个多学科诊疗团队。目前肿瘤MDT诊疗模式已经完全融入医院日常诊疗中，成为北京大学肿瘤医院的一张名片，仅2019年就召开MDT讨论会约500次，为3000余例患者制订了诊疗方案；门诊MDT 1624例。2019年由院领导牵头，成立了MDT管理委员会，将MDT工作正式纳入到了医疗管理层面，采取了一系列举措，包括搭建大数据信息化MDT管理平台，实现MDT病例一键式制备，提高效率；对门诊、院内MDT流程进行升级，安排专人负责预约；与全国超过200家医院建立远程MDT会诊网络，实现了远程MDT常态化，年诊疗超过1000例次，达到"以点带面"作

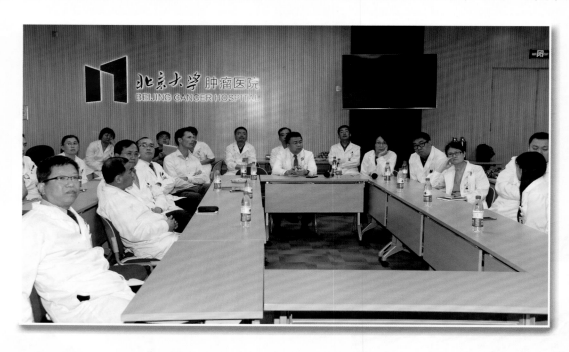

用；建立了独立的 MDT 信息化管理平台，探索以信息化为抓手的多学科诊疗管理模式等。2020 年圆满完成国家消化系统肿瘤 MDT 试点任务，以评估 A 级达标。

北京大学肿瘤医院在自身发展 MDT 的同时，也积极带动区域内 MDT 工作的开展，2010 年牵头成立了北京市消化肿瘤 MDT，每两个月召开一次，采取各中心轮值组织的形式，在解决患者疑难问题的同时，带动了各中心诊疗理念的交融，促进了区域内肿瘤诊治能力的整体提升。

MDT 专业的发展除了体现在临床诊疗能力提高之外，对科研合作也起到重要的带动作用，一方面促进了国内多中心临床研究的开展，典型案例就是胃癌的 RESOLVE 研究，由内外科共同牵头，国内多中心按统一标准进行入组治疗，解决了长期以来胃癌胃手术期治疗没有中国方案的问题，还带动了专业之间的融合发展，将影像、病理、超声、核医学等诊断专业融入到临床治疗活动中，不断补齐短板，临床与科研同步发展，形成了各学科蓬勃向前的良好氛围。

经历 20 年的发展，北京大学肿瘤医院已经快速成为国内核心的肿瘤专科诊治中心之一，引领着国内胃癌、结直肠癌、乳腺癌等领域的发展，多学科的诊疗理念已经渗透到医院诊疗活动的每个环节，渗透到了每个医生医疗行为中，打造了医院品牌，造福了一方患者。

（沈琳）

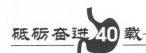

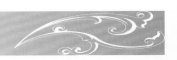

中国医科大学第一医院

中国医科大学第一医院的胃癌 MDT 发展可以分为三个阶段。第一个阶段是前 MDT 阶段，时间大约在 2011 年以前。因为中国医科大学第一医院肿瘤外科在胃癌 D2 根治性手术方面的规范化水平很高，并且肿瘤外科有独立的胃癌病理研究室，所有肿瘤外科手术的胃癌、肠癌和乳腺癌患者的病理报告都出自肿瘤外科病理研究室，所以，即使用今天的标准衡量，手术和病理的规范性也完全符合指南推荐的要求。肿瘤外科与病理科之间的合作属于科室的内部行为，自然十分默契。这种架构在全国很少见，也是肿瘤外科处于全国领先水平的最重要原因之一。肿瘤内科是个年轻的科室，2002 年才成立，初期主要以学习者的态度参加讨论，但进步很快。随着 NCCN 指南在国内推广和普及，MDT 模式也逐渐被肿瘤医生了解，但初期的 MDT 多数以学术活动的形式进行，讨论的病例多数是治疗已完成的病例，再次进行回顾性、反思性讨论，参照指南总结经验教训，更多是体现教学效果。当时 MDT 开展较好的主要是肠癌、乳腺癌和肺癌等治疗手段存在多种选择的肿瘤。胃癌在欧美不是主要癌肿，在手术方式、化疗方案及放疗方面，东西方存在很大差异，争议大于共识。国内多数医生对欧美胃癌指南的权威性存在质疑，甚至不认为应该遵循指南，而更多的是凭经验，比如说，除专业肿瘤外科之外，相当多的普外科医生仍然认为减瘤手术是正确的，标准淋巴结廓清并非必要。影像科和病理科医生仍只满足于疾病良恶性的诊断，出具的报告多数缺乏 TNM 分期的必需参数。大多数人对 MDT 的认识还停留在传统的大会诊的水平，主动提交讨论的病例很少。人员、地点、时间都不固定。

第二个阶段是 MDT 初级阶段。2011 年开始，医疗决策需要遵循指南和循证医学证据的理念开始改变医生的传统思维模式。胃癌的影像评估、围手术期化疗、转化治疗与全程管理等问题，越来越引起外科和相关学科的关注。我们肿瘤内科虽然年轻，但治疗对象横跨术前新辅助、术后辅助、晚期姑息治疗的全程，对 MDT 的重要性和迫切性理解更深。于是，刘云鹏教授主动找徐惠绵教授商量如何推动 MDT 的开展，徐惠绵教授让刘云鹏教授负责此事。当时徐惠绵教授兼任肿瘤学教研室主任，刘云鹏教授兼任副主任，但为了显示参与学科都是平等地位，我们没以教研室的名义，而是把自己的角色定义为内科代表兼MDT 召集人，邀请肿瘤外科、影像科、病理科医生组成了松散的胃癌 MDT 小组。刚开始，大家对 MDT 的运作模式的意义和方式，理解程度不一，每次先进行指南小讲座，然后讨论病例，MDT 的效率和质量较低。与此同时，由于肠癌的治疗手段除经典的手术之外，放化疗、靶向治疗、肠癌肝转移的局部治疗等多种方法都远比胃癌效果好，刘云鹏教授和原辽宁省肿瘤医院大肠科的宋纯副院长作为召集人，率先开展了肠癌的跨医院联合 MDT，省内多家医院响应热烈，踊跃参加。很快成为辽宁省每月一次的常规活动。因为肿瘤外科参加肠癌 MDT 的医生与参加胃癌 MDT 的是同一批医生，所以肠癌 MDT 的开展在理念和经验方面，为胃癌 MDT 的开展奠定了基础，提高了大家的兴趣和共识程度。

2015 年开始，我院多个癌肿 MDT 从单纯的线下，改为线上线下同步进行。辽宁省肿瘤 MDT 联盟也在我们的牵头下应运而生，参加的医院达到 30 余家。MDT 模式的广泛开展，首先在医生中产生了很好的效果，唤起了相关学科一批中青年优秀骨干医生的参与兴趣，使胃癌的 MDT 模式快速发展，进入成熟期。每月例行的全省消化道 MDT 都有胃癌病例，而且不单纯是我们医院的病例，省内多家医院都提供了病例。每次至少有十几家医院参加。很快，我们医院的患者的需求就无法满足了，于是在肿瘤内科曲秀娟教授的带领下，医院每周三下午专门为本院患者开设了 MDT。每次除了肿瘤外科、肿瘤内科、放疗科、病理科、介入科、影像科之外，专职的 MDT 秘书根据患者的情况，邀请肝胆外科、妇科、营养科加入。

随着 MDT 模式运行越来越成熟，我们先后多次与北京、上海、新疆、吉林等地的大学附属医院的 MDT 团队共同举办线上 MDT 会议。并且先后多次接待了省外十几家兄弟医院 MDT 团队的来访。刘云鹏教授也亲自带领 MDT 团队部分成员多次到省内多家医院参加他们的 MDT，进行现场示范指导。近年来，我们医院的肿瘤专业成为了国家癌症中心（中国医学科学院肿瘤医院）的区域中心，我们与国家癌症中心的 MDT 交流互动更加频繁，每月的全省 MDT 都有国家癌症中心的专家参与。

经过十几年的时间，我们积累了很多经验。第一，MDT 现场解决了医生决策中的困惑，为许多患者制订了更好的医疗决策，取得了较好结果。根据我们的统计结果，所有经过 MDT 决策并执行的患者的生存曲线显著优于未执行者。第二，更重要的是，MDT 模式促进了相关学科医生的成长，许多医生表示从 MDT 中学到了很多知识，制订医疗决策时想得更全面。比如，许多外科医生过去只关心围手术期，通过 MDT 模式，更重视远期疗效，也增加了对其他学科进展的了解。甚至普外科查房时，有主任还会专门询问手下负责参加 MDT 的医生："你经常参加 MDT，你说说对这个患者的治疗意见吧"。MDT 模式带来的效果不仅体现在我们医院的医生，而且得到全省基层医院医生的广泛认同。许多人说，参加 MDT 模式最重要的不是了解诊治进展，而是通过听不同学科的意见，改

变了他们的理念，加深了对诊疗决策原则的理解，使他们日常的诊疗行为更规范。第三，为如何推广 MDT 积累了宝贵的经验。我们体会到，MDT 的初期，要有一个医疗水平高，经验丰富，又掌握国内外指南的学术带头人。同时这个人要有组织、协调不同学科，让大家畅所欲言，并最终归纳总结，提炼出最佳建议顺序的能力。这些年，我们肿瘤内科一直承担着这个角色，初期由刘云鹏教授来担任，付出很多，当然收获也最大。成熟阶段由曲秀娟教授负责，因为配备了固定的主治医师作助手，下属也得到了锻炼。中国医科大学第一医院肺癌、肝胆胰的 MDT 召集人都是肿瘤内科，乳腺癌由肿瘤内科与乳腺外科共同负责，所以肿瘤内科中青年医生成长得尤其快。第四，相关学科的负责人安排的 MDT 医生要能够代表本专业的水平。相关学科之间的医疗水平要均衡，这样可以避免一言堂现象，而且 MDT 意见容易落实。第五，MDT 是肿瘤快速进步而产生的新模式，打破了分段式诊疗的传统模式。诊疗模式的转变，特别在初期，需要管理部门推动，纳入医疗质量管理，并提供房屋、设备的条件。我们医院由门诊部安排固定人员负责每周的 MDT，物价部门多方协调解决了 MDT 的收费。

中国医科大学第一医院胃癌 MDT 发展到今天，也和很多医院一样，面临一些挑战。有些癌症患者急于治疗的焦虑与医院对效率的追求影响 MDT 按部就班进行。其次，MDT 专家能否代表该

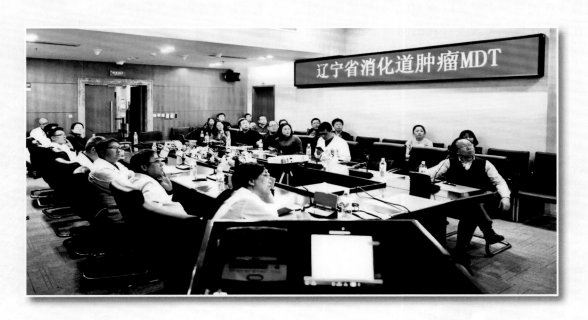

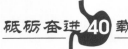
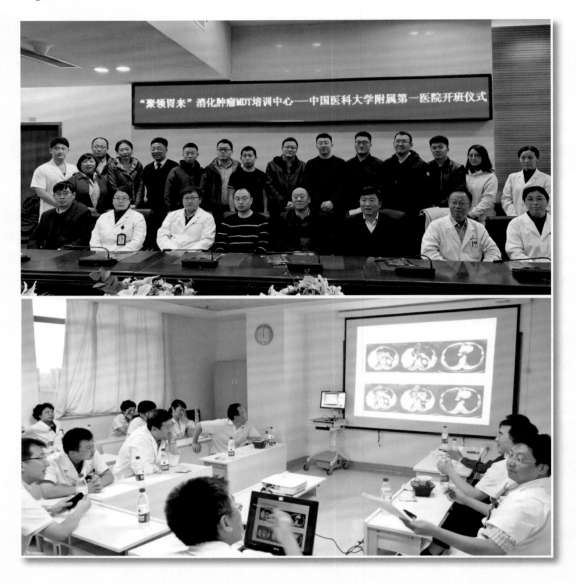

医院该专业的最高水平，以及 MDT 如何培养人才等，在综合医院也是现实存在的问题。我们相信，这些问题有望在 MDT 完全纳入医疗质量管理体系与人才培养管理体系后得到解决。

（刘云鹏　曲秀娟）

天津医科大学肿瘤医院

天津医科大学肿瘤医院胃部肿瘤科于 2012 年 3 月 22 日正式建立胃癌 MDT 机制。每二周一次的周四下午 4 点，在胃部肿瘤科会诊室举行。牵头人为梁寒教授，刘洪敏任秘书，成员包括胃肠外科、消化内科、医学影像、放射治疗、病理学、营养和肿瘤护理等部门人员，经常参加的具有副高及以上职称医师外科 10 人、消化内科 4 人、医学影像科 3 人、放射治疗科 4 人、病理科 4 人、营养科 1 人、护理部 1 人。9 年以来共讨论胃肠疑难病例 2000 余例，病例主要来自本院经治、在院治疗患者，门诊就诊患者以及好大夫网站、互联网医院接诊的疑难病例。经问卷调查患者满意度达到 98% 以上。自 2017 年起在天津市定期举办"天津市胃癌 MDT 病例讨论"，参加单位包括天津医科大学

总医院、第二医院等 8 家三甲医院。每季度一期，迄今已举办 20 期，在天津市推广胃癌多学科诊疗模式，就肿瘤外科、围手术期治疗、靶向及免疫治疗最新进展进行学术交流，从一定程度上提高了天津市胃癌综合治疗水平。天津医科大学胃癌 MDT 团队采取"走出去""请进来"模式，先后赴北京医学科学院肿瘤医院、黑龙江省肿瘤医院、浙江大学医学院附属第一医院、北京大学肿瘤医院交流学习；先后邀请北京大学肿瘤医院、河北省肿瘤医院、江苏省肿瘤医院、黑龙江省肿瘤医院、山西省肿瘤医院来院交流。先后与北京大学肿瘤医院、广州中山大学肿瘤中心、山东省肿瘤医院、山西省肿瘤医院、兰州军区总医院以及美国哈佛大学等单位举办远程 MDT 病例讨论。

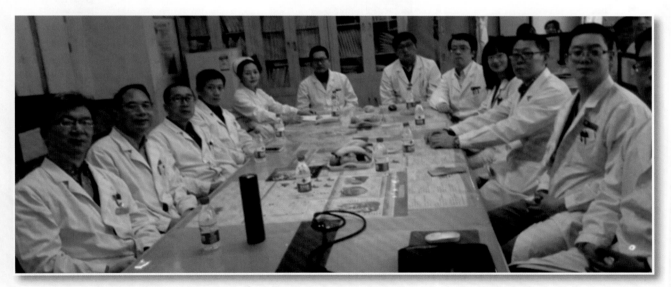

天津抗癌协会胃癌专业委员会天津医科大学肿瘤医院胃癌 MDT 病例讨论

通过 MDT 多学科会诊为患者制订个体化治疗方案，延长了患者的生存，提高了患者的生活质量。印象较为深刻的是张家口患者杨某，男，43 岁。腹腔多发巨大占位（12 cm×10 cm×8 cm；10 cm×8 cm×7 cm；8 cm×6 cm×4 cm），经穿刺活检证实为胃肠间质瘤，患者先后辗转于京津，参加天津医科大学肿瘤医院胃癌 MDT 6 次，伊

马替尼术前治疗 24 个月，影像评估肿瘤缩小至 4 cm×3 cm×2.5 cm。于 2015 年 11 月 19 日手术治疗，术后病理报告：大量坏死组织中残存少量表达 CD117、DOG1 的梭形细胞，术后经 MDT 讨论继续伊马替尼治疗，患者随访至 2021 年 12 月，无瘤生存。

经过 MDT 机制的建立，提高了学科凝聚力，

规范了日常诊疗，培养、锻炼了青年医生。天津医科大学肿瘤医院胃癌 MDT 团队（以下简称团队）多次参加全国擂台赛并取得总决赛第一名的好成绩，2021 年 CSCO 主办的"胃来有你，思享荟——病例解析大赛"，团队从全国 29 支代表队中杀出重围，在年终总决赛中荣获亚军。团队荣获 2015—2016 年度中国医师协会外科医师协会肿瘤 MDT 专委会优秀团队奖。2018 年荣获国家卫健委"进一步改善医疗服务行动计划"全国医院擂台赛华北赛区"十大价值案例奖"。

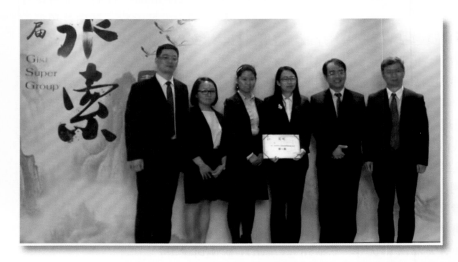

2018 年在 CSCO "求索——胃肠间质瘤 MDT 大赛"中，从全国 31 支代表队中脱颖而出，获得总决赛第一名

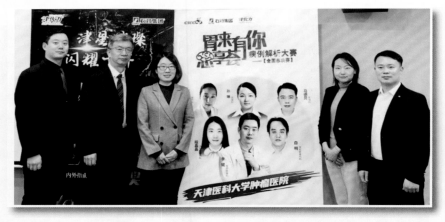

2021 年在 CSCO "胃来有你，思享荟——病例解析大赛"中，从全国 29 支代表队中杀出重围进入决赛，获得亚军

天津医科大学肿瘤医院胃癌 MDT 运行 9 年，天津市胃癌 MDT 开展 5 年，积累了丰富经验，随着新冠疫情肆虐，改变了社会生活方式，天津医科大学肿瘤医院已开发远程 MDT 会诊软件，可能使日常 MDT 运行更便捷。为响应国家卫健委号召，正在筹建天津市胃癌 MDT 联盟，将胃癌 MDT 工作正式纳入卫健委行政管理工作，从而使 MDT 模式成为日常诊疗工作的内容，为提高患者就医体验、整体提高胃癌诊治水平，为"健康中国 2030"做贡献。

（梁寒）

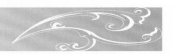

中国人民解放军总医院

中国人民解放军总医院胃癌 MDT 团队全面融合了总医院各优势学科技术特色和力量，集成了胃癌 MDT 的特点，围绕胃癌开展多学科综合诊疗模式。团队由普通外科、消化内科、肿瘤内科、肝胆外科、放射诊断科、病理科、放射治疗科、介入超声科、核医学科、营养科等科室专家共同组成。开展以外科规范化手术为中心的全新治疗模式，优化胃癌诊治的中国规范。MDT 团队从胃癌全程诊疗入手，显著提高了胃癌的治疗效果。

2007 年，由解放军总医院普通外科医学部陈凛主任牵头，在普通外科会议室内召开了第一次解放军总医院的胃癌 MDT 讨论会。此后，每周一次，胃癌 MDT 讨论会定于每周三中午 12:00 于普通外科医学部会议室召开，每一位专科的首席专家都不辞辛苦，积极参加，根据每次病例的多少和病情讨论的需要，持续 1 ~ 2 小时。15 年如一日，解放军总医院普通外科医学部、肿瘤内科、放射诊断科、病理科、放射治疗科等各个科室的专家们进行了 700 余次、上万例的复杂胃癌病例 MDT 讨论，各个专科分享最先进、最权威及个性化的诊治理念，针对于每一个胃癌病例进行讨论分析，为患者量身打造、联合制订治疗方案。规范治疗模式，促进学科建设和优势专科的形成，打造出"胃癌个体化综合治疗"范例。

解放军总医院胃癌 MDT 的开展已逐步形成了自己的特色和规律。各位相熟相知、志同道合的专家，15 年不变地相聚于固定时间固定地点，习惯已成自然。MDT 诊疗模式已经深入到解放军总医院胃癌疾病诊治的各个阶段。

除了住院患者的胃癌 MDT 综合诊疗模式，解放军总医院每周在门诊开设两次胃肠道肿瘤 MDT 专病门诊，由多学科专家联合出诊，每次挂号不超过 10 人，保证每名患者的诊疗质量，接受最优治疗方案。

解放军总医院胃癌 MDT 讨论会致力于胃癌全程的规范化诊疗，包括了胃癌微创手术技术的提升与改良、胃癌围手术期化疗、免疫治疗等综合治疗的选择、转化治疗和姑息治疗的方案策略制订、胃癌的影像学和病理学诊断及疗效评估、危重患者及重大疑难病例的治疗决策和诊疗计划制订，并对国际国内新治疗技术手段的应用进行分享和讨论。团队积极推动并组织 MDT 诊疗模式在全国各地胃癌诊治中的应用，多次参与 "MDT 规范化全国巡讲" 活动，在全国许多地区留下足迹，将本中心的经验和模式进行分享交流，展示本中心胃癌 MDT 的经典病例。MDT 讨论组中的中青年团队同时积极参与全国的胃癌 MDT 讨论竞赛，与国内外专家进行更加深入的交流讨论，不断学习并提升自身能力水平。

解放军总医院胃癌 MDT 团队多年来学习国内外优秀 MDT 团队的经验，同兄弟单位团队交流、合作。每年积极参与并组织"北京市胃癌 MDT 交流讨论会""军队医院胃癌 MDT 讨论会""京津冀胃癌

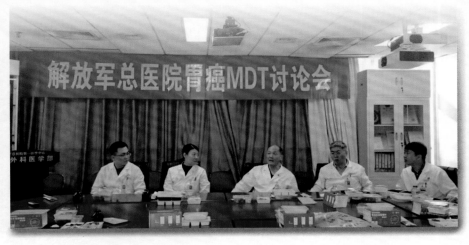

2022 年，解放军总医院胃部外科会议室，每周三中午一次的解放军总医院胃癌 MDT 讨论进行中。胃部外科、肿瘤内科、影像科、病理科等专家讨论评估胃癌转化治疗后治疗策略

MDT 讨论会"等一系列有影响的 MDT 学术活动。

解放军总医院胃癌 MDT 讨论会同时为临床科学研究提供了平台，MDT 模式更加丰富了临床研究招募患者的目标性和针对性，对团队的胃癌相关临床研究产生了积极的推动作用，保证了临床科研的质量和安全性。在胃癌 MDT 讨论会中，临床研究的进展一直是讨论中的重点内容，许多临床研究项目的设计思路都来源于 MDT 专家团队的共同讨论。

解放军总医院胃癌 MDT 讨论会也培养了一批优秀的 MDT 青年骨干，对于人才梯队的建设有着极其重要的作用，尤其是疑难复杂病例的讨论中手术时机及术式的选择、用药方案的调整、罕见病例治疗模式的分享等都是书本上无法阅读到的经验。重症病例的讨论，更是患者治疗过程的关键，每一个治疗决策都是集各家之所长后得到的结论，也更能够拓展青年医生的临床思路。团队着力编写的《胃癌 MDT 模式诊断经典病例合集》丛书也即将出版，也将会把胃癌 MDT 团队的经验和过程分享给同道。

在疫情时代，线上 MDT 诊疗模式也将逐步成为关注重点，开发线上诊疗医联体也是今后 MDT 模式发展的另一模式。

胃癌规范化治疗已经进入个体化精准治疗和多学科综合治疗的新时代。胃癌 MDT 诊疗模式已在国内外学术界逐步发展成熟。解放军总医院胃癌 MDT 团队继续推动并建设 MDT 模式下的胃癌诊疗规范，为我国胃癌诊疗事业贡献自己的力量。

（王鑫鑫　谢天宇）

北京协和医院

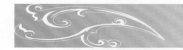
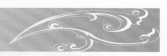

新年相约，百年前行

新年伊始，北京协和医院门诊又开始了新一年的忙碌！

2022 年 1 月 4 日新年上班第一天，北京协和医院疑难病会诊中心迎来了食管胃肿瘤疑难病多学科专家第 100 次会诊！

这次会诊疑难患者包括食管癌、贲门胃底癌、胃癌以及食管癌同时合并胃癌的 5 名患者；其中一位老年患者食管鳞癌晚期经过放化疗获得较长时间生存后，复查发现胃腺癌；一位老年患者胃癌合并脑梗死；一位老年女性患者 T 细胞淋巴瘤同时发现胃癌；一位中年女性患者，原确诊为胃癌晚期、腹腔转移，经肿瘤内科姑息治疗＋靶向治疗及免疫治疗，半年前经妇科减瘤术后、肿瘤降期缓解期的患者，将转入基本外科进行胃癌手术治疗。

（一）疑难病例分享

47 岁的王女士不幸罹患胃癌，发现时已是盆腹腔广泛种植转移的晚期。幸运的是，医患双方都没有轻言放弃，经过北京协和医院食管胃肿瘤疑难病多学科诊疗会诊（以下称"食管胃肿瘤 MDT"）和历时 19 个月的积极治疗，包括前期接受 6 个月的靶向联合双药化疗后，王女士的恶性肿瘤转移灶较治疗前缩小了 50%，甲胎蛋白也比治疗前降低了 99.8%。2021 年 8 月，妇产科为王女士成功实施子宫及双附件转移灶切除手术；术后继续接受"靶向＋化疗"。肿瘤内科及时调整化疗方案，2022 年 2 月 28 日，基本外科为王女士行根治性全胃切除手术，迎来生命的第二个春天。这是食管胃肿瘤 MDT 团队用智慧和汗水浇灌出的生命奇迹。

（二）MDT：肿瘤治疗与营养支持及人文关怀的智慧结晶

北京协和医院食管胃肿瘤疑难病多学科会诊（MDT）团队始建于 2019 年，由 11 个科室的专科医生组成，迄今已会诊患者三百余例。每周一次的多学科会诊，对上消化道恶性肿瘤患者进行规范与

精准诊疗，凝聚了百年协和医护同道的智慧，体现着以患者为中心，同时注重将营养支持与对高龄患者和缓医疗的理念融入治疗，特别是注入了协和医院 MDT 团队的专业精神、爱心奉献与人文关怀……在如此繁忙紧张的工作中，MDT 团队同道会诊常常延时至下班以后，食管胃肿瘤 MDT 于每周二下午 16 点 30 分在门诊楼四层疑难病会诊中心举行。护士长说："医生们来得晚，都是利用下班时间才开始会诊。走得更晚，经常是门诊楼所有灯都熄灭了，他们还在讨论。"会诊增进了医师之间、医护之间与医患之间的理解、沟通、信任和默契，特别是在疫情防控时期，大家更加勤奋努力、为争取得出患者最佳治疗方案而殚精竭虑。

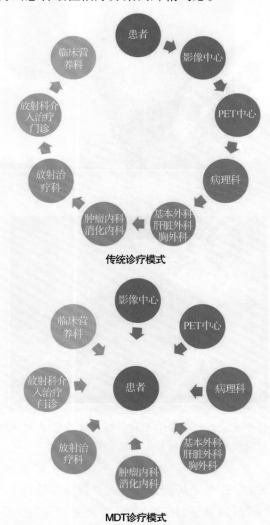

传统诊疗模式

MDT诊疗模式

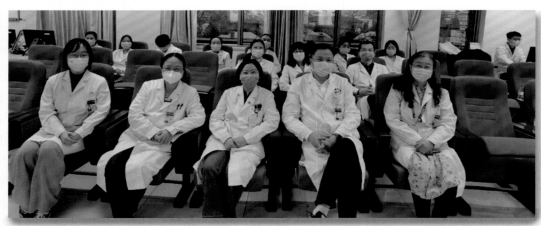

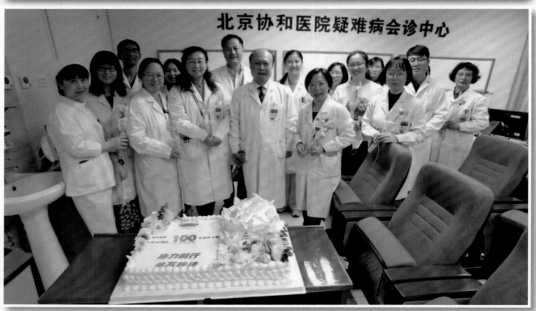

北京协和医院食管胃肿瘤疑难病多学科会诊

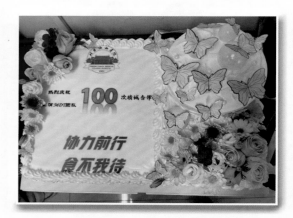

北京协和医院会诊专家们手持粉红色康乃馨 共同庆祝食管胃肿瘤疑难病多学科第100次会诊

MDT改变了传统诊疗模式，提高了诊疗水平，特别是经过新辅助化疗或放化疗使患者获得了更多根治性手术机会、生存期明显延长；晚期肿瘤或合并症较多的高龄患者的和缓医疗也受到了患者及家属的欢迎和赞赏！

北京协和医院张抒扬院长指出，MDT不仅有助于建立某类病种诊疗的金标准，也将加速我国大型公立医院职责向集中解决疑难重症角色定位的转化。北京协和医院食管胃肿瘤疑难病MDT团队协作，对患者而言，意味着最优化的治疗方案，减少等待就医的时间和费用，提高了诊疗水平，给予人文关怀，使患者的生存期延长及生活质量不断提升；对临床医生而言，是专业技能的相互补充和整体水平的展现；对医院而言，则是公立医院提高医疗质量与水平，实现高质量发展的必然之路。

（于健春）

复旦大学附属中山医院

复旦大学附属中山医院胃癌中心是国内最早推广规范化标准胃癌根治术，并组织实施多学科团队协作综合治疗的胃肿瘤专病诊治中心之一。中心整合复旦大学附属中山医院普外科、肿瘤内科、内镜中心、放射诊断科、放射治疗科、介入治疗科、病理科等多学科骨干专家，坚持"以病人为中心"，致力于提供优质、安全、便捷的医疗服务。历经20多年的努力、奉献和传承，中心以"技术一流、作风严谨、医德高尚"而享誉全国。

2003年时任中山医院普通外科主任秦新裕教授规划成立胃肠外科亚专科，主攻胃癌的外科治疗。2008年，依托国家和卫生部重点学科——中山医院普外科和复旦大学普通外科研究所，在肿瘤内科、放射治疗科、病理科、放射诊断科及内镜中心等相关科室的协同下，中山医院胃癌多学科诊疗（GC-MDT）团队成立，在较短的时间内达成常态化运行模式。一方面，通过互联网远程技术，让MDT以更"普罗的姿态"辐射至更广泛的区域；另一方面，依靠强大外科团队及药物、放疗、影像等学科的坚实后盾，让MDT以更"崭新的面貌"与遗传基因检测、生物免疫治疗等尖端技术融合，实现最大程度上的个体化治疗。目前每周三下午常设胃癌MDT门诊，接诊患者超半数为疑难重症胃癌病例，包括多合并症胃癌、超高龄胃癌、胃癌手术后复发转移、多药耐药胃癌等。MDT常规化开展，持续推进中山医院胃癌规范化综合诊疗工作的向前发展。

中山医院胃癌MDT团队成立以来，坚持基于临床难点凝练科学问题，特别是在进展期胃癌的围手术期综合治疗和全程管理上开展了Neo系列研究，研究成果先后在国际知名期刊上发表。从新辅助化疗研究（Neo-CLASSIC）到新辅助化疗联合靶向治疗（Neo-APA），以及率先在国内开展新辅助放化疗联合免疫检查点抑制剂研究（Neo-PLANET）和新辅助介入栓塞化疗联合免疫检查点抑制剂研究（Neo-ATTACTION）。在晚期胃癌领域，中心致力于药物治疗新策略和新药研发的临床研究，参加了全球及全国的多项大型多中心III期研究，以及50余项新药早期研究项目，与国际国内同行保持良好的协作关系。

2016年，复旦大学附属中山医院胃癌中心成

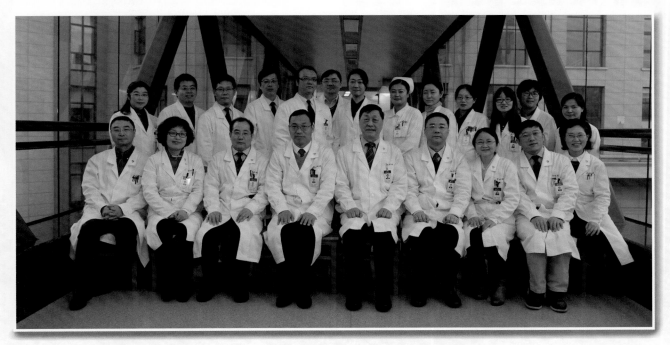

复旦大学附属中山医院胃癌MDT团队

立，进一步推动胃癌临床诊疗和科学研究，并致力于疑难复杂胃癌患者的围手术期多学科综合诊疗理念和技术的推广工作，全面提升了胃癌患者全程管理服务能力，新接诊患者量和胃癌外科手术量居上海市各大医院之首。团队定期主办胃癌 MDT 学习班，接受培训学员来自全国 100 余家三甲医院，有力推动了胃癌 MDT 在我国的发展，也扩大了中山医院在胃癌综合治疗领域的影响力。胃癌 MDT 团队严格依照多学科协作治疗模式，自 2013 年起制定中山医院的胃肿瘤诊疗指南，每年根据国内外新发表临床研究证据和更新的指南，结合自己医院特色，建立胃肿瘤患者个体化的诊疗流程。其中根治性术后胃癌患者 5 年生存率高达 66.3%，围手术死亡率仅 0.05%，居国际先进水平。在胃癌多学科团队诊疗模式下，中心外科常规开展规范化标准胃癌根治术、早期胃癌内镜下手术、腹腔镜胃癌根治术和达芬奇机器人辅助胃癌根治术；并不断探索胃癌综合诊疗的最佳模式，开展包括围手术期化疗、放化疗、腹腔热灌注化疗、介入栓塞灌注化疗、靶向治疗、免疫治疗等个体化的综合治疗。

未来，复旦大学附属中山医院胃癌中心，将继续坚持"普"与"专"相结合的学科发展道路，整合多学科资源、搭建平台、更新理念，力争做好实践者、推进者与引领者，依托中山医院健康管理中心、内镜中心、精准医学中心及各慢病治疗科室，继续坚持以患者为中心，强化临床精细化管理和专科培训，切实推进胃癌临床科研和转化医学应用研究，努力提高解决专科疑难杂症的整体实力；同时针对健康人群科普防癌理念，倡导胃癌三级预防，助力"健康中国 2030"战略目标。

（汪学非　刘天舒）

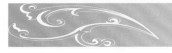
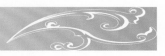
复旦大学附属肿瘤医院

自 1931 年成立以来，作为我国最早成立的肿瘤专科医院，多学科综合治疗的理念始终贯穿在整个肿瘤诊治过程当中。随着各学科的发展和临床基础研究成果的不断涌现，整合各学科并组建多学科诊疗（MDT）团队将最大程度地提高肿瘤的疗效和研究。复旦大学附属肿瘤医院胃癌多学科综合治疗团队成立于 2005 年，设有首席专家和副首席专家。团队汇集了外科、肿瘤内科、病理科、影像科、介入科、内镜科、核医学科、营养科等胃癌方面的专家教授。多学科成立初期，除进行胃癌诊治指南的撰写和定期修订之外，在推广胃癌多学科治疗理念及实际运作的形式过程中，建立了胃癌多学科诊治制度，每周进行一次多学科讨论，为疑难胃癌病例明确诊断、准确分期，提供手术、放化疗、介入、内镜等技术相结合的专业化、个体化、规范化的一站式诊疗，力争为每一位胃癌患者提供最高效合适的治疗方案，从而取得最佳的治疗效果。参加人员主要是胃癌多学科治疗组的各个临床科室的骨干医生，并有众多对胃癌诊治有兴趣的进修和肿瘤学基地培训医生参与。考虑到网络传播的巨大影响力，于 2009 年开始和"24 小时医学频道"合作，将每次讨论的病例和讨论过程进行视频录制和转播，利用网络开放平台向全国的同行随时播放，从而为推广复旦大学附属肿瘤医院的胃癌多学科讨论经验及传播新的治疗思路和理念提供新型的媒介形式，经过"24 小时

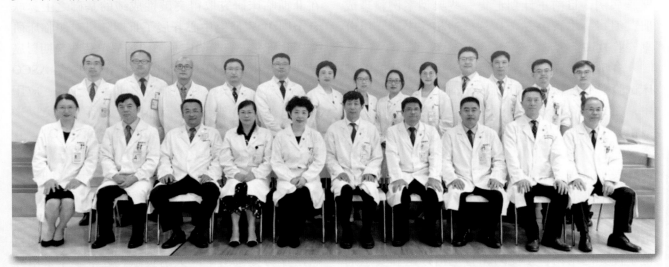

胃癌多学科综合治疗团队合影

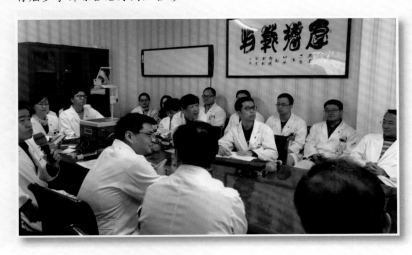

每周一次胃癌多学科病例讨论

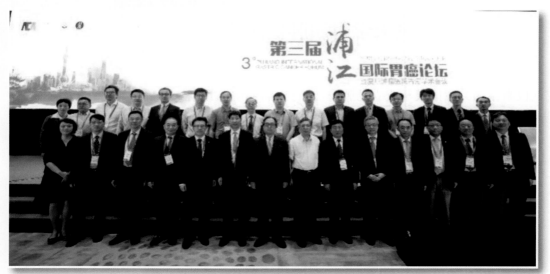

定期举办浦江国际胃癌论坛

医学频道"对外播出后，受到了全国诸多基层医院医生的好评，线下参与度也非常高。多年来，胃癌 MDT 坚持每周一次的讨论，累积了数千例疑难病例，目前正计划汇集一些典型案例整理成册，编写一本胃癌复杂病例诊治相关书籍，以分享经验教训。

多年来，胃癌多学科综合治疗团队开展的临床试验举不胜举，主持的临床试验也逐年增加。其中，在 2009 年开展的一项阿帕替尼在晚期胃癌三线治疗中的随机、对照 II 期全国多中心临床试验，意义重大。早在 2007 年复旦大学附属肿瘤医院即开展了自主创新的抗血管生成口服靶向治疗药物阿帕替尼的 I 期临床研究。自 2009 年 6 月开始进入 II 期临床研究，经过为期 16 个月的患者入组，在 2010 年 11 月进行数据锁定，最终研究获得了优异的结果，接受阿帕替尼治疗组和安慰剂对照相比，无论是无进展生存时间还是总生存时间都得到了显著的延长，最终该临床研究结果于 2013 年在 *Journal of Clinical Oncology* 杂志上发表。在 II 期临床研究取得突破性成绩的基础之上，联合全国 38 家研究中心开展了 III 期随机对照临床研究，此研究进一步确定了阿帕替尼单药在晚期胃癌三线治疗中的地位，其研究结果在 2014 年 ASCO 年会中公布。该项研究作为中国专家主导、应用国内制药企业创新研发产品进行的研究有史以来第一次入选 ASCO 优秀论文（Best of ASCO），并在 ASCO 后的多国 BOA 会议上进行报告。可以说这些 III 期临床研究体现了复旦大学附属肿瘤医院胃癌多学科综合治疗协作组的临床研究实力，复旦大学附属肿瘤医院作为研究的总 PI 所在组长单位以及入组患者最多的中心，为改写晚期胃癌治疗历史做出了巨大的贡献。近十多年来由外

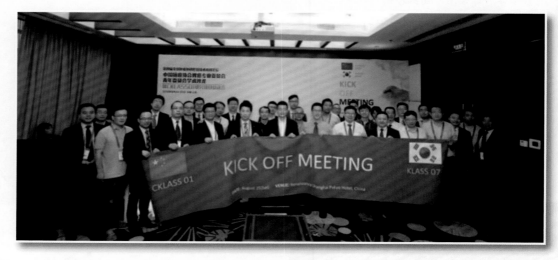

CKLASS01 研究启动会

科、放疗科、肿瘤内科联合开展的胃癌术前放化疗"局部进展期胃腺癌或食管胃结合部腺癌术前放化疗与术前化疗的随机、对照、多中心临床研究（PREACT 研究）"；以及由外科黄华教授作为中方 PI 与韩国多中心发起的"胃癌腹腔镜辅助和全腹腔镜根治性远端胃切除术后生活质量的多国多中心、随机、对照临床研究（CKLASS01 研究）"，这些无不显现出复旦大学附属肿瘤医院多学科综合治疗水平的提高，以及临床研究能力在国内乃至国际位居前列。

在临床实践方面，开展了复旦大学附属肿瘤医院首次胃癌诊疗指南的制订。于 2007 年 8 月 15 日由胃癌多学科综合治疗团队主办了"胃癌诊治指南（2007 年第一版）"发布会，向全院第一次正式发布了根据国外经验结合复旦大学附属肿瘤医院特色，适合中国国情的胃癌诊治指南，并将该指南制作成易携带的手册形式，便于在临床工作中随时参阅，同时在临床工作中要求各科进行胃癌诊疗的临床医生依照医院制订的诊治指南进行规范诊治。在第一版指南推出之后，胃癌多学科综合治疗团队及时收集汇总临床一线医生反馈的使用感受和不符合国情之处，并结合新的国内外临床研究结果，在 2009 年对诊治指南进行了修订，并同时发布在复旦大学附属肿瘤医院的网站上，方便全院医务人员下载使用，获得良好的反响。经过胃癌多学科综合治疗队伍和制度的建设，多学科的早期发展阶段从无到有，将有志于胃癌治疗和研究的医务人员集中到全院统一平台上，集思广益，交流研究思路，碰撞智慧火花，处处展示出团结合作的勃勃生机，对提高医院整体胃癌诊治水平做出贡献，为造福广大胃癌患者树立了合作的典范，在之后的工作中结出累累硕果。

基于逐步完善的多学科综合治疗团队，在遵循胃癌指南对常规患者进行规范化治疗之时，同时利用多学科治疗模式，开展针对各种类型晚期胃癌（腹膜后淋巴结转移、肝转移、腹膜转移、卵巢转移、局部浸润的 T4b 等）的转化治疗研究，希望探索针对不同的存在不可治愈因素患者的个体化治疗

模式，且对于各预后因素探讨不同的综合治疗，以提高生存率和生活质量。近年来，MDT 各团队科室紧密合作，发挥各科室自身优势、不断进步创新。胃外科在提高开放胃癌根治手术技术的同时，还常规开展标准腔镜手术以及单孔腔镜手术。胃癌机器人手术也已常规开展。胃外科、放疗科和肿瘤内科联合开展的对进展期胃癌新辅助放化疗的治疗模式，取得了显著疗效；开展了 IV 期胃癌的转化治疗、胃癌伴腹膜种植的腹腔灌注化疗；核医学科在常规 ^{18}F-FDG PET-CT 检测的基础上，开展胃癌 FAPI 新技术显像；内镜科则对早期胃癌常规开展超声胃镜检查和 ESD 手术等。胃外科收治的胃癌手术患者逐年升高，2021 年超过 2500 余例，晚期胃癌的化放疗患者约 5000 余例。同时从 2010 年起对所有胃癌患者的组织及血清建立了相应的组织库和数据库。到 2022 年，预计每年胃癌根治性手术量将达 3000 例。

在"健康中国 2030 行动计划中"，复旦大学附属肿瘤医院成为国内首批多学科联盟成员单位，同时也是中国抗癌协会胃癌科普教育基地。借助中国抗癌协会及上海抗癌协会的平台，已成功举办多届"浦江胃癌论坛"，邀请到全国乃至国际胃癌领域顶级专家济济一堂，为全国胃癌领域的同道们搭建一个良好的学术平台，同时希望在此平台上进一步扩大和日韩胃癌领域专家的合作，建立东亚地区胃癌合作联盟，开展基于东亚人群的国际性的临床研究，使得在胃癌高发区的东亚能够做到诊疗标准的同步化和均一性，为将来国际间的远程医疗提供可能。

国际交流合作方面，复旦大学附属肿瘤医院胃外科在 2016 年与韩国首尔国立大学医院胃外科结成姐妹科室以来，团队不断加强交流合作，扩大国际影响力，还联合了韩国亚洲大学举办"复旦大学肿瘤医院与韩国亚洲大学附属医院胃癌论坛"，并在此基础上深度互访，力争促进复旦大学附属肿瘤医院的胃癌多学科综合诊治水平步入国际先进行列。

（王亚农）

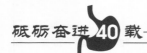

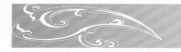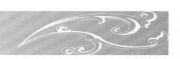

福建省肿瘤医院

胃癌是无言之痛，任谁遭遇都难以从容应对。很多患者带着一线希望，不惜一切代价，奔着大城市、大医院而来，但常常不知道该挂什么科的号；就诊后确诊难，确诊后又可能面临转科、转诊等诸多麻烦；有时穷尽了人财物力，仍得不到合适的治疗，徒留遗憾。胃癌的治疗进展非常快，知识量更新非常巨大，任何一个医生都不可能掌握所有的癌症治疗知识，任何一个医生在选择治疗方案时也可能会由于自己的知识局限性而犯错误。胃癌的治疗是一个漫长的过程，在疾病治疗的每一个阶段，治疗方案都需要精雕细琢，根据患者的具体情况调整，而一个不合适的甚至是完全错误的方案，往往会对患者造成不可挽回的后果。对于同一临床分期的同一类型肿瘤，哪怕患者的身体功能状态基本相同，各个医院的医生也都有各自的治疗方法，但患者常常不知道甲、乙、丙三个医生谁的方法更好。而且对于疑难、复杂胃肠肿瘤患者应该如何就诊，内科医生、放疗科医生、外科医生往往各执一词，分不清孰对孰错。

随着MDT协作模式用于医疗体系被正式提出，推动着整个医疗体系的迅速发展，被各学科专家及医疗同仁所重视。而MDT已在国外医疗体系中成为胃癌患者的程序化治疗范围内的重要一步，通常涉及多个学科的共同参与，并使胃癌患者在治疗上保持连贯性、合理性及准确性，也促进了各科室之间的信息共享。

因此紧跟学科发展趋势，为推广MDT多学科综合治疗理念、规范和共识，探索推广可执行的MDT组织形式和流程，加强院际之间MDT协作和交流，打破院际间壁垒；我们团队于2008年率先向医院申请成立"胃肠道肿瘤多学科综合治疗（MDT）小组"，福建省肿瘤医院"胃肠道肿瘤多学科综合治疗（MDT）小组"由此诞生，在福建省内率先开展"胃肠道肿瘤多学科综合诊疗（MDT）"，陈路川作为福建省肿瘤医院胃肠道肿瘤MDT组长，将多个学科的专家汇聚一堂，共同解决复杂疑难的胃肠道肿瘤病例，以真正解决患者难题为第一要务，

个性化地制订治疗目标，让治疗由"单兵作战"变为"协同配合"。在多年的努力和院领导的支持下，福建省肿瘤医院"胃肠道肿瘤多学科综合治疗（MDT）小组"体系更为完善；随着社会的发展，将互联网引入MDT活动中，促进了全省MDT的广泛开展，规范和提高了胃肠道肿瘤的综合诊治水平以及培训了一批基层医院肿瘤专科医生；依托医院远程网络中心，开展MDT线上远程服务，尽量减少患者等候和治疗时间，降低费用，进一步改善了胃肠道肿瘤患者的生存质量，从而提高了全省整体胃肠道肿瘤诊治水平，最终达到确实有效提高胃肠道肿瘤患者生存率的远期目标。

福建省肿瘤医院胃肠道肿瘤多学科综合治疗小组具有如下的特色：①同一学科，多名专家，君子之争，和而不同："同一学科，多名专家"指的是一个学科的参会专家至少3名以上，一个案例每个学科至少3个人发言，"君子之争，和而不同"指的是允许同一学科内以及不同学科之间站在充分循证医学证据上，提出不同意见，由各学科带头人和组长协调产生最终意见。②因期施治，互提要求，加强沟通，科研协作："因期施治"指的是要由多学科协作讨论出最精准分期（内镜、影像、超声、核医学、临床），"互提要求"指的是各学科之间彼此提供最佳方案（临床对影像和内镜：希望看到什么，淋巴结如何分站分组？EGJ线如何确定？影像和内镜对临床：如何选择最佳检查时机？胃肠道如何准备最佳？），"加强沟通"指的是要提供最合适的个体，最坚决的执行率，来成就最迅速的团队成长，"科研协作"指的是要共享临床实验，互相入组，采取对患者最有益、对实验最有利的方案进行。

目前福建省肿瘤医院胃肠道肿瘤多学科综合治疗小组每年收治胃癌患者约1000例，由之前的每个月定期组织多学科综合治疗小组进行MDT病例讨论演变为每周的常态化。由专门从事胃肠道肿瘤的外科、化疗科、放射治疗科、病理科、影像科、核医学科、彩超室、内镜室、生物研究治疗室等各个学科骨干人员组成，学科配备齐全，技术力量雄

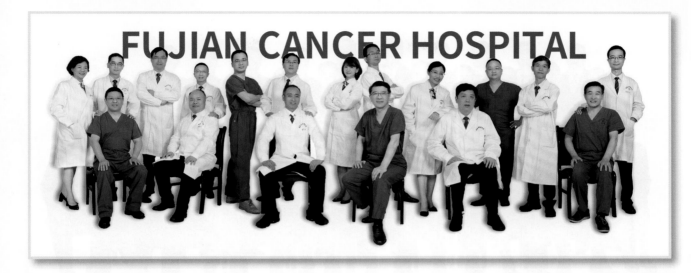

厚，其中正高级职称 15 人，副高级职称 13 人，有多名医师为国内及省内医学专业委员会的主任委员、副主任委员、常委。

胃肠道肿瘤多学科综合治疗团队致力于推动全省乃至全国的消化道肿瘤规范化治疗，近年来，连续多年成功举办"全国胃肠道肿瘤多学科综合诊治高峰论坛"，每届参会人数近千人，吸引了国内外众多胃肠道肿瘤领域的知名专家及专科医务人员前来参会，会议精彩的手术演示及丰富的内容受到与会国内专家的广泛认可以及参会学员的一致好评，目前已成为省内规模最大、具有全国影响力的品牌论坛，多角度地向国内外同行展示了福建省肿瘤医院胃肠道肿瘤外科的雄厚实力。胃肠道肿瘤多学科综合治疗小组开展多种形式的多学科综合治疗

会诊，频繁亮相于国内各种 MDT 大赛并取得丰硕成绩，斩获"消化道肿瘤精英论坛"华东地区二等奖、中国医师协会外科分会 MDT 百城行病例大赛华南区第一名等多项荣誉。定期举办各种多学科综合诊治及手术学习班，2018 年被中国抗癌协会胃癌专业委员会授予全国首批八家"全国消化道肿瘤多学科综合诊治培训示范中心"之一，先后举办了全国性 MDT 培训大师班以及省内培训精英班共 6 场，吸引大批胃肠道肿瘤专科医生慕名前来，目前已经培训省内南平、三明地区 17 家单位共 58 名 MDT 专家以及省外 7 家三甲医院 MDT 团队共 100 余名专家，培养了大批 MDT 专科医生，将 MDT 理念及模式深入人心，提高了基层医院的 MDT 诊治水平。同时依托现有医院网络平台，开展线上

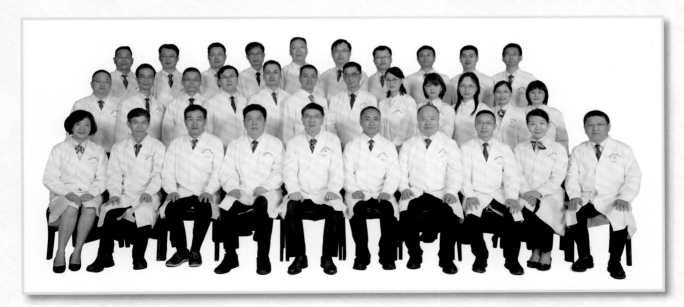

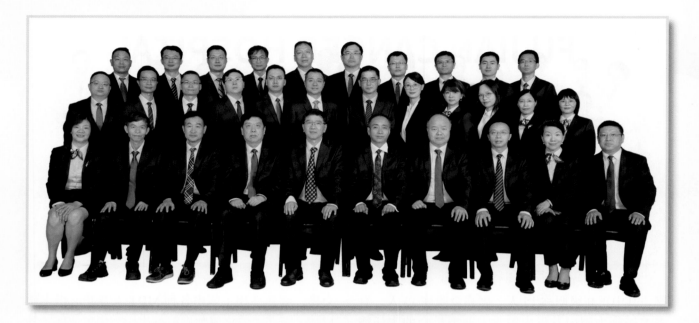

MDT 远程会诊，弥补部分基层医院 MDT 团队建制不足的缺陷，构建更为广阔的 MDT 平台，为其他肿瘤专科的发展以及培训基层医疗 MDT 团队提供典范。因工作业绩突出，2021 年被中国医师协会外科医师分会 MDT 专业委员会授予牵头成立"中国肿瘤 MDT 联盟福建分盟"，首批加入联盟的 28 家医院中，有 20 家三甲医院、4 家三乙医院，4 家县医院。联盟成立后，每周举行线上"胃肠小组 MDT 活动"，提升各家医院胃肠 MDT 小组对各种危重疑难病的诊治水平，树立了福建省肿瘤医院胃肠道肿瘤 MDT 在国内具有重大影响力的精品典范地位。

"路漫漫其修远兮，吾将上下而求索"，基因组学、蛋白组学、代谢组学、互联网和移动医疗等现代医疗技术平台的不断发展，将不断推进并要求医学各专科、亚专科紧密互动协作。电子信息化将使 MDT 没有医院界限，没有国家界限，正在加速医学专家资源的整合。我们将在相互尊重、广泛合作、充分信任、不断创新的宗旨下，踔厉奋发，笃行不怠，坚定胃癌多学科之路，努力打造一支让患者完全信赖的胃癌 MDT 医疗团队，从而使患者受益，团队受益，医院受益，社会受益。

（陈路川）

南京医科大学第一附属医院

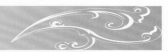

为了进一步提高胃癌疑难患者的就诊质量，南京医科大学第一附属医院（江苏省人民医院）设立了胃肿瘤MDT门诊，在邀请患者及其家属积极参与的同时，通过相关科室专家的讨论，汇集各科室的最新发展动态，结合患者的疾病分期、身体状况和心理承受能力及其家庭经济状况，参考患者及家属的治疗意向，并权衡利弊后，为患者制订出科学、合理、规范、个性化的治疗方案。

为了筹划建立胃肿瘤MDT门诊，徐泽宽教授于2014年参观学习了上海复旦大学附属中山医院及天津医科大学肿瘤医院MDT团队工作，同年12月，南京医科大学第一附属医院胃肿瘤MDT门诊正式运行。

南京医科大学第一附属医院胃肿瘤MDT门诊由胃外科、肿瘤内科、消化内科、放疗科、病理科、影像科、内镜中心、护理部及营养科等各学科部门组成，包括9个科室20名副高以上职称的专家、教授。针对门诊及住院胃癌患者，从临床诊断、新辅助治疗、手术、辅助治疗、转化治疗及患者随访等诊疗环节入手，经各科室专家协同讨论，通过与患者及其家属充分交流，参考病患意见后进行医疗决策。目前胃肿瘤MDT门诊设立在每周一中午11点30分至13点30分，每次门诊要求各科室人员必须到场，专家不少于10人，必要时可外请专家参会。

南京医科大学第一附属医院胃肿瘤MDT门诊流程包括：

1. 门诊患者可以在挂号处、医院官网、医院微信公众号挂号，住院患者由管床医生负责开立医嘱。

2. 管床医生或者MDT参诊的胃外科医生向患者询问详细病史并准备材料：体格检查、病理学活检、影像资料（超声、胃镜、CT或MRI、PET-CT等）、主要实验室检查资料（如血常规、生化全项、凝血指标、肿瘤标志物等）。如果是老年人或合并心、肺、肾、脑疾病的患者，需要完善心电图、超声心动图、血气检查、肺功能、肾功能和头颅MRI等检查。合并特殊疾病者应准备其特殊疾病相关病史及检查资料。

3. 由管床医师或者MDT参诊医生汇报病史。就诊过程中坚持患者参与原则：患者及家属自愿参加MDT诊疗，有权旁听或知悉讨论内容。自愿决定是否选择MDT讨论所制订的治疗方案。

4. 专家讨论后结合患者及家属自身意愿，制订相应的医疗决策。专家讨论必须遵从集体讨论原则：各个参与学科依据自身专业知识，结合患者的病情，提出患者各项治疗方案的利弊，基于循证医学数据、指南规范以及临床经验的最优治疗方案，经过讨论共同选择并合作执行诊疗方案。家属及患者可选择全程参与，让其积极参与治疗方案的制订中。

5. 最终医疗决策制订后，出具MDT门诊的意见书。根据MDT制订的治疗方案，各个专业组人员针对患者及家属所关心的病情及各治疗方案的利弊进行介绍。治疗方案的实施专业人员主导进行谈话。

患者就诊期间，坚持MDT优先原则，对于进行MDT诊疗的患者在检查、住院、相关治疗操作等方面提供可能的便利，促进MDT所得治疗方案的顺利实施，增加患者获益。

胃肿瘤MDT门诊平均每周讨论病例约10例，案例讨论的时间根据患者疾病情况不同，从15分钟到20分钟不等。每一例讨论过后的治疗方案都由主要负责医生再次与家属及患者充分沟通，得到患者和家属的认可后讨论确定。治疗方案由主任签字确认后交由患者。迄今为止，江苏省人民医院胃肿瘤MDT门诊共接诊门诊患者逾2000例，住院患者逾850例。

其间，MDT门诊救治了一名24岁击剑运动员。该名运动员在2006年查出不幸罹患家族遗传病——P-J综合征（又称黑斑息肉综合征），并出现了肠道梗阻症状。该患者在来江苏省人民医院之前已经在多家医院就诊并手术，但收效甚微。2016年7月4日到门诊时该患者挂上了当天中午MDT门诊。经过胃外科、放射科、消化内科、内镜中心及肿瘤科等多个科室专家的研究，制订了以手术为主导的综合治疗方案，最终患者解除了病患并顺利出院，生活质量显著提升。

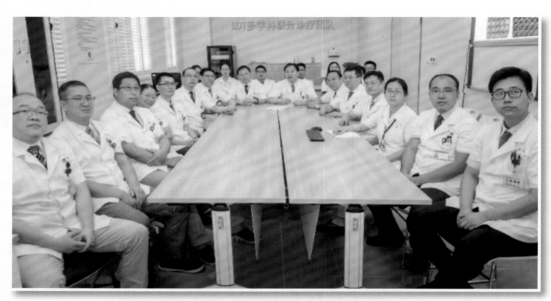

南京医科大学第一附属医院胃肿瘤 MDT 门诊专家团队

同时，基于胃肿瘤 MDT 平台，2014 年至今徐泽宽教授主导举办了 20 期 MDT 研讨会，覆盖全国 25 个省市自治区近 500 位医师参加。参与编写《中国消化道肿瘤多学科综合治疗协作组（MDT）诊疗模式专家共识》，为中国消化道肿瘤的 MDT 治疗贡献力量。

MDT 门诊对患者和医生来说是一种"双赢"的就医模式。患者可同时接受多个相关科室专家的诊治，相关科室的各位专家集中提供检查建议，优先安排检查，检查结果及时准确，节省时间和费用；诊治过程中患者或家属全程参与，与各位专家深入交流，共同制订治疗措施，极大提高效率，并降低医疗风险；就诊结束时，由相关科室专家及时安排患者住院治疗，做到早期入院、早期治疗，极大缩短住院预约时间。相关科室专家就胃肿瘤进行充分的沟通交流，取长补短，也能够极大提高自身业务水平。

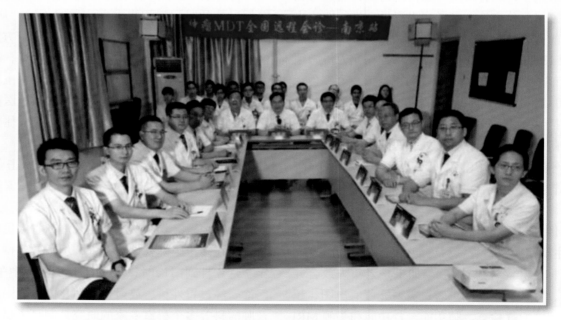

南京医科大学第一附属医院胃肿瘤 MDT 团队成功举办多届 MDT 研讨会

（徐泽宽）

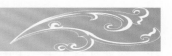
青岛大学附属医院

我院成立由医院分管院长负责，医务部牵头，相关科室和管理部门参与的肿瘤MDT工作委员会，下设医学会诊中心，负责医院MDT日常管理和运行，建立胃肠肿瘤（胃癌）MDT工作制度、操作流程、诊疗规范等工作文件，制定MDT管理人员和专业技术人员的岗位职责。以患者为中心、以病情为导向，做到个体化患者全程管理。规范胃癌诊疗，包括病理诊断、医学影像检查、放射治疗、药物治疗、手术和其他局部治疗手段选择的规范性，避免过度医疗，提高胃癌综合治疗水平，确保治疗的质量和安全。

2010年成立胃肠肿瘤（胃癌）MDT团队，牵头人是胃肠外科主任周岩冰教授，成员包括胃肠外科、肿瘤内科、放疗科、肝胆外科、消化内科、妇科、超声科、影像科、病理科、介入放射科、麻醉科、重症监护科、临床营养科、精神心理等学科资深专家、教授。做到人员固定、时间固定、分工明确，以患者为中心，以改善患者临床结局、预后及生活质量为目标。

胃癌MDT病例年诊疗数量和占比逐年递增，MDT初诊病例占全部MDT病例比例也呈上升趋势，患者也由晚期、复发、转移、复杂难治病例的会诊讨论兼顾到早期、进展期、手术后拟行辅助治疗的病例，力争覆盖所有患者。同时建立完善MDT病例数据库和临床资料，以便患者随访、临床研究。胃癌MDT病例治疗近期临床结局及预后的改善是重要的技术指标，包括MDT病例治疗效果达到MDT治疗方案预期的比例，MDT病例手术根治切除率和术后复发率，MDT病例接受多种治疗手段比例，MDT病例预后情况评估，生存时间、术后复发情况等；同时对MDT病例次均住院费用、围手术期治疗总费用等卫生经济学指标进行分析。对于早期胃癌，通过MDT团队的评估，结合内镜超声精准分期，严格内镜治疗的适应证和禁忌证，可使早期胃癌ESD手术每年达到500例，针对那些ESD手术后病理报告切缘基底阳性、黏膜下浸润超过500μm、脉管癌栓、神经侵犯等具有复发高危因素者，则实行补救性外科手术，做到无缝隙诊疗。对于进展期胃癌，则根据术前CT、MRI、胃镜超声等进行分期，如果患者具有手术指征，则根据全身评估，选择开腹、腹腔镜或机器人手术，同时启动术前准备，拟定个体化围手术期管理方案，确保手术质量和安全。如果患者为局部晚期、无法切除、远处转移、恶性腹水等情况，进一步行分子病理分型及EBV、MSI、Her-2相关指标检测，结合靶向、免

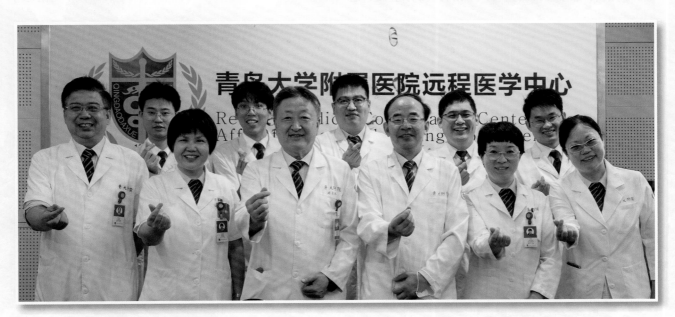

疫等新疗法，实施新辅助治疗或转化治疗，提出"系统评估→术前新辅助治疗、转化治疗→再评估→精准外科手术、术中温热灌注治疗→术后辅助治疗→随访管理"的治疗模式，优化了围手术期治疗的临床路径，明显提高了晚期胃癌转化治疗的成功率，提高了进展期胃癌根治性切除机会，提高了手术的安全性、质量及患者5年生存率。同时利用人工智能技术、IBM Watson机器人系统，进行临床决策，提出进展期胃癌术前新辅助治疗、手术后辅助治疗的新思路。

MDT工作也促进了临床研究的开展，在MDT的基础上我们按照国际规范，牵头开展多项单中心及多中心临床研究，参加RESOLVE、RESONANCE、HIPEC、CLASS系列多中心临床研究，参与胃癌围手术期治疗、营养支持治疗、腹腔镜机器人手术专家共识、指南的编写。针对胃癌合并腹膜转移发病率高、治疗效果差这一难题，任何专科都不感兴趣，我们在MDT团队的基础上2016年成立腹膜癌亚专科，建立胃癌腹膜癌临床诊疗流程，通过综合化疗联合腹腔温热灌注化疗（HIPEC），使2500余例患者病情得到明显控制，生活质量提高。目前我们瞄准胃癌腹膜转移的预防，通过MDT团队严格筛选、评估，采取根治性切除联合HIPEC治疗的方法预防腹膜种植。我们参加了HIPEC01研究，牵头发起HIPEC09研究，期待能够降低进展期胃癌腹膜转移率10%。随着我国老龄化进程的加快，高龄胃癌患者常合并多种疾病，营养不良、恶液质发病率增加，虚弱在老年胃癌人群中发生率为6%～86%，导致术后并发症的发生率显著增加。同时，肿瘤手术治疗或放化疗后相关并发症和心理问题亦影响着患者抗肿瘤治疗的依从性，降低患者对放化疗的耐受、延长住院时间、增加治疗费用和再入院风险，严重影响患者的生存质量，甚至导致死亡等不良结局。针对这类患者我们主要加强围手术期管理，通过MDT团队进行术前评价、术前预康复处理，增加机体功能能力，提高手术耐受性，改善患者的临床结局。我们牵头开展了多中心随机对照研究，通过多模式预康复改善虚弱老年胃癌患者的临床结局（GISSG2101研究）。

胃肠肿瘤（胃癌）MDT实施10年来，我们秉承"以疾病为中心"转向"以患者为中心"的理念。对医院来讲，这是现代医学发展的要求，可减少患者等待时间，缩短治疗时间，从而加快床位周转率，改善医院经济学指标。真正做到以患者为中心，将患者长期生存纳入管理，而不是治病不治人，治疗方案最大程度优化。对MDT团队成员而言，加强合作，取长补短，整体提升专业诊疗水平，可以把丰富的诊疗经验拓展到临床研究领域以获得更多证据服务于广大患者。我们提出的标准化流程、相关政策配套、临床路径管理、合理收费、加大考核力度等保障措施确保了MDT平稳、安全、有效地实施。

（周岩冰）

上海交通大学医学院附属仁济医院

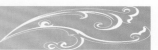

2014年8月6日，上海交通大学医学院附属仁济医院正式启动胃癌多学科诊疗（MDT）模式，宗旨是以NCCN指南、CSCO指南为依据，通过胃癌MDT讨论，为胃癌患者提供规范化、综合化、个体化的诊疗决策。历经8年，近1600名患者通过MDT模式受益，每一位参与MDT讨论的患者都会得到一份仁济胃肿瘤规范化诊治中心多学科讨论（MDT）会诊意见书。

仁济医院胃癌MDT团队由胃肠外科和肿瘤内科牵头，核心科室包括消化内科及内镜室、放射科、病理科、放疗科、核医学科，另有胸外科、泌尿外科、麻醉科、重症医学科、肝脏外科、胆胰外科、肿瘤介入科、血液科、肾脏内科等科室依据病情需求随时加入。团队召集人为国内胃癌领域知名专家曹晖教授和赵刚主任医师，核心成员相对固定，确保MDT的质量。启动至今，风雨无阻，坚持每周三早上7:00开始进行胃癌MDT讨论，相关科室主任长期坚持参与，重点着力解决三种需要MDT讨论的病情。

1. 早期胃癌

我国早期胃癌的检出率在20%左右，随着中国经济发展，人民生活水平的提高，其检出率在逐步提高。对早期胃癌的治疗，更应倡导微创化、精准化、标准化、规范化的理念和措施。仁济医院依托重点科室消化内科及内镜室的品牌效应，年胃肠镜检查及治疗达20万人次，早期胃癌的检出率达到了30%左右。通过胃癌MDT讨论，经过胃镜、放大胃镜、超声内镜以及增强CT等评估，进行精准的术前分期，为内镜治疗ESD或者采取肿瘤局部切除、节段切除、保留幽门的功能保护手术、腹腔镜手术抑或传统开放手术选择最合理术式：①对于符合内镜治疗适应证的早期胃癌患者，能够内镜下EMR或ESD治疗的，积极倡导并落实内镜治疗流程。②对于全内镜下治疗困难的早期胃癌或肿瘤部位不适于内镜治疗或内镜下操作困难的早期胃癌患者，可以安排双镜联合手术，内镜下处理，外科保驾护航，或内镜定位下外科腹腔镜下局部肿瘤切除。③对于疑有肿瘤附近区域淋巴结肿大的，可以安排双镜联合，注射吲哚菁绿染色荧光显影，局部切除病灶加区域前哨淋巴结清扫。④对于内镜治疗过程不满意或者病理结果提示切缘或基底阳性的，可以采取补救手术，一般均以腹腔镜手术完成。⑤腹腔镜下远端胃切除，近端胃切除，或者保留幽门的腹腔镜下胃切除术（LAPPG）。特别值得一提的是，LAPPG手术作为仁济医院胃肠外科特色手术，其体量和质量在国内处于领先水平。切

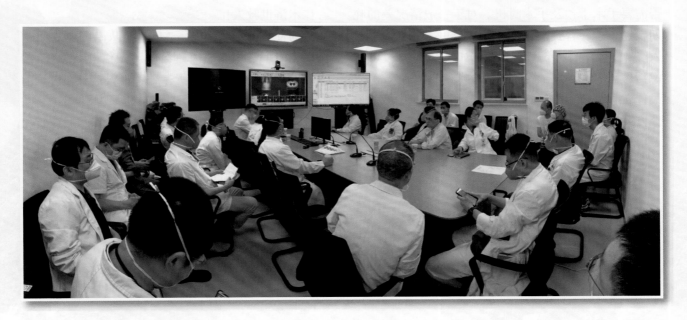

除中段胃，清除区域淋巴结，同时保留胃窦和幽门、迷走神经的肝支，再行胃胃吻合，符合原来的生理解剖，成为保功能手术，从而使患者最大程度获益，为一部分早期胃癌患者在确保根治的情况下提供了一条新的手术途径。通过胃癌 MDT 讨论，超过 300 多例早期胃癌患者获得了微创治疗的满意效果，我们也从中获益，胃肠外科和消化内科形成良性互动，积累了丰富的临床经验，仁济医院团队主持撰写了 2019 版保留幽门胃切除手术专家中国共识及操作指南，在全国范围内更好地普及推广 LAPPG 技术和理念。

2. 晚期胃癌

对于晚期胃癌，针对个体不同，采取何种规范化、综合化、个体化的治疗方式争议较多，更需要胃癌 MDT 讨论后制订治疗方案。晚期胃癌需要 MDT 讨论的病例主要包括：①进展期胃癌瘤体较大，区域淋巴结融合成团或包绕周围血管；②进展期胃癌侵犯邻近脏器，伴后腹膜淋巴结和远处淋巴结转移；③进展期胃癌伴有肝、肺、大网膜、腹膜转移，合并大量腹水的；④进展期胃癌伴有卵巢转移的（Krukenburg 瘤）。对于进展期胃癌，仅侵犯邻近脏器和区域淋巴结肿大，没有远处转移的，肿瘤内科先行新辅助化疗，几个疗程后再 MDT 讨论评估是否有手术机会和确定手术时机。对于晚期肿瘤有远处转移，合并腹水的，如无梗阻、出血等情况，一般情况尚可，可先行转化治疗（化疗联合靶向或免疫治疗），如效果确切，再行 MDT 讨论是否需要手术干预及手术时机。对于一般情况差的晚期胃癌患者，合并消化道梗阻的，可考虑内镜下置入支架，营养科行营养支持，如情况改善，可考虑后续治疗。对于情况极差的晚期胃癌患者，以最佳营养支持，减轻疼痛治疗，对症处理可能是最佳方案。

3. 伴有其他合并症的复杂胃癌

对此类患者，胃癌 MDT 体现了最大的诊疗优势。通过一次 MDT 挂号，所有与疾病相关专家共同参与诊治，大大节省了就诊时间；既往单一的外科或内科治疗变成了多学科的综合治疗，也保证了疾病诊治的合理性和安全性。对参加胃癌 MDT 的患者，如需进一步诊治，我们还开通了绿色通道。

由讨论意见指定的收治科室尽快收治，包括特殊检查提前，病理会诊提前，收治入院提前等，上述措施大大提高了胃癌 MDT 患者的诊治效率。复杂胃癌适合启动 MDT 的患者主要包括：①高龄，伴有心、肺、肝、肾等重要脏器功能不全的胃癌患者。由麻醉科、重症医学科及心、肺、肝、肾等脏器相关科室共同进行术前评估，术后重症监护保驾护航。如一位 78 岁，冠心病合并胃癌的患者，在多家医院拒绝治疗的情形下，仁济医院胃癌 MDT 团队勇担重任，精心进行围手术期准备，用一次麻醉一台手术（先进行冠状动脉旁路移植术，后开放行胃癌根治术，D2 清扫，毕 I 式吻合）为老人破解了两难选择，充分体现了 MDT 诊疗模式的先进性。②肝肾移植术后的胃癌患者。仁济医院移植中心在国内处于领先水平，肝移植、肾移植术后合并胃癌的患者相应增加，仁济医院胃癌 MDT 团队整合资源，在移植中心的保驾护航下，顺利开展此类手术。③门脉高压症合并胃癌患者。此类患者肝功能不好，术中易出血，手术风险极大。MDT 团队协调擅长门脉高压症的胃肠外科吴志勇教授团队负责此类患者，综合评估手术风险。④胃癌术后吻合口复发患者。经 MDT 团队综合评估能根治性切除，安排经验丰富的主任医师负责治疗，或进行放疗、内镜置管等综合措施。⑤食管癌术后新生胃癌患者。协调与胸外科联合手术，将手术风险降至最低。每每遇到上述复杂的胃癌患者，仁济胃癌 MDT 团队从未退缩，主动担当，协同合作，以仁心仁术济世救人！

为便于联络和沟通，MDT 团队专门建立微信群，由专职秘书负责管理维护。微信群在 MDT 诊疗中发挥了巨大作用，所有患者资料信息在讨论前上传微信群，提前预知、提前准备，集体讨论，共同决策。有些手术后患者的术中照片和术后或转化治疗后的转归也会在微信群中及时反馈，促进各科室共同提高。

今天，仁济医院胃癌 MDT 的规范化治疗策略已相当成熟，仁济医院胃肿瘤规范化诊疗体系已经建立，造福更多患者！

（赵刚 曹晖）

四川大学华西医院

四川大学华西医院胃癌外科团队在国内率先开展胃癌多学科诊疗活动，早在 2007 年，华西医院凭借自身强大的多学科（胃肠外科、放射科、内镜中心、肿瘤内科、放疗中心、肝脏外科、胸外科、病理科、营养科等）优势，开始针对每个具体的胃癌患者制订个体化的治疗方案。经过 15 年的不断发展，华西医院胃癌 MDT 团队已经成为学科门类齐全、临床科研能力俱佳的多学科诊疗团队，形成常态化的 MDT 门诊及住院工作制度，目前华西医院胃癌 MDT 每年会诊人数达 400 余人，为广大胃癌患者提供个体化、精准化的治疗模式和方案。华西医院胃肠外科中心还围绕胃癌的围手术期治疗、手术方案的改进等方面，开展了多项多中心临床研究，探索更好、更精准、更加个体化的治疗方案，走在通过实践改变指南的道路上。同时定期组织学术讲座，促进医生的跨学科交叉学习，提高诊疗水平。

作为中国西部疑难危急重症诊疗的国家级中心，四川大学华西医院于 2007 年由胃肠外科胡建昆教授牵头组建胃癌 MDT 团队，目前已经开展胃癌 MDT 诊疗工作十余年，协作诊治流程趋向常态化、规范化。华西医院于 2015 年开通胃癌 MDT 门诊，在每周四由胃肠外科召集腹部肿瘤科、影像科、消化内科（内镜中心）、病理科等相关科室的专家讨论特定胃癌患者的病情，累计已为 3000 余位患者制定了全方位、专业化、规范化、个体化的诊疗决策。2018 年 6 月举行的第 13 届全国胃癌大会上，华西医院正式被授牌"全国消化肿瘤 MDT 培训示范中心"。2018 年 12 月华西医院入选国家第一批肿瘤（消化系统）多学科诊疗试点医院名单。同时，医院 MDT 团队也常态化开展如"胃癌术后病理信息的解读""胃癌影像阅片指南解读""胃癌 ESD 和 EMR 诊疗规范解读""胃癌围手术期辅助治疗指南更新及解读""日本胃癌治疗指南（英文第 4 版）解读——外科及相关部分"等专题学术讲座，促进学科协同发展，提高 MDT 团队的规范化和同质化。依托华西医院胃癌 MDT 团队，胡建昆教授作为 PI 还牵头全国 16 家医院正在开展局部进展期胃癌新辅助化疗后腹腔镜远端胃癌 D2 根治术的可行性与安全性分析——前瞻性多中心临床试验（CLASS-03a）（NCT03468712）。以上表明华西医院在全国胃癌诊疗工作中处于引领地位，也会进一步推动胃癌诊疗与研究的学科发展，该研究也体现胃癌多学科团队的整合优势，切实提

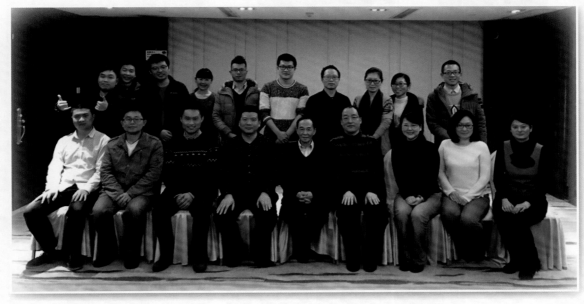

四川大学华西医院胃癌 MDT 团队成员合影

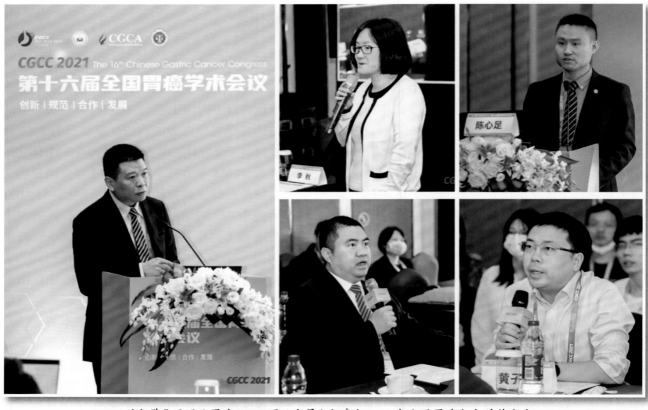

四川大学华西医院胃癌 MDT 团队成员积极参与 2021 年全国胃癌大会并作发言

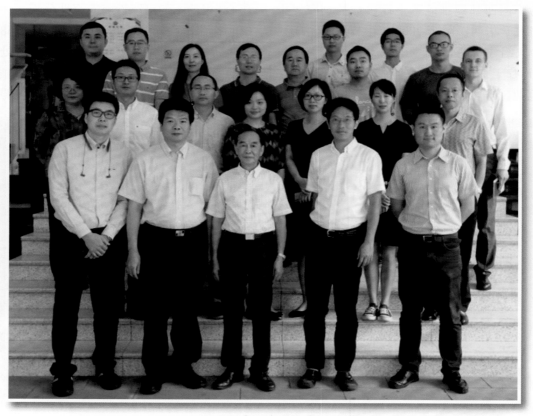

MDT 交流会议合影

升患者生存获益。此外，团队还牵头开展国内首个实体肿瘤 CAR-T 治疗，以 EpCAM 为靶点旨在改善胃癌腹膜转移患者远期生存情况；牵头开展腹腔热灌注治疗的全国多中心研究（HIPEC-08），为腹腔热灌注化疗在胃癌患者中的应用提供更多、高质量的临床证据。

华西医院胃癌 MDT 团队先后多次参加全国胃癌学术会议并多次发表大会演讲及壁报展示；参加全国胃肠肿瘤高峰论坛和各类学术会议及胃癌疑难病例比赛；参加 2016ASCO 国际会议作为中国唯一一项研究进行口头汇报；胃癌 MDT 团队成员作为全国胃癌规范化巡讲的讲师团成员开展全国巡讲，切实将华西经验推向全国，提升胃癌诊疗质量，改善胃癌患者尤其是晚期胃癌患者的生存。

华西医院胃癌 MDT 相关科室已经在胃癌研究领域取得了丰硕的研究成果。近 10 年已发表胃癌临床与基础研究相关 SCI 论文 206 篇，主要由胃肠外科（135 篇）、肿瘤科（35 篇）、消化内科（14 篇）、其他科室（22 篇）完成。发表论文的研究方向包括胃癌手术治疗、胃癌内镜治疗、胃癌内科治疗、胃癌诊断、胃癌临床病理学特征、胃癌流行病学研究、胃癌预后预测模型构建、胃癌肿瘤干细胞、胃印戒细胞癌的基因组学、胃癌影像组学、胃癌耐药及自噬等细胞生物学特征及调控机制基础研究。论文发表在以下知名期刊：影响因子（IF）大于 10 分文章 12 篇，包括 *Lancet*（IF = 53.2，增刊，通讯单位胃肠外科）、*Journal of Clinical Oncology*（IF = 44.5，胃肠外科参与）、*Gastroenterology*（IF = 22.7）、*Gut*（IF = 23.06）、*Cell Reasearch*（IF = 25.6，通讯单位胃肠外科）、*Nature Communications*（IF = 14.9，通讯单位胃肠外科）、*Autophagy*（IF = 16.0）、*American Journal of Gastroenterology*（IF = 10.9，通讯单位胃肠外科）、*Annals of Surgery*（IF = 12.9，外科学排名第一期刊）、*JAMA Surgery*（IF = 14.8）。IF 介于 5～10 分文章 47 篇，包括 *International Journal of Cancer*（IF = 7.4）、*European Journal of Cancer*（IF = 9.1）、*Cochrane Database of Systematic Reviews*（IF = 9.3）、*Endoscopy*（IF = 10）、*Cancer Letters*（IF = 8.7）、*British Journal of Cancer*（IF = 7.6）、*Gastric Cancer*（IF = 7.8）、*Journal of the American College of Surgeons*（IF = 6.1）、*Annals of Surgical Oncology*（IF = 5.3）、*Carcinogenesis*（IF = 5.0）等期刊。

（胡建昆）

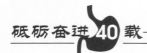

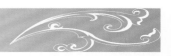

中国医学科学院肿瘤医院

岁月如歌，风雨兼程筑基业

中国医学科学院肿瘤医院腹部肿瘤诊疗的发展史，是中国腹部肿瘤诊疗的一个缩影。1958年建院时，国内外对恶性肿瘤基本沿袭传统的单一治疗模式，疗效差，治愈率低。建院的前辈先贤们在讨论医院组织管理和发展规划时，高瞻远瞩地提出肿瘤的"综合治疗"新理念，制定了以综合治疗为模式的治疗原则，即"根据患者的身体状况、肿瘤的病理类型、侵犯范围（分期）和发展趋势，有计划地、合理地应用现有的治疗手段，以期提高治愈率。"为此，医院在国内率先建立了联合查房制度和门诊多学科专家会诊制度，而直到1995年国外才提出MDT概念。2007年由腹部外科牵头，联合放疗科、化疗科、影像诊断科、病理科等8个科室共同组建了消化道肿瘤MDT协作组。2016年医院根据亚专业发展趋势，细化成立了胃癌MDT协作组。

不忘初心，匠心传承铸品质

胃癌MDT协作组的成员始终秉持"为患者提供最优化的治疗"这一初心和使命。如果遇到疑难病例需要多学科会诊，各临床科室会将患者转诊至胃癌MDT中心。每周五上午，来自胰胃外科、肿瘤内科、放疗科、影像科以及病理科等科室的权威专家，会针对这些复杂病例进行深入的探讨和严谨的分析，最终确立最佳诊疗方案。同时，专家组对患者进行长期跟踪，并根据疗效及时进行个体化的治疗策略调整。这一模式既体现了中国医学科学院肿瘤医院"多科协作、综合优势"的特色，也为疑难患者解决了往返多科室就诊的难题。至今，MDT

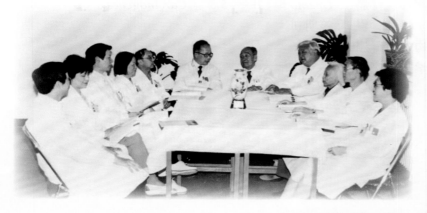

20世纪90年代中国医学科学院肿瘤医院我国放疗学科创始人谷铣之、余子豪等在进行MDT查房

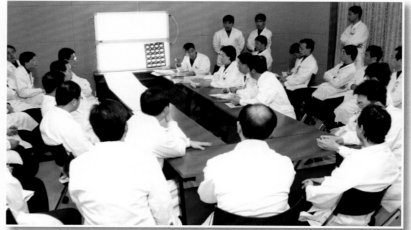

中国医学科学院肿瘤医院原腹部外科邵永孚、胡敬群教授等主持MDT查房

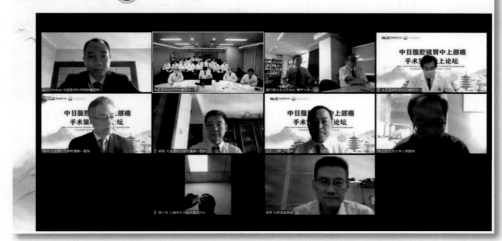

MDT 协作组和日本东京大学附属医院专家进行线上病例讨论

协作组已为数千余例疑难病例制订了最为精准、最为恰当的治疗策略。可以说，MDT 协作组凝聚起多学科的权威专业力量，为广大胃癌患者提供了一个高水平的专病专治平台。

至真至善，踏潮扬帆正当时

规范化综合治疗是提高胃癌诊治水平的必经之路。成立十余年来，协作组除了讨论院内疑难病例之外，还一直致力于将 MDT 模式推向全国，开展多中心前瞻性的临床研究，提高各级医院胃癌的诊治水平，更好地为胃癌患者服务。协作组积极与国内外著名医院和专家进行沟通和交流，定期组织与国内顶级医院 MDT 团队进行病例交流，并多次邀请国外著名胃癌领域专家来院进行手术演示和专题演讲。同时，本协作组也多次受邀到国内外进行 MDT 病例交流，学术报告；并在学术杂志、电视网络等多种平台上推广消化道肿瘤 MDT 的开展理念和相关经验。

（田艳涛）

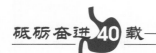
中山大学肿瘤防治中心

作为中山大学肿瘤防治中心（简称中心）众多单病种多学科团队（MDT）中比较年轻的一员，中山大学肿瘤防治中心胃癌 MDT 经过数年的发展与建设，已逐渐发展成为国内诊疗服务水平最高、研究能力最强的胃癌专科团队之一。

建立与发展

早在 1997 年，中心就已经建立了单病种 MDT 及首席专家制度，当时的团队共同服务于胃肠肿瘤的诊疗。而后为了顺应专科化发展的需求并提高胃癌单病种的诊治能力，2009 年本中心胃胰科成立之时，本中心多个专科共同牵头组建了胃癌单病种 MDT 团队，其宗旨是要建设一支以患者为核心，集服务-医学实践-科学研究为一体的专家队伍，打破学科壁垒，实现各科资源和优势的最大化整合，为胃癌患者，特别是疑难病患者提供"一站式"的诊治服务。

经历十余年的发展，团队规模逐渐壮大，已经涵盖了外科、内科、放疗科、医学影像科、病理科、影像介入科、内镜科、生物治疗科等 8 个专科，共约 40 余名医生、护理及研究助理人员。在以患者为核心的理念指导下，团队提供完善的多学科诊疗服务，包括多学科联合门诊、单病种疑难病例讨论等。

运行与管理

中心胃癌 MDT 依托于单病种首席专家管理制度，由胃癌首席专家全面规划、统筹、管理 MDT 的运行和发展，并共同制订阶段化发展目标与策略。运行模式以常态化工作和项目任务并行的方式为主。常态化工作包括多种形式的 MDT 诊疗活动、单病种诊疗质量管理、单病种规范的定期修订与更新等。项目任务则主要围绕临床问题进行科学研究等开展工作。

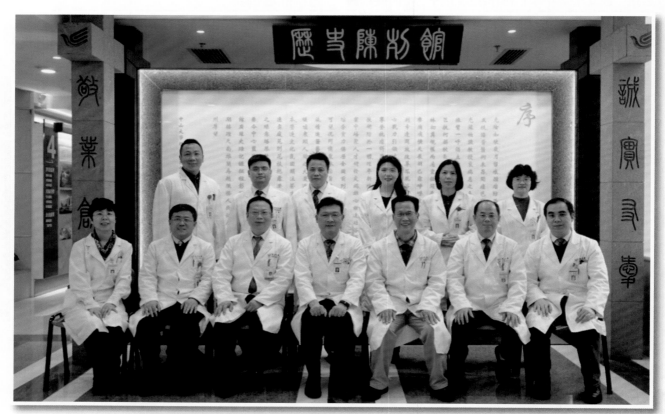

2016 年胃癌多学科团队合影

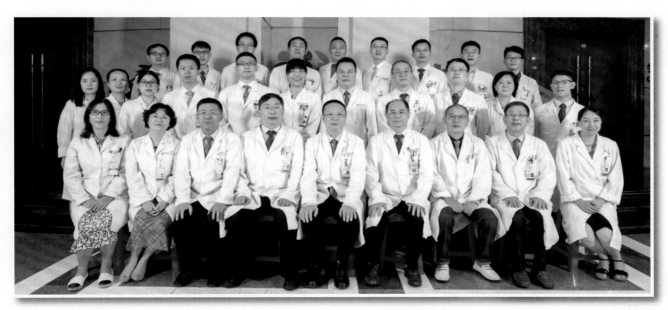

2020年胃癌多学科团队逐步壮大

质量管理是保证MDT健康发展的重要环节。团队借助中心信息管理系统中的"全程智能管理"模块，使MDT临床实践更加流畅、智能，不断改进MDT运行中的不足。另外，团队单病种诊疗规范还依据最新胃癌诊治指南与最新研究进展进行年度更新修订，以期为每一位患者提供最具时效性与科学性的诊疗方案。

研究与试验

对于临床实践中存在的难题、疑惑，团队通过各学科协同开展科学研究的形式，产出了一批转化研究成果，也推动了各专科的共同发展。如由外科和放疗科共同牵头主导的胃癌术前放化疗的临床研究项目，由内科和影像科、内镜科共同完成的胃癌人工智能诊断技术的研究项目，由内科和外科联合完成的ctDNA转化研究项目以及多项胃癌围手术期诊疗方案优效性的临床研究项目，都取得很好的成效，为团队的进一步发展提供了原动力。

传承与创新

作为学科持续发展的希望与中坚力量，团队历来重视青年人才的培养，建立了激励机制和扶持措施，不断为青年人才创造广阔的研究发展空间。近年来，团队中多名青年专家在全国MDT比赛中多次摘得桂冠，并多次受邀参加全国胃癌会议的MDT演示。此外，这些青年专家在胃癌新型诊疗技术和诊治理念的推广方面也做了大量工作，为患者诊疗方案带来新的思路与探索。

作为华南地区综合实力最强的胃癌多学科团队，中心将继承先辈优良传统，不断创新，为切实改善我国胃癌患者的生存预后做出新的、更大的贡献。

（李元方　周志伟）

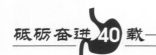
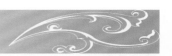

新疆地区胃癌 MDT 区域联盟

新疆医科大学附属肿瘤医院成立于1989年，1993年新疆维吾尔自治区肿瘤防治研究所院所合一。2004年新疆维吾尔自治区肿瘤防治中心落户医院。2012年正式在全院推广单病种多学科诊疗（MDT）模式。2017年医院牵头在疆内成立了"新疆肿瘤防治专科联盟"，2018年医院被正式确立为"自治区癌症中心"。2019年8月在全疆范围内成立了"新疆消化系统肿瘤 MDT 联盟"，共33家地州县级医院加入联盟。2021年成为国家卫生健康委员会公布的"消化系统肿瘤多学科诊疗（MDT）中心"，"中国肿瘤 MDT 联盟新疆地区 MDT 牵头单位。"

多学科综合协作诊疗模式是患者为中心，集相关学科专家智慧，为肿瘤患者提供全方位个体化整体治疗方案，有效延长患者生命，提高肿瘤患者生活质量，既保障患者得到最规范的诊疗方案，又强调医疗质量、安全、有效、及时，已成为肿瘤诊治的规范诊疗模式。新疆幅员辽阔，医疗机构分布广，医疗水平尤其是肿瘤专科规范化诊疗水平参差不齐，消化系统肿瘤 MDT 联盟成立，旨在全疆范围内推广、普及、提升、规范肿瘤多学科诊疗模式。

（一）硬件设施建设

医院耗资建设标准多学科讨论活动室，配备完整会议圆桌、电脑椅、电脑、智能交互平板、投影、数码展台等硬件设备。电脑可直接连接医院电子病历系统、PACS 等系统。团队讨论病例时可直接调取患者的病历及相关影像检查图片资料，为专家讨论病例提供支持。多学科讨论活动室可同时接入多家上下级医院参与 MDT 讨论视频会议，具有观看、录播及回放视频会议等功能。远程会诊专线可连通全疆县级以上公立医疗机构，保证能够顺畅与疆外、国外医疗机构开展多学科相关视频会议。

（二）MDT 团队建设

医院以工作在临床一线、理念先进、技术精湛、胸襟宽广、勇于创新、医德高尚、患者信赖的

名医专家担任单病种多学科首席专家，建设单病种多学科团队并开展多学科协作诊疗工作。专家团队由肿瘤外科系统、内科系统、放射治疗系统、影像系统、介入治疗科、神经外科、麻醉科、病理科等多个专业的副高职称以上的专家组成，同时开设多学科名医门诊，由内科、外科和放疗科三专业的名医专家组成，门诊每次就诊患者人数限定15人次。

（三）完善工作制度流程

医院 MDT 办公室制定了《单病种多学科首席专家团队及多学科讨论专家小组管理办法》《单病种多学科首席专家团队考核办法》，从人员组成、工作模式、工作制度到工作职责等方面对各单病种多学科首席专家团队做出详细的规定，在总结开展工作的基础上修订《单病种多学科首席专家团队及多学科讨论专家小组工作制度》。多学科团队制定了《胃癌结直肠癌多学科协作治疗团队工作细则（第一版）》，明确了团队内各专家、秘书的职责，制定多学科病例的讨论范围，规范了病例提交到团队讨论的全细节流程。同时，根据最新国内外诊疗指南结合医院实际，制定出本院的胃、结直肠癌诊疗指南。由多学科首席专家牵头主持，团队每周定时在 MDT 病例讨论活动室召开多学科病例讨论会，由胃、结直肠肿瘤相关临床科室提供讨论病例，团队指定1～3名临床医师作为团队秘书，负责协助首席专家开展团队活动，共同讨论制定符合每位患者情况的诊断和（或）个体化诊疗方案，并由主管医师及责任护士负责实施治疗和护理。团队每月开展2次内部学习交流，由团队内不同专业的医师针对治疗热点问题、学科间互相交叉及存在争议的领域开展学习和讨论报告会。同时确立 MDT 的适应证为所有新入初治恶性病例（Ⅲ期及以上，部分Ⅱ期），结直肠癌肝转移、肺转移、肝肺转移，直肠癌 T3N＋M0、T4N0/＋M0，胃癌 T4N＋M0，胃癌、肠癌局部复发，胃癌、结直肠癌广泛转移，胃癌、结直肠癌术后病理报告通报，治疗病例阶段性（2疗程），新辅助放化疗疗程结束后，

残胃癌。工作流程为首诊科室负责医生 ➝ 转科负责医生 ➝ 首诊治疗医生，提前一天将讨论病例发群中，并由主诊医生录入数据库。每次讨论后两个工作日，将讨论会签到表及讨论记录上报医务部，每月 7 号上报月评价，由各科室秘书完成，治疗须严格按制定方案，定期通报结果，出现疗效与预期结果相差较大时及时提交 MDT 讨论，修订新的治疗方案；经多学科讨论属于新技术、新方案需上报医务部备案，审批。

（四）成立新疆消化系统肿瘤 MDT 联盟

为进一步推广普及落实规范肿瘤诊疗 MDT 工作，团队于 2019 年 8 月在全疆范围内成立了"新疆消化系统肿瘤 MDT 联盟"，共 33 家地州县级医院加入联盟。团队依托新疆肿瘤防治专科联盟、新疆消化系统 MDT 联盟和新疆医学会肿瘤专业委员会，在全疆范围内推广普及肿瘤 MDT 诊疗模式，扩展 MDT 适应证范围，更新推出《胃、结直肠癌多学科首席专家团队综合诊疗 MDT 工作实施细则（第二版）》，做成"口袋书"，送发全疆各地州联盟医院，向广大基层医院科室传递了最新胃肠肿瘤 MDT 的诊疗模式和团队管理思路。

（五）引领全疆规范化 MDT 诊疗服务

团队充分利用网络平台，与全疆多家医疗机构不定期开展"线上"及"线下"交流活动，与多家肿瘤联盟成员单位积极开展远程 MDT 病例讨论和远程学术讲座，通过远程病例讨论和学术交流，为各地州县地区的肿瘤患者的诊疗提供了更加快捷的途径和平台，进一步缩短了偏远地州、县与我院专家团队医疗技术上交流的距离，真正做到医生"足不出院"就可以"共享"新疆肿瘤专科顶级专家的病例讨论，并能够参与其中交流学习，在接受 MDT 诊疗模式和理念的同时，进一步提升联盟各单位的肿瘤规范化诊治能力和水平。团队每年在疆内举办多次现场多学科病例讨论会及多学科相关学术交流。积极参与乌鲁木齐市及疆内其他兄弟医院组织的多学科讨论，协助规范其他医院 MDT 工作的开展。团队专家积极到各地州县级医院开展胃、结直肠癌规范化诊疗巡讲活动，走基层面对面交流，先后在全疆联盟内多家地州、县市医院（喀什市、哈密市、石河子市、伊犁州、博州、叶城县、巴楚县、疏附县等地区）进行消化道肿瘤规范化诊疗及 MDT 诊疗模式巡讲。

（六）工作成效

①提升青年医师肿瘤规范化诊疗能力，拓宽了青年医师临床视野，同时成立青年 MDT 团队，积极参加各类 MDT 活动；②提升患者对 MDT 知晓率和参与率；③加强了 MDT 联盟医院交流，来院学习医师人次不断增加；④消化系统肿瘤 MDT 运行更加规范；⑤有利于医院品牌、特色建设，多学科团队已成为医院的诊疗特色和医院品牌；⑥患者的诊疗更加规范和顺畅，内科、外科和放疗科之间的衔接更加紧密，有效杜绝了以往科室间争抢病源或者推诿患者的现象；⑦加强多学科诊疗协作力度，医院制定 MDT 团队年终考核指标，旨在加强 MDT 团队更加深入拓展临床研究工作。

（七）展望

团队连续三年荣获院内 MDT 团队考评一等奖和二等奖。荣获 2015—2016 年中国医师协会外科专业委员会 MDT 专业委员会颁发的"优秀团队奖"。获得 2017 年国家卫计委颁发的"全国卫生计生系统先进集体"荣誉称号。肿瘤规范化诊疗之路漫长而任重道远，新疆地大物博，幅员辽阔，胃肠道肿瘤发病率和死亡率均较高，各家医院综合诊疗水平参差不齐，需要充分联合各医院的专业技术优势，通过各级医疗机构多学科团队的不懈努力，充分发挥各自专长，形成合力，为新疆胃肠道肿瘤患者提供规范化、个体化、精准化、同质化、优质的肿瘤多学科诊疗服务。为进一步提高癌症患者的生存率，改善生活质量，在联盟的统一部署下，新疆医科大学附属肿瘤医院将继续保持传统、发挥优势，规范开展消化系统肿瘤多学科联合诊疗工作，并凭借良好的声誉和影响力，在周边区域内发挥更为积极的引领和示范作用。

（王海江　刘翔）

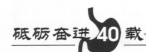
MDT 多学科诊疗模式建设推广——省市级和县域 MDT 建设

多学科诊疗（multidisciplinary team，MDT）模式最早起源于美国智障儿童多学科咨询门诊，随后逐渐发展，2007 年英国国家医疗服务体系（NHS）颁布肿瘤 MDT 法律文件，将 MDT 模式提高到了法律的层面，美国 NCCN 指南中，包括结直肠癌、胃癌、间质瘤等多个瘤种的诊疗方案都强调 MDT 的重要性。目前英国、美国、德国、法国、瑞典、澳大利亚等国家都在癌症医疗体系中实施 MDT 模式。这种治疗模式是以患者为中心，相关领域两个以上固定专家通过定时、定址的会议，有计划、合理地为患者提出最科学的诊疗建议的工作模式，该治疗模式目前被认为是在疾病诊疗方面，尤其是肿瘤诊疗方面最有效、最合理，对患者最有益的诊疗模式。

中国在多学科诊疗方面起步相对晚，进入 21 世纪后，北京、上海等地一些肿瘤诊疗中心，包括北京大学肿瘤医院、北京大学人民医院、上海中山医院等开始开展 MDT 工作，并逐渐带动周边地区的 MDT 模式发展，但整体上推广和发展缓慢，影响范围小。为了规范肿瘤诊疗行为，国家卫计委 2015 年颁布《关于加强肿瘤规范化诊疗管理工作的通知》，要求通过推行单病种多学科诊疗模式，优化肿瘤诊疗；为了更好地推广多学科诊疗模式，2015 年 5 月由北京大学肿瘤医院沈琳教授和北京大学人民医院叶颖江教授牵头，携手国内胃肠领域的各学科专家成立中国医师协会外科医师分会 MDT 专业委员会（以下简称专委会），专委会的成立标志着中国肿瘤领域 MDT 诊疗模式进入到有组织、有计划的系统推行期。

MDT 专委会成立之后，基于当时的国内 MDT 理念尚不普及，绝大部分医院不了解 MDT 的现状，制定了三个阶段的发展计划，包括**理念推广阶段，**开展"百城行"系列 MDT 巡讲活动，目的是了解国内各级别医院 MDT 开展情况和问题，探索可行的 MDT 模式；**MDT 模式落地阶段，这一阶段选**择有条件的医院，尝试推行 MDT 模式，继续积累经验，探索 MDT 可推广的模式；**MDT 模式推广**

阶段：总结前期经验，在全国范围内扩大 MDT 推广范围，并予以规范化。

2015 年 5 月启动第一阶段"百城行"活动，在全国各级城市以胃癌、结直肠癌、神经内分泌瘤和间质瘤等瘤种为主要覆盖瘤种，开展 MDT 推广交流和培训活动，历时三年时间，"百城行"活动几乎涵盖了全国各级省市、直辖市和自治区（除了海南省和台湾省），培训医院超过 300 家，覆盖医生几万人次，在该阶段活动中，涌现出了以九江市第一人民医院为代表的区域优秀 MDT 中心，在自身医院 MDT 建设的同时，还与区域内的县市级医院形成 MDT 医联体，带动整个九江地区 MDT 开展，该形式得到了国家卫健委医政医管局的认可，也为后续推广方式提供参考。通过该阶段的活动，达到了 MDT 理念普及的目的，而且在此过程中，也带动了各省市级行业协会陆续成立针对不同瘤种的 MDT 组织，进一步推动了国内 MDT 理念的推广。

2016 年 5 月专委会颁布了国内第一版《MDT 的组织和实施规范》，为国内各医院 MDT 的开展提供了参考依据。

2017 年国家卫健委医政医管局发布了《关于进一步改善医疗服务行动计划（2018—2020）的通知》，进一步提出针对肿瘤、疑难复杂疾病等推广多学科诊疗模式，为患者提供"一站式"诊疗服务。

2018 年 5 月，基于专委会前期工作，国家卫健委医政医管局正式授权 MDT 专委会开展肿瘤多学科诊疗示范中心创建工作，承办全国"消化系统肿瘤 MDT 诊疗试点项目"；同期专委会启动了第二阶段暨 MDT 模式落地阶段工作，开启"星火计划"项目。

"星火计划"和"MDT 试点项目"的开展，拉开了肿瘤 MDT 诊疗模式落地的大幕，以胃癌、结直肠癌为核心，带动了包括肺癌、乳腺癌、神经内分泌肿瘤等多个系统肿瘤 MDT 的开展，在 231 家试点医院的基础上，全国各地、各级综合和肿瘤专科医院把 MDT 开展上升到了医院管理层面，形成医院制度，通过院际间交流学习、区域内上下联动、线上线下 MDT 病例讨论等方式，实现了从医生个人到医院层面的全方位 MDT 理念普及和提升，截至 2020 年底 MDT 试点工作结束，试点医院中 MDT 开展比例从 76.7% 提升到 95.5%，统计 MDT 对患者预后的影响，显示执行 MDT 医院中的患者生存时间从 17 个月提升到 24 个月，达成了卫健委改善医疗服务行动计划，提高患者生存的目的。

2021 年 2 月 27 日在试点工作评估完成的同时，为了进一步落实 MDT 在全国各级医院的执行，同时配合国家公立医院高质量发展的政策要求，在国家卫健委医政医管局的指导下，成立中国肿瘤 MDT 联盟，启动"健康中国 2030"全国肿瘤 MDT 推广项目，截至目前，完成了全国 23 个省级联盟成立，覆盖医院 300 余家，而且形成了以核心医院联合区域内多家医院组成联合体的区域联盟模式，例如河南省肿瘤医院与区域内 52 家医院组成的联合体，也涌现出以六安市中医院、莒县人民医院为代表的一批县市级优秀 MDT 中心。

肿瘤的治疗需要多学科协作，随着国内 MDT 理念和制度的普及，以胃癌、结直肠癌、肺癌等为代表的影响国人健康的重大疾病的预后将会获得显著改善，为实现"健康中国 2030"的伟大目标助力。

（张小田　沈琳）

第十一章 推动规范化巡讲活动

一、胃癌手术规范化全国巡讲

胃癌根治性手术全国巡讲（2008—2013 年）

手术治疗是胃癌综合治疗的基石，而规范开展手术又是决定疗效至关重要的一步。虽然前辈们曾在推广规范化手术方面做过一些尝试和努力，但直至 21 世纪初我国胃癌整体根治性切除率仍不足 20%，严重影响疗效。对于根治性手术到底应该如何做，在当时也尚未形成统一的认识。因此，如何提高根治性切除率以及促进大家对于根治手术的认识和共识成为我国胃癌外科面临的一个严峻现实。

2008 年，在强生公司的大力支持下，以季加孚为代表，我国十余位胃癌外科专家以提高胃癌根治性切除率和促进根治手术共识为己任，启动了全国范围的胃癌标准手术的巡讲和演示活动。巡讲专家汇集自己多年临床实践经验，总结凝练，编制了《胃癌根治术讲座》巡讲讲义，内容由浅至深，从理论到实践，以手术讲座、手术演示、病例讨论等多种方式在各地进行培训。巡讲历时五年，横跨东西，纵贯南北，走过广州、呼和浩特、哈尔滨、南京、武汉、西安、昆明、福州、哈尔滨、长沙、济南、温州、天津、锡林郭勒、宁波、合肥、乌鲁木齐等 20 余个城市，累计巡讲 50 余场，将标准化的 D2 胃癌根治手术技术和理念推广至全国，累计惠及医生超过 1 万人，极大地促进了我国胃癌根治性手术的规范化发展，对我国胃癌手术治疗标准化工作起到了重要的推动作用。同时，在这个巡讲过程中也逐渐培育了我国胃癌外科新一代中青年学术带头人。

21 世纪初期，我国胃癌手术仍是以开放手术为主体的年代，视频课件制作以及手术演示等各种技术手段不能与当今相比，但培训效果影响至深，获得广大同道的肯定。巡讲专家共同的热情促成了巡讲的顺利进行，而大家共同的热情源于对于此项

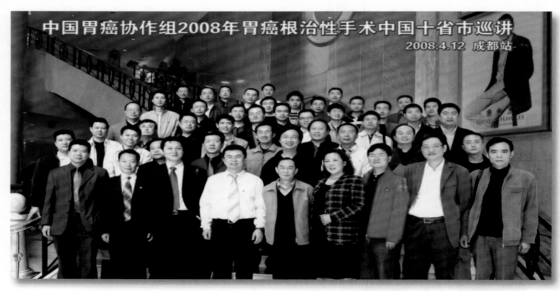

2008 年 4 月 12 日在成都四川大学华西医院举办首站大中华中国十省市巡讲

工作重要性及其深远意义的共同认识。

根据相关统计数据显示，我国胃癌 D2 根治性手术比例从 2006 年的不足 20% 提升至 2018 年的 92.2%，取得了令人瞩目的进步，巡讲工作对这一数据的贡献功不可没。"2008—2013 年胃癌根治性手术全国巡讲"也因此在中国胃癌防治工作的历史上留下深深的印迹，得到了国内外同道的一致好评。

附：2008—2013 年巡讲团参与专家

陈凛，何裕隆，胡建昆，胡祥，黄昌明，季加孚，李国立，李国新，李乐平，梁寒，孙益红，徐惠绵，于吉人，余佩武，周岩冰

（金菲　於卉　李子禹）

二、胃癌 MDT 规范化全国巡讲

由于我国一直以来缺少系统化的癌症筛查机制，确诊的胃癌患者超过 80% 处于晚期，对于这部分患者手术治疗所能带来的预后改善已经达到了瓶颈，需要配合化疗、放疗等多种治疗手段进一步提高，尤其是近 20 年对胃癌的研究深入，分子分型的细化，药物疗效不断提高，为晚期胃癌的治疗带来新的希望，如何将这些进展与手术结合起来，达到患者获益最大化是国内外胃癌领域研究的重点，而这就需要多学科配合，自从 MDT 正式写入 CSCO 胃癌指南后，已经成为临床诊疗规范，但在国内专科细化发展多年的情况下，想将 MDT 模式付诸实践，却远比指南更新困难得多。基于这个问题，国内胃癌领域的专家在 2005 年前后将 MDT 诊疗模式从国外引入，经过 10 年的小范围发展，2015 年中国医师协会外科医师分会 MDT 专业委员会成立，正式将该诊疗模式在国内推开，并针对胃癌组织了一系列活动和研究。

2015 年启动的"百城行"活动，一改既往不同专业医生各自进行专业内学术交流的形式，开启了以病例为引导，多学科团队为核心的学术交流模式，在该模式下，既往传统的辅助专业（病理、影像、核医学等）走到了前台，与临床专业有了深入交流，加深了相互需求的了解，促进了胃癌诊治一体化的发展，为后续开展的各种培训和研究奠定了基础。

2018 年在"百城行"活动的基础上，"星火计划"项目在多学科专病培训方面开始全面铺开，这一阶段的胃癌专病培训内容开始涉及病理诊断、影像分期评价、手术方式解读、药物治疗和放疗技术的使用等，形式以现场授课培训的方式，并引入了线上视频同步直播，会后录像回看的方式，通过这种模式，每次培训线下可以达到 100 人以上，线上同步超过 5000 人次，总的人次培训超过 5 万；在达到培训覆盖的同时，也开启了新的学术交流形式，而在疫情之后，也达到了无缝衔接。针对 HER2 阳性胃癌这一相对较少的胃癌亚型，开展了"赫众力、聚百家"活动，重点培训 HER2 阳性胃癌的病理诊断标准和针对该类型胃癌的规范化治疗，覆盖全国百余家医院，培训超过 3000 人次，将这一胃癌亚型的特点和治疗理念在最短的时间普及给全国的医生，明显提高了病理检出率和临床关注度。

2022 年为了建设更完善的多学科培训平台，MDT 专业委员会启动了"健康中国 2030"项目，在国家卫健委医政医管局的指导下，与人民网合作，共同打造肿瘤多学科专病培训平台，完成胃癌课程录制，已经在人民网线上客户端（人民好医生）上线，其他瘤种也将陆续补充，计划覆盖全国从事肿瘤诊治的各专业医生。

MDT 的开展，不仅仅带来了临床治疗理念的更新，还为临床研究注入了活力，胃癌领域最典型的临床项目 RESOLVE 研究，就是在 MDT 病例讨论过程中思想碰撞形成的思路，经全国内、外、影像、病理等专家共同努力，历经 10 年，完成 1094 例胃癌患者入组，改写了胃癌围手术期治疗的指南规范，打破了该领域研究缺少国内数据、一直以日韩研究为参考的局面。除了该项研究，在 MDT 蓬勃发展的这些年，不同专业间的协作研究层出不穷，一改过去各专业只关注自己的领域，缺少协作的状况，明显提高了研究的实用价值。

MDT 模式尽管在国内起步比较晚，但随着关注度和普及度越来越高，其活力已经显现，必将成为国内各种肿瘤诊治水平提高的主要助力，也将带动科研水平的提升。

（张小田　沈琳　李子禹）

三、胃癌规范化多学科诊疗省级巡讲

为有效推动福建省消化道肿瘤规范化诊治水平的提升，促进省内消化道肿瘤规范化诊疗及多学科诊疗（MDT）建设，自 2019 年起，福建省抗癌协会胃癌专业委员会主任委员陈路川牵头主持了福建省胃癌规范化 MDT 巡讲系列活动。巡讲活动聚焦疑难病例多学科诊疗示范、诊治前沿学术讲座等，以真实病例学习的形式，使基层单位切实了解到 MDT 模式的精髓及在临床诊疗工作中的实际应用和规范开展，带动基层单位规范化 MDT 的建立及胃癌综合诊疗水平的提升。

该巡讲活动依托福建省抗癌协会胃癌专业委员会及福建省肿瘤医院的学术力量，积极发挥省级学

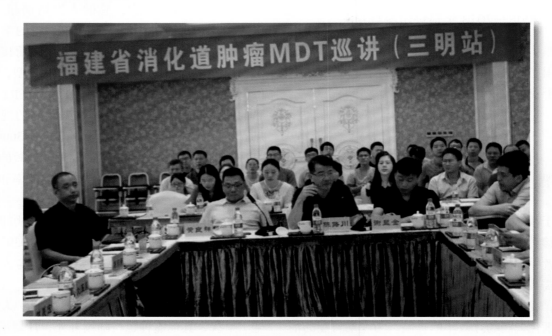

2019 年福建省消化道肿瘤第一期 MDT 巡讲（三明站）

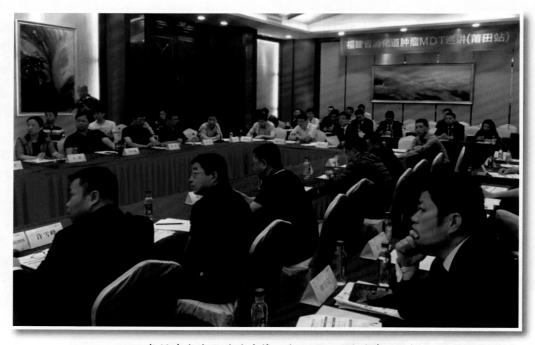

2019 年福建省消化道肿瘤第四期 MDT 巡讲（莆田站）

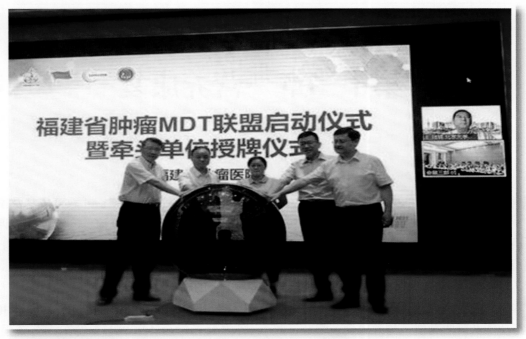

2021 年 11 月中国肿瘤 MDT 联盟福建联盟成立

术组织和领先团队的优势资源和引领作用，辐射省内相关医疗机构，有力地推进了省内各级医疗机构诊治水平的同步提升，带动了医疗资源薄弱地区胃癌学科的建设，最终惠及广大胃癌患者。2019 年，先后于福建三明、莆田、南平、厦门、泉州、龙岩等地举行现场 MDT 巡讲系列活动；2020 年，因疫情原因巡讲活动转为线上举办；2021 年，继续联合省内 8 个地市共 10 个团队完成 8 期巡讲活动。三年来，福建省抗癌协会胃癌专业委员会积极加强与基层医疗机构的广泛联系，巡讲活动基本覆盖了福建省各地区，彰显了省级学会在引领省内胃癌规范化诊疗工作中的带头作用。2021 年，福建省肿瘤医院受中国医师协会外科医师分会 MDT 专业委员会委托牵头成立了"中国肿瘤 MDT 联盟福建联盟"，首批加入联盟共 28 家医院，其中 20 家三甲医院、4 家三乙医院、4 家县医院，形成覆盖多层级医院的网络，为进一步广泛推进规范化诊疗工作奠定基础。

福建省胃癌规范化 MDT 巡讲系列活动有力地促进了各级医院的密切联系，推进了跨地区、跨学科的交流与协作，充分整合省内各医院学科优势和特色，弥补省内 MDT 发展的区域性差异，实现优质医疗资源共享和诊疗的同质化，对提升福建省胃癌规范化诊疗整体水平具有重要作用和意义。在推进全国各地区胃癌规范化诊疗工作的实践中，今后应进一步发挥省级学会在地区的引领和示范作用。

（叶再生　於卉　李子禹）

第十二章　营养康复

一、胃癌患者全程营养管理

恶性肿瘤已成为人类健康的主要威胁，中国每年新增胃癌病例 41 万例，胃癌、食管癌等营养不良及营养风险发生率达 42% ~ 62%，因进展期患者肿瘤本身代谢特点或放化疗及手术等治疗，影响消化分泌功能及吸收功能，导致厌食、呕吐、腹泻、消化道梗阻、早饱、心理焦虑，营养摄入不足、营养不良、贫血、低蛋白及恶病质，占死因的 10% ~ 20%。特别是高龄营养不良的胃癌患者，因体重丢失、骨骼肌及脂肪减少、恶液质，无法耐受肿瘤治疗，增加并发症发生率、死亡率，延长住院时间，增加医护费用及家庭社会负担。

国内外研究表明，营养状况和体重及心理因素是影响胃癌患者生存期的独立危险因素；对于营养高风险及营养不良的胃癌患者进行合理营养干预和全程营养管理，改善机体营养状况，纠正营养不良，使机体能够耐受手术、放化疗等抗肿瘤治疗，有利于降低胃癌相关营养不良、并发症发生率及医疗费用，提高患者医疗水平、生活质量，延长生存期，使患者受益。

（一）营养不良与营养风险筛查评估

胃癌患者明确诊断后，须尽早进行营养风险筛查，目的是发现存在营养风险患者。营养风险与胃癌患者治疗效果、生存期、并发症、住院时间、住院费用、生活质量、死亡率等临床结局密切相关。有营养风险的患者发生不良临床结局的可能性更大，从营养治疗中获益的机会也更大，即营养治疗能够改善患者的临床结局。

胃癌患者的营养评估与治疗方案制订前，需完成六个步骤：①营养筛查；②首次综合营养评定；③营养治疗计划与实施；④教育患者及家属；⑤与多学科诊疗团队沟通交流；⑥治疗后再评价和疗效评价：监测治疗反应和营养状况的变化。**及时进行营养筛查、明确目前及预测可能的变化，有利于改善患者的临床结局。

NRS-2002 营养风险筛查工具最早由欧洲肠外肠内营养学会（ESPEN）发布，有较强的循证医学依据，操作相对简便，被国内外多个国际营养学会推荐为首选的成年住院患者营养风险筛查工具。对于 NRS-2002 评分 ≥ 3 分的胃癌患者，应进行营养评估，结合临床检查、实验室检查、人体测量、人体组成及功能测定等多种手段或生化营养指标（如铁四项、维生素 B_{12}、叶酸及蛋白水平等）判定机体营养状况；或采用患者主观整体评估量表（patient-generated subjective global assessment，PG-SGA）进行营养评估。

营养不良的临床诊断，建议采用全球营养领导人发起的营养不良诊断的最新标准（global leadership initiative on malnutrition，GLIM）确定营养不良的类型和程度，制订合理的营养治疗方案，监测营养治疗的疗效和临床研究。

（二）预康复与胃癌综合治疗方案制订

胃癌致病因素诸多，包括长期不良的生活习惯，如吸烟、饮酒、高盐（亚硝胺）腌制饮食，或进食过快、过热，缺乏新鲜蔬菜水果，均可损害食管、贲门及胃黏膜，肥胖、糖尿病以及慢性贫血、萎缩性胃炎、胃溃疡合并幽门螺杆菌感染，以及胃手术史、抑郁症及家族遗传因素等，均可增加发生胃癌的风险，因此，尽早开始预康复，进行患者及家属的科普宣教、营养和心理干预治疗，戒烟戒酒，调整膳食营养、心理状况、睡眠及运动，控制血糖及血压等生理状态、基础疾病以及合并症的多学科综合治疗管理，是开启胃癌综合治疗的重要组成部分。

胃癌患者一经诊断，即应进行营养风险筛查及营养评估；对于胃癌分期与整体评估，综合治疗方案的制订和优化，依赖 MDT 团队的密切协作，建议临床营养医师、营养师或临床专家参加 MDT，参与营养治疗方案的动态管理和实时调整，以便确定手术、新辅助放化疗、靶向治疗等抗肿瘤治疗手段，并将营养全程管理贯穿于综合治疗各个阶段。

（三）围手术期胃癌营养支持治疗

1. 胃癌患者围手术期能量的目标需要量

推荐采用间接测热法实际测量，或按照 25 ~ 30 kcal/（kg·d）（1 kcal = 4.184 kJ）来计算，蛋白质的目标需要量推荐按照 1.2 ~ 1.5 g/（kg·d）计算，根据患者实际情况适当调整，如年龄、活动量、应激水平、肝肾功能等情况，理想的实际补充量应达到目标需要量的 80% 左右。患者术后早期因手术创伤、炎症等刺激，处于应激状态，允许相对低热量供能 [15 ~ 25 kcal/（kg·d）]，有利于机体消化功能及耐受性的恢复，降低感染相关并发症的发生率。围手术期机体合成急性期蛋白，需要充足的能量和蛋白质摄入，可明显降低危重患者的死亡风险。

对于长期营养不良的患者，营养治疗应循序渐进，注意监测电解质、维生素及血糖水平，警惕再喂养综合征的发生。补充蛋白质按照 1.0 ~ 2.0 g/（kg·d）；对于重度营养不良或中等程度营养不良并接受大手术的患者：①过去 6 个月内体重下降 > 10%；②血浆白蛋白 < 30 g/L；③ SGA 评分 C 级或 NRS-2002 评分 > 5 分；④ BMI < 18.5 kg/m²，推荐在术前至少实施 7 ~ 14 天以上时间的营养治疗，并建议酌情推迟这类患者的手术时间。术前营养治疗及围手术期营养治疗能使患者受益，包括降低手术并发症（如吻合口瘘、外科手术部位及肺部感染）发生率，缩短住院时间及减少病死率；出院后家庭肠内营养支持治疗，有利于维护术后患者的营养状况、体重、胃肠功能及促进整体康复，尽早为术后放化疗做好准备，总体有利于提高患者生存率及生活质量。

2. 围手术期营养治疗的方式

胃癌围手术期营养治疗方式主要包括：口服营养补充（oral nutritional supplements，ONS）、肠内营养（enteral nutrition，EN）和肠外营养（parenteral nutrition，PN）。原则上推荐能够经口进食患者，应先通过宣教指导增加食物摄入，加强膳食营养；当经口进食无法满足营养需求时，应首选口服营养补充剂；若无法经口进食，或 ONS 无法满足营养需求，可选择经导管喂养（tube feeding，TF）进行 EN 营养治疗。

ONS 无法实施或 EN 无法提供充足的能量和蛋白质时，应选择补充 PN；无法实施 EN 或 EN 无法满足能量或蛋白质目标需要量的 50%、持续 7 ~ 10 d 时，PN 能使患者获益；EN 联合 PN 患者，随 EN 耐受性增加，PN 应减量，防止过度喂养。当 EN 提供能量和蛋白质 > 50% 目标需要量时，可停用 PN。

3. 肠外营养处方及途径选择

PN 的输注途径可分为经外周静脉置管和中心静脉置管。中心静脉置管又分为经外周静脉置入中心静脉导管（peripherally inserted central catheter，PICC）或经外周静脉至中心静脉置管；预计 PN 治疗 > 1 周时，首选经中心静脉置管途径给予 PN。经外周静脉的 PN 适用于接受较低渗透浓度制剂的短期 PN 治疗。

在提供充足能量的前提下，增加蛋白质补充可有效纠正负氮平衡、修复损伤组织及促进蛋白质合成；当热卡和蛋白质均达到机体的目标需要量时，可明显降低患者的死亡风险；蛋白质的供给量是临床营养支持疗效及临床结局的独立因素。

肠外营养处方中，建议提供葡萄糖和脂肪乳双供能来源，脂肪供能比例一般为非蛋白热卡的 30% ~ 50%，可根据疾病和代谢状态进行调整。

重症患者应激炎症反应导致胰岛素抵抗、应激性高血糖，适当提高脂肪的供能比有利于血糖控制。每日葡萄糖的供给量应控制在 2 ~ 3 g/（kg·d），输注速度应低于 3 mg/（kg·min），不足的能量可由脂肪供给。临床常用的大豆油长链脂肪乳剂提供热卡和必需脂肪酸，中/长链脂肪乳剂可改善脂代谢、减轻对免疫功能和肝功能的影响；鱼油脂肪乳剂可调控机体炎症反应；橄榄油脂肪乳剂可减轻脂质过氧化；多种油脂肪乳剂优化了脂肪酸配方。

"全合一"（all in one）肠外营养混合液是将机

体所需的宏营养素（葡萄糖、氨基酸和脂肪乳）、微营养素（维生素和微量元素）、矿物质和水等营养素在符合要求的洁净环境下，按照一定比例和顺序混合在一个包装袋中。规范的肠外营养推荐"全合一"肠外营养，更加符合机体生理代谢。"全合一"包括医生开处方在静脉用药集中调配中心（PIVAS）完成的"院内配置"和工业化生产的"多腔袋"两种形式，与单瓶输注相比，"全合一"肠外营养合理的配比更加符合生理需求，有利于机体的合成代谢，减少代谢并发症，降低患者临床不良结局的风险；节省人力成本，缩短住院时间，降低医疗费用，适于不同患者临床使用。

4. 肠内营养及途径的选择

胃癌患者应定期进行营养风险筛查及营养评估，制订和调整营养计划，进行合理的营养治疗：推荐首选口服营养补充或经鼻肠管或空肠穿刺置管予以300～600 kcal/d以上的营养支持治疗，有利于患者耐受和完成放化疗或手术治疗。

对于术前营养状况差、并发症风险高、术前和术后需要接受辅助放化疗或较长时间营养治疗的胃癌患者，ONS不能达到营养支持需要量，推荐经鼻放置鼻肠管，或在术中留置空肠营养管，有利于改善患者营养状况、提高放化疗耐受性及术后早期EN，减少营养治疗相关费用，提高患者治疗效果。

空肠营养管的留置途径应根据手术方式、喂养时间长短、营养状况、胃肠道功能等具体情况进行选择。鼻肠管留置较为方便，但留置时间过久，会发生相关并发症，包括鼻部糜烂、鼻窦炎、食管溃疡或提前意外脱出等。预计胃癌患者术后需要长期EN治疗（＞4周）时，建议选择经腹壁-空肠穿刺置管或造口置管，术后早期可予肠内营养，并需对置管口处进行观察和换药护理，对长期家庭肠内营养的患者具有更好效果及耐受性。

手术后EN的实施应根据患者肠道功能状况从低流量（20～30 ml/h）开始，根据胃肠耐受情况逐渐增量；对耐受性良好的患者，喂养量应在72 h内达到目标需要量；对胃肠道耐受性较差的患者，喂养量可在5～7日逐渐达到目标需要量（60～80 ml/h）。

围手术期推荐合理应用短肽型肠内营养制剂及整蛋白型肠内营养制剂；如有高血糖或糖尿病，可选择糖尿病型肠内营养制剂，或含有膳食纤维的整蛋白型肠内营养制剂，可调整泵入输液速度及胰岛素用量调控手术后血糖（8～10 mmol/L）；如有条件，可选择免疫型EN制剂，有利于维持瘦体重、减少术后感染并发症、缩短住院时间。

出院患者建议ONS为主的肠内营养治疗，以整蛋白配方为主，能量应达400～600 kcal/d以上；特别是老年、体弱、营养不良及全胃切除、术后需要化疗胃癌患者，建议带空肠营养管出院，出院前医护人员应指导患者及家属学习掌握使用营养管及护理技术，进行家庭肠内营养3～6个月以上，配合胃癌术后的复查，建议临床营养专家参与，加强宣教，对患者的营养状况进行筛查和评估，尽早发现营养风险和营养不良，及时合理调整营养治疗，有利于胃癌术后康复管理，减少手术胃排空障碍或因营养不良导致感染等并发症及再入院，提高患者接受和完成术后化疗的耐受性，提高患者总体满意度、生活质量，延长生存期。

总之，营养风险筛查及营养评估应在进展期胃癌患者明确诊断时即实施，在MDT中融入治疗方案，贯穿综合治疗的各个阶段；营养治疗是基础一线治疗，是胃癌综合治疗的重要组成部分。

（于健春）

参考文献

［1］Bray FJ, Ferlay I. Soerjomataram. Global cancer statistics 2018：GLOBOCAN estimates of incidence and mortality world-wide for 36 cancers in 185 countries［J］. CA Cancer J Clin, 2018, 68（6）：394-424.

［2］Wanqing C, Kexin S, Rongshou Z, et al. Cancer incidence and mortality in China, 2014［J］. Chin J Cancer Res, 2018, 30（1）：1-12.

［3］Kondrup J, Rasmussen HH, Hamberg O, et al. Nutritional risk screening（NRS 2002）：a new method based on an analysis of controlled clinical trials［J］. Clin Nutr, 2003, 22（3）：321-336.

［4］Weimann A，Braga M，Carli F，et al. ESPEN guideline：clinical nutrition in surgery［J］. Clin Nutr，2017，36（3）：623-650.

［5］ESPEN. ESPEN guidelines on definitions and terminology of clinical nutrition. Clinical Nutrition，2017，36（1）：49-64.

［6］中华医学会肠外肠内营养学分会. 肿瘤患者营养支持指南［J］. 中华外科杂志，2017，55（11）：801-829.

［7］Jianchun YU（于健春），Guohao Wu（吴国豪），Yun Tang（唐云），et al. Efficacy，safety，and preparation of standardized parenteral nutrition regimens：three-chamber bags vs compounded monobags-a prospective，multicenter，randomized，single-blind clinical trial. Nutrition in Clinical Practice，2017，32（4）：545-551.

［8］中国抗癌协会胃癌专业委员会，中华医学会外科学分会胃肠外科学组.《胃癌围手术期营养治疗中国专家共识》（2019 版）. 中国实用外科杂志，2020，40（2）：145.

［9］中华医学会放射肿瘤治疗学分会. 肿瘤放疗患者口服营养补充专家共识（2017）［J］. 中华放射肿瘤学杂志，2017，11：1239-1247.

［10］吴国豪，谈善军. 成人口服营养补充专家共识［J］. 消化肿瘤杂志（电子版），2017，9（3）：151-155.

［11］中国腹腔镜胃肠外科研究组（CLASS 研究组），中华医学会外科学分会腹腔镜与内镜外科学组，等. 腹腔镜胃癌手术患者使用口服营养补充的专家共识（2020 版）. 中华胃肠外科杂志，2020，23（7）：623-628.

［12］孟庆彬，于健春. 空肠置管肠内营养对胃癌患者术后生活质量的影响. 中国医学科学院学报，2013，35（3）：332-336.

［13］Xinying Wang（王新颖），Jianchun YU（于健春）Immediate vs. gradual advancement to goal of enteral nutrition after elective abdominal surgery：A multicenter non-inferiority randomized trial. Clinical Nutrition，2021，40（12）：5802-5811.

［14］Charlene Compher，Jianchun YU（于健春），et al. Guidance for assessment of the muscle mass phenotypic criterion for the Global Leadership Initiative on Malnutrition（GLIM）diagnosis of malnutrition. Clinical Nutrition，2022，41（6）：1425-1433.

［15］Lorenzo M. Donini a*，Luca Busetto b，Stephan C Bischoff c，et al. Definition and Diagnostic Criteria For Sarcopenic Obesity：ESPEN and EASO Consensus Statement. Clinical Nutrition，2022，41（4）：990-1000.

［16］YIngqing Zhang，Jianchun YU（于健春）. Impact of body composition on clinical outcomes in people with gastric cancer undergoing radical gastrectomy after neoadjuvant treatment. Nutrition，2021，85，111135.

［17］Yingjing Zhang，Jianchun YU（于健春）. Marked loss of adipose tissue during neoadjuvant therapy as a predictor for poor prognosis in patients with gastric cancer：A retrospective cohort study. J Hum Nutr Diet，2021，34（3）：585-594.

［18］中华医学会肠外肠内营养学分会. 肠外营养多腔袋临床应用专家共识. 中华外科杂志，2022，60（4）：321-328.

［19］中华医学会肠外肠内营养学分会老年营养支持学组. 中国老年患者肠外肠内营养应用指南（2020）［J］. 中华老年医学杂志，2020，39（2）：119-32.doi：10.3760/cma.j.issn.0254-9026.2020.02.002.

［20］Zhihao Lu，Yu Fang，Chang Liu，et al. Early Interdisciplinary Supportive Care in Patients With Previously Untreated Metastatic Esophagogastric Cancer：A Phase Ⅲ Randomized Controlled Trial. Journal of Clinical Oncology，2021，39：748-756.

二、胃癌手术应用加速康复外科的研究与推广

（一）加速康复外科的概念及关键措施

加速康复外科（enhanced recovery after surgery，ERAS）的概念于 1997 年由 Kehlet 首先提出，经过 18 年的临床应用与研究，目前已广泛应用于普外科、泌尿外科、妇科、骨科、胸心外科及乳腺外科等领域，并取得显著成绩，表现为减少手术应激和并发症发生，显著缩短住院时间，并未增加再住院率。其中最为成功的临床应用是在结肠直肠手术领域，其出院标准与传统相同：即停止静脉输液，无痛，自由行走，恢复半流质饮食，患者意愿。平均术后住院时间缩短至 2～3 日，显著降低术后并发症发生率，约下降 47%。2010 年起，欧洲肠外肠内营养学会建立了 ERAS 协会，陆续制定有关结

肠直肠、胰十二指肠切除、胃切除等专家共识，且多次召开国际会议，针对 ERAS 理念的推广及应用进行大量卓有成效的工作。目前，ERAS 在英国及加拿大两国已成为政府主导的行动。

ERAS 的核心是应用围手术期处理的循证医学证据，优化围手术期处理，减少创伤应激，减少并发症，缩短住院时间。非常强调外科、麻醉科、护理及营养科等团队的多学科配合。强调优化制定术前、术中、术后一系列临床路径。其关键措施包括：①术前教育和术前预康复处理，缩短术前禁食、禁水时间，术前使用糖类饮品；②强调多模式镇痛，尽量避免或减少阿片类止痛剂的使用；③强调术后早期下床活动；④术后早期进食及饮水；⑤尽量不使用鼻胃管或腹腔引流管；⑥强调应用微创手术技术（如腹腔镜）；⑦控制性输液，避免围手术期静脉补液过多或不足。

（二）ERAS 在胃癌手术中应用

我国既是结肠直肠癌高发国家，也是胃癌高发国家，因此，应加大 ERAS 在胃肠肿瘤领域的应用研究。我国开展 ERAS 的临床研究始于 2007 年，首先在结肠直肠领域有研究应用报道。同年，笔者团队发表了国际上第一篇有关胃癌应用 ERAS 的临床研究论文，首次证实在胃癌手术中应用 ERAS 的安全性及有效性。此研究于 2014 年被欧洲 ERAS 协会《胃切除术加速康复外科指南》所引用，奠定了我国在此领域的先进地位。笔者的系列研究证实，在胃切除的围手术期中不常规置放鼻胃管及腹腔引流管、早期饮水进食等措施是安全有效的，可减少患者不适、术后疼痛和恶心呕吐发生率，减少术后肺炎发生率，并不增加吻合口漏及再住院率。无论是在开腹、腹腔镜或机器人手术中应用 ERAS 的理念，均获得临床成功。经过 10 年研究，胃癌患者术后住院时间由 2006 年的 10 日左右，缩短至目前的 5 日左右，效果显著。

2007 年，笔者将 80 例行 D2 根治切除的胃癌患者，随机分为两组。传统对照组采用传统的围手术期处理方法，ERAS 组采用 ERAS 程序治疗。与传统对照组相比，ERAS 组术后住院时间显著缩短［（5.6±1.3）日 vs.（9.4±1.9）日］，治疗费用显著减少［（18 620±2360）元 vs.（20 370±2440）元］，排气时间及停止静脉输液时间显著提前，手术后体重下降显著减少；而术后并发症发生率及再住院率并未显著增加。

2010 年，笔者进一步研究胃癌手术应用 ERAS 的相关机制。研究结果发现，ERAS 组与传统治疗组相比，显著减轻术后胰岛素抵抗，减轻术后炎性反应，体重丢失显著减少［（2.45±2.11）kg vs.（4.02±2.40）kg，$P = 0.028$］。

2012 年，笔者将 ERAS 理念与机器人技术结合治疗 120 例胃癌患者。2013 年，通过应用全机器人消化道重建吻合技术，结果显示平均住院时间同样缩短，与早期使用辅助小切口的手术患者相比，住院时间缩短约 1 日。2015 年，在 8 例女性患者中应用全机器人胃癌手术及消化道重建吻合技术，将切除标本自阴道后穹隆拖出，实现腹部无手术切口，术后平均住院时间为 3.6 日，体现了机器人技术与 ERAS 理念的完美结合。

2014 年欧洲 ERAS 协会发表的《胃切除术加速康复外科指南》，共提出 25 项改进及优化，涉及术前、术中及术后多项措施的改良与更新。最新的日本胃癌指南（2015 年版），首次增加围手术期处理的临床路径。日本外科医师在重视手术技巧的同时，也开始关注围手术期的处理及优化，如推荐使用硬膜外麻醉及术后止痛、术后早期拔除鼻胃管、早期恢复饮水进食、早期下床活动等。但其临床路径中规定术后 8～14 日出院的标准，仍未体现围手术期处理的先进性。因此，有关胃癌围手术期处理，我们应积累自己的经验，形成先发优势，不是盲目跟从，而是在学习借鉴的基础上进行超越。可喜的是，我国学者在国际上有关胃癌 ERAS 的临床应用及研究报道不断增加，正越来越受到国际同行的重视。

（三）胃癌手术应用及推广 ERAS 的建议

Kehlet 认为，如在围手术期使用太多的改良方法，不一定提高 ERAS 的临床效率。因此，特别强调 5 项措施的改进：①多模式止痛；②避免使用鼻胃管；③早期下床活动；④早期饮水进食；⑤避免液体过多或不足。同时还指出，今后的 ERAS 研究应加大对外科应激代谢规律的探索，深入研究术后并发症发生的原因及预防。以往的 ERAS

临床研究大多使用 RCT 研究，不一定是最好的研究方法，以后应更多使用全数据及大数据的队列研究方法。

Gatt 等认为 ERAS 成功的关键是术后肠功能的快速康复。笔者认为在以后的 ERAS 临床应用研究中，应加大对胃肠功能康复机制的研究。术后肠麻痹受到神经、体液及药物等多种因素的影响，缩短术后肠麻痹的时间，将为患者的康复提供前提和保证。目前有关胃癌 ERAS 的许多措施中，大多与防治术后肠麻痹相关，如控制性输液，避免使用鼻胃管，避免或减少应用阿片类止痛剂，早期饮水进食，应用微创手术等。

ERAS 的临床推广应用并非一帆风顺，首先是受到传统及习惯的阻碍。欧洲的一项调查显示，虽然 ERAS 成绩显著，但只有三分之一的医院应用其理念。笔者团队于 2015 年牵头成立中国 ERAS 协作组，发布第一个结肠直肠手术应用 ERAS 的中国专家共识，在南京召开中国第一届 ERAS 大会，标志我国 ERAS 进入到快速发展的新阶段。

在以后的推广与应用中，应从简单的结肠直肠手术开始，逐渐向较复杂的胃、肝、胆、胰等手术推进。在开展 ERAS 的过程中，首先应阅读学习原始文献，了解 ERAS 的内涵及精髓；然后到有经验的单位或中心参观、学习，这将是一个行之有效的方法。在 ERAS 的实践中有许多细节，需要医师、护士及麻醉医师共同协调与组织。医院行政管理部门肩负协调组织的重任。可喜的是，目前已有不少医院院长及行政领导开始重视 ERAS 的临床实践及应用。在 2015 年厦门召开的中国医院院长年会上，

笔者团队向全国的院长们介绍了应用 ERAS 在胃肠癌领域应用的 10 年经验，获得广泛关注及认可。目前，国际上公认的数据表明，ERAS 可至少提高医疗效益 30%。

（四）结论

2016 年，我们共同牵头发表《胃癌胃切除手术加速康复外科专家共识（2016 版）》。2020 年，我们研究的项目《加速康复外科在胃癌中的体系建立及推广应用》荣获中国医药教育协会科技创新奖一等奖。胃癌围手术期的处理有不同于结肠直肠癌手术的特殊之处，需要加大针对胃癌特殊的 ERAS 临床路径的研究。相信在胃癌手术中应用与研究 ERAS 意义重大，前途光明。同时应清醒地认识到，我国外科同仁能在此领域保持先发优势，开展更多的前瞻性多中心联合研究势在必行。

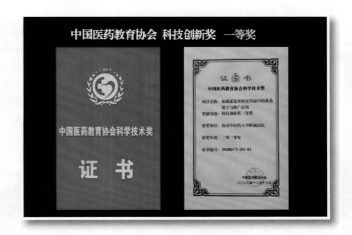

（江志伟　黎介寿）

参考文献

[1] Kehlet H. Multimodal approach to control postoperative pathophysiology and rehabilitation [J]. Br J Anaesth, 1997, 78 (5): 606-617.

[2] Gouvas N, Tan E, Windsor A, et al. Fast-track vs stan-dard care in colorectal surgery: a meta-analysis update [J]. Int J Colorectal Dis, 2009, 24 (10): 1119-1131.

[3] Mortensen K, Nilsson M, Slim K. Consensus guidelines for enhanced recovery after gastrectomy: Enhanced Recovery After Surgery (ERAS) Society recommendations [J]. Br J Surg, 2014, 101 (10): 1209-1229.

[4] Mortensen K, Nilsson M, Slim K. et al. Guidelines for perioperative care in elective colonic surgery: Enhanced Recovery After Surgery (ERAS) Society recommenda-tions [J]. Clin Nutr, 2012, 31 (6): 783-800.

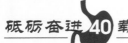
［5］Nygren J，Thacker J，Carli F. Guidelines for perioperative care in elective rectal/pelvic surgery：Enhanced Recovery After Surgery（ERAS）Society recommendations［J］. Clin Nutr，2012，31（6）：801-816.

［6］Lassen K，Coolsen MM，Slim K. Guidelines for periopera-tive care for pancreaticoduodenectomy：Enhanced Recovery After Surgery（ERAS）Society recommendations［J］. Clin Nutr，2012，31（6）：817-830.

［7］江志伟，李宁，黎介寿. 加速康复外科的概念及临床意义［J］. 中国实用外科杂志，2007，27（2）：131-133.

［8］柳欣欣，江志伟，汪志明，等. 加速康复外科在结直肠癌手术病人的应用研究［J］. 肠外与肠内营养，2007，14（4）：205-208.

［9］许剑民，钟芸诗，朱德祥，等. 促进术后恢复综合方案在结直肠癌根治术中的应用［J］. 中华胃肠外科杂志，2007，10（3）：238-240.

［10］江志伟，黎介寿，汪志明，等. 胃癌患者应用加速康复外科治疗的安全性及有效性研究［J］. 中华外科杂志，2007，45（19）：1314-1317.

［11］王建忠，江志伟，鲍阳，等. 胃肠道手术中不常规留置胃肠减压管并早期进食的临床应用研究［J］. 中国实用外科杂志，2009，29（4）：331-332.

［12］江志伟，黎介寿，汪志明，等. 胃癌根治切除术预防性放置腹腔引流管随机对照研究［J］. 中国实用外科杂志，2008，28（9）：761-762.

［13］Liu XX，Jiang ZW，Wang ZM，et al. Multimodal opti-mization of surgical care shows beneficial outcome in gastrectomy surgery［J］. J Parenter Enteral Nutr，2010，34（3）：313-321.

［14］江志伟，赵坤，王刚，等. 手术机器人系统在120例胃癌患者治疗中的应用［J］. 中华胃肠外科杂志，2012，15（8）：801-803.

［15］Liu XX，Jiang ZW，Chen P，et al. Full robotassisted gas- trectomy with intracorporeal robot-sewn anastomosis pro- duces satisfying outcomes［J］. World J Gastroenterol，2013，19（38）：6427-6437.

［16］Shu Z，Jiang ZW，Wang G，et al. Robotic gastrectomy with transvaginal specimen extraction for female gastric cancer patients［J］. World J Gastroenterol，2005，21（46）：13332-13338.

［17］胡祥. 2014年第4版日本《胃癌治疗指南》更新要旨［J］. 中国实用外科杂志，2015，35（1）：16-19.

［18］Kehlet H. Enhanced Recovery After Surgery（ERAS）：good for now，but what about the future？［J］. Can J Anaesth，2015，62（2）：99-104.

［19］Gatt M，Macfie J. Fast-track surgery［J］. Br J Surg，2005，92（1）：3-4.

［20］Mattei P，Rombeau JL. Review of the pathophysiology and management of postoperative ileus［J］. World J Surg，2006，30（8）：1382-1391.

［21］江志伟，李宁. 结直肠手术应用加速康复外科中国专家共识（2015版）［J］. 中国实用外科杂志，2015，35（8）：841-843.

［22］余佩武，江志伟，郝迎学，等. 胃癌胃切除手术加速康复外科专家共识（2016版）［J］. 中华消化外科杂志，2017，16（01）：14-17.

三、青岛大学附属医院围手术期营养支持治疗与加速康复外科发展经验

1968年，青岛大学附属医院外科崔自介教授收治一例胃大部切除术后上腹部9处肠瘘、严重感染患者，每天漏液为7000 ml，在确保水电解质、酸碱平衡稳定的基础上，采用"创口吸引、经口补充营养、局部红外线烘烤理疗"等方法进行救治，2个月后治愈。当时尚无肠内、肠外营养制剂，也无成熟经验可循，他摒弃单纯输液、禁饮食治疗肠瘘的方法，鼓励患者进食，腹腔开放、床旁电动吸引器吸引漏液，保持创面干净，总结出"吃十口，漏九口，剩一口也管用"的经验，在消化道漏的治疗方面显现出良好效果，无一例发生死亡。

20世纪70年代，我院和青岛海洋渔业公司共同研发国内首款预消化型肠内营养制剂成功用于临床，并在全国推广，发挥巨大作用，挽救了许多患者生命。学科进行中西医结合，组建"胰腺炎一、二期方，术后饮"等方剂，治疗急腹症、胆道结

石、重症胰腺炎、手术后胃肠功能障碍。胃肠道手术后选择性废除"三管一禁"（胃管、输液管、导尿管，禁饮食），鼓励患者手术后早期进食，结合中药、针灸疗法获得满意效果。采用电针足三里、合谷等穴位用于术后镇痛、止吐，促进胃肠道功能恢复，机制被我们后续进行的 RCT 研究所证实。

20 世纪 80 年代，引进雅培肠内营养制剂（Ensure）和费森尤斯脂肪乳剂、氨基酸等，购进静配台等设备，学科安排邓福民、韩迎秋等医护人员到南京军区南京总医院学习肠外营养支持及静脉配置技术，配置"三升袋"，极大提高了营养支持的质量和水平。王罗芬护士长开展锁骨下静脉置管技术，并在全国推广。崔自介教授使用健康人粪便滤液治疗胃肠道手术后伪膜性肠炎获得成功，进行胆汁自体及异体回输治疗手术后肠功能不全。依托始建于 50 年代的青岛医学院营养与食品卫生学学科，1987 年在我国著名的营养学家李珏声教授的领导下创建医学营养学本科专业，经过半个多世纪的建设和努力，为我国营养学事业培养了一大批有用人才。

20 世纪 90 年代，随着胃肠手术量的增加，学科重视胃癌围手术期管理及手术并发症的处理，选派周岩冰、丁连安、赵萍、仲蓓等医护人员到南京军区南京总医院系统学习临床营养支持、肠外瘘、外科感染综合治疗等。引进新一代静配台、加温器、输液泵、喂养泵、空肠营养管、空肠造瘘管等，围手术期营养支持比例增加，肠内营养超过

50%。介入放射科开展胃肠道置管、支架置入、出血介入治疗等技术。

2000 年后，我院聘请黎介寿院士为首席医学专家，李宁、任建安、朱维铭、江志伟、李幼生、李维勤、王新颖教授等定期来院进行技术指导。20 年来，黎介寿院士团队为我院培养、输送了十几位优秀博士和护士长，现已成为学科发展的中坚力量。此时期建成临床营养治疗中心，层流静配室投入使用，引进"代谢车、组分仪、双能源 X 线"等设备，开展"肠外瘘、严重腹腔感染、腹腔间隙综合征、多器官功能衰竭、短肠综合征、放射性肠炎、早期炎性肠梗阻"等综合处理及营养支持治疗，围手术期管理水平显著提升，有力保障了胃肠道手术的安全和质量。消化内镜团队开展经皮内镜胃造瘘（PEG）、空肠造瘘（PEJ）、止血、鼻胃肠管置入等技术。2002 年举办首届"国家级继续教育项目——危重疑难胃肠外科疾病诊治研讨班"至今，黎介寿院士、吴肇汉、李宁、于健春、吴国豪、任建安、朱维铭、王新颖、林峰等教授多次进行授课，对推动我院及区域临床营养支持事业发展起到重要作用。同年，周岩冰教授当选中华医学会外科学分会第十四届委员会营养支持学组委员，在黎介寿、吴肇汉教授的指导下，积极开展学术及技术推广工作。2003 年 12 月吴国豪、于健春、朱维铭、林峰等教授来青岛工作考察，周岩冰协助学组于 2004 年 3 月在青岛成功举办"第九届全国临床营养支持学术大会"。

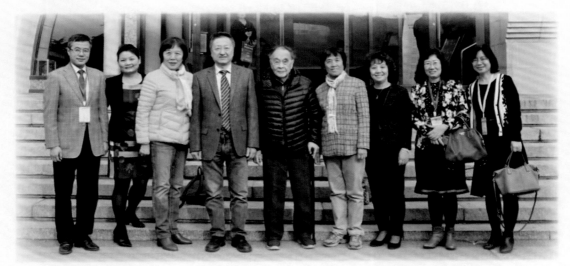

李珏声教授与学生们合影（2018 年 12 月，中李珏声教授，左一陈伟教授，左四周岩冰教授，青岛）

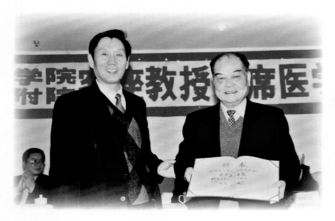

聘请黎介寿院士为首席医学专家（2001年12月，青岛）

2007年，在黎介寿院士的支持下引入"加速康复外科"及"损伤控制外科"理念，进行围手术期ERAS临床路径的优化。于2010年发表国际首篇胃癌围手术期ERAS路径管理的RCT研究英文论著，成为相关指南、专家共识重要原创文献，被CA等引用334次。发现并证明ERAS围手术期管理改善胃癌患者预后，并对相关机制进行探讨。提出"抗血栓袜、压力泵、早期活动、肝素使用"预防血栓栓塞策略，20年来4万例胃肠道手术无肺栓塞死亡病例。鉴于非计划再手术的特殊性和复杂性，在黎介寿院士的支持和指导下，出版《再手术学（普通外科卷）》（人民卫生出版社），详细介绍胃癌再手术经验，旨在为再手术的患者进行临床决策，提高手术成功率，加速患者的术后康复。周岩冰教授编译出版《肥胖症外科学》（人民卫生出版社），首次向国内同行介绍肥胖症流行病学、外科手术、病人管理等；并开展减重与抗代谢手术，对患者进行全程营养管理。

2010后，青岛大学附属医院成立营养支持小组，对全院临床营养支持治疗工作统筹安排、培训和质控，打造"无饿"医院，建立临床营养支持团队。2011年4月周岩冰教授和麻醉科主任王世端教授，应Kehlet教授的邀请赴丹麦进行胃肠肿瘤患者围手术期ERAS路径管理的系统培训和考察。回国后，医政部牵头组建多学科ERAS团队，大大提升了青岛大学附属医院围手术期管理水平；将腹腔镜、机器人胃癌微创手术与ERAS围手术期管理相结合，提出以腹腔镜、机器人为代表的微创外科技术是ERAS的基础，强化以"核心条款"为主的管理模式。2015年第十一届IGCC上，周岩冰教授在主会场做了"What has changed after ERAS protocol study in gastric cancer management（加速康复理念对胃癌治疗产生何种影响）"主题演讲。2017年作为会议主席承办中华医学会第十一届全国肠外肠内营养学学术年会。组建首届山东省医学会肠外肠内营养分会。2017年任建安教授入选泰山学者特聘专家，被聘为急诊普外科名誉科主任。

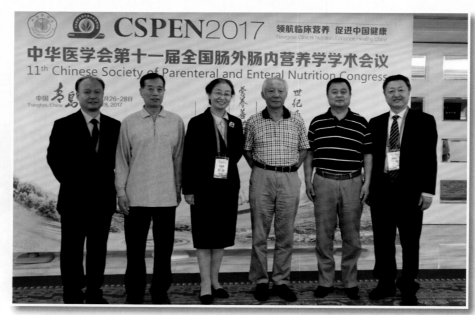

第十一届全国肠外肠内营养学学术会议（2017年5月，青岛），左一康维明教授，左三于健春教授，右一周岩冰教授

2018 年 11 月 Kehlet 教授参加我院 120 年院庆，接受青岛大学客座教授聘任，高度评价我院胃癌围手术期 ERAS 路径管理所取得的成绩。2019 年周岩冰教授和 Kehlet 教授为共同 PI 通过多中心 RCT 研究发现，经过胃癌腹腔镜围手术期 ERAS 路径管理，患者手术后恢复更快，术后住院时间明显缩短，医疗费用降低，并发症和再入院率并未增加。这是该领域首个高质量 RCT 研究，发表在 2022 年外科年鉴（ANN SURG）上。

2019 年周岩冰教授当选国家卫生健康委医院管理研究所临床营养项目专家组专家，2021 年当选中华医学会肠外肠内营养学分会（CSPEN）第六届委员会常委；参加中华医学会、中国抗癌协会多个加速康复外科、营养支持治疗共识、指南的编写；参与全营养治疗（TNT）教材的编译和培训工作；积极参加于健春、韦军民、王新颖教授发起的多项多中心临床研究；牵头成立山东省胃肠外科研究组（GISSG），开展胃癌围手术期 ERAS 管理的临床研究；由科室发起多中心及单中心 RCT 研究 10 余项，其研究成果多次在 CSPEN、ESPEN、ASPEN、IGCC、JGCA、CRSA 等国际会议上做主旨演讲，在外科年鉴（ANN SURG）等期刊发表高水平论著，荣获山东省、青岛市科技进步奖。

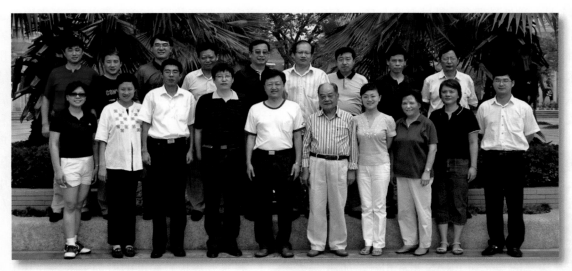

临床营养支持治疗专家共识研讨会（2006 年 9 月，武汉）

（周岩冰）

参考文献

［1］王新生主编.大医德馨.青岛：青岛出版社，2018.

［2］Zhou X，Cao SG，Tan XJ，et al. Effects of Transcutaneous Electrical Acupoint Stimulation（TEAS）on Postoperative Recovery in Patients with Gastric Cancer：A Randomized Controlled Trial. Cancer Manag Res，2021，13：1449-1458. Published 2021 Feb 12. doi：10.2147/CMAR.S292325.

［3］Wang D，Kong Y，Zhong B，et al. Fast-track surgery improves postoperative recovery in patients with gastric cancer：a randomized comparison with conventional postoperative care. J Gastrointest Surg，2010，14（4）：620-627. doi：10.1007/s11605-009-1139-5.

［4］Silver JK，Baima J，Mayer RS. Impairment-driven cancer rehabilitation：an essential component of quality care and survivorship. CA Cancer J Clin，2013，63（5）：295-317.

［5］杨方正，王浩，王东升，等.围手术期 ERAS 路径管理对胃癌病人近期及远期结局影响的单中心回顾性观察.中华医学杂志，2020，100（12）：922-927. DOI：10.3760/cma.j.cn112137-20190711-01325.

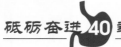

［6］李福年，张佃良，王海波主编.再手术学（普通外科卷）［M］.北京：人民卫生出版社，2007.

［7］周岩冰，刘雪玲主编.肥胖症外科学［M］.北京：人民卫生出版社，2007.

［8］刘尚龙，周岩冰.胃癌围手术期加速康复外科理念指导下的规范化管理［J］.中华胃肠外科杂志，2015，（2）：116-120. DOI：10.3760/cma.j.issn.1671-0274.2015.02.005.

［9］Tian Y，Cao S，Liu X，et al. Randomized Controlled Trial Comparing the Short-term Outcomes of Enhanced Recovery After Surgery and Conventional Care in Laparoscopic Distal Gastrectomy（GISSG1901）. Ann Surg，2022，275（1）：e15-e21. doi：10.1097/SLA.0000000000004908.

四、福建省肿瘤医院胃癌加速康复外科中心发展经验

加速康复外科（enhancedrecoveryaftersurgery，ERAS）是一种外科理念，最早由丹麦 HenrickKehlet 教授于 1997 年提出，它是基于临床循证医学证据，通过外科、麻醉、护理、营养等多学科协作，优化围手术期管理，减少手术患者的生理及心理创伤应激，从而达到加速康复。

我科很早就有加速康复外科的理念，也将加速康复外科的部分策略融入日常诊疗。但一开始并没有规范的加速康复外科标准化流程（SOP）。2014 年起，科室的微创外科手术快速发展，基于膜解剖的腹腔镜手术的精细解剖减低了手术创伤，促进了患者恢复。如何扩大微创手术的优势，让手术创伤的降低更上一个台阶便成为了我们的目标。微创诊疗、快速康复的理念与 ERAS 非常相融，加速康复外科中心的建立以及 SOP 制定与更新便成为了我们的工作。同时，MDT 理念的深入人心，多学科协作的成熟化，让加速康复外科的多学科团队建设也比以前更加容易。这便是科室加速康复外科中心建成的土壤和契机。

ERAS 追求的目标是无痛、无风险。科室的 ERAS 建设制定了几个方向：精准微创的外科手术操作；多模式的个体化镇痛方案；术后早期下床活动；避免或减少胃管的使用，术后早期进食、进水；避免或减少静脉输液；注重术前、术后营养支持；优化术前、术后护理，例如术前宣教、术前访视、术后随访等。

经过多年的学习更新和临床实践，我科形成了有以下特色的朝气蓬勃的 ERAS 中心。

1. 标准化流程制定与不断更新

科室不断学习全球最新的加速康复外科指南及研究结果，制定符合科室特色的加速康复外科的 SOP，并不断更新完善 SOP 内容。

以下为科室学习及参考的部分指南及共识：中国抗癌协会胃癌专业委员会·胃癌围手术期营养治疗中国专家共识（2019 版）/广东省医学会·加速康复外科围手术期药物治疗管理医药专家共识（2019）/美国促进恢复学会（ASER）联合围手术期质量倡议委员会（POQI）·优化镇痛（结直肠手术 2017）/营养筛查和治疗（2018）/术后感染与预防（结直肠手术 2017）/中华医学会外科学分会·加速康复外科中国专家共识及路径管理指南（2018 版）/中国加速康复外科专家组·中国加速康复外科围手术期管理专家共识（2016）/中国研究型医院学会·胃癌胃切除手术加速康复外科专家共识（2016 版）等。

2. 极致精准的微创技术

科室开展极致精准的微创手术，并基于膜解剖的精细解剖以减低手术创伤，促进患者恢复。

科室开展"完全腹腔镜完整胃系膜切除全胃根治性切除＋改良 Overlap 吻合 / 完全腹腔镜完整胃系膜切除远端胃大部根治性切除＋ Brauns 吻合 / 完全腹腔镜完整胃系膜切除近端根治性切除＋双通道吻合 / 完全腹腔镜下膜层次解剖结直肠癌根治术（NOSES 术）"等极致微创手术，将手术创伤降至最低，为加速康复打下坚固基石。

同时，科室开展"经自然腔道取标本全腔镜胃癌手术 / 完全腹腔镜保留幽门胃切除术"等新技术，在保证根治的前提下，尽量减轻患者创伤，保留患者器官功能，改善患者生存质量。

3. 加速康复外科病房的人文关怀

科室以创造"充满人文关怀的加速康复病房"为理念，以患者为核心，配备加速康复外科相关的设备和工具，为患者康复创造温馨的环境。

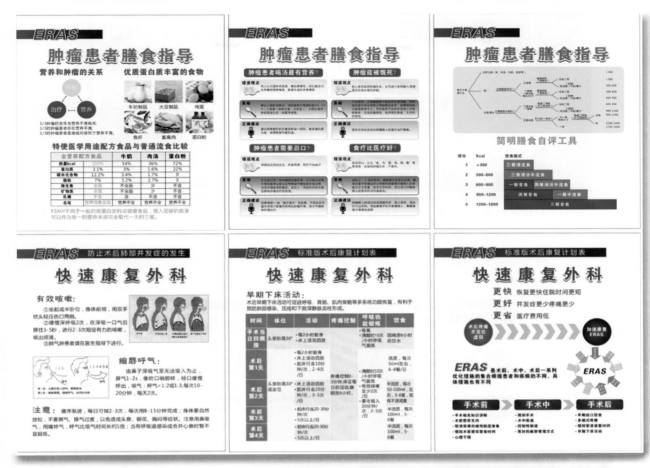

科室宣传海报

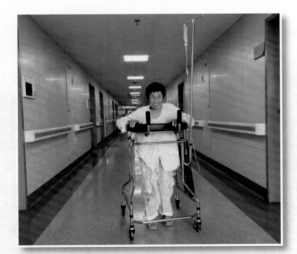

科室配备术后助行器帮忙患者术后活动

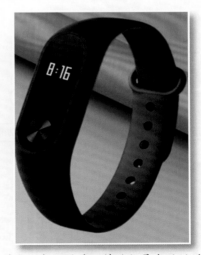

科室配备运动手环精确指导术后活动

4. 肿瘤患者全程营养治疗

科室注重肿瘤患者的营养治疗，通过标准化的营养筛查、评估、治疗、再评估过程，旨在减轻手术应激反应，提高生存获益。肿瘤营养治疗贯穿包括围手术期营养及院外营养整个过程，胃肠肿瘤患者建立从入院到围手术期再到院外长期随访的营养评估干预标准化流程。并综合国内外最新营养治疗文献和指南建立包含前瞻性研究的营养规范诊治体系。科室因肿瘤营养上的成绩，成为CSCO第一家通过评审的全国级肿瘤患者营养指导中心。

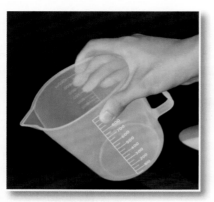

精确量杯精准计量术后进食情况

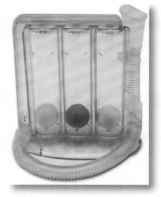

简易呼吸训练器帮助围手术期患者进行肺功能锻炼

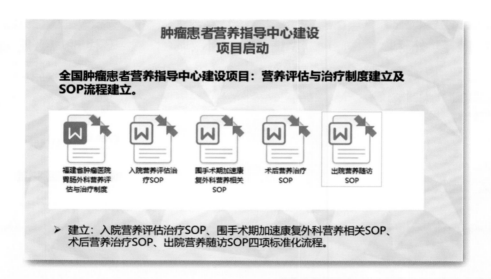

营养干预的流程

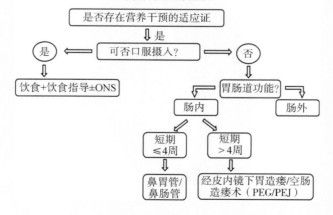

5. 建立包含前瞻性研究的康复体系

科室目前正在开展及待开展多项加速康复外科相关前瞻性研究，包括加速康复外科联合完全腹腔镜根治性远端胃切除的多中心临床研究。

6. 胃肠外科加速康复外科标准流程

包括术前宣教；术前戒烟、戒酒；术前访视与评估；术前营养支持治疗；术前肠道准备；术前饮食6个术前措施以及全身麻醉方法的选择；麻醉深度监测；气道管理及肺保护性通气策略；术中输液及循环系统管理；术中体温管理；手术方式与手术质量；鼻胃管留置；腹腔引流；导尿管的留置等10个术中措施以及围手术期液体治疗；术后疼痛管理；术后恶心、呕吐的预防与治疗；术后饮食；术后早期下床活动；出院基本标准和随访及结果评估等术后措施。通过理论结合实践，标准化流程的实施与更新，不断将自身打造成一个优秀的加速康复外科中心。

（陈路川）

第十三章　中青年医生成长经验

做好一名全面发展的"尖兵"

——邓靖宇　天津医科大学肿瘤医院

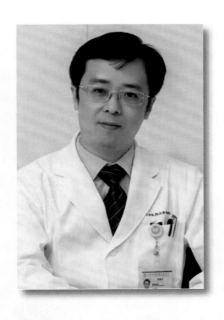

作为一名医生，从跨入医学院校的第一天就已经注定了这一生是在充满了"荆棘"的道路上逐步迈进，而在医生的培养道路上需要依靠更多的却是自律。对于一名优秀的医生而言，必须具有坚实的专业基础知识和基本技能，同时能够在紧跟研究前沿的方向上根据强有力的理论依据推断和相关知识要点提出正确的观点，使之得到推广和普及，以及指导团队向正确的发展方向去努力。

我于2006年6月在四川大学华西医学中心获得外科学博士学位后即来到天津医科大学肿瘤医院胃部肿瘤科工作。由于我的博士生导师主攻专业是肝外科，因此刚到医院工作时我对胃癌外科并不熟悉。随后我花了大约一年的时间熟读《黄家驷外科学》《格氏解剖学》《腹部肿瘤学》《胃癌外科治疗与临床实践》《胃癌》等专著，并在每一台参与的胃癌手术中加深记忆淋巴结清扫的操作细节和解剖特点。2009年1月，我于肝胆肿瘤科轮转时被安排在王殿昌教授的指导下继续学习腹部肿瘤外科治疗。王殿昌教授早年留学日本广岛大学，其胃癌临床知识和手术技能都非常出色，且难能可贵的是他每周还抽出1个小时时间亲自带我读英文文献和讨论日本胃癌诊治热点。尽管我跟随王殿昌教授学习和工作仅2年余，但得到了他很多的无私的帮助，使我得以在33岁时即能在主刀位置完成全胃切除手术30余例并陆续发表英文论文多篇。2011年5月我回到胃部肿瘤科，继续在科主任梁寒教授和科副主任张汝鹏教授的指导下工作，继续加深对胃癌患者的术前诊治、并发症处理以及腹膜种植防治等工作的学习，同时参加部分临床试验和基础研究的工作。时至今日，以上各位老师和前辈们的优良习惯仍对我作为一名主任医师在完成胃癌根治术时产生巨大影响。

还记得我刚入院时对于肿瘤的科研几乎就只能用陌生来形容，就连胃癌细胞的生物学行为都不全知晓。从2007年开始，我开始抽出午休短暂时间去病案室自行借阅往年病历并开始收录数据，而当时我们医院还没有任何胃癌相关的数据库。2008年我利用去北京外国语大学英语培训期间的空余时间，建立了我院第一个胃癌患者根治术后资料库并开始进行随访，最终完成了1996—2000年456例患者的完整随访资料，并从阴性淋巴结转移患者预后分析、最佳的胃癌淋巴结转移分期方式及第7版AJCC胃癌淋巴结转移分期的临床适用性分析等多个方面撰写多篇SCI论文。随后，在梁寒教授的支持和带领下继续完善胃癌数据库的资料和随访，时至今日已经完成超过3000余例根治术后病例资料及随访记录；并于 2014 年开始与中国医科大学附属第一医院、中山大学肿瘤防治中心一起组建了国内第一个多中心大样本胃癌根治术后数据库，累计发表 SCI 收录论文 20 余篇。

2009 年 12 月，受时任院长郝希山院士的委托，由梁寒教授负责作为子课题团队领导完成国家 973 重大项目子课题《胃癌前病变中关键异常分子预警标志物的筛选》。在和梁寒教授一起去第四军医大学西京消化病医院参加启动会的航班上梁教授语重心长地对我说"为了科室的发展，也是为了你自己的发展，一定要做好这个课题"。这突如其来的压力最后还是变成了我学习的动力，在不断学习胃癌基础相关研究文献后，我发现了 DNA 甲基化检测位点对于胃癌预后的评估意义，并成功验证了香港中文大学消化病研究所之前提出的胃癌新颖标志物的临床实用性，项目组也在 2014 年底顺利通过科技部结题审查。在后续深入研究中，我们获得了天津市和国家自然基金项目的支持。

2015 年 8 月我得到日本东京大学附属病院胃食管外科濑户泰之教授的邀请赴日学习，开始了短暂的国外交流访学旅程。时年 38 岁的我出发之前就已经做好充足的学习计划，包括日本当时胃癌诊治流程、胃癌手术操作特点、临床新技术开展及特殊型胃癌知识要点的学习。每天比日本医生提前 10 分钟参加全科交班，然后观摩完当天的手术后回到宿舍做好笔记，再在电脑翻译软件的帮助下学习日文专业书籍，真正做到了带着"目标和问题"去学习，充实地度过了半年的东大学习。2016 年回国后，我在梁寒教授的支持下开展了胃癌根治术后淋巴结规范分拣技术的单中心临床前瞻性研究。将在日本学习引进的胃癌标本淋巴结精细分拣流程应用在中国患者中，并与传统的仅依照淋巴结位置分组送检的方式（区域分拣）作对比，拟定探索两种淋巴结分拣方式在术后病理淋巴结送检数目、转移数目及预后评估方面的差异。在为保证精细分拣淋巴结技术质量均衡的前提下，我本人承担了近 80% 胃癌患者根治术后标本中淋巴结精细分拣的工作，前期研究结果还是令人可喜的，并且获得 2020 年度天津市科技进步二等奖并据此颁布了国内专家共识。随后，在天津地区率先常规开展早期胃癌保留迷走神经根治术和迷走神经联合幽门保留

的早期胃体（胃角）癌根治术，将我院功能保留胃癌外科术式工作进一步拓展。术后早期快速康复是各个医院近年来实施的重要围手术期工作。根据临床胃癌患者术后恢复中的常见问题，我依据日本东京大学围手术期准备事项、结合本单位实际经验及查阅大量专业文献后，制定出非特殊准备的胃癌根治术后快速康复条例并一直沿用至今，即使是开腹实施的全胃切除术后患者的平均住院时间也缩短至 6～7 天。

尽管天津医科大学肿瘤医院是一家专科医院，但同时也是天津医科大学直属教学医院，也承担着一定的医学教学任务。2010 年开始我协助科主任梁寒教授培养硕士研究生，主要以建立胃癌数据库和完成 973 子课题研究内容为主，先后有 10 余名研究生顺利毕业并发表论文共计超过 20 余篇。2015 年我开始招收硕士研究生，以临床胃癌数据资料为基础向基础研究逐渐深入，前两届硕士研究生均获得国家奖学金。2019 年我开始招收博士研究生，深入地开展蛋白质泛素化、DNA 甲基化修饰及肿瘤氧化应激-代谢等多组学的研究工作，同时展开国内多中心研究并结合 SEER 数据验证和 R 语言等新技术。到目前为止，整个研究生团队充满积极奋进的正能量。每一个研究生的选题、开题报告、中期结果汇报及数据检查，直至论文投稿前的修改工作我都亲力亲为，真正要求做到"每一次努力都是进步"。此外，从 2020 年开始，我还承担了天津医科大学生物智能专业外科学胃肠疾病部分授课和天津医科大学肿瘤医院进修班胃癌外科诊治进展授课工作。从 2020 年初开始，我收到国家教育部学位与研究生教育发展中心的邀请作为博、硕士研究生（胃肠专业）答辩论文评阅人，每年评阅来自北京大学、中国医科大学、中山大学、四川大学、山东大学等 20 余份博士研究生毕业论文和少量硕士论文。每一份博士论文我都亲自仔细评阅，提出自己的见解和意见，对于好的思路给予肯定并查阅相关文献后记录保留，以备日后研究所用。2014 年我当选为《中华胃肠外科杂志》通信编委和《中国肿瘤临床》杂志编委，同时作为审稿人审阅胃肠外科专业论文。随后从 2020 年开始，我依次受到《Cancer Biol & Med》《中华外科杂志》《中华普通外科杂志》《中华实验外科杂志》《中国实用

外科杂志》《天津医药》及《天津医科大学学报》等多个专业期刊邀请作为审稿人，每年需要评审投稿近50篇。在审稿的同时，我也对专业领域发展的动态有了一定的了解，也进一步促进了我对本专业学科建设方向的把握。

工作近16年，虽然很辛苦，但也庆幸自己没有虚度时光。一分耕耘一分收获，规划好每一个目标和决策，本着务实的精神继续努力提高自己，同时带好一批批年轻医生和学生，为推动整个学科的持续发展继续贡献力量。

走出去，让世界听到我们的声音

—— 黄华　复旦大学附属肿瘤医院

记得在我的职业生涯初期，在胃癌诊治和研究领域，我们的前辈带领着我们像一名奋力追赶"尖子生"的"跟跑者"，对标日韩两国在相关领域的最新诊治理念和研究成果，像海绵吸水一般，不断精进技术，提高中国胃癌治疗水平。而在近十余年里，基于庞大的临床患者以及先行者们的不断努力，我国的胃癌领域也渐渐从一个"跟跑者"走向"陪跑者"甚至某些方面扮演着"领跑者"的角色。

德国专家漂洋过海，来"取经"

2016年8月的一天下午，刚刚下过一阵雨，外科大楼外面的空气由潮湿闷热变得清新起来。

那天，我实施一台腹腔镜全胃切除手术，探查、分离、淋巴结清扫……手术按部就班，有条不紊地进行着。与往日不同的是，今天这间手术室里多了一位"访客"，身材高挑，金发碧眼。她就站在我身边，聚精会神，目不转睛地盯着腹腔镜显示屏，注视着我的每一个动作。

她，是来自德国的 Christiane Josephine Bruns 教授，是德国科隆大学普通外科主任，擅长胃癌、食管胃结合部肿瘤的开腹手术以及腹腔镜和机器人手术，每年此类手术总量居欧洲之首，在欧洲的同行口中，她是一位"大神"级的专家。

14:30 的手术，Bruns 教授提前1个小时来到了复旦大学附属肿瘤医院，这是她半年来第二次和我见面。

我们的第一次见面是在韩国。那是一次国际学术会议，我应邀作了一场胃癌腹腔镜手术的学术报告，台下座无虚席。Bruns 教授作为与会专家，对

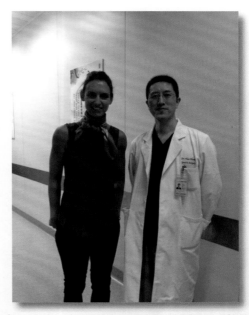

2016年，上海，与 Christiane Josephine Bruns 教授合影

我的报告，尤其是那些手术视频印象深刻。会后她找到我，表达了希望有机会到上海进一步交流的愿望。没想到不久之后，她受邀来上海参加学术会议。于是她致信给我，希望来我院观摩手术，经医院主管领导批准，顺利成行。

被欧洲高水平同行近距离观摩手术，我还是第一次。手术室里很安静，我的注意力完全集中于手术台上的患者，握持器械的手有力而稳定。处理脾门时，发生了一个小小的"插曲"，由于脾脏上极严重包裹粘连，分离清扫淋巴结时，一支胃短血管出血，我迅速施以止血夹，果断离断脾胃韧带，将出血迅速、彻底、有效地控制住了。手术顺利完成，整个手术耗时不足3 h，在发生小"插曲"的情况下，手术总出血量仅40 ml。旅途劳顿身体不适的 Bruns 教授坚持全程站着观摩手术，她说这是对术者的尊重，期间轻声与我交流。手术结束后，坐下来交谈时，我见到了她的满脸笑容，目光中充

满了欣赏，赞叹。

由于时间有限，Bruns教授次日便启程返回德国。临行前，她让助手转交给我一封亲笔信，大致内容是："尊敬的黄华教授：我衷心感谢能有这样好的机会，在您那里看到一次完美的腹腔镜胃切除手术。您出色的手术演示，我学习到了很多。在看了您精彩的腹腔镜手术后，我甚至觉得，我们似乎不需要发展机器人来做胃癌手术了。"

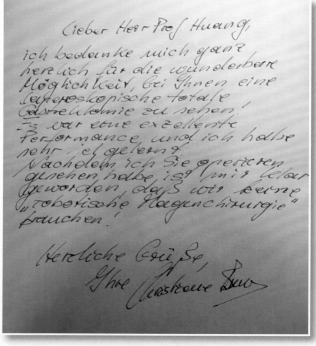

Christiane Josephine Bruns 教授留下的亲笔信

这封信现在正平静地躺在我的办公桌上，只是此刻我的内心掀起了波澜。时至今日，中国医生与胃癌病魔的战斗与攻坚已经历时四十年了，这是一段风雨兼程的历史，凝结着汗水与欣喜，充满着希望与美好。随着国力强盛，包括医学在内的科学技术不断进步，我国胃癌防治无论在临床技术还是学术研究方面，都得到了越来越多国际同行的认可，国际合作越来越频繁。国外专家来中国，和中国同行交流，相互学习，相互借鉴，已经是医学领域的"新常态"。

临床研究国际合作，结"连理"

拿我自己来说，这些年，我和韩国高丽大学Sungsoo Park教授一起，牵头成立了中－韩腹腔镜胃肠外科研究协作组（China-Korea Laparoscopic Gastrointestinal Surgery Study Cooperative Group，CKLASS），为中韩胃癌领域中青年专家搭建了良好的合作平台，这在中国胃癌外科领域尚属首次。韩国胃癌协会主席梁汉光教授，国际胃癌协会前主席季加孚教授，中国抗癌协会胃癌专业委员会前任主任委员徐惠绵教授、现任主任委员梁寒教授、候任主任委员陈凛教授，CLASS研究委员会主席李国新教授等专家对此给予高度评价，并欣然应邀担任CKLASS研究协作组顾问。随后共同发起的中韩合作国际多中心CKLASS01研究（A multi-country, multi-center randomized controlled trial comparing the quality of life between laparoscopy-assisted distal gastrectomy and totally laparoscopic

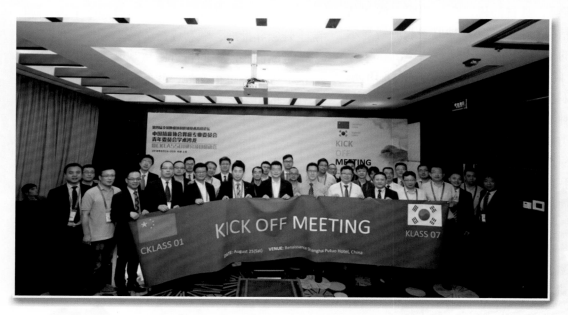

2018年，上海，CKLASS01项目中方启动会

distal gastrectomy for gastric cancer），是中国胃癌领域的中青年专家开展的首个基于外科手术的国际多中心临床研究。目前该项目已经完成入组，研究结果将在近期发布。

而最令我感慨的是，中国医生，包括中青年同道在国际舞台上的角色，这十年来发生了令人鼓舞的变化。以往我们大多是走出去听，走出去学，向西方发达国家取经学习。国外同行，尤其是欧美发达国家专家鲜有到中国学习。现如今，国内胃癌领域的中青年医生在老一辈胃癌专家们的引领下，开始逐渐崭露头角，越来越多地走出国门、走向世界，不断地在世界胃癌舞台上发出中国声音。

走出去，向世界展示我们，这是我们中青年胃癌工作者的责任；走出去，让世界知道我们，这是我们中青年胃癌工作者的使命；走出去，让世界了解我们，这是我们中青年胃癌工作者的担当。

走出去，让世界听到我们的声音。

道阻且长，行则将至。

一个外科"菜鸟"医生的成长之路

——靖昌庆　山东第一医科大学附属省立医院

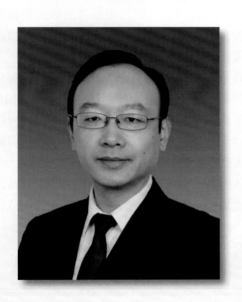

山东半岛是我国胃癌的高发区，山东第一医科大学附属省立医院（山东省立医院）胃肠外科病房的胃癌患者约占一半左右，而且大多数患者都是中晚期。2003年我博士毕业参加工作时，大多数患者在手术前没有进行临床分期的评估，剖腹探查手术的比例比较高，"开腹-关腹"也就是我们俗称的"开关手术"，给外科医生和患者留下许多遗憾。那时候评价一个外科医生的临床专业水平往往是能不能把胃肿瘤完整、快速、安全地切除。外科医生的工作仅仅是手术，其他的辅助治疗全部交给肿瘤内科医生。许多胃癌患者手术后的复发转移，外科医生并不能及时了解。患者生存期较短。外科医生

和肿瘤内科医生对彼此的治疗都有些许诟病，互相也都成为对方"鄙视链"的一环。

这种条块化分割的胃癌治疗模式随着中国胃癌治疗领域的两个事件而逐渐发生了变化。一是胃癌D2手术规范化巡讲活动在全国开展，中国的胃癌外科医生的手术逐渐趋于规范化。二是全国各级医院胃癌MDT团队和综合治疗体系的建立。胃癌D2手术规范化并不容易，尤其是中国各级医院之间医疗水平参差不齐，医疗质量控制体系还不完善，许多外科医生的胃癌D2手术充其量是胃癌D1＋手术，淋巴结清扫不规范，手术质量大打折扣，患者的生存预期面临挑战。胃癌D2手术规范化巡讲自2008年由北京大学肿瘤医院季加孚教授倡导并逐步在全国推行，2009年山东省胃癌D2手术巡讲活动在李乐平教授的主导下也逐渐在山东省17个地市展开，我作为讲师团的成员也参与其中，深刻体会到了"知行合一"的不易。虽然胃癌D2手术耳熟能详，但不同肿瘤部位的淋巴结清扫范围、每一站淋巴结的位置和相临近的解剖标志等细节容易被忽略，尤其是6v、8a、9、11p、12a等淋巴结清扫时容易出现清扫不彻底。每一次的胃癌手术巡讲我都要结合自己在胃癌D2淋巴结清扫中的体会，着重强调，以引起其他医生的重视，在巡讲活动中教学相长，我也收获良多。随着腹腔镜技术的普及，近十年来胃癌手术规范化巡讲逐渐增加了腹腔镜微创手术的内容，不仅包含了胃癌的D2淋巴结清扫，也包含了全腹腔镜消化道重建、胃癌手术后并发症管理等一系列内容，不仅仅使外科医生的手术技术得以规范化，而且还提高了外科医生对

手术中缝线及吻合器械选择等细节的重视。随着自媒体时代的到来，大量优秀的手术视频可以在网络上观看学习，年轻外科医生的成长曲线大大缩短，手术技术也得以快速提高，但仅仅拥有良好的手术技术对于外科医生来讲远远不够，尤其面临着中国大多数胃癌都是中晚期这一严峻的形势，外科作为胃癌治疗中的重要一环需要和其他专业一起牢固结合才能发挥最大的作用，胃癌的MDT团队建设也就应运而生，2018年我们中心成为国家卫生健康委员会批准的首批消化道肿瘤MDT示范基地。MDT及胃癌综合治疗体系的建立让外科医生重新定位，更加深刻地认识到手术作为根除胃癌病灶的最有效手段，必须在合适的时机才能发挥最佳的作用，而不是为了炫耀手术的技巧而硬干蛮干。随着不断发现新的胃癌分子生物学靶点，相应的靶向药物和免疫治疗药物也加入到胃癌综合治疗体系中，外科手术从以往治疗的"急先锋"逐渐后移至"中军"。每一例胃癌患者通过精准的评估和分期，在规范化治疗的前提下，个性化治疗也得到越来越多的重视。部分早期胃癌经过胃镜和影像学的评估，可以由消化内科或内镜外科医生在胃镜下ESD切除，避免了胃大部切除或全胃切除后生活质量的降低。进展期胃癌通过新辅助治疗的降期，姑息性切除手术和联合脏器切除手术越来越少，手术后胃癌病理标本的病理完全缓解率越来越高。伴有远处转移的晚期胃癌通过转化治疗，也给患者带来了R0根治切除的机会。近年来，类似这种给医生和患者都带来惊喜的病例越来越多，也意味着外科医生能够统筹兼顾使用各种内外兼修的治疗手段。

作为一名胃肠外科医生，随着胃癌手术量的不断积累，手术经验越来越丰富，如何把山东省立医院胃癌手术的数据转化成为临床研究的成果，以迎接大数据时代的到来？紧随日本的JCOG系列研究、韩国的KLASS系列研究后，中国的胃癌外科CLASS系列临床研究在国际上的声音越来越响亮。我们中心目前参与了CLASS 07、CLASS 08、CLASS 10临床研究和胃癌围手术期新辅助治疗的RESOLVE临床研究，并于3年前注册发起了胃癌新辅助化疗联合免疫治疗以及胃癌围手术期靶向治疗等临床研究。目前我们胃肠外科病房的胃癌患者越来越多地参与到各项临床研究中，从手术前各项检查手段的完善、手术中视频及病理样本的留取再到手术后的观察随访，胃癌患者的临床资料得以完整保留，通过对统计资料的分析有时会对以往临床经验重新认识，甚至颠覆。

我从事胃肠外科专业已近20年，从刚开始的胃肠外科"菜鸟"医生痴迷于手术技术到10年前反思单纯手术局限性，逐渐成长为胃癌外科领域的一只"大鸟"，但深知距离成为胃癌外科领域的一只"大鹏"还有很长的一段路要走。现在，中国胃癌的5年生存期较20年前已经提高了10%，我相信随着胃癌诊断的早期化和胃癌治疗的规范化、精准化，中国的胃癌患者生存期会越来越长，生活质量也会越来越高。

接过传承接力棒　青年人在路上

——李凯　中国医科大学附属第一医院

前不久的假期，我观看了一部电影《我和我的父辈》，电影分四部分彰显出四个不同历史时期，各阶层群体不忘初心、砥砺前行的奋斗历程，反映时代的变迁和民族精神的传承延续，故事情节深深地吸引着我，感动着我，让我感慨万千。老一辈的影响，青年人的传承，沿着前辈开创的事业，实现当代的创新发展，一代代人、一串串

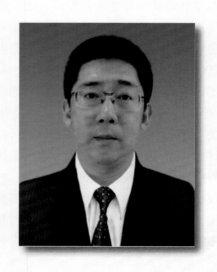

扎实的足迹，这是许多有历史传承并不断发展的学科的共同点，我就有幸工作在这样的一个学科，浓厚的氛围深刻地影响了我的学习工作态度与精神面貌。

我自2003年来到肿瘤外科工作，转然间已经18个年头，在这里我从一个临床工作的"小白"逐渐成长为肩负科室发展重任的"中青年骨干"，经历了从仰慕到传承的心路历程与变化。我们医院的肿瘤外科到今天已有60多年的发展历史，历经了5位科主任，与中国胃癌的防治事业共成长。我第一次被科里的前辈们取得的成绩所震撼，还是在承担学科成立50周年庆典组织工作的时候，那是一次对学科发展历史的系统梳理，张文范教授的胃癌"三早"及特殊类型早期胃癌的研究；陈峻青教授的胃癌生物学行为指导现代外科治疗的研究；王舒宝教授的胃癌围手术期综合治疗新技术、新方法的研究，都曾被誉为我国胃癌防治研究的新理论、新观点，他们的业绩让我这样的后来者满怀仰慕，为了录制专题片我又与每一位前辈深入交流，他们刻苦钻研、勇于创新、善于总结的工作作风和态度深深地感染了我。

徐惠绵教授是我入科时候的主任，也是我在胃肠肿瘤方面学习的老师与领路人，徐老师低调谦和的为人处世风格、脚踏实地从不好高骛远的治学态度，以及把握大局的远见卓识都深刻地影响了我后来的行医之路。入科工作不久，徐老师就带领着一些年轻医生进行胃肠癌患者的临床数据收集与随访整理，这是一项很繁琐的工作，我们每天都要打几十个电话，录几百条数据，徐老师当时已经年过五十，但经常和我们一起工作，随时发现问题随时解决，而且想的比我们还细致，他是那么重视淋巴结捡取工作，以至于科室的早会几乎周周都会讲这一个问题，我当时的感觉是"耳朵都磨出了茧子"，正是这种日复一日的枯燥重复，才有了后来科室临床科研的"爆发式"发展，"进展期胃癌转移规律及亚临床转移诊治的系列研究"才会受到国内外同行的关注。我最喜欢的就是听徐老师酒过三巡后

"拉开话匣子"，讲自己年轻时的奋斗经历，讲他的为人处世哲学，当然他也会利用休息时间给我们梳理科研思路、讲学科建设，这些影响都是潜移默化的，时至今日，我仍然在他老人家不忙的时候去请教、去交流，从中校正自己的临床与科研工作。

青年人的成长离不开老师的指导与帮助，同样也离不开一路同行的带头人的引领，振宁学长正是这样一位优秀而有感召力的学科带头人。学科建设是团队发展，那么优秀的学术带头人是学科发展的关键，他身兼行政与临床，工作繁忙但一直锲而不舍的奋斗精神令人感动，他跟我说的一句话"那些比咱们平台高又聪明的同行，还那么努力，我们除了更努力还能干啥呢"，至今都一直鞭策着我。他开阔的学术视野和发展观念，让我懂得与优秀的人同行、发展真的是一件幸事，特别是对于年轻人来说。作为科室的副主任，在与振宁学长共事的这几年中，我更加清楚自己应该做什么，如何去发展，老一辈专家留下来的学科基础优势如何成为我们建设一流学科的基石，我要更加努力地担负起这个历史的使命。

回顾自己在肿瘤外科工作的近20年时间，自己是勤奋努力的，最多的时间都投入到了工作和学习中，尽管少了很多的生活乐趣，但是心中是富足的。我深刻地意识到一个年轻人要发展，要有敬业精神，把职业当成事业，为实现心中的目标兢兢业业做好本职工作；要有创新精神，敢于改变和完善传统的理念，创建新的理论、技术与方法；要有拼搏精神，坚定的信心、坚强的毅力是成功的基石；要有奉献精神，把自己当成泥土和火炬，承前启后，带好学生，为科室的发展未来照亮前程。

"问渠那得清如许，为有源头活水来"，曾经，肿瘤外科这个有着优秀传承的学科培养了我，老一辈的奋斗与坚守为我们打下了坚实的基础；今天，我们站在新的历史起点，要主动肩负起历史重任，潜心研究，谱写胃癌防治更加辉煌的篇章。

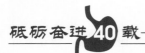

我与胃癌研究的缘分

——李文庆 北京大学肿瘤医院

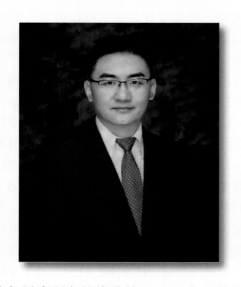

我与胃癌研究的缘分始于2005年8月。从那时起，我有幸师从我国著名肿瘤流行病学家游伟程教授，成为北京大学肿瘤医院肿瘤流行病学研究团队的一员。从那时起，我亲眼见证了老一辈流行病学家在山东临朐胃癌高发现场坚持不懈的努力。胃癌长期高居我国恶性肿瘤发病谱和死因谱的前三位，导致巨大的经济和社会负担。胃癌专科是北京大学肿瘤医院优势学科，已建立优势学术地位。在流行病学和现场研究方面，从20世纪80年代起，前辈们在山东省临朐县建立胃癌高发现场，几十年的坚守铸就了卓越的声誉，也在我的心底埋下了一颗种子，致力于"探索中国高危人群胃癌防控策略，降低胃癌疾病负担"的理想已然开始萌芽。

2010年8月博士毕业后，我满怀憧憬与志忑，先后在美国哈佛医学院和国立卫生院国立癌症研究所深造。在美国期间，我有幸领略到顶级科研平台的水平和魅力，邂逅众多聪明绝顶、才华横溢的教授和学生，见识到真正严谨的科研体系，依托全球流行病学学者梦寐以求的资源进行科研工作。进而作为国产土博士，在赴美还不足三年半的时候，我成功拿到了美国常青藤名校布朗大学的正式教职，担任助理教授、博士生导师。由于胃癌在美国不是高发肿瘤，即便名校如哈佛医学院和布朗大学，相关研究资源仍比较稀缺。即便在美国拿到正式教职是令人骄傲的事情，但无论在美国哈佛医学院、国立癌症研究所，还是布朗大学，内心那个从未平息过的声音一直在呼唤，在追问：我的根在哪里？我该为谁效力？在海外华人圈里，归与不归是个永恒的话题，但思念祖国是海外游子们共同的心声，学成报效祖国是大家共同的追求。

令人欣喜的是，我国近年来陆续推出了一系列人才计划，特别是面向海外华人学生学者的中组部海外高层次人才计划。作为幸运儿之一，我获评千人计划青年项目中的优先支持类。2017年7月，我终于回到了祖国的怀抱。归国后，我亲身体会到党和国家对海外引进人才的重视和支持。千人计划绿色通道为我消除了户口和孩子上学等后顾之忧。我于北京大学肿瘤医院担任研究员、博士生导师，工作逐渐有序展开。

北京大学肿瘤医院肿瘤流行病学学科有着丰富积淀，有幸加入这一团队，回归到山东临朐胃癌高发现场这片热土，传承和发扬我院肿瘤流行病学学科的光荣传统，我深感自己肩负的责任和使命之重。在院领导和前辈专家支持下，我负责山东临朐胃癌高发现场工作，开始致力于探索中国高发区人群胃癌发生环境和遗传因素；浓缩高危暴露亚型，明确人群亚组；积极探索胃癌预防策略和优化防控模式。

依托我们的优势资源，我很荣幸在胃癌防控策略和生物标志物研究方面取得了一系列积极进展。在一级预防策略研究方面，我们发表在BMJ的研究报道迄今最为持久的根除幽门螺杆菌（*H. pylori*）感染预防胃癌的效果，首次明确根除 *H. pylori* 感染显著降低胃癌死亡风险；同时也证实了营养素补充对胃癌的化学预防作用，为制定胃癌一级预防策略提供了重要依据，引起 New England Journal of Medicine 医学前沿等主流媒体关注，并入选多家机构联合评选的"十佳消化道领域临床研究（2018—2019）"。在二级预防策略研究方面，我们以山东临朐胃癌高发区国家上消化道癌早诊早治项目胃镜筛查队列人群为基础，依托胃癌高发区真实世界的大样本前瞻性设计，不仅为内镜筛查技术方案的科学评价发出中国声音，也为合理配置上消化道癌筛查资源，扩大筛查覆盖范围和优化筛查模式，提供了关键证据。在精准医学时代，我们依托前瞻性随访队列收集的生物学样本，致力于通过多组学等手段有效识别高危暴露人群，浓缩一级预防和二级预防最适靶标人群，优化胃癌防控模式。

通过自己的工作，使研究发现真正转化到了对人群健康、人群预防可能有意义的策略和措施上，是我作为肿瘤流行病学和肿瘤预防工作者感到特别骄傲的事情。在2020年中国肿瘤青年科学家奖评选的答辩现场，我有幸得到所有评委的认可，最终全票当选，并在当年年底从有着"国士无双"美誉的钟南山院士手中接过奖状。我成功入选中国科协第十次全国代表大会代表，有幸与众多院士和资深科学家一起参会，在人民大会堂近距离聆听总书记重要讲话精神。总书记讲话令人振奋，也使我更加深刻明白，当前我国正处于突破卡脖子技术瓶颈、实现科技自立自强的关键时期。如何能走得快，如何能走得远，唯有不忘初心，牢记使命！未来我将继续立足本职工作，致力于全面评估影响胃黏膜病变进展和胃癌发生相关病因和因素，构建整合的风险预测模型，推动精准化胃癌防控体系的建立，促进我国胃癌整体防控能力的显著提升，让青春在健康中国建设的洪流中彰显价值！

从涂鸦到泼墨——一个肿瘤外科医生的成长

——李元方　中山大学肿瘤防治中心

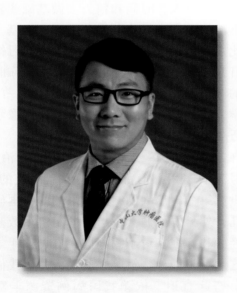

2000年，我从中山医科大学（现更名为中山大学中山医学院）毕业，有幸被分配至中山医科大学肿瘤防治中心腹部外科工作。一年试用期后，我成功通过考核并且转正。不久，当时腹部外科主任，亦是国内知名的结直肠癌专家万德森教授，将我叫到了他的办公室，对我说："你现在已经转正了，也是该给自己选择一个临床方向了……"。通过那次谈话我才了解到，当时腹部外科大约2/3的医生主攻肠癌，有志于胃癌的只是少部分医生。由于当时胃癌仍算薄弱病种，为了科室发展的需要，我决定将胃癌作为主要研究方向，开始了自己的医学求索之路。

犹记得那个年代仿佛所有年轻外科医生的共识都是迫切地追求提升手术技能，以证明自己有资格成为一名优秀的外科医生。我也不例外，在肿瘤防治中心的前三年时间内，我基本上都在研究怎么做好手术，怎么观察和处理并发症。随着工作时间的增加，除钻研手术技巧外，我逐渐接触到临床研究，就好像是发现了一个新大陆，深深地被它吸引了。

2009年，为了进一步推动专科化的发展，中心将腹部外科一分为二，胃胰腺外科正式成立。周志伟教授被任命为科主任，召集了当时建科的7名医生，一起盘点了科室的家底，才知道当时的我们竟然如此的"贫穷"，连一个相对完整的病例资料库都没有。周主任当时说的话我记忆犹新："什么都没有，凭什么跟别人说你会做，你做过，凭什么让别人都听你的……"最后经过几个教授的一番筹划，给我们科的未来定下了方向。第一，必须做好病例资料库、标本库、血清库、影像资料库等的建设，让我们具有开展科学研究的基础；第二，一定要做临床研究，用数据说话，赢得同行专家的信服；第三，规范化诊疗与技术创新并举，即使做不到全面领先，在不能比别人差在底线上，争取做到有一两个拳头技术；最后，一定要打造一支规模大、水平高、各个学科协调发展的多学科治疗团队。尽管当时我是科里最年轻的医生，仍勇于承担了第二项任务，即负责科室临床研究的开展，如研究的具体实施与外联工作。

独立建科后，NCCN 指南在国内逐渐流行起来，这股热潮带动了许多大型三甲医院开展临床研究。尽管在肿瘤专科医院中，化疗科较早已规范开展多项新药临床试验了，对于外科医生而言，开展临床研究仍然是一个新事物。我记得当时我们科开展的第一个胃癌的临床研究，是作为分中心参与北京大学肿瘤医院季加孚教授牵头的 FLOFOX 围手术期化疗的临床研究。因为是第一次接触这样的新事物，对它的了解并不多，所以遇到了不少麻烦。印象特别深刻的一项困难是，作为一个研究者发起的研究，在没有赠药的情况下如何招募到足够的患者参加研究并且愿意自费使用价格高昂的进口药品奥沙利铂。另一项困难是，每一例自愿入组的患者都需要我们费尽心思沟通和解释，因为胃癌新辅助治疗在当时远没有现在的业界认可度。但当我们完成了最后一名患者的入组，提交我们分中心的数据时，顿时觉得自己成长了许多，特别是在理解患者心理需求和有效进行医患沟通方面有了长足的进步。

我们紧接着又参加了著名的 CLASSIC 研究。随着对临床研究有了更多的了解，我们信心也更足了，科室在 2012 年和 2013 年作为牵头单位，发起开展了两项全国多中心大型 III 期临床研究。由于两项研究都是研究者发起的研究，研究药物并不是完全免费，因此也不可避免地遇到了之前的难题。此外，新的问题也层出不穷。例如，在开展胃癌术后 S-1 联合奥沙利铂辅助化疗的研究时，患者的依从性太差，早期入组的患者中很多在接受一、两个疗程后不知为何就不愿意继续治疗。随后我们汇总了各个分中心的数据，分析发现化疗的毒性反应是导致患者难以耐受化疗的主要原因。为解决这个问题，我们和化疗科医生展开合作，在友科的帮助下，我们在研究过程中保证治疗方案的规范化并强化了对化疗毒性的防治措施，终于使得研究顺利完成。

在接下来的数年里，我自己作为项目负责人开展了 4 项多中心 III 期临床研究，涵盖了转化化疗、外科技术改进、围手术期治疗以及胃癌外周血新型标志物检测方面。目前，对我来说，临床研究已经完全渗透到了我所有的诊疗工作中。对于遇到的每一个治疗指南中仍存疑的临床问题，我都迫切想能否设计合适的研究来给出答案。我逐渐认识到，对于在研究型肿瘤专科医院中工作的外科医生而言，临床技能与科学研究思维是同等重要的。前者让我们有资格成为合格的外科医生，后者激发我们创新与发展，成为优秀的外科医生。尽管有人花时间和精力去做基础或转化研究，不断产出高水平论著和获得国家级基金，与之相比，我更喜欢临床研究，因为我已习惯将其融入日常工作。探索问题的过程让我工作时抱有更大的激情。要知道，临床研究同样是一门严谨的科学，我们要不断地学习和探索，就像学习手术技巧一样需要巩固提高。

自 2017 年有幸参加《CSCO 胃癌诊治指南》的编写工作，我深刻意识到中国胃癌研究的窘境，作为世界第一胃癌大国，指南采纳的我国研究寥寥无几，外科方面尤甚，指南的制定多数基于日本的经验和标准。对于我国广大有志青年学者而言，这无疑是一种鞭策，一股动力，让我们更加自省，奋起直追。依赖我国病例资源丰富的优势，我们应当积极开展临床研究，在全人类攻克胃癌的过程中贡献更多的中国力量，发出我们的最强音。

医路有我

——李子禹　北京大学肿瘤医院

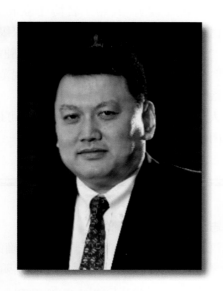

我于 1995 年毕业于青岛大学医学院临床医学系，2002 年获得华中科技大学同济医学院普通外科博士学位后来到北京大学肿瘤医院博士后流动站，师从徐光炜教授和季加孚教授。季加孚教授一直积极倡导与推广规范的胃癌根治手术，同时又非常重视胃癌的综合治疗，是国内胃癌新辅助化疗领域的开拓者。而局部进展期胃癌的新辅助化疗也成为我博士后期间的研究课题，助力于我从一名普通外科医生向肿瘤外科医生过渡。后来我也参加了季加孚教授和沈琳教授牵头的国内关于进展期胃癌综合治疗最大规模的多中心 RCT 研究（RESOLVE），结果发表于 2021 年的 *Lancet Oncology*。步入 21 世纪后，微创成为医学新时代的主旋律之一，给肿瘤的外科治疗带来了新的契机与挑战。其是否有助于实现在保证根治肿瘤的前提下，同时降低治疗的创伤、使患者恢复得更快、更好？不同于以早期胃癌患者为诊治主体的日本与韩国，我国超过 70% 的患者一经诊断便已属于中晚期，手术治疗难度大、疗效不佳。可否将以腹腔镜为主要代表的微创技术合理地应用于我们的患者成为微创时代亟待解决的主要问题之一。我曾作为访问学者先后赴澳大利亚 CONCORD REPATRIATION 总院、日本国立癌症中心进行短期学习与交流，在胃肠肿瘤腹腔镜手术方面积累了一些经验，也是国内首项腹腔镜手术应用于局部进展

期胃癌的多中心 RCT 研究 CLASS01 的主要参与者之一。针对中国胃癌患者分期偏晚的现状，在季加孚教授的带领下自 2001 年开始在国内开展了局部进展期胃癌新辅助化疗方面的临床研究与实践，并于 2011 年率先在国内开展研究对新辅助化疗后进行腹腔镜胃癌根治性手术的可行性和疗效进行探索。在回顾性研究（Surg Endosc 2016）的基础上我们获得"北京市首都临床特色应用研究"项目的支持，进一步开展了国际首项旨在探讨局部进展期胃癌新辅助化疗后腹腔镜对比开腹手术可行性的单中心 RCT 研究（REALIZATION Trial，NCT02404753）。2017 年 4 月，我在北京召开的第 12 届国际胃癌大会上呈报了本研究的中期分析结果，并带领团队进行了新辅助化疗后腹腔镜胃癌手术的现场演示，得到了国内外同道的一致好评。REALIZATION 研究在安全性与短期疗效方面分析发现：腹腔镜手术较之开腹手术可显著降低术后并发症风险、改善术后疼痛，并有助于患者更好地完成术后的辅助化疗。上述研究结果在 2019 年布拉格举行的第 13 届国际胃癌大会上进行了报道，并于同年 9 月被 *JAMA Surgery* 接受发表。我在此期间先后于 2018 年受到日本胃癌年会（90JGCA）邀请做主旨发言"Totallly laparoscopic surgery in Peking University Cancer Hospital"，2019 年受到韩国第 22 界 KLASS 会议邀请做主旨发言"Laparoscopic gastrectomy after neoadjuvant chemotherapy in gastric cancer"，介绍中心在胃癌新辅助化疗和腔镜手术方面的经验。

开展临床研究的意义在于推动疾病临床诊治水平的不断进步，个人在临床研究的学习与实施过程中颇有感触：过去很多患者对于术前化疗和腹腔镜手术方面等抱有顾虑，比如担心术前化疗没有效果怎么办？腹腔镜手术切不干净怎么办？临床研究的结果可以为医患双方选择治疗方式提供循证医学证据，而临床实践中真实案例的疗效也给予了我们更多的信心。患者通过化疗缩小了病灶，然后在腹腔镜下完成微创手术治疗，治疗模式与疗效的进步潜移默化地影响着患者的就诊氛围。10 余年前开展新辅助化疗工作之初，很多患者及家属会质疑为何不为患者先进行手术？而近年来病房超过半数的局部进展期胃癌患者会选择先化疗再手术的治疗模式，也会遇到一些患者询问为何不给自己先行化

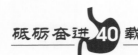

疗。与此同时我们利用术前化疗队列的数据及样本通过多组学研究发现，微卫星不稳定和肿瘤突变高负荷的患者难以从化疗中获益，该亚组人群对新型的免疫治疗敏感（Science Advances 2019）。

近年来我先后入选北京市"十百千"卫生人才"百"层次人选、北京市卫生系统高层次卫生技术人才学科骨干培养计划、北京市医院管理局"登峰"人才培养计划，并获得2019"敬佑生命·荣耀医者"金柳叶刀奖。承担胃癌相关国家自然科学基金、科技部国家科技支撑计划、北京市科委、首都卫生发展科研专项等多项科研基金的支持，发表学术论文100余篇；现为主任医师，教授，博士生导师，政府特殊津贴专家；已培养硕士研究生8人，博士研究生6人（含在读），其中1名博士获得2020年北京市优秀毕业生称号；并通过开办国家级继续教育项目"胃肠肿瘤腹腔镜培训""消化道肿瘤MDT学习班"等形式，积极推广胃肠肿瘤的规范化治疗理念与微创技术。

个人的力量微不足道，但星星之火可以燎原，我会与团队一起继续在医路上砥砺前行。

沉淀与收获——韩国首尔国立大学医院访学体会

——刘凤林　复旦大学附属中山医院

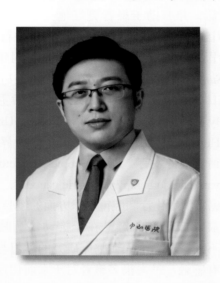

在2018年笔者有幸前往韩国首尔国立大学医院（Seoul national university hospital，SNUH）进行短暂的访学，虽然时间很短，但是给我的触动很大。SNUH作为韩国最重要的胃癌诊治中心，在国际上享有盛誉。其外科主任梁汉光教授（Prof. Han Kwang Yang）更是世界级的胃癌外科领袖，他目前是韩国肿瘤外科学会主席，韩国胃癌学会前任主席。有机会零距离接触胃癌外科领袖级人物梁教授，并得到他的教诲，让我觉得非常幸运。总结此行的收获和启发，主要体现为以下三点。

1. 志存高远，厚积薄发

梁汉光教授科室对科室发展有着明确的目标，并孜孜不倦执着追求。科室大门墙上就明确写出科室发展目标：Global Leader in Surgery。包括三个方面：The Best Surgical Education，The Creative Surgical Research，The Optimum Surgical Practice。梁汉光教授每年都将胃癌专业组的发展进行总结，通过数据库检索专业组的发表文献数量和引用频次，直接统计其在世界排名，而不是亚洲和韩国排名。以胃肿瘤和胃切除做检索词，梁汉光教授的世界排名分别是第12位和第8位。因此，新加坡，中国香港甚至欧美都有医师前来进修学习，甚至来做博士后研究。"取法其上，得乎其中"。梁汉光教授本人也在2016年成为美国外科协会（ASA）名誉会员，欧洲外科学会（ESA）名誉会员。梁汉光教授风趣地介绍当时受邀的戏剧性经历：当时的邀请都是以电子邮件的形式来发送通知和邀请，他一开始都以为是诈骗邮件而未予理睬，直到组委会反复邮件并电话通知他，他才确定自己已经荣幸地加入这两个历史悠久、影响力卓越的外科协会。因此他告诫我们：发现自己的兴趣，做好自己的工作，不要考虑名誉等太多东西，这些最后都会水到渠成。

2. 紧贴临床，合作共赢

与国内很多大的中心相比，梁汉光教授所在科室一年的胃癌病例数并不是很多，约800例左右，但是其接近一半的患者都会加入到临床研究中。他强调，一个手术只能救助一个患者，但是一个临床研究结果如果改进临床实践，可以救助成千上万的患者，所以临床研究是每个医师的责任和终极目标。临床研究的着眼点可以很大，如涉及肿瘤预后研究的多中心随机对照研究，韩国胃癌协会开展的 KLASS 系列研究就是在他的倡导下逐步开展起来的；临床研究的着眼点也可以很小，如术中使用不同能量器械的安全性，并发症的流行病学调查等，只要是好的想法，其他单位，甚至小中心的临床研究梁汉光教授也一样参加，并认真完成。比如他们加入了新加坡国立大学医院开展的，关于进展期胃癌手术后腹腔灌洗（EXPEL 研究）对患者生存的影响的研究，新加坡国立大学医院一年胃癌病例数不超过 100 例，其学术影响力肯定比梁教授团队小，但是梁汉光教授团队也是认真积极参与。看到这些，我深刻体会到所有的临床研究都是为了提高临床治疗效果，都可能改进临床实践。因此，临床研究没有大小之分，阴性结果也一样是有价值的，同样可以回答临床问题，避免重复性研究或者增加患者负担。

3. 重视数据，未雨绸缪

临床数据的收集和保存对于临床研究，科室发展有着举足轻重的地位，对于数据库的建设梁汉光教授认为怎么强调都不过分。他提出所有患者的临床路径应该高度一致，即术前检查项目、术后随访项目、术中检测指标，都应该完全一致，这样才能保证临床数据的完整。此外，完整的数据库就是一个数据宝库，可以帮助外科医师总结临床问题，发表回顾性文章，同时可以开拓思路，为新的临床研究提供坚实的基础。也许，开始阶段没有什么效果，也看不到回报，但是坚持几年，就会发现其意义和深远的影响。梁教授认为，没有高质量数据库的中心，可以说就是没有前景的中心，难以持续发展。

4. 苛求细节，强调安全

梁汉光教授要求科室每个月都要召开一个科室病例讨论会，回顾上个月中所有出现严重并发症的患者。每个病例都要拿出来总结，主刀医师都要说明自己的反思，特别是结合手术录像，指出可能导致不良后果的操作步骤。他自己的病例也是一样，不会因为自己的地位而有所例外和客气。在长期坚持下，科室的手术并发症发生率逐年下降，患者的口碑也逐渐确立，甚至有欧洲和中东的患者慕名前来就诊。如果没有足够的临床病例，科室的发展，临床研究就成为无本之木、无源之水。

虽然已经是三年多前的短暂学习，对于我个人的发展却有着非常巨大和深远的影响，并始终把握胃癌外科的学术前沿热点，鞭策我不断提高自己的综合能力，希望能为我国胃癌外科的发展，为习总书记提出"健康中国"的宏伟蓝图，贡献自己的菲薄之力。

道长路阻 上下求索

——刘天舒 复旦大学附属中山医院肿瘤防治中心

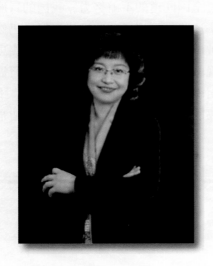

我是 2004 年正式踏入肿瘤内科领域的。之前在消化科工作，因此很自然在踏入肿瘤专业后将消化道肿瘤作为自己的方向。由于之前一直在做胃镜，因此对胃癌就会比较有感觉。其实刚开始做胃癌内科治疗的时候，没有太多的药物。从外科会转过来一些做术后辅助化疗的胃癌患者，说实在的，我内心对术后辅助化疗都还没有足够的信心，反复研读当时的三个胃癌围手术期辅助治疗研究，即日本的 S1 研究，欧洲的 MAGIC 研究以及美国的 0116 研究，也开始带着第一个研究生写了一篇关于胃癌术后辅助化疗的荟萃分析。这篇荟萃分析也被发表在 EJSO（欧洲肿瘤外科杂志）上，但是荟萃分析的结果确实也没有看到术后辅助化疗带来很明显的生存获益。在随后的几年中，我们将本院连续登记的胃癌队列数据整理出来，发现弥漫型胃癌患者确实没有从奥沙利

铂方案中获益，这个结果也被 *Gastric Cancer* 发表。针对弥漫型胃癌对药物不敏感的特点，我们团队开始从机制上去挖掘可能的治疗靶点，通过和美国的 Danar Faber 研究所合作，最近一位博士生完成了弥漫型胃癌中 FAK 抑制剂及联合用药的临床前研究，期待在不久的将来弥漫型胃癌会有更为精准的药物。

在当时没有太多药物的年代，术后辅助化疗似乎已经到了"天花板"，因此我们就想着是否可以改变用药策略，像乳腺癌那样采用新辅助治疗。我们中心是国内比较早开始常规开设胃癌多学科门诊的单位。在多学科讨论的过程中，不同科室的医生可以更多地理解不同学科在治疗同一个疾病时的不同视角。新辅助治疗的开展，特别需要得到外科同行的认可。在孙益红教授的支持下，我们中心也很早就开始了术前新辅助治疗的实践和研究。从最早瞄准"腹主动脉旁淋巴结转移"人群开始，后续自行发起了"Neo 系列"研究，最早是针对胃周大淋巴结的前瞻性的"Neo-Classic"研究，到了靶向药物年代后设计的"Neo-Apa"研究，到了免疫时代开始设计免疫药物联合放化疗的"NeoPlanet"研究。除了 Neo-Classic 研究已经发表在 *Oncologist* 上，其他几项研究已经完成，近期也会陆续发表结果。通过这些研究，我们锻炼了一支多学科的队伍，培养了年轻的医生，加深了各个团队之间的协作能力。研究结果并不能够将研究过程中研究者付出的艰辛和喜乐完全诠释出来。说服患者参加研究，首先要让所有参加研究的医生能够理解开展这个研究的真正价值，所以一份《知情同意书》的内容及解释就需要研究医生仔细斟酌，而且要给患者及家属足够的时间去理解及判断。现在临床医生普遍都觉得"要做临床研究"，但是如何确保按照研究方案执行，研究过程中出现一些非预期的事件该如何处理，患者在研究过程中配合程度如何，都会影响到最终结果的科学性。

很感谢这些年中有机会参加一些国内和国际的多中心的临床研究，让我和我的团队能够对临床研究的内部质控的把握做得越来越好。在多中心研究中，我们不一定是入组人数最多的中心，但我们一定是质量最好的中心之一。通过研究，我们见证了这些年胃癌药物的长足发展，同时也深深感到要做出一项能够改变临床实践的具有临床意义的研究是非常不容易的。TOGA 研究开展的时候，我及我们中心都还没有机会参加，但是在之后的一些关于 Her2 药物的国际大型研究，如 HELOISE 研究、TITAN 研究、LOGIC 研究、JACOB 研究、GATSBY 研究，我们都参加了，虽然付出了很多，但也从研究中学到了很多。通过参加这些国际多中心的大项目，使我们的研究实操能力有了快速的提升。

免疫药物到来后，我们在临床实践工作中见证了很多"生命的奇迹"。有一例胃癌患者，一线、二线治疗失败了，那时候纳武单抗刚上市，患者及家属抱着试试看的心态，开始用这个药。没想到，用药后，患者出现了严重的皮疹，嗜酸性细胞升高，心肌酶升高，用了激素后症状有所减轻，继续用药，后续又出现肾功能损伤。但是很有意思的是患者的肿瘤达到了完全缓解，而且到现在快两年了，还是无瘤状态。我们查了文献，有报道 DRESS 综合征的临床表现和我们这位患者非常相似，而且我们也做了活检，证实了这个判断。对于这个罕见的案例我们也发表了，同行们看到以后也都很感兴趣。虽说个案报告并不具有很高的循证医学价值，但是罕见的案例会给我们很多启示。通过这些有意思的病例讨论，可以让我们的研究证据真正落地，更个性化和艺术化地来治疗患者。

通过全国同道的不懈努力，我国的胃癌发生率和死亡率这些年看到了一些进步，但是仍然还有很多没有被满足的临床需求，还有很多胃癌患者等待我们去挽救。非常期待在中国抗癌协会胃癌专业委员会的组织中和各位同道一起精诚合作，不断提高中国胃癌的诊治水平，刷新世界纪录，造福于胃癌患者。

做一名全面发展的病理医生

—— 孙燕　天津医科大学肿瘤医院

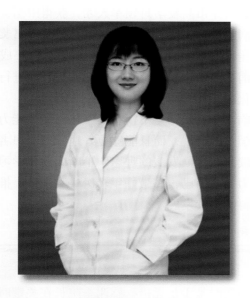

我在天津医科大学临床医学系初学《病理学》时，看到"病理学是临床与基础的桥梁"，就喜欢上了这门学科，在报考硕士研究生时就选择了病理学。我的导师孙保存教授一直建议我努力发展成为一名临床与科研并重的复合型人才，所以我在研究生求学期间除了进行基础性的科学研究，还参与了病理科的诊断工作。这使我工作后能够快速进入常规的病理诊断状态，而且善于从机制层面解释病理现象，能够触类旁通、深入思考，病理诊断能力快速提升；同时，能够发现临床迫切需要解决的问题进行科学研究，最终服务于临床。

基于研究生时期打下的基础，我工作2年后就晋升了副教授，并成为天津医科大学肿瘤医院和天津医科大学的新世纪人才，在2010年被公派到美国 MD Anderson 癌症中心病理与检验系作博士后。在 Wei Zhang 教授的指导下，我发挥病理医生的形态学优势，参与了多个研究项目，以第一作者在 *Clin Cancer Res* 发表文章1篇，以共同第一作者在 *Cancer Cell* 发表文章1篇，参与的文章在 *JAMA*、*J Clin Invest*、*Oncogene*、*Cancer Res*、*Cancer*、*J Pathol* 等高水平杂志发表，获得 MD Anderson 癌症中心优秀博士后奖励2项。在进行基础性研究的同时，我也非常珍惜临床病理的学习机会，积极参加 MD Anderson 癌症中心病理科早晨的读片和疑难病

例分析，在 Jinsong Liu、Huamin Wang、Ming Guo 等教授的帮助下参与病理阅片，学习了美国的病理诊断流程。另外，我也与美国住院医师（fellow）培训的准病理医生交流，除了加强专业知识，还了解美国的教学、培训体制。同时，我在午餐期间经常参加感兴趣的各院系讲座，扩大了知识面。经过2年的博士后训练，我的科研、临床、教学能力都得到显著提升，被美国国家癌症研究基金会-美中抗癌协会授予杰出青年学者奖，入选国家人力资源与社会保障部留学回国人员择优资助人才。

回国后，结合自己的兴趣、特长及在美国参与的科研方向，我选择了消化系统亚专业组，将消化系统肿瘤病理诊断和科学研究作为以后的主攻方向。消化系统肿瘤在中国的发病率高，与欧美国家相比具有自己的特点，相对于其他系统肿瘤在发生发展机制方面的研究较深入。同时，消化系统肿瘤的诊疗进展更新较快，治疗、预后相关的病理检测项目较多，临床试验较多，病理与临床的交流非常重要。在梁寒教授的组织和带领下，我院在2014年就成立了胃癌 MDT 团队，每隔1周进行 MDT 讨论。通过 MDT 活动，我更加了解胃癌的进展、临床医生的需求，并不断改进病理报告内容，为临床医生提供更多有用的信息。通过 MDT，我们共同进步，淋巴结从病理医生分拣到临床医生区域分拣再到临床医生精细分拣，提高了胃癌根治术后淋巴结检测的规范化和精细化；Her2 检测从临床医生术中盲取小块组织、瓶装固定到胃癌标本离体半小时内展平固定、病理医生根据 HE 染色切片选择分化较好的组织进行 Her2 检测，提高了 Her2 的阳性率；根据治疗进展，我们逐渐开展了新辅助治疗后的肿瘤退缩分级、错配修复蛋白免疫组化和微卫星不稳定性检测、EBER 原位杂交检测、PD-L1 免疫组化检测、循环肿瘤细胞（CTC）检测等项目，促进了胃癌患者的精准诊疗。

在繁忙的临床病理工作中，我也发现了一些困扰临床的问题，例如胃低分化腺癌伴神经内分泌分化与混合性腺神经内分泌癌、腺与神经内分泌双向分化的癌之间的鉴别诊断困难，可能会影响后续的治疗。对此，我们进行了临床病理、分子遗传学分析，证实了胃混合性腺神经内分泌癌两种肿瘤成

分的单克隆起源、在分化过程中的分子差异，并揭示其与双向分化的癌、单纯腺癌、单纯神经内分泌癌的分子遗传学差异，在病理学顶尖杂志 *Modern Pathology* 上发表文章 2 篇，为鉴别这些组织形态学接近、免疫表型有交叉的胃癌提供了潜在的标志物，并为探索它们的发生发展机制提供了研究基础。相关研究成果使我获得了第十四届全国胃癌学术会议"未来科学家"一等奖。

在各位前辈的帮助下，我有幸成为中国抗癌协会胃癌专业委员会委员、中国临床肿瘤学会胃癌专家委员会委员、中国抗癌协会病理专业委员会胃肠学组委员，不断接受胃癌临床、病理、科研领域的新知识，使自己不断进步。在前辈的指引下，我坚

持临床与科研并重，承担国家自然科学基金 3 项、省部级课题 2 项，入选天津市特聘教授、天津市首届津门医学英才、天津市"131"创新型人才第一层次、天津市高校学科领军人才，获得中国"杰出青年病理医师"奖、天津市青年科技奖提名奖，成为博士生导师，建立了稳定的 PI 团队，并成为病理科消化亚专业组的负责人，能够更好地进行胃癌等消化系统肿瘤的诊断和研究。

临床与科研并重不仅有助于自己业务能力的提升、学科的发展，而且能够更好地服务于患者。我将继续秉承全面发展的理念，不断向前辈学习，继续努力提高自己，并带好年轻医生和学生，推动整个学科的持续发展。

在 MDT 中成长

——唐磊　北京大学肿瘤医院

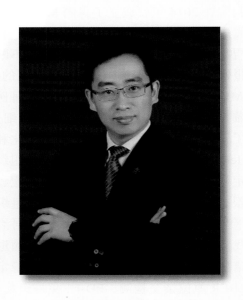

2008 年，我作为影像科医生有幸加入季加孚院长和沈琳院长创建的北京大学肿瘤医院胃癌多学科诊疗（MDT）团队，并由此驶上学科发展的快车道。记得胃癌 MDT 创立伊始，我在导师张晓鹏教授的带领和指导下参加了几次 MDT 讨论后就开始独挑大梁，那时还是主治医师的我面对临床各种"刁

钻"问题时常手足无措，感谢季院长在关键时刻的鼓励"大家安静，请唐教授先读片"，以及沈院长、李子禹和张小田等众多内外科老师和兄弟姐妹们的支持和帮助，一起想办法、回顾病例、设计研究，带我上手术观察病变，参加查房讨论及院际交流，树立临床观念，增强感性认识，做好心理调适，建立规范流程，帮我顺利完成从"图像提供者"到"信息提供者"，再到"需求提供者"的 MDT 角色三级跳。团队携手，不断扩展影像学在胃癌临床诊疗中的地位和价值。在国际胃癌影像领域，我们以 MDT 团队出征也取得多项成果：2015 年巴西国际胃癌大会连发 4 篇影像口头报告，创造胃癌影像专业参会纪录；2016 年在北美放射学会（RSNA）年会发表胃癌影像分期教育展板（纸质），打破日韩多年垄断的格局；同年还总结了胃癌 CT 检查六步法在 RSNA "How we to do"环节作为技术推荐；与中国科学院自动化研究所田捷教授团队及国内外胃癌影像专家合作，2019 年、2020 年在 *Annals of Oncology* 发表两篇胃癌 CT 影像组学研究文章，1 年内他引过百，均获评为 ESI 高被引论文。未来我们会以 MDT "和而不同"的原则为指引，不断壮大胃癌影像队伍，打造多学科融合团队，助力胃癌精准诊疗，造福更多胃癌患者。

继承与发扬——努力成为一个有思想的外科医生

——汪学非　复旦大学附属中山医院

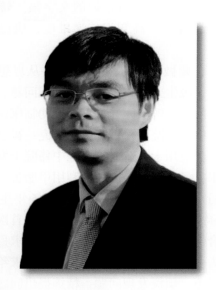

2022年，恰逢我毕业进入复旦大学附属中山医院工作满20年。此时忆过往成长之点滴，往事历历在目，只言片语难诉；唯师训之良言，深耕于心，每每与师弟或学生谈起，常陷入滔滔，不能自拔。

2000年春夏之交，是我学医之路最迷茫的混沌之际，临床医学（七年制专业）后两年的研究生专业方向和导师没有着落，引我入门的却是我的实习带教老师刘维燕老师，虽多年未见，但当日向我介绍中山医院的那一幕，我始终难忘。从刘老师口中，我第一次知道中山医院的前世今生，第一次听到沈克非、黄家驷、崔之义、王承棓、吴肇光等外科大师的名号，也第一次有机会认识我后来的导师秦新裕和孙益红教授。师尊们的谆谆教导督我成长，二十年时光，我最深刻的体会是，中山医院普外科能始终"享誉业内"的根本秘诀在于科室优良文化的传承。这是一种时间和情感的延续，是大师们作风硬、学风正的再现。

医生乃健康所系，生命相托。"优秀的科室文化是尊重师长、尊重历史，相互包容而团结互助，重视人文并眼光长远，这是科室兴盛的起点"，这是我的导师孙益红教授在多个场合分享过的思想。他时常告诫我们说，中山普外在立科之初就注重科室文化建设，先辈们在日常工作学习中不断积淀、倡导、培育出严谨的作风、求实的学风、团结的风气、奉献的精神，这种群体文化精神逐渐形成中山医院普外科特有的学科灵魂、品牌底色。每每回顾院史我们学习到，沈克非院长早年留洋海外，接受系统的西医培训，养成严谨、认真的作风和学风；每一份手术记录中英文亲笔书写、每一次三级查房亲自带教、每一位住院患者亲自进行体格检查。他注重言传身教，"春风化雨，诲人不倦"。学生对他的第一印象就是严格、非常严格、极其严格！每天早上查房时每一位床位医生都要对病情了然于胸，每一次教学查房时，从实习医师到主任医师，都要提前查阅文献，并熟记于心；他强调年轻外科医生要独立思考，刻苦钻研，理论密切联系实际，格外重视"三基"培训：基本知识、基本技能和基础理论。正是因为沈克非、黄家驷等老一辈外科学家的不懈努力、以身作则，中山医院普外科才形成具有良好的科室文化、人才辈出的局面。

作为一名四十开外的"青年医生"，能在中山普外大平台之上有所为，正可谓是文化传承的受益者。个人不敢妄言成长之经验，斗胆总结师尊传承之思想，时常对照，一日三省。

第一，要做医术的"高手"。首先临床工作要勤快，不勤快的人，做不好医生。医生切忌懒惰、贪闲，因为懒惰会带来麻痹大意，给患者带来危险。对于患者的病情，医生要不断地思考，反复地琢磨。一些不良事件的发生，常常由于思想没有做到家，工作没有做到位。凡事预则立，不预则废，做医生不能怕麻烦，要多思考，多行动，做到心到、眼到、口到、脚到、手到。勤能补拙是良训，一分辛苦一分才。事情没有做好之前，不能偷懒，偷懒就隐藏着危险，所谓"只有小医生，没有小手术"，意味在此。其次要虚心学习。学习使人进步，学习使人奋进。在临床工作中，时刻都有学习的机会。向医生学、向护士学、向患者学。"手术做的好，功夫在戏外"，这就说明要反复学，不断地学。这不是简单地重复，而是不断深化、不断提高的过程，是量变引起质变必不可少的手段。平时积累的知识越多，越系统，在遇到疑难复杂病情时，就越沉着，越有办法。急中生智的"智"，才有基础。同时，医学知识体系更新也日新月异，每年都有大量高质量的临床研究结果发布，每段时间各指南都会更新，在忙碌的医疗工作之余，年轻医生可以积极参加各项学术会议，做一个有缘人，领会各领域大咖的医疗经验、学习最新治疗进展，往往能起到事半功倍的效果。因此，学习要贯穿医生的职业生涯。再次要团结同事。不团结，就无法成事。一个团结的医疗小组，才能应对病情变化，处理各种情况；一个团结的科室队伍，才能集中力量办事，补短板、强弱项、提质效；团结意味着肯吃苦、能吃亏、善担当，顾全大局，攥指成拳，劲往一处使。不互相扯皮，不互相干扰，不抱旁观者的态度。

第二，要做教学的"能手"。教学决定了科室的今天，也决定了科室的明天。文化贵在传承，年轻医生在汲取优秀科室文化养分的过程中，也成为新的旗手，在教学过程中也将文化传承下去。一个优秀的外科医生不是医术有多高明，而是他指导的学生医术是否高明。教风不兴、学风不盛则文化不济。年轻医生既要做学生，也要做老师，将所学、所思、所悟传承下去，在教学过程中也必将有所收获，有所进步，正所谓"学然后知不足，教然后知困；知不足然后能自反也，知困然后自强也"。最高明的教育是以身作则。古人云，"其身正，不令而行，其身不正，虽令不从"。上级医生如何处理患者、对待患者都在潜移默化中影响着下级医生；上级认真则下级严谨，上级勤学则下级好问，上级团结则下级奉献。同时教学要讲究方法，讲究技巧。年轻医生带教的大多是刚刚步入临床的实习生、规培生，他们虽充斥好奇心，但理论不扎实、技能不熟练。利用他们对临床的热情，以病例为核心，以问题为导向，从解剖、生理、病理生理等角度阐释发病机制、治疗策略，帮助他们夯实基础、提高临床技能；善于利用各种媒介，将枯燥的文字描述转变为二维、三维图像，提高知识传递维度，取得事半功倍之效。

第三，要做研究的"强手"。要从思想的高度重视科研，医生要从临床实践中发现问题、提出问题、研究问题、解决问题，不断推动临床诊疗水平的进步。中山医院历来重视科学研究：崔之义教授首次将真丝应用于人造血管；陈中伟院士发明断肢再植技术；汤钊猷院士创新性利用甲胎蛋白和肝脏B超进行肝脏诊治，将小肝癌手术5年生存率从2.6%提高到72.9%；王承棓教授于国内首次完成消化道吻合器的研制等等。年轻医生的追求目标应当敢于成为一名卓越的临床科学家，这要求年轻医生要善于思考，敏锐发现问题，精炼提出问题，研究方向务实，研究方法缜密，研究手段先进；探索的过程执着和坚毅，对于名利的诱惑淡然和平静；胸怀宽广，格局高雅，致广大而尽精微。临床强则科研强，科研强则临床更强！

文化是立科之本，传承乃发展之魂。时至今日，中山普外科仍在坚持高质量的三级查房制度、死亡病例及非计划再手术病例全科讨论制度、科主任督导下的总值班交接班制度，凡此种种。科室造就人才，人才成就科室。年轻医生个人成长离不开科室文化的哺育，科室文化的发扬也离不开年轻医生的努力。守规矩、重合作、肯吃苦、能吃亏是真正成为一名有思想、有抱负的优秀外科医生的不二法门！

做有能力有责任有担当有情怀的医者

——王凤华 中山大学肿瘤防治中心

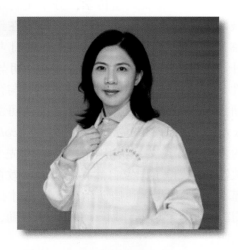

从零开始，一步步走来，成为一名肿瘤内科医生，到消化道肿瘤亚专科医生，是我作为一名医者的成长之路，也是我追求医术的精进之路。成长路上要经历很多艰辛，挥洒无数汗水，熬过无数日夜，我想正是那份藏在内心深处的对这份职业的自豪、对医术的追求、对病患的关爱、对生命的敬畏……一直在鼓舞着我在医学之路上前行。

个人成长道路上，遇到好的引路人和身处优秀平台很重要，这一点我很幸运。把消化道肿瘤诊治作为自己的专业发展方向缘于博士研究生阶段的学习，其间我师从于早年国内消化道肿瘤诊治和抗癌新药研究领域的著名专家何友兼教授。在熟悉他的同行眼里，他是具有外科医生风范的内科医生，严谨求证，行事利落，工作细致，刻苦敬业和善于思考等临床医生应具备的优秀品质在他身上悉数体现并深深感染和影响着我。在我职业上升期，我更庆幸身处一个优秀平台，当前国内消化道肿瘤领军人物之一徐瑞华教授在临床诊治、新药研究和转化研究等方面带领团队完成很多卓有成效的工作，身为其中一员，平台的资源和优势也不同程度转化成了自身的价值，在不断追求卓越的道路上，这些成就赋予我们在新的医学时代下更多的责任感、危机感、使命感和家国情怀。

选择了医学，就是选择了责任和担当。中国在全球属于胃癌高发国家，存在东西方异质性，诊治挑战多，难度大，预后差。但我国的胃癌诊治，主要是参考国外指南和研究数据，然而国外指南和数据并不能真正地反映中国胃癌的诊疗特点，另一方面，我国幅员辽阔，不同地区经济、医疗技术、政策等方面存在很大差异，我也遇到了来自不同地方诊治的患者，治疗或过度或不足或不规范，在这种情况下，推动胃癌规范化诊治和提高我国胃癌诊治水平等让我觉得非常重要，是一份职责和社会责任，也是这么多年让我作为中国临床肿瘤协会胃癌指南编写组秘书和执笔人之一积极参与中国胃癌诊疗指南制定和巡讲解读的源动力。相对其他常见实体瘤如肺癌、乳腺癌和肠癌等，胃癌异质性强，诊治进展滞后，治疗效果不佳，面对信任我们的患者及其家人我常常有无助感。这几年，在徐瑞华教授的带领下，我们团队开展了很多创新药的注册临床研究，在临床治疗中，常碰到不令人满意的治疗结局，我们通过总结和多看文献，打破固有思维模式、对指南提出疑问和发现空白点、矛盾点，结合团队力量和协作精神，合理设计及开展研究者发起的临床研究和转化研究，研究成果以大会报告、文章发表、改写指南或推动新药上市呈现，特别是研究结果促进新药上市和造福患者，让我们深感自豪，也让我们对工作更加热爱和心甘情愿地付出，工作中的探索、思考和磨炼让我学得更多，站得更高，看得更远，希望更不负"担当"二字。

"当你身处打造国内国际一流癌症中心时，需要有兼济天下的家国情怀"这是我们消化道团队大PI徐瑞华教授与我们的心路分享。生命是一个充满神奇色彩的过程，我们无法控制生命的长度，但我们可以通过增加它的高度，扩展它的宽度，来提升自我的人生价值。2018年我作为国家医疗外交官援远在万里的加勒比海小岛国，工作一年，无偿提供医疗服务和学科建设帮扶，让我感受到身处人类命运共同体中的医者，以应对人类共同挑战为目的的价值观体现和责任担当，真正体会到"医者有国界，医术无国界，大爱无疆涯"蕴育的含义，正所谓人不分种族、医不分国度。责以全心、守护大爱并不是件容易的事，一年的风雨历程、平凡而又不寻常的援外工作，令我深切感受到人生的价值和医学的价值。我将继续坚信真情与技术、微笑与坚韧，以技为根，以善为本，以德相待，努力做一个真正的"优秀"医者。

手中有技 眼中有术 心中有光

——王玮 中山大学肿瘤防治中心

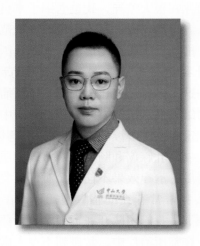

犹记得 2005 年本科毕业，怀揣着懵懂的梦想投身于中山大学肿瘤防治中心周志伟教授门下，开启了作为肿瘤外科医生的学业生涯。入门后，周教授在第一次的师生座谈中教导我们几个刚刚入门的学生："想成为一名优秀的肿瘤外科医生，手、眼、脑缺一不可，既要孜孜不倦磨练手中的刀，又要时刻关注肿瘤外科治疗的前沿，同时还需善于总结归纳、突破创新"。遵循恩师的教诲，我开始披星戴月又如履薄冰般地踏上了通往外科殿堂的征程。

得益于中山大学肿瘤防治中心（以下简称中肿）医、教、研三位一体的培养体系，我很快适应并融入了中肿的培训模式。临床工作中，每天主诊教授带领的教学查房，每周二下午雷打不动的 MDT 病例讨论，每台手术中手把手的言传身教，让我从一名毫无临床经验的医学生在短短数年内熟练掌握了常见腹部肿瘤的诊治流程。教学工作中，老师们针对疑难病例深入浅出地剖析，对肿瘤学指标给予抽丝剥茧的讲解，对临床研究数据的精细解读，让我对胃癌等腹部肿瘤的各项临床研究数据如数家珍。科研工作中，带着老师们提炼出的一个个关键科研问题，通过大量的临床病例数据、海量的测序分析数据，以及各种统计分析方法和模型的构建，比对各种文献所得的数据和结论，论证出基于我们中心特有的胃癌数据和经验总结，更亲身参与了多项前瞻性临床研究的

设计、注册、伦理审批、CRF 表格填写、数据分析等。基础研究方面，受益于中肿得天独厚的华南肿瘤学国家重点实验室浓郁的基础科研氛围熏陶，我对基于肿瘤表观遗传学、分子生物学常见实验技术的胃癌基础研究亦初窥门庭。在经历了六年临床、教学和科研三重培训后，2011 年，我的博士学位论文"第 7 版胃癌 TNM 分期与预后相关性分析及 AP-2α 在胃癌中的表达及与预后关系的研究"顺利通过答辩，凭借就读期间发表于 *Annals of Oncology*、*Annals of Surgical Oncology* 等杂志的多篇 SCI 论文，获得中山大学"邓先生抗癌科学奖"，并获得了国家自然科学基金、教育部博士点基金、中山大学肿瘤防治中心"优才计划"、"临床医学科学家培养计划"等项目的资助，顺利留院任职。

成为中山大学肿瘤防治中心胃外科一名正式医生后，肩上的责任感和使命感也与日俱增。作为新时代的肿瘤外科医生，胃癌的微创外科是年轻医生不可回避的必修课。在进行了半年的腹腔镜模拟训练和动物实验后，我跟随周志伟教授、陈映波教授治疗组从扶镜手、一助，到主刀一步一个脚印进行了不下 500 例的腹腔镜胃癌手术的刻苦训练。同时，践行"它山之石、可以攻玉"，先后前往福建医科大学黄昌明教授团队、韩国国立癌症中心 Han-Kwang Yang 教授团队以及韩国延世大学 Woo Jin Hyung 教授团队观摩学习交流。目前每年可单独开展腹腔镜胃癌手术（包括早期胃癌的保功能手术、全腹腔镜胃癌根治术及消化道重建、腹腔镜下脾门淋巴结清扫等）200 余例，且手术平均淋巴结清扫数目达 50 枚以上，严重并发症发生率低于 3%。

作为一名肿瘤外科医师，恪守肿瘤学原则，遵循肿瘤生物学行为亦是我辈医师需要时刻牢记的准则。对于局部进展期胃癌及晚期胃癌，经过积极的新辅助治疗及转化治疗，将不可切除肿瘤转化为可切除肿瘤，通过综合治疗最终提高患者 R0 切除率和生存率也成为肿瘤外科医师的终极目标。在我科詹友庆等老一辈教授的悉心指导下，我坚持除瘤务尽，刻苦钻研复杂胃癌手术如胃癌联合脏器切除、胸腹联合手术、胰十二指肠切除术、腹主动脉旁淋巴结清扫等，在遵循肿瘤

学原则的前提下努力将外科技术发挥到极致。而对于胃癌的综合治疗，在我科詹友庆教授和周志伟教授的牵头和号召下，亲身参与了多项基于胃癌新辅助放化疗、新辅助化疗联合免疫治疗等围手术期相关的多中心临床研究，力求将基于中国人群的胃癌"数据"上升到循证医学"证据"的高度。近年来，我们团队针对胃癌新辅助治疗和转化治疗的病例数逐年递增，初步研究结果显示：对于局部进展期胃癌（临床分期Ⅲ / Ⅳa 期胃癌），通过新辅助化疗 / 放化疗等综合治疗策略，较传统治疗提高了 10% ～ 15% 的无复发生存率；而针对晚期胃癌，通过积极的转化治疗（化疗联合靶向 / 免疫治疗等），可获得近 30% 的转化手术率。而上述肿瘤治疗疗效的获得，归功于精准的病理学诊断、缜密的影像学评估、高效的 MDT 团队配合，以及日益精湛的外科学技艺等等。

同样，身处信息大爆炸和大数据的时代，对于数据的敏锐度和统计分析能力也成为当代青年医师的基本功。早在 2012 年，在徐惠绵教授、梁寒教授、周志伟教授等的共同倡导下，我和邓靖宇教授、孙哲教授等几位青年医师就几家中心既往 20 年间的胃癌外科治疗数据进行了整合分析，构建了近万例具备完整随访数据的胃癌外科治疗数据库。以此为基础，比对美国 SEER 数据库的胃癌数据，并积极探索基于肿瘤影像组学、转录组学和病理组学大数据的分析和整合，就相关胃癌外科诊治关键科学问题，构建了多个基于中国人群的胃癌预后及预测模型。上述多项研究成果先后发表于 *JAMA Network Open*、*Lancet Digital Health*、*Cancer* 等国际知名期刊，并先后受邀在国际胃癌大会、美国 MD Anderson Cancer Center 年会、日本 JGCA 年会、韩国 KINGCA 外科周、全国胃癌大会等重要学术会议上做口头报告。

回首过往，遥望前路，繁星璀璨。作为拥抱新时代的肿瘤外科医师，我深信，只有将手术的"技"、综合治疗的"术"，以及对于肿瘤学日新月异发展的"光"完美结合，才能圆融贯通，最终惠及患者。

在最好的年华遇见你

——王鑫鑫 中国人民解放军总医院

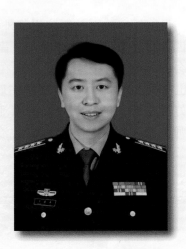

"王医生过年好，这是我被判死刑的第七个年头了，但我活得还很硬实，感谢陈主任和您给了我第二次生命。我代表两个孩子谢谢您，让他们能有父亲。"这是一名山东患者过年前给我发的消息，很朴实，患者于 7 年前被诊断为胃癌晚期，确诊时只有 33 岁，当地医院判断只有 3 ～ 6 个月的生存时间。信息中提到的陈主任是解放军总医院普通外科的陈凛教授，我的导师。2013 年陈凛主任和我接诊这个患者后给予转化治疗，转化成功后又做了根治性手术。患者术后恢复非常好，随访至今没有复发。而类似这样的患者，在我们中心还有很多。

我于 2004 年从第二军医大学毕业后分配到解放军总医院急诊科工作，2008 年，我接诊了一名残胃癌合并出血的患者，这个患者近 70 岁，10 年前因为胃癌做过一次手术，后来因胆囊炎又做了一次手术，这次残胃上又得了癌症，反复出血，多次介入治疗，效果不好。急诊接诊这样的患者，基本上就是用上所有止血的药物，然后和患者家属交代病重，然后就没有然后了……但这个患者家属带来了一个问题，"王医生，虽然所有医生都说不能手术了，您还能不能帮忙找普外科的陈凛主任试试，他如果说不行，我们就放弃了"我忐忑地打通了陈凛主任的电话，陈主任看了片子说了句，"我也没有十足的把握，但手术是他唯一的希望了，做吧。"手术非常成功，老人获救了，而陈主任在我心中也直接封神。

这件事之后，我几次到陈主任办公室，请求他把我调到普外科。陈主任说"你的外科基础薄弱，又没有外科的科研基础，不适合外科工作"。但我没有放弃，已经在急诊科带组的我，几乎放弃了所有，推倒重来，我考取了陈凛主任的硕士，之后又读了博士，方向就是胃癌的临床和基础研究。

博士毕业后，我如愿进入到了陈凛主任的团队，做一名主管医生。陈凛主任手把手地教我做手术，他要求我把每一台手术都要做成精品。于是就有了开篇的那个故事和每一个患者的信任。2014年，开腹手术已经做到炉火纯青的陈凛主任把握发展方向，要求加大微创手术比例，从他自己做起，从我们组做起。陈主任组的微创手术率直接提高到95%。从最初的6个小时才能完成一台腹腔镜辅助全胃切除，到现在2个小时高质量做完一台完全腹腔镜根治性全胃切除，我随着团队的发展也在不断进步。

2015年，我幸运地受领了科室的一项重要任务。陈凛主任牵头一项全国多中心进展期胃癌新辅助化疗临床研究，让我做临床研究助手。多中心临床研究与基础研究以及单中心研究完全不同，作为研究助手，需要协调多方面的关系，处理很多棘手的问题。我刚接手时非常不适应，研究进展缓慢，数据登记也不及时。陈凛主任没有批评我，而是帮我寻找问题根源和解决办法，协调各个参研单位负责人和统计学专家，多次召开研究谈论会。在多中心的支持下，这项研究的部分研究结果多次

在ESMO会议上进行报告，早期结果在2020年的ASCO-GI会议上进行口头报告，这是当年食管癌-胃癌领域的中国唯——篇口头报告，该研究目前正在进行最后的随访工作。

在做这项研究的过程中，我们团队发现围绕胃癌新辅助治疗，还有很多尚待解决和明确的问题，于是陈凛主任牵头国际多中心研究，聚焦新辅助化疗时长和病理缓解率的关系。这项研究是胃癌临床研究领域第一项中国学者作为PI的国际多中心研究，目前这项研究正在入组阶段，我在这项研究中仍担任研究助手。

在做胃癌防治的临床工作和临床研究工作中，我积累了一部分经验，将经验总结后发表了一些文章。但陈凛教授说这些还不够，要带着临床的问题到基础研究中去寻找答案，做好胃癌的精准医学和转化医学的结合和统一。我和团队积极申报各类基金，目前承担国家自然科学基金、北京市和军队多项胃癌相关基础研究课题10余项。我本人也于2015年入选北京市科技新星，2018年入选解放军总医院首届创新人才工程新秀人才，导师都是陈凛教授。

2021年，在解放军总医院改革重塑过程中，成立了胃部外科，胃癌治疗有了新的阵地和制高点。在陈凛教授的推荐下，我经过多轮评审，竞聘成为胃部外科行政副主任，在新的平台，可以更好地为胃癌防治事业做贡献。

目前，我担任解放军总医院胃部外科副主任，胃部外科四病区主任，副主任医师、副教授，中国抗癌协会胃癌专业委员会委员。现在，1982年出生的我也已经39岁了，但我庆幸在最好的年华遇到了最好的老师，遇到了最爱的事业。我愿意像我的老师陈凛教授一样，为胃癌防治事业奋斗终身。

传承历史、站在巨人的肩膀上砥砺前行

——王振宁 中国医科大学附属第一医院

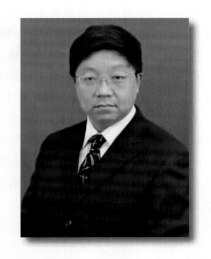

我来自中国医科大学附属第一医院胃肠肿瘤外科，她是由张文范、陈峻青、张荫昌、王舒宝、徐惠绵等一代代学术带头人创立并发展壮大的，历经六十余年的风雨积淀了深厚的底蕴，确立了在国内的领先地位。人们常说一粒种子，只有深深植根于沃土，才能生机无限，而我非常自豪在人生的韶华之年，来到这片沃土，在恩师徐惠绵教授的引领下，投身到这个与癌痛斗争的伟大事业，开启了探索胃肠肿瘤发生机制与预防诊治的大门，一步一步走来，深感我们肩上的担子更重了，肩负着传承、创新、发展的责任。我们就是漫漫砥砺中的一位行者，仰视着前人，帮扶着后辈，也用自己的行动创造着未来。

1958年张文范教授组建了中国医科大学附属第一医院肿瘤外科，初期由张文范、陈峻青及张荫昌教授率先开展胃癌生物学行为临床应用及"三早"研究，将胃癌标准根治术（D2）在全国推广并改变了胃癌外科治疗的传统认识；进入新世纪以来，徐惠绵教授带领科室完善了胃癌生物学分型指导现代外科治疗的理论与实践，潜心开展了胃癌腹膜转移高危因素的确立、亚临床转移分子指标筛选等系列实验与临床研究。经过数代人的积累，学科两次获国家科学技术进步二等奖，为推动我国胃癌防治研究工作做出了巨大贡献，逐步发展成人才济济、硕果累累的肿瘤学国家级重点学科。

我目睹了前辈们引领我国胃癌防治事业步入正轨并发展壮大的全过程，师长们对胃癌研究的专研

及百折不回的精神成为我一生巨大的精神财富。从前辈们手中接过科室主任的重担我颇感压力，如何传承前辈们的优秀学术思想，持之以恒的专研精神，将学术影响力发扬光大是我肩上的责任。在群策群力、集思广议之下，确立了"科研为先导，医疗为基础，临床与基础结合，多学科协作"的科室发展理念，旨在建设医教研为一体的研究型临床科室，实现学科的可持续发展。

向内深耕，向外求索是我们一贯传承的氛围，人才队伍和科研平台建设等方面的支持是我们团队不断前进的动力和基础。团队取得今天的成果，离不开每位团队成员的辛勤付出，也离不开彼此的团结与协作，更离不开团队内外的合作交流。在我们科室每个周日的下午都是团队的学术盛宴，学生们要将自己承担的课题研究内容和进展以"答辩"的形式进行汇报，团队其他成员作为"评委"参与讨论并给出建议。这种每周的小型学术讨论使各个课题小组之间增进相互了解，学习到不同研究方向领域中最新的理念和技术，在不断的讨论中可以打破思维定势，碰撞出创新性的思想火花。正是团结协作互助共赢的氛围，推动我们团队像一支平稳的舰船不断前行。

科室在学术氛围、科研成果、临床新技术引进与开展、人才梯队建设等方面，实现了在传承中创新、协作中跨越式发展的局面。先后获得863、973及国家重大科技专项四项，国家自然科学基金45项。发表学术论文500余篇，其中SCI收录论文近300篇。2000年和2006年分别获得国家科技进步二等奖2项、省部级科技进步一等奖3项。主要创新性的学术成果包括：提出一系列胃肠癌临床分期优化方案，被UICC/AJCC胃肠癌TNM分期引证。胃癌腹膜转移微环境理论，腹腔微量脱落癌细胞光电动力学分选，腹腔冲洗液中循环肿瘤细胞（CTC）、循环肿瘤DNA（ctDNA）液体活检及腹腔免疫微环境等研究，获得了13项国家自然基金，在 *Nature Communication*、*Stem Cells*、*Molecular Cancer* 等期刊发表论文，在国内外学术界产生重要影响。在癌症干细胞领域，于临床诊治和手术中发现，胃组织在受到急性损伤的过程中，胃腺上皮的恢复速度远超腺上皮干细胞增殖的能力。基于这一现象，提出了猜想和构思，同华盛顿大学 Jason C

Mills 教授开展合作研究，首先发现并提出了"逆生"（paligenosis）这一保守的细胞再生过程，系列结果陆续发表在 *EMBO Journal*、*Gastroenterology*、*Autophagy*、*Developmental Cell* 等期刊。

胃癌腹膜转移是影响胃癌患者预后生存的重要难题，也是我们学科多年来一直致力于攻克的"卡脖子"难题。解决胃癌腹膜转移核心理念是将诊断关口前移，传统的病理学检查通过对腹水和腹腔冲洗液进行细胞学检查，以检测腹腔内的游离癌细胞，其检测敏感性相对较低，因为病理学家很难在大量的背景细胞中辨别出少量的癌细胞。通过与中国科学院自动化研究所开展合作，共同提出了应用 OEK 技术实现胃癌腹水、腹腔冲洗液中胃癌细胞分离的新方法与新思路。该装置利用癌细胞与背景细胞的大小和膜电容差异，通过设定电场频率在 OEK 系统中进行分离，准确率达 71%。相关研究成果于 2020 年发表于国际期刊 *Science Advances*。随后我们针对缺乏用于脱落细胞学检查的术中收集腹水、腹腔冲洗液专用装置这一情况，设计出了一种结构简单、成本低、能高效抽取腹水和腹腔冲洗液中细胞的一次性抽取管路。该装置确保了脱落细胞检查的准确性，避免在腹腔镜手术下因气腹压力导致体液迸溅，于 2021 年获批实用新型专利一项。为了实时观察腹膜转移，更好地了解这一过程中的细胞学行为，我们与中国科学院合作应用数字微镜阵列的光学投影光刻系统构建了具有腹膜的间皮层和基质层的仿生腹膜。通过原子力显微镜和扫描电子显微镜也验证了仿生腹膜和真实腹膜在微观结构和机械特性上的一致性。该研究为探索恶性肿瘤腹膜转移提供了新的模型，相关成果于 2020 年发表于国际期刊 *Lab on a Chip*。医学的进步常常得益于基础学科的发展，通过将医工前沿深度融合，学科互补助力临床实际需求难题破解，切实为人民生命健康提供科技保障。

牛顿说过"如果说我比别人看得更远些，那是因为我站在了巨人的肩膀上。"这句话最能表达我内心的感受。我今天所取得的一切成绩与学校、医院、学科、导师的培养、引领密不可分。我们的学科发展，科学探索就像一只熊熊燃烧的火炬。我很自豪成为这抗击肿瘤的火炬手，肩负起这份庄严且神圣的使命，将抗癌事业向高处传递、向远处传递、向未来传递。"雄关漫道真如铁，而今迈步从头越"，今后我们将以国家战略需要作为发展方向，向更高、更远的目标迈进，为肿瘤科技创新体系的建设添砖加瓦，为医学科技转化提供理论和成果支撑，为医疗健康产业发展提供强大的动力，为实现健康中国做出一份贡献。

努力成为一名有价值、有思想的"临床科学家"

——徐皓　南京医科大学第一附属医院

2022 年是我从医学院毕业后的第 21 个年头。回顾往昔，师之教诲，学之行始；放眼现在，救死扶伤，砥砺前行。从医的二十年，掺杂着青春、奋斗、喜悦、失落，也铸就了我的成长。

"敬畏"与"初心"

时间回溯到 1997 年我的第一堂人体解剖课，也是我人生当中第一次感受到了人体的精妙，也让我对外科萌生了憧憬。一进入解剖实验室，迎面扑来一股刺鼻的福尔马林的味道，这让满怀主动求学心态的我第一次体会到紧张与兴奋。老师的话我至今记忆犹新："学医初期，看到尸体或是器官标本或许有些不适，但如果我们抱着一种敬畏和感恩的心情，我们会尊敬这些为医学做出贡献的人，感谢他们给我们学习的机会。"时光荏苒，流年似水，在一次次的"无言老师"的教导下，一天天的教室、食堂和寝室三点一线，我的四年大学生活也接近尾声。

"挫折"与"机遇"

2000 年 9 月，我正式进入本科学习生涯的实习阶段，在这一阶段经历了太多的第一次：第一次独立换药、第一次清创、第一次手术拉钩、第一次被外科老师批评、第一次被患者责备……依稀记得那段时间的我备受打击，觉得自己似乎一无是处，深切感受到校园生活与临床工作之间的天壤之别。庆幸的是，我收到了东南大学医学院免试硕士研究生录取通知书，

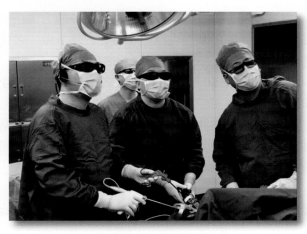

徐泽宽教授手术指导

师从刘胜利教授。在硕士研究生阶段，我初步完成了医学生向临床医生的转变。2004年，为进一步求学，我成功考取并攻读南京医科大学第一附属医院普外科博士研究生，师从吴文溪教授。在吴老师的指导下，2007年2月，我的一篇SCI论文"IL-12 p35 silenced dendritic cells modulate immune responses by blocking IL-12 signaling through JAK-STAT pathway in T lymphocytes" 发 表 在 *Biochem Biophys Res Commun* 上，这是我研究生期间发表的第一篇较高质量SCI论文，初次尝到了科研成果的喜悦。

"教导"与"进步"

时光飞逝，2007年9月博士毕业后，我加入南京医科大学第一附属医院胃肠外科。在这里我遇到了我胃癌外科路途的引路人——徐泽宽教授。徐教授精湛的医术、深厚的素养深深地震撼了我，令我立志成为徐教授这样的医生。这些年徐教授教诲我如何为人、为学与为医，令我受益匪浅。我至今清楚地记得第一次随徐老师手术时他对我说的一句话："外科医生必须尽快完成从外科新手到专科医生的蜕变，这个过程中会经历反复的失败与自责，但这是一个优秀外科医生成长的必经之路"。这段话让我铭记至今，时刻警醒着我，也不断督促我的成长。

"努力"与"进步"

很荣幸能够置身于这个不断进步的团队中，南京医科大学第一附属医院胃癌诊疗团队在徐泽宽教授的带领下飞速发展，我也受益良多。作为科室成员的我在学术气氛浓厚的科室环境下备受鼓舞，潜心钻研消化道微创手术技巧与理念，依稀记得自己完成第一例腹腔镜阑尾切除术后的喜悦，逐渐从腹腔镜胆囊切除术、腹腔镜直肠癌根治术快速发展到可独立完成腹腔镜根治性全胃切除术。每一次技术的精进与蜕变，都离不开徐教授的指导与鼓励："一名优秀的外科医生需要一颗强大的心脏"。在此期间，科室也逐步成为江苏省内规模最大、开展技术最全面、微创化率最高的胃癌诊疗中心。

"研修"与"突破"

2013年，为进一步扩大学术视野，我很荣幸能在徐教授的安排下获得赴日本国立癌症中心进行半年研修的机会。在那里，我有幸得到了世界著名胃外科专家Katai教授及Sasako教授的指导。从他们的身上我深切体会到了一丝不苟、认真严谨的工作态度对一名外科医生来说是多么的重要。此外，与多位知名教授的日常交流中，我学习到了大量的先进经验与理念。研修期间我第一次学习到了保留功能的胃癌根治术、胸腹联合D3胃癌根治术等高难度手术……

"交流"与"蜕变"

2015年，我参加了亚太胃肠道间质瘤大会，会议上我深刻认识到国内胃肠外科临床研究尚处于起步阶段。从那之后，我先后参加了十余场国内胃癌学术

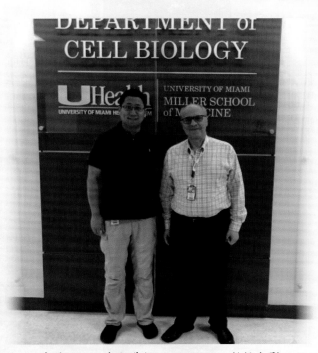

在美国迈阿密大学与 Wael El-Rifai 教授合影

会议，并参加了五十余次国内外各类学术活动。我认识到优质的学术交流是学习先进理念、提高诊疗水平、孵化临床研究的重要手段。同时，我也意识到自己科研能力的薄弱与不足。2018年，在徐教授的悉心安排下，我远赴美国迈阿密大学，在消化道肿瘤基础研究顶尖教授 Wael El-Rifai 团队进行了为期半年研修。近年来，通过不断的学习交流，我在临床及基础科研方面的能力得到了长足的进步。且在徐泽宽教授的谆谆教导下，我的临床业务能力也稳步提升。此时我的梦想也发生了变化，从争做一名优秀的"外科医生"变成了争做一名"临床科学家"！

回顾从医20年来，我从一名医学生成长为今时今日，离不开徐泽宽教授等前辈的教导与支持。道阻且长，行则将至，行而不辍，未来可期。我坚信不管是现在还是将来，我都会以一切的努力来回报团队、回报患者、回报社会。

青海胃癌防治现状的思考与收获

——燕速　青海大学附属医院

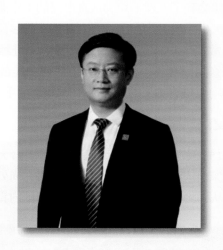

自古以来，我国从华夏到汉唐，乃至元明清时代，都将黄河流域看作是中华民族的摇篮，是中华文明的发祥地。古人将黄河源头看作是圣洁而又遥远的，李白有"君不见黄河之水天上来"的慨叹。

人们探察河源乃至不断迁徙往返最频繁的地区，都莫过于今天青海东部和甘肃接壤的地区即河湟谷地。青海东部地区历史上被称为河湟谷地，是河湟文化的发源地。黄河从巴颜喀拉山北麓的各姿各雅山和约古宗列盆地源出汇合，经星宿海、扎陵湖、鄂陵湖，流出一条孔雀河，它像一位雍容大度、高贵的母亲款款走在草野与谷地中，我们这位母亲走了九百多公里路，眼看走出了青藏高原，却又别情依依，舍不得离开养育她的故土，从甘肃、四川边境转了180度的"S"弯，又回到青藏高原。在河湟地区，农耕民族和游牧民族之间的交往十分频繁，形成了河湟文化内涵的多元性。因此，河湟文化是由不同民族的交融和繁衍生息并世代相传至今的多民族文化遗产，历史上诸如戎人、羌人、氐人，鲜卑、小月氏、鞑靼、吐谷浑、吐蕃等，这些古代民族不仅从事高寒畜牧业，也从事农业、手工业，积极发展与周边民族之间的商业和文化交流。

在这里为什么提及河湟谷地和河湟文化呢？我带领团队对该地区近10年的胃癌流行病学调查以

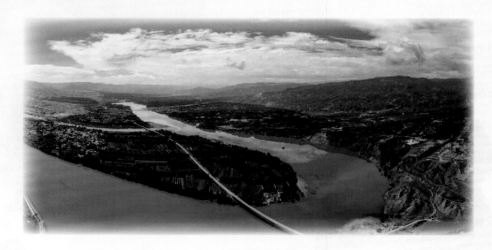

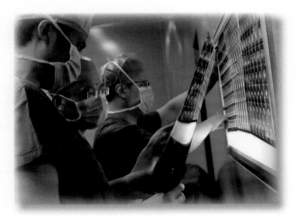

青海大学附属医院胃肠肿瘤外科赴海西蒙古族藏族自治州会诊

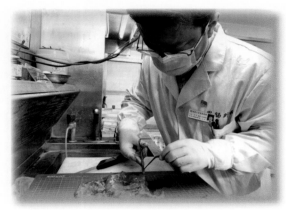

胃癌标本及胃周淋巴结拣取规范化操作示教

及相关基础和临床研究结果显示，河湟谷地是我国胃癌发病率和死亡率均较高的地区之一，现有数据分析该地区胃癌粗发病率在 35.2/10 万至 45.6/10 万，胃癌粗死亡率在 32.1/10 万至 38.3/10 万之间。似乎，近些年来该地区胃癌的发病率和死亡率并没有下降的趋势，胃癌仍然威胁着各族人民群众的身体健康，并且增加了政府在胃癌诊治方面的卫生经济负担，这一问题值得我们去关注。深入研究该地区胃癌的发生及发展分子机制，提高胃癌规范化诊疗的整体水平，做好胃癌的基础和临床的相关研究工作，是改善该地区胃癌防治现状的重要措施之一。

早在 10 年前，青海大学附属医院联合省内外多家科研单位对河湟地区胃癌发生和侵袭的分子机制进行了相关基础性研究工作，并结合流行病学调查进行分析和研判，取得了一定的成绩。该地区特殊的自然地理环境、民族多样性以及不同的传统饮食习惯和习俗与胃癌的发生有一定关联。河湟地区平均海拔在 3000 米以上，常年处于低温、低氧和低气压的自然

条件下，饮食结构相对单一，多以牛羊肉和谷物淀粉类食物为主，日常食谱中少有新鲜蔬菜、水果，缺乏微量元素的摄入，加之每天盐的摄入量远高于我国居民膳食指南中的平均标准，偏远农牧区上述情况尤为突出。高海拔地区水的沸点较低，进食的食物得不到充分的蒸煮，加之低氧、低气压和低温环境，造成对胃黏膜的物理和化学性刺激进一步加重胃部的病变。该地区人群的幽门螺杆菌感染率（HP）远高于其他地区，有些地区 HP 感染率甚至高达 90% 以上。从遗传多态性等研究的初步结果显示，该地区不同人群其胃癌相关基因易感性亦存在差异，这可能是胃癌在不同人群中的分布存在差异的内因。

自 2015 年底以来，青海省医师协会胃肠肿瘤分会、青海省医学会胃肠外科分会、青海大学附属医院，联合省内外多家医院和科研院所在青海开展了胃癌规范化诊疗技术基层巡讲活动，每年举办数十场学术讲座及交流活动，包括奔赴海南藏族自治州、海西蒙古族藏族自治州、海北藏族自治州以及

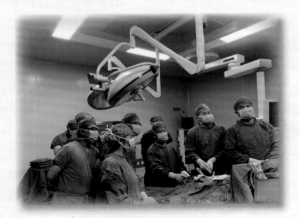

青海大学附属医院胃肠肿瘤外科赴海南藏族自治州人民医院手术示教

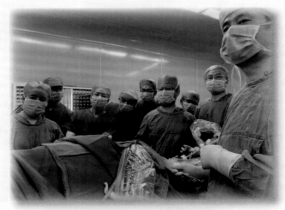

青海大学附属医院胃肠肿瘤外科赴海西蒙古族藏族自治州医院手术演示

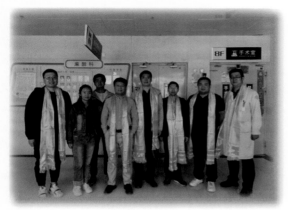

和基层骨干医生们在一起

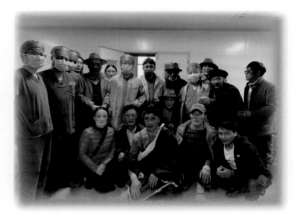

手术后和当地农牧群众在一起

海东地区开展义诊、教学查房、手术示教、学术讲座和科普宣传等活动，受到了当地广大农牧群众和同行的欢迎。多年来，为改善偏远地区，尤其是青海农牧地区医疗卫生条件，国家投入了大量人力和物力，硬件设备得到了跨越式发展，但是专业人才匮乏现象依然严峻，培养和留住基层骨干医师是解决上述问题的途径之一。我带领团队每年举办全国及区域性继续医学教育项目如胃癌诊疗新技术培训班、胃癌多学科诊治（MDT）培训班，以及腹腔镜微创适宜技术推广学习班等帮助基层医疗单位培养了一批青年骨干医护人员。在积极开展胃肠道肿瘤规范化诊疗基层巡讲活动的同时，在培养消化道早癌筛查基层内镜医师，做好对幽门螺杆菌的筛查及规范化治疗，以及胃癌防治科普知识宣传工作等方面，需要我们继续加大投入力度，并呼吁全社会一起参与进来，"防癌、抗癌路上有你和我"。

不容否认，青海地处青藏高原的东北麓，地广人稀，自然条件相对恶劣，给胃癌的防治工作带来了不小的困难，胃癌规范化诊疗工作任重而道远，做好该地区的胃癌防诊治工作，推广胃癌规范化诊疗刻不容缓。在接下来的青海省胃癌防治五年行动计划中，需要一批有志向，有情怀，甘于奉献的老、中、青三代同道们一起携手努力前行，只要不忘初心使命，勇于担当，砥砺前行，河湟谷地一定会焕发新的生机，像母亲河——黄河一样奔流不息，实现健康中国伟大目标和愿景。

崎岖、迷人的胃癌研究之路

——杨昆 四川大学华西医院

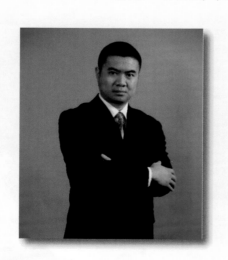

十九年的医学生涯，已占据我生命的一半，每天每周每月按部就班地工作、学习，没有太大的感触，可把时间捆起来一算，却发现时间过得真快啊，19年只是弹指一挥间。流走的是时光，流不走的是心情。生命的齿轮静静地转动，桌前放一杯清茶，我打开电脑，任灵魂肆意地在心间游走起舞，听心音袅袅，回顾漫漫医学路。时间拨回2003年9月，我隐约记得那是个艳阳天，我手持录取通知书，满怀欣喜又惴惴不安地踏入了四川大学华西临床医学院的大门，从此一往直前地踏入了医学征途。在报志愿的时候，我就清楚地知道学医的路途是异常艰辛的，但是我真诚地热爱医学，热切地希望自己成为一名医生，为无数人解除痛苦、抚慰他们的心灵。我热爱驰骋在一望

无际的医学草原，领悟人体的奥秘；我热爱探索未知的医学领域，提高患者生存的质量；我享受发现星星之火的快乐，努力为医学事业增砖添瓦。路漫漫其修远兮，吾将上下而求索，我一直在奋斗，也一直在收获快乐。

9月的第一节解剖课，让我正式接触到了人体，接触到了医学。一切都是我之前从未接触到的，是新奇的，但又对我有着强烈的吸引力，引导懵懂无知的我积极地学习，去探索人体的奥秘及医学的奥秘。我每天三点一线，往返于教室、食堂和寝室，努力从书中汲取更多的知识。我每天保持同样的节奏，重复着一成不变的生活。逝者如斯夫，不舍昼夜，三年的大学生活转眼间就过去了，随着理论知识的学习接近尾声，我心中产生了疑问，这些理论知识如何转为实践呢，我如何才能成为一名真正的医生呢？

实习经历给了我很好的答案，2007年的夏天我利用暑假时间提前到四川大学华西医院胃肠外科实习，在那里我遇到了我的恩师——胡建昆教授，他是我医学路途的引路人，也是我人生道路的指南针。胡教授精湛的临床诊疗能力，深厚的医学素养深深地震撼了我，我立志成为胡教授这样的医生。在胡教授的引领下，我确定了今后从事的医学方向——胃癌外科。在这里，我接触到了人生第一个胃癌患者，收获了成功治愈患者的喜悦，也领悟了医生无能为力的辛酸，我也曾因此迷茫，觉得自己似乎一无是处，没有办法去挽救他们的生命。同时，我对胃癌也有了更全面的认识。人类社会进入21世纪后，医学科学领域取得了很大的发展和进步，前人克服了很多医学上的难关，为人类生命健康做出了很大的贡献。但是癌症治疗效果的提高是亟待解决的重大问题。据国家癌症中心最新发布的2020年全国癌症统计数据，胃癌的新发病例数占据恶性肿瘤第三位，死亡率也占据第三位。在排名前十位的男性恶性肿瘤中，胃癌的新发病例数占据第二位。这给社会和家庭带来了巨大的负担，因此发现胃癌的发病原因，研究其预防措施，并且研究胃癌的诊疗手段具有重大的意义。这也成为了我人生中为之奋斗的目标之一。通过多年的基础学习和临床实践，我有了更加丰厚的医学知识储备，懂得了这样一个道理：医学本来也是没有路

的，只是走的人多了，实践的多了，才形成了如今的医学知识体系。这让我更加坚定余生将致力于攻克胃癌诊治的难点及盲区，因为这是医务工作者的责任及担当。

2010年，我顺利从四川大学华西临床医学院毕业，并且成功拿到留校的资格。从此，我借助华西医院这一广阔的平台，和同样热爱胃肠外科的同事们，携手奋进。2014年，我很荣幸得到了出国学习的机会。在韩国一年，我学习到了胃癌诊治方面的一些先进技术，加深了对胃癌规范化诊治的理解，同时也认识到了国内与日本、韩国在胃癌诊治及相关研究方面的差距。回国后，我结合团队自身的研究基础及临床规范，将在国外的所见所学进一步地整合到临床实践及相关的基础、临床研究中来，围绕胃癌发病机制、食管胃结合部腺癌发病特点、胃周淋巴结转移及清扫，以及胃癌微创化和规范化手术治疗等多层次、多角度进行"基础-临床"研究，为发现胃癌的发病规律、研究胃癌的生物学特征、预测胃癌患者转归和指导胃癌临床治疗的规范化开展贡献了自己的一份力量。当然，这些对于胃癌研究而言是微不足道的，但每每看到自己的研究成果得到认可，以及被各个研究机构引用到临床工作中，我就觉得这些付出是值得的，是幸福的，是美满的。我想我研究最大的动力莫过于他人的认可及能够真正帮助到患者。因此，我热爱这份工作，同时享受着研究带给我的快乐和幸福。天将降大任于斯人也，必先苦其心志，劳其筋骨，饿其体肤。研究胃癌的路途是坎坷的、任重而道远的，我经历过不知多少次的实验失败。临床上，也常常为无法拯救胃癌患者的生命而悲恸。但是每一次失败，每一条生命的流逝，都是一种鞭策，我还要更加努力，去付出，去钻研。这也成为了激励我不断探索，精益求精的动力。

尽管从医的路十分艰苦，节假日还要守在一线值班，处理突发状况，失去了很多陪伴家人的时光，但我享受着每一次挽救患者生命时的喜悦与幸福。近年来通过诸多同道的共同努力，目前我国胃癌患者的5年总体生存率在一些大型医学中心能达到60%左右，较前些年有了明显提高，这对从事胃癌研究的同道而言是巨大的鼓舞和鞭策，也让我明显感受到大家现在为提高胃癌诊治效果所做的

努力及研究是有回报的，让我真切感受到了胃癌研究的魅力。另一方面，我们不断努力和认真负责的态度，得到了越来越多患者的认可。任何的劳累辛苦也抵不过患者的一声"谢谢"所带来的自豪感与幸福感。这也是我痴迷于胃癌治疗及研究的重要原因，我相信结果总归是美好的。未来，我仍会继续前行，努力在专业领域做出自己的贡献。

长风破浪会有时，直挂云帆济沧海。经过不懈努力和恩师的栽培，我目前在临床上能独当一面，临床及基础研究也逐渐走上正轨，成长为了胃癌外科领域的一名青年学者，同时兼任了中国抗癌协会胃癌专委会委员、四川省肿瘤学会胃癌专业委员会主任委员等一系列学术任职，并顺利成为了博士生导师。在这一过程中，我不断地体会到了胃癌研究所具有的重要意义及迷人魅力，也更加热爱我现在所从事的事业。现阶段的我将继续保持初心，活跃在临床一线和实验室，以求实严谨、精益求精的态度认真对待每一位患者，严格遵守胃癌诊疗规范，努力为每一位胃癌患者带去最大获益。同时不断学习，勇于创新，希望在胃癌诊疗及研究方面能有新的建树和突破。除此以外，少年强则国强，现在我更加注重对学生的培养，贯彻落实"教育强国"的理念。每月按时开组会，定期检查学生的工作情况，关注学生的心理健康，注重培养学生团队精神。因为我知道，胃癌不是一时就能攻克的，这是一场"持久战"，需要更多的新鲜血液注入进来，同时也需要打造一个紧密配合的团队。我也希望，将我所学到的、所领悟到的能够很好地传承给下一代年轻人。江山代有才人出，各领风骚数百年。我相信在不远的将来，胃癌再也不会成为人类健康道路上的绊脚石。

此外，作为一名年轻党员，我始终铭记党的教诲。党的第十九届六中全会提出，目前党面临的主要任务是继续探索中国建设社会主义的正确道路，解放和发展社会生产力，使人民摆脱贫困、尽快富裕起来，为实现中华民族伟大复兴提供充满新的活力的体制保证和快速发展的物质条件。在中国，较高的胃癌发病率以及胃癌发病的年轻化和尚难令人满意的远期预后已经严重影响了人民的健康和幸福感，也给家庭和社会带来了较重的经济负担。作为一名胃癌外科医生，坚持党的正确领导，努力帮助胃癌患者获得更好的治疗与康复，使患者花最少的钱，得到最好的治疗效果，将是我不懈追求的目标。我也将饱含激情致力于攻克胃癌诊治的难点，热爱医学，热爱奉献，勇于创新，不断探索，以寻找出更好的诊疗手段，从而提高胃癌患者的治疗效果，为实现一名胃癌外科医生心中的"中国梦"而奋斗终生。

培养兴趣点，有心多看勤实践，我的胃癌外科医师成长之路

——杨力 南京医科大学第一附属医院

1998年，我研究生毕业后被分配到南京医科大学第一附属医院（江苏省人民医院）普外科工作，转眼已经20多年了，其间我所在的科室也经历了从胃肠血管外科到胃肠外科，最终到2014年亚专科细化到胃外科，也见证了中国胃癌发展的近三十年变化，尤其是经历了近20年腹腔镜胃癌外科发展的巨大变化。

我们中心的腹腔镜胃癌发展是从2007年腹腔镜结直肠癌手术基础上发展而来的，经历了腹腔镜辅助远端胃癌根治，再过渡到全腹腔镜远端胃癌根治，最终到全腔镜全胃切除消化道重建。2009年的江苏省胃肠外科年会上徐泽宽教授特邀郑明华教授作腹腔镜胃癌手术演示，我作为一助并开始了首例腹腔镜远端胃癌根治手术，自此逐步对腹腔镜胃癌根治术产生了浓厚兴趣。但那个时候国内关于腹腔镜下消化道重建的报道及相关经验并不多，2013年黄昌明教授团队发表的三角吻合技术带来了全腔镜下消化道重建的一股热潮，我们也谨慎选择了部分病例进行了尝试，但总体感觉手术风险还是相对比较大，手术适应证相对比较窄。2014年9月一个偶然的机会我随团赴韩国短期交流学习，同行的臧潞教授和刘凤林教授带我一起去首尔国立大学附属盆堂医院参观了韩国 Hyung-Ho Kim 教授（韩国 KLASS01 PI）的3D腹腔镜下 Uncut roux Y 手术，对我的启发非常大，回国后的第二天就在徐泽

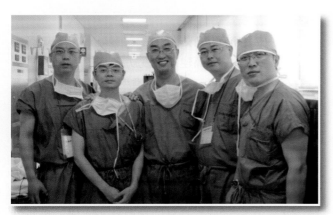

2014年9月在韩国首尔国立大学附属盆堂医院参观学习
（照片左起：杨力、汪学非、Hyung-Ho Kim、臧潞、刘凤林）

宽教授带领下开展了这一手术，当时由于缺少全腔镜下的 no knife 闭合器，还将此术式作了改良，在后来的很长一段时间，这一术式作为我们中心远端胃癌消化道重建的常用术式之一并逐步推广，并被写入2017版《完全腹腔镜胃癌根治术消化道重建专家共识及手术操作指南》，自此也越来越体会到全腔镜下远端胃癌根治手术的优势和乐趣，但全腔镜下全胃切除术后的消化道重建由于位置高深，技术要求和团队配合要求高，并发症凶险且风险大等原因，一直未能突破。2016年，我获江苏省卫生厅国际合作项目支持赴日本学习，心里带着这个问题选择了当时号称"亚洲第一、世界第二"的肿瘤中心癌研有明医院，在此学习期间，由于癌研有明医院严格掌握腹腔镜手术的适应证，仅选择早期病例，又由于很强的保功能手术理念，所以腹腔镜下全胃切除手术很少，但腹腔镜下近端胃切除尤其是 Kamikawa 手术非常多，怀着腹腔镜下消化道重建的浓厚兴趣，跟随布部创也教授着重学习了保功能的 Kamikawa 手术，并对胃癌治疗的规范性以及早期胃癌的功能保护等有了进一步的认识。为进一步了解掌握全腔镜全胃切除的相关技术要领，在日本学习期间我先后去了日本的多家胃癌中心参观学习，尤其是多次参观国立癌中心木下敬弘教授的全胃切除术后的食管空肠 overlap 吻合，并就相关的手术细节虚心请教，收获很大。回国后也是第一时间将学习的体会用于临床实践。在徐泽宽教授带领下，团队在国内率先开展了腹腔镜下近端胃切除术

后 kamikawa 手术，在省内率先开展了腹腔镜下全胃切除术后的 overlap 吻合，并逐步开启了全腔镜下全胃切除术后消化道重建之路。这是一条艰辛之路，尤其是在学习期间，手术难度大，时间长，风险大，但当时似乎也没有更多的选择。随后的2017年韩国 KINGKA 会议上，我对韩国 Ryu SW 教授的 π 吻合手术以及亚洲大学 Sang-Uk Han 教授的改良 overlap 手术产生了极大的兴趣，认真聆听并反复观看循环播放的视频后，感觉明显降低了手术难度、缩短了手术时间，对解决或部分解决目前所面临的困难大有帮助，回国后团队立即选择合适病例开展，取得了很好的疗效，随着病例数的逐步增加，我们也逐步对系膜张力大的患者采取了离断系膜的改良并加以推广，取得了较好的临床效果并扩大了适应证，也成为我们中心全腔镜全胃切除消化道重建的主要方式之一。

回顾伴随我十多年腹腔镜胃癌外科的成长经历，我觉得在临床实践中针对临床实际问题培养发现兴趣点至关重要，但仅此还远远不够，必须始终将此兴趣点作为目标方向记在心里，时时有心用心，通过交流学习参观的机会多看多琢磨，在此基础上勤实践多改进，方能不断提高进步。这仅仅是从手术技巧方面而言的，若能在胃癌理念进步、临床科研方面推而广之，必将使你的胃癌外科之路越走越宽。

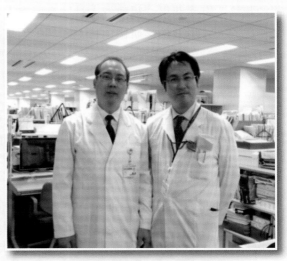

2016年9月在日本癌研有明医院学习
（照片左起：杨力、布部创也）

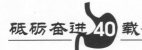

攀登医路　砥砺前行

——叶再生　福建省肿瘤医院

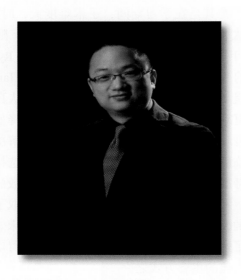

　　胃癌是福建省高发癌肿，在20世纪80年代，为了迎击当时包括胃癌在内的各类肿瘤高发难题，年轻的福建省肿瘤医院建院成立，整整一代人为了福建胃癌学科的发展，呕心沥血，终于改变福建省胃癌诊疗落后的局面。2004年，怀揣着对从事肿瘤事业的崇敬与憧憬，我从福建医科大学临床医学专业毕业，后经过硕士博士研究生系统化规范化肿瘤外科培训，对胃肠肿瘤的规范化治疗和腹腔镜微创手术有了更深的了解。参加工作后感谢组织和前辈的栽培，有幸获得"福建省人社厅高层次人才和青年优秀人才境外访学研修项目"和"中国抗癌协会-国际抗癌联盟青年肿瘤科技人员海外培训项目"资助，前往日本国立癌症中心东病院、中央医院、日本癌研有明医院、韩国首尔国立大学医院访问学习，日韩先进、规范、严谨的胃癌微创外科及综合治疗理念给我留下深刻印象，学习业务技术同时也收获异国良师益友的真挚友情。

　　17年的从医之路，我始终坚持"临床为本，科研为魂"，一路走来，在老前辈的带领、指导下进行医教研点点滴滴多方面的探索性工作，现担任国家级学术职务11项，省级学术职务5项，4个SCI杂志审稿专家，5个国家级核心期刊编委或审稿专家，主持及参与11项省部级科研项目，发表学术论文36篇，其中SCI 11篇（2区以上7篇），总影响因子42.8分，中文核心期刊13篇，主要收获有

如下几点。

1. 立足科研，改善预后

　　（1）胃癌作为福建省高发病率、高死亡率癌肿，具有很强的异质性，对于不同类型胃癌，如何准确评估患者预后？本人通过生物信息学和临床大数据整合，对不同代谢类型、免疫特征、肿瘤微环境的胃癌进行分析，同时对残胃癌、早期胃癌、青年胃癌、脉管癌栓、神经浸润、不同肿瘤直径等特殊类型胃癌进行深入探索，对胃癌预后评估系统进行丰富完善及精准分析，并建立行之有效的预后评估系统，该系列研究发表于国内外多个权威杂志，并在第16届全国胃癌大会上，汇报《基于临床意义和免疫特征的胃癌代谢相关基因模型》获得业界专家一致认可，授予第3届CGCA"未来科学家奖"二等奖，相应研究成果"胃癌规范化诊治体系的创新及推广应用"已在50家省内外医院（其中三甲医院40家）推广应用，经国内相关领域知名专家鉴定，具有很好的临床应用前景与指导意义，达到国内领先水平，获2021年福建省医学科技奖三等奖（第一完成人）。

　　（2）晚期胃癌是不是就彻底失去手术机会？在日韩学习期间，本人通过引进日韩先进研究方法，针对晚期胃癌特别是胃癌腹膜转移的转化治疗做了探索性研究，为晚期胃癌失去手术机会患者提供新的治疗思路，研究成果发表于国内外权威杂志，并被评为《中华胃肠外科杂志》2021年度网络最受关注文章，取得广泛社会经济效益。

　　（3）胃癌D2根治淋巴结清扫术作为进展期胃癌标准根治术已达成共识，但D2淋巴结清扫术对于部分进展期胃癌其预后仍不理想。因此，以日本为代表部分学者提出D2＋淋巴结清扫，有选择地扩大淋巴结清扫范围以获得更好的预后。目前，对于No.8淋巴结的清扫范围仍存在争议。肝总动脉后方（No.8p）淋巴结转移率及转移度如何？是否对围手术期产生影响？清扫No.8p淋巴结是否能使患者生存获益等问题值得深究。本人总结单中心1158例病例，给出这个问题合理解释，这也是目前国内关于No.8p淋巴结清扫最大案例数的总结，研究成果以第一作者发表于国内外权威杂志，课题成果获得中华医学会外科学分会"第18届中华外科青年学者奖"二等奖。

　　（4）胃肠肿瘤患者能不能微创手术，如何微

创？福建省肿瘤医院胃肠外科在学科带头人陈路川教授带领下，因其施治，选择有适应证患者开展腹腔镜微创手术，作为团队主要助手，对胃肠肿瘤微创手术开展系列研究，尤其对于完全腹腔镜胃肠肿瘤手术及经自然腔道标本取出术的开展，投入大量心血，在保障根治性手术同时又兼顾美容效果，减少疼痛同时又加快术后康复，将手术根治性和功能性完美结合起来，做到微创中微创的效果，参编3部人民卫生出版社著作，主刀手术视频获得中华医学会外科学分会第14届结直肠外科全国手术视频比赛二等奖、国家癌症中心3D腹腔镜胃肠外科手术视频大赛优胜奖。

2. 医者仁心，学科交融

在胃肠肿瘤外科工作中，有两个问题一直困扰着医患双方。第一，复杂病情患者应该如何就诊，内外科医生往往各执一词，孰对孰错？第二，接受手术患者怎么样才能更快康复，减少并发症？在学科带头人陈路川教授带领下，我们在福建省内率先开展"胃肠肿瘤多学科诊疗（MDT）"，将多个学科专家汇聚一堂，共同解决复杂疑难病情。为了推广这一理念和行动，作为主要助手，我和院内院外专家详细沟通，以真正解决患者难题为第一要务，个性化地制定治疗目标，为晚期胃肠癌失去手术机会患者提供新思路，提高患者生存率，取得良好社会经济效益，同时推动7届"胃肠道肿瘤多学科综合诊疗高峰论坛"在福州举办，取得一定成绩，科室被中国抗癌协会胃癌专业委员会评为全国首批八家"消化道肿瘤MDT培训示范中心"之一，作为主要助手协助组建"中国肿瘤MDT联盟福建联盟"。如今，MDT已在福建省肿瘤医院胃肠肿瘤外科常规开展，并且逐渐向省内其他地区医院辐射，学科影响力日益扩大。

胃肠肿瘤术后快速康复及并发症防控一直是外科领域难题，尤其是吻合瘘的发生，很可能导致严重并发症，如何早期识别？本人通过临床实践耐心观察，总结出"三联法"防控胃癌术后吻合口瘘，相关成果获得"第13届全国胃癌大会最佳口头报告"，并指导立项"福建省卫生健康面向农村及基层推广项目"，总结科室多年并发症数据及营养建设理念，发表多篇学术论文，相关成果在第12、13届世界胃癌大会，第92、93、94回日本胃癌大会，第14届韩国胃癌周，第13、14、15、16届全国胃癌大会等多项国内、国际知名会议上进行壁报、口头发言。

3. 科普先锋，服务基层

作为科室支部副书记，主动承担一名党员的社会责任，多次前往三明、莆田、厦门、宁德等地区开展肿瘤规范化治疗推广及普及工作，组织医疗下乡与医疗进社区活动，对基层医生及群众进行讲座及义诊，让基层民众足不出户就可以享受到省属医院的优质医疗服务。

同时，作为主要助手，搭建"中国肿瘤MDT联盟福建联盟"平台，将互联网引入MDT活动中，与地区、县级医院开展20余期线上MDT线上交流，开展MDT线上远程服务，提高基层医院多学科综合诊疗水平，消除地区和医院之间诊疗差异，让规范化、合理化的MDT理念深入人心，让更多医生从MDT中获得成长，让更多患者从MDT中获益，促进全省MDT广泛开展，取得广泛社会影响力。

在重视临床工作和积极开展科研工作的同时，积极参与教学科研活动，作为外科教研室成员、硕士生导师，本着"传道、授业、解惑"宗旨，注重对青年人才创新能力培养，积极参与临床带教并加强自身锻炼。作为主要助手，参与主持科室举办的50余期"全腹腔镜胃肠手术观摩学习班"，指导省内外中青年进修、观摩医生600余名，展示胃肠肿瘤外科规范、精准、微创等手术理念。

另外，为了进一步提升科普工作影响力，本人积极应用自媒体平台，以平实有趣的文字解释胃肠肿瘤诊治过程，尽自己所能宣传肿瘤防治工作，让更多人收益，2020年科普作品《胃癌"七剑下天山"》，以一名江湖刀客和武林百晓生谈论的口吻，将胃癌防治过程描绘得生动有趣，通俗易懂，受到广大群众的喜爱，该作品获得人民日报颁发的"先锋肿瘤科普奖"。

"医者仁心护胃肠，科普先锋挥笔墨，厚积薄发追卓越，勤勉耕耘结硕果"。在攀登胃肠肿瘤高峰的前行道路上，我将锲而不舍、勇于创新，在提高更多胃肠肿瘤患者生存率的道路上不断探索、努力奋斗，医路攀登，砥砺前行！

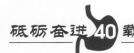
致敬伟大时代，踔厉奋发前行

——余江　南方医科大学南方医院

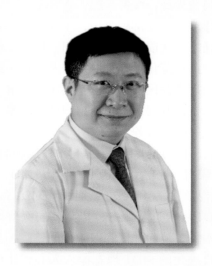

　　我于2002年师从李国新教授开始接触腹腔镜胃肠手术，那时的我刚毕业参加工作不久，对专业的一切懵懵懂懂又充满好奇，那时南方医院的腹腔镜胃肠手术也才刚刚起步，硬件条件远不如现在，质疑腹腔镜的声音也是此起彼伏。记得当时没有病例，我们千方百计去找，连急诊也不放过，经常半夜三更爬起来做手术。刚开始起步的那段日子过得非常辛苦，我的老师李国新教授鼓励我们："衣带渐宽终不悔，为伊消得人憔悴"，老师的这股拼劲深深影响着我们，我们咬牙坚持下来，患者从无到有，手术时间从长到短，终于渡过了开始的那段艰难时期。在我们开展腹腔镜手术的初期，国内外许多知名教授给予了我们无私的指导和帮助，我国临床解剖学泰斗钟世镇院士就建议我们专门针对腔镜下的独特视角开展应用解剖学研究；郑民华教授在百忙之中也多次莅临我院指导，为我们的学习班授课。

　　我们团队的首例腹腔镜胃癌手术是在2004年开展的，当时我们肠癌的腔镜手术已经做得很成熟了，但第一例胃癌的腔镜手术就做了5个多小时，不太顺利，我记得当时还和我的老师李国新教授说："李老师，咱们肠癌的腔镜手术已经做得很熟练了，可是胃癌腔镜手术还做得这么吃力，所以啊，我看腹腔镜做胃癌不可行。"现在再回头看我当年的话，自己都觉得汗颜。正是当年李国新教

授不畏困难，不断总结并借鉴国际国内腹腔镜胃癌手术做得比较早、比较好的中心和专家（日本的Kitano教授、中国的余佩武教授等）的经验，我们才凝练出了一套行之有效、安全简便的腹腔镜胃癌手术范式，并加以推广，同时牵头开展了腹腔镜与开腹根治性远端胃切除疗效对比的CLASS01研究，为我国腹腔镜胃癌手术技术进步及外科临床研究的开展做出了重要贡献。

　　纵观整个行业，腹腔镜胃肠手术经历了数量从少到多、技术由粗到精、观念由排斥到追捧这样一个历程，而我们这一代人正好能投身到这一伟大的变革之中，磨炼了自己，掌握了技术，看清了方向。相比我们的前辈，我们少了他们当年的种种艰辛——没有高清的腔镜设备、没有给力的能量平台、没有默契的手术团队；我们也没有他们当年的百般困惑——无现成模板可学，全靠自己尝试摸索；更没有他们当年遇到的万般阻挠——领导不支持，患者不理解，同行在质疑。反观现在的我们：手术技术日臻成熟，高清腔镜随叫随到，能量设备功能强大，舆论氛围一片叫好，我们这代人正好携技术之先机，与时代同进步，真正是前人种树后人乘凉，所以说我们是幸运的。

　　我有幸赶上了一个好的时代，这十余年来腹腔镜技术蓬勃发展，仪器设备升级换代，我们又能够站在巨人肩上，起点更高且走的弯路更少。我有幸遇到了以李国新教授为代表的众多好老师，他们一直在拼搏、一直在鼓励，他们言传身教、无私指导。我有幸在学术的大平台上遇到许多年龄相仿、志同道合的"兄弟"，他们是上海交通大学医学院附属瑞金医院的臧潞、冯波，北京大学肿瘤医院的李子禹，上海中山医院的刘凤林，上海仁济医院的赵刚，上海复旦肿瘤医院的黄华，广州中山一院的宋武，广东省人民医院的李勇，福建医科大学协和医院的郑朝辉，福建省肿瘤医院的臧卫东等。我们通过大中华结直肠外科学院、CATP讲师团、中国医师协会外科医师分会肿瘤外科青委会、中日韩腹腔镜胃癌联席会议等学术平台经常见面，一起听课、发言，一起写书、畅谈，甚至一起"PK"，他们都非常优秀，值得我学习，和他们在一起，我总能充满激情。我有幸身处在一个优秀的团队，每个人都各有所长，大家有着共同的愿景；朝着一个方

向去努力，我得以和团队共同进步。

总之，我生逢一个伟大的时代，是这个时代幸运的人。落其实者思其树，饮其流者怀其源，我辈定当薪火相传，把前辈们勇于探索、开拓创新、不懈奋斗、无私奉献的精神和作风传承下去，不负这个伟大的时代。

踵事增华，踔厉奋发，致敬中国腹腔镜胃癌外科 30 年

——臧潞　上海交通大学医学院附属瑞金医院

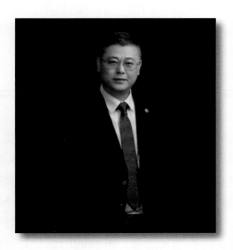

在上海第二医科大学（二医大）就读期间，我的志向就是成为一名外科医师。当时二医大各附属医院中，外科实力最强的当属瑞金医院，尤其是瑞金的普外科，历史悠久、专业齐全、大师辈出。有了理想，埋头苦读，大学毕业时我以第一名的成绩，得以优先选择附属医院和科室，终于实现梦想，如愿以偿进入瑞金医院外科。在大外科轮转 3 年后，我义无反顾地选择了钟爱的普外科作为自己的专业方向。当时瑞金普外科的前辈们：林言箴、张圣道、李宏为、郁宝铭、尹浩然、朱正纲、郑民华等大师，个个如雷贯耳，他们的教诲使我如沐春风，茁壮成长。2000 年，我被安排至微创外科工作，学习微创技术。当时普外科没有细分亚专业，只有亚专业组，微创外科专业组在开展普外科各类开放手术之外，可以开展腹腔镜各类手术。瑞金医院 1992 年开展首例腹腔镜胆囊切除术，1993 年开展首例腹腔镜直肠癌根治术，1999 年开展首例腹腔镜胃大部切除术，在国内属于领先学科，但那时我的追求目标还是大医生就要大刀阔斧的大手术，

对微创没有深入的认识。也许正是命运的安排，给了我追随恩师郑民华教授，经历并见证中国腹腔镜外科高速发展的难得机遇。

1991 年 2 月 19 日，云南曲靖的荀祖武医师完成了中国内地首例腹腔镜胆囊切除术；1993 年，我的恩师郑民华教授完成了国内首例腹腔镜直肠癌手术，同年，长海医院仇明教授完成了国内首例腹腔镜远端胃切除术。弹指一挥 30 年，每当我听前辈们讲起腹腔镜外科在中国扎根发芽的前 10 年的种种艰辛，讲起他们当年的激情、困惑和坚持，一个个英姿飒爽的形象展现在我眼前，栉风沐雨，砥砺名行！

2001 年 10 月，瑞金医院微创外科层层打擂，获得市政府资助，成立上海市微创外科临床医学中心。中心成立以后，决定将腹腔镜从结直肠癌手术推进至胃癌手术，当时国内开展腹腔镜胃癌手术的单位屈指可数。我院在胃癌外科领域历史悠久，实力雄厚。上世纪 50 余年，瑞金医院外科奠基人傅培彬教授即已倡导扩大根治术来治疗可考虑根治的胃癌病例。其时，按"切瘤务尽"的指导原则，手术涉及范围之广、操作技术要求之高，均堪称国内胃肠道根治手术之先行者。在前人的肩膀上，2002 年我院开始开展腹腔镜胃癌手术，由于胃癌手术淋巴清扫范围广，血管处理多，腹腔镜手术难度高，学习曲线长，因此起步阶段较为艰难且发展缓慢。当时，恩师郑民华教授让我注重腹腔镜在胃癌领域的临床研究，2003 年送我至法国尼斯大学附属 L'Archet 医院消化外科担任外籍住院医师（F.F.I），深入学习消化道外科的传统开放手术与腹腔镜手术。2009 年送我至日本大分大学第一外科和日本国立癌症中心胃外科作高级访问学者，跟随世界腹腔镜胃癌手术第一人 Seigo Kitano 教授，深入研究胃癌的腹腔镜治疗。两次出国学习使我对腹腔镜胃癌手术的理解更为深入。自 2010 年起，在医院前辈们的扶持和同道的支持下，我院腹腔镜胃癌手术

开始突破每年百例，成为国内较早规模性开展的单位之一。2012 年我开始探索全腹腔镜胃癌根治术，2014 年发表的《完全腹腔镜根治性全胃切除术后食管空肠三角吻合的近期疗效》获得 2015 年度中国精品科技期刊顶尖学术论文；2015 年国内首例报道《完全腹腔镜下远端胃癌根治术胃空肠非离断式 Roux-en-Y 吻合》获得业内关注，为了便于实施全腹腔镜食管空肠吻合，研制了全腹腔镜下荷包抓钳，2016 年获得国家发明专利。2015 年主编了《腹腔镜胃肠手术笔记》，2016 年参与撰写了《腹腔镜胃癌手术操作指南》，2017 执笔撰写了《腹腔镜胃癌手术的手术入路选择专家共识》，2019 年组织撰写了《Siewert Ⅱ型食管胃结合部腺癌腔镜手术治疗中国专家共识》。在国际交流方面，自 2013 年起担任"中韩日腹腔镜胃癌手术联席会议"的中方总秘书，每年组织我国中青年医师在国际舞台上展示自我，提高中国腹腔镜胃癌诊疗的国际影响力；2016 年中国首次主办了世界腹腔镜外科届的奥林匹克盛会——世界内镜外科大会（WCES），作为"第十五届 WCES"大会组织委员会总秘书，为会议的成功举办做出了努力，获得国际认可，现担任亚洲内镜与腹腔镜外科医师学会（ELSA）常务理事。

中国腹腔镜胃癌外科的崛起，是时代发展的必然，更是众多前辈们传承创新的结果。前人栽树，后人乘凉，我成长于一个伟大的时代，吾辈定当踔厉奋发，踵事增华，薪火相传，不负韶华。

治瘤是与高智商对手的博弈

——张俊 上海交通大学医学院附属瑞金医院

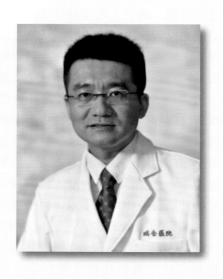

张俊，医学博士，博士生导师，上海交通大学医学院附属瑞金医院肿瘤科主任、上海消化外科研究所研究员、上海市医学领军人才、上海市优秀学术带头人。中华医学会肿瘤学分会胃癌学组副组长、中国抗癌协会肿瘤支持专委会候任主任委员、中国抗癌协会胃癌专业委员会秘书长、上海市医学会肿瘤靶分子专业委员会主任委员、上海市抗癌协会胃肠肿瘤专业委员会主任委员、上海市医师协会肿瘤分会副会长。

医学院英文班毕业，肿瘤外科出身，如今潜心肿瘤内科研究，曾在美国排名第一的 M.D. 安德森癌症中心进修 2 年，又在国家自然科学基金委做过 2 年的流动项目主任，对我来说，这样的经历极其宝贵，"瑞金的风格就是学术，包容，创新，多元。我更喜欢用哲学来思考，外科的历练，是肿瘤治疗中一块拼图。"对晚期肿瘤而言，与最早的除瘤务尽相比，现在更提倡带瘤生存为目标的治疗。

作为科室主任，对科室文化，学术观点，学术思想，需要有独到的理解。在全程管理，合理布局基础上，我们形成了目标导向下的治疗，生物标志物指导下的治疗，还有生物学指导下的治疗的学术思路。

从"剥蒜剥葱"开始

我于 1991 年考入第二医科大学临床医学系英文班，毕业后，跟随导师朱正纲教授读研，干的是普外科，那时的条件不比如今，手术拉钩全是人工，一台胃癌手术，经常从早上九点做到下午四点，吻合都是一针一线缝起来，单独做个吻合就要很久。当时课题组还在做腹腔内温热灌注化疗，手术后，研究生要留下来看护患者，整个过程需要灌注一小时，灌注完后需要将药水吸尽，把肚子再缝起来。每天耗费大量精力在临床上，晚上也睡不了几个小时，说不辛苦那是假的。但忙碌的生活没有打断对梦想的追求,凡事皆需从基础做起,聚沙成塔、集流成海,一代厨王也都是从剥蒜剥葱开始的。

2003 年,美国 M.D. 安德森癌症中心(M.D. Anderson)胃肠肿瘤学部谢克平教授与我的导师朱正纲教授有个合作,我得以有机会以中美联合培养的博士生身份,去往美国进行胃肠肿瘤内科研究学习。在美国的两年,不仅开拓了视野,也影响了之后的从医之路。

作为美国数一数二的肿瘤中心,M.D. 安德森癌症中心展示了真正研究型医院的风貌。中心所关注的对象在于参加临床研究的患者,因此病床并不多,但其研究规模庞大、职员众多。早在 2003 年,M.D. 安德森癌症中心就拥有了一套非常成熟的临床研究体系:参加研究的患者可以有住院费用折扣,同时有第一时间使用新药的机会。这对我是个很大的冲击。这对患者,尤其是对走投无路的晚期肿瘤患者,能接触和使用到这些药物就是黑暗中的一盏灯火。我曾看到一位晚期结肠肿瘤患者参加临床研究,本来预计只能活一年,但是参加研究之后,又活了好几年,成了中心参加该项临床研究生存时间最长的患者。鼓励患者参加临床研究,如果有效,患者就是最直接的获益者。

作为研究型医院,M.D. 安德森癌症中心的学术交流也有声有色。中心的网上宣教培训系统,会显示当天所有的讲座内容,每天都有很多讲座可听。当时我是客座助理教授,算是正式职员,福利就是可以参加每周五的全员业务学习,大演讲厅中会请一位国际大牛教授来做讲座,并且提供午餐。我体会到,建设研究型医院不单靠硬件堆积,而是要靠文化来渗透。好的传统并不缺,但关键在于如何更好地传承和发扬。

排兵布阵的价值

2006 年,我从 M.D. 安德森癌症中心回到瑞金医院,正式干起了肿瘤内科。从 1996 年读研到 2006 年,积累的经验成为了优势:做内科又了解外科,做临床又做科研。当时我的老师朱正纲教授秉持建立外科体系内的肿瘤内科病房的超前理念,表示"外科医生开刀可以,但还需要专业的肿瘤专家",于是我就"由外而内"大步疾驰。

如今又 10 年过去了,我已成为肿瘤科主任,已不复当初只想开刀的毛头小子,在这个过程中,渐渐发现了做肿瘤内科的乐趣。内外科医生扮演的角色不同,肿瘤外科的快乐是如何去除肿瘤,体现技术和技艺炉火纯青的程度;而肿瘤内科的快乐,在于如何排兵布阵,综合运用知识,为患者在整体治疗中找到合适的方向。

"可以说,内科医生的价值就在于排兵布阵。"

在此过程中,我逐渐跟同事们一起尝试摸索肿瘤的脾性,医学上叫肿瘤生物学,通俗的叫法是肿瘤的恶性程度——有的肿瘤很坏,长得很快;有的肿瘤很调皮,打又没用,需要耐心观察它的特征,找到合适的药物抑制住;而有些肿瘤却很有惰性。我们要顺应肿瘤生物学的行为。治疗肿瘤,全部就在这顺势而为的博弈。所以,我们开展了以改良"最大耐受剂量给药"的传统化疗方式为目标的"节拍化疗"的临床与基础研究,就是希望以最小代价,换来最大获益和最好的生活质量维持。

治瘤是一场博弈

一直在与肿瘤博弈,就像猎手揣摩猎物脾性,然后排兵布阵,用最适合的方式抑制它。也许谁都制服不了谁,但不让它咆哮发作,点住穴道,让它蛰伏,还是有可为的。现在国际上针对肿瘤药物的开发策略,从原先的手术根治,慢慢过渡到分子靶向,现在的研究热点领域还有血管生成抑制剂和肿瘤免疫治疗药物;也是希望力争早日走出高毒性的化疗时代。

每周二下午的胃肠肿瘤多学科团队讨论,肿瘤内外科共同主导,放射、放疗、消化内科、病理、营养、中医科围绕一个病例开展讨论,已经成为特色。"我们研究的对象是人,最不愿看到的是,瘤子小了,人没了。"在与肿瘤博弈的过程中,最理想的状况是,医、患、社会的综合力量共同作用。瑞金医院肿瘤科与上海癌症康复俱乐部合作,每周好几天,俱乐部的志愿者到病房传授经验,鼓励住院患者。

同时,我们与崇明中心医院、上海市疾控中心合作,在崇明、长兴岛等建立胃癌筛查现场,希望在人群中通过普查发现肿瘤;同时普及抗癌知识、开发适合农村及欠发达地区的肿瘤筛查适宜技术,在高发现场建立抗癌防癌的机制。把知识传播出去，让大家都知道，肿瘤其实并不可怕。

有人问我：做肿瘤科医生，知道大多数疾病无法治愈，是否会很难感到快乐？

"人生本来就有终点，有人甚至说，生命本身就是一种死亡率百分之百、不可治愈的疾病。既然无法延长生命的长度，就要从改善患者的生活质量、拓宽生命的宽度中，获得快乐和成就感。"

感谢成长路上指路的导师们，感谢成长路上托付给我们生命的肿瘤患者和他们的家属，感谢永不放弃的人。

我和我的胃癌事业

——张小田　北京大学肿瘤医院

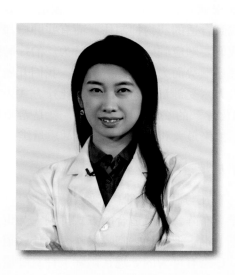

每个人的一生都会有许多割舍不下的眷恋，就像《我和我的祖国》三部曲轻易就拨动了我们的心弦。我呢？面对《砥砺奋进40载——中国抗癌协会胃癌专业委员会发展历程回顾》，提起笔来又放下，脑海里一帧帧画面闪过，从住院医的青涩到现在的既忐忑又坚定，这二十载的欢笑、沮丧、眼泪、倔强、努力和释然，缓缓流淌，最后汇成了这8个字：我和我的胃癌事业。

我和我的"胃癌"热情

2000年的夏天，25岁的我，各种机缘巧合来到北京大学肿瘤医院，怀揣的梦想既清晰又模糊：做一名好医生。当时的消化内科刚刚是年轻的沈琳老师接班，相较其他几个内科团队属于"稚嫩新人"，并不被认为是优势团队。肿瘤，乃至消化系统肿瘤，于我而言是很大的一个疾病领域，尚未深思自己的未来，就一头扎身于临床实践，琐碎的事务性工作并未让我厌烦，相反，临床实践中的一切都是情绪强烈而浓厚的，在这有趣的、兴奋的、挑战的、焦虑的、紧张的一天天中，未来的专业方向似乎就这样顺其自然地慢慢明晰起来。

再回首，"胃癌"两个普通的汉字，成为我一生的专业方向，其中有很多机缘在慢慢积累，包括2003年初学习内镜从胃镜开始，包括2005年海外学习选择了日本，包括2007年首次参与执笔的NCCN指南中文版是从胃癌开始，包括2007年第一项参与的临床研究是胃癌ML17032研究，等等。最重要的当然是沈老师的引导和支持，但我想支撑我在这条道路上行走20年，面临挫折仍然坚守的缘由，其实也只有两个字，就是"热情"。显著的异质性是胃癌的疾病特点，不同的患者不同的结局，这让我既困惑又不甘，到底发生了什么？为什么会这样？怎样才可以更好？如果当初的选择换一个会不会更好？我是不是做错了什么？现在还有没有更好的选择？无数个问题推动我走到今天。即便从医已经20年，在临床中看到特殊类型患者时，冷静面容和口罩仍然都遮掩不住我的激动，终于让我明了，对于"胃癌"的热情，是我一生所系；做自己感到有趣的事情，做能帮助别人的事情，是我毕生所愿。

我和我的"胃癌"研究

基础研究的对象是细胞和老鼠，临床研究要面对活生生的患者，必定更加复杂多变。而且，竟然不是想问什么就做什么，想做什么就开始什么。好像很简单，按照方案来，以不变应万变；又好像很复杂，似乎意外才是常态。临床医生竟然不仅要考虑研究费用，还要考虑诸多一地鸡毛的琐碎因素。从最初的替吉奥上市研究到今天的精准免疫近20年间，胃癌的临床研究从国际走进国门又迈向世界，从完全的"follow"没有任何话语权，到开展全国多中心研究，再到启动国际多中心研究，如今回首不过弹指一挥间，而假如时光可以穿越，当时的我，一只菜鸟，抱着国际研究的方案逐字阅读，兴奋又渴望，又怎会想到今天中国胃癌临床研究的蓬勃发展。

2007年的ML17032研究，是我自己参与的第一项国际临床研究，犹记得沈老师把研究方案交给我时说，"这是临床研究，不同于普通患者的临床管理，一定要特别特别特别仔细。"我懵懂地点点头，记下了有三个特别，但其实我并不明白真正的区别是什么，我应该有哪些主动预见，在临床研究中我应该更关注什么，研究数据如何解读，研究结果何时公布，会否对临床实践产生影响，甚至什么是指南，什么是循证医学证据，如何统计学设计都是一头雾水。当第一例患者发生无诱因剧烈腹痛急诊手术时，我不知道SAE意味着什么，也不知道为什么还要报告伦理，只是紧张地执行着各种指令，再回首，真是稚嫩无知得惨不忍睹。

也许最幸运的是，我的20年，也是中国胃癌研究事业日新月异突飞猛进的20年，所以我有幸跟随沈老师参加了诸多的国际多中心临床研究之后，转而思考如此具有中国特色的瘤种，我们应该如何设计开展自己的研究，时代给了我学习的机会和进步的契机；更加幸运的是拥有如此团结奋进的团队，北肿胃癌的多学科大家庭在季加孚院长和沈琳老师的领导下，每个人都不吝惜自己的付出，虽荧荧之火亦勇于释放自己的光芒；更更幸运的是作为RESOLVE临床研究的见证者身历其中，这项集合了胃癌诊疗相关学科的全国精英力量而实现的临床研究，改变了中国胃癌临床实践，也革新了我们的研究习惯，其中最受益的应该是我们"70后"的这一代。2019年ESMO大会中，季院长代表整个研究团队进行大会发言，发出中国胃癌学者最强音，坐在台下的我想起P值=0.024揭晓之前的夜不能寐紧张焦虑，脑海里翻飞的是，一共17次的期中会、每月一次共约80次的电话会、1094例患者的数据库几万条"query"、27家研究中心时刻配合我骚扰的每位PI和所有年轻的执行研究者（sub-I）、关于RESOLVE研究一共41个微信群、

数据统计团队无数次的深夜讨论……站在光里的是英雄，站在背后的同样伟大，致敬患者和家属，也为所有参与者骄傲自豪。

从"follow"（成员）到"initiate"（发起者），从做好自己到管理团队，研究出真知，实践来确认，我深爱我的胃癌研究，那些倾注了心血的设计、患者和家属的信任、机构和伦理的默默支持等等，最终都融合于一名胃癌临床医生的朴素心愿，毕其一生只为明天会更好。

我和我的"胃癌"贵人

总感觉自己特别幸运，前辈的指点、同伴的支持都是我的贵人相助，饮水者怀其源，感恩所有在我的胃癌事业前进道路上帮助过我的人。金懋林老主任联系田口铁男教授的帮助、八代正和教授在日本的指导、徐惠绵老师在胃癌专业委员会工作总结报告中的认可等等，脑海里瞬间涌现数十个音容笑貌，其中沈老师作为我身边最重要的学术引路人，已经不能仅仅用感谢和感恩来表示了。除了学术同道和家庭支持，在这条漫长又短暂的成长道路上，还有那样一个群体，他们有的已经离开了，有的还在努力绽放，但无一例外都将生命郑重托付于我们，一个个患者的名字在我脑海中浮现……如同歌中唱到，"当我永别了战友的时候，好像那雪崩飞滚万丈"。他们和他们的家人都是我的战友，对他们最大的纪念，就是把治疗经验和教训都用于未来者；他们都是我的贵人，世间最大的感恩，就是不辜负。为了那些肯定的颔首、鼓励的微笑、期待的目光、紧握的双手，我想，怎样努力都值得，怎样谨慎都不为过，我的胃癌事业值得我们竭力拼搏！

我和我的"胃"来

未来已来，是不是我们今天的一些努力可以带来一点改变，让那些将至未至的明天更好。无论怎样，我的未来一定会有我的胃癌事业，在这条道路上，我不孤单，我们不孤单，老一辈的引领、年轻新生代的紧随，诚惶诚恐，然而又坚定不移，这就是我和我的胃癌事业，我和我的"胃"来，祝愿中国的胃癌事业：江山代有才人出，他日必遂青云志！

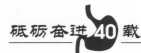

高峡出平湖，柳暗探花明

——章真　上海复旦大学附属肿瘤医院

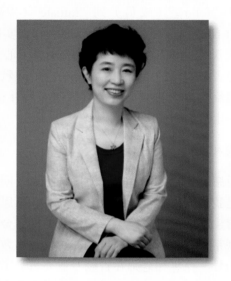

胃癌放疗的前行之路从不是坦途。

对胃癌感兴趣，缘起还是要时光退回 20 年前。当时放疗并不参与胃癌的治疗，而在 1999 年我去美国 M.D. 安德森癌症中心进修学习时，彼时美国正在进行胃癌术后辅助放疗的研究 INT-0116，而 M.D. 安德森癌症中心的医生也刚开始尝试在术前治疗中加入放疗这一手段。这种超前的理念也提醒我国内许多患者局部治疗的强度仍然不足，总要为他们做点什么。基于此番经验，回国后便也开始类似的尝试。

巧合的是，当时腹部外科顾卫列教授的一位患者，胃癌原发灶浸润和局部转移情况都很严重，考虑到患者局部复发风险很大，在和外科沟通之后，建议这位患者尝试术后行辅助放疗。当时国内外都没有胃癌术后辅助放疗的成熟经验，患者对放疗这一治疗手段更是一无所知，在定位的路上还在向我反复询问放疗的疗效以及治疗毒性等相关问题。但为了争取能够进一步降低复发概率，我们与患者进行充分的沟通，鼓起勇气共向虎山行一次。好在患者放疗后毒性尚可，局部病灶控制的也很满意，这既是患者巨大的获益，也是对我们团队的莫大鼓舞。也正基于此，我们认为胃癌放疗能够让患者有所获益，放疗应当在胃癌诊疗当中拥有一席之地。然而彼时胃癌放疗的技术仍未成熟，因此我们便开始探索适用于胃癌放疗的新技术。

对于放疗而言，胃是个特殊的器官，呼吸运动、心肌运动、蠕动及充盈等生理变化引起器官运动幅度大，术中清扫及重建后解剖结构变异以及组织特征改变，对于放疗而言是个不小的挑战。加之 2003 年左右，调强技术也刚刚开始崭露头角，如何将调强技术应用于胃癌治疗中，更是毫无经验可言。刚开始做胃癌放疗，我们也尝试过分野照射，尽量减少不必要的组织损伤。但此时放疗技术已经逐渐过渡到了调强治疗，从而获得了更加适形也更加均匀的剂量分布可能。但技术上的创新随之而来的也是新的应用场景与新的实际问题。

在实际治疗中我们发现，调强的新技术也无法解决胃的移动误差与组织保护的困难。我们尝试让患者进行主动呼吸控制，但即便经过呼吸控制，当时每日的放疗质控还是提示分次放疗间胃的移动幅度较大，影响了放射野与其的位置关系。我们觉得或许患者在治疗的不同阶段，呼吸训练的熟练度会影响他们呼吸运动模式，从而改变了腹腔的脏器位置。因此我们考虑采用被动呼吸门控，尝试整合患者呼吸运动轨迹的计算在放疗的计划与治疗中。但在当时，呼吸运动轨迹的预测和呼吸门控还没有成熟的系统能够双管齐下，所以只能联合工程师，进行跨洋反复交流与实验。通过精确地记录每次摆位、患者器官和控制系统的数据，上海的医生和物理师与西雅图的工程师们也终于完成了一个适用于胃癌放疗的系统，精确覆盖靶区，并将组织损伤降到最小。靶区实现方式的成熟，既为胃癌放疗的开展奠定了基础，也为我们积累了从实际出发融合新技术的成功经验。此项专利也在今年完成了技术转化，成功应用于业界。

利器在手，磨砺以须，下一步便是找到适合的患者予以治疗。INT-0116 研究结果虽然提示放疗在胃癌术后辅助治疗中有巨大的价值，但由于患者耐受性较差，影响了治疗完成度与疗效。我们也尝试设计过用胃癌术后辅助放化疗的临床研究，但仍有部分患者由于毒性反应难以完成全程治疗，从而影响了临床试验的开展进度。既然放疗技术的问题已经解决，便需要探索其他进步空间。胃是消化吸收的重要器官，胃切除术后的营养吸收状态对患者的生活与治疗也有着重要影响。当时我们团队通过回顾性研究发现胃切除术后营养状况的恶化是导致患者治疗耐受性降低的重要原因，并且消化道重建以及术后化疗的影响更是给患者带来了双重打击。结果显示，患者如果出现5%以上的体重下降，更不利于放化疗的完成。基于此番经验，我们提出肿瘤治疗中全程营养管理、营养干预的理念和倡议。此后，我们中心更加注重胃癌营养相关的研究和管理，开展了消化道肿瘤同步放化疗期间营养状态相关的大型多中心前瞻性研究。

近年来，胃癌患者术后辅助治疗模式也逐渐完善，D2手术的开展以及外科技术的进步给胃癌患者带来了疗效的提高，却也极大地冲击了辅助放疗在局部进展期胃癌中的地位。国际上ARTIST系列研究的结果逐渐成熟，总体上并未看到辅助放疗的获益，亚组分析提示只有局部分期更晚的患者能从胃癌术后放疗中获益。随着放疗技术的成熟和理念的更新，我们也开始探索更多能让患者获益的方法。我们中心回顾性的研究也提示相较分期早的患者，术后病理分期为N3的患者能从更加强的辅助治疗中获益。因此我们希望结合药物与治疗模式更新，寻找更多提高放疗疗效的方法。对放疗而言，辅助治疗山重水复之际，免疫治疗成为了新的突破口。

胃癌后线免疫治疗的各项数据成熟让人眼前一亮，倍感振奋。考虑到放疗与免疫治疗有着确凿的协同作用，将治疗前移至辅助治疗便是极有价值的

尝试。于是在根治性手术后病理分期为N3的患者中，我们开展了多中心Ⅲ期RACING临床研究，尝试结合免疫与放疗，提高患者的局控与生存结局。

回顾既往经验，胃癌术前放疗也有一些初步探索。国内外的数据提示胃癌术前放疗的pCR率可以达到10%～20%左右，基于我们的技术创新与临床经验，是否能为术前放疗争取更高的疗效？为此我们开展了PREACT的术前放化疗Ⅲ期研究，尝试提供一些经验和证据。近年来免疫大潮风起云涌，术前的免疫联合放疗的疗效如何让人翘首以待，为此我们又开展了Ⅱ期的Neo-Racing研究探索术前放疗与免疫的治疗价值与意义。

回顾来路，胃癌放疗从技术搭建到理念完善，放疗的千里之行也是从跬步积起。正是我们从零开始的逐步积累，加深了我们对放疗及患者管理的认识，也为我们在这新药物、新模式风起泉涌的时代里赢得了入场券。我们的经验也得到了国际国内同行的肯定与认可，在Springer出版社出版的放疗著作中，作为国内专家，我也撰写了胃癌放疗的相关章节。胃癌放疗并不容易，但筚路蓝缕，集腋成裘，不断进展的肿瘤治疗模式一定会有放疗大展拳脚之地，长久的坚持与积累也一定会为放疗迎来天高海阔的浩瀚天地。

一路向西——我在意大利访学的心路历程

——赵恩昊 上海交通大学医学院附属仁济医院

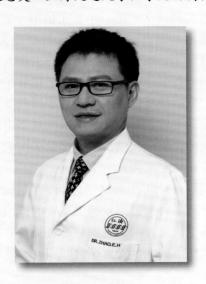

从医近20年，还清楚地记得在我的导师曹晖教授的指导下开展了仁济医院早期胃癌的临床病理数据分析并完成了第一篇关于早期胃癌的综述，应该算是作为一个"小学生"进入了胃癌的研究领域，其间既有在实验室基础研究时的彷徨困惑，也有在手术室独立完成腹腔镜胃癌手术的喜悦，更多的则是平时日常临床工作的忙忙碌碌，但让我感触最深、收获最多的则是我在海外访学一年多的经历。

作为一名青年外科医师，通过出国访学深造进而不断提升能力，拓展视野已成为我成长过程中必不可少的重要经历。一般而言，从事胃癌相关研究常常会选择日韩作为访学目的地，不仅因为其早期筛查、内镜治疗、手术质量和临床研究均居世界前列，而且生活和饮食习惯也与国人更加接近。但我却是机缘巧合，一路向西，前往了位于欧洲南部的

意大利。2012 年春天，在上海高校教师国外访学进修计划和医院首批"公派出国访学进修项目"联合资助下，我踏上了前往位于意大利维罗纳大学附属 Borgo Trento 医院的访学之路，师从国际知名胃癌外科专家、时任国际胃癌大会（IGCC）主席、现任 Gastric Cancer 杂志主编的 Giovanni de Manzoni 教授。de Manzoni 教授曾在日本学习，是日本胃癌外科前辈 Keiichi Maruyama 教授的学生，在手术技术上有着日本外科医师特有的精准、仔细、规范的特点，又融入了欧美学者的风格和气质。同时，医院内完善的 MDT 模式和临床研究体系也让我对于胃癌的诊疗有了全新的认识。

由于东西方国家在上消化道肿瘤的流行病学、病因、发病部位等方面有着较大的差异，而我访学所在的 Borgo Trento 医院上消化道外科主要收治的病种也涵盖了胃癌和食管癌，因此让我有机会拓宽了视野，也使我开始对食管胃结合部癌这一特殊部位的肿瘤的诊断和综合治疗产生了浓厚的兴趣，成为自己归国后至今的主要研究方向。尤其是在食管胃结合部癌的手术径路上，其实和国内绝大多数普外科或腹部外科青年医师一样，对于进胸手术我也有着与生俱来的抵触，为数不多的进胸手术也都是跟着科里的老前辈，采用左侧胸腹联合切口，不仅手术创伤大、术后并发症多，而且对于麻醉和围手术期监护有着较高的要求，术后常规需要进入外科监护室。而食管手术所采用的包括右胸腹两切口、右胸腹颈部三切口等都给我带来了全新的视角和体验，在 de Manzoni 教授及其团队的指导下，我常作为第一助手共同参与手术，获益良多。在此基础上，我还共同参与了编写了由德国 Michael Korenkov 教授主编的 Gastrointestinal Operations and Technical Variations 一书中介绍 de Manzoni 教授手术方式的章节，为我回国后能独立完成相关手术奠定了扎实的基础。同时，我也总结了仁济医院超过 400 例食管胃结合部腺癌的临床病理学特点，比较了采用第 7 版 AJCC 胃癌和食管癌分期对肿瘤进行分期的差异和优缺点，并受邀在第十届 IGCC 上进行口头发言，得到了国外同行的肯定。

在欧洲，MDT 模式很早就成为肿瘤患者常规的诊疗流程，在意大利亦是如此，每周都有针对胃癌和食管癌的 MDT 会诊，通过与医学影像科、肿瘤内科、放疗科、病理科、消化内镜中心等相关科室的合作，开展个体化治疗，优化患者的围手术期治疗。不仅如此，不同科室的医师通过 MDT 会诊增进了解，相互学习，有些医师还会带来自己做的小点心供大家分享，凸显了意大利人的浪漫气质。而我也亲身感受到欧洲医师在肿瘤综合治疗上具备的丰富经验，即便是肿瘤内科的医师对于外科手术的了解也极为全面，而外科医师对于术前放疗的要点也能充分掌握，让我在归国后参与并筹备仁济医院胃癌 MDT 做了良好的前期准备。通过一年多的参与，及平时大量文献的阅读，也让我对于食管癌和食管胃结合部癌的术前治疗有了深入的认识，并和 Borgo Trento 医院放疗科医师合作，在 Ann Surg Oncol 杂志发表了一篇关于进展期食管癌术前同步放化疗的文章。

作为欧洲和意大利知名的胃癌诊疗中心，Borgo Trento 医院也是意大利胃癌研究组的临床研究中心之一，牵头并开展了多项胃癌和食管癌的 II 期和 III 期临床研究。在科室内，每位医师均负责和承担着不同的临床研究项目，从数据收集，到 CRF 表格填写，与 CRC 的沟通等，看似繁琐的工作，都能按部就班、从容有序地完成，也让我看到了欧洲青年医师的职业素养和专业能力。而我也有幸在学习期间参与并完成了一项由维罗纳大学资助的临床课题"Indicazioni alla linfadenectomia paraortica nei pazienti affetti da carcinoma gastrico"，主要针对西方国家进展期胃癌和食管胃结合部腺癌淋巴结的转移特点，通过分析 D2＋腹主动脉旁淋巴结清扫术后腹主动脉旁淋巴结转移情况，对胃癌腹主动脉旁淋巴结清扫的手术、手术方式进行相关研究。

在意大利访学的第二年，正值第十届 IGCC 在意大利维罗纳召开，de Manzoni 教授是大会主席，而我也有幸第一次作为国际会议的工作人员参与大会的组织筹备工作，特别是承担了部分关于胃癌外科手术方面的投稿论文和海报的审阅和筛选，也使我更全面地了解了胃癌外科手术的最新进展。通过大会的交流，也让我结识了更多欧美国家在胃癌诊疗领域的知名专家和青年学者。

回顾海外一年半的访学经历，对于个人成长、团队发展和学科助力都发挥了重要的作用。尤其是让我明确了研究方向，进而打造自身专业特色，也有助于我归国后在食管胃结合部腺癌的外科手术和综合治疗领域进一步开展相关的临床和基础研究，"路漫漫其修远兮，吾将上下而求索"，在胃癌研究领域还有更多未知的世界等待着我们去探索和发掘！

一朝回眸——十年霜刃踔厉行

——赵刚　上海交通大学医学院附属仁济医院

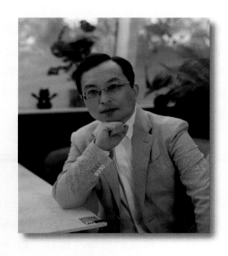

选择胃癌治疗作为自己一生努力探索的专业，现在想来都是一种缘分。如果给每一个成长阶段予以定义，于我大致如此：模仿-精进-做自己。

我们这一代外科医生的成长离不开腹腔镜的成熟和发展。2010年，晋升副高2年的我还忙着积累自己胰十二指肠切除手术例数，摆在我面前的路一眼可以望到头。偶然的机会我参加了大中华结直肠腔镜培训班，从此为我打开了一扇门——原来手术可以这么做。回来以后，我接连做了8台结直肠腔镜手术，而当时我们医院腹腔镜胃癌手术还没有人做……于是我的第一例腹腔镜胃癌手术就这样水到渠成了，同时也完成了我从肝胆专业向胃肠专业的转型。现在想来，真的是喜欢做腔镜，甚至觉得自己就适合做腔镜，学习曲线比预想的要短得多，手术过程的酣畅淋漓让我甘之如饴。而后一年间，我遍访名师，郑民华教授、孙益红教授、李国新教授、黄昌明教授的学习班参加了一个遍。得益于仁济外科宽松的氛围，曹晖教授的全力支持，我的腹腔镜胃癌手术数量得以迅速积累。

进阶突破一定需要契机。回想第一次站在全国性的舞台讲自己的腔镜胃癌手术，还是在黄昌明教授的全国腹腔镜胃癌学术会议上。当时和我一起站在台上的是李子禹、臧潞、朱甲明，还有我的师兄邱江锋，主持人是郑朝辉，后来知道李勇和刘凤林因故没能来。当时我们都还是青年，而后就成为一周一见的兄弟了。从那时起我知道，其实我在蒙头前行的时候同样有一批同年龄的兄弟在平行时空里同样努力着，而这就像找到了自己人生赛道上的伙伴，彼此交流、促进、共同成长。

2013年对于我的成长是重要的。一是非常荣幸地收到郑民华教授和臧潞教授的邀请参加了"第8届中韩日腹腔镜胃癌手术联席会议"，分享自己腹腔镜胃癌手术的学习过程和经验。第一次站上国际舞台，第一次用英语演课，第一次在国内外大佬面前班门弄斧……。而后的每一年每一届我都有幸参加了，每一次都会分享这一年的收获和努力。现在想来非常不易，因为并不是每一年都会有新的东西能拿得出手，但我和我的团队非常珍惜这样的机会，因为能参加意味着能够第一时间接触到世界胃癌腔镜手术的最前沿，因为参加就可以近距离接触到中日韩胃癌外科大家的风采，还有什么比这个更好的学习和提升机会呢？另一个是受李国新教授邀请加入了CLASS01研究。现在还记得国新教授发给我的短信第一句：久闻兄弟勇猛精进……。我们是在研究进行了一半的时候加入的，而最终我们入组数达到了全国第四，这是我们参加的第一个全国性的临床研究，更重要的是让全国胃癌外科界知晓了上海仁济胃肠外科。之后的CLASS02、04研究我们也做出了积极贡献。我想这些研究的参与不仅仅是展示、锻炼，更重要的是让我和我的团队明白了开好一个手术和知道如何开好一个手术的区别。

"做自己"是最难的。也许是日复一日的重复实在没有意思了，抑或是内心深处的不安分。2014—2015年间。我先后去了韩国首尔大学医院、美国梅奥中心和英国Aintree大学医院。一番游历之后我明白了，胃癌外科治疗看东亚，而东亚不得不以日韩为榜样。回来后，我们选择了早期胃癌的保功能手术作为学科的突破点。而后又是一路的突飞猛进，保留幽门的胃切除术（PPG）成为了我们团队的"Mark"。6年间我们完成了超过300例的PPG，同时也掀起了国内保功能手术的热潮。我们撰写了国内第一版《保留幽门胃切除手术专家共识和操作指南》；开展了国内第一个LAPPG单中心临床研究。更为自豪的是我们似乎找到了破解PPG手术致命缺点的关键，我们对于胃网膜右静脉的解剖进行了深入研究，发现PPG术后出现胃排空的原因可能与保留的胃窦幽门组织静脉回流不足有关。我们在原有手术方式基础上提出了多保留一支回流静脉可能带来的积极意义，这支静脉在以往的手术解剖中从未被认识，我们命名它为胃网膜右静脉的"胃窦支"。这项工作是开创性的，在2021年的中韩日腹腔镜胃癌手术联席会议上我们也做了相关的报道。同时，我们针对PPG的操作做出了改良，把一个技术要求较高的精细解剖手术通过对手术流程、术者配合、站位调整的优化而使其变得简单可复制。我们在等待我们的研究数据，也期待更多的国内外同道能实践并认可我们的工作。

回首十年，累并快乐着，无数次手术到深夜，没有周末，在飞机上备课，会因为PPT的内容不满意而无法入眠……。但累是暂时的，而快乐是可以延续的。成长、成功的满足和喜悦是无可替代的。套用在2019年中国外科周精英辩论赛上我的总结陈词：我爱PPG，更爱微创时代我们胃癌外科的美好明天！

初心不改，砥砺前行——我与胃癌30年

——赵群 河北医科大学第四医院

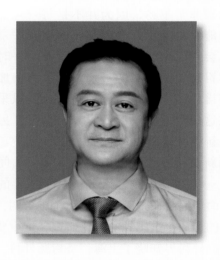

赵群，男，53岁，外科学博士、主任医师、二级教授、硕士及博士研究生导师，于1992年毕业于河北医学院医学系本科，获医学学士学位，并分配至河北医科大学第四医院外三科工作至今。1999年6月获外科学硕士学位，2003年6月获医学博士学位。美国斯克利普斯研究所（The Scripps Research Institute，TSRI）访问学者。现任河北医科大学第四医院副院长及河北医科大学临床医学外科学系普外学组主任。

毕业至今已接近30年，在前辈、老师的关怀帮助下，我努力学习，积极进取，刻苦钻研业务，长期工作在普通外科及肿瘤外科医疗、教学、科研一线，重点开展了胃肠道恶性肿瘤、外科急腹症诊治及营养支持治疗等方面的工作。

随着胃癌外科手术的理念逐渐从"标准化和扩大化"向"微创化和精准化"转变，我在保证安全和根治的基础上达到快速康复，注重诊治过程中安全性与有效性、根治性与保功能性、个体化与规范化等的结合，积极探索创新，在省内率先开展了腹腔镜、机器人胃癌手术，陆续开展了淋巴示踪剂在早期、进展期胃癌以及进展期胃癌新辅助化疗患者胃癌根治术中应用的前瞻性系列研究，发现合理应用纳米碳或吲哚菁绿可有效纠正胃癌术后病理分期中淋巴结分期的偏倚，提高术后和新辅助治疗后分期中淋巴结分期的准确性。鉴于我国北方近端胃癌发病率较高，虽然全胃切除作为标准术式被推荐，但根治性近侧胃大部切除术仍作为保留功能的手术方式被普遍采用，在早期胃癌中尤其如此。食管残胃吻合术术后容易出现顽固性反流，严重影响患者生活质量。我们团队于2004年初系统开展了近端胃切除术后的消化道重建的探索，自行设计了改良空肠间置术，其特点是在保证根治的同时不受残胃大小的限制，

且保留了正常的生理通路。该手术方式历经从开放、腔镜到机器人手术，从微创辅助到全微创手术的过渡，目前已成功实施1500余例，有效降低手术应激，加速患者术后康复，逐渐得到同行认可，已经成为科室常规手术方式，曾获CGCA手术视频大赛一等奖。

本人不断与时俱进，注重胃癌综合治疗理念的提升，带领团队通过优化胃癌诊断与疗效评估标准，逐步形成了以原发灶体积测量、腹腔镜探查联合腹腔脱落细胞学检测作为cTNM分期中T、M分期的补充，结合生物学标志物以及选用新辅助治疗后CT测量体积减小率作为除RECIST外更好的疗效判定指标相结合的评价体系，更好地筛选胃癌患者，指导综合治疗。从2010年开始，针对不同部位、不同分期胃癌患者系统进行了局部进展期胃癌新辅助治疗的临床研究，不仅提高了进展期胃癌的肿瘤切除率，而且延长了患者的远期生存。其中对于进展期胃癌患者开展从两药为基础到三药为基础的新辅助化疗，再到化疗联合免疫治疗的临床试验。与直接手术相比，术前新辅助治疗不仅可以提高患者的R0切除率和pCR率，还可以改善患者的远期预后，且三种化疗药物联合或化疗联合免疫治疗可以获得更高的R0切除率和pCR率。对于进展期食管胃结合部腺癌患者开展了术前新辅助同步放化疗和术前靶向联合新辅助同步放化疗的临床试验，可明显改善局部进展期Siewert Ⅱ、Ⅲ型AEG患者的R0切除率、pCR率和远期生存。同时，针对晚期胃癌患者，尤其是胃癌伴腹膜转移的患者，积极开展转化治疗的系列研究，提高了部分胃癌患者的转化成功率，改善了患者的预后。其中针对单纯腹腔脱落细胞学阳性（CY1）的晚期胃癌患者，陆续开展了腹腔热灌注化疗（HIPEC）联合全身化疗和靶向治疗，以及腹腔内联合全身应用化疗（NIPS）联合靶向治疗的临床试验，研究发现针对单纯CY1患者进行积极的术前转化治疗不仅可提高患者腹腔内游离癌细胞的转阴率及R0切除率，而且还能进一步改善患者的预后。另外，我们对单纯CY1患者转化治疗期间相关的安全性、营养状态以及外周血数据进行分析，结果显示对后续治疗具有积极的指导意义，且患者转化治疗前系统性炎症免疫指数（SII）联合预后营养指数（PNI）评分对转化治疗的疗效具有较好的预测作用。

在自身成长的同时，本人亦重视对团队人才外科临床技能的培养，长年负责河北医科大学研究生、本科生、专科生和护校的外总及普外教学的讲课、见习及实习工作，大胆探索、积极改革，针对不同水平年轻医生定期开展各种技能培训，补充、完善了胃肠外科疾病的基本技能训练体系，整合胃肠外科微创手术技能训练模块，并融合肿瘤医院特色，综合制定胃肠道微创手术基本技能训练手册及考试标准，重点强调规范化操作及如何避免常见易犯错误，紧密结合实际，主编的《胃肠外科基本技能培训教程》已由科学出版社正式出版。

注重学术的交流与合作，加强与业内前辈沟通，积极参加各级学术团体组织。目前担任中国抗癌协会胃癌专业委员会、胃肠间质瘤专业委员会以及腹膜肿瘤专业委员会常委，中国临床肿瘤学会胃癌专家委员会委员，河北省抗癌协会、临床肿瘤学会、中西医结合学会常务理事，河北省抗癌协会腹膜肿瘤专业委员会、河北省临床肿瘤学会胃癌专家委员会主任委员。承担各级课题14项，以通讯作者或第一作者发表论文100余篇，专利9项，参与编写共识5部。获河北省科技进步一等奖2项，河北省科技进步二等奖2项，河北省科技进步三等奖7项。先后荣获河北省有突出贡献中青年专家、河北省十大杰出青年、河北省优秀科技工作者称号，入选河北省首批百名优秀创新人才支持计划。

回首30年，无论从个人临床技能的成长、胃癌围手术期综合治疗理念的提升还是团队的培养都离不开前辈、老师的关怀帮助，在此一并表示感谢。

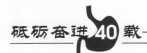

传承创新，打造协和模式

——郑朝辉 福建医科大学协和医院

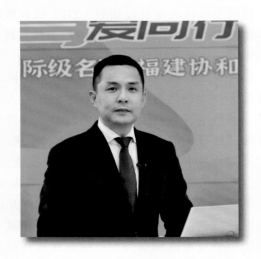

时光荏苒，岁月如梭，自踏上行医之路以来，已然悠悠二十余载。回顾自己的成长经历，我感觉首先离不开一个良好的医院平台和恩师的谆谆教诲，当然个人的努力也是必不可少的，以下浅谈个人经验，不足之处请大家多多指正。

立足当下，夯实基础： 外科医生从住院医师开始，不同的培训阶段现在轮转计划都很完善，应该充分利用难得的多学科轮转机会尽量博学，因为以后从事专科就再也没有这样好的机会，因此在这个过程中要夯实自己相关专业的基础知识，练好基础操作技能，这是会终身受益的个人财富。

摆正位置，精益求精： 经过规范和专科培训，初步掌握手术技能后的主治医师要摆正位置，做好上级医师的助手，不要老想着越俎代庖，要做主刀。其实做助手，特别是一助，是外科医生成长非常重要的阶段。在这一阶段跟随我们的老师能积累非常珍贵的临床经验，认真管好每一个患者，珍惜每一台手术的机会。以做腹腔镜胃癌手术的助手为例，我做过超3000例腹腔镜手术的助手，精益求精，享受配合主刀做完每一台完美手术的过程，并程序化了助手操作步骤，创新型提出了功能性助手的理念：助手要有主刀思维，想主刀之所想，主动协助主刀操作，不做被动的支架型助手，要做主动配合的助手。2013年中日韩腹腔镜胃癌论坛上我第一次分享当时作为1500例腹腔镜胃癌手术助手经验时，与会的日韩腔镜专家纷纷表示惊叹："you are not an assistant，you are a co-operator" or "you are super assistant"，就这样，他们都认识了我这个超级助手。因此，精益求精，助手也可以很精彩。

注重总结，不断创新： 针对脾门区血管解剖复杂且位置深在的难点，我们提出"黄氏三步法"腹腔镜胃癌保脾脾门淋巴结清扫技术，并将该手术程序化和规范化，降低了手术难度，缩短手术时间，使该技术易于普及和推广。结合胰腺上缘区域解剖及淋巴结转移特点，我们首创"左侧入路"的胰腺上缘区域淋巴结清扫方法，规范了腹腔镜进展期胃癌淋巴结清扫技术。此外，为了让手术更加微创，我们在国内率先开展全腹腔镜远端胃癌"三角吻合"技术，并在临床实践中对手术技术进行改良，提出更加安全的"改良三角吻合"技术。

临床为本，科研为魂： 我们在繁忙的临床工作之余，围绕着胃癌的分子诊断、综合治疗及临床预后等多个方面，积极开展胃癌的临床与基础研究。为此，我们在省内率先建立并健全了"胃癌临床资料数据库"及"胃癌生物样本数据库"，丰富的临床治疗数据、随访资料和宝贵的生物样本资源，为我们的科研提供了源源不断的灵感与素材。一分耕耘，一分收获，我们最终迎来了丰收的喜悦。截至目前，我们已在国内外核心期刊发表论文350余篇，其中SCI论文200余篇，多项重要研究成果发表于 *Molecular Cancer*、*JAMA Surgery*、*Nature Communications*、*Clinical Cancer Research*、*Annal of Surgery* 及 *Gastric Cancer* 等杂志。值得一提的是，我们团队通过前瞻性随机对照试验评估吲哚菁绿（ICG）近红外成像示踪在引导腹腔镜胃癌D2根治术中淋巴结清扫的安全性、有效性及可行性的临床研究发表于世界顶级外科期刊 *JAMA Surgery*，该研究显示与传统淋巴结清扫术相比，使用ICG示踪可以有效地检出更多淋巴结，同时显著地减少淋巴结不符合率。通过致力于以胃癌为中心的临床治疗和相关基础研究，为胃癌的诊断、预后评估及个体化治疗提供更高级别的循证医学证据。

感恩导师，感恩团队： 没有完美的个人，只有完美的团队，一个人只有在团队中才能发挥出最大的能动性。只要每个团队成员把自己在团队中负责的事情做精做好，团队实力和影响力必然上升，团队平台的提升也会反哺团队成员，形成良性循环。当我们团队开始做腹腔镜胃癌根治手术时，对腹腔镜技术的认识非常有限，在这一穷二白的基础上，黄昌明教授带领我及团队成员开启了腹腔镜胃癌手术的新征程。其间，我们遇到了各种各样的困难：器械使用的生疏、名师指点的欠缺、文字材料的匮乏等等。白天我们沉浸于每一台手术的精心雕琢中，夜晚我们反复观看视频摸索腹腔镜下的手术规律，在学习中成长，在成长中失败，在失败中提高，正是靠着整个团队的密切配合与不屈不挠的坚持，我们获得了丰富的手术经验，逐渐掌握了腹腔镜胃癌根治术的技术与技巧。随着手术水平的提高，团队的名气也越来越大，多次受邀在国际上及国内现场手术演示，团队成员在各级别评奖中也很容易脱颖而出获得荣誉和奖项。

经过十余年的不懈努力，福建医科大学协和医院胃外科已发展成为集医疗、教学、科研为一体的胃癌外科诊疗中心。截至 2021 年，科室已经累计完成超 10 000 例腹腔镜胃癌手术，手术数量及手术质量均居国内领先地位。生命不息，探索不止，我们将继续秉承"严谨、求精、勤奋、奉献"的协和精神砥砺前行、引领"胃"来。

逐梦十年，随镜成长——我与腹腔镜胃癌的点滴过往

——朱甲明　中国医科大学附属第一医院

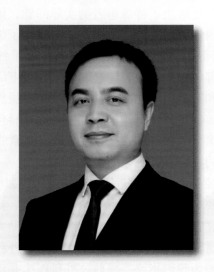

初识腔镜

那是在 2007 年重庆西南医院一次全国性会议上，两位著名专家同台进行腹腔镜胃癌和开腹胃癌的手术演示，这是我第一次近距离接触腹腔镜，也是这次接触让我直观地感受到了腹腔镜胃癌手术的显著优势和魅力，它清晰的视野，精细的解剖，还有术者娴熟的技术和流畅的操作无一不触动了我这个刚刚接触临床工作不久的年轻外科医生的心，也就是那一次在我的心中埋下了一粒种子，之后的几年里不断地生根发芽。

到了 2009 年，我已经从师于著名的房学东教授近十年，临床工作有了扎实的基础，对开腹的胃癌手术也有了相对成熟的认知，同年 9 月份，在导师的大力支持与帮助下来到了广州南方医院李国新教授团队处进行参观学习，在这里度过了让我记忆犹新而又披荆斩棘的四个月。每天上午进手术室观摩李国新老师的腹腔镜手术，聆听李老师毫无保留的讲解他的经验和体会，配以录像、录音加笔记以备后期回顾理解。下午到培训中心进行每天"4 个小时＋"的魔鬼训练（包括夹豆、剪纸、剥葡萄皮、缝合打结等），风雨无阻，从不间断。晚上进行每天 10 公里慢跑的体能训练，跑步的过程中回忆白天观摩手术的全部流程，加深记忆。夜里是最难熬的时间，赶上广州几十年不遇的冷冬，脚泡在热水桶里才能扛着刺骨的冷意回顾白天所学，睡前要冲一个通透的热水澡才可以勉强入眠。超声刀作为腹腔镜手术必不可少的"武器"成了我最好的伙伴，陪我一起在睡梦中修炼超声刀应用的"九字真经"。

进修回来又经过了两个月的筹备和努力后，终于在 2010 年 4 月完成了自己的第一例腹腔镜胃癌手术。虽然历时了近 6 个小时，虽然碰到了各种各样的困难，虽然面对了各种质疑和不屑的目光，但是成功了，同时也得到了领导和老师的认可和支持，我的腹腔镜胃癌之路正式起航。

初出茅庐

腹腔镜手术还有一个最大的优势就是可以完整

地记载手术过程，形成视频资料保留。随着手术数量的增加，遇到的问题和困惑也随之增多，当时没有更多的媒介可以获得其他专家的手术资料，所以为了手术技能的提高养成了反复回顾自身手术视频的习惯，直到现在为止我也觉得这是促进自我提高非常重要的一个手段，也为后来参加手术比赛获奖打下了基础。

2011年9月是我职业生涯最大的一个转折点，经过层层选拔后我以吉林地区第一名，北方五省第二名的身份顺利进入外科周全国青年优秀手术视频大赛总决赛并获得了三等奖。同时在这次会议上经过海选进入了大中华结直肠外科学院达人秀全国总决赛并获得了第二名。结果固然很鼓舞人心，但更重要的是参与的过程，为了制作出自己满意的作品，反复的视频剪辑让我更加注意手术细节和连贯性的把控，绞尽脑汁地设计更加合理的手术流程和助手、镜手的配合方式。评委专家们的建议就像武林秘籍一样，让我在巨人的肩膀上大步向前。

理论和实践相结合，经验和教训做踏板，在进一步的努力下我于2012年5月的全国胃癌大会胃癌手术视频大赛全国总决赛上荣获了第一名的好成绩。继而又在2013年的上海结直肠外科周全国比赛中获得腹腔镜组第一名。后来又多次参加比赛，都获得了不错的成绩。

多次参与比赛的经历让国内的前辈老师认识了只是主治医生的我，也结识了一大批志同道合又同样努力拼搏的青年精英，大家在一起互通有无，取长补短，在前辈老师的指导下共同进步，每年都要参与数十次会议交流，分享自己的经验和教训，几年下来积累了自己的一些体会，在《中华胃肠外科杂志》《中华消化外科杂志》《中国实用外科杂志》等国内顶尖杂志发表文章近40篇，连续五年参与中韩日腹腔镜胃癌手术联席会议，向国外友人展示我们国内青年医生的风采，不断在腹腔镜规范化道路上砥砺前行。

初心不改

11年来我时刻牢记作为一名外科医生的使命，为了腹腔镜胃癌技术的推广、交流和让更多的胃癌患者受益，足迹踏遍了东北三省、内蒙古、新疆、河北、山东还有南方部分城市的近百家医院。每年举办十期左右的腹腔镜手术观摩班，与基层医院的医生近距离沟通、交流，重在推广规范化的同时让所谓的高精尖技术落地开花。

外科技术的进步是永无止境的，在保证规范化的前提下，在紧跟国内国际前沿的同时不断超越自己。2013年我于国内率先将腹腔镜辅助胃癌根治术转变成完全腹腔镜操作模式，目前完全腹腔镜已经是胃癌根治术的最主要的术式选择，个人认为这是对腹腔镜技术的认知和医生理念的巨大进步。2015年在国内首创了完全腹腔镜下胃腔内手术技术，用于治疗食管胃结合部黏膜下肿瘤，简单的手术入路改变解决了特殊患者的实际问题，该技术已经在国内多家医院推广应用，切实解决了临床遇到的棘手问题。2017年率先在国内开展了针对食管胃结合部腺癌采取腹腔镜经胸腔入路行下纵隔淋巴结清扫和消化道重建的全新操作模式，虽然当时饱受争议，但是得到了越来越多的胃肠外科包括部分胸外科医生的认可和支持，尤其在Ⅱ型食管胃结合部腺癌的治疗上有明显的优势。

腹腔镜技术作为近百年来外科发展历史长河中的重要革新，它开创了一个新的时代。我们感恩科技点亮了外科发展之路，感谢腹腔镜助力我们新一代外科医生的成长，感激我国腹腔镜外科的开拓者前辈们为我们指路、导航。外科医生并没有钢铁之躯，支持他们前行的是救死扶伤、解除病痛的初心。并不是所有人都见过凌晨4点的洛杉矶，但我相信每一位外科医生都见过凌晨4点的手术室。"小孔之光"注定会照亮每一位需要它的病患！

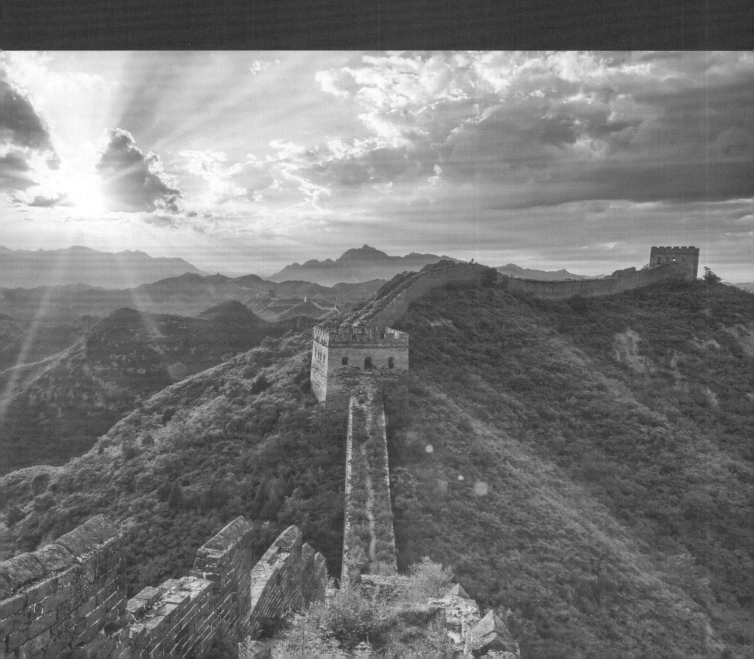

中国胃癌防治40年

第三篇

展望——砥砺前行·开拓创新

第十四章　中国胃癌诊疗发展趋势

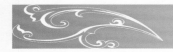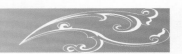
第一节　胃癌手术治疗的展望

迄今，外科手术仍是治愈胃癌的最重要手段。进入本世纪以来，在各国学者的不断努力下，胃癌外科手术更趋合理、规范；普遍强调应依据胃癌的临床分期与生物学行为，实施不同的手术切除范围与有助于消化功能的消化道重建方式，应更加重视与其他综合治疗的合作，以期进一步提高外科手术的疗效。

一、临床研究持续优化手术方案

中、日、韩等国学者较早地推广普及以清扫第一、二站淋巴结的胃癌根治术（D2 胃癌根治术）作为局部进展期胃癌（LAGC）的标准术式；晚近，欧美等国学者也逐渐接受了这一观念。在随后的一系列临床研究中，解决了胃癌手术中长期困扰大家的一些关键问题。2006 年，JCOG9502 研究证实对于胃贲门或贲门下肿瘤，施行经腹食管裂孔（TH）径路较之经左侧胸腹联合切口（LTA）能改善预后，减少并发症；2008 年，日本学者通过分组对比，发现对于 LAGC，无论 5 年 OS 或 RFS，施行 D2 胃癌根治术附加腹主动脉旁淋巴结清扫术（D2 + PAND）较之 D2 胃癌根治术并未明显改善患者预后，且创伤较大，故不作常规推荐。2017 年，日本学者依据分组对照研究结果，提出对于未侵犯大弯侧的近端进展期胃癌，应施行全胃切除术，但并不推荐合并脾脏切除，因后者并发症多，且并未进一步改善预后。2018 年，日本学者开展的 JCOG1001 研究，推荐对于可切除的 cT3-cT4a 胃癌，可施行合并大网膜切除的 D2 根治术，而传统上附加网膜囊切除并无生存获益。2019—2000 年间，由韩、日等国学者启动的 KLASS-01、KLASS-02 与 JCOG0912 等临床研究显示对于早期胃癌（EGC）与 LAGC，施行腹腔镜手术或开放手术的术后并发症、3 年 RFS、5 年 OS 等均无明显差异，提示腹腔镜手术是合适的治疗选项。与此同时，中国学者也开展了全国多中心的 RCT 系列研究，其中 CLASS-01、CLASS-02 研究证实对于 LAGC，腹腔镜 D2 胃癌根治术与传统开放 D2 胃癌根治术相比，不但创伤小，且在 3 年 DFS、3 年 OS 与 3 年肿瘤复发率方面均无明显差异；同时，对于 EGC，两种手术的安全性也无差异，充分说明腹腔镜手术不但适用于 EGC，同样也适用于 LAGC 患者的治疗。所有这些成果都说明，针对胃癌外科手术中的一些悬而未决的关键问题，开展多中心的前瞻性临床研究是最好的解决途径。

二、手术微创化是必由之路

随着数字医学的发展，内窥镜、腹腔镜与机器人手术设备不断更新，3D、4K 与 5G 等高清、立体化数字影像技术已逐渐普及，基本上为临床解决了微创手术器械与设备等问题。迄今，微创手术的优点已无可置疑，未来发展胃癌微创手术的关键问题主要有三点。①如何把握合理的手术指征：手术治疗的成败，不完全取决于手术的微创与精湛程度，更重要的是要把握手术的合理指征，一旦手术指征失去标准，则手术疗效难以保障；例如日益增多的腔镜下 ESD 手术，不认真确认 EGC 肿瘤范围、分化程度或有无淋巴结转移等，同样难以确保手术的根治性。②手术培训：日、韩等国对从事微创手术有严格的培训、考核体系，初学者除须掌握必要的理论知识外，还要熟悉局部解剖与手术器械设备的功用；更重要的是要经过严格的学习曲线训练与专门机构的考核，获得资质后才能操作；由于我国幅员辽阔，"自学成才"的人为数不少，如何做好微创手术的培训工作是决定该技术能否普及的关键。③成本与效益：目前，微创手术的器械与耗材主要依赖进口，成本相对昂贵，特别是机器人手术，成本将数倍于传统手术，且随着器械与设备不断更新换代，成本可能仍处于上升空间；今后，要进一步普及微创手术，提高微创手术器械与耗材的国产化也是必须解决的问题。

三、胃癌扩大性手术与保留脏器功能

既往，由于缺乏有效综合治疗手段，联合脏器切除的胃癌扩大性手术几乎成为唯一有效的治疗方式，对于 LAGC 患者而言，肿瘤虽可获得根治性切除，但由于联合脏器与全胃切除，不但增加手术并发症风险，也使患者术后生活质量受到极大负面影响；而对于晚期胃癌，扩大性手术也难以达到廓清肿瘤之目的，业已证明该姑息性手术并未给患者带来生存获益。有鉴于 D2 胃癌根治术已成为 LAGC 标准的手术，加之对于晚期胃癌应积极提倡术前转化治疗，待肿瘤降期后再争取施行根治性切除术。前述的几项日本多中心 RCT 研究结果已明确提出，对于 LAGC，应避免常规开展联合脾脏切除或清扫腹主动脉旁淋巴结，国内学者也有类似的研究结果。全胃切除后如何选择合理的消化道重建始终具有挑战性，理想的重建方式通常要求：①具有胃"储存器"作用，并能向肠腔作梯度性排空；②能维持食物通过十二指肠的生理排空过程；③能有效防止反流性食管炎与倾倒综合征；④操作相对简单、创伤小，手术并发症少。迄今，约有 70 余种重建方式先后应用于临床，但都难以达到上述理想状态；目前，临床上多采用 3 种基本方式：食管空肠 Roux-en-Y 吻合术、肠段间置术与襻式空肠代

胃术，并衍生出不同的亚型。由于任何重建方式都难以替代真正胃的功能，若能指导患者改变饮食习惯，可以一定程度上弥补或改善无胃状态下的消化吸收功能，这也是未来值得临床探讨的问题。总之，就胃癌的手术而言，追求手术的根治性与改善患者术后生活质量将是评价外科治疗质量两个最根本的问题。

四、LAGC 围手术期治疗与晚期胃癌的转化手术

随着化疗、分子靶向治疗与免疫生物治疗新型药物等不断问世，加之放疗设备与技术的逐步完善，手术已不再是治疗进展期或晚期胃癌的唯一手段；大量的国内外研究业已证实，多学科参与的综合治疗已取得了令人鼓舞的疗效。概况而言，对于尚未发生远处转移的 LAGC，开展围手术期治疗，尤其是术前新辅助治疗可有如下获益：①促使肿瘤降期，提高 R0 切除率；②消除隐匿转移灶，降低术后肿瘤复发率；③患者体力较术后治疗有更好的耐受性，有利于完成必要的疗程；④有助于判断肿瘤对药物的敏感性，指导临床合理用药。近年来，由中国学者发起的 RESOLVE（NCT01534546）、RESONANCE（ChiCTR1900023293）与 Dragon Ⅳ（Ahead-G208）（NCT04208347）等 RCT 研究，都证实对于 LAGC 患者，采用以 SOX 为主或联合分子靶向与免疫药物的新辅助治疗，能够提高 R0 切除率与 pCR，并改善术后生存率。2021 年由中国抗癌协会胃癌专业委员会与《中华胃肠外科杂志》编辑部联合组织的"基于多中心真实世界数据的胃癌围手术期化疗患者生存分析"，纳入全国 31 家胃癌诊疗中心，共计病例 2045 例，其中手术＋辅助化疗组 1293 例，围手术期化疗组 752 例。倾向评分匹配后，围手术期化疗组和手术＋辅助化疗组各492 例患者资料纳入研究；结果显示，围手术期化疗组中位 OS 长于手术＋辅助化疗组（65 个月 vs. 45 个月，HR：0.74，$P = 0.001$）；围手术期化疗组的中位 PFS 也长于手术＋辅助化疗组（56 个月 vs. 36 个月，HR = 0.72，$P < 0.001$）；亚组 OS 和 PFS 森林图分析结果显示，无论男、女都能从围手术期新辅助化疗中获益（均 $P < 0.05$）；45 岁以

上年龄（$P < 0.05$）和正常体质量（$P < 0.01$）患者获益明显，cTNM Ⅱ期和Ⅲ期患者有获益趋势或者显著获益（$P < 0.05$）；胃体、胃窦部肿瘤获益更明显（$P < 0.05$）；结论明确指出：新辅助化疗能够改善胃癌患者的预后；在新辅助放化疗研究中，我国学者也有系列性研究，例如 Neo-CRAG 研究与 PREACT 研究（NCT03013010）等，也取得了可喜的进展。另外，对于治疗上颇为棘手的晚期胃癌，应用转化治疗理念，采取综合治疗手段，不但使部分患者获得根治性手术的机会；同时，也能明显延长患者的生存时间。鉴于以胃癌分子分型或以肿瘤标志物为引导的综合治疗已在临床逐渐普及，国内愈来愈多的胃癌诊疗中心开展了单中心或多中心的临床研究；近几年，我国学者相继发表的 ToGA 研究中国亚组、CheckMate 649 中国亚组与 ORIIENT-16 等研究结果，或针对腹膜转移（PIPS）、肝转移或腹主动脉旁淋巴结转移的转化治疗研究都取得了较好的成绩；充分说明，对于晚期胃癌，应努力探索了解其分子病理特征与生物学行为，积极开展有针对性的转化治疗，以期进一步改善患者的整体疗效。近年来，我国临床肿瘤学会（CSCO）发布的《胃癌诊疗指南》、中国抗癌协会胃癌专业委员会组织的《局部进展期胃癌围手术期治疗中国专家共识》等都汇集了我国学者的智慧与经验，对我们开展胃癌围手术期综合治疗有很大的参考价值。

迄今，虽然外科手术仍是治疗胃癌的首选，但是必须强调手术的规范化与微创化；并更需注重与其他综合治疗的互补协调，真正形成外科综合治疗的科学模式，这也是我们未来的努力方向。

（朱正纲）

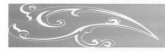

第二节　精准药物选择改变结局

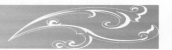

我国胃癌具有恶性程度高、异质性强、早诊率低等特点，绝大多数患者确诊时已为局部进展期或晚期，依赖药物治疗带来生存获益，巨大的临床需求将加速推进我国在胃癌领域的研发力度和创新能力。近年来，从围手术期至晚期胃癌一线、二线及后线治疗，胃癌药物治疗发展可谓全面开花。随着胃癌分型的演进、临床研究设计的变革、肿瘤检测技术的发展及胃癌生物标志物的不断探索，"精准"将是未来胃癌诊疗领域的关键词，"多层面、多靶点、多标准"地筛选治疗获益人群及更多联合治疗策略将成为可能，使胃癌药物治疗实现精准化、个体化，从而有效地延长患者的生存期。

新分型、新研究、新技术——推动药物治疗变革

胃癌是一类具有高度异质性的肿瘤，不同解剖部位、不同组织类型的肿瘤表现出差异化的生物学行为，导致不同个体对药物治疗反应的差异。虽然传统组织病理分型在治疗决策及预后方面具有一定的参考价值，但在目前提倡个体化治疗及精准医疗的背景下，传统组织病理学分型无法完全反映肿瘤的内在特征。从组织形态到分子分型、从 DNA 水平到肿瘤细胞蛋白组分析，随着肿瘤检测技术的发展，胃癌的分型不断演进，有助于筛选潜在治疗获益人群，也为新靶点药物研发提供坚实的理论支持与指导方向。

在以循证医学证据为基础的个体化精准治疗背景下，伞式研究等开创性的临床研究逐步进入大众视野。在胃癌中开展的 VIKTORY 研究、PANGEA 研究均对入组患者进行同期基因检测，根据不同分子分型分配精准靶向药物。与传统治疗相比，两项研究中均观察到明显的治疗获益，也预示着未来临床药物试验的潜在变革。除此之外，如要实现"精准化"胃癌治疗，新技术、新靶点的发现与挖掘必不可少。单细胞测序、液体活检、基因工程、点击化学等技术革新有助于发掘潜在新靶点及抗原，也使溶瘤病毒、肿瘤疫苗、细胞治疗等胃癌治疗新手段浮出水面。靶向 Claudin 18.2 的 CAR-T 疗法打

响了胃癌细胞免疫治疗的第一枪，为胃癌的后线治疗提供了全新的选择。在CT041研究中，28例Claudin 18.2阳性的胃癌患者接受了CAR-T治疗，ORR达到57.1%，这也成为细胞免疫治疗在实体瘤应用中的里程碑事件，未来将会有更多实体瘤细胞治疗靶点和CAR-T技术方法不断涌现。

新药物——从靶点到实现

1. HER2：新药迭出，联合探索

HER2阳性胃癌占所有胃癌类型的12%～13%，在胃癌药物治疗中，HER2仍是目前最重要的靶点之一。近年来，随着新型抗体及ADC药物不断研发，胃癌抗HER2治疗迎来新的希望，ADC类药物的广泛研究应用也为胃癌治疗提供了新的思路。ZW25是一种新型靶向HER2的双特异性抗体，2021年ASCO会议上报道了一项评估ZW25联合化疗一线治疗HER2阳性食管胃结合部腺癌患者的Ⅱ期临床研究，数据表明ZW25联合化疗一线治疗HER2阳性食管胃结合部腺癌ORR达75%。除此之外，RC48-ADC和DS-8201作为新型ADC药物，Ⅱ期临床数据均显示出了有前景的疗效，有望改善HER2阳性胃癌患者的后线治疗生存。

基于KEYNOTE-811的阳性结果，抗HER2联合免疫治疗将成为HER2阳性胃癌治疗的重要探索方向。目前已有RC48-ADC联合特瑞普利单抗、HER2双特异性抗体KN026联合KN046，以及全新HER2 Fc优化单抗Margetuximab联合帕博利珠单抗等临床研究正在积极进行中，部分已披露的临床数据均显示出良好的疗效与安全性，靶向联合免疫治疗的联合探索也将持续推进，以期为HER2阳性胃癌患者带来更多的生存获益。

2. Claudin18.2：新靶点，新格局

近年来，我国胃癌药物治疗的突破主要集中于PD-1类药物、抗HER2靶点药物及抗血管生成药物，但仍不能满足晚期胃癌患者庞大的药物治疗需求，未来急需新靶点的突破以打破现有药物布局。Claudin 18.2是Claudin蛋白质家族中的一员，正常情况下存在于胃黏膜的部分上皮细胞中，调节上皮细胞的通透性和细胞极化。细胞恶变后Claudin 18.2蛋白暴露，可进一步被机体免疫系统和抗体药物识

别。Zolbetuximab是一种新型靶向Claudin 18.2的单抗，FAST Ⅱ期临床研究显示在胃癌一线治疗中Zolbetuximab联合EOX方案化疗对比单纯EOX化疗可显著延长患者PFS（7.5个月 *vs.* 5.3个月）和OS（13.0个月 *vs.* 8.3个月）。预示着Claudin 18.2可能成为胃癌治疗疗效与预后的独立因素，吸引了更多新型靶向CLAUDIN18.2的单克隆抗体（如TST001、AB011）、双特异性抗体（如AMG910、Q-1802）及ADC药物（如CPO102、SYSA1801）投入临床试验。同时，对于Claudin18.2标准化、精准化的检测手段也将是研究的重要方向。

3. 免疫治疗：新挑战，新机遇

免疫治疗在胃癌领域已取得突破性进展，Checkmate-649及KEYNOTE-811的研究探索使免疫治疗成功跻身胃癌一线治疗，免疫治疗线数前移及"去化疗"的管理模式也在积极探索中。如何克服免疫耐药、探索免疫联合治疗的更优选择也是免疫治疗面临的全新挑战。随着免疫检查点抑制剂的广泛临床应用，人们意识到肿瘤微环境对免疫治疗疗效可产生巨大影响，相关研究也逐渐从PD-1、PD-L1等传统靶点的新药研发向肿瘤免疫微环境调节类药物发展。由于TME调节药物单药应用效果欠佳，其与免疫检查点抑制剂等多药联合成为趋势。抗体偶联药物、双特异性抗体等新型药物层出不穷，免疫治疗药物的研究也逐渐从"单抗"向"双抗"转变，其中TGFβ/PD-L1双特异性抗体SHR1701已取得良好的Ⅰ期临床数据，为常规治疗失败后的患者燃起新的希望。

4. 新型靶点：雨后春笋，层出不穷

目前我国胃癌早期临床研究在研靶点与国际相似，除已进入白热化阶段的HER2、PD-1、Claudin18.2外，针对c-MET/HGF、FGFR、VEGF等靶点的新药研发也如雨后春笋般涌现，有望满足更多晚期胃癌患者的药物治疗需求。随着下一代测序技术（NGS）越来越广泛地应用于晚期胃癌患者，通过个体化的检测手段为患者提供精准的靶向治疗已成为明确趋势。

5%～10%的食管胃结合部腺癌患者存在FGFR2b扩增和过表达。FIGHT试验是第一个针对FGFR2b过表达的胃/食管胃结合部腺癌的前瞻性随机Ⅱ期研究，数据表明Bemarituzumab（一种针对FGFR2b受

体的特异性 IgG1 抗体）与 mFOLFOX6 化疗联合应用可改善患者 PFS、OS 及 ORR，Ⅲ期研究将继续结合标志物筛选或者剂量调整等信息进一步确认 Bemarituzumab 的疗效和安全性。除单克隆抗体外，如 Futibatinib、Alofanib、Pemigatinib、Derazantinib 等新型 FGFR 小分子抑制剂也积极投入 I 期临床试验中。

c-MET 在肿瘤形成、生长、维持和侵袭中起重要作用，随着基础机制研究和分子检测技术的不断完善，c-MET 靶点的药物研发也从单克隆抗体向小分子抑制剂逐渐发展，赛沃替尼治疗 MET 扩增胃癌患者的 Ⅱ期临床试验正在进行。DKK-1、ERK、ATR、WNT、CD47、PARP 等新靶点药物也逐步迈入胃癌领域，基因检测指导下的个体化治疗前景必将促使未来药物研究设计向精准化方向不断前进。如何为患者制订更加个性化的药物方案与剂量、最大限度地提高患者潜在反应能力、降低不良反应发生率、有效延长患者生存期也是未来胃癌药物研究面临的巨大挑战。

在胃癌药物治疗的探索中，新分型、新研究、新技术不断推动胃癌药物变革。基于 HER2、MSI-H/dMMR、PD-L1 表达等分子标志物或靶点的发现与运用，已使众多晚期胃癌患者从精准、个性化的治疗中获益。展望未来，将有更多新兴靶点、新药物投入广泛且深入的研究中，为我国胃癌患者带来更多的生存获益。

（沈琳）

第十五章 展望寄语

做为中国胃癌诊治历史发展的参与者与见证者，衷心祝愿广大医务人员继续为国家的医疗卫生事业和人民健康做贡献！

张岂凡

张岂凡教授

从事胃癌诊疗与研究40余载
当不忘行医之初心
尊重生命 关爱患者
培育后辈 凝炼团队
终身学习 努力践行
以攻克胃癌为毕生事业之追求

朱正纲
2022-6-8

朱正纲教授

季加孚教授

为患者打开希望之门
为国家贡献医者力量.

季加孚

回首历史 踬逢艰辛、展望未
来 前景可期, 愿我国胃癌
防治事业 薪火相传, 不断在
传承中创新, 团结协作中发展。

徐惠绵

徐惠绵教授

中国胃癌防治40年历程波澜
壮阔, 激励后来者拼搏奋进,
为健康中国2030美好愿景贡献力量。

梁寒

梁寒教授

陈凛教授

风雨兼程四十载
胃癌防治谱诗篇
攻克顽疾唯吾愿
家国安康岂于颜

中国胃癌防治的催内感
陈凛 于北京总院

李子禹教授

回顾四十载峥嵘岁月，
前辈们的艰辛创业历历在目，
谆谆教诲牢记心中，

年年心试 传承开拓
不懈努力 造福病人

衷心祝愿中国胃癌诊疗事业蓬勃发展、不断前行。

"大医精诚，仁术济世"，仁济医院胃癌诊疗团队将始终
秉承仁济精神，坚持病人至上的理念，再接再励，继往开来。

曹晖教授

陈路川教授

向翠那得清如许，为有源头活水来。在一代又一代中国专家学者的努力下，我国胃癌学科发展真知不断，硕果累累！

陈路川

2022.7.1

邓大君教授

明确发病原因实施有效预防，是去除胃癌危害的根本途径.

邓大君

中国抗癌协会胃癌专业委员会一定会团结全国所有相关学科同道，响应国家"大健康"战略，为我国胃癌防治业，励精图治，奋发有为，造福人民！

何裕隆

2022.3.9

何裕隆教授

弘扬求实、探索的科学精神，
開創嶄新的未来。

胡祥

胡祥教授

在外科医生社会进步及技术革新的推动下，腹腔镜胃癌手术将不断朝着微创化、个体化、精准化方向发展。

黄昌明

黄昌明教授

黄华教授

攻克胃癌，道阻且长。
脚踏实地，行则将至。

黄华
2022.7.17.

胃癌极大地威胁老百姓的健康，应积极提倡科学的饮食习惯，强调早诊早治的重要性！我们一起努力！

金晶.
2022-6-15. 朋昌城

金晶教授

回顾中国胃癌40年历史，正是由于一代又一代中国胃癌医生的坚守，笃行致远，砥砺前行。我们坚信中国胃癌患者的预后会有明显的提高。

山东省立医院
靖昌庆

靖昌庆教授

几代人的努力，铸就辉煌的丰碑！

李国立

李国立教授

抓早诊．治进展，
右手药．右手刀，
从基础．到临床，
薪火传．创新篇，
盼未来．胃无癌。
祝愿我国胃癌防治事业明天更辉煌！

李凯
中国医大一院
2022年6月．

李凯教授

传承胃癌研究精神
加强基础转化研究
助推胃癌事业发展
造福胃癌患者生存

刘炳亚
2022年6月于上海

刘炳亚教授

风雨多经志弥坚
关山初度路犹长
中山医院 刘凤林
2020. 7. 1

刘凤林教授

四十年风华　青春宏富
生机勃发　看佳绩迭出
争作先锋　承前纳典
　　革故鼎新再腾飞！

聂勇战

2022.7 于西安西京.

聂勇战教授

胃癌与幽门螺杆菌息息相关，科普先行．早筛
早诊．精准施治，提升患者获益．

田艳涛

2022. 6. 11

田艳涛教授

传承与发展，为中
国胃癌事业添砖
加瓦！

汪学非

2022-6-10

汪学非教授

王风华教授

对生命心存敬畏，对专业心怀热爱，
诚于医德，精于医术，愿天下皆
没建者，人间无病患。

王风华

王海江教授

40载中国胃癌防治几成人

行远自迩 玉汝于成

成就了中国胃癌防治事业辉煌

王海江

心有猛虎 细嗅蔷薇

贺中国胃癌四十载回顾
中山大学肿瘤防治中心
王玮

王玮教授

王亚农教授

肩负使命，传承创新，精诚合作，改克肿瘤，
为实现健康强国不懈努力。

复旦大学附属肿瘤医院

王亚农

此书见证了中国胃癌临床与研究
的发展历程，是几代人辛勤耕耘，从
苦难到辉煌。

徐建明

徐建明教授

今日成就来自雪雨风霜
远大未来等待我们开创
希望 中国胃癌诊疗事业
能够 全球领航。

"道阻且长，斗志昂扬"

南京医科大学第一附属医院

徐泽宽

2022.7.23.

徐泽宽教授

薛英威教授

愿中国胃癌诊治工作在新时代背景下不断前进，凝心聚力，为国家医药卫生健康事业的发展添砖加瓦！

薛英威

严超教授

胃癌治疗必将朝着以病人为中心，以分期为导向，以预后为根本的外科综合治疗模式发展。

严超

2022.4.25

匠人，用技术创造艺术

匠心，以热忱追求极致

一辈子只专注做好一件事情

燕速

于同煌陋室

2022年6日20日

燕速教授

在中国抗癌协会胃癌专业委员会的领导下，紧抓早诊早治和标准化根治两条主线，共创美好"胃"来！

杨东杰

2022年3月11日

杨东杰教授

叶再生教授

博观而约取，厚积而薄发。沿着老一辈的奋斗足迹，积极投身中国胃癌发展事业，只争朝夕，不负韶华，奋发向前！

2022.7.13

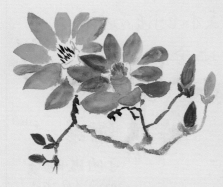

妙手田春梦
征程岁月行
营养善若水
医学百年情
于健春

于健春教授

余江教授

韬而有发，无畏山海。
向阳而生，砥砺前行。
感恩时代，持续成长。

于北
2022.06.

追求卓越，携手深耕中国胃癌防治四十载
展践致远，聚力再创胃癌微创外创新辉煌

余佩武
2022.2.28.

余佩武教授

外科前辈们栉风沐雨，开基
立业，中国腹腔镜胃癌外科从
"星星之火"到如今"燎原之势"，
吾辈定当踔厉奋发，踵事增华，
薪火相传，不负韶华。

臧潞
二〇二二年夏至

臧潞教授

章真教授

时有落花至
远随流水香
拾掇胃癌诊疗上宝贵经验
让先进心理念，高快查上的医服务于大心患者！

章真

栉风沐雨四十载
弦歌不辍薪火传
回顾历史
致敬前辈

赵群

河北医科大学第四医院
2022.6.16

赵群教授

精准医学是胃癌综合外科发展的实践理论
的至高，它体化的低剂量可也终将持之每持续
外科医生追求的目标。

郑朝辉教授

附录一 胃癌专业委员会历届任职

全国胃癌协作组（1978—1985 年）

组长	徐光炜	北京市肿瘤防治研究所
副组长	张文范	中国医科大学第一临床学院
	张天泽	天津市肿瘤医院
	李挺宜	浙江省肿瘤医院
	沈明	北京铁路总医院
	周兰	北京军区总院

* 1977 年 6 月在北京召开的第四届全国肿瘤工作会议上，卫生部决定成立全国性的肿瘤专业协作组（胃癌为其中之一）。1978 年 4 月在北京召开全国胃癌协作组第一次会议，会上明确了北京市肿瘤防治研究所为组长单位，确定山东、辽宁、天津、浙江、湖北、四川、甘肃等省市和中国人民解放军有关单位作为副组长单位；同时，成立了 8 个专业组并确定了各组负责人。

中国抗癌协会第一届胃癌专业委员会（1985—1999 年）

主任委员	徐光炜	北京市肿瘤防治研究所
副主任委员	张文范	中国医科大学第一临床学院
	张天泽	天津市肿瘤医院
	张荫昌	中国医科大学第一临床学院
	林言箴	上海瑞金医院
	沈明	北京铁路总医院

* 1985 年全国胃癌协作组转为隶属于中国抗癌协会的二级专业学术组织。全国胃癌协作组时期及胃癌专业委员会初期均没有固定的换届工作，一般随每届全国胃癌学术会议更新和增补主要领导成员及委员。委员会届次随全国胃癌学术会议届次变更，至 1999 年为第五届，"第一届"为 2010 年换届时由中国抗癌协会组织部确认并登记备案的届次。

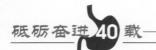
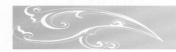
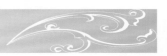

第二届（1999—2004 年）

序号	任职	姓名	单位	专业
1	主任委员	徐光炜	北京肿瘤医院	肿瘤外科
2	副主任委员	金懋林	北京肿瘤医院	肿瘤内科
3	副主任委员	李吉友	北京肿瘤医院	肿瘤病理
4	副主任委员	王舒宝	中国医科大学第一临床学院	肿瘤外科
5	副主任委员	朱正纲	上海瑞金医院	肿瘤外科
6	副主任委员（增补）	张岂凡	黑龙江省肿瘤医院	消化器肿瘤及乳腺外科
7	委员	白玉贤	黑龙江省肿瘤医院	肿瘤内科
8	委员	陈强	福建省肿瘤医院	消化道肿瘤内科
9	委员	陈强	上海第二医科大学附属新华医院	肿瘤内科
10	委员	陈环球	江苏省肿瘤医院	胃癌外科
11	委员	陈峻青	中国医科大学第一临床学院	外科
12	委员	丛庆文	河北医科大学第四医院	胃肠肿瘤外科，内镜外科
13	委员	邓大君	北京市肿瘤防治研究所	病因学
14	委员	何友兼	中山医科大学肿瘤医院	肿瘤内科
15	委员	黄怀德	浙江医科大学第一医院	消化内科，消化肿瘤
16	委员	江浩	上海瑞金医院	放射科消化
17	委员	金晓龙	上海瑞金医院	病理学
18	委员	李凯	天津市肿瘤医院	肿瘤内科
19	委员	李崇沧	陕西省肿瘤医院	消化内科
20	委员	李洪华	甘肃省肿瘤医院	腹外科
21	委员	李强	天津市肿瘤医院	肿瘤外科
22	委员	刘保安	中南大学湘雅医学院	肿瘤病理
23	委员	刘端祺	北京军区总医院	消化肿瘤（胃镜/结肠镜/激光治疗）内科
24	委员	吕有勇	北京市肿瘤防治研究所	基础研究
25	委员	马志学	河北医科大学第四医院	肿瘤外科
26	委员	乔思杰	河南省肿瘤医院	肿瘤病理
27	委员	谭春祁	湖南省肿瘤医院	肿瘤外科
28	委员	万德森	中山医科大学肿瘤医院	肿瘤外科
29	委员	王静芬	哈尔滨医科大学附属第三医院	肿瘤病理
30	委员	王宁菊	宁夏医学院附医院	肿瘤内科
31	委员	王清水	福建省立医院	外科
32	委员	王秀问	山东医科大学附属医院	肿瘤内科
33	委员	王怡	北京肿瘤医院	肿瘤外科
34	委员	温漓潮	兰州医学院第二附属医院	病理诊断学

（续表）

序号	任职	姓名	单位	专业
35	委员	谢志征	河南医科大学第一附属医院	外科
36	委员	辛彦	中国医科大学肿瘤研究所	肿瘤病理
37	委员	杨国风	吉林省肿瘤医院	腹部肿瘤 / 胃肠肿瘤外科
38	委员	杨作衡	海南省肿瘤医院	腹部肿瘤外科
39	委员	应敏刚	福建省肿瘤医院	肿瘤外科
40	委员	袁媛	中国医科大学肿瘤研究所	肿瘤病理及肿瘤分子流行病学
41	委员	张联	北京市肿瘤防治研究所	营养与肿瘤预防
42	委员	张彤	江苏省肿瘤医院	肿瘤病理
43	委员	张伟华	甘肃省肿瘤医院	肿瘤内科
44	委员	张祥福	福建医科大学附属协和医院	外科
45	委员	张晓鹏	中国医科大学第一临床学院	影像诊断
46	委员	张学	中国协和医科大学基础医学研究所	肿瘤遗传学
47	委员	章汴生	山西省肿瘤医院	肿瘤内科
48	委员	赵体平	上海肿瘤医院	肿瘤化疗
49	委员	仲伟霞	山东省肿瘤防治研究院	肿瘤病理

注：第二届（原第六届）胃癌专业委员会于 1999 年 9 月 22 日在南京召开的第六届全国胃癌学术会议上成立。

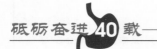

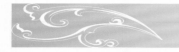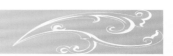

第三届（2004—2010年）

任职	姓名	省市	单位	专业
名誉主任委员	徐光炜	北京	北京肿瘤医院	肿瘤外科
名誉副主任委员	王舒宝	辽宁	中国医科大学第一临床学院	肿瘤外科
名誉副主任委员	金懋林	北京	北京肿瘤医院	消化内科
主任委员	朱正纲	上海	上海第二医科大学附属瑞金医院	肿瘤外科
副主任委员	张岂凡	黑龙江	哈尔滨医科大学第二医院	肿瘤外科
副主任委员	李吉友	北京	北京大学临床肿瘤学院	肿瘤病理
副主任委员	沈琳	北京	北京肿瘤医院	消化内科
副主任委员	徐惠绵	辽宁	中国医科大学第一临床学院	肿瘤外科
副主任委员兼秘书	季加孚	北京	北京大学临床肿瘤学院	肿瘤外科
委员	白玉贤	黑龙江	黑龙江省肿瘤医院	肿瘤内科
委员	陈环球	江苏	江苏省肿瘤医院	肿瘤外科
委员	陈凛	北京	解放军总医院	肿瘤外科
委员	陈强	福建	福建省肿瘤医院内科	肿瘤内科
委员	陈强	上海	上海第二医科大学附属新华医院	肿瘤内科
委员	陈晓耕	福建	福建省立医院	肿瘤外科
委员	戴冬秋	辽宁	中国医科大学第一临床学院	肿瘤外科
委员	邓大君	北京	北京市肿瘤防治研究所	病因学
委员	龚建平	湖北	华中科技大学同济医学院附属同济医院	肿瘤外科
委员	贺利民	河南	河南省南阳市第一人民医院	肿瘤内科
委员	花亚伟	河南	河南省肿瘤医院	肿瘤外科
委员	黄昌明	北京	福建医科大学附属协和医院	肿瘤外科
委员	金晓龙	上海	上海第二医科大学附属瑞金医院	病理学
委员	李崇沧	陕西	陕西省肿瘤医院	内镜诊疗
委员	李国立	南京	南京军区总医院全军普通外科研究所	普通外科
委员	李洪华	甘肃	甘肃省肿瘤医院	腹部外科
委员	李凯	天津	天津市肿瘤医院	肿瘤内科
委员	李强	天津	天津市肿瘤医院	腹部外科
委员	李仁峰	海南	海南省肿瘤医院	肿瘤外科
委员	李荣	北京	解放军总医院	普通外科
委员	李勇	河北	河北医科大学第四医院	肿瘤外科
委员	林锋	广东	广东省人民医院	胃肠外科
委员	刘保安	湖南	中南大学湘雅医学院	病理学
委员	刘炳亚	上海	上海第二医科大学附属瑞金医院	基础研究

（续表）

任职	姓名	省市	单位	专业
委员	刘端祺	北京	北京军区总医院	肿瘤内科
委员	刘荫华	北京	北京大学第一医院	肿瘤外科
委员	吕有勇	北京	北京市肿瘤防治研究所	基础研究
委员	潘自来	上海	上海第二医科大学附属瑞金医院	影像诊断
委员	全志伟	上海	上海第二医科大学附属新华医院	普外科
委员	姒健敏	浙江	浙江大学医学院附属邵逸夫医院	消化内科
委员	苏向前	北京	北京肿瘤医院	肿瘤外科
委员	谭春祈	湖南	湖南省肿瘤医院	肿瘤外科
委员	万德森	广东	中山医科大学肿瘤医院	肿瘤外科
委员	王静芬	黑龙江	哈尔滨医科大学附属第三医院	病理学
委员	王宁菊	宁夏	宁夏医学院附属肿瘤医院	肿瘤内科
委员	王士杰	河北	河北省肿瘤医院	内镜诊疗
委员	王秀问	山东	山东大学齐鲁医院	肿瘤内科
委员	夏立建	山东	山东省千佛山医院	肿瘤外科
委员	辛彦	辽宁	中国医科大学肿瘤研究所	肿瘤病理
委员	徐建明	北京	解放军 307 医院	肿瘤内科
委员	薛英威	哈尔滨	黑龙江省肿瘤医院	肿瘤外科
委员	燕敏	上海	上海第二医科大学附属瑞金医院	肿瘤外科
委员	杨国风	吉林	吉林省肿瘤医院	腹部外科
委员	叶正宝	上海	上海第二医科大学附属瑞金医院	肿瘤内科
委员	应敏刚	福建	福建省肿瘤医院	肿瘤外科
委员	游伟程	北京	北京肿瘤医院	流行病学
委员	袁媛	辽宁	中国医科大学肿瘤研究所	基础研究
委员	詹友庆	广州	中山大学肿瘤中心	腹部外科
委员	张彤	江苏	江苏省肿瘤医院	肿瘤病理
委员	张伟华	甘肃	甘肃省肿瘤医院	消化内科
委员	张祥福	福建	福建医科大学附属协和医院	肿瘤外科
委员	张晓鹏	北京	北京肿瘤医院	影像诊断
委员	张学	北京	中国协和医科大学基础医学研究所	肿瘤遗传学
委员	章汴生	山西	山西省肿瘤医院	消化内科
委员	郑成竹	上海	第二军医大学长海医院	肿瘤外科
委员	仲崇俊	江苏	江苏省南通市第一人民医院	胸外科
委员	仲伟霞	山东	山东省肿瘤防治研究院	肿瘤病理
委员	周岩冰	山东	青岛大学医学院附属医院	普外科

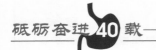

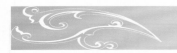 **第四届（2010—2017 年）**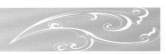

任职	姓名	省市	单位	专业
前任主任委员	朱正纲	上海	上海交通大学医学院附属瑞金医院	肿瘤外科
主任委员	季加孚	北京	北京肿瘤医院	肿瘤外科
候任委员	徐惠绵	辽宁	中国医科大学第一临床学院	肿瘤外科
副主任委员	陈凛	北京	解放军总医院	普通外科
副主任委员	何裕隆	广东	中山大学第一附属医院	胃肠外科
副主任委员	梁寒	天津	天津市肿瘤医院	肿瘤外科
副主任委员	刘炳亚	上海	上海交通大学医学院附属瑞金医院	基础研究
副主任委员	薛英威	黑龙江	黑龙江省肿瘤医院	肿瘤外科
常务委员	巴一	天津	天津肿瘤医院	肿瘤内科
常务委员	白玉贤	黑龙江	黑龙江省肿瘤医院	肿瘤内科
常务委员	房学东	吉林	吉林大学第二医院	胃肠外科
常务委员	龚建平	湖北	华中科技大学附属同济医院	胃肠外科
常务委员	胡祥	辽宁	大连医科大学附属第一医院	肿瘤外科
常务委员	黄昌明	福建	福建医科大学附属协和医院	肿瘤外科
常务委员	李国新	广东	广东省南方医院	胃肠外科
常务委员	李进	上海	上海肿瘤医院	肿瘤内科
常务委员	林锋	广东	广东省人民医院	普通外科
常务委员	刘云鹏	辽宁	中国医科大学第一临床学院	肿瘤内科
常务委员	秦新裕	上海	复旦大学附属中山医院	肿瘤外科
常务委员	束永前	江苏	南京医大附一院	肿瘤内科
常务委员	徐瑞华	广东	中山大学肿瘤医院	肿瘤内科
常务委员	燕敏	上海	上海交通大学医学院附属瑞金医院	肿瘤外科
常务委员	余佩武	重庆	第三军医大学西南医院	胃肠外科
常务委员	张忠涛	北京	北京友谊医院	肿瘤外科
常务委员	周志祥	北京	中国医学科学院肿瘤医院	肿瘤外科
常务委员 / 秘书长	沈琳	北京	北京肿瘤医院	肿瘤内科
委员	白春梅	北京	北京协和医院	肿瘤内科
委员	毕建威	上海	上海长海医院	胃肠外科
委员	蔡建辉	河北	河北医科大学第二医院	肿瘤外科
委员	陈环球	江苏	江苏省肿瘤医院	胃肠外科
委员	陈明清	云南	昆明医学院第一附属医院	普通外科
委员	陈晓耕	福建	福建省立医院	肿瘤外科
委员	寸英丽	云南	云南省肿瘤医院	肿瘤外科
委员	戴冬秋	辽宁	中国医科大学第一临床学院	肿瘤外科

（续表）

任职	姓名	省市	单位	专业
委员	党诚学	陕西	西安交通大学第一附属医院	肿瘤外科
委员	董剑宏	山西	山西省肿瘤医院	普通外科
委员	董培德	内蒙古	内蒙古医学院附属医院	肿瘤外科
委员	胡冰	安徽	安徽省立医院	肿瘤内科
委员	胡建昆	四川	四川大学华西医院	肿瘤外科
委员	花亚伟	河南	河南省肿瘤医院	肿瘤外科
委员	揭志刚	江西	南昌大学医学院附属第一医院	普通外科
委员	李非	北京	北京宣武医院	胃肠外科
委员	李国立	江苏	中国人民解放军普通外科研究所	肿瘤外科
委员	李乐平	山东	山东省立医院	肿瘤外科
委员	李林浩	山东	青岛市立医院	普通外科
委员	李仁锋	海南	海南省人民医院	腹部外科
委员	李兴文	甘肃	甘肃省肿瘤医院	肿瘤外科
委员	李勇	河北	河北医科大学第四医院	肿瘤外科
委员	李志霞	北京	北京同仁医院	肿瘤外科
委员	梁军	山东	青岛大学医学院附属医院	肿瘤内科
委员	刘荫华	北京	北京大学第一医院	胃肠外科
委员	吕有勇	北京	北京肿瘤医院	基础研究
委员	彭俊生	广东	中山大学胃肠肛门医院	肿瘤外科
委员	邵钦树	浙江	浙江省人民医院	肿瘤外科
委员	孙益红	上海	复旦大学附属中山医院	胃肠外科
委员	所剑	吉林	吉林大学第一医院	肿瘤外科
委员	唐令超	四川	四川省肿瘤医院	腹部外科
委员	王海江	新疆	新疆肿瘤医院	腹部外科
委员	王杰军	上海	上海长征医院	肿瘤内科
委员	王宁菊	宁夏	宁夏医科大学附属肿瘤医院	肿瘤内科
委员	王为忠	陕西	第四军医大学西京医院	肿瘤外科
委员	王文玲	贵州	贵阳医学院附属医院	肿瘤内科
委员	王文跃	北京	北京中日友好医院	肿瘤外科
委员	吴育莲	浙江	浙江医科大学附属第二医院	肿瘤外科
委员	夏立建	山东	山东省千佛山医院	肿瘤外科
委员	辛彦	辽宁	中国医科大学第一临床学院	肿瘤病理
委员	邢德君	吉林	吉林省肿瘤医院	肿瘤内科
委员	熊斌	湖北	武汉大学中南医院	肿瘤外科
委员	徐建明	北京	解放军 307 医院	肿瘤内科
委员	叶颖江	北京	北京大学人民医院	肿瘤外科

（续表）

任职	姓名	省市	单位	专业
委员	殷先利	湖南	湖南省肿瘤医院	肿瘤内科
委员	应敏刚	福建	福建省肿瘤医院	肿瘤外科
委员	于吉人	浙江	浙江大学医学院附属第一医院	肿瘤外科
委员	于健春	北京	北京协和医院	肿瘤外科
委员	于颖彦	上海	上海交通大学医学院附属瑞金医院	基础研究
委员	袁媛	辽宁	中国医科大学第一临床学院	基础研究
委员	张成武	青海	青海大学附属医院	胃肠外科
委员	张谢夫	河南	郑州大学第一附属医院	肿瘤外科
委员	张艳桥	黑龙江	黑龙江省肿瘤医院	肿瘤内科
委员	章汴生	山西	山西省肿瘤医院	肿瘤内科
委员	章真	上海	上海肿瘤医院	放疗科
委员	郑磊贞	上海	上海新华医院	肿瘤内科
委员	郑志超	辽宁	辽宁省肿瘤医院	胃外科
委员	周建平	湖南	中南大学湘雅医学院附属二院	肿瘤外科
委员	周岩冰	山东	青岛大学医学院附属医院	肿瘤外科
委员	周云	河南	河南省人民医院	肿瘤内科
委员	周志伟	广东	中山大学肿瘤防治中心	肿瘤外科

备注：第四届胃癌专业委员会于 2010 年 5 月 21—23 日在上海召开的第六届中国肿瘤学术大会期间成立。

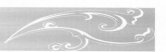

第五届（2017—2021 年）

序号	任职	姓名	所在省市	所在单位	科室
1	名誉主任委员	朱正纲	上海	上海交通大学医学院附属瑞金医院	普外科
2	主任委员	徐惠绵	辽宁	中国医科大学附属第一医院	胃肠肿瘤外科
3	前任主任委员	季加孚	北京	北京大学肿瘤医院	胃肠肿瘤中心
4	候任主任委员	梁寒	天津	天津医科大学附属肿瘤医院	胃部肿瘤科
5	副主任委员	陈凛	北京	解放军总医院外科临床部	普通外科
6	副主任委员	何裕隆	广东	中山大学附属第七医院	胃肠外科
7	副主任委员	刘炳亚	上海	上海交通大学医学院附属瑞金医院	消化外科研究所
8	副主任委员	薛英威	黑龙江	哈尔滨医科大学附属肿瘤医院	胃肠外科一病区
9	常委	巴一	天津	天津医科大学附属肿瘤医院	消化内科
10	常委	程向东	浙江	浙江省肿瘤医院	胃肠外科
11	常委	房学东	吉林	吉林大学中日联谊医院	普通外科
12	常委	龚建平	湖北	华中科技大学同济医学院附属同济医院	胃肠外科
13	常委	胡建昆	四川	四川大学华西医院	胃肠外科
14	常委	胡祥	辽宁	大连医科大学附属第一医院	胃肠外科
15	常委	黄昌明	福建	福建医科大学附属协和医院	胃外科
16	常委	李国立	江苏	东部战区总医院	普通外科
17	常委	李国新	广东	南方医科大学南方医院	普通外科
18	常委	李进	上海	上海同济大学附属上海东方医院	肿瘤医学部
19	常委/副秘书长	李子禹	北京	北京大学肿瘤医院	胃肠肿瘤中心
20	常委	梁军	北京	北京大学国际医院	肿瘤中心
21	常委	刘云鹏	辽宁	中国医科大学附属第一医院	肿瘤内科
22	常委/秘书长	沈琳	北京	北京大学肿瘤医院	消化肿瘤内科
23	常委	孙益红	上海	复旦大学附属中山医院	普外科
24	常委	田艳涛	北京	中国医学科学院肿瘤医院	胰胃外科
25	常委	王亚农	上海	复旦大学附属肿瘤医院	胃外科
26	常委/副秘书长	王振宁	辽宁	中国医科大学附属第一医院	胃肠肿瘤外科
27	常委	徐建明	北京	解放军307医院	消化肿瘤科
28	常委	徐瑞华	广东	中山大学肿瘤防治中心	内科
29	常委	徐泽宽	江苏	南京医科大学第一附属医院（江苏省人民医院）	普外科；胃外科
30	常委	燕敏	上海	上海交通大学医学院附属瑞金医院	胃肠外科
31	常委	于健春	北京	北京协和医院	基本外科
32	常委	余佩武	重庆	陆军军医大学西南医院	微创胃肠外科中心
33	常委	张俊	上海	上海交通大学医学院附属瑞金医院	肿瘤科
34	常委	张艳桥	黑龙江	哈尔滨医科大学附属肿瘤医院	消化内科

（续表）

序号	任职	姓名	所在省市	所在单位	科室
35	常委	张忠涛	北京	首都医科大学附属北京友谊医院	普外科
36	常委	周志伟	广东	中山大学肿瘤防治中心	胃外科
37	常委（2018增补）	曹晖	上海	上海交通大学医学院附属仁济医院	胃肠外科
38	常委（2018增补）	陈路川	福建	福建省肿瘤医院	胃肠肿瘤外科
39	常委（2018增补）	揭志刚	江西	南昌大学第一附属医院	普外科（六病区）
40	常委（2018增补）	李乐平	山东	山东省立医院	胃肠外科
41	常委（2018增补）	所剑	吉林	吉林大学第一医院	胃肠外科
42	常委（2018增补）	周岩冰	山东	青岛大学医学院附属医院	胃肠外科
43	常委（2019增补）	张小田	北京	北京大学肿瘤医院	消化肿瘤内科
44	委员	白春梅	北京	北京协和医院	肿瘤内科
45	委员	蔡建春	福建	厦门大学附属中山医院	胃肠外科
46	委员	蔡世荣	广东	中山大学附属第一医院	胃肠外科
47	委员	曹家庆	江西	南昌大学第二附属医院	胃肠外科
48	委员	陈环球	江苏	江苏省肿瘤医院	胃癌中心
49	委员	陈建思	广西	广西医科大学附属肿瘤医院	胃肠外科
50	委员	陈笑雷	浙江	温州医科大学附属第一医院	胃肠外科
51	委员	陈一明	海南	海南省人民医院	胃肠外一科
52	委员	戴冬秋	辽宁	中国医科大学附属第四医院	胃肠外科
53	委员	戴广海	北京	解放军总医院	肿瘤内二科
54	委员	党诚学	陕西	西安交通大学第一附属医院	肿瘤外科
55	委员	丁志杰	福建	厦门大学附属中山医院	胃肠外科
56	委员	董剑宏	山西	山西省肿瘤医院	消化微创外科
57	委员	董培德	内蒙古	内蒙古医学院附属医院	胃肠外科
58	委员	范丽昕	辽宁	大连大学附属中山医院	肿瘤三病房
59	委员	郜永顺	河南	郑州大学第一附属医院	胃肠外科
60	委员	耿敬姝	黑龙江	哈尔滨医科大学附属肿瘤医院	病理科
61	委员	郭伟剑	上海	复旦大学附属肿瘤医院	肿瘤内科
62	委员	韩方海	广东	中山大学孙逸仙医院	胃肠肿瘤外科
63	委员	花亚伟	河南	河南省肿瘤医院（郑州大学附属肿瘤医院）	普外科
64	委员	黄良祥	福建	福建省立医院	胃肠外科
65	委员	江志伟	江苏	解放军南京总医院	普通外科
66	委员	姜可伟	北京	北京大学人民医院	胃肠外科
67	委员	金晶	北京	中国医学科学院肿瘤医院	放疗科
68	委员	康维明	北京	北京协和医院	基本外科
69	委员	兰斌	福建	福建医科大学附属第一医院	胃肠外科
70	委员	李琛	上海	上海交通大学医学院附属瑞金医院	胃肠外科

（续表）

序号	任职	姓名	所在省市	所在单位	科室
71	委员	李非	北京	北京宣武医院	普通外科
72	委员	李林浩	山东	青岛市立医院（东院区）	普外二科
73	委员	李曙光	河北	河北北方学院附属第一医院	胃肠肿瘤外科
74	委员	李永翔	安徽	安徽医科大学第一附属医院	普外胃肠外科
75	委员	李勇（广东）	广东	广东省人民医院	普通外科
76	委员	李勇（河北）	河北	河北医科大学第四医院	外三科
77	委员	李志霞	北京	北京同仁医院	普外科
78	委员	梁品	辽宁	大连医科大学附属第一医院	胃肠外科
79	委员	刘凤林	上海	复旦大学附属中山医院	胃肠外科
80	委员	刘福囡	辽宁	中国医科大学附属第一医院	胃肠肿瘤外科研究室
81	委员	刘天舒	上海	复旦大学附属中山医院	肿瘤内科
82	委员	刘远廷	河北	唐山市人民医院	胃肠肿瘤外科
83	委员	彭俊生	广东	中山大学附属第六医院	食管胃肠外一科
84	委员	沈贤	浙江	温州医科大学附属第二医院	胃肠外科
85	委员	孙凌宇	黑龙江	哈尔滨医科大学附属第四医院	肿瘤外科
86	委员	唐磊	北京	北京大学肿瘤医院	医学影像科
87	委员	陶凯雄	湖北	华中科技大学同济医学院附属协和医院	普外科/胃肠外科
88	委员	汪欣	北京	北京大学第一医院	普通外科
89	委员	王海江	新疆	新疆医科大学附属肿瘤医院	胃肠外科
90	委员	王宽	黑龙江	哈尔滨医科大学附属肿瘤医院	胃肠外科二病区
91	委员	王文玲	贵州	贵州医科大学附属肿瘤医院/贵州省肿瘤医院	腹部肿瘤科
92	委员	王文跃	北京	北京中日友好医院	胃肠外科
93	委员	王旭东	吉林	吉林大学第二医院	胃肠营养及疝外科
94	委员	王彦荣	吉林	吉林省肿瘤医院	腹部肿瘤内二科
95	委员	吴丹	浙江	浙江大学医学院附属第二医院	胃肠外科
96	委员	吴文辉	广东	中山大学附属第七医院	胃肠外科
97	委员	武爱文	北京	北京大学肿瘤医院	胃肠肿瘤中心
98	委员	夏加增	江苏	无锡市第二人民医院	普外科
99	委员	夏立建	山东	山东省千佛山医院	胃肠外科
100	委员	熊斌	湖北	武汉大学中南医院	胃肠外科
101	委员	姚宏亮	湖南	中南大学湘雅二医院	胃肠外科
102	委员	叶晓锋	宁夏	宁夏医科大学总院肿瘤医院	肿瘤外二科
103	委员	叶颖江	北京	北京大学人民医院	胃肠外科
104	委员	殷先利	湖南	湖南省肿瘤医院	内七科
105	委员	于吉人	浙江	浙江大学医学院附属第一医院	胃肠外科
106	委员	于颖彦	上海	上海交通大学医学院附属瑞金医院	消化外科研究所

（续表）

序号	任职	姓名	所在省市	所在单位	科室
107	委员	余江	广东	南方医科大学南方医院	普外科
108	委员	张成武	青海	青海大学附属肿瘤医院	肿瘤外科
109	委员	张洪伟	陕西	第四军医大学西京消化病医院	消化一科
110	委员	张连海	北京	北京大学肿瘤医院	胃肠肿瘤中心一病区
111	委员	张汝鹏	天津	天津医科大学附属肿瘤医院	胃部肿瘤科
112	委员	章真	上海	复旦大学附属肿瘤医院	放射治疗中心
113	委员	赵东兵	北京	中国医学科学院肿瘤医院	胰胃外科
114	委员	赵群	河北	河北医科大学第四医院	外三科
115	委员	赵永亮	重庆	第三军医大学西南医院	普通外科
116	委员	郑朝辉	福建	福建医科大学附属协和医院	胃外科
117	委员	郑磊贞	上海	上海交通大学医学院附属新华医院	肿瘤科
118	委员	郑志超	辽宁	辽宁省肿瘤医院	胃外科
119	委员	周爱萍	北京	中国医学科学院肿瘤医院	内三科

注：第五届胃癌专业委员会于2017年12月8日在广州成立。

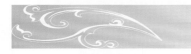
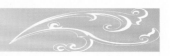

第六届（2021—）

序号	任职	姓名	省市	单位	科室
1	名誉主任委员	季加孚	北京	北京大学肿瘤医院	胃肠肿瘤中心
2	名誉主任委员	徐惠绵	辽宁	中国医科大学附属第一医院	胃肠肿瘤外科
3	主任委员	梁寒	天津	天津医科大学肿瘤医院	胃部肿瘤科
4	候任主任委员	陈凛	北京	解放军总医院第一医学中心	普通外科
5	副主委	程向东	浙江	浙江省肿瘤医院	胃肠外科
6	副主委	李子禹	北京	北京大学肿瘤医院	胃肠肿瘤中心
7	副主委	孙益红	上海	复旦大学附属中山医院	普外科
8	副主委	王振宁	辽宁	中国医科大学附属第一医院	胃肠肿瘤外科
9	副主委	张艳桥	黑龙江	哈尔滨医科大学附属肿瘤医院	消化内科
10	常委	巴一	天津	天津医科大学肿瘤医院	消化内科
11	常委	蔡世荣	广东	中山大学附属第一医院	胃肠外科
12	常委	曹晖	上海	上海交通大学医学院附属仁济医院	胃肠外科
13	常委	陈路川	福建	福建省肿瘤医院	胃肠肿瘤外科
14	常委	房学东	吉林	吉林大学中日联谊医院	普通外科
15	常委	郜永顺	河南	郑州大学第一附属医院	胃肠外科
16	常委	龚建平	湖北	华中科技大学同济医学院附属同济医院	胃肠外科
17	常委	韩方海	广东	中山大学孙逸仙医院	胃肠肿瘤外科
18	常委	何裕隆	广东	中山大学附属第七医院	胃肠外科
19	常委	胡建昆	四川	四川大学华西医院	胃肠外科
20	常委	胡祥	辽宁	大连医科大学附属第一医院	胃肠外科
21	常委	花亚伟	河南	河南省肿瘤医院（郑州大学附属肿瘤医院）	普外科
22	常委	黄昌明	福建	福建医科大学附属协和医院	胃外科
23	常委	揭志刚	江西	南昌大学第一附属医院	普外科（六病区）
24	常委	李国立	江苏	解放军东部战区总医院	普通外科
25	常委	李国新	广东	南方医科大学南方医院	普通外科
26	常委	李进	上海	上海同济大学附属上海东方医院	肿瘤医学部
27	常委	李乐平	山东	山东省立医院	胃肠外科
28	常委	梁军	北京	北京大学国际医院	肿瘤中心
29	常委	刘炳亚	上海	上海交通大学医学院附属瑞金医院	消化外科研究所
30	常委	刘天舒	上海	复旦大学附属中山医院	肿瘤内科
31	常委	刘云鹏	辽宁	中国医科大学附属第一医院	肿瘤内科
32	常委	沈琳	北京	北京大学肿瘤医院	消化肿瘤内科
33	常委	沈贤	浙江	温州医科大学附属第二医院	胃肠外科
34	常委	所剑	吉林	吉林大学第一医院	胃肠外科

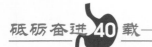

序号	任职	姓名	省市	单位	科室
35	常委	唐磊	北京	北京大学肿瘤医院	医学影像科
36	常委	陶凯雄	湖北	华中科技大学同济医学院附属协和医院	普外科 / 胃肠外科
37	常委	田艳涛	北京	中国医学科学院肿瘤医院	胰胃外科
38	常委	王亚农	上海	复旦大学附属肿瘤医院	胃外科
39	常委	徐建明	北京	解放军总医院第五医学中心	消化肿瘤科
40	常委	徐瑞华	广东	中山大学肿瘤防治中心	内科
41	常委	徐泽宽	江苏	南京医科大学第一附属医院（江苏省人民医院）	普外科；胃外科
42	常委	薛英威	黑龙江	哈尔滨医科大学附属肿瘤医院	胃肠外科一病区
43	常委	燕敏	上海	上海交通大学医学院附属瑞金医院	胃肠外科
44	常委	于健春	北京	北京协和医院	基本外科
45	常委	于颖彦	上海	上海交通大学医学院附属瑞金医院	消化外科研究所
46	常委	余佩武	重庆	陆军军医大学西南医院	微创胃肠外科中心
47	常委（秘书长）	张俊	上海	上海交通大学医学院附属瑞金医院	肿瘤科
48	常委	张小田	北京	北京大学肿瘤医院	消化肿瘤内科
49	常委	章真	上海	复旦大学附属肿瘤医院	放射治疗中心
50	常委	赵群	河北	河北医科大学第四医院	外三科
51	常委	郑志超	辽宁	辽宁省肿瘤医院	胃外科
52	常委	周岩冰	山东	青岛大学医学院附属医院	胃肠外科
53	常委	周志伟	广东	中山大学肿瘤防治中心	胃外科
54	委员	白春梅	北京	北京协和医院	肿瘤内科
55	委员	步召德	北京	北京大学肿瘤医院	胃肠肿瘤中心
56	委员	蔡建春	福建	厦门大学附属中山医院	胃肠外科
57	委员	曹家庆	江西	南昌大学第二附属医院	胃肠外科
58	委员	柴杰	山东	山东第一医科大学附属肿瘤医院	胃肠外一科
59	委员	陈芳芳	吉林	吉林大学中日联谊医院	胃肠结直肠肛门外科
60	委员	陈环球	江苏	江苏省肿瘤医院	胃癌中心
61	委员	陈建思	广西	广西医科大学附属肿瘤医院	胃肠外科
62	委员	陈健	浙江	浙江医科大学附属二院	胃肠外科
63	委员	陈伟庆	四川	重庆大学附属肿瘤医院	消化内科
64	委员	陈小兵	河南	河南省肿瘤医院（郑州大学附属肿瘤医院）	消化内科
65	委员	陈笑雷	浙江	温州医科大学附属第一医院	胃肠外科
66	委员	陈一明	海南	海南省人民医院	胃肠外一科
67	委员	代佑果	云南	云南省肿瘤医院（昆明医科大学第三附属医院）	胃与小肠外科
68	委员	戴冬秋	辽宁	中国医科大学附属第四医院	胃肠外科
69	委员	党诚学	陕西	西安交通大学第一附属医院	肿瘤外科
70	委员（副秘书长）	邓靖宇	天津	天津医科大学肿瘤医院	胃部肿瘤科

序号	任职	姓名	省市	单位	科室
71	委员	邓婷	天津	天津医科大学肿瘤医院	消化内科
72	委员	丁志杰	福建	厦门大学附属中山医院	胃肠外科
73	委员	董剑宏	山西	山西省肿瘤医院	消化微创外科
74	委员	范丽昕	辽宁	大连大学附属中山医院	肿瘤三病房
75	委员	冯立	内蒙古	内蒙古医科大学附属人民医院	腹部外科
76	委员	付蔚华	天津	天津医科大学总医院	普通外科
77	委员	耿敬姝	黑龙江	哈尔滨医科大学附属肿瘤医院	病理科
78	委员	郭伟剑	上海	复旦大学附属肿瘤医院	肿瘤内科
79	委员	何义福	安徽	安徽省肿瘤医院	肿瘤内科
80	委员	洪洁	上海	上海交通大学医学院附属仁济医院/上海市肿瘤研究所	基础研究
81	委员	胡晓彤	浙江	浙江大学邵逸夫医院	生物医学研究（治疗）中心
82	委员	黄华	上海	复旦大学附属肿瘤医院	胃外科
83	委员	贾淑芹	北京	北京大学肿瘤医院	分子诊断中心
84	委员	江志伟	江苏	江苏省中医院	普外科
85	委员	姜可伟	北京	北京大学人民医院	胃肠外科
86	委员	金晶	北京	中国医学科学院肿瘤医院	放疗科
87	委员	康维明	北京	北京协和医院	基本外科
88	委员	李琛	上海	上海交通大学医学院附属瑞金医院	胃肠外科
89	委员	李春峰	黑龙江	哈尔滨医科大学附属肿瘤医院	胃肠外科
90	委员	李非	北京	北京宣武医院	普通外科
91	委员	李景武	河北	河北省唐山市人民医院	外科
92	委员	李凯	辽宁	中国医科大学附属第一医院	胃肠肿瘤外科
93	委员	李永翔	安徽	安徽医科大学第一附属医院	普外胃肠外科
94	委员	李勇（广东）	广东	广东省人民医院	普通外科
95	委员	李勇（河北）	河北	河北医科大学第四医院	外三科
96	委员	李元方	广东	中山大学肿瘤防治中心	胃外科
97	委员	李泽	吉林	吉林省肿瘤医院	胃结直肠外科
98	委员	李正荣	江西	南昌大学第一附属医院	胃肠外科
99	委员	梁品	辽宁	大连医科大学附属第一医院	胃肠外科
100	委员	刘宝瑞	江苏	南京大学医学院附属鼓楼医院	肿瘤科
101	委员	刘凤林	上海	复旦大学附属中山医院	胃肠外科
102	委员	刘福团	辽宁	中国医科大学附属第一医院	胃肠肿瘤外科研究室
103	委员	刘合利	湖南	中南大学湘雅医院	普外胃肠外科

序号	任职	姓名	省市	单位	科室
104	委员	骆卉妍	广东	中山大学肿瘤防治中心	肿瘤内科
105	委员	吕宾	浙江	浙江中医药大学附属第一医院	消化内科
106	委员	马冬	广东	广东省人民医院	肿瘤内科
107	委员	彭俊生	广东	中山大学附属第六医院	食管胃肠外一科
108	委员	秦艳茹	河南	郑州大学第一附属医院	肿瘤内科 / 肿瘤科
109	委员	邱萌	四川	四川大学华西医院	腹部肿瘤科
110	委员	曲秀娟	辽宁	中国医科大学附属第一医院	肿瘤内科
111	委员	苏丽萍	上海	上海交通大学医学院附属瑞金医院	基础研究
112	委员	隋红	黑龙江	哈尔滨医科大学附属肿瘤医院	肿瘤内科
113	委员	孙凌宇	黑龙江	哈尔滨医科大学附属第四医院	肿瘤外科
114	委员	孙燕	天津	天津医科大学肿瘤医院	病理科
115	委员	汪红英	北京	中国医学科学院肿瘤医院	细胞生物学教研室
116	委员	汪欣	北京	北京大学第一医院	普通外科
117	委员	汪学非	上海	复旦大学附属中山医院	普外科
118	委员	王畅	吉林	吉林大学第一医院	肿瘤内科
119	委员	王德强	江苏	江苏大学附属医院	肿瘤内科
120	委员	王海江	新疆	新疆医科大学附属肿瘤医院	胃肠外科
121	委员	王宽	黑龙江	哈尔滨医科大学附属肿瘤医院	胃肠外科二病区
122	委员	王文玲	贵州	贵州医科大学附属肿瘤医院 / 贵州省肿瘤医院	腹部肿瘤科
123	委员	王鑫鑫	北京	解放军总医院第一医学中心	胃部外科
124	委员	王旭东	吉林	吉林大学第二医院	胃肠营养及疝外科
125	委员	武爱文	北京	北京大学肿瘤医院	胃肠肿瘤中心
126	委员	夏立建	山东	山东省千佛山医院	胃肠外科
127	委员	谢大兴	湖北	华中科技大学同济医学院附属同济医院	胃肠外科
128	委员	熊斌	湖北	武汉大学中南医院	胃肠外科
129	委员	熊治国	湖北	湖北省肿瘤医院	胃肠外科
130	委员	徐皓	江苏	南京医科大学第一附属医院（江苏省人民医院）	普外科
131	委员	徐农	浙江	浙江大学医学院附属第一医院	肿瘤内科
132	委员	徐忠法	山东	山东第一医科大学第三附属医院（山东省医学科学院附属医院）	普外科
133	委员	许燕常	福建	福建省莆田市第一医院	胃肠外科
134	委员	严超	上海	上海交通大学医学院附属瑞金医院	胃肠外科
135	委员	杨东杰	广东	中山大学附属第一医院	胃肠外科二科
136	委员	杨昆	四川	四川大学华西医院	胃肠外科
137	委员	姚宏亮	湖南	中南大学湘雅二医院	胃肠外科
138	委员	叶晓锋	宁夏	宁夏医科大学总医院肿瘤医院	肿瘤外二科

（续表）

序号	任职	姓名	省市	单位	科室
139	委员	叶颖江	北京	北京大学人民医院	胃肠外科
140	委员	殷先利	湖南	湖南省肿瘤医院	内七科
141	委员	应杰儿	浙江	中国科学院大学附属肿瘤医院	肝胆胰胃内科
142	委员	于吉人	浙江	浙江大学医学院附属第一医院	胃肠外科
143	委员	余江	广东	南方医科大学南方医院	普外科
144	委员	袁菲	上海	上海交通大学医学院附属瑞金医院	病理科
145	委员	张常华	广东	中山大学附属第七医院	胃肠外科
146	委员	张成武	青海	青海大学附属肿瘤医院	肿瘤肿瘤外科
147	委员	张洪伟	陕西	第四军医大学西京消化病医院	消化一科
148	委员	张欢	上海	上海交通大学医学院附属瑞金医院	影像诊断科
149	委员	张力元	江苏	苏州大学附属第二医院	放疗科
150	委员	张连海	北京	北京大学肿瘤医院	胃肠肿瘤中心
151	委员	张汝鹏	天津	天津医科大学肿瘤医院	胃部肿瘤科
152	委员	赵东兵	北京	中国医学科学院肿瘤医院	胰胃外科
153	委员	赵恩昊	上海	上海交通大学医学院附属仁济医院	胃肠外科
154	委员	赵平	四川	四川省肿瘤医院	胃肠中心胃肠2病区
155	委员	赵晓宁	甘肃	甘肃省肿瘤医院	胃肠外科
156	委员	赵岩	辽宁	辽宁省肿瘤医院	胃外科
157	委员	赵永亮	重庆	第三军医大学西南医院	普通外科
158	委员	郑朝辉	福建	福建医科大学附属协和医院	胃外科
159	委员	郑磊贞	上海	上海交通大学医学院附属新华医院	肿瘤科
160	委员	周爱萍	北京	中国医学科学院肿瘤医院	内三科
161	委员	周进	江苏	苏州大学附属第一医院	胃癌外科
162	委员	朱甲明	辽宁	中国医科大学附属第一医院	胃肠肿瘤外科

注：第六届胃癌专业委员会于2021年10月16日在上海第十六届全国胃癌学术会议上成立。

附录二　胃癌领域重要科技奖项

一、胃癌领域国家科学技术进步奖　1986—2021 年

项目名称	**人胃癌癌基因的克隆和癌基因探针临床应用研究（胃癌转化基因的克隆分离）**
奖励年度	1986 年
奖励名称	国家科学技术进步奖
奖励等级	三等奖
完成单位	北京市肿瘤防治研究所
完成人	邓国仁 / 吕有勇 / 陈世明 / 苗晶 / 路桂荣 / 李华 / 蔡红

项目名称	**胃癌高发现场研究和提高胃癌疗效的研究**
奖励年度	1999 年
奖励名称	国家科学技术进步奖
奖励等级	二等奖
完成单位	北京肿瘤医院
完成人	徐光炜 / 游伟程 / 金懋林 / 柯杨 / 李吉友 / 吕有勇 / 邓大君 / 董志伟 / 张联 / 张梅颖

项目名称	**胃癌外科综合治疗的基础与临床研究**
奖励年度	1999 年
奖励名称	国家科学技术进步奖
奖励等级	三等奖
完成单位	上海第二医科大学附属瑞金医院
完成人	林言箴 / 尹浩然 / 朱正纲 / 顾琴龙 / 刘炳亚

项目名称	**胃癌"三早"与胃癌现代外科治疗的研究**
奖励年度	2000 年
奖励名称	国家科学技术进步奖
奖励等级	二等奖
完成单位	中国医科大学第一临床学院
完成人	陈峻青 / 王舒宝 / 张文范 / 张荫昌 / 徐惠绵 / 单吉贤 / 刘庆华 / 戴冬秋 / 戚晓东 / 吴云飞

项目名称	功能性间置空肠代胃术的临床与基础研究
奖励年度	2001 年
奖励名称	国家科学技术进步奖
奖励等级	二等奖
完成单位	天津医科大学附属肿瘤医院
完成人	郝希山 / 李强 / 王家仓 / 柳建中 / 王殿昌

项目名称	胃癌及其癌前病变分子病理学机制与临床应用研究
奖励年度	2006 年
奖励名称	国家科学技术进步奖
奖励等级	二等奖
完成单位	中国医科大学附属第一医院
完成人	辛彦 / 徐惠绵 / 张荫昌 / 肖玉平 / 马晓春 / 王振宁 / 陈颖 / 李锦毅 / 吴东瑛

项目名称	提高胃癌疗效的外科综合治疗基础研究与临床应用
奖励年度	2008 年
奖励名称	国家科学技术进步奖
奖励等级	二等奖
完成单位	上海交通大学医学院附属瑞金医院
完成人	朱正纲 / 刘炳亚 / 顾琴龙 / 吴云林 / 曹伟新 / 张俊 / 于颖彦 / 燕敏 / 尹浩然 / 林言箴

项目名称	胃癌恶性表型相关分子群的发现及其序贯预防策略的建立和应用
奖励年度	2008 年
奖励名称	国家科学技术进步奖
奖励等级	一等奖
完成单位	中国人民解放军第四军医大学，香港大学
完成人	樊代明 / 王振宇 / 吴开春 / 时永全 / 刘杰 / 王继德 / 潘阳林 / 洪流 / 王新 / 梁洁 / 丁杰 / 张筱茵 / 聂勇战 / 刘娜 / 郭长存

项目名称	叶酸和丁酸盐在胃癌和大肠癌发生与预防中的作用
奖励年度	2008 年
奖励名称	国家科学技术进步奖
奖励等级	二等奖
完成单位	上海交通大学医学院附属仁济医院，上海交通大学医学院附属第九人民医院
完成人	房静远 / 萧树东 / 朱舜时 / 陆嵘 / 陈萦晅 / 施尧 / 孙丹凤 / 陈朝飞 / 张燕捷 / 唐洁婷

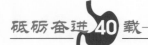

项目名称	胃癌综合防治体系关键技术的创建及其应用
奖励年度	2017 年
奖励名称	国家科学技术进步奖
奖励等级	二等奖
完成单位	北京肿瘤医院 / 中国人民解放军总医院 / 天津医科大学肿瘤医院 / 北京大学人民医院
完成人	季加孚 / 游伟程 / 陈凛 / 沈琳 / 梁寒 / 吕有勇 / 潘凯枫 / 寿成超 / 邓大君 / 柯杨

项目名称	胃肠癌预警、预防和发生中的新发现及其临床应用
奖励年度	2018 年
奖励名称	国家科学技术进步奖
奖励等级	二等奖
完成单位	上海交通大学医学院附属仁济医院
完成人	房静远 / 陈萦晅 / 洪洁 / 许杰 / 陈豪燕 / 李晓波 / 曹晖 / 高琴琰 / 熊华 / 陈慧敏

二、胃癌领域省部级及主要学会科技奖［收录省部级科技（进步）一等奖，中华医学会、中国抗癌协会科技一等奖］1985—2021 年

序号	项目名称	奖励年度	奖项名称	奖励等级	颁发机构	完成单位	完成人
1	胃癌转化基因的克隆分离	1985	北京市科学技术进步奖	一等奖	北京市人民政府	北京市肿瘤防治研究所	邓国仁 / 吕有勇 / 陈世明 / 苗晶 / 路桂荣 / 李华 / 蔡红
2	多发胃癌的发生机制研究	1997	辽宁省科技进步奖	一等奖	辽宁省科学技术奖励委员会	大连医科大学附属第一医院	胡祥 / 吴功侃 / 练美扬 / 沈忠义 / 安伟德 / 刘革 / 徐秀春 / 昌艳艳 / 吴桂平
3	改善胃癌疗效的外科综合治疗基础与临床研究	2005	上海市科学技术进步奖	一等奖	上海市人民政府	上海交通大学医学院附属瑞金医院	朱正纲 / 刘炳亚 / 顾琴龙 / 燕敏 / 吴云林 / 张俊 / 于颖彦 / 曹伟新 / 尹浩然 / 林言箴
4	胃癌转移规律及亚临床转移诊治的系列研究	2009	辽宁省科学技术进步奖	一等奖	辽宁省人民政府	中国医科大学附属第一医院	徐惠绵 / 王振宁 / 辛彦 / 吴云飞 / 孙哲 / 黄宝俊 / 路平 / 邢承忠 / 鲁翀 / 郭澎涛 / 李凯
5	恶性肿瘤凋亡调控的基础与临床研究	2010	辽宁省科技进步奖	一等奖	辽宁省科学技术奖励委员会	中国医科大学附属第一医院	刘云鹏 / 曲秀娟 / 唐星 / 滕月娥 / 赵明芳 / 张敬东 / 金波 / 刘静 / 胡雪君 / 于萍 / 张晔
6	腹腔镜胃癌手术新技术临床与基础研究	2012	重庆市科技进步奖	一等奖	重庆市人民政府	陆军军医大学第一附属医院普通外科	余佩武
7	胃癌侵袭转移机制与规范化治疗的基础与临床研究	2012	河北省科学技术进步奖	一等奖	河北省人民政府	河北医科大学第四医院	李勇 / 赵群 / 范立侨 / 宋振川 / 王贵英 / 檀碧波 / 杨进强 / 巩涛 / 焦志凯 / 赵雪峰

（续表）

序号	项目名称	奖励年度	奖项名称	奖励等级	颁发机构	完成单位	完成人
8	分子标志物在胃癌发病机制及转化医学研究中的应用	2013	上海市科学技术进步奖	一等奖	上海市人民政府	上海交通大学医学院附属瑞金医院	朱正纲/傅国辉/刘炳亚/于颖彦/瞿颖/吴云林/顾琴龙/李建芳/李琛/严超/张俊/刘文韬/燕敏/沈炜炜/程时丹
9	胃肠肿瘤腹腔镜微创手术的临床研究及应用推广	2013	广东省科学技术进步奖	一等奖	广东省人民政府	南方医科大学南方医院	李国新/余江/张策/王亚楠/胡彦锋/等
10	胃癌综合防治关键技术的研究及应用推广	2013	中国抗癌协会科技奖	一等奖	中国抗癌协会	北京肿瘤医院	季加孚/游伟程/吕有勇/邓大君/柯杨/李吉友/沈琳/潘凯枫/寿成超/张青云
11	信号转导异常对恶性肿瘤生物学行为的影响	2013	辽宁省科技进步奖	一等奖	辽宁省科学技术奖励委员会	中国医科大学附属第一医院	曲秀娟/刘云鹏/刘世洲/朱志图/张晔/徐玲/曲晶磊/刘静/车晓芳/张凌云/李智
12	胃癌转移规律及亚临床诊治的系列研究与临床应用	2015	中国抗癌协会科技奖	一等奖	中国抗癌协会	中国医科大学附属第一医院	徐惠绵/李丰/孙哲/苗智峰/朱志/黄宝俊/郭澎涛/姜成钢/刘福团/那迪
13	优化胃肠癌临床及分子分期指导规范化治疗的研究	2015	辽宁省科学技术进步奖	一等奖	辽宁省人民政府	中国医科大学附属第一医院	王振宁/宋永喜/徐莹莹/高鹏/王予/苗智峰/李爱琳/孙景旭/李冰/于淼/佟琳琳
14	胃癌发生发展关键分子事件及其临床应用研究	2017	中国抗癌协会科技奖	一等奖	中国抗癌协会	第四军医大学	聂勇战/帖君/赵晓迪/尚玉龙/卢瑗瑗/李晓华/季刚/梁树辉/吴开春
15	胃肿瘤微创外科诊治技术的应用和推广	2017	福建省科学技术奖	一等奖	福建省人民政府	福建医科大学附属协和医院	黄昌明/郑朝晖/李平/谢建伟/林建贤/王家镔/陆俊/陈起跃/曹龙龙/林密
16	胃肿瘤预后评价体系的优化与创新	2018	福建医学科技奖	一等奖	福建省医学会	福建医科大学附属协和医院	郑朝晖/李平/黄昌明/谢建伟/陆俊/王家镔/林建贤/陈超跃/曹龙龙/林密
17	胃癌个体化治疗关键技术的创新与推广应用	2018	广东省科学技术进步奖	一等奖	广东省人民政府	中山大学附属第一医院	何裕隆/张常华/彭建军/徐建波/吴晖/杨东杰/蔡世荣/陈创奇/魏哲威/王亮/张信华/王昭/何伟玲/陈剑辉/宋武
18	胃肠癌综合防治关键技术的创新与应用	2019	辽宁省科学技术进步奖	一等奖	辽宁省人民政府	中国医科大学附属第一医院	王振宁/宋永喜/苗智峰/朱志/高鹏/徐莹莹/李凯/刘福团/邢亚楠/黄宝俊/孙景旭

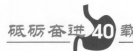

（续表）

序号	项目名称	奖励年度	奖项名称	奖励等级	颁发机构	完成单位	完成人
19	胃癌亚临床转移早诊与阻断精准治疗的研究	2019	辽宁省医学科技奖	一等奖	辽宁省医学会	中国医科大学附属第一医院	李凯/朱志/王振宁/刘福团/邢亚楠/徐惠绵/刘晓芳
20	胃癌微创外科关键技术创新和疗效预测系列研究及推广应用	2019	中华医学科技奖	一等奖	中华医学会	南方医科大学、中国人民解放军陆军军医大学	李国新/余佩武/胡彦锋/余江/赵永亮/刘浩/李团结/江玉明/严俊/王亚楠/林填/陈韬/叶耿泰/牟廷裕/钱锋
21	胃癌微创外科关键技术创新及应用推广	2019	广东省科学技术进步奖	一等奖	广东省人民政府	南方医科大学南方医院	李国新/余江/胡彦锋/刘浩/江玉明/严俊/邓海军/王亚楠/陈豪/陈韬/林填/赵丽瑛/牟廷裕/李团结
22	胃癌综合治疗新策略的转化研究与应用	2019	辽宁省科学技术进步奖	一等奖	辽宁省人民政府	中国医科大学附属第一医院	曲秀娟/车晓芳/刘云鹏/张凌云/孟繁浩/温倜/徐玲/曲晶磊/范一博/王瑾/成宇
23	胃癌外科个体化精准诊疗策略的创新与推广应用	2020	福建省科学技术进步奖	一等奖	福建省人民政府	福建医科大学附属协和医院胃外科	李平/谢建伟/林建贤/黄昌明/郑朝辉/王家镔/陆俊/陈起跃/曹龙龙/林密
24	胃肠道肿瘤精准治疗一体化研究体系的建立	2020	中国抗癌协会科技奖	一等奖	中国抗癌协会	北京肿瘤医院	沈琳/李健/高静/张小田/鲁智豪/李一林/章程/陆明/王晰程/彭智
25	提升进展期胃癌诊治效果和预后监测效率的技术体系	2021	中华医学科技奖	一等奖	中华医学会	中国人民解放军总医院、北京蛋白质组研究中心、深圳市康尔诺生物技术有限公司	卫勃/陈凛/郗洪庆/秦钧/李冰/王鑫鑫/崔建新/张珂诚/梁文全/曹博/崔昊/高云鹤/黄锡坚
26	消化道肿瘤精准治疗研究体系的建立与应用	2021	中华医学科技奖	一等奖	中华医学会	北京肿瘤医院	沈琳/李健/高静/张小田/鲁智豪/李一林/章程/陆明/王晰程/彭智/周军/龚继芳/齐长松/葛赛/李艳艳

附录三　胃癌领域代表性著作目录汇总

一、胃癌著作

1. 陈尔东主编，《胃癌的外科治疗》 贵阳，贵州人民出版社，1985 年

2. 王舒宝编译，《胃癌的诊断与治疗》 沈阳，辽宁科学技术出版社，1986 年

3. 徐光炜主编，《胃癌》 北京，人民卫生出版社，1987 年

4. 张文范、张荫昌主编，《胃癌》 上海，上海科学技术出版社，1987 年

5. 萧树东、江绍基主编，《胃癌》 上海，上海科学技术文献出版社，1987 年

6. 曾昭时主编，《胃癌》 上海，上海科学技术出版社，1987 年

7. 劳伊红主编，《胃癌手术学》 郑州，河南科学技术出版社，1998 年

8. 张荫昌主编，《胃病理及胃粘膜活检》 沈阳，辽宁科学技术出版社，1988 年

9. 全国肿瘤防治研究办公室，中国抗癌协会，《中国常见恶性肿瘤诊治规范，第四分册：胃癌》 北京，北京医科大学、中国协和医科大学联合出版社，1990 年

10. 郭振昌主编，《胃癌的早期防治》 西宁，青海人民出版社，1991 年

11. 陈尔东主编，《胃癌外科治疗的实践》 贵阳，贵州科技出版社，1992 年

12. Zhang Yin Chang Editor. Precancerous condition and lesions of stomach. Springer-Verlag，1994

13. 张学庸主编，《胃癌的基础研究与临床》 北京，科学出版社，1996 年

14. 张晓鹏主编，《胃癌的 X 线诊断》 沈阳，辽宁科学技术出版社，1996 年

15. 陈峻青、夏志平主编，《胃肠癌根治手术学》 北京，人民卫生出版社，1998 年

16. 刘俊、温文主编，《胃癌》 南昌，江西科学技术出版社，1998 年

17. 徐光炜主编，《新编常见恶性肿瘤诊治规范：胃癌分册》 北京，中国协和医科大学出版社，1999 年

18. 哈尔滨医科大学制作，《胃癌根治术》 北京，人民卫生出版社，1999 年

19. 朱慰祺主编，《胃癌》 北京，农村读物出版社，2000 年

20. 姚育修、胡元龙主编，《胃癌临床》 南昌，江西科学技术出版社，1999 年

21. 李雁主编，《胃癌临床治疗新对策》 北京，中国中医药出版社，1998 年

22. 马霄主编，《胃癌基础与临床》 西安，西安交通大学出版社，1999 年

23. 张文范主编，张荫昌、陈峻青副主编，《胃癌》（第二版） 上海，上海科学技术出版社，2001 年

24. 韩少良、邵永孚主编，《胃底贲门区域癌临床治疗》 上海，复旦大学出版社，2001 年

25. 杨宇飞、林洪生主编，《胃癌-中西医综合治疗》 北京，人民卫生出版社，2002 年

26. 劳绍贤主编，《胃癌癌前病变基础与临床》 广州，广东人民出版社，2002 年

27. 王滨主编，《胃癌》 北京，中国中医药出版社，2002 年

28. 朱正纲主编，《胃肠道肿瘤外科综合治疗新技术》 北京，人民军医出版社，2002 年

29. 原著幕内雅敏（日）主编，金锋、徐惠绵主译，《胃外科-要点与盲点》 沈阳，辽宁科学技术出

版社，2003 年

30. 吴云林、丸山雅一主编，《早期胃癌研究进展》 上海，上海科学技术出版社，2003 年

31. 吴云林主编，《胃癌》 上海，上海科技教育出版社，2003 年

32. 金懋林主编，《最新胃癌化学治疗方案》 北京，北京科学技术出版社，2003 年

33. 刘倩主编；王文奇，毛海婷副主编，《胃癌》 北京，人民卫生出版社，2004 年

34. 郑天荣、应敏刚主编，《福建省胃癌高发现场病因学流行病学研究》 福州，福建科学技术出版社，2005 年

35. 单保恩主编，《胃癌》 石家庄，河北科学技术出版社，2005 年

36. 游伟程主编，《胃癌》 北京，中国医药科技出版社，2006 年

37. 季加孚主编，《胃癌防治新观念》 北京，人民军医出版社，2006 年

38. 朱正纲主编，《胃癌研究新进展》 上海，上海科学技术出版社，2006 年

39. 江正辉、姚育修、房殿春主编，《早期胃癌》 上海，上海第二军医大学出版社，2006 年

40. 房殿春、夏雨亭、吴云林主编，《胃黏膜癌前病变和癌前疾病》 成都，四川科技出版社，2006 年

41. 陈尔东主编，《胃癌外科治疗与临床实践》 南京，江苏科学技术出版社，2007 年

42. 宋伟庆、李勇、蔡建辉主编，《胃癌》 北京，军事医学科学出版社，2007 年

43. M. Kaminishi，K. Takubo，K. Mafune，《胃癌的多样性》 北京，人民卫生出版社，2007 年

44. 任洪波、周涛、戴勇主编，《胃癌的现代基础与临床》 长春，吉林科学技术出版社，2007 年

45. 王舒宝、夏志平主编，《胃癌手术与手技》 沈阳，辽宁科学技术出版社，2008 年

46. 吴云林主编，《早期胃癌的内镜与 FICE 诊断》 上海，上海科技教育出版社，2008 年

47. 陈世耀主编，刘天舒、马丽黎副主编，《胃癌的早期防治》 上海，复旦大学出版社，2009 年

48. 原著笹子三津留（日）、垣添忠生（日）主编，韩方海译，《胃癌根治术图谱》 北京，人民卫生出版社，2009 年

49. 熊伍军、保志军主编，《胃癌》 北京，中国医药科技出版社，2009 年

50. 李勇、范立侨主编，《胃癌》 北京，科学技术文献出版社，2010 年

51. 吴云林主编，《早期胃癌内镜鉴别诊断手册》 上海，上海科学技术文献出版社，2010 年

52. 唐暮白、谢英彪主编，《胃癌防与治》 西安，西安交通大学出版社，2010 年

53. 王垂杰主编，《胃癌前状态性疾病》 沈阳，辽宁科学技术出版社，2010 年

54. 黄昌明主编，《腹腔镜胃癌根治术》 北京，人民卫生出版社，2011 年

55. 余佩武主编，《腹腔镜胃癌手术学》 北京，人民卫生出版社，2011 年

56. 何裕隆主编，蔡世荣、张常华副主编，《胃癌淋巴转移》 北京，人民卫生出版社，2011 年

57. 梁寒主编，张汝鹏、田艳涛、徐建明副主编，《胃癌》 北京，北京大学医学出版社，2012 年

58. 陈环球主编，《胃癌规范化综合治疗》 南京，江苏科学技术出版社，2012 年

59. 魏品康主编，《胃癌诊治新论》 上海，上海科技教育出版社，2012 年

60. 张建民主编，《胃癌》 上海，第二军医大学出版社，2012 年

61. 袁媛主编，《胃癌病因及早诊早治》 北京，科学出版社，2013 年

62. 王力军主编，《胃癌非手术治疗》 北京，科学技术文献出版社，2013 年

63. 姜淮芜、王崇树主编，《胃癌外科新技术》 成都，四川科学技术出版社，2013 年

64. 谭东风、余英豪、陈炜生主编，《胃癌外科病理新进展》 北京，人民卫生出版社，2013 年

65. 谢英彪主编，《胃癌防与治》 西安，西安交通大学出版社，2013 年

66. 梁寒主编，《胃癌根治手术写真》 天津，天津出版传媒集团 / 天津科技翻译出版集团，2013 年

67. 朱正纲、刘炳亚主编，《胃癌-基础与临床新进展》 上海，上海科学技术出版社，2013 年

68. Chang-Ming Huang，Chao-Hui.《Laparoscopic gastectomy for Gastric Cancer-Surgical Technique and Lymphadenectomy》 北京，人民卫生出版社/Springer，2014 年

69. 詹文华主编，何裕隆、徐惠绵、韩方海副主编，《胃癌外科学》 北京，人民卫生出版社，2014 年

70. Editor by Giovanni de Manzoni，Franco Roviello Water Siquini；陈凛、李涛、梁美霞主译，《胃癌外科相关综合治疗-国际进展与循证医学证据》 北京，人民军医出版社，2014 年

71. 国际工程科技发展战略高端论坛，《胃癌基础与临床转化研究暨分子医学》 北京，高等教育出版社，2014 年

72. 钱锋主编，《实用胃癌手术图解》 北京，人民卫生出版社，2015 年

73. 余江，《腹腔镜胃肠手术笔记》 广州，中南大学出版社，2015 年

74. 山口俊晴（日）编著；韩方海、万进、剧永乐主译，《腹腔镜下胃癌根治术》 北京，人民卫生出版社，2015 年

75. 黄昌明、郑朝辉主编，《腹腔镜胃癌根治术淋巴结清扫技巧》 北京，人民卫生出版社，2015 年

76. 小山恒男（日）著，陈佩璐、钟捷译，《胃癌 ESD 术前诊断》 沈阳，辽宁科学技术出版社，2015 年

77. 刘颖斌主编，《三步法胃癌根治术图谱》 武汉，同济大学出版社，2015 年

78. 季加孚主编，《胃癌》 长沙，中南大学出版社，2015 年

79. 郑志超主编，《常见恶性肿瘤多学科综合诊断与治疗丛书》（胃恶性肿瘤分册） 沈阳，辽宁科学技术出版社，2015 年

80. 钱锋主编，《实用胃癌手术图解操作要领与技巧》 北京，人民卫生出版社，2015 年

81. 塞奎尼、王天宝主编，《胃癌手术操作全真图谱》 广州，广东科技出版社，2016 年

82. 余元勋主编；徐阿曼、胡冰副主编，《中国分子胃癌学》 合肥，安徽科学技术出版社，2016 年

83. 杨庭松主编，《胃癌治疗进展研究》 武汉，同济大学出版社，2017 年

84. 崔大祥主编，《胃癌预警和早期诊断系统》（英文版） 上海，上海交通大学出版社，2017 年

85. 小山恒男编著；王亚雷、王川、金仁德译，《早期胃癌内镜诊断的方法与策略》 沈阳，辽宁科学技术出版社，2017 年

86. 八木一芳、味冈洋一编著，宫健、刘石译，《H.pylori 除菌后发现胃癌的内镜诊断》 沈阳，辽宁科学技术出版社，2017 年

87. 张忠主编，《胃癌生物学标志物》 北京，科学出版社，2017 年

88. 中国临床肿瘤学会指南工作委员会，《CSCO 胃癌诊疗指南 2017 V1》 北京，人民卫生出版社，2017 年

89. 美国国家综合癌症网络公司编著，季加孚主译，《NCCN 肿瘤学临床实践指南 消化系统肿瘤指南 胃癌》（第 1 版 2016 版），北京，人民卫生出版社，2017 年

90. 刘宝瑞、魏嘉主编，《Persionalized Management of Gastric Cancer：Translational and Presion Medlcine》 北京，Springer 出版社，2017 年

91. 余佩武、钱锋主编，《机器人胃肠手术学》 北京，人民卫生出版社，2017 年

92. Editor by Keith Chae Kim，陈凛、卫勃主译，《机器人普通外科学》 北京，人民军医出版社，2017 年

93. Paul H. Sugarbaker 主编，李雁主译，《腹膜表面肿瘤细胞减灭与围手术期化疗》 北京，科学出版社，2018 年

94. 李勇主编，赵群、范立侨、王力利副主编，《实用胃癌手术技巧与并发症防治》 北京，科学技术文献出版社，2018 年

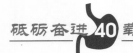

95. 黄昌明主编，郑超辉、李平、谢建伟副主编，《高清腹腔镜胃癌手术图谱》 北京，人民卫生出版社，2018 年

96. Chief Editor by Lin Chen，《Gastric Cancer Precision Medicine》 北京，AME Publishing Company，2018 年

97. Chang-Ming Huang，Chao-Hui Zheng，Ping Li，Jian-Wei Xie.《Atlas of Laparoscopic Gastrectomy for Gastric Cancer-High Resoluation Image for New Surgical Technique》 北京，人民卫生出版社 /Springer，2019 年

98. Editor by Vivian E. Strong，陈子华、刘合利主译，《胃癌原理与临床实践》 长沙，中南大学出版社，2019 年

99. 梁寒、李勇主编，《胃切除术后消化道重建》 北京，人民卫生出版社，2019 年

100. 李国新主编，《胃癌标准数据集》 北京，人民卫生出版社，2019 年

101. 塚本彻哉编者，宫健、刘石译，《胃癌基础病理》 沈阳，辽宁科学技术出版社，2019 年

102. 陈玉强、陈毅德主编，《进展期胃癌的个体化诊疗》 厦门，厦门大学出版社，2019 年

103. 陈锦飞主编，《胃癌基础与临床》 北京，科学技术文献出版社，2019 年

104. 周建波主编，《早期胃癌诊治图谱》 天津，天津科学技术出版社，2019 年

105. 赵玉洲主编，《胃癌根治术》 郑州，郑州大学出版社，2019 年

106. 中国临床肿瘤学会指南工作委员会，《CSCO 胃癌诊疗指南 2019 版》 北京，人民卫生出版社，2019 年

107. 张超主编，《大数据背景下胃癌预后研究》 石家庄，河北科学技术出版社，2020 年

108. 中国临床肿瘤学会指南工作委员会，《CSCO 胃癌诊疗指南 2020 版》 北京，人民卫生出版社，2020 年

109. 陈传本、李建成主编，《常见肿瘤放射治疗宣教手册 胃癌篇》 福州，福建科学技术出版社，2020 年

110. 王子干主编，《经腹超声诊断胃肠道疾病图解：食管胃结合部腺癌与进展期胃癌》 合肥，安徽大学出版社，2020 年

111. 塚本彻哉编著，宫健、刘石主译，《胃癌病理：从胃黏膜正常结构以及分化直至胃活检诊断（Group 分型）之路》 沈阳，辽宁科学技术出版社，2020 年

112. 王理伟、徐惠绵、曹晖主编，《胃癌：临床与基础的转化》，上海，上海交通大学出版社，2020 年

113. 李国新主编，《腹腔镜胃癌手术应用解剖》 北京，人民卫生出版社，2021 年

114. 刘海峰主编，《中国医学临床百家：早期胃癌》 北京，科学技术出版社，2021 年

115. 胃与肠编委会，《胃与肠，胃型低异型低分化型胃癌》 沈阳，辽宁科学技术出版社，2021 年

116. 田艳涛，李子禹主编，《胃癌腹腔镜手术难点及对策》 北京，人民卫生出版社，2022 年

二、胃癌相关著作

1. 韩积义编译，《腹部外科疾病诊断纲要》，第一版 北京，人民卫生出版社，1953 年

2. 韩积义、崔自介主编，《腹部外科诊断和鉴别诊断学》 北京，人民卫生出版社，1984 年

3. 吴孟超主编，《腹部外科学》 上海，上海科学技术文献出版社，1992 年

4. 马丁 莱佛山德、西格佛里德 伟勒（德）原著，梁寒译，《临床基础外科学》 天津，天津科学技术出版社，1998 年

5. 杨金镛、崔自介主编，《普通外科诊疗术后并发症及处理》，北京，人民卫生出版社，1998 年

6. 张文范主编，《消化系癌症手术与综合治疗》 沈阳，辽宁科学技术出版社，1999 年

7. Harold J. Wanebo 原著，陆少美、傅贤波、张同琳主译，《胃肠肿瘤外科学》 沈阳，辽宁教育出版社，1999 年

8. 王吉甫主编，詹文华、汪建平、陈规划副主编，《胃肠外科学》 北京，人民卫生出版社，2000 年

9. Emilio Etala 原著，刘青光、王自法主译，《胃肠手术技巧图谱》 西安，世界图书出版社西安公司，2000 年

10. 杨国樑、郑树主编，《消化系统恶性肿瘤诊疗学》 北京，科学出版社，2000 年

11. 郝希山主编，《简明肿瘤学》 北京，人民卫生出版社，2001 年

12. 沈镇宙、师英强主编，《肿瘤外科手术学》 南京，江苏科学出版社，2001 年

13. E.E. Vokes、H.M. Golomb 主编，张小东主译，《肿瘤治疗学》 北京，人民卫生出版社，2001 年

14. 王强主编，《胃肠外科学》 北京，人民军医出版社，2001 年

15. 王正康、高桥孝（日）、徐文怀主编，《肿瘤外科新手术》 北京，中国协和医科大学出版，2001 年

16. 韩积义、崔自介主编，《腹部外科诊断和鉴别诊断学》，第二版 北京，人民卫生出版社，2001 年

17. 杨冬华、房殿春主编，《消化系肿瘤诊断与治疗》 北京，人民卫生出版社，2002 年

18. 严仲瑜、万远廉主编，《消化道肿瘤外科学》 北京，北京大学医学出版社，2003 年

19. 郝希山、王殿昌主编，王家仓、李强、梁寒副主编，《腹部肿瘤学》 北京，人民卫生出版社，2003 年

20. 张文范主编，《医坛漫论——中西医结合肿瘤防治》 西宁，宁夏人民出版社，2003 年

21. 张亚历主编，《图解消化病学——临床经典诊断与治疗方法》 北京，军事科学出版社，2003 年

22. 刘宝善主编，《消化器官肿瘤学》 北京，人民卫生出版社，2004 年

23. 储大同主编，《当代肿瘤内科治疗方案评价》（第二版） 北京，北京大学医学出版社，2004 年

24. 汪建平、詹文华主编，《胃肠外科手术学》 北京，人民卫生出版社，2005 年

25. 韩少良、张启瑜主编，《胃十二指肠疾病外科治疗》 北京，人民军医出版社，2005 年

26. 夏惠生，《实用腹部外科手术技巧》 天津，天津科学技术出版社，2006 年

27. Stanley R. Hamilton Lauri A. Aaltonen 原著，虞积耀、崔全才主译，《消化系统肿瘤病理学和遗传学》 北京，人民卫生出版社，2006 年

28. 郑成竹主编，《微创普通外科全真手术》 南京，凤凰出版传媒集团 / 江苏科学技术出版社，2007 年

29. 李福年、张佃良、王海波主编，《再手术学（普通外科卷）》，北京，人民卫生出版社，2007 年

30. 陈峻青、夏志平主编，《胃肠癌手术学》 北京，人民卫生出版社，2008 年

31. 沈镇宙、师英强主编，《肿瘤外科手术学》 南京，江苏科学技术出版社，2008 年

32. 谭家驹、徐致祥主编，《改水预防食管癌、胃癌、肝癌研究》 北京，中国华侨出版社，2008 年

33. 郝希山主编，张熙增、王殿昌、李强、梁寒副主编，《肿瘤手术学》，北京，人民卫生出版社，2008 年

34. Barry W. Feig、David H. Berger、George M. Fuhrman 原著，曹旭晨主译，《M.D. Anderson 肿瘤外科手册》（第 4 版） 北京：人民卫生出版社，2009 年

35. 幕内雅敏（日）原著，金锋、徐惠绵主译，《胃外科要点与盲点》 沈阳，辽宁科学技术出版社，2009 年

36. 王深明、汪谦主编，何裕隆、李晓曦、彭宝岗副主编，《普通外科疾病临床诊断与治疗方案》 北京，科学技术文献出版社，2012 年

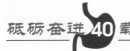

37. 何裕隆、蔡世荣主译，《消化道肿瘤诊断与治疗》 北京，人民卫生出版社，2012 年

38. L.H.Sobin，J. Brierley，M.K. Gospodarowiez，B.O'Sullivan 原著，周清华、孙燕主译，《恶性肿瘤 TNM 分期》（第 7 版） 天津，天津科技翻译出版公司，2012 年

39. 周平红、姚礼庆主编，《消化内镜切除术》 上海，复旦大学出版社，2012 年

40. 大卫 凯尔森等原著，梁寒主译，《胃肠肿瘤学——原理与实践》 天津，天津科技翻译出版公司，2012 年

41. 王洛伟、李兆申、王贵齐主编，《胃肠道内镜射频消融术临床应用》 上海，第二军医大学出版社，2015 年

42. 李勇、臧潞、李子禹主编，《腹腔镜胃肠手术笔记》 广州，中南大学出版社，2015 年

43. 沈琳主编，《消化道恶性肿瘤合理用药指南》 北京，人民卫生出版社，2017 年

44. James D. Brierley，Mary K. Gospodarowicz，Christian Wittekind 原著，王平、梁寒主译，《恶性肿瘤 TNM 分期》（第 8 版） 天津，天津出版传媒集团 / 天津科技翻译出版有限公司，2019 年

45. 于建春主编，《协和临床外科手册》 北京，中国协和医科大学出版社，2020 年

46. 沈琳主编，《消化系统肿瘤合理用药指南》 北京，人民卫生出版社，2020 年

47. 季加孚、聂勇战、陈小兵主编，《整合肿瘤学》临床卷《腹部盆腔肿瘤分册》 北京，科学出版社，2020 年

48. 薛英威、李春峰、李治国主编，《胃肠肿瘤诊疗医嘱手册》 北京，人民卫生出版社，2020 年

49. 崔书中主编，朱正纲、王锡山、唐劲天、巴明臣副主编，《体腔热灌注治疗》 北京，人民卫生出版社，2021 年

50. 于建春主编，李增宁、吴国豪、王新颖、陈伟副主编，《临床营养学》 北京，人民卫生出版社，2021 年

51. 李国新主编，《普通外科临床解剖学》（第 2 版） 济南，山东科学技术出版社，2021 年

52. 李雁主编，《腹膜肿瘤学理论与实践》 北京，科学出版社，2021 年

三、胃癌科普著作

1. 夏有恒、潘忠清、张月兴主编，《胃癌诊疗 200 问》 济南，山东科学技术出版社，1997 年

2. 简一平主编，《胃癌防治 150 问》 北京，金盾出版社，1992 年

3. 陈兵、朱云才主编，《胃癌防治 110 问》 西安，世界图书出版西安公司，1998 年

4. 周英杰主编，《胃癌防治与康复》 天津，天津科技翻译出版公司，2004 年

5. 谢桂生、梅林主编，《专家解答胃癌》 上海，上海科学技术文献出版社，2005 年

6. 陈凛、卫勃、唐云主编，《301 健康科普丛书——胃癌》 北京，军事医学科学出版社，2013 年

7. 袁兴华主编，《应对胃癌专家谈》 北京，中国协和医科大学出版社，2014 年

8. 季加孚主编，《癌症知多少——胃癌》 北京，中国大百科全书出版社，2015 年

9. 田艳涛主编，《胃癌防治》 北京，人民卫生出版社，2016 年

10. 陈焕朝、胡志萍主编，《胃癌的治疗与康复》 武汉，湖北科学技术出版社，2016 年

11. 牛菲、高福生、熊露主编，《专家与您面对面：胃癌》 北京，中国医药科技出版社，2016 年

12. 聂红霞主编，《胃癌患者护理与家庭照顾》 北京，中国协和医科大学出版社，2016 年

13. 吕宾、程向东主编，《胃癌早诊早治 100 问》 沈阳，辽宁科学技术出版社，2016 年

14. 刘海峰主编，《早期胃癌：刘海峰 2017 观点》 北京，科学技术文献出版社，2017 年

15. 刘勇主编，《胃癌——百问百答》 天津，天津出版传媒集团 / 天津科技翻译出版有限公司，

2017 年

16. 张常华、何裕隆主编，《胃癌知识知多少》 广州，中山大学出版社，2018 年

17. 田艳涛、子琳主编，《你不了解的胃癌》 北京，人民卫生出版社，2018 年

18. 王国祥主编，《食管癌胃癌的早期防治》 北京，中国科学技术出版社，2019 年

19. 李兆申主编，《消化道癌可治也可防：胃癌》 上海，上海科学技术出版社，2019 年

20. 万以叶主编，《胃癌患者指南》 南昌，江西科学技术出版社，2019 年

21. 龚渭华主编，《胃与胃肿瘤——您需要了解的知识》 上海，上海科学技术出版社，2021 年

22. 赵东兵、陈应泰主编，《胃癌防治 300 问》 北京，科学技术文献出版社，2021 年

23. 曹邦伟、王婧主编，《中国医学临床百家：胃癌曹邦伟 2021 观点》 北京，科学技术文献出版社，2021 年

24. 田艳涛著，《胃你好吗》 北京，人民卫生出版社，2022 年

附录四　胃癌领域代表性学术论文目录汇总

1950 年代

1. 曾宪九 . 胃溃疡与胃癌的鉴别诊断：胃切除手术病例的分析 . 中华医学杂志，1954，40（07）：533-538.
2. 吴英恺，侯幼临，黄国俊，等 . 食管癌和贲门癌的外科治疗 . 中华外科杂志，1955，03（04）：244-251.
3. 曾宪九，吴蔚然，费立民，等 . 新中国腹部外科的成就 . 中华外科杂志，1959，07（09）：856-864.
4. 冯友贤，石一飞，汤钊猷，等 . 胃癌的外科治疗——247 例病案分析 . 中华外科杂志，1958，06（10）：1089-1093.
5. 孟宪民，叶舜宾，李文林，等 . 胃癌的外科治疗：180 例的分析 . 中华外科杂志，1958，06（03）：243-249.
6. 顾恺时，吴善芳，全胃切除术治疗胃癌 . 中华外科杂志，1953，01（06）：437-445.
7. 郑生麟，陈郡，周江南，等 . 全胃切除空肠双腔合一代胃术 . 中华外科杂志，1959，07（11）：1084-1086.

1960 年代

1. 曾宪九 . 胃癌 . 中华医学杂志，1961，47（03）：194-195.
2. 张荫昌，张佩范，陈峻青，等 . 60 例胃癌的形态学及生物学特性的研究 . 中华病理学杂志，1964，08（04）：243-247.
3. 陈峻青，张文范，张荫昌 . 胃癌的外科治疗（附 765 例分析）. 中华外科杂志，1964，12（07）：650-654.
4. 金懋林，王叔咸 . 溃疡病合并慢性胃炎的临床意义 . 中华内科杂志，1965，13（05）：416-420.
5. 傅培彬，林言箴，张圣道，等 . 从淋巴结继发癌考虑扩大胃癌根治手术的范围 . 中华外科杂志，1965，13（7）：617-620.

1970 年代

1. 徐光炜 . 胃癌的外科治疗疗效探讨（附 653 例分析）[J]. 北京医学院学报，1974（03）：161-165.
2. 沈炳棣，钱礼 . 胃良性病变手术后发生的胃癌 . 国外医学参考资料外科学分册，1975，02（02）：58-63. DOI：10.3760/cma.j.issn.1000-6877.1975.02.102.
3. 宋圃菊 . 饮食与胃癌的病因 [J]. 北京医学院学报，1978（01）：52-60.
4. 徐光炜 . 为早期发现胃癌而努力 . 中华外科杂志，1978，16（03）：132-133.
5. 汪忠镐，曾宪九，张建希，等 . 胃癌的手术治疗（1,250 例临床分析）. 中华外科杂志，1978，16（03）：134-138.
6. 北京市肿瘤防治研究所外科 . 关于胃癌分期的探讨 . 中华外科杂志，1978，16（03）：139-142.
7. 徐光炜 . 关于胃癌的早期诊断问题 . 中华内科杂志，1978，17（06）：477-480.
8. 张天泽 . 胃癌手术治疗的现状 [J]. 天津医药肿瘤学附刊，1978（01）：30-33.
9. 徐光炜 . 我国胃癌防治研究概况 . 中华肿瘤杂志，1979，01（03）：223-227.
10. 张汝黻 . 胃癌病因的研究（综述）[J]. 国外医学参考资料（肿瘤学分册），1979（03）：107-114.
11. 张天泽，金家瑞 . 访日见闻——胃癌普查车 [J]. 天津医药肿瘤学附刊，1979（02）：96.

12. 徐光炜 . 关于提高胃癌疗效的几点意见 . 中华医学杂志，1979，59（05）：315-319.

1980 年

1. 北京市肿瘤研究所外科 . 影响胃癌术后生存率的可能因素 . 中华肿瘤杂志，1980，02（04）：315-319.

2. 雷道年，张荫昌，张太和，等 . 胃癌的病理研究 . 中华肿瘤杂志，1980，02（03）：236-239.

3. 张文范，陈峻青，陈则行，等 . 浅表广泛型早期胃癌的诊断与治疗 . 中华肿瘤杂志，1980，02（04）：278-281.

4. 陈峻青，张文范，张荫昌，张佩范，徐景辉，张景荣 . 进行期胃癌外科分型的研究 [J] . 肿瘤防治研究，1980（05）：12-17 ＋ 66.

5. Xu Guangwei, Huang Xinfu. An investigation of the stomach carcinoma staging system. Chinese Medical Journal，1980，93（02）：98-102.

1981 年

1. 徐光炜 . 日本胃癌防治现况 . 国外医学肿瘤学分册，1981，08（03）：116-124.

2. XU，GW. Gastric-cancer in China-a review. Journal of The Royal Society of Medicine，1981，74（3）：210-211.

1982 年

1. 全国胃癌协作组，张文范，郭孝达 . 早期胃癌的诊断与治疗 . 中华外科杂志，1982，20（10）：581-583.

2. 张汝黻，孙鹤龄，金懋林，等 . 我国胃癌病因综合考察报告 . 中华医学杂志，1982，62（04）：203-208.

3. 汤慧，申文江 . 胃癌术前放疗分析 [J] . 肿瘤，1982（05）：17-20 ＋ 47.

4. 傅培彬，董方中，林言箴，等 . 胃癌扩大根治术的疗效估价 . 中华消化杂志，1982，02（02）：65-68. DOI：10.3760/cma.j.issn.0254-1432.1982.02.102.

5. 张文范，陈峻青，陈则行，齐春莲，王舒宝，单吉贤 . 胃癌扩大根治切除术 [J] . 实用外科杂志，1982（05）：253-258.

6. 金懋林，郭作超，刘燕萍，等 . 胃癌高低发区萎缩性胃炎患病情况的分析 . 中华肿瘤杂志，1982，04（04）：294-297.

7. 全国胃癌协作组，徐光炜 . 胃癌的手术治疗（附 11,734 例分析）. 中华外科杂志，1982，20（10）：577-580.

8. 全国胃癌协作组，张天泽 . 国内所见残胃癌 35 例分析 [J] . 天津医药肿瘤学附刊，1982（03）：138-141.

9. 陈峻青，张文范，张荫昌，等 . 从胃癌的生物学行为探讨胃癌的外科治疗 . 中华肿瘤杂志，1982，04（02）：110-114.

1983 年

1. 姚育修，胡元龙，张顺元，黄顺生，万于华 . 关于胃癌淋巴结转移的临床研究 [J] . 癌症，1983（02）：84-86.

2. 林言箴，尹浩然，朱寿柱，等 . 从淋巴结转移规律考虑胃癌扩大根治术的适应证 . 中华消化杂志，1983，03（01）：26-28. DOI：10.3760/cma.j.issn.0254-1432.1983.01.113.

3. 全国胃癌协作组内窥镜组，张锦坤 . 残胃癌——51 例病因及诊断探讨 . 中华肿瘤杂志，1983，05（04）：305-307.

4. 全国胃癌病理协作组，袁玫 . 8,523 例中晚期胃癌的病理组织学观察 . 中华病理学杂志，1983，12（01）：37-40.

5. 全国胃癌病理协作组，袁玫 . 6,505 例中晚期胃癌的病理改变与预后的关系 . 中华病理学杂志，1983，12（01）：41-43.

1984 年

1. 全国胃癌协作组病理组 . 早期胃癌的病理学分析 . 中华肿瘤杂志, 1984, 06（02）: 127-130.

2. 李松年, 张汝鈒, 黄文哲, 等 . 胃癌高低发区慢性胃炎患者胃液细菌学的初步研究——全国胃癌病因学综合考察 . 中华肿瘤杂志, 1984, 06（01）: 33-36.

3. 张汝鈒, 孙鹤龄, 金懋林, 李松年 . A comprehensive survey of etiologic factors of stomach cancer in China〔J〕. Chinese Medical Journal, 1984（05）: 322-332.

1985 年

1. 林慧芝, 张荫昌 . 中国胃癌地理病理学〔J〕. 中国医科大学学报, 1985（01）: 1-10.

2. 张文范 . 胃癌合理根治术式的探讨〔J〕. 实用外科杂志, 1985（02）: 59-60.

3. 张天泽 . 为提高胃癌手术的根治性而努力〔J〕. 实用外科杂志, 1985（02）: 65-66.

4. 张文范, 陈峻青, 陈则行, 等 . 微小胃癌、小胃癌的诊断与治疗 . 中华肿瘤杂志, 1985, 07（02）: 135-137.

5. 董志伟, 万文徽, 李振甫, 邱万荣, 魏淑敏 . 抗胃癌细胞系单克隆抗体 PD4 的初步研究〔J〕. 生物化学杂志, 1985（02）: 39-45.DOI: 10.13865/j.cnki.cjbmb.1985.02.007.

6. 雷道年, 虞积耀 . 肠上皮化生的类型及其与胃癌发生的关系〔J〕. 临床与实验病理学杂志, 1985（04）: 37-41.DOI: 10.13315/j.cnki.cjcep.1985.04.017.

1986 年

1. 徐光炜 . 胃癌研究的现状（上下）〔J〕. 临床医学杂志, 1986（04）: 193-195./1986（05）: 257-258.

2. 陈峻青, 齐春莲, 单吉贤, 等 . 胃癌浆膜的分型及其意义 . 中华医学杂志, 1986, 66（12）: 736-738.

3. 张岂凡, 赵廷忠, 赵家宏, 等 . 胃癌 R2、R3 适应证及有关问题探讨 . 中华消化杂志, 1986, 06（02）: 73-76. DOI: 10.3760/cma.j.issn.0254-1432.1986.02.104.

4. 张岂凡, 赵家宏, 赵廷忠, 丁立 . 切除标本的淋巴结检出法〔J〕. 中华肿瘤杂志, 1987（03）: 223.

5. 董志伟, 徐新来, 万文徽, 李振甫, 魏淑敏 . 抗胃癌细胞系 MGC803 单克隆抗体的制备及鉴定〔J〕. 中华肿瘤杂志, 1986（01）: 8-10.

1987 年

1. 徐文怀, 黄信孚, 徐光炜, 林本耀 . 胃癌合理根治术的探讨（附 256 例分析）〔J〕. 实用外科杂志, 1987（02）: 73-74.

2. 陈世明, 苗晶, 蔡红, 李华, 邓国仁, 刘培楠, 吕有勇, 路桂荣, 徐新来, 鄂征 . 人胃癌细胞株 BGC-823 DNA 二轮转化细胞基因组文库的构建及其转化基因的克隆〔J〕. 遗传学报, 1987（02）: 155-162.

3. 张文范, 陈峻青, 单吉贤, 王者生, 齐春莲, 陈则行, 王舒宝, 梁宏伟 . 从胃癌淋巴结转移规律性来探讨合理根治术式〔J〕. 中华肿瘤杂志, 1987（04）: 286-289.

4. 张佩范, 袁媛, 吴烨秋 . 残胃癌与残胃再发癌病理分析〔J〕. 实用外科杂志, 1987（02）: 69-70.

5. Deng GR, Lu YY, Chen SM, Miao J, Lu GR, Li H, Cai H, Xu XL, E Z, Liu PN. Activated c-Ha-ras oncogene with a guanine to thymine transversion at the twelfth codon in a human stomach cancer cell line. Cancer Res, 1987, 47（12）: 3195-8. PMID: 3034404.

6. 全国胃癌协作组病理组 . 胃癌高、低发区溃疡病及非胃病标本胃粘膜病变的比较研究〔J〕. 泸州医学院学报, 1987（04）: 255-259.

7. 张祥福, 吴天金, 林欣, 等 . 进展期胃癌的单纯手术治疗与手术辅助化疗的远期疗效对比——附 265 例报告 . 中华肿瘤杂志, 1987, 09（05）: 365-367.

1988 年

1. 张积仁，张学庸，陈希陶，樊代明．新胃癌相关抗原 MG5-Ag、MG7-Ag 及 MG9-Ag 的纯化及分析［J］．第四军医大学学报，1988（04）：282.

2. 姚育修．胃远端部癌的合理根治［J］．腹部外科，1988（02）：58-60.

3. 陈重昇，俞莉，陈跃，张汝黻．胃癌高发区鱼露中 N—亚硝基化合物的研究［J］．癌症，1988（02）：81-84.

4. 金懋林．胃癌的化学药物治疗［J］．实用肿瘤学杂志，1988（03）：132-134.

5. Li SN, Jin SJ, Gao YJ, Xu GW. Air contrast CT for evaluating gastric carcinoma. Chin Med J（Engl），1988, 101（6）：391-7. PMID：3146468.

6. You WC, Blot WJ, Chang YS, Ershow AG, Yang ZT, An Q, Henderson B, Xu GW, Fraumeni JF Jr, Wang TG. Diet and high risk of stomach cancer in Shandong, China. Cancer Res, 1988, 48（12）：3518-23. PMID：3370645.

7. Hu JF, Zhang SF, Jia EM, Wang QQ, Liu SD, Liu YY, Wu YP, Cheng YT. Diet and cancer of the stomach: a case-control study in China. Int J Cancer, 1988, 41（3）：331-5. doi：10.1002/ijc.2910410302. PMID：3346096.

1989 年

1. You WC, Blot WJ, Chang YS, Ershow A, Yang ZT, An Q, Henderson BE, Fraumeni JF Jr, Wang TG. Allium vegetables and reduced risk of stomach cancer. J Natl Cancer Inst, 1989, 81（2）：162-164. doi：10.1093/jnci/81.2.162. PMID：2909758.

1990 年

1. 张佩范，张荫昌，王梅先，等．早期胃癌中的特殊类型．中华肿瘤杂志，1990，12（01）：52-55.

2. 徐光炜．我国胃癌防治研究的回顾与展望．中华肿瘤杂志，1990，12（02）：152-157.

3. 张岂凡，赵廷忠，丁立，等．胃癌选择性根治术Ⅲ式手术的临床意义．中华肿瘤杂志，1990，12（05）：374-377.

4. 张祥福，卢辉山，殷凤峙，等．1108 例胃癌治疗的临床经验．中华肿瘤杂志，1990，12（01）：49-51.

5. 全国胃癌病理协作组，张佩范，张荫昌．1477 例早期胃癌病理分析（一）——一般病理分析．中华消化杂志，1990，10（05）：287-290. DOI：10.3760/cma.j.issn.0254-1432.1990.05.118.

6. 全国胃癌病理协作组，张佩范，张荫昌．1477 例早期胃癌病理分析（二）——特殊大体类型的早期胃癌．中华消化杂志，1990，10（06）：341-343. DOI：10.3760/cma.j.issn.0254-1432.1990.06.116.

1991 年

1. 徐光炜．我国胃癌防治策略的探讨．中华肿瘤杂志，1991，13（03）：235-236.

2. 沈铭昌．我国胃癌病理研究十三年来的成就［J］．肿瘤，1991（03）：126-128.

3. 陈峻青，张文范，王舒宝，齐春莲，单吉贤，刘庆华，张荫昌．胃癌外科治疗中的若干问题［J］．中华外科杂志，1991（04）：220-223＋269-270.

4. 张文范，陈峻青，王舒宝，齐春莲，单吉贤，徐惠绵．胃癌 R-2、R-3 式手术的选择应用及其五年生存率疗效观察［J］．中华肿瘤杂志，1991（02）：135-138.

5. 全国胃粘膜"一点癌"研究协作组，张文范，张佩范．胃粘膜"一点癌"胃镜检查诊断与病理组织学对比观察（附 25 例分析）．中华肿瘤杂志，1991，13（03）：226-228.

6. Shou CC, Dong ZW, Liu PN. Anti-FD4 idiotypic antibody mimicking human gastric cancer-associated antigen. Chin Med J（Engl），1991, 104（9）：711-5. PMID：1935349.

1992 年

1. 张文范．胃粘膜肠上皮化生组织酶谱活性与胃癌关系的研究［J］．中国医科大学学报，1992（06）：461.

2. 赵俊生，刘德琪. 良恶性胃溃疡旁粘膜病变比较的病理学研究. 中华肿瘤杂志，1992，14（05）：357-359.

3. 朱正纲，林言箴，尹浩然，等. 进展期胃癌患者脾脏的免疫状态及手术治疗的研究. 中华医学杂志，1992，72（06）：330-333.

1993 年

1. 林言箴. 胃癌的合理手术范围探讨［J］. 实用外科杂志，1993（04）：224-227.

2. 张汝黻，邓大君，陈跃，陈重升，范振符. 胃癌高发区鱼露中 N- 亚硝基化合物前体的分析［J］. 癌症，1993（05）：395-398.

3. You WC，Blot WJ，Li JY，Chang YS，Jin ML，Kneller R，Zhang L，Han ZX，Zeng XR，Liu WD，et al. Precancerous gastric lesions in a population at high risk of stomach cancer. Cancer Res，1993，53（6）：1317-21. PMID：8443811.

1994 年

1. 陈峻青，齐春莲，玉舒宝，戴冬秋，梁洪伟. 温热蒸馏水腹腔灌洗在胃癌根治术中的应用（附 166 例报告）［J］. 中国实用外科杂志，1994（10）：610-612.

2. 朱正纲，林言箴，尹浩然，朱寿柱，周恩伯，陈雪华，纪玉宝. 胃癌宿主脾脏免疫功能的实验与临床研究［J］. 中国肿瘤临床，1994（08）：15-19.

3. 徐惠绵，陈峻青，王舒宝，齐春莲，单吉贤，张文范. 胃癌 R-2、R-3 手术疗效的对比观察及评价［J］. 中华外科杂志，1994（04）：230-233.

4. 王舒宝，郑虹，梁洪伟，单吉贤，张铭. 术中用 TH 胶封闭癌浆膜面的研究［J］. 中华肿瘤杂志，1994（03）：166.

5. 朱正纲，林言箴，君浩然，朱寿柱，陈雪华，纪玉宝. Immunosuppressive status of the spleen in patients with advanced gastric cancer［J］. Journal of Shanghai Second Medical University，1994（01）：39-44.

1995 年

1. 薛英威，陈国林，张岂凡，赵家宏，丁立. 胃淋巴回流的动态观察与分析［J］. 肿瘤防治研究，1995（01）：1-4.

2. 张祥福，黄昌明，殷凤峙，卢辉山，冯玉满，吴天金，郑知文，吴心愿，官国先. 胃癌侵犯邻近脏器手术切除的疗效评价［J］. 中华外科杂志，1995（10）：603-605.

3. 陈峻青，王舒宝，齐春莲，等. 对胃癌手术中不同淋巴结清除术的合理评价. 中华医学杂志，1995，75（02）：110-113.

4. You WC，Zhao L，Chang YS，Blot WJ，J Fraumeni，Jr. Progression of precancerous gastric lesions. Lancet，1995，345：866-867.

1996 年

1. 张文范. 中晚期消化道癌的并发症与综合治疗［J］. 中国实用内科杂志，1996（07）：397-400.

2. 薛英威，张岂凡，陈晓滨，隋雨辰，赵家宏，丁立. 胃淋巴流向途径的解剖研究在胃癌根治术中的临床意义［J］. 中华外科杂志，1996（08）：38-40.

3. 林言箴，尹浩然，薛建元，朱寿柱，朱正纲，李树发，燕敏. 胃癌外科治疗 30 年回顾［J］. 外科，1996（Z1）：7-10.

4. Tao Hou Quan et al. Significance of microvessel count in gastric carcinoma［J］. World Journal of Gastroenterology，1996，2（2）：86-86.

1997 年

1. 李国立，刘福坤，陈忠豪，黎介寿 . 胃癌术前选择性动脉化疗对组织和细胞结构的影响［J］. 中华外科杂志，1997（05）：4-6 + 66.

2. 王舒宝，路平，姜凯 . 癌肿浆膜面封闭胶的临床应用（附 200 例临床报告）［J］. 中华外科杂志，1997（08）：60-61.

3. Lin YZ，Wang RN and Qing LF. Prognostic significance of flow cytometry DNA analysis in gastric cancer. Asian J Surgery，1997，20（2）：108-111.

1998 年

1. 刘福坤，陈忠豪，李国立，祁晓平，许哲，黎介寿 . 胃癌术前介入治疗后血管变化与癌组织坏死的关系［J］. 华人消化杂志，1998（08）：46-48.

2. 张岂凡，庞达 . 胃癌 D-4 手术临床应用现状与展望［J］. 中国实用外科杂志，1998（08）：38-40.

3. 林言箴 . 为进一步提高胃癌疗效而努力［J］. 华人消化杂志，1998（S2）：8-9.

4. 陈军，尹浩然，林言箴 . 腹腔化疗对胃癌细胞腹腔种植的影响［J］. 肿瘤，1998（04）：16-18.

5. 刘福坤，李国立，陈忠豪，曹建民，许哲，黎介寿 . 胃癌术前介入治疗的临床和病理观察（附 250 例报告）［J］. 南京大学学报（自然科学版），1998（02）：45-49.

6. Deng D，Li T，Ma H，Wang R，Gu L，Zhou J. Characterization of N-（Nitrosomethyl）urea in Nitrosated Fermented Fish Products. J Agric Food Chem，1998，46（1）：202-205. doi：10.1021/jf9706282. PMID：10554219.

1999 年

1. 陈峻青，王舒宝，单吉贤，徐惠绵，戴冬秋，吴云飞，刘庆华 . 胃癌淋巴结转移规律的研究［J］. 中国肿瘤临床与康复，1999（01）：2-5.

2. 王舒宝 . 胃癌 37 年临床研究的结果分析——附 2326 例报告［J］. 中国肿瘤临床，1999（05）：5-9.

3. 陶厚权，林言箴，尹浩然，姚明 . 抗血管内皮生长因子抗体对裸鼠原位种植人胃癌的影响［J］. 中华外科杂志，1999（04）：55-57.

2000 年

1. 尹浩然，燕敏，朱正纲，林言箴 . 远端胃癌根治术（D2）手术步骤及操作要点［J］. 外科理论与实践，2000（03）：200-201.

2. 陈峻青，王舒宝，徐惠绵，单吉贤，刘庆华，戴冬秋 . 胃癌根治切除并腹腔温热、低渗液灌洗治疗的远期疗效［J］. 中国实用外科杂志，2000（07）：31-32.

3. 燕敏，徐鸿，尹浩然，朱正纲，李树发，薛建元 . 胃癌第 16 组淋巴结转移与 D-4 式根治术的临床病理研究［J］. 外科理论与实践，2000（02）：104-106 + 110.

4. 朱正纲 . 术中腹腔内温热化疗在胃癌外科综合治疗中的临床意义［J］. 外科理论与实践，2000（03）：138-139 + 142.

5. 尹浩然，朱正纲，林言箴 . 进展期胃癌外科综合治疗的方法与步骤［J］. 外科理论与实践，2000（03）：134-135.

6. 林言箴 . 进一步提高胃癌疗效的努力方向［J］. 外科理论与实践，2000（03）：129-130.

7. 梁寒，王殿昌，孙慧，王晨，蒋会留，吴洁，李雯 . 活性碳吸附丝裂霉素 C 腹腔化疗的临床实验研究［J］. 中国肿瘤临床，2000（12）：18-22.

8. 王舒宝 . 复发胃癌及晚期胃癌的外科治疗［J］. 中国实用外科杂志，2000（10）：11-12.

9. 江志伟，李宁，刘福坤，赵允召，李国立，陈永明，黎介寿 . 肠内免疫营养对胃癌手术病人免疫功能和急性炎性反应的调理作用［J］. 肠外与肠内营养，2000（04）：200-203.DOI：10.16151/j.1007-810x.2000.04.004.

10. 陈峻青，王舒宝，邢承忠，单吉贤，徐惠绵，戴冬秋，侯滨. 残胃癌与残胃再发癌的临床病理特点[J]. 中华外科杂志，2000（09）：33-35.

11. You WC, Zhang L, Gail MH, Chang YS, Liu WD, Ma JL, Li JY, Jin ML, Hu YR, Yang CS, Blaser MJ, Correa P, Blot WJ, Fraumeni JF Jr, Xu GW. Gastric dysplasia and gastric cancer: Helicobacter pylori, serum vitamin C, and other risk factors. J Natl Cancer Inst, 2000, 92（19）: 1607-12. doi: 10.1093/jnci/92.19.1607. PMID: 11018097.

2001 年

1. 高剑波，郭华. 胃肠道肿瘤螺旋 CT 诊断的新进展. 中华放射学杂志，2001，35（04）：312-314.

2. 王舒宝. 胃癌手术方法的改进及无瘤操作技术[J]. 中国实用外科杂志，2001（07）：25-26.

3. 陈峻青，王舒宝，徐惠绵，等. 胃癌根治切除并温热低渗液腹腔灌洗的疗效分析. 中华医学杂志，2001，81（12）：730-732.

4. 徐惠绵，陈峻青，王舒宝. 胃癌的淋巴结转移规律及其意义[J]. 中国肿瘤临床，2001（06）：66-69.

5. 朱正纲，李琛，杨秋蒙，等. 术中腹腔内温热化疗对胃肠道吻合口愈合影响的研究. 中华胃肠外科杂志，2001，4（2）：99-102. DOI: 10.3760/cma.j.issn.1671-0274.2001.02.011.

6. 徐光炜，林言箴，陈道达. 提高进展期胃癌疗效的研究[J]. 中国肿瘤，2001（03）：7-9.

7. Yan-Zhen Lin, Hao-Ran Yin, Zheng-Gang Zhu, et al. The surgical treatment of gastric cancer in Shanghai, Asian J Surgery, 2001, 24（3）: 258-262.

2002 年

1. 徐惠绵，王振宁，陈峻青，王舒宝. 胃癌血行亚临床转移早诊及预测方法的研究[J]. 中国肿瘤临床，2002（01）：62-64.

2. 徐惠绵，王振宁，王剑峰，等. 胃癌腹膜亚临床转移相关标志物的检测及临床意义. 中华医学杂志，2001，81（17）：1083-1084.

3. 刘凤林，秦新裕. 根治性胃大部切除术后胃瘫综合征的回顾性研究. 中华胃肠外科杂志，2002，5（4）：245-248. DOI: 10.3760/cma.j.issn.1671-0274.2002.04.002.

4. 张俊，朱正纲，程枫，尹浩然，王秀玲，叶正宝，燕敏，刘炳亚，钱关祥，陈诗书，林言箴. HG-1/IL-2 基因修饰瘤苗治疗晚期胃癌的初步临床研究（附 8 例报告）[J]. 外科理论与实践，2002（03）：201-204.

2003 年

1. 徐光炜. 胃癌治疗的现状及问题[J]. 外科理论与实践，2003（01）：3-6.

2. 金懋林. 胃癌内科化学治疗的新进展[J]. 医学临床研究，2003（10）：735-738.

3. 郝希山，李强，张忠国. 胃癌患者全胃切除术后消化道重建方式的临床研究[J]. 中华胃肠外科杂志，2003（02）：89-92.

4. 黄昌明，张祥福，卢辉山，张建中，吴心愿，官国先，王川. 全胃切除术治疗胃底贲门癌的远期疗效[J]. 中华外科杂志，2003（10）：12-15.

5. 詹文华，何裕隆，郑章清，等. 进展期胃癌行腹主动脉旁淋巴结清扫的疗效观察. 中华外科杂志，2003，41（05）：375-378.

6. 梁寒，王仆，王晓娜，等. 活性碳吸附丝裂霉素 C 腹腔化疗预防进展期胃癌术后复发. 中华外科杂志，2003，41（04）：274-277.

7. 金懋林，陈强，程凤歧，等. 奥沙利铂联合亚叶酸钙和 5-氟尿嘧啶治疗晚期胃癌的研究. 中华肿瘤杂志，2003，25（02）：172-174.

2004 年

1. 孙秀娣，牧人，周有尚，等．中国胃癌死亡率 20 年变化情况分析及其发展趋势预测．中华肿瘤杂志，2004，26（01）：4-9.

2. 陈峻青．胃癌外科治疗的术式选择与评价．中华医学杂志，2004，84（24）：2057-2059. DOI：10.3760/j：issn：0376-2491.2004.24.001.

3. 王舒宝．胃癌淋巴结转移及其外科治疗新概念［J］．中国实用外科杂志，2004（02）：70-72.

4. 陈峻青．特殊年龄段胃癌和结直肠癌的诊断与外科治疗．中华胃肠外科杂志，2004，7（05）：345-346. DOI：10.3760/cma.j.issn.1671-0274.2004.05.001.

5. Tian J，Chen L，Wei B，Shao M，Ding Y，Yin D，Yao S. The value of vesicant 18F-fluorodeoxyglucose positron emission tomography（18F-FDG PET）in gastric malignancies. Nucl Med Commun，2004，25（8）：825-31. doi：10.1097/01.mnm.0000135042.54461.f6. PMID：15266178.

6. Sun Y，Deng D，You WC，Bai H，Zhang L，Zhou J，Shen L，Ma JL，Xie YQ，Li JY. Methylation of p16 CpG islands associated with malignant transformation of gastric dysplasia in a population-based study. Clin Cancer Res，2004，10（15）：5087-93. doi：10.1158/1078-0432.CCR-03-0622. PMID：15297411.

2005 年

1. 詹友庆，李威，孙晓卫，等．胃癌外科治疗的远期疗效研究．中华外科杂志，2005，43（17）：1109-1113. DOI：10.3760/j.issn.0529-5815.2005.17.002.

2. 梁寒，唐贺文，郝希山，等．活性炭吸附丝裂霉素 C 腹腔化疗的药代动力学研究．中华肿瘤杂志，2005，27（07）：412-415.

3. 季加孚．胃癌的新辅助化疗［J］．中国实用外科杂志，2005（05）：261-263.

4. Luo B，Wang Y，Wang XF，Liang H，Yan LP，Huang BH，Zhao P. Expression of Epstein-Barr virus genes in EBV-associated gastric carcinomas. World J Gastroenterol，2005，11（5）：629-33. doi：10.3748/wjg.v11.i5.629. PMID：15655811；PMCID：PMC4250728.

2006 年

1. 余佩武，王自强，钱锋，罗华星，唐波，刘斌．腹腔镜辅助胃癌根治术 105 例［J］．中华外科杂志，2006（19）：1303-1306.

2. 季加孚．胃癌外科的现状与发展趋势［J］．中国普外基础与临床杂志，2006（01）：1-3.

3. You WC，Brown LM，Zhang L，Li JY，Jin ML，Chang YS，Ma JL，Pan KF，Liu WD，Hu Y，Crystal-Mansour S，Pee D，Blot WJ，Fraumeni JF Jr，Xu GW，Gail MH. Randomized double-blind factorial trial of three treatments to reduce the prevalence of precancerous gastric lesions. J Natl Cancer Inst，2006，98（14）：974-83. doi：10.1093/jnci/djj264. PMID：16849680.

4. Yang L. Incidence and mortality of gastric cancer in China. World J Gastroenterol，2006，12（1）：17-20. doi：10.3748/wjg.v12.i1.17. PMID：16440411；PMCID：PMC4077485.

5. Liu F，Pan K，Zhang X，Zhang Y，Zhang L，Ma J，Dong C，Shen L，Li J，Deng D，Lin D，You W. Genetic variants in cyclooxygenase-2：Expression and risk of gastric cancer and its precursors in a Chinese population. Gastroenterology，2006，130（7）：1975-84. doi：10.1053/j.gastro.2006.03.021. PMID：16762620.

6. Ziqiang W，Feng Q，Zhimin C，Miao W，Lian Q，Huaxing L，Peiwu Y. Comparison of laparoscopically assisted and open radical distal gastrectomy with extended lymphadenectomy for gastric cancer management. Surg Endosc，2006，20（11）：1738-43. doi：10.1007/s00464-006-0031-6. Epub 2006 Oct 5. PMID：17024529.

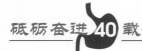

2007 年

1. 江志伟，黎介寿，汪志明，李宁，柳欣欣，李伟彦，朱四海，刁艳青，倪永军，黄小静. 胃癌患者应用加速康复外科治疗的安全性及有效性研究［J］. 中华外科杂志，2007，45（19）：1314-1317.

2. 金懋林. 进展期胃癌全身化学治疗研究新进展［J］. 癌症进展，2007（01）：18-24.

3. 张常华，何裕隆，詹文华，等. 胃底贲门癌根治术中保留脾脏对预后的影响. 中华胃肠外科杂志，2007，10（06）：531-534. DOI：10.3760/cma.j.issn.1671-0274.2007.06.010.

2008 年

1. 江志伟，李宁，黎介寿. 用加速康复外科新理念促进胃肠癌手术病人的快速康复［J］. 肠外与肠内营养，2008（05）：257-258.

2. 陈治平. 残胃癌外科诊治原则和手术方式选择［J］. 外科理论与实践，2008（01）：12-14.

3. Deng JY, Liang H, Sun D, Zhan HJ, Wang XN. The most appropriate category of metastatic lymph nodes to evaluate overall survival of gastric cancer following curative resection. J Surg Oncol，2008，98（5）：343-8. doi：10.1002/jso.21119. PMID：18668672.

4. Deng J, Liang H, Sun D, Zhang R, Zhan H, Wang X. Prognosis of gastric cancer patients with node-negative metastasis following curative resection：outcomes of the survival and recurrence. Can J Gastroenterol，2008，22（10）：835-9. doi：10.1155/2008/761821. PMID：18925308；PMCID：PMC2661304.

5. Xia L, Zhang D, Du R, Pan Y, Zhao L, Sun S, Hong L, Liu J, Fan D. miR-15b and miR-16 modulate multidrug resistance by targeting BCL2 in human gastric cancer cells. Int J Cancer，2008，123（2）：372-379. doi：10.1002/ijc.23501. PMID：18449891.

6. Pan Y, Li Q, Wang DC, Wang JC, Liang H, Liu JZ, Cui QH, Sun T, Zhang RP, Kong DL, Hao XS. Beneficial effects of jejunal continuity and duodenal food passage after total gastrectomy：a retrospective study of 704 patients. Eur J Surg Oncol，2008，34（1）：17-22. doi：10.1016/j.ejso.2007.08.001. Epub 2007 Sep 19. PMID：17884327.

2009 年

1. 陈峻青. 胃癌综合治疗的新理念与新认识［J］. 中华外科杂志，2009（17）：1281-1284.

2. 陈峻青. 胃癌肝转移的特点及其外科治疗新理念［J］. 中华胃肠外科杂志，2009（04）：327-328.

3. 徐瑞华，滕开原. 晚期胃癌化疗进展［J］. 癌症，2009，28（10）：1108-1113.

4. Deng J, Liang H, Sun D, Pan Y, Wang B, Guo Y. Vascular endothelial growth factor-D is correlated with hepatic metastasis from gastric cancer after radical gastrectomy. Surgery，2009，146（5）：896-905. doi：10.1016/j.surg.2009.04.025. Epub 2009 Jul 24. PMID：19744460.

5. Huang B, Zheng X, Wang Z, Wang M, Dong Y, Zhao B, Xu H. Prognostic significance of the number of metastatic lymph nodes：is UICC/TNM node classification perfectly suitable for early gastric cancer？ Ann Surg Oncol，2009，16（1）：61-7. doi：10.1245/s10434-008-0193-7. Epub 2008 Nov 8. PMID：18998065.

6. Sun Z, Li DM, Wang ZN, Huang BJ, Xu Y, Li K, Xu HM. Prognostic significance of microscopic positive margins for gastric cancer patients with potentially curative resection. Ann Surg Oncol，2009，16（11）：3028-37. doi：10.1245/s10434-009-0624-0. Epub 2009 Jul 22. PMID：19626373.

7. Yu G, Wang J, Chen Y, Wang X, Pan J, Li G, Jia Z, Li Q, Yao JC, Xie K. Overexpression of phosphorylated mammalian target of rapamycin predicts lymph node metastasis and prognosis of chinese patients with gastric cancer. Clin Cancer Res，2009，15（5）：1821-9. doi：10.1158/1078-0432.CCR-08-2138. Epub 2009 Feb 17. PMID：19223493.

8. Deng JY, Liang H, Sun D, Pan Y, Zhang RP, Wang BG, Zhan HJ. Outcome in relation to numbers of

nodes harvested in lymph node-positive gastric cancer. Eur J Surg Oncol, 2009, 35（8）：814-9. doi：10.1016/j.ejso.2008.11.007. Epub 2008 Dec 25. PMID：19111430.

2010 年

1. 国家"863"重大项目"胃癌分子分型与个体化诊疗"课题组，于颖彦，吕有勇. 胃癌病理分型和诊断标准的建议［J］. 中华病理学杂志，2010（04）：266-269.

2. 吴亮亮，梁寒，张汝鹏，潘源，王宝贵. 全胃切除术后四种消化道重建式式的比较分析［J］. 中华胃肠外科杂志，2010（12）：895-898.

3. 王家镔，黄昌明，郑朝辉，李平，谢建伟，林碧娟，卢辉山. 腹腔镜胃癌 D2 根治术 218 例疗效评价［J］. 中华外科杂志，2010（07）：502-505.

4. 詹宏杰，梁寒，王宝贵，邓靖宇，郝希山 .60 例进展期胃癌术中腹腔热灌注化疗的临床观察［J］. 中国肿瘤临床，2010，37（04）：229-231.

5. Li X, Zhang Y, Zhang Y, Ding J, Wu K, Fan D. Survival prediction of gastric cancer by a seven-microRNA signature. Gut，2010，59（5）：579-85. doi：10.1136/gut.2008.175497. Epub 2009 Nov 30. PMID：19951901.

6. Deng J, Liang H, Sun D, Wang D, Pan Y. Suitability of 7th UICC N stage for predicting the overall survival of gastric cancer patients after curative resection in China. Ann Surg Oncol，2010，17（5）：1259-66. doi：10.1245/s10434-010-0939-x. Epub 2010 Mar 9. PMID：20217252.

7. Tie J, Pan Y, Zhao L, Wu K, Liu J, Sun S, Guo X, Wang B, Gang Y, Zhang Y, Li Q, Qiao T, Zhao Q, Nie Y, Fan D. MiR-218 inhibits invasion and metastasis of gastric cancer by targeting the Robo1 receptor. PLoS Genet，2010，6（3）：e1000879. doi：10.1371/journal.pgen.1000879. PMID：20300657；PMCID：PMC2837402.

8. Sun Z, Xu HM. Identifying the minimum number of lymph nodes required to ensure adequate pN staging：Kaplan-Meier survival analysis versus Cox regression model. Ann Surg，2010，252（2）：410-1；author reply 411-2. doi：10.1097/SLA.0b013e3181e9da0e. PMID：20647916.

9. Deng J, Liang H, Wang D, Sun D, Ding X, Pan Y, Liu X. Enhancement the prediction of postoperative survival in gastric cancer by combining the negative lymph node count with ratio between positive and examined lymph nodes. Ann Surg Oncol，2010，17（4）：1043-51. doi：10.1245/s10434-009-0863-0. Epub 2009 Dec 29. PMID：20039218.

10. Zhang DX, Zhao PT, Xia L, Liu LL, Liang J, Zhai HH, Zhang HB, Guo XG, Wu KC, Xu YM, Jia LT, Yang AG, Chen SY, Fan DM. Potent inhibition of human gastric cancer by HER2-directed induction of apoptosis with anti-HER2 antibody and caspase-3 fusion protein. Gut，2010，59（3）：292-9. doi：10.1136/gut.2008.155226. Epub 2009 Nov 30. Erratum in：Gut，2010，59（7）：1007. PMID：19951902.

2011 年

1. 刘杰，杨昆，陈心足，张波，陈志新，陈佳平，胡建昆. 胃癌第 6 组及其亚组淋巴结转移率和转移度的初步研究［J］. 中国普外基础与临床杂志，2011，18（03）：295-299.

2. Sun, Z., Xu, HM. Peritoneal Carcinomatosis from Gastric Cancer：Current Considerations for Systematic Management and Future Tendencies for Identification of Valid Predictors. Ann Surg Oncol，2011，18（Suppl 3）：202-205. https：//doi.org/10.1245/s10434-011-1853-6.

3. Deng J, Liang H, Sun D, Pan Y, Liu Y, Wang D. Extended lymphadenectomy improvement of overall survival of gastric cancer patients with perigastric node metastasis. Langenbecks Arch Surg，2011，396（5）：615-23. doi：10.1007/s00423-011-0753-3. Epub 2011 Mar 5. PMID：21380618.

4. Jiang CG, Lv L, Liu FR, Wang ZN, Liu FN, Li YS, Wang CY, Zhang HY, Sun Z, Xu HM.

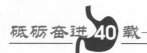

Downregulation of connective tissue growth factor inhibits the growth and invasion of gastric cancer cells and attenuates peritoneal dissemination. Mol Cancer，2011，10：122. doi：10.1186/1476-4598-10-122. PMID：21955589；PMCID：PMC3192775.

5. Yang XJ，Huang CQ，Suo T，Mei LJ，Yang GL，Cheng FL，Zhou YF，Xiong B，Yonemura Y，Li Y. Cytoreductive surgery and hyperthermic intraperitoneal chemotherapy improves survival of patients with peritoneal carcinomatosis from gastric cancer：final results of a phase III randomized clinical trial. Ann Surg Oncol，2011，18（6）：1575-81. doi：10.1245/s10434-011-1631-5. Epub 2011 Mar 23. PMID：21431408；PMCID：PMC3087875.

6. Zhang X，Yan Z，Zhang J，Gong L，Li W，Cui J，Liu Y，Gao Z，Li J，Shen L，Lu Y. Combination of hsa-miR-375 and hsa-miR-142-5p as a predictor for recurrence risk in gastric cancer patients following surgical resection. Ann Oncol，2011，22（10）：2257-66. doi：10.1093/annonc/mdq758. Epub 2011 Feb 22. PMID：21343377.

7. Liu R，Zhang C，Hu Z，Li G，Wang C，Yang C，Huang D，Chen X，Zhang H，Zhuang R，Deng T，Liu H，Yin J，Wang S，Zen K，Ba Y，Zhang CY. A five-microRNA signature identified from genome-wide serum microRNA expression profiling serves as a fingerprint for gastric cancer diagnosis. Eur J Cancer，2011，47（5）：784-91. doi：10.1016/j.ejca.2010.10.025. Epub 2010 Nov 26. PMID：21112772.

2012年

1. 朱昱冰，葛少华，张连海，王晓红，邢晓芳，杜红，胡颖，李瑛爰，贾永宁，林艺，范彪，季加孚. 肿瘤标志物在胃癌患者中的诊断及预后价值［J］. 中华胃肠外科杂志，2012（02）：161-164.

2. 邹小农，孙喜斌，陈万青，郑荣寿，张思维，代珍，刘卫东，赵德利. 2003—2007年中国胃癌发病与死亡情况分析［J］. 肿瘤，2012，32（02）：109-114.

3. 杨宏，武爱文，季加孚，唐磊，吴齐. 食管胃结合部腺癌471例Siewert分型临床研究［J］. 中国实用外科杂志，2012，32（04）：310-315.

4. Wang J，Yu JC，Kang WM，Wang WZ，Liu YQ，Gu P. The predictive effect of cadherin-17 on lymph node micrometastasis in pN0 gastric cancer. Ann Surg Oncol，2012，19（5）：1529-34. doi：10.1245/s10434-011-2115-3. Epub 2011 Oct 19. PMID：22009269.

5. Wang J，Yu JC，Kang WM，Ma ZQ. Superiority of a fish oil-enriched emulsion to medium-chain triacylglycerols/long-chain triacylglycerols in gastrointestinal surgery patients：a randomized clinical trial. Nutrition，2012，28（6）：623-9. doi：10.1016/j.nut.2011.08.004. Epub 2011 Nov 23. PMID：22113064.

6. Wang J，Yu JC，Kang WM，Ma ZQ. Prognostic significance of intraoperative chemotherapy and extensive lymphadenectomy in patients with node-negative gastric cancer. J Surg Oncol，2012，105（4）：400-4. doi：10.1002/jso.22089. Epub 2011 Aug 30. PMID：22311818.

7. He J，Qiu LX，Wang MY，Hua RX，Zhang RX，Yu HP，Wang YN，Sun MH，Zhou XY，Yang YJ，Wang JC，Jin L，Wei QY，Li J. Polymorphisms in the XPG gene and risk of gastric cancer in Chinese populations. Hum Genet，2012，131（7）：1235-44. doi：10.1007/s00439-012-1152-8. Epub 2012 Feb 28. PMID：22371296.

8. Xu Y，Zhao F，Wang Z，Song Y，Luo Y，Zhang X，Jiang L，Sun Z，Miao Z，Xu H. MicroRNA-335 acts as a metastasis suppressor in gastric cancer by targeting Bcl-w and specificity protein 1. Oncogene，2012，31（11）：1398-407. doi：10.1038/onc.2011.340. Epub 2011 Aug 8. PMID：21822301；PMCID：PMC3312408.

9. Chen T，Yang K，Yu J，Meng W，Yuan D，Bi F，Liu F，Liu J，Dai B，Chen X，Wang F，Zeng F，Xu H，Hu J，Mo X. Identification and expansion of cancer stem cells in tumor tissues and peripheral blood derived from gastric adenocarcinoma patients. Cell Res，2012，22（1）：248-58. doi：10.1038/cr.2011.109. Epub 2011 Jul 5. PMID：21727908；PMCID：PMC3351913.

10. Ma JL，Zhang L，Brown LM，Li JY，Shen L，Pan KF，Liu WD，Hu Y，Han ZX，Crystal-Mansour S，Pee D，Blot WJ，Fraumeni JF Jr，You WC，Gail MH. Fifteen-year effects of Helicobacter pylori，garlic，and vitamin

treatments on gastric cancer incidence and mortality. J Natl Cancer Inst，2012，104（6）：488-92. doi：10.1093/jnci/djs003. Epub 2012 Jan 23. PMID：22271764；PMCID：PMC3309129.

11. Sun Z，Wang ZN，Zhu Z，Xu YY，Xu Y，Huang BJ，Zhu GL，Xu HM. Evaluation of the seventh edition of American Joint Committee on Cancer TNM staging system for gastric cancer：results from a Chinese monoinstitutional study. Ann Surg Oncol，2012，19（6）：1918-27. doi：10.1245/s10434-011-2206-1. Epub 2012 Jan 13. PMID：22246426.

12. Wong BC，Zhang L，Ma JL，Pan KF，Li JY，Shen L，Liu WD，Feng GS，Zhang XD，Li J，Lu AP，Xia HH，Lam S，You WC. Effects of selective COX-2 inhibitor and Helicobacter pylori eradication on precancerous gastric lesions. Gut，2012，61（6）：812-8. doi：10.1136/gutjnl-2011-300154. Epub 2011 Sep 13. PMID：21917649.

13. Deng J，Liang H. Discussion of the applicability of positive lymph node ratio as a proper N-staging for predication the prognosis of gastric cancer after curative surgery plus extended lymphadenectomy. Ann Surg，2012，256（6）：e35-6；author reply e37-8. doi：10.1097/SLA.0b013e3182769545. PMID：23154399.

14. Xu J，Zhang C，He Y，Wu H，Wang Z，Song W，Li W，He W，Cai S，Zhan W. Lymphatic endothelial cell-secreted CXCL1 stimulates lymphangiogenesis and metastasis of gastric cancer. Int J Cancer，2012，130（4）：787-97. doi：10.1002/ijc.26035. Epub 2011 May 9. PMID：21387301.

2013 年

1. 季加孚. 我国胃癌防治研究三十年回顾［J］. 中国肿瘤临床，2013，40（22）：1345-1351.

2. 黄昌明，林建贤，郑朝辉，李平，谢建伟，王家镔，陆俊，陈起跃. 三角吻合技术在全腹腔镜下胃远端癌根治术中的应用［J］. 中华胃肠外科杂志，2013（02）：140-143.

3. 张李，潘源，刘洪敏，等. 全胃切除术后两种消化道重建术式的前瞻性临床研究阶段报告. 中华胃肠外科杂志，2013，16（12）：1159-1163. DOI：10.3760/cma.j.issn.1671-0274. 2013.12.009

4. 焦旭光，梁寒，邓靖宇，等. 进展期胃下部癌 D2 根治术第 13 组淋巴结清扫的意义. 中华外科杂志，2013，51（3）：235-239. DOI：10.3760/cma.j.issn.0529-5815. 2013.03.011

5. 梁月祥，梁寒，丁学伟，等. 进展期胃癌 D2 根治术中第 14v 组淋巴结清扫的意义. 中华胃肠外科杂志，2013，16（07）：632-636. DOI：10.3760/cma.j.issn.1671-0274.2013.07.009

6. 赵群，李勇，王贵英，焦志凯，赵雪峰，张志栋，檀碧波，周超熙，孙文亮. 腹腔镜与开腹手术行胃癌根治术效果的临床对照研究［J］. 中国全科医学，2013，16（02）：210-212 ＋ 215.

7. 吴晖，吴文辉，徐建波，张信华，王亮，马晋平，陈创奇，蔡世荣，何裕隆，詹文华. 进展期远端胃癌第 12 组淋巴结转移的危险因素及预后分析［J］. 中华医学杂志，2013，93（48）：3847-3851.

8. Hu Y，Kim HI，Hyung WJ，Song KJ，Lee JH，Kim YM，Noh SH. Vitamin B（12）deficiency after gastrectomy for gastric cancer：an analysis of clinical patterns and risk factors. Ann Surg，2013，258（6）：970-5. doi：10.1097/SLA.0000000000000214. PMID：24096753.

9. Liu H，Deng J，Zhang R，Hao X，Jiao X，Liang H. The RML of lymph node metastasis was superior to the LODDS for evaluating the prognosis of gastric cancer. Int J Surg，2013，11（5）：419-24. doi：10.1016/j.ijsu.2013.03.009. Epub 2013 Mar 27. PMID：23541652.

10. Zhou Y，Zhang J，Cao S，Li Y. The evaluation of metastatic lymph node ratio staging system in gastric cancer. Gastric Cancer，2013，16（3）：309-17. doi：10.1007/s10120-012-0190-1. Epub 2012 Sep 4. PMID：22945599.

11. Wang L，Liang H，Wang X，Li F，Ding X，Deng J. Risk factors for metastasis to para-aortic lymph nodes in gastric cancer：a single institution study in China. J Surg Res，2013，179（1）：54-9. doi：10.1016/j.jss.2012.08.037. Epub 2012 Sep 5. PMID：23040213.

12. Zhao X，Dou W，He L，Liang S，Tie J，Liu C，Li T，Lu Y，Mo P，Shi Y，Wu K，Nie Y，Fan D. MicroRNA-7 functions as an anti-metastatic microRNA in gastric cancer by targeting insulin-like growth factor-1

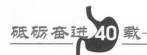

receptor. Oncogene，2013，32（11）：1363-72. doi：10.1038/onc.2012.156. Epub 2012 May 21. PMID：22614005.

13. Xu ZY，Yu QM，Du YA，Yang LT，Dong RZ，Huang L，Yu PF，Cheng XD. Knockdown of long non-coding RNA HOTAIR suppresses tumor invasion and reverses epithelial-mesenchymal transition in gastric cancer. Int J Biol Sci，2013，9（6）：587-97. doi：10.7150/ijbs.6339. PMID：23847441；PMCID：PMC3708039.

14. Li J，Qin S，Xu J，Guo W，Xiong J，Bai Y，Sun G，Yang Y，Wang L，Xu N，Cheng Y，Wang Z，Zheng L，Tao M，Zhu X，Ji D，Liu X，Yu H. Apatinib for chemotherapy-refractory advanced metastatic gastric cancer：results from a randomized，placebo-controlled，parallel-arm，phase II trial. J Clin Oncol，2013，31（26）：3219-25. doi：10.1200/JCO.2013.48.8585. Epub 2013 Aug 5. PMID：23918952.

15. Zhang J，Niu Z，Zhou Y，Cao S. A comparison between the seventh and sixth editions of the American Joint Committee on Cancer/International Union Against classification of gastric cancer. Ann Surg，2013，257（1）：81-6. doi：10.1097/SLA.0b013e31825eff3f. PMID：23059507.

16. Chen L，Ruan Y，Wang X，Min L，Shen Z，Sun Y，Qin X. BAY 11-7082，a nuclear factor-κB inhibitor，induces apoptosis and S phase arrest in gastric cancer cells. J Gastroenterol，2014，49（5）：864-74. doi：10.1007/s00535-013-0848-4. Epub 2013 Jul 12. PMID：23846545.

2014 年

1. 郑朝旭，郑荣寿，张思维，陈万青. 中国 2010 年胃癌发病与死亡分析［J］. 中国肿瘤，2014，23（10）：795-800.

2. 薛英威，于雪峰. 近端胃癌切除术后消化道重建方式［J］. 中华胃肠外科杂志，2014，17（05）：424-426.

3. 季加孚，梁寒，詹友庆，等. CLASSIC 研究（胃癌 D2 切除术后 XELOX 辅助化疗）中国亚组报告. 中华胃肠外科杂志，2014，17（2）：133-138. DOI：10.3760/cma.j.issn.1671-0274.2014.02.009

4. Zhou Z，Ji Z，Wang Y，Li J，Cao H，Zhu HH，Gao WQ. TRIM59 is up-regulated in gastric tumors，promoting ubiquitination and degradation of p53. Gastroenterology，2014，147（5）：1043-54. doi：10.1053/j.gastro.2014.07.021. Epub 2014 Jul 18. PMID：25046164.

5. Deng J，Liang H，Dong Q，Hou Y，Xie X，Yu J，Fan D，Hao X. The survival decrease in gastric cancer is associated with the methylation of B-cell CLL/lymphoma 6 member B promoter. Open Biol，2014，4（7）：140067. doi：10.1098/rsob.140067. PMID：25008234；PMCID：PMC4118602.

6. Deng J，Cui J，Jiang N，Zhang R，Zhang L，Hao X，Liang H. STAT3 regulation the expression of VEGF-D in HGC-27 gastric cancer cell. Am J Transl Res，2014，6（6）：756-67. PMID：25628786；PMCID：PMC4297343.

7. Mao J，Fan S，Ma W，Fan P，Wang B，Zhang J，Wang H，Tang B，Zhang Q，Yu X，Wang L，Song B，Li L. Roles of Wnt/β-catenin signaling in the gastric cancer stem cells proliferation and salinomycin treatment. Cell Death Dis，2014，5（1）：e1039. doi：10.1038/cddis.2013.515. PMID：24481453；PMCID：PMC4040703.

8. Junfeng Z，Yan S，Bo T，Yingxue H，Dongzhu Z，Yongliang Z，Feng Q，Peiwu Y. Robotic gastrectomy versus laparoscopic gastrectomy for gastric cancer：comparison of surgical performance and short-term outcomes. Surg Endosc，2014，28（6）：1779-87. doi：10.1007/s00464-013-3385-6. Epub 2014 Jan 3. PMID：24385251.

9. Miao ZF，Wang ZN，Zhao TT，Xu YY，Gao J，Miao F，Xu HM. Peritoneal milky spots serve as a hypoxic niche and favor gastric cancer stem/progenitor cell peritoneal dissemination through hypoxia-inducible factor 1α. Stem Cells，2014，32（12）：3062-74. doi：10.1002/stem.1816. PMID：25142304；PMCID：PMC4282537.

10. Deng J，Liang H，Ying G，Li H，Xie X，Yu J，Fan D，Hao X. Methylation of ras association domain protein 10（RASSF10）promoter negative association with the survival of gastric cancer. Am J Cancer Res，2014，4（6）：916-23. PMID：25520879；PMCID：PMC4266723.

11. Deng J，Liang H，Zhang R，Ying G，Xie X，Yu J，Fan D，Hao X. Methylated CpG site count of dapper homolog 1（DACT1）promoter prediction the poor survival of gastric cancer. Am J Cancer Res，2014，4（5）：

518-27. PMID：25232493；PMCID：PMC4163616.

12. Li WQ, Ma JL, Zhang L, Brown LM, Li JY, Shen L, Pan KF, Liu WD, Hu Y, Han ZX, Crystal-Mansour S, Pee D, Blot WJ, Fraumeni JF Jr, You WC, Gail MH. Effects of Helicobacter pylori treatment on gastric cancer incidence and mortality in subgroups. J Natl Cancer Inst，2014，106（7）：dju116. doi：10.1093/jnci/dju116. PMID：24925350；PMCID：PMC4067110.

13. Deng J, Zhang R, Pan Y, Wang B, Wu L, Jiao X, Bao T, Hao X, Liang H. Comparison of the staging of regional lymph nodes using the sixth and seventh editions of the tumor-node-metastasis（TNM）classification system for the evaluation of overall survival in gastric cancer patients：findings of a case-control analysis involving a single institution in China. Surgery，2014，156（1）：64-74. doi：10.1016/j.surg.2014.03.020. Epub 2014 Mar 16. PMID：24929759.

14. Deng J, Liang H, Ying G, Dong Q, Zhang L, Yu J, Fan D, Hao X. Clinical significance of the methylated cytosine-phosphate-guanine sites of protocadherin-10 promoter for evaluating the prognosis of gastric cancer. J Am Coll Surg，2014，219（5）：904-13. doi：10.1016/j.jamcollsurg.2014.06.014. Epub 2014 Jun 26. PMID：25260683.

2015 年

1. Deng J, Zhang R, Pan Y, Ding X, Cai M, Liu Y, Liu H, Bao T, Jiao X, Hao X, Liang H. Tumor size as a recommendable variable for accuracy of the prognostic prediction of gastric cancer：a retrospective analysis of 1，521 patients. Ann Surg Oncol，2015，22（2）：565-72. doi：10.1245/s10434-014-4014-x. Epub 2014 Aug 26. PMID：25155400.

2. Liang Y, Wu L, Wang X, Ding X, Liang H. The positive impact of surgeon specialization on survival for gastric cancer patients after surgery with curative intent. Gastric Cancer，2015，18（4）：859-67. doi：10.1007/s10120-014-0436-1. Epub 2014 Oct 15. PMID：25315086.

3. Deng J, Zhang R, Wu L, Zhang L, Wang X, Liu Y, Hao X, Liang H. Superiority of the ratio between negative and positive lymph nodes for predicting the prognosis for patients with gastric cancer. Ann Surg Oncol，2015，22（4）：1258-66. doi：10.1245/s10434-014-4121-8. Epub 2014 Oct 16. PMID：25319573.

4. Chen K, Yang D, Li X, Sun B, Song F, Cao W, Brat DJ, Gao Z, Li H, Liang H, Zhao Y, Zheng H, Li M, Buckner J, Patterson SD, Ye X, Reinhard C, Bhathena A, Joshi D, Mischel PS, Croce CM, Wang YM, Raghavakaimal S, Li H, Lu X, Pan Y, Chang H, Ba S, Luo L, Cavenee WK, Zhang W, Hao X. Mutational landscape of gastric adenocarcinoma in Chinese：implications for prognosis and therapy. Proc Natl Acad Sci U S A，2015，112（4）：1107-12. doi：10.1073/pnas.1422640112. Epub 2015 Jan 12. PMID：25583476；PMCID：PMC4313862.

5. Xie XM, Deng JY, Hou YC, Cui JL, Wu WP, Ying GG, Dong QP, Hao XS, Liang H. Evaluating the clinical feasibility：The direct bisulfite genomic sequencing for examination of methylated status of E3 ubiquitin ligase RNF180 DNA promoter to predict the survival of gastric cancer. Cancer Biomark，2015，15（3）：259-65. doi：10.3233/CBM-150466. PMID：25769451.

6. Zhao XD, Lu YY, Guo H, Xie HH, He LJ, Shen GF, Zhou JF, Li T, Hu SJ, Zhou L, Han YN, Liang SL, Wang X, Wu KC, Shi YQ, Nie YZ, Fan DM. MicroRNA-7/NF-κB signaling regulatory feedback circuit regulates gastric carcinogenesis. J Cell Biol，2015，210（4）：613-27. doi：10.1083/jcb.201501073. Epub 2015 Aug 10. PMID：26261179；PMCID：PMC4539989.

7. Chen L, Min L, Wang X, Zhao J, Chen H, Qin J, Chen W, Shen Z, Tang Z, Gan Q, Ruan Y, Sun Y, Qin X, Gu J. Loss of RACK1 Promotes Metastasis of Gastric Cancer by Inducing a miR-302c/IL8 Signaling Loop. Cancer Res，2015，75（18）：3832-41. doi：10.1158/0008-5472.CAN-14-3690. Epub 2015 Jul 21. PMID：

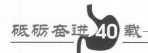

26199092.

8. Wei ZW，Xia GK，Wu Y，Chen W，Xiang Z，Schwarz RE，Brekken RA，Awasthi N，He YL，Zhang CH. CXCL1 promotes tumor growth through VEGF pathway activation and is associated with inferior survival in gastric cancer. Cancer Lett，2015，359（2）：335-43. doi：10.1016/j.canlet.2015.01.033. Epub 2015 Jan 29. PMID：25641338.

2016 年

1. 邓靖宇，梁寒. 再谈淋巴结转移对胃癌预后评估的意义. 中华胃肠外科杂志，2016，19（2）：157-164. DOI：10.3760/cma.j.issn.1671-0274.2016.02.008.

2. 江志伟，黎介寿. 我国加速康复外科的研究现状［J］. 中华胃肠外科杂志，2016，19（03）：246-249.

3. 余佩武，郝迎学. 我国腹腔镜胃癌手术现状与未来发展［J］. 浙江医学，2016，38（03）：159-162.

4. 夏灿灿，江志伟，王刚，冯啸波，杨洋，叶向红，黄迎春，彭南海. 胃肠道肿瘤术后患者早期下床活动的量化研究及护理效果［J］. 医学研究生学报，2016，29（04）：411-415.DOI：10.16571/j.cnki.1008-8199.2016.04.016.

5. 梁寒. 胃癌远端胃切除术后消化道重建手术方式的选择及临床评价［J］. 中华消化外科杂志，2016，15（03）：216-220.

6. 曹晖，邱江锋，赵恩昊. 多学科团队在食管胃结合部腺癌诊断与治疗中的应用现状［J］. 中华消化外科杂志，2016，15（03）：211-215.

7. 赵恩昊，李晓波，曹晖. 2015 年日本消化器内视镜学会《早期胃癌内镜黏膜切除术和黏膜下剥离术治疗指南》解读［J］. 中国实用外科杂志，2016，36（01）：79-83.

8. 王玮，孙哲，邓靖宇，等. 基于多中心大样本数据库的胃癌外科治疗相关数据的整合与分析. 中华胃肠外科杂志，2016，19（2）：179-185. DOI：10.3760/cma.j.issn.1671-0274.2016.02.014.

9. 江志伟，黎介寿. 规范化开展加速康复外科几个关键问题［J］. 中国实用外科杂志，2016，36（01）：44-46.

10. Yang K，Choi YY，Zhang WH，Chen XZ，Song MK，Lee J，Zhang B，Chen ZX，Kim HI，Chen JP，Cheong JH，Zhou ZG，Hyung WJ，Hu JK，Noh SH. Strategies to improve treatment outcome in gastric cancer：a retrospective analysis of patients from two high-volume hospitals in Korea and China. Oncotarget，2016，7（28）：44660-44675. doi：10.18632/oncotarget.9378. PMID：27191995；PMCID：PMC5190126.

11. Hu Y，Huang C，Sun Y，Su X，Cao H，Hu J，Xue Y，Suo J，Tao K，He X，Wei H，Ying M，Hu W，Du X，Chen P，Liu H，Zheng C，Liu F，Yu J，Li Z，Zhao G，Chen X，Wang K，Li P，Xing J，Li G. Morbidity and Mortality of Laparoscopic Versus Open D2 Distal Gastrectomy for Advanced Gastric Cancer：A Randomized Controlled Trial. J Clin Oncol，2016，34（12）：1350-7. doi：10.1200/JCO.2015.63.7215. Epub 2016 Feb 22. PMID：26903580.

12. Wang HH，Huang JY，Wang ZN，Sun Z，Li K，Xu HM. Macroscopic Serosal Classification as a Prognostic Index in Radically Resected Stage pT3-pT4b Gastric Cancer. Ann Surg Oncol，2016，23（1）：149-55. doi：10.1245/s10434-015-4656-3. Epub 2015 Jun 4. PMID：26040607.

13. Zhu X，Tian X，Yu C，Shen C，Yan T，Hong J，Wang Z，Fang JY，Chen H. A long non-coding RNA signature to improve prognosis prediction of gastric cancer. Mol Cancer，2016，15（1）：60. doi：10.1186/s12943-016-0544-0. PMID：27647437；PMCID：PMC5029104.

14. Deng J，Liang H，Zhang R，Hou Y，Liu Y，Ying G，Pan Y，Hao X. Clinical and experimental role of ring finger protein 180 on lymph node metastasis and survival in gastric cancer. Br J Surg，2016，103（4）：407-16. doi：10.1002/bjs.10066. Epub 2016 Jan 25. PMID：26805552.

15. Liu K，Yang K，Zhang W，Chen X，Chen X，Zhang B，Chen Z，Chen J，Zhao Y，Zhou Z，Chen L，

Hu J. Changes of Esophagogastric Junctional Adenocarcinoma and Gastroesophageal Reflux Disease Among Surgical Patients During 1988-2012：A Single-institution，High-volume Experience in China. Ann Surg，2016，263（1）：88-95. doi：10.1097/SLA.0000000000001148. PMID：25647058；PMCID：PMC4679348.

16. Wang X，Shen Y，Zhu H，Zhao Y，Li Z，Qiu M，Li Q，Gou H，Yang Y，Cao D，Liu J，Yi C，Liao Z，Luo D，Bi F，Xu F. A phase II trial of concurrent 3D-CRT/IMRT and oxaliplatin，5-fluorouracil and leucovorin（FOLFOX）in gastric cancer patients with R0 gastrectomy and D2 lymph node dissection. Gastric Cancer，2016，19（1）：245-54. doi：10.1007/s10120-015-0461-8. Epub 2015 Jan 22. PMID：25609451.

17. Pan KF，Zhang L，Gerhard M，Ma JL，Liu WD，Ulm K，Wang JX，Zhang L，Zhang Y，Bajbouj M，Zhang LF，Li M，Vieth M，Liu RY，Quante M，Wang LH，Suchanek S，Zhou T，Guan WX，Schmid R，Classen M，You WC. A large randomised controlled intervention trial to prevent gastric cancer by eradication of Helicobacter pylori in Linqu County，China：baseline results and factors affecting the eradication. Gut，2016，65（1）：9-18. doi：10.1136/gutjnl-2015-309197. Epub 2015 May 18. PMID：25986943.

18. Wang SM，Tie J，Wang WL，Hu SJ，Yin JP，Yi XF，Tian ZH，Zhang XY，Li MB，Li ZS，Nie YZ，Wu KC，Fan DM. POU2F2-oriented network promotes human gastric cancer metastasis. Gut，2016，65（9）：1427-38. doi：10.1136/gutjnl-2014-308932. Epub 2015 May 27. PMID：26019213；PMCID：PMC5036257.

19. Zhou J，Yang J，Fan X，Hu S，Zhou F，Dong J，Zhang S，Shang Y，Jiang X，Guo H，Chen N，Xiao X，Sheng J，Wu K，Nie Y，Fan D. Chaperone-mediated autophagy regulates proliferation by targeting RND3 in gastric cancer. Autophagy，2016，12（3）：515-28. doi：10.1080/15548627.2015.1136770. PMID：26761524；PMCID：PMC4836009.

20. Wang L，Yin J，Wang X，Shao M，Duan F，Wu W，Peng P，Jin J，Tang Y，Ruan Y，Sun Y，Gu J. C-Type Lectin-Like Receptor 2 Suppresses AKT Signaling and Invasive Activities of Gastric Cancer Cells by Blocking Expression of Phosphoinositide 3-Kinase Subunits. Gastroenterology，2016，150（5）：1183-1195.e16. doi：10.1053/j.gastro.2016.01.034. Epub 2016 Feb 6. PMID：26855187.

2017 年

1. 左婷婷，郑荣寿，曾红梅，张思维，陈万青. 中国胃癌流行病学现状［J］. 中国肿瘤临床，2017，44（01）：52-58.

2. 李子禹，陕飞，季加孚. 中国全腹腔镜胃癌根治术现状调查与展望［J］. 中国实用外科杂志，2017，37（10）：1069-1072.DOI：10.19538/j.cjps.issn1005-2208.2017.10.01.

3. 吴舟桥，石晋瑶，陕飞，李子禹，季加孚. 从北京大学肿瘤医院 11 年胃癌术后并发症登记数据的学习曲线看并发症的规范化登记［J］. 中华胃肠外科杂志，2017，20（02）：177-183.

4. Wang TT，Zhao YL，Peng LS，Chen N，Chen W，Lv YP，Mao FY，Zhang JY，Cheng P，Teng YS，Fu XL，Yu PW，Guo G，Luo P，Zhuang Y，Zou QM. Tumour-activated neutrophils in gastric cancer foster immune suppression and disease progression through GM-CSF-PD-L1 pathway. Gut，2017，66（11）：1900-1911. doi：10.1136/gutjnl-2016-313075. Epub 2017 Mar 8. PMID：28274999；PMCID：PMC5739867.

5. Yamashita H，Deng J，Liang H，Seto Y. Re-evaluating the prognostic validity of the negative to positive lymph node ratio in node-positive gastric cancer patients. Surgery，2017，161（6）：1588-1596. doi：10.1016/j.surg.2016.12.018. Epub 2017 Jan 19. PMID：28111043.

6. Deng J，Guo J，Ma G，Zhang H，Sun D，Hou Y，Xie X，Guo X，Nie Y，Liang H. Prognostic value of the cancer oncogene Kelch-like 6 in gastric cancer. Br J Surg，2017，104（13）：1847-1856. doi：10.1002/bjs.10628. Epub 2017 Oct 17. PMID：29044464.

7. Song YX，Sun JX，Zhao JH，Yang YC，Shi JX，Wu ZH，Chen XW，Gao P，Miao ZF，Wang ZN. Non-coding RNAs participate in the regulatory network of CLDN4 via ceRNA mediated miRNA evasion. Nat Commun，

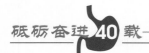
2017, 8（1）：289. doi：10.1038/s41467-017-00304-1. Erratum in：Nat Commun. 2021 May 19；12（1）：3149. PMID：28819095；PMCID：PMC5561086.

8. Fang Z, Yin S, Sun R, Zhang S, Fu M, Wu Y, Zhang T, Khaliq J, Li Y. miR-140-5p suppresses the proliferation, migration and invasion of gastric cancer by regulating YES1. Mol Cancer, 2017, 16（1）：139. doi：10.1186/s12943-017-0708-6. PMID：28818100；PMCID：PMC5561618.

9. Cao Q, Liu F, Ji K, Liu N, He Y, Zhang W, Wang L. MicroRNA-381 inhibits the metastasis of gastric cancer by targeting TMEM16A expression. J Exp Clin Cancer Res, 2017, 36（1）：29. doi：10.1186/s13046-017-0499-z. PMID：28193228；PMCID：PMC5307754.

10. Li TJ, Jiang YM, Hu YF, Huang L, Yu J, Zhao LY, Deng HJ, Mou TY, Liu H, Yang Y, Zhang Q, Li GX. Interleukin-17-Producing Neutrophils Link Inflammatory Stimuli to Disease Progression by Promoting Angiogenesis in Gastric Cancer. Clin Cancer Res, 2017, 23（6）：1575-1585. doi：10.1158/1078-0432.CCR-16-0617. Epub 2016 Sep 12. PMID：27620275.

11. Deng J, Yamashita H, Seto Y, Liang H. Increasing the Number of Examined Lymph Nodes is a Prerequisite for Improvement in the Accurate Evaluation of Overall Survival of Node-Negative Gastric Cancer Patients. Ann Surg Oncol, 2017, 24（3）：745-753. doi：10.1245/s10434-016-5513-8. Epub 2016 Oct 21. PMID：27770340.

12. Zhang K, Shi H, Xi H, Wu X, Cui J, Gao Y, Liang W, Hu C, Liu Y, Li J, Wang N, Wei B, Chen L. Genome-Wide lncRNA Microarray Profiling Identifies Novel Circulating lncRNAs for Detection of Gastric Cancer. Theranostics, 2017, 7（1）：213-227. doi：10.7150/thno.16044. PMID：28042329；PMCID：PMC5196898.

13. Zhang H, Deng T, Liu R, Bai M, Zhou L, Wang X, Li S, Wang X, Yang H, Li J, Ning T, Huang D, Li H, Zhang L, Ying G, Ba Y. Exosome-delivered EGFR regulates liver microenvironment to promote gastric cancer liver metastasis. Nat Commun, 2017, 8：15016. doi：10.1038/ncomms15016. PMID：28393839；PMCID：PMC5394240.

14. Yu J, Wu G, Tang Y, Ye Y, Zhang Z. Efficacy, Safety, and Preparation of Standardized Parenteral Nutrition Regimens：Three-Chamber Bags vs Compounded Monobags-A Prospective, Multicenter, Randomized, Single-Blind Clinical Trial. Nutr Clin Pract, 2017, 32（4）：545-551. doi：10.1177/0884533617701883. Epub 2017 May 24. PMID：28537849；PMCID：PMC5542131.

15. Yang K, Zhang WH, Liu K, Chen XZ, Zhou ZG, Hu JK. Comparison of quality of life between Billroth-I and Roux-en-Y anastomosis after distal gastrectomy for gastric cancer：A randomized controlled trial. Sci Rep, 2017, 7（1）：11245. doi：10.1038/s41598-017-09676-2. Erratum in：Sci Rep, 2018, 8（1）：6783. PMID：28900096；PMCID：PMC5595810.

16. Chen J, Li Y, Zheng Q, Bao C, He J, Chen B, Lyu D, Zheng B, Xu Y, Long Z, Zhou Y, Zhu H, Wang Y, He X, Shi Y, Huang S. Circular RNA profile identifies circPVT1 as a proliferative factor and prognostic marker in gastric cancer. Cancer Lett, 2017, 388：208-219. doi：10.1016/j.canlet.2016.12.006. Epub 2016 Dec 13. PMID：27986464.

17. Jiang Y, Li T, Liang X, Hu Y, Huang L, Liao Z, Zhao L, Han Z, Zhu S, Wang M, Xu Y, Qi X, Liu H, Yang Y, Yu J, Liu W, Cai S, Li G. Association of Adjuvant Chemotherapy With Survival in Patients With Stage II or III Gastric Cancer. JAMA Surg, 2017, 152（7）：e171087. doi：10.1001/jamasurg.2017.1087. Epub 2017 Jul 19. PMID：28538950；PMCID：PMC5831463.

18. Xu MD, Wang Y, Weng W, Wei P, Qi P, Zhang Q, Tan C, Ni SJ, Dong L, Yang Y, Lin W, Xu Q, Huang D, Huang Z, Ma Y, Zhang W, Sheng W, Du X. A Positive Feedback Loop of lncRNA-*PVT1* and FOXM1 Facilitates Gastric Cancer Growth and Invasion. Clin Cancer Res, 2017, 23（8）：2071-2080. doi：10.1158/1078-0432.CCR-16-0742. Epub 2016 Oct 18. PMID：27756785.

19. Wang PL, Xiao FT, Gong BC, Liu FN, Xu HM. A Nomogram for Predicting Overall Survival of Gastric

Cancer Patients with Insufficient Lymph Nodes Examined. J Gastrointest Surg，2017，21（6）：947-956. doi：10.1007/s11605-017-3401-6. Epub 2017 Mar 27. PMID：28349332.

20. Wen T，Wang Z，Li Y，Li Z，Che X，Fan Y，Wang S，Qu J，Yang X，Hou K，Zhou W，Xu L，Li C，Wang J，Liu J，Chen L，Zhang J，Qu X，Liu Y. A Four-Factor Immunoscore System That Predicts Clinical Outcome for Stage II/III Gastric Cancer. Cancer Immunol Res，2017，5（7）：524-534. doi：10.1158/2326-6066. CIR-16-0381. Epub 2017 Jun 15. PMID：28619967.

21. Yamashita H，Deng J，Liang H，Seto Y. Re-evaluating the prognostic validity of the negative to positive lymph node ratio in node-positive gastric cancer patients. Surgery，2017，161（6）：1588-1596. doi：10.1016/j.surg.2016.12.018. Epub 2017 Jan 19. PMID：28111043.

22. Dong J，Wang R，Ren G，Li X，Wang J，Sun Y，Liang J，Nie Y，Wu K，Feng B，Shang Y，Fan D. HMGA2-FOXL2 Axis Regulates Metastases and Epithelial-to-Mesenchymal Transition of Chemoresistant Gastric Cancer. Clin Cancer Res，2017，23（13）：3461-3473. doi：10.1158/1078-0432.CCR-16-2180. Epub 2017 Jan 24. PMID：28119367.

23. Xiang Z，Zhou ZJ，Xia GK，Zhang XH，Wei ZW，Zhu JT，Yu J，Chen W，He Y，Schwarz RE，Brekken RA，Awasthi N，Zhang CH. A positive crosstalk between CXCR4 and CXCR2 promotes gastric cancer metastasis. Oncogene，2017，36（36）：5122-5133. doi：10.1038/onc.2017.108. Epub 2017 May 8. PMID：28481874.

24. Wang Z，Wang Z，Li G，Wu H，Sun K，Chen J，Feng Y，Chen C，Cai S，Xu J，He Y. CXCL1 from tumor-associated lymphatic endothelial cells drives gastric cancer cell into lymphatic system via activating integrin β 1/FAK/AKT signaling. Cancer Lett，2017，385：28-38. doi：10.1016/j.canlet.2016.10.043. Epub 2016 Nov 8. PMID：27832972.

25. He W，Zhang H，Han F，Chen X，Lin R，Wang W，Qiu H，Zhuang Z，Liao Q，Zhang W，Cai Q，Cui Y，Jiang W，Wang H，Ke Z. CD155T/TIGIT Signaling Regulates CD8＋T-cell Metabolism and Promotes Tumor Progression in Human Gastric Cancer. Cancer Res，2017，77（22）：6375-6388. doi：10.1158/0008-5472.CAN-17-0381. Epub 2017 Sep 7. PMID：28883004.

2018 年

1. 杨昆，张维汉，陈心足，陈小龙，刘凯，赵林勇，刘键平，伍兵，周总光，胡建昆. 新辅助治疗大体组织反应评级体系的建立和初步应用［J］. 中华胃肠外科杂志，2018，21（09）：1032-1038.

2. 余佩武，郝迎学. 我国机器人胃肠外科发展现状与展望. 中华外科杂志，2018，56（8）：564-568. DOI：10.3760/cma.j.issn.0529-5815.2018.08.002.

3. 黄丹，李增山，樊祥山，等. 中国人40 842例胃腺癌HER2多中心检测结果分析. 中华病理学杂志，2018，47（11）：822-826. DOI：10.3760/cma.j.issn.0529-5807.2018.11.002.

4. Deng J，Liu J，Wang W，Sun Z，Wang Z，Zhou Z，Xu H，Liang H. Validation of clinical significance of examined lymph node count for accurate prognostic evaluation of gastric cancer for the eighth edition of the American Joint Committee on Cancer（AJCC）TNM staging system. Chin J Cancer Res，2018，30（5）：477-491. doi：10.21147/j.issn.1000-9604.2018.05.01. PMID：30510359；PMCID：PMC6232365.

5. Shi J，Li F，Yao X，Mou T，Xu Z，Han Z，Chen S，Li W，Yu J，Qi X，Liu H，Li G. The HER4-YAP1 axis promotes trastuzumab resistance in HER2-positive gastric cancer by inducing epithelial and mesenchymal transition. Oncogene，2018，37（22）：3022-3038. doi：10.1038/s41388-018-0204-5. Epub 2018 Mar 14. PMID：29535422；PMCID：PMC5978807.

6. Zhao LY，Wang JJ，Zhao YL，Chen XZ，Yang K，Chen XL，Zhang WH，Liu K，Song XH，Zheng JB，Zhou ZG，Yu PW，Li Y，Hu JK. Superiority of Tumor Location-Modified Lauren Classification System for Gastric

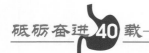

Cancer：A Multi-Institutional Validation Analysis. Ann Surg Oncol，2018，25（11）：3257-3263. doi：10.1245/s10434-018-6654-8. Epub 2018 Jul 26. PMID：30051368；PMCID：PMC6132412.

7. Wu L，Zhang C，Liang Y，Wang X，Ding X，Liang H. Risk factors for metastasis to No.14v lymph node and prognostic value of 14v status for gastric cancer patients after surgery. Jpn J Clin Oncol，2018，48（4）：335-342. doi：10.1093/jjco/hyy006. PMID：29420744.

8. Willet SG，Lewis MA，Miao ZF，Liu D，Radyk MD，Cunningham RL，Burclaff J，Sibbel G，Lo HG，Blanc V，Davidson NO，Wang ZN，Mills JC. Regenerative proliferation of differentiated cells by mTORC1-dependent paligenosis. EMBO J，2018，37（7）：e98311. doi：10.15252/embj.201798311. Epub 2018 Feb 21. PMID：29467218；PMCID：PMC5881627.

9. Fang C，Wang W，Deng JY，Sun Z，Seeruttun SR，Wang ZN，Xu HM，Liang H，Zhou ZW. Proposal and validation of a modified staging system to improve the prognosis predictive performance of the 8th AJCC/UICC pTNM staging system for gastric adenocarcinoma：a multicenter study with external validation. Cancer Commun（Lond），2018，38（1）：67. doi：10.1186/s40880-018-0337-5. PMID：30454049；PMCID：PMC6245913.

10. Shu Y，Zhang W，Hou Q，Zhao L，Zhang S，Zhou J，Song X，Zhang Y，Jiang D，Chen X，Wang P，Xia X，Liao F，Yin D，Chen X，Zhou X，Zhang D，Yin S，Yang K，Liu J，Fu L，Zhang L，Wang Y，Zhang J，An Y，Cheng H，Zheng B，Sun H，Zhao Y，Wang Y，Xie D，Ouyang L，Wang P，Zhang W，Qiu M，Fu X，Dai L，He G，Yang H，Cheng W，Yang L，Liu B，Li W，Dong B，Zhou Z，Wei Y，Peng Y，Xu H，Hu J. Prognostic significance of frequent CLDN18-ARHGAP26/6 fusion in gastric signet-ring cell cancer. Nat Commun，2018，9（1）：2447. doi：10.1038/s41467-018-04907-0. PMID：29961079；PMCID：PMC6026495.

11. Ye G，Huang K，Yu J，Zhao L，Zhu X，Yang Q，Li W，Jiang Y，Zhuang B，Liu H，Shen Z，Wang D，Yan L，Zhang L，Zhou H，Hu Y，Deng H，Liu H，Li G，Qi X. MicroRNA-647 Targets SRF-MYH9 Axis to Suppress Invasion and Metastasis of Gastric Cancer. Theranostics，2017，7（13）：3338-3353. doi：10.7150/thno.20512. Erratum in：Theranostics. 2018 Dec 1；8（22）：6350-6351. PMID：28900514；PMCID：PMC5595136.

12. Jiang Y，Zhang Q，Hu Y，Li T，Yu J，Zhao L，Ye G，Deng H，Mou T，Cai S，Zhou Z，Liu H，Chen G，Li G，Qi X. ImmunoScore Signature：A Prognostic and Predictive Tool in Gastric Cancer. Ann Surg，2018，267（3）：504-513. doi：10.1097/SLA.0000000000002116. PMID：28002059.

13. Jiang Y，Xie J，Han Z，Liu W，Xi S，Huang L，Huang W，Lin T，Zhao L，Hu Y，Yu J，Zhang Q，Li T，Cai S，Li G. Immunomarker Support Vector Machine Classifier for Prediction of Gastric Cancer Survival and Adjuvant Chemotherapeutic Benefit. Clin Cancer Res，2018，24（22）：5574-5584. doi：10.1158/1078-0432.CCR-18-0848. Epub 2018 Jul 24. PMID：30042208.

14. Yang H，Zhang H，Ge S，Ning T，Bai M，Li J，Li S，Sun W，Deng T，Zhang L，Ying G，Ba Y. Retraction Notice to：Exosome-Derived miR-130a Activates Angiogenesis in Gastric Cancer by Targeting C-MYB in Vascular Endothelial Cells. Mol Ther，2022，30（7）：2637. doi：10.1016/j.ymthe.2022.03.020. Epub 2022 May 24. PMID：35797979；PMCID：PMC9263250.

15. Wang PL，Huang JY，Zhu Z，Gong BC，Huang HW，Duan SJ，Xu HM，Liu FN. Development of a risk-scoring system to evaluate the serosal invasion for macroscopic serosal invasion positive gastric cancer patients. Eur J Surg Oncol，2018，44（5）：600-606. doi：10.1016/j.ejso.2018.01.240. Epub 2018 Feb 3. PMID：29454557.

16. Wang P，Sun Z，Wang W，Deng J，Wang Z，Liang H，Zhou Z，Xu H. Conditional survival of patients with gastric cancer who undergo curative resection：A multi-institutional analysis in China. Cancer，2018，124（5）：916-924. doi：10.1002/cncr.31160. Epub 2017 Dec 4. PMID：29205321.

17. Ma W，Xu Z，Wang Y，Li W，Wei Z，Chen T，Mou T，Cheng M，Luo J，Luo T，Chen Y，Yu J，Zhou W，Li G. A Positive Feedback Loop of SLP2 Activates MAPK Signaling Pathway to Promote Gastric Cancer Progression.

Theranostics，2018，8（20）：5744-5757. doi：10.7150/thno.28898. PMID：30555578；PMCID：PMC6276297.

18. Wang W，Sun Z，Deng JY，Qi XL，Feng XY，Fang C，Ma XH，Wang ZN，Liang H，Xu HM，Zhou ZW. A novel nomogram individually predicting disease-specific survival after D2 gastrectomy for advanced gastric cancer. Cancer Commun（Lond），2018，38（1）：23. doi：10.1186/s40880-018-0293-0. PMID：29764518；PMCID：PMC5993138.

19. Zhu CC，Kim TH，Berlth F，Park SH，Suh YS，Kong SH，Lee HJ，Cao H，Yang HK. Clinical outcomes of intraoperative manual dilatation of pylorus in pylorus-preserving gastrectomy：a retrospective analysis. Gastric Cancer，2018，21（5）：864-870. doi：10.1007/s10120-018-0814-1. Epub 2018 Mar 13. PMID：29536295.

20. Zhang H，Liu H，Shen Z，Lin C，Wang X，Qin J，Qin X，Xu J，Sun Y. Tumor-infiltrating Neutrophils is Prognostic and Predictive for Postoperative Adjuvant Chemotherapy Benefit in Patients With Gastric Cancer. Ann Surg，2018，267（2）：311-318. doi：10.1097/SLA.0000000000002058. PMID：27763900.

21. Liu X，Li G，Long Z，Yin J，Zhu X，Sheng W，Huang D，Zhu H，Zhang Z，Cai H，Huang H，Zhao G，Zhou Y，Zhang Z，Wang Y. Phase II trial of preoperative chemoradiation plus perioperative SOX chemotherapy in patients with locally advanced gastric cancer. J Surg Oncol，2018，117（4）：692-698. doi：10.1002/jso.24917. Epub 2017 Nov 30. PMID：29194623.

2019 年

1. 李北芳，杨菁，张朦琦，陈祖华，李忠武，董彬，高静.进展期胃癌中 EB 病毒感染率及 EB 病毒参与免疫调节的机制探索［J］.肿瘤综合治疗电子杂志，2019，5（02）：18-23.

2. 中国腹腔镜胃肠外科研究组（CLASS 研究组）.中国腹腔镜胃肠外科研究组十年回顾与展望.中华胃肠外科杂志，2019，22（10）：916-919. DOI：10.3760/cma.j.issn.1671-0274.2019.10.003.

3. 苏舒，邹征云，杜娟，陈仿军，丁乃清，邵洁，魏嘉，刘宝瑞.EBV 阳性胃癌免疫卡控点干预治疗意义及抗肿瘤作用研究［J］.肿瘤综合治疗电子杂志，2018，4（02）：73-79.

4. 曹晖，赵恩昊.食管胃结合部腺癌手术径路治疗策略的变迁与思考［J］.中华消化外科杂志，2019（06）：518-522.

5. Liu H，Kinoshita T，Tonouchi A，Kaito A，Tokunaga M. What are the reasons for a longer operation time in robotic gastrectomy than in laparoscopic gastrectomy for stomach cancer？ Surg Endosc，2019，33（1）：192-198. doi：10.1007/s00464-018-6294-x. Epub 2018 Jun 25. PMID：29943067.

6. Li S，Cong X，Gao H，Lan X，Li Z，Wang W，Song S，Wang Y，Li C，Zhang H，Zhao Y，Xue Y. Tumor-associated neutrophils induce EMT by IL-17a to promote migration and invasion in gastric cancer cells. J Exp Clin Cancer Res，2019，38（1）：6. doi：10.1186/s13046-018-1003-0. Erratum in：J Exp Clin Cancer Res，2019，38（1）：177. PMID：30616627；PMCID：PMC6323742.

7. Wang F，Wei XL，Wang FH，Xu N，Shen L，Dai GH，Yuan XL，Chen Y，Yang SJ，Shi JH，Hu XC，Lin XY，Zhang QY，Feng JF，Ba Y，Liu YP，Li W，Shu YQ，Jiang Y，Li Q，Wang JW，Wu H，Feng H，Yao S，Xu RH. Safety，efficacy and tumor mutational burden as a biomarker of overall survival benefit in chemo-refractory gastric cancer treated with toripalimab，a PD-1 antibody in phase Ib/II clinical trial NCT02915432. Ann Oncol，2019，30（9）：1479-1486. doi：10.1093/annonc/mdz197. PMID：31236579；PMCID：PMC6771223.

8. Zhu CC，Cao H，Berlth F，Xu J，Park SH，Choe HN，Suh YS，Kong SH，Lee HJ，Kim WH，Yang HK. Pylorus-preserving gastrectomy for early cancer involving the upper third：can we go higher？ Gastric Cancer，2019，22（4）：881-891. doi：10.1007/s10120-018-00921-9. Epub 2019 Feb 19. PMID：30778800.

9. Huang YK，Kang WM，Ma ZQ，Liu YQ，Zhou L，Yu JC. NUCKS1 promotes gastric cancer cell aggressiveness by upregulating IGF-1R and subsequently activating the PI3K/Akt/mTOR signaling pathway. Carcinogenesis，2019，40（2）：370-379. doi：10.1093/carcin/bgy142. PMID：30371738.

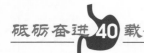

10. Yue B，Song C，Yang L，Cui R，Cheng X，Zhang Z，Zhao G. METTL3-mediated N6-methyladenosine modification is critical for epithelial-mesenchymal transition and metastasis of gastric cancer. Mol Cancer，2019，18（1）：142. doi：10.1186/s12943-019-1065-4. PMID：31607270；PMCID：PMC6790244.

11. Liang Y，Wu L，Liu L，Ding X，Wang X，Liu H，Meng J，Xu R，He D，Liang H. Impact of extranodal tumor deposits on prognosis and N stage in gastric cancer. Surgery，2019，166（3）：305-313. doi：10.1016/j.surg.2019.04.027. Epub 2019 Jun 18. PMID：31221435.

12. Liu K，Chen XZ，Zhang WH，Zhang DY，Luo Y，Yu Y，Yang K，Yang SJ，Chen XL，Sun LF，Zhao LY，Zhou ZG，Hu JK. "Four-Step Procedure" of laparoscopic exploration for gastric cancer in West China Hospital：a retrospective observational analysis from a high-volume institution in China. Surg Endosc，2019，33（5）：1674-1682. doi：10.1007/s00464-018-6605-2. Epub 2018 Nov 26. PMID：30478700；PMCID：PMC6484818.

13. Li WQ，Zhang JY，Ma JL，Li ZX，Zhang L，Zhang Y，Guo Y，Zhou T，Li JY，Shen L，Liu WD，Han ZX，Blot WJ，Gail MH，Pan KF，You WC. Effects of *Helicobacter pylori* treatment and vitamin and garlic supplementation on gastric cancer incidence and mortality：follow-up of a randomized intervention trial. BMJ，2019，366：l5016. doi：10.1136/bmj.l5016. PMID：31511230；PMCID：PMC6737461.

14. Yu J，Huang C，Sun Y，Su X，Cao H，Hu J，Wang K，Suo J，Tao K，He X，Wei H，Ying M，Hu W，Du X，Hu Y，Liu H，Zheng C，Li P，Xie J，Liu F，Li Z，Zhao G，Yang K，Liu C，Li H，Chen P，Ji J，Li G；Chinese Laparoscopic Gastrointestinal Surgery Study（CLASS）Group. Effect of Laparoscopic vs Open Distal Gastrectomy on 3-Year Disease-Free Survival in Patients With Locally Advanced Gastric Cancer：The CLASS-01 Randomized Clinical Trial. JAMA，2019，321（20）：1983-1992. doi：10.1001/jama.2019.5359. PMID：31135850；PMCID：PMC6547120.

15. Dong D，Tang L，Li ZY，Fang MJ，Gao JB，Shan XH，Ying XJ，Sun YS，Fu J，Wang XX，Li LM，Li ZH，Zhang DF，Zhang Y，Li ZM，Shan F，Bu ZD，Tian J，Ji JF. Development and validation of an individualized nomogram to identify occult peritoneal metastasis in patients with advanced gastric cancer. Ann Oncol，2019，30（3）：431-438. doi：10.1093/annonc/mdz001. PMID：30689702；PMCID：PMC6442651.

16. Liu K，Feng F，Chen XZ，Zhou XY，Zhang JY，Chen XL，Zhang WH，Yang K，Zhang B，Zhang HW，Zhou ZG，Hu JK. Comparison between gastric and esophageal classification system among adenocarcinomas of esophagogastric junction according to AJCC 8th edition：a retrospective observational study from two high-volume institutions in China. Gastric Cancer，2019，22（3）：506-517. doi：10.1007/s10120-018-0890-2. Epub 2018 Nov 2. PMID：30390154；PMCID：PMC6476824.

17. Zhang WH，Yang K，Chen XZ，Zhao Y，Liu K，Wu WW，Chen ZX，Zhou ZG，Hu JK. Clockwise，Modularized Lymphadenectomy in Laparoscopic Gastric Cancer Surgery：a New Laparoscopic Surgery Model. J Gastrointest Surg，2019，23（5）：895-903. doi：10.1007/s11605-018-4009-1. Epub 2018 Oct 23. PMID：30353490.

18. Liu JY，Deng JY，Zhang NN，Liu HF，Sun WL，He WT，Wang Y，Zhang L，Liang H. Clinical significance of skip lymph-node metastasis in pN1 gastric-cancer patients after curative surgery. Gastroenterol Rep（Oxf），2019，7（3）：193-198. doi：10.1093/gastro/goz008. Epub 2019 Mar 11. PMID：31217983；PMCID：PMC6573797.

19. Chen D，Chen G，Jiang W，Fu M，Liu W，Sui J，Xu S，Liu Z，Zheng X，Chi L，Lin D，Li K，Chen W，Zuo N，Lu J，Chen J，Li G，Zhuo S，Yan J. Association of the Collagen Signature in the Tumor Microenvironment With Lymph Node Metastasis in Early Gastric Cancer. JAMA Surg，2019，154（3）：e185249. doi：10.1001/jamasurg.2018.5249. Epub 2019 Mar 20. PMID：30698615；PMCID：PMC6439641.

20. Dong D，Tang L，Li ZY，Fang MJ，Gao JB，Shan XH，Ying XJ，Sun YS，Fu J，Wang XX，Li LM，Li ZH，Zhang DF，Zhang Y，Li ZM，Shan F，Bu ZD，Tian J，Ji JF. Development and validation of an

individualized nomogram to identify occult peritoneal metastasis in patients with advanced gastric cancer. Ann Oncol，2019，30（3）：431-438. doi：10.1093/annonc/mdz001. PMID：30689702；PMCID：PMC6442651.

21. Li Z，Shan F，Ying X，Zhang Y，E JY，Wang Y，Ren H，Su X，Ji J. Assessment of Laparoscopic Distal Gastrectomy After Neoadjuvant Chemotherapy for Locally Advanced Gastric Cancer：A Randomized Clinical Trial. JAMA Surg，2019，154（12）：1093-1101. doi：10.1001/jamasurg.2019.3473. PMID：31553463；PMCID：PMC6763995.

22. Xing R，Zhou Y，Yu J，Yu Y，Nie Y，Luo W，Yang C，Xiong T，Wu WKK，Li Z，Bing Y，Lin S，Zhang Y，Hu Y，Li L，Han L，Yang C，Huang S，Huang S，Zhou R，Li J，Wu K，Fan D，Tang G，Dou J，Zhu Z，Ji J，Fang X，Lu Y. Whole-genome sequencing reveals novel tandem-duplication hotspots and a prognostic mutational signature in gastric cancer. Nat Commun，2019，10（1）：2037. doi：10.1038/s41467-019-09644-6. PMID：31048690；PMCID：PMC6497673.

23. Li T，Guo H，Li H，Jiang Y，Zhuang K，Lei C，Wu J，Zhou H，Zhu R，Zhao X，Lu Y，Shi C，Nie Y，Wu K，Yuan Z，Fan DM，Shi Y. MicroRNA-92a-1-5p increases CDX2 by targeting FOXD1 in bile acids-induced gastric intestinal metaplasia. Gut，2019，68（10）：1751-1763. doi：10.1136/gutjnl-2017-315318. Epub 2019 Jan 11. PMID：30635407；PMCID：PMC6839796.

24. Liu H，Du F，Sun L，Wu Q，Wu J，Tong M，Wang X，Wang Q，Cao T，Gao X，Cao J，Wu N，Nie Y，Fan D，Lu Y，Zhao X. GATA6 suppresses migration and metastasis by regulating the miR-520b/CREB1 axis in gastric cancer. Cell Death Dis. 2019 Jan 15；10（2）：35. doi：10.1038/s41419-018-1270-x. Erratum in：Cell Death Dis，2022，13（3）：243. PMID：30674866；PMCID：PMC6426848.

25. Wang CJ，Zhu CC，Xu J，Wang M，Zhao WY，Liu Q，Zhao G，Zhang ZZ. The lncRNA UCA1 promotes proliferation，migration，immune escape and inhibits apoptosis in gastric cancer by sponging anti-tumor miRNAs. Mol Cancer. 2019 Jul 4；18（1）：115. doi：10.1186/s12943-019-1032-0. Erratum in：Mol Cancer，2019，18（1）：129. Erratum in：Mol Cancer. 2021 Sep 18；20（1）：120. PMID：31272462；PMCID：PMC6609402.

26. Lin C，He H，Liu H，Li R，Chen Y，Qi Y，Jiang Q，Chen L，Zhang P，Zhang H，Li H，Zhang W，Sun Y，Xu J. Tumour-associated macrophages-derived CXCL8 determines immune evasion through autonomous PD-L1 expression in gastric cancer. Gut，2019，68（10）：1764-1773. doi：10.1136/gutjnl-2018-316324. Epub 2019 Jan 19. PMID：30661053.

27. Zhou Z，Xia G，Xiang Z，Liu M，Wei Z，Yan J，Chen W，Zhu J，Awasthi N，Sun X，Fung KM，He Y，Li M，Zhang C. A C-X-C Chemokine Receptor Type 2-Dominated Cross-talk between Tumor Cells and Macrophages Drives Gastric Cancer Metastasis. Clin Cancer Res，2019，25（11）：3317-3328. doi：10.1158/1078-0432.CCR-18-3567. Epub 2019 Feb 22. PMID：30796034；PMCID：PMC8955044.

2020 年

1. 张维汉，杨昆，陈心足，刘凯，陈小龙，赵林勇，张波，陈志新，陈佳平，周总光，胡建昆 . 规范化外科手术与多学科综合治疗对胃癌患者预后的影响：一项单中心队列研究报告［J］. 中华胃肠外科杂志，2020（04）：396-397-398-399-400-401-402-403-404.

2. 曹晖，汪明 . 智者见于未萌——论胃肠间质瘤诊断和治疗决策中应努力规避的陷阱和困境［J］. 中华胃肠外科杂志，2020，23（09）：823-834.

3. Sun W，Deng J，Zhang N，Liu H，Liu J，Gu P，Du Y，Wu Z，He W，Wang P，Liang H. Prognostic impact of D2-plus lymphadenectomy and optimal extent of lymphadenectomy in advanced gastric antral carcinoma：Propensity score matching analysis. Chin J Cancer Res，2020，32（1）：51-61. doi：10.21147/j.issn.1000-9604.2020.01.07. PMID：32194305；PMCID：PMC7072021.

4. Wu Z，Liu H，Sun W，Du Y，He W，Guo S，Chen L，Zhao Z，Wang P，Liang H，Deng J. RNF180

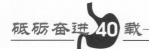
mediates STAT3 activity by regulating the expression of RhoC via the proteasomal pathway in gastric cancer cells. Cell Death Dis，2020，11（10）：881. doi：10.1038/s41419-020-03096-3. PMID：33082325；PMCID：PMC7575565.

5. Ye G，Yang Q，Lei X，Zhu X，Li F，He J，Chen H，Ling R，Zhang H，Lin T，Liang Z，Liang Y，Huang H，Guo W，Deng H，Liu H，Hu Y，Yu J，Li G. Nuclear MYH9-induced CTNNB1 transcription，targeted by staurosporin，promotes gastric cancer cell anoikis resistance and metastasis. Theranostics，2020，10（17）：7545-7560. doi：10.7150/thno.46001. PMID：32685004；PMCID：PMC7359096.

6. Jiang Y，Wang H，Wu J，Chen C，Yuan Q，Huang W，Li T，Xi S，Hu Y，Zhou Z，Xu Y，Li G，Li R. Noninvasive imaging evaluation of tumor immune microenvironment to predict outcomes in gastric cancer. Ann Oncol，2020，31（6）：760-768. doi：10.1016/j.annonc.2020.03.295. Epub 2020 Mar 30. Erratum in：Ann Oncol，2021，32（4）：578. PMID：32240794.

7. Zhang N，Deng J，Wang W，Sun Z，Wang Z，Xu H，Zhou Z，Liang H. Negative lymph node count as an independent prognostic factor in stage III patients after curative gastrectomy：A retrospective cohort study based on a multicenter database. Int J Surg，2020，74：44-52. doi：10.1016/j.ijsu.2019.12.018. Epub 2019 Dec 23. PMID：31874262.

8. Li B，Jiang Y，Li G，Fisher GA Jr，Li R. Natural killer cell and stroma abundance are independently prognostic and predict gastric cancer chemotherapy benefit. JCI Insight，2020，5（9）：e136570. doi：10.1172/jci.insight.136570. PMID：32229725；PMCID：PMC7253031.

9. Liu F，Huang C，Xu Z，Su X，Zhao G，Ye J，Du X，Huang H，Hu J，Li G，Yu P，Li Y，Suo J，Zhao N，Zhang W，Li H，He H，Sun Y；Chinese Laparoscopic Gastrointestinal Surgery Study（CLASS）Group. Morbidity and Mortality of Laparoscopic vs Open Total Gastrectomy for Clinical Stage I Gastric Cancer：The CLASS02 Multicenter Randomized Clinical Trial. JAMA Oncol，2020，6（10）：1590-1597. doi：10.1001/jamaoncol.2020.3152. PMID：32815991；PMCID：PMC7441466.

10. Wang Q，Chen C，Ding Q，Zhao Y，Wang Z，Chen J，Jiang Z，Zhang Y，Xu G，Zhang J，Zhou J，Sun B，Zou X，Wang S. METTL3-mediated m^{6}A modification of HDGF mRNA promotes gastric cancer progression and has prognostic significance. Gut，2020，69（7）：1193-1205. doi：10.1136/gutjnl-2019-319639. Epub 2019 Oct 3. PMID：31582403.

11. Zhang B，Wu Q，Li B，Wang D，Wang L，Zhou YL. m^{6}A regulator-mediated methylation modification patterns and tumor microenvironment infiltration characterization in gastric cancer. Mol Cancer，2020，19（1）：53. doi：10.1186/s12943-020-01170-0. PMID：32164750；PMCID：PMC7066851.

12. Li Y，Song S，Pizzi MP，Han G，Scott AW，Jin J，Xu Y，Wang Y，Huo L，Ma L，Vellano C，Luo X，MacLeod R，Wang L，Wang Z，Ajani JA. LncRNA PVT1 Is a Poor Prognosticator and Can Be Targeted by PVT1 Antisense Oligos in Gastric Adenocarcinoma. Cancers（Basel），2020，12（10）：2995. doi：10.3390/cancers12102995. PMID：33076512；PMCID：PMC7602573.

13. Dong Y，Qiu Y，Deng J，Wang W，Sun Z，Wang Z，Zhou Z，Xu H，Liang H. Insufficient examined lymph node count underestimates staging in pN3a patients after curative gastrectomy：a multicenter study with external validation. J Cancer Res Clin Oncol，2020，146（2）：515-528. doi：10.1007/s00432-019-03081-0. Epub 2019 Dec 7. PMID：31813005.

14. Gu P，Deng J，Wang W，Wang Z，Zhou Z，Xu H，Liang H. Impact of the number of examined lymph nodes on stage migration in node-negative gastric cancer patients：a Chinese multi-institutional analysis with propensity score matching. Ann Transl Med，2020，8（15）：938. doi：10.21037/atm-19-4727. PMID：32953738；PMCID：PMC7475395.

15. Zhang N，Bai H，Deng J，Wang W，Sun Z，Wang Z，Xu H，Zhou Z，Liang H. Impact of examined lymph node count on staging and long-term survival of patients with node-negative stage III gastric cancer：a

retrospective study using a Chinese multi-institutional registry with Surveillance，Epidemiology，and End Results（SEER）data validation. Ann Transl Med，2020，8（17）：1075. doi：10.21037/atm-20-1358a. PMID：33145294；PMCID：PMC7575951.

16. Zhang N，Deng J，Sun W，Du Y，Guo S，Bai H，Liu H，Liang H. Extranodal soft tissue metastasis as an independent prognostic factor in gastric cancer patients aged under 70 years after curative gastrectomy. Ann Transl Med，2020，8（6）：376. doi：10.21037/atm.2020.02.09. PMID：32355820；PMCID：PMC7186695.

17. Yin X，Fang T，Wang Y，Li C，Wang Y，Zhang D，Xue Y. Efficacy of Postoperative FOLFOX *Versus* XELOX Chemotherapy for Gastric Cancer and Prognostic Value of Platelet-Lymphocyte Ratio in Patients Receiving XELOX. Front Oncol，2020，10：584772. doi：10.3389/fonc.2020.584772. PMID：33425738；PMCID：PMC7786002.

18. Guo Y，Zhang Y，Gerhard M，Gao JJ，Mejias-Luque R，Zhang L，Vieth M，Ma JL，Bajbouj M，Suchanek S，Liu WD，Ulm K，Quante M，Li ZX，Zhou T，Schmid R，Classen M，Li WQ，You WC，Pan KF. Effect of *Helicobacter pylori* on gastrointestinal microbiota：a population-based study in Linqu，a high-risk area of gastric cancer. Gut，2020，69（9）：1598-1607. doi：10.1136/gutjnl-2019-319696. Epub 2019 Dec 19. PMID：31857433；PMCID：PMC7456744.

19. Zhang Y，Zhao J，Yu H，Li P，Liang W，Liu Z，Lee GB，Liu L，Li WJ，Wang Z. Detection and isolation of free cancer cells from ascites and peritoneal lavages using optically induced electrokinetics（OEK）. Sci Adv，2020，6（32）：eaba9628. doi：10.1126/sciadv.aba9628. Erratum in：Sci Adv. 2020 Dec 4；6（49）：PMID：32821829；PMCID：PMC7406364.

20. Donini LM，Busetto L，Bauer JM，Bischoff S，Boirie Y，Cederholm T，Cruz-Jentoft AJ，Dicker D，Frühbeck G，Giustina A，Gonzalez MC，Han HS，Heymsfield SB，Higashiguchi T，Laviano A，Lenzi A，Parrinello E，Poggiogalle E，Prado CM，Rodriguez JS，Rolland Y，Santini F，Siervo M，Tecilazich F，Vettor R，Yu J，Zamboni M，Barazzoni R. Critical appraisal of definitions and diagnostic criteria for sarcopenic obesity based on a systematic review. Clin Nutr，2020，39（8）：2368-2388. doi：10.1016/j.clnu.2019.11.024. Epub 2019 Nov 27. PMID：31813698.

21. Guo X，Lv X，Ru Y，Zhou F，Wang N，Xi H，Zhang K，Li J，Chang R，Xie T，Wang X，Li B，Chen Y，Yang Y，Chen L，Chen L. Circulating Exosomal Gastric Cancer-Associated Long Noncoding RNA1 as a Biomarker for Early Detection and Monitoring Progression of Gastric Cancer：A Multiphase Study. JAMA Surg，2020，155（7）：572-579. doi：10.1001/jamasurg.2020.1133. PMID：32520332；PMCID：PMC7287948.

22. Zhang H，Deng T，Liu R，Ning T，Yang H，Liu D，Zhang Q，Lin D，Ge S，Bai M，Wang X，Zhang L，Li H，Yang Y，Ji Z，Wang H，Ying G，Ba Y. CAF secreted miR-522 suppresses ferroptosis and promotes acquired chemo-resistance in gastric cancer. Mol Cancer，2020，19（1）：43. doi：10.1186/s12943-020-01168-8. PMID：32106859；PMCID：PMC7045485.

23. Ge Z，Zhao J，Yu H，Yang W，Zhou P，Wang Z，Liu L. Biomimetic construction of peritoneum to imitate peritoneal metastasis using digital micromirror device-based optical projection lithography. Lab Chip，2020，20（17）：3109-3119. doi：10.1039/d0lc00361a. PMID：32661538.

24. Liu Y，Zhu YP，Cai MZ，Ke B，Li B，Liu N，Xue Q，Zhan HJ，Deng JY，Zhang L，Hao YP，Wang ZQ，Wang L，Liang H. A Preliminary Study on the Establishment of the PDTX Model. Cancer Manag Res，2020，12：1969-1979. doi：10.2147/CMAR.S230668. PMID：32256107；PMCID：PMC7096243.

25. Miao ZF，Lewis MA，Cho CJ，Adkins-Threats M，Park D，Brown JW，Sun JX，Burclaff JR，Kennedy S，Lu J，Mahar M，Vietor I，Huber LA，Davidson NO，Cavalli V，Rubin DC，Wang ZN，Mills JC. A Dedicated Evolutionarily Conserved Molecular Network Licenses Differentiated Cells to Return to the Cell Cycle. Dev Cell，2020，55（2）：178-194.e7. doi：10.1016/j.devcel.2020.07.005. Epub 2020 Aug 7. PMID：32768422；PMCID：PMC7606764.

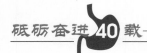

26. Dong D, Fang MJ, Tang L, Shan XH, Gao JB, Giganti F, Wang RP, Chen X, Wang XX, Palumbo D, Fu J, Li WC, Li J, Zhong LZ, De Cobelli F, Ji JF, Liu ZY, Tian J. Deep learning radiomic nomogram can predict the number of lymph node metastasis in locally advanced gastric cancer: an international multicenter study. Ann Oncol, 2020, 31（7）: 912-920. doi: 10.1016/j.annonc.2020.04.003. Epub 2020 Apr 15. PMID: 32304748.

27. Li Z, Gao X, Peng X, May Chen MJ, Li Z, Wei B, Wen X, Wei B, Dong Y, Bu Z, Wu A, Wu Q, Tang L, Li Z, Liu Y, Zhang L, Jia S, Zhang L, Shan F, Zhang J, Wu X, Ji X, Ji K, Wu X, Shi J, Xing X, Wu J, Lv G, Shen L, Ji X, Liang H, Ji J. Multi-omics characterization of molecular features of gastric cancer correlated with response to neoadjuvant chemotherapy. Sci Adv, 2020, 6（9）: eaay4211. doi: 10.1126/sciadv.aay4211. PMID: 32133402; PMCID: PMC7043923.

28. Xia X, Wang S, Ni B, Xing S, Cao H, Zhang Z, Yu F, Zhao E, Zhao G. Hypoxic gastric cancer-derived exosomes promote progression and metastasis via MiR-301a-3p/PHD3/HIF-1α positive feedback loop. Oncogene, 2020, 39（39）: 6231-6244. doi: 10.1038/s41388-020-01425-6. Epub 2020 Aug 21. Erratum in: Oncogene, 2021, 40（41）: 6058. PMID: 32826951.

2021 年

1. 曹毛毛, 李贺, 孙殿钦, 等. 2000—2019 年中国胃癌流行病学趋势分析. 中华消化外科杂志, 2021, 20（01）: 102-109. DOI: 10.3760/cma.j.cn115610-20201130-00746.

2. 丁学伟, 郑志超, 赵群, 等. 基于多中心真实世界数据的胃癌围手术期化疗患者生存分析. 中华胃肠外科杂志, 2021, 24（05）: 403-412. DOI: 10.3760/cma.j.cn.441530-20200111-00014.

3. Gu P, Deng J, Sun Z, Wang Z, Wang W, Liang H, Xu H, Zhou Z. Superiority of log odds of positive lymph nodes（LODDS）for prognostic prediction after gastric cancer surgery: a multi-institutional analysis of 7620 patients in China. Surg Today, 2021, 51（1）: 101-110. doi: 10.1007/s00595-020-02091-7. Epub 2020 Aug 4. PMID: 32754844.

4. Li ZY, Zhou YB, Li TY, Li JP, Zhou ZW, She JJ, Hu JK, Qian F, Shi Y, Tian YL, Gao GM, Gao RZ, Liang CC, Shi FY, Yang K, Wen Y, Zhao YL, Yu PW; Robotic, Laparoscopic Surgery Committee of Chinese Research Hospital Association. Robotic Gastrectomy versus Laparoscopic Gastrectomy for Gastric Cancer: A Multicenter Cohort Study of 5402 Patients in China. Ann Surg, 2021, doi: 10.1097/SLA.0000000000005046. Epub ahead of print. PMID: 34225299.

5. Dong YP, Cai FL, Wu ZZ, Wang PL, Yang Y, Guo SW, Zhao ZZ, Zhao FC, Liang H, Deng JY. Risk of station 12a lymph node metastasis in patients with lower-third gastric cancer. World J Gastrointest Surg, 2021, 13（11）: 1390-1404. doi: 10.4240/wjgs.v13.i11.1390. PMID: 34950428; PMCID: PMC8649572.

6. Cai F, Dong Y, Wang P, Zhang L, Yang Y, Liu Y, Wang X, Zhang R, Liang H, Sun Y, Deng J. Risk assessment of lymph node metastasis in early gastric cancer: Establishment and validation of a Seven-point scoring model. Surgery, 2022, 171（5）: 1273-1280. doi: 10.1016/j.surg.2021.10.049. Epub 2021 Dec 2. PMID: 34865863.

7. Ge J, Liu T, Lei T, Li X, Song K, Azizi S, Liu H, Tang M. Retrospective Cohort Study of Intraoperative Administration of Sustained-Release 5-Fluorouracil Implants in Advanced Gastric Cancer Patients. Front Pharmacol, 2021, 12: 659258. doi: 10.3389/fphar.2021.659258. PMID: 33927633; PMCID: PMC8076801.

8. Jiang Y, Liang X, Han Z, Wang W, Xi S, Li T, Chen C, Yuan Q, Li N, Yu J, Xie Y, Xu Y, Zhou Z, Poultsides GA, Li G, Li R. Radiographical assessment of tumour stroma and treatment outcomes using deep learning: a retrospective, multicohort study. Lancet Digit Health, 2021, 3（6）: e371-e382. doi: 10.1016/S2589-7500（21）00065-0. PMID: 34045003.

9. Chen D, Liu Z, Liu W, Fu M, Jiang W, Xu S, Wang G, Chen F, Lu J, Chen H, Dong X, Li G, Chen G,

Zhuo S，Yan J. Predicting postoperative peritoneal metastasis in gastric cancer with serosal invasion using a collagen nomogram. Nat Commun，2021，12（1）：179. doi：10.1038/s41467-020-20429-0. PMID：33420057；PMCID：PMC7794254.

10. Xiaotian Zhang，Han Liang，Ziyu Li，Yingwei Xue，Yanong Wang，Zhiwei Zhou，Jiren Yu，Zhaode Bu，Lin Chen，Yian Du，Xinbao Wang，Aiwen Wu，Guoli Li，Xiangqian Su，Gang Xiao，Ming Cui，Dan Wu，Li Chen，Xiaojiang Wu，Yanbing Zhou，Lianhai Zhang，Chengxue Dang，Yulong He，Zhongtao Zhang，Yihong Sun，Yong Li，Huanqiu Chen，Yuxian Bai，Changsong Qi，Peiwu Yu，Guanbao Zhu，Jian Suo，Baoqing Jia，Leping Li，Changming Huang，Fei Li，Yingjiang Ye，Huimian Xu，Xin Wang，Yannan Yuan，Jian-Yu E，Xiangji Ying，Chen Yao，Lin Shen，Jiafu Ji. Perioperative or postoperative adjuvant oxaliplatin with S-1 versus adjuvant oxaliplatin with capecitabine in patients with locally advanced gastric or gastro-oesophageal junction adenocarcinoma undergoing D2 gastrectomy（RESOLVE）：an open-label，superiority and non-inferiority，phase 3 randomised controlled trial. The Lancet Oncology，2021，22（8）1081-1092，

11. Xu Y，Zhang R，Li C，Sun Z，Deng J，Wang X，Ding X，Wang B，Xue Q，Ke B，Zhan H，Liu N，Liu Y，Wang X，Liang H，Xue Y，Xu H. Intraperitoneal Chemotherapy Using Fluorouracil Implants Combined With Radical Resection and Postoperative Adjuvant Chemotherapy for Stage III Gastric Cancer：A Multi-Center，Randomized，Open-Label，Controlled Clinical Study. Front Oncol，2021，11：670651. doi：10.3389/fonc.2021.670651. PMID：34307140；PMCID：PMC8298064.

12. Zhang Y，Li Z，Jiang L，Xue Z，Ma Z，Kang W，Ye X，Liu Y，Jin Z，Yu J. Impact of body composition on clinical outcomes in people with gastric cancer undergoing radical gastrectomy after neoadjuvant treatment. Nutrition，2021，85：111135. doi：10.1016/j.nut.2020.111135. Epub 2021 Jan 5. PMID：33556785.

13. Zhang L，Liu Y，Gao X，Zhou D，Zhang Y，Tian F，Gao T，Wang Y，Chen Z，Lian B，Hu H，Jia Z，Xue Z，Guo D，Zhou J，Gu Y，Gong F，Wu X，Tang Y，Li M，Jin G，Qin H，Yu J，Zhou Y，Chi Q，Yang H，Wang K，Li G，Li N，van Zanten ARH，Li J，Wang X. Immediate vs. gradual advancement to goal of enteral nutrition after elective abdominal surgery：A multicenter non-inferiority randomized trial. Clin Nutr，2021，40（12）：5802-5811. doi：10.1016/j.clnu.2021.10.014. Epub 2021 Oct 30. PMID：34775223.

14. Chen L，Ma G，Wang P，Dong Y，Liu Y，Zhao Z，Guo J，Liang H，Yang L，Deng J. Establishment and verification of prognostic model for gastric cancer based on autophagy-related genes. Am J Cancer Res，2021，11（4）：1335-1346. PMID：33948361；PMCID：PMC8085875.

15. Sun W，Ma G，Zhang L，Wang P，Zhang N，Wu Z，Dong Y，Cai F，Chen L，Liu H，Liang H，Deng J. DNMT3A-mediated silence in ADAMTS9 expression is restored by RNF180 to inhibit viability and motility in gastric cancer cells. Cell Death Dis，2021，12（5）：428. doi：10.1038/s41419-021-03628-5. PMID：33931579；PMCID：PMC8087691.

16. Jiang Y，Jin C，Yu H，Wu J，Chen C，Yuan Q，Huang W，Hu Y，Xu Y，Zhou Z，Fisher GA Jr，Li G，Li R. Development and Validation of a Deep Learning CT Signature to Predict Survival and Chemotherapy Benefit in Gastric Cancer：A Multicenter，Retrospective Study. Ann Surg，2021，274（6）：e1153-e1161. doi：10.1097/SLA.0000000000003778. PMID：31913871.

17. Miao ZF，Sun JX，Adkins-Threats M，Pang MJ，Zhao JH，Wang X，Tang KW，Wang ZN，Mills JC. DDIT4 Licenses Only Healthy Cells to Proliferate During Injury-induced Metaplasia. Gastroenterology，2021，160（1）：260-271.e10. doi：10.1053/j.gastro.2020.09.016. Epub 2020 Sep 19. PMID：32956680；PMCID：PMC7857017.

18. Ke B，Liang H. Current status of lymph node dissection in gastric cancer. Chin J Cancer Res，2021，33（2）：193-202. doi：10.21147/j.issn.1000-9604.2021.02.07. PMID：34158739；PMCID：PMC8181876.

19. Lou S，Meng F，Yin X，Zhang Y，Han B，Xue Y. Comprehensive Characterization of RNA Processing Factors in Gastric Cancer Identifies a Prognostic Signature for Predicting Clinical Outcomes and Therapeutic

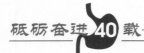

Responses. Front Immunol, 2021, 12: 719628. doi: 10.3389/fimmu.2021.719628. PMID: 34413861; PMCID: PMC8369824.

20. Miao ZF, Cho CJ, Wang ZN, Mills JC. Autophagy repurposes cells during paligenosis. Autophagy, 2021, 17（2）: 588-589. doi: 10.1080/15548627.2020.1857080. Epub 2020 Dec 7. PMID: 33280496; PMCID: PMC8007135.

21. Yang H, Zhang WH, Ge R, Peng BQ, Chen XZ, Yang K, Liu K, Chen XL, He D, Liu JP, Zhang WW, Qin Y, Zhou ZG, Hu JK. Application of Gross Tissue Response System in Gastric Cancer After Neoadjuvant Chemotherapy: A Primary Report of a Prospective Cohort Study. Front Oncol, 2021, 11: 585006. doi: 10.3389/fonc.2021.585006. PMID: 34900661; PMCID: PMC8651877.

22. Yang H, Zhang WH, Liu K, Dan YQ, Chen XZ, Yang K, Chen ZX, Chen JP, Zhou ZG, Hu JK. Application of clockwise modularized laparoscopic lymphadenectomy in the suprapancreatic area, a propensity score matching study and comparison with open gastrectomy. Surg Endosc, 2021, 35（3）: 1465-1475. doi: 10.1007/s00464-020-08070-w. Epub 2020 Oct 8. PMID: 33030588; PMCID: PMC7886740.

23. Wang CJ, Kong SH, Park JH, Choi JH, Park SH, Zhu CC, Alzahrani F, Alzahrani K, Suh YS, Park DJ, Lee HJ, Cao H, Yang HK. Preservation of hepatic branch of the vagus nerve reduces the risk of gallstone formation after gastrectomy. Gastric Cancer, 2021, 24（1）: 232-244. doi: 10.1007/s10120-020-01106-z. Epub 2020 Jul 23. PMID: 32705445.

24. Wang W, Peng Y, Feng X, Zhao Y, Seeruttun SR, Zhang J, Cheng Z, Li Y, Liu Z, Zhou Z. Development and Validation of a Computed Tomography-Based Radiomics Signature to Predict Response to Neoadjuvant Chemotherapy for Locally Advanced Gastric Cancer. JAMA Netw Open, 2021, 4（8）: e2121143. doi: 10.1001/jamanetworkopen.2021.21143. PMID: 34410397; PMCID: PMC8377567.

25. Zhao J, Fu X, Chen H, Min L, Sun J, Yin J, Guo J, Li H, Tang Z, Ruan Y, Wang X, Sun Y, Huang L. G3BP1 interacts with YWHAZ to regulate chemoresistance and predict adjuvant chemotherapy benefit in gastric cancer. Br J Cancer, 2021, 124（2）: 425-436. doi: 10.1038/s41416-020-01067-1. Epub 2020 Sep 29. PMID: 32989225; PMCID: PMC7852868.

26. Cai Q, Shi P, Yuan Y, Peng J, Ou X, Zhou W, Li J, Su T, Lin L, Cai S, He Y, Xu J. Inflammation-Associated Senescence Promotes Helicobacter pylori-Induced Atrophic Gastritis. Cell Mol Gastroenterol Hepatol, 2021, 11（3）: 857-880. doi: 10.1016/j.jcmgh.2020.10.015. Epub 2020 Nov 5. PMID: 33161156; PMCID: PMC7859172.